老年呼吸器病学

編集
順天堂大学教授 福地 義之助

永井書店

執筆者一覧

■編集

福地　義之助

■執筆者（執筆順）

福地義之助（順天堂大学呼吸器内科教授）

茂木　　孝（東京都老人医療センター呼吸器科）

木田　厚瑞（東京都老人医療センター呼吸器科部長）

西村　正治（北海道大学第一内科教授）

長瀬　隆英（東京大学老年病科講師）

山口佳寿博（慶應義塾大学内科助教授）

村松　正嗣（順天堂大学呼吸器内科）

岡　　正彦（順天堂大学呼吸器内科非常勤講師）

矢内　　勝（東北大学老年・呼吸器内科助教授）

山谷　睦雄（東北大学老年・呼吸器内科）

檀原　　高（順天堂大学呼吸器内科助教授）

寺本　信嗣（国際医療福祉大学保健学部助教授）

鳥羽　研二（杏林大学高齢医学教授）

松瀬　　健（横浜市立大学附属市民総合医療センター呼吸器内科教授）

桂　　秀樹（東京都老人医療センター呼吸器科医長）

大賀栄次郎（東京大学老年病科）

三嶋　理晃（京都大学呼吸器内科教授）

大西　明弘（東京慈恵会医科大学第三病院臨床検査医学助教授）

佐藤　　弘（東京女子医科大学附属東洋医学研究所副所長）

植木　　純（順天堂大学呼吸器内科講師）

稲垣　麻以（順天堂大学付属順天堂医院リハビリテーション室言語聴覚士）

曽根　正富（順天堂大学付属順天堂医院リハビリテーション室理学療法士）

米田　尚弘（奈良県立医科大学第二内科助教授）

吉川　雅則（奈良県立医科大学第二内科）

藤島　一郎（聖隷三方原病院リハビリ診療科長）

宮本　顕二（北海道大学医療技術短期大学部理学療法学科教授）

長谷川隆一（東北大学麻酔科）

松川　　周（東北大学集中治療部助教授）

大井　元晴（大阪回生病院内科部長）

白日　高歩（福岡大学第二外科教授）

白石　武史（福岡大学第二外科講師）

岩崎　昭憲（福岡大学第二外科講師）

川原　克信（福岡大学第二外科助教授）

鈴木　　勉（順天堂大学呼吸器内科）

板橋　　繁（塩釜市立病院医療福祉部長）

佐々木英忠（東北大学老年・呼吸器内科教授）

大和田明彦（順天堂大学呼吸器内科）

石井　健男（東京大学老年病科）

本間　請子（東京警察病院内科臨検1部長兼内科医長）

丸茂　一義（東京警察病院内科医長）

関沢　清久（筑波大学臨床医学系呼吸器内科教授）

加地　正英（久留米大学附属医療センター脳卒中内科）

瀬山　邦明（順天堂大学呼吸器内科講師）

四元　秀毅（国立療養所東京病院副院長）

山口　泰弘（東京大学老年病科）

熱田　　了（順天堂大学呼吸器内科）

秋山　一男（国立相模原病院アレルギー性疾患研究部長）

菅　　守隆（熊本大学第一内科助教授）

岡田　　修（千葉大学呼吸器内科講師）

栗山　喬之（千葉大学呼吸器内科教授）

水島　　豊（弘前大学老年科学講座教授）

上田　暢男（愛媛県立中央病院副院長）

母里　正敏（愛媛県立中央病院胸部外科部長）

髙﨑　雄司（日本医科大学第四内科教授）

伊藤　栄喜（日本医科大学第四内科）

高橋　和久（順天堂大学呼吸器内科講師）

山岡　　実（浴風会病院診療部長）

相馬　一亥（北里大学救命救急医学教授）

今井　孝祐（東京医科歯科大学救命救急医学教授）

序　文

　20世紀の日本を世界史的な視点から回顧するとき、その最も大きな影響力が観察される現象として史上に前例のない急速な高齢社会の到来を逸するわけにはいかないであろう。1970年に全人口の7%を越えた65歳以上の高齢者人口は1995年には14%以上に達し25年間で倍増した。この人口高齢化の速度はそれまでの近代工業国が40年以上の期間を要してこのような高齢社会に到達したのに比べて異例のものであった。その後もこの傾向は続いている。その結果2000年には高齢人口は17%を占めるに至った。2022～24年には全人口の25%は高齢者になる。高齢者は長年の環境因子による侵襲が蓄積されるため外界に直接に開口する肺の病変が生命に対する最も大きな脅威となるのである。呼吸器疾患は高齢者では頻度も増加し重要な死亡原因となっている。

　これまで内外を通じて高齢者呼吸器疾患を取りあげた著書は他臓器に比べて数も少なく最新の医学の進歩を反映したものも十分といえない状況であった。永井書店から相談を受けて本書の発刊を思い立ったのはわが国でも高度の内容を盛り込んだ標準的な老年呼吸器病学書を作る必要があると強く感じていたことによる。

　したがって本書の内容の基本は全人的な医療を必須とする高齢者診療の中で呼吸器専門医、老年総合診療医、老年医学研修医に最新の研究成果を盛り込んだ老年者呼吸器疾患に関する診断と治療の指針を提供することを目指した。同時に多職種チーム医療こそが高齢者にとっての最良の選択肢となり得るとの信念の下、看護、栄養、薬物などについてのコメヂカルの同僚にも理解し実践に参加できるような項目も網羅することも配慮した。呼吸器病一般の中でも高齢者に少ない病態は取捨選択を断行し、誤嚥、リハビリテーション、手術前後の肺機能、栄養や予防注射等の臨床的に高齢者での治療上の困難を伴う領域に重点をおいた編成としたことも本書の特色である。このような数多くの注文にも立派に応えて頂いたすべての著者に編集者を代表してお礼を申し上げる。

　本書が高齢者の呼吸器疾患のよき治療に役立ち、この分野の標準的な知識の供給源となることを強く念願している。

　編集にあたっては東京大学老年科長瀬隆英および寺本信嗣、横浜市立大学松瀬健、順天堂大学呼吸器内科高橋和久および大和田明彦の諸先生のご協力を頂いたことを感謝する。本書の刊行は永井書店の高山静氏の終始一貫した多大のご助力がなければ実現しなかったと思われる。同氏に心から感謝する次第である。

　　　平成13年4月吉日

　　　　　　　　　　　　　　　　　　　　　　　　　　　　　　　福地　義之助

序文

■ 目 次

総 論

1 老化とは 3
1．老化と老化現象 …………………………………………………………………………… 3
2．老化の特徴 ………………………………………………………………………………… 3
3．生理的老化と病的老化 …………………………………………………………………… 3
4．老化のメカニズム ………………………………………………………………………… 4
5．心身機能の老化に伴う変化 ……………………………………………………………… 5

2 呼吸器系の形態からみた老化（老人肺） 9
1．肺の成長から老化まで …………………………………………………………………… 9
2．老年者の呼吸器系の変化 ………………………………………………………………… 9
3．老人肺の実際〜剖検例からの検討 ……………………………………………………… 14
4．老人肺の実験モデル ……………………………………………………………………… 15

3 呼吸生理学からみた老化 17

1 老化と呼吸調節 ──────────── 17
1．神経調節 …………………………………………………………………………………… 18
2．化学調節 …………………………………………………………………………………… 20
3．行動調節 …………………………………………………………………………………… 22

2 老化と換気機能 ──────────── 26
1．安静時換気機能 …………………………………………………………………………… 26
2．老年者の運動時呼吸機能 ………………………………………………………………… 27
3．老年者の睡眠時呼吸 ……………………………………………………………………… 29

3 老化とガス交換 ──────────── 31
1．肺ガス交換領域の形態的加齢変化 ……………………………………………………… 31
2．その他のガス交換に関与する諸因子の加齢変化 ……………………………………… 36
3．肺拡散能の加齢変化 ……………………………………………………………………… 37
4．動脈血ガス分析値の加齢変化 …………………………………………………………… 38

4 肺循環と老化 ──────────── 45
1．肺循環系の特徴 …………………………………………………………………………… 45
2．肺循環系の加齢変化 ……………………………………………………………………… 51

4 防御機能からみた老化 57

1 局所性防御能（老化と肺防御） ──────────── 57
1．上気道 ……………………………………………………………………………………… 57
2．下気道 ……………………………………………………………………………………… 63

3．粘膜線毛輸送系 ··· 66

2　全身性防御能 ──────────────────────── 70
　　1．全身性防御能の成り立ち ··· 70
　　2．全身性防御能と加齢による変化 ··· 70
　　3．合併症による防御能の変化 ·· 73

5　老年者呼吸器疾患の疫学　77
　　1．人口動態からみた老年の呼吸器疾患 ··· 77

6　老年者の呼吸器症候　88
　　1．老年者呼吸器疾患の一般的特徴 ··· 88
　　2．老年者における咳と痰 ·· 90
　　3．老年者の呼吸困難 ··· 94

7　老年呼吸器疾患に有用な検査・評価法　103

1　呼吸器疾患と総合的機能評価 ──────────────── 103
　　1．総合的機能評価の基礎的理解 ·· 104
　　2．評価の使用方法の実際 ·· 110

2　老年者の嚥下機能評価法 ───────────────── 112
　　1．嚥下造影（Videofluorography） ·· 112
　　2．嚥下誘発試験（swallowing provocation test；SPT） ··· 115
　　3．その他の評価法 ·· 118

3　日常生活機能・運動能の評価法 ───────────── 121
　　1．老年者呼吸器疾患の機能評価の目的 ·· 121
　　2．老年者呼吸器疾患患者の生活機能評価の実際 ··· 122
　　3．日常生活機能・運動能のフォローアップ ··· 131

4　睡眠呼吸時呼吸評価法 ─────────────────── 133
　　1．睡眠時の呼吸 ··· 133
　　2．睡眠呼吸障害 ··· 134
　　3．睡眠時呼吸障害の評価の手順 ·· 134

5　画像検査法の特徴 ──────────────────── 141
　a．胸部単純レントゲン検査　141
　　1．X線コントラスト ·· 141
　　2．異常所見と肺疾患 ··· 142

　b．胸部CT　148
　　1．各種肺疾患におけるCT画像 ·· 149

　c．MRI画像　155
　　1．臨床応用 ··· 155

　d．超音波検査　158
　　1．老年における胸部超音波検査 ·· 158

2．Water densityを見分ける超音波断層法 ………………………………………… 161
　　3．呼吸器疾患における超音波断層法 ……………………………………………… 161
　　4．超音波ガイド下穿刺 ……………………………………………………………… 165
　　5．食道超音波内視鏡 ………………………………………………………………… 167

　e．シンチグラム検査　169
　　1．老年者における核医学検査 ……………………………………………………… 169
　　2．肺血流シンチおよび換気シンチ ………………………………………………… 169
　　3．腫瘍シンチ ………………………………………………………………………… 172
　　4．核医学検査の考え方 ……………………………………………………………… 172

8　老化と薬物治療　175

1　老年者の薬物代謝 ──────────────────── 175
　　1．代謝酵素依存型薬物の場合 ……………………………………………………… 176
　　2．肝血流依存型薬物の場合 ………………………………………………………… 179
　　3．高齢患者における薬物の肝除去・内因性代謝動態 …………………………… 179
　　4．老年者と成人者群における薬物の排泄半減期と薬物クリアランス値の比較とその臨床応用 ……… 181

2　老年者における薬物相互作用 ──────────────── 184
　　1．マクロライド系抗生物質によるP 450 3 Aの不活化 …………………………… 184
　　2．アゾール系抗真菌薬 ……………………………………………………………… 185
　　3．rifampinによる誘導 ……………………………………………………………… 186
　　4．喫煙による薬物相互作用 ………………………………………………………… 187
　　5．知っておくべきtheophyllineの薬物相互作用 ………………………………… 188

3　漢方薬と老年者呼吸器診療 ──────────────── 189
　　1．漢方医学における老化の考え方と老年者治療に対する基本的考え方 ……… 189
　　2．老年期呼吸器疾患の特徴と漢方の果たす役割 ………………………………… 190
　　3．老年期呼吸器疾患治療の基本的考え方と留意点 ……………………………… 191
　　4．代表的な疾患と治療の実際 ……………………………………………………… 194

9　老人肺のリハビリテーション　199

1　呼吸リハビリテーション ──────────────── 199
　　1．呼吸リハビリテーションの定義・ガイドライン ……………………………… 199
　　2．学際的医療チーム ………………………………………………………………… 200
　　3．立証された成果 …………………………………………………………………… 201
　　4．包括的呼吸リハビリテーションプログラム …………………………………… 202
　　5．プログラム管理 …………………………………………………………………… 207

2　摂食・嚥下リハビリテーション ──────────────── 209
　　1．摂食・嚥下障害とは？ …………………………………………………………… 209
　　2．摂食・嚥下障害のリハビリテーション ………………………………………… 210
　　3．摂食・嚥下障害を起こす疾患とその症例 ……………………………………… 215

10　老年呼吸器疾患における栄養　220

1　栄養アセスメント ―――――― 220
　1．栄養アセスメント ………………………………………………… 220
　2．体成分分析 ………………………………………………………… 221

2　呼吸器疾患における栄養管理の実際と効果 ―――――― 223
　1．COPDの栄養障害の実態 ………………………………………… 223
　2．栄養障害と呼吸機能 ……………………………………………… 223
　3．予後決定因子としての栄養状態 ………………………………… 224
　4．栄養障害と運動能・呼吸筋不全 ………………………………… 225
　5．栄養障害の原因 …………………………………………………… 226
　6．栄養管理の実際 …………………………………………………… 227

3　嚥下障害患者の栄養法と嚥下障害食 ―――――― 230
　1．経管栄養 …………………………………………………………… 230
　2．点滴 ………………………………………………………………… 237
　3．食品と嚥下障害食 ………………………………………………… 238

11　老年呼吸器疾患の入院時呼吸障害　243

1　老年疾患の酸素療法 ―――――― 243
　1．老年者の低酸素血症の判定基準 ………………………………… 243
　2．低酸素血症の発症機序 …………………………………………… 244
　3．酸素療法の実際 …………………………………………………… 246
　4．老年者における心機能低下と貧血への対応 …………………… 249
　5．その他 ……………………………………………………………… 251

2　老年疾患の侵襲的人工換気 ―――――― 252
　1．当院ICUでの老年者人工換気の実際 …………………………… 252
　2．侵襲的人工換気とは ……………………………………………… 253
　3．老年疾患への人工換気の導入 …………………………………… 254
　4．侵襲的人工換気の選択 …………………………………………… 255
　5．気道確保の方法 …………………………………………………… 256
　6．人工換気法の選択 ………………………………………………… 256
　7．患者管理 …………………………………………………………… 259
　8．ウィーニングの開始 ……………………………………………… 262
　9．人工換気より離脱困難な症例に対して ………………………… 263

3　老年疾患の非侵襲的人工換気 ―――――― 267
　1．慢性呼吸不全 ……………………………………………………… 268
　2．慢性閉塞性肺疾患（COPD） …………………………………… 270
　3．急性呼吸不全 ……………………………………………………… 273
　4．NPPVの導入方法 ………………………………………………… 274
　5．NPPVとIPPV …………………………………………………… 276

12 老年者の手術の適応と術後管理　278

1 老年者の肺外科手術 ── 278
a．老年者における呼吸器外科手術の適応　278
1．年齢 ··· 278
2．適応疾患 ··· 278
3．全身状態 ··· 280
4．局所機能 ··· 280
5．術前の特殊検査 ·· 282
6．手術の種類 ·· 282

b．術後合併症と術後管理　285
1．老年者の特徴 ··· 285
2．術後合併症 ·· 286
3．老年者肺癌手術に対する合併症回避対策 ·· 286

c．胸腔鏡の手術　290
1．胸腔鏡の身体に及ぼす影響 ·· 290
2．疾患例 ·· 291

2 老年者における他臓器の手術前後の呼吸管理
　　　── 特に胸部食道癌を中心に ── 294
1．肺合併症を防止するための対策 ·· 295
2．成績 ··· 301

13 老年者呼吸器疾患の在宅酸素療法　303
1．在宅酸素療法の適応 ·· 303
2．在宅酸素療法の方法 ·· 304
3．在宅酸素療法の効果 ·· 305
4．在宅酸素療法のEBM ·· 305
5．在宅酸素療法の今後の方向性 ··· 306

14 臓器相関からみた老年呼吸器疾患　308
1．誤嚥性肺炎 ·· 308
2．誤嚥に対する防御機構 ·· 309
3．防御機構の破綻による誤嚥 ·· 310
4．臓器相関からみた誤嚥性肺炎の予防 ·· 313

15 老年者呼吸器疾患の予防医学　318

1 ワクチン療法 ── 318
1．免疫システムの加齢による変化 ·· 318
2．インフルエンザワクチン ··· 318
3．肺炎球菌ワクチン ··· 322

2 老人肺の制御と健康増進 ── 325
1．老人肺の定義 ··· 325
2．生理的老化と病的老化 ·· 325

3．老人肺の動物モデル 326
　4．脊柱後弯の呼吸器系への影響 328
　5．気道防御反射の加齢変化 330
　6．老人肺の制御と健康増進 331

16 呼吸器疾患と遺伝的背景
（COPD を中心に早期発見の戦略として polymorphism など）　334

　1．COPD に関する遺伝子多型による病態解析 334
　2．その他の主な呼吸器疾患領域での遺伝的解析 338

各 論

1 誤嚥性肺疾患　345

1　誤嚥性肺炎（Aspiration Pneumonia）──── 345
　1．頻度 345
　2．発生機序 345
　3．誤嚥発生に関与する危険因子 347
　4．臨床症状 347
　5．検査所見 348
　6．起炎菌 349
　7．診断 350
　8．治療 351
　9．予後および予防 352

2　メンデルソン症候群 ──────────── 354
　1．Mendelson 症候群の定義 354
　2．Mendelson 症候群の頻度と予後 354
　3．Mendelson 症候群の病態 354
　4．Mendelson 症候群の病的意義 356
　5．Mendelson 症候群と急性呼吸促拍症候群（ARDS） 358
　6．Mendelson 症候群の予防 359
　7．Mendelson 症候群および ARDS の治療 359
　8．Mendelson 症候群の動物モデル 360

3　びまん性嚥下性細気管支炎 ─────────── 363
　1．老年者における診療上のポイント 363
　2．成因 363
　3．病態 364
　4．診断 364
　5．予後 366

4　胃食道逆流性肺疾患 ──────────── 368
　1．老年者における診療上のポイント 368
　2．成因 368
　3．病態 368
　4．診断 370

    5．治療 ……………………………………………………………………………………… 371
    6．予後 ……………………………………………………………………………………… 372

2　老人性肺炎　376
    1．老人性肺炎 ……………………………………………………………………………… 376
    2．人工呼吸器関連肺炎 …………………………………………………………………… 380

3　老年者のインフルエンザとかぜ症候群　383
    1．老年者における診療上のポイント …………………………………………………… 383
    2．成因 ……………………………………………………………………………………… 383
    3．診断 ……………………………………………………………………………………… 384
    4．かぜ症候群の合併症 …………………………………………………………………… 388
    5．治療 ……………………………………………………………………………………… 389
    6．予防 ……………………………………………………………………………………… 391

4　慢性閉塞性肺疾患　393
    1．COPD の概念と定義 …………………………………………………………………… 393
    2．疫学 ……………………………………………………………………………………… 393
    3．病因 ……………………………………………………………………………………… 394
    4．病理学的変化 …………………………………………………………………………… 395
    5．病態生理 ………………………………………………………………………………… 396
    6．診断 ……………………………………………………………………………………… 399
    7．治療 ……………………………………………………………………………………… 403
    8．病期分類と予後 ………………………………………………………………………… 405
    9．GOLD について ………………………………………………………………………… 405

5　結核・非結核抗酸菌症　407
    1．肺結核 …………………………………………………………………………………… 407
    2．結核性胸膜炎 …………………………………………………………………………… 418
    3．粟粒結核 ………………………………………………………………………………… 418
    4．非結核性抗酸菌症 ……………………………………………………………………… 419

6　老年者の気管支喘息　423
    1．定義 ……………………………………………………………………………………… 423
    2．疫学 ……………………………………………………………………………………… 423
    3．病態 ……………………………………………………………………………………… 425
    4．病理 ……………………………………………………………………………………… 426
    5．肺機能検査 ……………………………………………………………………………… 427
    6．アレルギー反応 ………………………………………………………………………… 428
    7．病型分類 ………………………………………………………………………………… 428
    8．臨床的特徴 ……………………………………………………………………………… 429
    9．鑑別診断 ………………………………………………………………………………… 430
    10．治療 ……………………………………………………………………………………… 430

7　間質性肺炎　434
    1．急性間質性肺炎（AIP） ………………………………………………………………… 437

- 2．特発性間質性肺炎(IIP)慢性型 ……………………………………………………………… 440
- 3．特発性 BOOP ………………………………………………………………………………… 442
- 4．Nonspecific Interstitial Pneumonia/Fibrosis（特発性 NSIP） …………………………… 443

8 肺血栓塞栓症 446
- 1．老年者における診療上のポイント ………………………………………………………… 446
- 2．成因 …………………………………………………………………………………………… 447
- 3．病態 …………………………………………………………………………………………… 448
- 4．診断 …………………………………………………………………………………………… 449
- 5．治療 …………………………………………………………………………………………… 455
- 6．予後 …………………………………………………………………………………………… 457

9 肺腫瘍 459
- 1．原発性肺癌 …………………………………………………………………………………… 460
- 2．肺の良性腫瘍 ………………………………………………………………………………… 474

10 縦隔腫瘍 477
- 1．縦隔腫瘍の一般的特徴 ……………………………………………………………………… 477
- 2．老年者縦隔腫瘍の特徴 ……………………………………………………………………… 484

11 老年者の睡眠呼吸障害 486
- 1．加齢に伴う睡眠の変化 ……………………………………………………………………… 486
- 2．老年者の睡眠呼吸障害 ……………………………………………………………………… 489
- 3．疫学 …………………………………………………………………………………………… 492
- 4．症状 …………………………………………………………………………………………… 492
- 5．診断 …………………………………………………………………………………………… 493
- 6．予後 …………………………………………………………………………………………… 493
- 7．治療 …………………………………………………………………………………………… 495

12 老年者の気胸および縦隔気腫 500
- 1．気胸 …………………………………………………………………………………………… 500
- 2．縦隔気腫 ……………………………………………………………………………………… 503

13 胸郭形態異常に伴う疾患 506
- 1．胸郭 …………………………………………………………………………………………… 506
- 2．肋骨の異常 …………………………………………………………………………………… 506
- 3．胸骨の異常 …………………………………………………………………………………… 508
- 4．横隔膜の異常 ………………………………………………………………………………… 511

14 救急処置を要する病態 513

1 窒息 ——————————————————————————— 513
- 1．窒息の原因 …………………………………………………………………………………… 513
- 2．窒息の病態生理 ……………………………………………………………………………… 514
- 3．窒息の症状と診断 …………………………………………………………………………… 515

4．処置 ·· 516
2　ガス中毒 ──────────────────── 520
　　1．一酸化炭素中毒 ·· 520
　　2．シアンガス中毒 ·· 522
　　3．硫化水素 ··· 523
　　4．刺激性ガス ·· 524

3　薬物の大量摂取 ──────────────── 526
　　1．生命維持のための共通処置 ··· 526
　　2．薬物吸収の抑制 ·· 528
　　3．排泄の促進 ·· 528
　　4．個々の薬物の大量内服 ·· 528

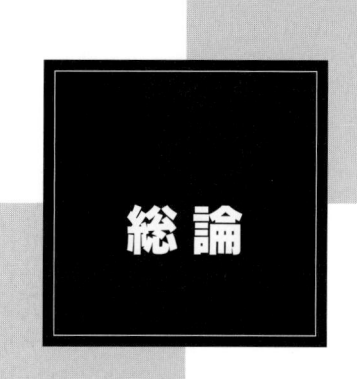

総論

1 老化とは

1. 老化と老化現象

　誕生から死に至るヒトの生命サイクルにおいて、成熟期に達した個体が徐々に身体諸機能の低下・減弱を経て死亡するまでの過程を老化と定義する。老化によって生じる身体機能の変化を老化現象といっている。

2. 老化の特徴

　老化に伴って観察される基本的特徴はストレーラーらによって、4つにまとめられている[1]。
　第1に内因性であるということ。すなわち老化の過程は先天的因子(遺伝子)によって規定されている部分が重要なのである。
　第2に老化は非可逆的現象としての性格を有するということ。短期的にみれば老化に伴う変化、例えば老眼、皮膚老化なども、その程度が動揺してみえることもある。しかし長期的には、逆戻りして完全に回復することはない。
　第3の特徴は、老化は進行性に起きるということ。肺、腎などの身体機能は経年的にほぼ直線的に低下することも少なくない。進行に遅速の差はあっても、長い間停止することがないのが原則である。
　第4には、老化過程で現れる機能変化は多くの場合に、生態にとって有害であり、脆弱化をもたらすものといえるのが特徴であろう。
　このような基本的な特徴が老化個体に出現する場合には、内部恒常性を保つ能力(ホメオスターシス)の低下という形でとらえられる。別の表現では、正常から異常へ傾いたときに、元に戻ろうとする予備力が減少するということもできる。

3. 生理的老化と病的老化

　先に述べた老化4原則が比較的純粋な形で観察される場合には、それを生理的老化現象(physiologic aging)という。これに対し、主として外因性の侵襲(環境因子)によって生理的のみならず、より広範かつ進行した老化現象を認めるときには、これを病的老化現象(pathologic aging)と呼ぶのが一般的である。また最近では、この病的老化を最小限にとどめ、生理的老化の発現を遅くすることに成功した場合にサクセスフルエイジング(suc-

表 1. 老化のメカニズムと肺病態の関係

		肺への影響	肺病態
臓器機能減退説	免疫器官機能低下	S-IgA 分泌↓ → サーファクタント↘ 肺胞マクロファージ↓	→ 易感染性↑
	神経内分泌器官機能低下	呼吸中枢機能↓ エストロゲン↓	→ 睡眠呼吸障害↑
生理機能減退説	フリーラジカル説	肺血管内皮 肺胞I型細胞 障害	→ 線維化↑
	クロスリンク増加説	→ 膠原線維変化	→ 肺弾性↓
	消耗物質蓄積説	→ 肺アミロイド沈着	
遺伝子説	突然変異説 エラー説 プログラム説	α-AT 産生異常 オンコジーン発現	気腫化 癌化
	Klotho 遺伝子	→ (老化肺)	→ 気腫化

cessful aging）という表現を用いる研究者もいる。老年者では、疾患が潜在的に病的老化に関与することが多くなるのであろう[1)2)]。

　高度の生理的老化の進行がそのまま疾病に進行することは、原則としては生じない。疾病の成立には病的老化に加えて、一定の過渡的かつ過大な侵襲が必要である。

4. 老化のメカニズム

　老化学説はさまざまに提出されているが、これを項目化して、肺という臓器機能と関連づけて示せば表1のようになる。

1 呼吸器の老化の背景

　身体諸臓器の老化速度が一様ではない背景には臓器特有の構成細胞や組織の老化課程と外来性の侵襲の関与する部分とが複雑に関連しあって存在するからである。肺の加齢現象がほかの臓器に比べて比較的に著明であるとされている背景に外界に直接開口することによる侵襲の大きさが関与していることは容易に首肯される。40種類にもなるとされる肺内細胞がほかの臓器の構成細胞に比べて老化の影響を受けやすいのか否かについては不明である。今後の研究は老化の基本的メカニズムに関係する遺伝子変化が肺の臓器としての機能や形態の変化にいかなる影響を及ぼすのかに焦点を当てる必要がある。このような視点に立っている研究が動物モデルで少しずつみられるようになっている。

2 肺の老化モデル

（1）老化促進マウス（Senescence Accelerated Mouse, SAM）[3)-5)]

　皮膚、骨・運動器、循環器、内分泌、神経系、消化器などの老化現象の促進が示されているマウスで、肺においても老化所見が早期から出現することが明らかにされている。

SAMには老化の進行が遅く正常マウスに近い寿命を示す系（SAMR 1）と老化徴候を早期から呈して寿命も短い老化促進系（SAMP）とが報告されている。SAMP 8は痴呆のモデルとして注目されたが、われわれの検討では肺の老化促進も示すことが明らかになった。すなわち、SAMP 8はSAMR 1に比較して肺胞径が有意に大きく、タバコ喫煙によりグルタチオンの低下とエラスターゼ阻害活性が肺胞洗浄液において減少が著しいことが観察された。この成績は老化に伴って生じる管腔拡大（ductectesia）や気腫性変化のリスク因子である喫煙時の抗酸化力や抗エラスターゼ活性の低下をSAMP 8が生じやすいことを示している。また、SAMP 2は平均寿命が10,1カ月とSAMR 1の18,9カ月に比較して最短であるにもかかわらず、アミロイド沈着が各種臓器に早期から観察される。SAMP 2を詳細に検討すると、SAMR 1に比べて早期から肺弾性の低下、肺胞径の拡大、肺胞洗浄液の抗酸化／抗エラスターゼ活性の低下が生じ、タバコ喫煙後の肺胞径の拡大がより高度であった。SAMR 1も加齢に伴って老人肺の所見を生じるが、SAMP 2では、その促進が明らかに起きているのである。両者を環境要因を同一にして長期飼育して得られるこのような差異は、SAMP 2が遺伝的素因、いいかえれば生理的老化要因の影響の下に老化促進を起こしていることを意味する。現在まで、遺伝子レベルでのこの要因の同定はされていない。

　遺伝子が特定されて、種々の臓器における老化現象の一部として肺にも高度の変化を呈することが明らかな動物モデルが最近報告された。Klotho遺伝子欠損マウスである[6]。肺の圧量曲線、組織計測の成績は老人肺にとどまらず、肺気腫に似た変化を早期から示すことが明らかにされている。老人肺と肺気腫の関係を究明するうえで、極めて有用なモデル動物として今後の研究の進展が注目される。

5. 心身機能の老化に伴う変化

1 老化に伴う心理的側面からみた変化

　老化に伴う心理的変化を、知能、人格的特徴、意思・感情など意識構造にかかわる変化の3点から検討してみよう。

（1）知能

　知能は加齢とともに低下するとされている。一般に流動性知能（記憶力、計算能力など）は30歳以降、ほぼ直線的に低下する。しかし結晶性知能（言語能力、判断力など）は高齢になっても低下しない。

（2）人格

　老化に伴う人格変化は、しばしば、拡大型、反動型、および円熟系に分けて議論される。拡大型は、若い時から持っていた人格が老化とともに先鋭化されたタイプ。反動型は、生

来の人格と反対に変化するタイプ。円熟型は、全体に調和がとれ、より好ましい適応を呈するタイプ。俗に"人格がまるくなった"とか、"かどがとれた"などと表現される。老年者に共通して出現しやすい性格変化は、自己中心性、猜疑心、保守性、心気性、多愁訴性（愚痴っぽさ）などである。

（3）意思・感情などの変化

老年者に頻繁にみられるのは、不安や抑うつ状態、心気状態（ヒポコンドリー）、妄想状態である。高齢に伴う身体機能の低下や経済的不安を基盤にした反応性の抑うつが最も多い。ヒポコンドリーは、身体臓器機能の異常を訴えるが、それを説明できる臓器機能の異常が証明されない状態が、繰り返し出現することが特徴である。

妄想には被害妄想、追跡妄想、嫉妬妄想などが多い。生理的変化のみでは妄想にいたることはなく、病的変化の徴候として妄想を考えるべきである。

2 身体諸臓器の変化

老化とともに主要臓器にどのような変化がみられるのかを生理的機能を中心にして検討してみよう。

（1）神経系

知能の低下はすでに述べたとおりである。80歳を超えてもサクセスフルエイジングを達成した人は、十分に活動的な社会的機能を果たす存在であり続けることが可能である。

知的機能の低下の形態学的背景は、神経細胞数の減少、リポフスチンの沈着、神経軸索ジストロフィーなどの生理的老化現象が関与している。痴呆は老年病で最も重要な疾患の1つである。その形態的変化は、老人斑、アルツハイマー原繊維変化、レビー（Lewy）小体などの病的老化現象を伴っているのである。

筋力は加齢とともに減弱し、反射時間は全般的に延長している。運動能では瞬発力、持久力ともに老化により低下する。感覚受容器の老化は最も早期から多くの人に感知されるものの1つである。老視は40歳代後半より、ほぼ例外なく出現し、徐々に進行する。聴力低下も70歳を過ぎると明らかになる人が多い。

平衡感覚も老化により鈍化する。味覚、嗅覚も変化するが、これは舌にある味蕾の数の減少、嗅球にある嗅覚細胞の老化（リポフスチンの沈着、老化斑の出現）などに影響されている。

（2）循環器系

心筋の収縮力は一般的に減弱する。心拍出量は一般に老年者では若年者より低下しているとされていたが、日常生活を営む活動的な老年者では、必ずしも心拍出量の低下は明らかではないという報告もある。収縮期血圧は老化とともに上昇し、拡張期血圧はやや低下する。この結果脈圧は少し拡大する傾向がある。肺動脈圧の変化は極めて少ない。心電図で発見される不整脈の頻度は老化とともに著しく増加する。運動負荷時の心拍出量の増加

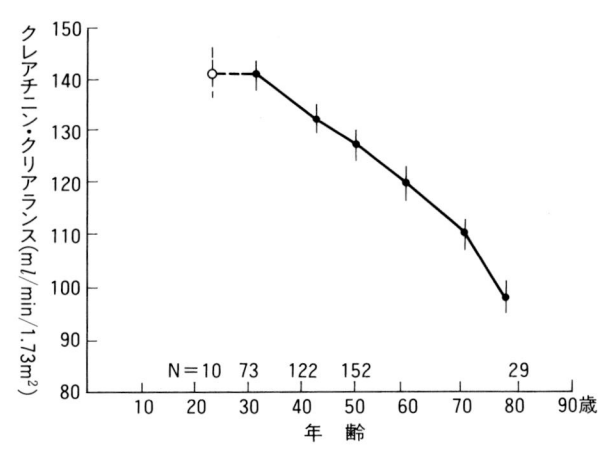

図 1. 加齢に伴うクレアチニン・クレアランスの低下
（Rowe ら）

は若年者より減弱しており、このため運動中の最大酸素摂取量（Vo 2 max）は低下する。これが運動耐容能が老年者で低下する一因となっている。

（3）呼吸器系（詳細は別項目）

（4）消化器系

胃粘膜、小腸・大腸粘膜の萎縮が出現する。老化により蠕動は全般に低下してくるが、これらの変化の薬物の吸収への影響は少ないとされる。特徴的なのは胃底腺領域が幽門側より噴門側へと進展することであり、酸分泌能の低下を招き老年者での低酸症の一因とされていたが、最近では加齢変化は少ないとされる。

肝：肝細胞数は減少し、肝重量が減ずるが、肝機能の生理的老化による変化は軽微である。

（5）腎・泌尿器系

腎糸球体濾過量（GFR）（クレアチニン・クリアランス、Ccr）の直線的低下が最も著明な老化現象である（図1）。腎血流（RBF）も減少する。GFR/RBF（濾過率）は40歳代で1/5程度であるが80歳代では1/4と軽度に増大する。

（6）内分泌・代謝系

副腎皮質刺激ホルモン（ACHT）およびコーチゾル（cortisol）の分泌および日内変動の生理的老化による変化は少ない。血中成長ホルモン（HGH）も変化しない。最も大きく変化するのは性腺ホルモンである。血中の卵胞刺激ホルモン（FSH）は男子では60〜80歳代で増加、女子では50〜70歳代で著明に増加し80歳代で下降する。

血中黄体刺激ホルモン（LH）は男子で50〜80歳代で有意に増加し、女子では50〜70歳代で著明に増加する。下垂体後葉ホルモンは、むしろ加齢により亢進する傾向にある。副甲状腺ホルモン（PTH）は加齢に伴い、男女とも血中レベルは高くなる。甲状腺ホルモンは

加齢とともに低下する。

　糖代謝は老化とともに変化し、耐糖能異常を呈する例が増加する。血中脂質(コレステロール、中性脂肪)は10～50歳代に直線的に増加し、以後は頭打ちになるのが一般的である。

(7) 免疫機能

　胸腺が老化とともに萎縮し、末梢血中のT細胞数は軽度に減少する。B細胞は変化しない。T細胞サブセットOKT 4/OKT 8(helper-suppressor)は加齢で増加する。一般に細胞性免疫の減弱が著明なのに対し、液性免疫の変化は軽度であるという相違点がみられるのが、免疫系の老化現象の特徴である。

(福地義之助)

文献
1) Strehlen BL：Time cells and Aging. Acad-Press, New York & London, 1962.
2) 福地義之助：老化の機序と生理的機能の変化. 日医雑 106(10)：4-9, 1991.
3) Uejima Y, Fukuchi Y, Nagase T, et al：A new murine model of aging rung the senescence accelerated mouse (SAM-P). Mechanism Aging. Develop；61, 223-236, 1991.
4) Teramoto S, Fukuchi Y, Uejima Y, Teramoto K, Oka T, Orimo H：A Novel Model of Senile Lung；senescence-accelerated mouse (SAM). Am J Respir, Crit. Care. Med 150：238-244, 1994.
5) Teramoto S, Fukuchi Y, Uejima Y, Teramoto K, Orimo H：Biochemical characteristics of lungs in senescence-accelerated mouse (SAM). Eur. Respir. J. 8：450-456, 1995.
6) Suga T, Kurabayashi M, Sando Y, et al. Disuption of the klotho gene Causes Pulmonary emphysema in mice-Defect in maintenance of pulmonary integrity during post natal life. Am. J. Respir, Cell. Mol Biol 22：26-32, 2000.

2 呼吸器系の形態からみた老化（老人肺）

はじめに

　日本人の平均寿命は現在、男性約77歳、女性約84歳であり、1985年以来世界で最も長寿である。今後平均寿命の延長は微増にとどまることであろうが、少子高齢化と高齢人口の絶対的増加により高齢化はさらに進むと考えられる。慢性閉塞性肺疾患をはじめ、ほとんどの呼吸器疾患は老年者に頻度が高い。これは肺が外界に開放しているためこれに基づく肺の障害が蓄積していくということに加えて、肺固有の加齢現象がある。本稿では呼吸器系の老化について概説する。

1. 肺の成長から老化まで

　ヒトの肺では80％以上の肺胞は生下後に生成され、それも主として生後約2年間でほぼ成人の数に近づき、以後、思春期までゆるやかに増加していく。肺胞の形成は末梢部より始まり中枢側へと進行する。形態学的には初期には肺胞嚢、肺胞道に肺胞が出現し、次いで呼吸細気管支領域に肺胞の出現が認められるようになる。このような肺の成熟、発育過程には個体差が大きいことが知られている。その原因としては妊娠中の母体側の条件（薬剤、ホルモン、栄養、羊水量、喫煙、アルコール摂取）、生下後の大気汚染などの環境要因、栄養、ホルモンなどが影響すると考えられている[1]。老年期の肺はそれまでの生活環境から受けた影響による変化と、生理学的な加齢による変化が混在している。

2. 老年者の呼吸器系の変化

1 生理学的変化

　形態学的な変化を述べる前に、老化によるといわれる呼吸器系の生理的変化をまとめておく。一般に老年者の肺の生理学的変化は以下の3つに集約されている[2]。
　①弾性収縮力の低下（図1）、②胸壁の硬化、③呼吸運動の駆動力の低下。
　ガス交換の行われる肺の末梢組織は、呼吸細気管支、肺胞道、肺胞嚢、肺胞から構成される。これら肺組織の形状は加齢とともに変化していく。

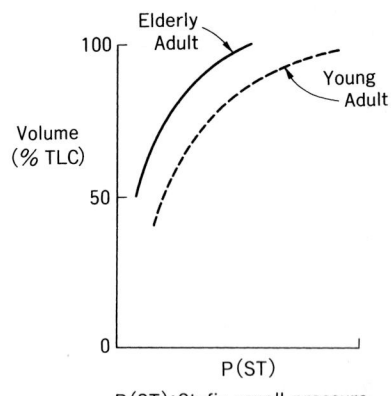

図1. 老年者と若年者の肺の圧容量曲線
(文献2より引用)

2 形態学的変化

(1) 老人肺と肺気腫

　NHLBI(National Heart, Lung, and Blood Institute)(1985)によると肺気腫は「異常で永続的な気腔の拡張であり、肺胞壁の破壊を伴い、明らかな線維化は伴わないもの」と定義されている。肺気腫で壁の破壊は終末細気管支以下の気腔で認められる。一方、正常肺とされる中で、壁の破壊を伴わず、遠位から終末細気管支の拡大が認められるものがある。おそらくは加齢による後天的な単一気腔の拡大と考えられている。これについて先のNHLBIは、加齢によりおこる気腔の拡大は"emphysema"ではなく"aging lung"と呼ぶべきとしている[3]。これがわが国でいわゆる老人肺(senile lung)と呼ばれるものの形態学的変化に対応する。

　しかし正常な加齢変化は、明らかに肺気腫とは区別されるが、加齢が肺気腫の成因にどのように関与するのかについては不明の点が多い。以下これまでに得られた研究結果を基にまとめてみる。

(2) 老年者の肺の研究

ⅰ) 病理学的研究

　肺容量を一定値(5 l)と仮定して加齢に伴う肺胞表面積の変化をみると発育期に肺胞表面積は急増し、その値は25歳頃にピークとなり75 m^2ほどに達する(図2)。30歳以降は逆に10年ごとに4%の減少傾向を認める[4]。

　肺胞含気成分の比率(alveolar air proportion)は加齢により直線的に減少し、逆に肺胞道含気成分比率(alveolar duct proportion)は増加する(図3)[4]。すなわち加齢により肺胞は次第に扁平化し、肺胞道の拡張(ductectasia)の傾向が出現する。このような肺胞-肺胞道における解剖学的構築が経年的に変化する結果、肺胞表面積の加齢変化を生ずると考えら

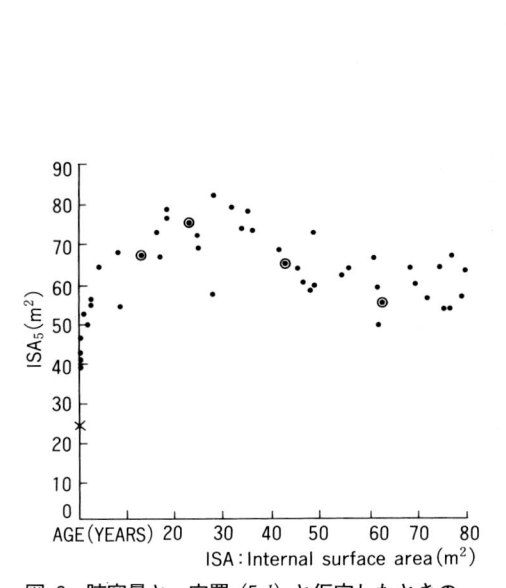

図 2. 肺容量と一定置（5 l）と仮定したときの肺胞表面積の経年変化
（文献 4 より一部改変）

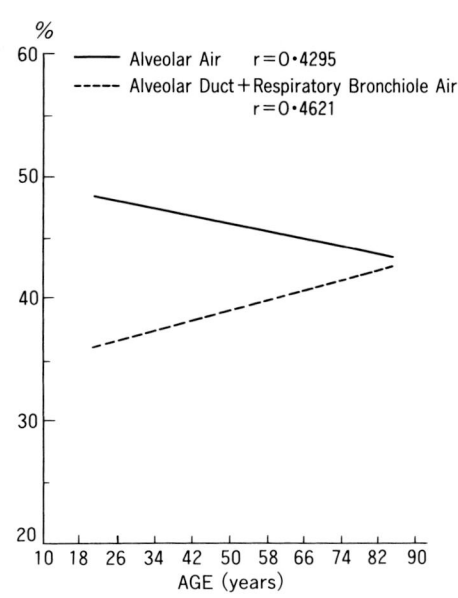

図 3. ヒト肺における肺胞含気成分と肺胞道含気成分の比率の変化
（文献 4 より引用）

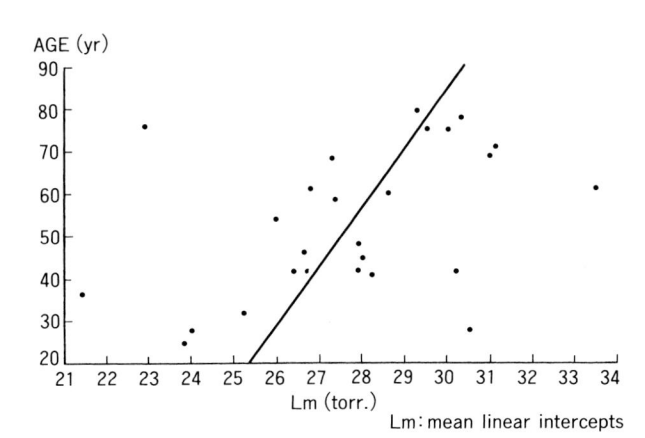

図 4. Lm の経年変化
（文献 4 より引用）

れている。

　肺胞径の形態的変化の指標には mean　linear　intercepts(Lm)がよく用いられている[5]。Lm が年齢予測値の 120%以上である場合が気腔の拡大と考えられている。そして Lm は経年的にはほぼ直線的に増加することも知られている(図4)[4]。この Lm を基に肺標本を分類した研究では Lm 120%未満が正常肺、Lm 120%以上で肺気腫と老人肺に分類されている。さらに肺気腫では不均一な気腔の拡大で肺胞壁には細胞浸潤、呼吸細気管支周囲の線維化などを伴った破壊像を認めている。一方で高齢者の肺では均一な気腔の拡大で

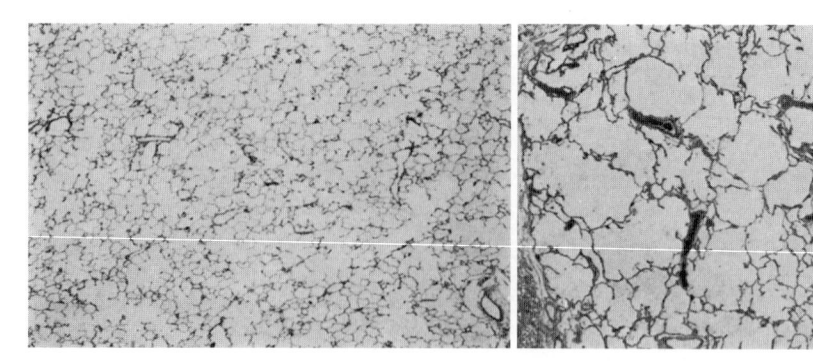

図 5. 老年者の肺　　　　　　　　　図 6. 正常肺

肺胞壁の破壊がなく、隔壁の肥厚はあっても炎症所見、線維化は認めなかったと報告されている[6]。また同じ肺標本で肺機能との関連をみた研究では、高齢者の肺において残気量の増加、elastic recoil pressure-volume curves の左方へのシフトを認めている[7]（図 5、6）。

加齢による形態学的変化は肺胞と同時に気道系にも出現する。中枢気道の加齢による変化は小規模であるが、わずかに径が増加する。気管支軟骨は石灰化し、解剖学的死腔は増加する。軟骨を持たない細気管支（内径 2 mm 未満）の径は 40 歳以後減少する。おそらくは elastic recoil の減少によって細気管支腔を開放しようとする支持力が減少することによる。

ⅱ）分子生物学的研究

前述のように高齢者の肺は生理的には肺の著しい弾性収縮力の低下を特徴とする。これが高齢者の肺の形態学的変化とどのような相互関係にあるのかは不明であるが、肺末梢組織の結合組織の質的、量的異常である可能性がある。

肺の中の主な結合組織はエラスチン、コラーゲン、プロテオグリカンなどである。従来からエラスチン、コラーゲンの 2 つが重点的に研究されてきた。

以前の研究では加齢とともに全肺のエラスチンは増加するといわれていた[8]。最近は肺実質のエラスチン含有量は年齢では変化せず、胸膜のエラスチンは増加し、気道、血管では減少すると報告されている。その後、人間では肺実質のエラスチンは生涯を通じてその代謝は一定で、わずかに産生されるが、その数、長さ、径いずれも変化しないと結論されている[9)10]。

またコラーゲンは現在Ⅰ～XIX の 19 種類の分子種が同定されており、肺では気道壁、肺胞隔壁、血管壁にはⅠ、Ⅲ型コラーゲンが多い。エラスチン同様に肺の弾性力に関与していると考えられてきたが、まだ十分には説明されていない。しかしこれらの線維の空間配置、cross-linking の変化などが弾性収縮の低下の原因ではないかと推測されている[11]。コラーゲンの cross-linking は大きく 2 種類に分類される。1 つは lysyl oxidase を介したものであり、もう 1 つは非酵素的なグルコース代謝産物の付着によるものである。1 つの仮説

として肺では加齢とともに前者が減少し、後者が増加し2種類のcross-linkingのバランスが崩れ、その結果グルコース産物の蓄積がコラーゲンや細胞外マトリックスの可動性を阻害すると考えられている。このような生化学的変化が老年者の肺の生理的変化をもたらしていると思われる[12]。

胸郭、呼吸筋の変化

肺のpaper-mounted sectionを用いた検討では、肺自体の高さ、前後径、周囲長は60歳ぐらいまでは増加し、その後は前後径のみが増加していく。一方、脊椎後彎と胸郭の前後径は加齢とともに増加する。肺の高さに比べ胸郭前後径の方が加齢により大きく増加する。肺気腫における胸郭前後径の増加は特徴的な身体所見であるが、明らかな肺気腫がなくとも老年者では胸郭前後径の増加が起こる。脊柱後彎の進行は吸気筋の発生圧を低下させ、残気率を増加し、肺活量を制限することが本邦成人でも報告されている[13]。

さらに加齢とともに胸壁は硬く変化する。これは肋軟骨の石灰化、椎体と肋骨の接合部の関節炎などにより肋骨の動きが悪くなるためである。若年者では正常の場合肋骨運動の作り出す空間は40%の容積増となるのに対し、高齢者では30%程しか変化しなくなる[8]。

このような胸郭の変化は呼吸筋の動きを妨げ、より一層腹筋、横隔膜に依存した呼吸をもたらす。加齢による横隔膜の筋力低下は、呼吸器疾患の際により多くの分時換気量を必要とするようになる[12]。

(3) まとめ

以上の研究をまとめると原因は明確ではないが、おそらくは肺内の結合組織の変化によりLmの増加、肺コンプライアンスの増加、残気率の増加などをきたした状態が正常肺の老化現象と考えられる。この変化は肺気腫で認められるものに類似しているが、壁の破壊、すなわち弾力線維構築の破壊の有無が決定的に異なり、老年者の肺(老人肺)ではこれが認められない。また肺気腫のうち喫煙で起こる小葉中心性肺気腫はprotease-protease inhibitor imbalance説で説明され、他方α-アンチトリプシン欠損症による汎小葉性肺気腫はinjury-repair説で説明されている。加齢によりLmが増加し、形態学的には肺胞道拡張(ductectasia)がみられ生理的変化では弾性収縮力の低下を起こす、このような変化がわが国で老人肺(senile lung)に相当する。また高齢の女性に多いcotton-candy lungと分類されるものに相当すると考えられる。肺気腫が喫煙者の約20%にしか生じない原因として老人肺に陥りやすい一群がハイリスク群であるとも考えられる。近年の疫学データから慢性閉塞性肺疾患は男性より女性に起こりやすいといわれるが、老人肺が女性に頻度が高いことも合わせると興味深い。また肺気腫が老年者に多いのは環境因子の長年の蓄積だけでなく、老化そのものも影響しているためと推測される。加齢による呼吸器系の変化を表1にまとめる[14]。

表 1. 加齢に関連した呼吸器系の構造変化

```
気道
    ↑気管、気管支の硬さ
    ↓細気管支壁の弾性力
    ↓線毛

肺
    ↑粘液腺層の厚さ、↑気管支腺
    ↑肺胞壁の菲薄化
    ↓肺胞表面積（支持組織の減少による）
    ↑肺胞径（肺胞表面積の減少に伴う）
    ↓肺胞-毛細血管網の接触面
    ↑肺コンプライアンス
    ↓肺実質重量
    血管内膜、中膜の肥厚による血管壁の硬化

呼吸筋
    ↓収縮蛋白
    ↑非収縮蛋白
    ↑結合織
    ↓筋線維あたりの血管数
    ↑収縮、弛緩に要する時間
    横隔膜の位置と効力の変化

骨格
    ↓骨密度
    ↓関節空隙
    ↓肋骨の可動域（関節の硬化による）
    ↑胸郭前後径
    ↑脊椎後彎

    ↑＝増加；↓＝減少
```

(文献14より改変)

3. 老人肺の実際～剖検例からの検討

　老人肺の臨床に関する研究は非常に少ない。本邦で報告されている大規模なものには1984年の日本内科学会における原澤の報告がある[15]。このデータは東京都老人医療センターの剖検肺をもとにした研究報告である。これによると連続剖検例2055例について"老人肺"あるいは"cotton-candy lung"と診断されたのは41例(2%)であった。女性に多く、男女とも加齢により頻度が増加するが、特に90歳以上の女性に多かった(図7)。さらに老人肺の臨床像について一般老年者と重症肺気腫との比較検討がなされている。一般老年者と比較して、身長、体重、肥満度には有意差がみられず、両群とも呼吸器症状を訴えるものは少ないが、老人肺の方がADLが障害されているものが多かった。また肺機能検査では老人肺で有意に全肺気量、残気率の増加がみられ、過膨張の状態を示していた。慢性肺気腫と老人肺の比較では、肺気腫の方がやせが高度で、気道症状や心胸郭比の減少(滴状心)が多い。呼吸機能では両群とも全肺気量、残気率の増加がみられるが、有意差はなかっ

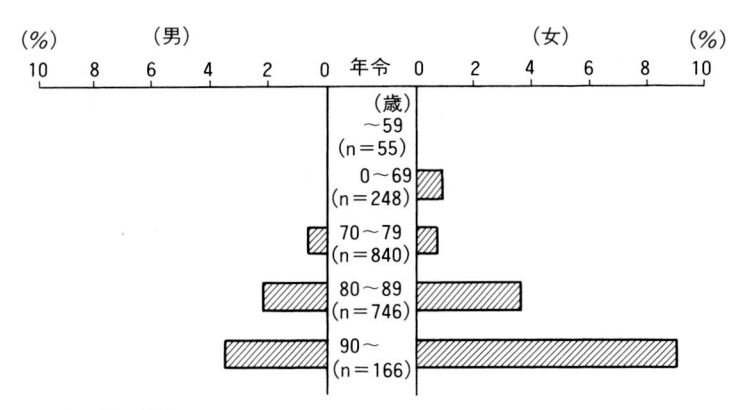

図 7. 老人肺の頻度
(文献 15 より引用)

た。以上から老人肺は一般老年者に比べれば ADL が低下しているものの、特有の症状、所見はなく、慢性肺気腫と同程度の過膨張は呈するが明らかに臨床像は異なると報告されている。

4. 老人肺の実験モデル

肺は外界と直接接触している臓器であり生理的加齢変化と、環境曝露による外的影響とを完全に区別することは不可能に近い。そこで加齢変化の研究にはこれらの外的影響を排除した適切な動物モデルが必要となる。

Senescence-accelerated mouse(SAM)は老化に関連した疾患の研究に有用であるといわれている。SAM ではいくつかの表現型に分類されるが SAM P 2 が老人肺のモデルとして注目されている[16]。

また、近年いくつかの老化現象に関連した新たな遺伝子として klotho 遺伝子が注目されている。この遺伝子の欠損したマウス(KL−/−)では、単一臓器の老化にとどまらず短命、不妊、動脈硬化、皮膚萎縮、骨粗鬆症、肺気腫などの人間の老化と同じような現象が認められるという[17]。klotho マウスは前述の SAM とは異なり、常染色体劣性遺伝で単一の遺伝背景であること、より早期に老化現象が認められるなどの違いがある。KL−/−マウスの肺では生後 2 週までは正常に発育し、生後 4 週で最初の組織学的変化、すなわち肺胞壁の破壊による気腔の拡大が認められ、以後加齢とともに進行していく。またヘテロタイプのマウス(KL+/−)でも 120 週頃の後期に肺気腫へと進展してくることが報告されている[18]。現在のところ klotho 遺伝子のみですべての老化が説明できるわけではないが、老化現象の根幹に関わっていることはほぼ間違いないといわれている。加齢と肺気腫の今後の研究にも klotho マウスは有用と考えられる。

おわりに

将来的な高齢人口の増加は呼吸器疾患の確実な増加を予測させる。生理的な加齢は避け難いものであるが、喫煙、大気汚染などの環境因子の曝露を最小限にすることができれば疾病の発症を最小にすることができよう。

（茂木　孝、木田厚瑞）

文献

1) 桂　秀樹，木田厚瑞：肺胞形成機序．川上義和，ほか編，呼吸器疾患の分子生物学．医学書院，東京，p 256-262, 1998.
2) Mahler DA, Rosiello RA, Loke J：The aging lung. Clin Geriatr Med 2：215-225, 1986.
3) Snider GL, et al：The definition of emphysema：report of a National Heart, Lung, and Blood Institute, Division of Lung Disease Workshop. Am. Rev. Respir. Dis 132：182-185, 1985.
4) Thurlbeck WM, Wright JL：Thurlbeck's Chronic Airflow Obstruction, 2 nd ed. London, B. C. Decker Inc, pp 128-131, 1999.
5) Dunnill MS：Quantitative methods in the study of pulmonary pathology. Thorax 17；320-328, 1962.
6) Verbeken EK, et al：The senile lung：comparison with normal and emphysematous lungs. 1. Structural aspects. Chest 101：793-799, 1992.
7) Verbeken EK, et al：The senile lung：comparison with normal and emphysematous lungs. 2. Functional aspects. Chest 101：800-809, 1992.
8) Klocke RA：Influence of aging on the lung. In Handbook of the Biology of aging. Edited by C. E. Finch and L. Hayflick. New York, Van Nostrand Reinhold, pp 432-444, 1977.
9) Shapiro SD, et al：Marked longevity of human lung parenchymal elastic fibers deduced from prevalence of D-aspartate and nuclear weapons-related radiocarbon. J. Clin. Invest 87：1828-1834, 1991.
10) Thurlbeck WM：Morphology of the aging lung. In The Lung. Edited by RG. Crystal and JB. West. New York, Raven Press, pp 1743-1748, 1991.
11) Murray JF：Aging in the Normal lung, 2 nd ed. Philadelphia, WB Saunders Company, pp 339-360, 1986.
12) Chan ED, Welsh CH：Geriatric Respiratory Medicine. Chest. 114；1704-1733, 1998.
13) 寺本信嗣，ほか：脊柱後彎が呼吸機能の加齢変化におよぼす影響．日老医誌 35；23-27, 1998.
14) Cohen M：Pulmonary considerations in the older patients. In Geriatric Rehabilitation Manual. Edited by T. L. Kauffman. New York, Churchill Livingstone, pp 29-34, 1999.
15) 原澤道美：老人肺の臨床．日内会誌 73；1-18, 1984.
16) Teramoto S, et al：A novel model of senile lung：senescence-accelerated mouse (SAM). Am J Respir Crit Care Med 150；238-244, 1994.
17) Kuro-o M, et al：Mutation of the mouse klotho gene leads to a syndrome resembling aging. Nature 390；45-51, 1997.
18) Suga T, et al：Disruption of the klotho Gene Causes Pulmonary Emphysema in Mice：defect in maintenance of pulmonary integrity during postnatal life. Am J Respir Cell Mol Biol 22；26-33, 2000.

3 呼吸生理学からみた老化
1 老化と呼吸調節

はじめに

呼吸調節とは換気運動の深さや回数を調節して、結果として生体内の適正な酸素分圧・炭酸ガス分圧・酸塩基平衡の恒常性を保とうとする機能である。健康成人では安静時の酸素消費量はおよそ250 ml/minで、炭酸ガス排泄量は200 ml/minである。運動時の最大酸素摂取量はこの10～15倍にもなる。それにもかかわらず、健常者では安静時のみならず運動中にも動脈血ガス値はほぼ正常値を保つ。実際、呼吸の深さと数は運動を開始すると直ちに増加する。呼吸器系に何らかの機能障害があるとしばしば動脈血ガス分圧は異常値を呈するが、その値は機能障害の程度に加えてシステム全体としてみた呼吸調節系がどのように応答するかによって最終的に決まる。したがって、この調節系が加齢によって影響を受けるならば、種々の病態における患者の呼吸困難の訴え、動脈血ガス分析の成績、睡眠時の呼吸障害なども加齢の影響を加味して考えなければならない。

呼吸調節機構のシェーマを図1に示した[1)2)]。調節系はその役割によって調節器系、効果器系、感受器系に分けられる。また、調節系の特性によって神経調節、化学調節、行動調節とも分類する。脳幹部呼吸中枢で生ずる呼吸出力は脊髄経路を下行し呼吸筋の活動を促して換気運動を引き起こす。その際、その換気運動自体が上気道・肺あるいは呼吸筋内にある機械的受容器を刺激して、求心性神経経路を介して呼吸中枢に影響を与える。一方、動脈血酸素分圧（PaO$_2$）、炭酸ガス分圧（PaCO$_2$）、pHは、末梢と中枢にある化学受容器を

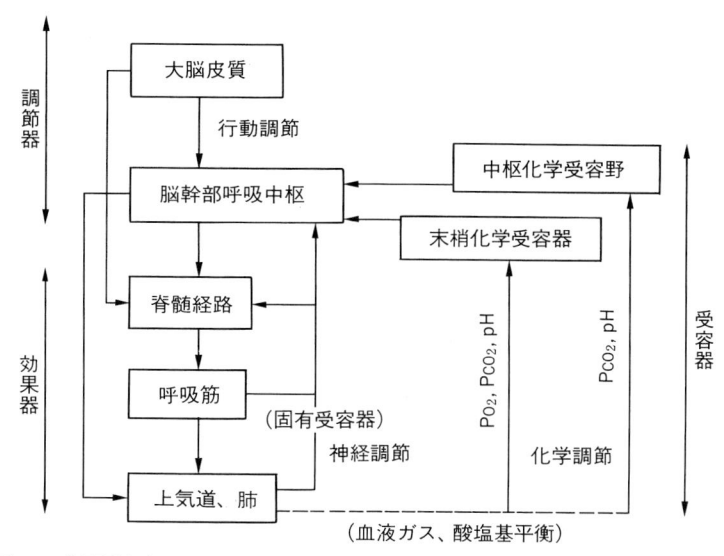

図1. 呼吸調節系のシェーマ

介してこれらの指標の恒常性を保つように negative feedback loop を形成して、呼吸の化学調節に与る。呼吸はさらにこのような自動調節系に加えて、高位中枢からの行動調節も受ける。これには、意図して呼吸を変える随意的なものと意識に昇らない不随意的なものの両者を含む。これら3つの調節系の換気運動に関与する割合は状態依存性である。つまり、覚醒時と睡眠時では当然異なるし、覚醒時であっても安静時とさまざまな身体活動をしているときでは異なる。また、睡眠時でも non-REM 睡眠時と REM 睡眠時では異なる。はたして、加齢は呼吸調節のそれぞれの系にどのような影響を与えているだろうか。本稿では、はじめに呼吸調節系の概要を説明し、次に主として化学調節系や行動調節系(特に呼吸困難感)に対する加齢の影響を説明する。

1. 神経調節[2]

1 呼吸リズムの形成

呼吸の基本的なリズム形成機構は延髄・橋を中心とする脳幹部にある。呼吸のリズム形成は特定の細胞群によって生じているとするペースメーカー説と複数の細胞群からなるネットワークによって生じているとする説とがある。延髄の呼吸中枢群は孤束核に密集する背側呼吸ニューロン群(dorsal respiratory group；DRG)と疑核およびその周辺の腹側呼吸ニューロン群(ventral respiratory group；VRG)とに大別される。DRG は吸息ニューロンよりなり、主として横隔神経に吸息ドライブを送っている。迷走神経や舌咽神経の求心性入力は孤束核に入る。すなわち、肺・上気道・胸郭からの神経反射や末梢化学受容体からの求心性入力は DRG で統合される。VRG には吸息および呼息ニューロンが混在し、DRG から伝達された情報を肋間筋・腹筋・その他の補助呼吸筋に伝えている。加齢自体が中枢の呼吸リズム形成に直接影響を与えるという証拠はないが、脳血管障害などの病変が呼吸中枢に及べば当然ながら呼吸リズム形成に影響を受ける。また、老年者で増加する睡眠時無呼吸の中で、中枢型無呼吸の一部のものは呼吸リズム形成機構の加齢と関連しているかもしれない。

2 神経反射

神経反射は気道および肺からの自律神経系の反射と、体性神経系に属する呼吸筋からの反射に分類される。気道および肺内受容体はもっぱら迷走神経を介して上行し、その線維の特徴から有髄線維と無髄線維とに分類される。以下に述べる個々の神経反射について、加齢の影響がどのように現れるかという報告は残念ながらほとんどない。これは個々の反射を取りあげて加齢の影響を調べることが実際にはたいへん難しいからである。しかし、老年者で認められる呼吸パターンの変化や後述する気道抵抗増大に対する呼吸代償反応低

下は、呼吸筋や肺機能自体の老化によって説明されるだけではなく、神経反射の加齢による影響も加味されて生じている可能性がある。

（1）気道および肺からの反射

ⅰ）喉頭からの反射

喉頭には有髄線維と無髄線維の両者が分布しており、主な上行経路は上喉頭神経である。機械的刺激や化学的刺激のみならず圧変化や温度変化にも反応して咳嗽と気管支収縮を引き起こす。また、この刺激で無呼吸をきたすことも知られており、中枢型睡眠時無呼吸を起こす1つの機序と推定されている。

ⅱ）肺伸展受容器(pulmonary stretch receptor)からの反射

気道の平滑筋中に存在する受容器で迷走神経有髄線維を介して伝わる。気道内の圧変化に対して感受性があり、吸息とともに活動が増強し、吸息活動を抑制して呼息への切り換えを促進する(Hering-Breuer反射)。ただし、ヒト成人では安静換気時の呼吸パターンに及ぼす影響はほとんどなく1回換気量が増大する場合にのみこの反射経路の関与がある。

ⅲ）被刺激受容器(irritant receptor)からの反射

気管や中枢気管支に存在して主として咳嗽反射に関わるものと、より末梢の気管支に存在し呼吸促進(浅い頻呼吸)に関わるものとがある。気道表面に存在し、迷走神経有髄線維を介して伝達される。機械的刺激や化学的刺激で興奮するほか、肺の急激な収縮や膨張(早い深呼吸や気胸発症時)、肺のコンプライアンス低下でも反射亢進が起こる。

ⅳ）迷走神経無髄C線維からの反射

Broncheal C-fiberとpulmonary C-fiberの2群に分けられる。刺激物質を血管内投与した際に起こる応答開始までの潜時が、体循環系と肺循環系のどちらから注射した場合に短いかという点で分類される。Pulmonary C-fiberはJ受容器(juxta-pulmonary capillary receptor, type J receptor)とも呼ばれる。Capsaicinなどの化学物質の静脈内投与で選択的にこれらの受容器は興奮する。Pumonary C-fiberの一次的な刺激要因は間質の組織間液の容積増大であり、肺血流障害に基づく局所的な肺血流の増大、左房圧の上昇、肺毛細血管の透過性亢進、肺間質をおかす炎症などの病態で興奮を増す。肺うっ血・肺水腫・間質性肺炎などの際にみられる呼吸促進の原因である。一方、broncheal C-fiberは気道平滑筋の緊張度、気道分泌、さらには気道上皮の蛋白透過性にも関与している。

（2）呼吸筋からの反射

胸郭系には筋紡錘、腱組織、関節内と大きく3つの呼吸調節に関連する機械的受容器がある。筋紡錘は呼吸筋の中でも特に肋間筋に豊富に存在する。この筋紡錘はほかの随意筋と同様にγ系の神経支配を受けており、錘外の主筋線維はα系の支配を受ける。γ系はさらに呼吸周期に関係なく一定の活動度を示すものと、α系と同様に呼吸周期と同期して活動度が増減するものとがある。中枢からの呼吸出力は脊髄内を下行し、胸髄の呼吸運動ニューロンに伝達され、さらに$\alpha \cdot \gamma$両経路を介して呼吸筋の収縮を引き起こす。このとき

α経路による主筋線維収縮の長さの変化とγ経路を介する筋紡錘の収縮に伴う張力の変化に不均衡があるとγ系の求心線維の活動がさらに増し、単シナプス性の反射性興奮がα系の遠心路を介してもたらされる。この反射系は体位変化や吸気抵抗が加わったときの一回換気量の変動を予防するのに役立っている。このγ系反射は上行性に小脳や脳幹部の呼吸中枢にも伝わり、呼吸筋の強調運動や呼吸のタイミングの調整にも影響を及ぼしている。さらに、この系を呼吸の時相に合わせて体外的に振動刺激すると吸気相では呼吸感覚を和らげる方向に働き、呼気相では逆に呼吸困難感を強めるように働く。

2. 化学調節[1)2)]

　　動脈血ガス分圧(PaO_2、$PaCO_2$)とpHの変動は末梢化学受容器(ヒトでは主として頸動脈体)と中枢化学受容野(延髄腹側表面に存在するが解剖学的に同定はされていない)の興奮を介して呼吸中枢に伝わり、それらの恒常性を維持するように換気は調節されている。頸動脈体は主としてPaO_2の変化に直接反応し、特にPaO_2が60 Torrより低下すると急に活動が高まるため、換気の増加はPaO_2が150 Torrから40 Torrの間でPaO_2とほぼ双曲線型の関係にある(図2)。もしも末梢の化学受容器を外科的に除去すると低酸素血症になっても換気の増加は起こらず、むしろ低酸素の中枢に対する抑制効果のために換気が減少することもありうる。$PaCO_2$の上昇やpHの低下はそれ自体直接刺激作用があると同時にPaO_2の頸動脈体の活動に対して増強効果をもつ。炭酸ガスは主として延髄腹側に存在する中枢化学受容器を介して換気を刺激する。換気量の増加は$PaCO_2$の上昇に対して直線的な関係にある(図2)。何らかの要因で$PaCO_2$が一定値以下に下がると無呼吸を呈することがある。また、逆に$PaCO_2$が一定値以上に上昇すると麻酔様作用により換気は低下する(通常$PaCO_2$が100 Torr以上)。一般にCO_2による刺激の方がH^+による刺激よりも同じ程度のpHの変化に対して換気増大効果は大きい。これは、H^+がCO_2よりも脳脊髄関門と

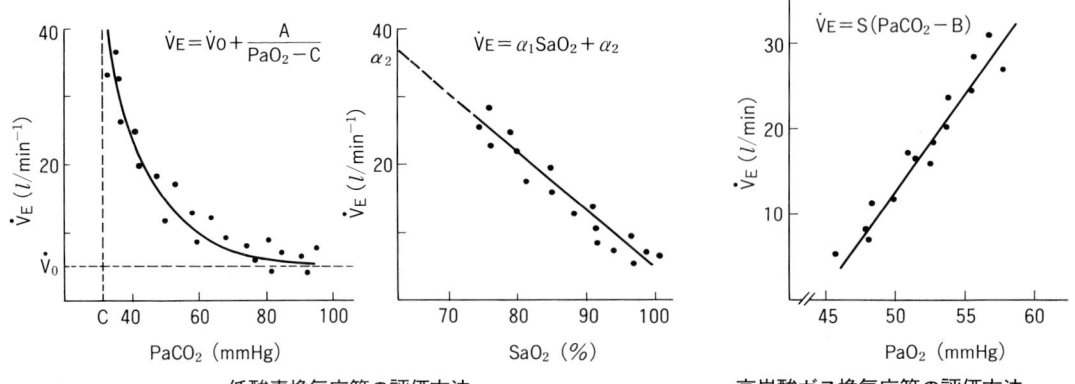

$\dot{V}_E = \dot{V}_0 + \dfrac{A}{PaO_2 - C}$

$\dot{V}_E = \alpha_1 SaO_2 + \alpha_2$

$\dot{V}_E = S(PaCO_2 - B)$

低酸素換気応答の評価方法　　　　　　　　　　　　　　高炭酸ガス換気応答の評価方法
図2. 低酸素換気応答と高炭酸ガス換気応答の評価方法

中枢化学受容器担当細胞の膜を通過しづらいという理由で説明される。呼吸の化学調節系自体の障害による疾患(例えば原発性肺胞低換気症候群)は稀である。しかし、この呼吸の化学調節系の感度は個体差が非常に大きいために心肺疾患や神経筋疾患などの際の病態生理や患者の訴える呼吸困難感の個体差に深く関わっている。

1 呼吸の化学調節と老化

　呼吸の化学感受性が老化に伴って低下するかどうかについては、初期の肯定的ないくつかの報告にもかかわらず[3)-6)]、その後はそれを否定する結果も複数報告されている[7)8)]。この研究結果の差異は対象とした被験者の選択の仕方に依存している可能性が高い。換気応答は上述の如く個体間のばらつきが大きいので[9)10)]、被験者数が小さければ誤った結論を導きやすい。また、換気応答値は体格や肺活量の影響も受けるので、もしそれらの指標が大きく違えば、呼吸の真の化学感受性に違いがなくとも換気応答値としては差異を生ずるであろう。いうまでもなく対象の年齢分布や対象とした老年者の日常生活における活動度なども結果に影響を与えるに違いない[11)]。われわれが平均年齢29±3(SE)歳の若年者群(14名)と69±1歳の老年者群(14名)で比較した研究によれば、高酸素条件で行った高炭酸ガス換気応答値は両群でまったく差が認められなかった[12)]。Rubinらも30歳以下と60歳以上と2群を比較して、呼吸パターンには有意差を認めたものの、換気応答値やP0.1応答値(分時換気量のかわりに換気出力の大きさを吸気初めの0.1秒間に生ずる口腔内圧で表現する方法)には加齢の影響を認めないと結論している[7)]。Chapmanらも高酸素条件下で行った高炭酸ガス換気応答は老年者でも低下しないと報告している。ところが、彼らはhypoxic-hypercapnic interactionに及ぼす加齢の影響を初めて検討して、低酸素条件下で求めた高炭酸ガス換気応答値は老年者で有意に小さく、老年者では低酸素条件下で求めた応答値が高酸素条件下で求めた値と比べて増大しないことを示した[8)]。われわれもその報告とまったく同様の成績を得ている[12)]。さらに、われわれは男性中年健常者(平均年齢42歳)の低酸素および高炭酸ガス換気応答について約10年の間隔をおいて調査した。この調査は加齢の影響を縦断的検査として調べた世界最初のものであったが、結果は低酸素換気応答のみこの間に有意に低下していた[13)]。これらの研究成果は、少なくとも高炭酸ガス感受性については老年者においても比較的保たれていることを示唆している。これは、老年者でも動脈血炭酸ガス分圧の正常値は酸素分圧とは異なり、加齢による影響がないという観察事実と符合している。しかし、これまで述べてきたように低酸素と高炭酸ガスによる換気刺激は相乗作用があり、それが加齢により低下することは臨床的に極めて重要である。

2 低酸素換気抑制[1)]

　低酸素負荷は末梢化学受容器を介して換気を増大させるが、中枢自体に対する効果は抑制的である。そのため、ある条件下では低酸素負荷により換気が逆に低下する。これを低

酸素換気抑制(hypoxic ventilatory depression)と呼ぶ。新生児では特に顕著にみられ、低酸素ガス吸入により換気はいったん増えた後、数分以内に元の換気量よりも低下する。成人でも軽度ないし中等度の低酸素血症で見かけ上の換気増加に隠れたかたちで存在しており、病態によってそれが顕性化することがある。酸素吸入によって通常とは逆に換気が増大するときは、低酸素換気抑制を疑う1つの目安となる。その発生機序としては、①脳血流増加に伴う脳組織 pH のアルカリ側シフト、②脳内神経伝達物質・調節物質の合成、分泌、代謝の変化—特に GABA、アデノシンを代表とする呼吸抑制物質の脳組織間液中の相対的増加、③酸素欠乏による呼吸ニューロンの直接的代謝障害などが推定されている。この低酸素換気抑制が老化によってどのように変化するかについての報告はまったくない。しかし、上述した低酸素換気応答の加齢による低下は、この低酸素換気抑制の現象がより顕著になったために生じている可能性もある。また、糖尿病患者で臨床的に明らかな低酸素換気抑制が観察された報告がある。

3. 行動調節

呼吸の行動調節は、随意的なものと意識に昇らない不随意的なもの両者を含む。発声や嚥下、不安・怒り・泣き・笑いなどの情動変化、睡眠と覚醒などの際には必ず呼吸の変化を伴う。また、被験者の性格や気分が呼吸状態に影響を与える。過換気症候群は呼吸の行動調節異常による代表的疾患である。呼吸困難は、呼吸に際して感ずる不快感と定義される。呼吸困難の機序を説明する代表的な仮説に「長さ—長力不均衡説」と「Motor command 説」がある。前者は、呼吸筋が呼吸困難の発生に決定的役割を担うとする考え方で、呼吸筋の長さとそのとき生ずる張力あるいは圧との間に不均衡が生ずるとそれを呼吸筋の筋紡錘が感知して求心性に中枢に伝える。後者は呼吸筋活動を指令した中枢の出力(motor command)の大きさを脳内の逆行性神経伝達によって感知するというものである。いずれにしても、上述した呼吸調節系のさまざまな求心路が呼吸困難感を修飾するので、低酸素血症の程度と呼吸困難の程度が一致しなくても不思議ではない。

◼1 吸気粘性抵抗に対する呼吸の代償反応・呼吸困難感と老化

一般に吸気粘性抵抗が加わると、中枢性に呼吸の出力を高めて1回換気量と分時換気量を維持しようとする代償反応が起こる。その結果、動脈血炭酸ガス分圧も正常に保たれる。この代償反応を load compensation reflex と呼ぶ。この代償反応は、各種呼吸器疾患や睡眠中に気道抵抗が高まった場合の生体の恒常性維持のために重要な生理的意義を有する反応である。以前より慢性閉塞性肺疾患でこの反応が低下していることが知られていたが[3]、加齢によっても低下することをわれわれは報告している[14]。この代償反応に関与する因子としては、呼吸筋自体の特性、肺および胸郭系の機械的受容器を介する神経反射、動脈血

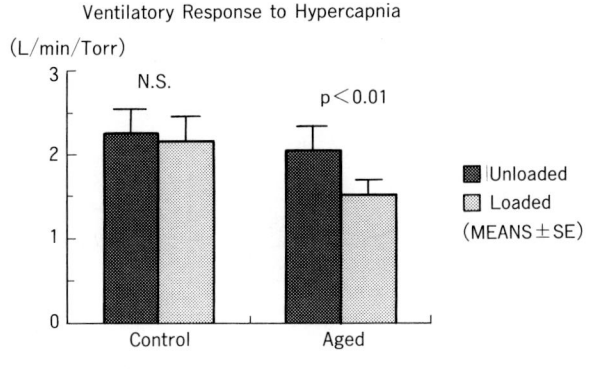

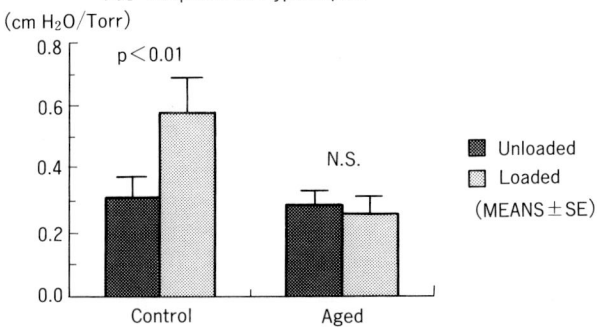

図 3 高炭酸ガス換気応答試験で吸気粘性抵抗を加えた場合と
　　　加えない場合
上：高炭酸ガス換気応答
下：高炭酸ガス P₀.₁ 応答
Unloaded：吸気粘性抵抗負荷なし
Loaded：吸気粘性抵抗負荷あり
Contral：若年成人被験者
Aged：高齢者
（文献 12 より引用）

血液ガス分圧や pH の変化に伴う化学的調節系の亢進、外部呼吸抵抗負荷に対する予期あるいは記憶に伴う脳の高位中枢の活動亢進すなわち行動調節の関与などが知られている。老年者の場合、吸気抵抗に対する関知閾値すなわち抵抗が加わってもそれを関知する感度が鈍いと報告されている[15)-18)]。したがって、吸気粘性抵抗に対する呼吸の代償反応が弱いのもそれに対する呼吸感覚が鈍いために反応が低下している可能性がある。その場合は、呼吸抵抗を大きくしていった場合やほかの呼吸刺激と併せて換気刺激を強めた場合にも老年者では呼吸困難感が若年者に比べて弱く訴えることが予想される。図3は高炭酸ガス換気応答試験の際に吸気粘性抵抗を加えた場合と加えない場合で比較検討したものである[12)]。若年成人では抵抗が加わった状態で検査した場合、P 0.1 応答値は有意に増強し（呼吸出力を高めている）、換気応答値は負荷がない場合と同じに保たれる。つまり、ここでは load compensation reflex が働いている。一方、老年者では P 0.1 応答値の増大はなく、それを反映して換気応答値は低下した。つまり、抵抗が加わった際には炭酸ガス刺激に対

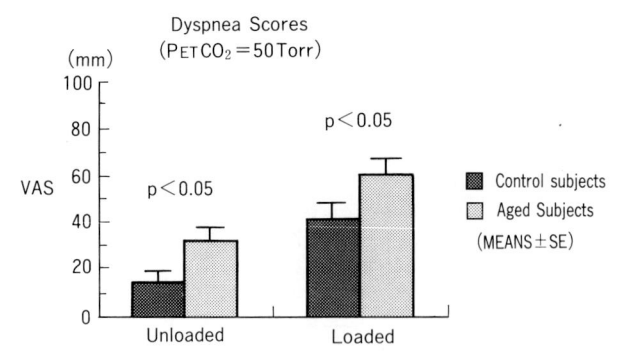

図 4　呼吸困難度
P_ETCO₂：呼気終末炭酸ガス分圧
VAS：呼吸困難度
P_ETCO₂＝50 Torrにおける呼吸困難度の比較
Unloaded：吸気粘性抵抗負荷なし
Loaded：吸気粘性抵抗負荷あり
Contral：若年成人被験者
Aged：高齢者

する換気の増大が小さくなることを意味している。ところが、この検査の際に同時に調べた呼吸困難度は図4に示すように抵抗の有無にかかわらず老年者群の方が強く訴えた。つまり、同じ動脈血炭酸ガス分圧の上昇に対して老年者は強い呼吸困難を訴えているわけであり、この結果は、呼吸感覚が鈍いために load compensation reflex が低下しているのではなく、むしろ呼吸筋を含む胸郭系の呼吸出力の予備能力がないことが大きな理由であることを推測させるものである。呼吸の行動調節の立場からは、覚醒時の呼吸は呼吸感覚を最小にするように制御されているとする考えがある[19]。この考え方によれば、老年者では呼吸抵抗負荷に対する呼吸困難感が大きいために逆に P0.1 応答を増大させずにこれ以上呼吸出力を高めないような呼吸をしていると解釈することもできる。いずれの解釈にしろ、結果として老年者の load compensation reflex が低下していることは少なくとも2つの臨床的意義を有する。第1に睡眠時の上気道狭窄あるいは閉塞に対して低換気あるいは無呼吸が起こりやすくなることを説明する。第2に気道抵抗が増大する肺疾患に罹患した場合、老年者では肺胞低換気をきたしやすくするであろう。このように老年者で load compensation reflex が低下していることは、hypoxic-hypercapnic interaction が低下していることと併せて呼吸調節の面からはさまざまな不利な状況をもたらすものと考えられる。

（西村正治）

文献　1）西村正治：呼吸の化学調節．呼吸調節のしくみ；ベッドサイドへの応用，川上義和（編），分光堂，東京，p 25-p 41, 1997.
2）本田良行, 西村正治：呼吸中枢活動，換気応答の測定と肺胞低換気．臨床呼吸機能検査，肺機能セミナー

(編), 興版社, 盛岡, p176-p192, 1998.
3) Patrick JM, Howard A：The influence of age, sex, body size and lung size on the control and pattern of breathing during CO_2 inhalation in Caucasians. Respir. Physiol 16：337, 1972.
4) Kronenberg RS, Drage CW：Attenuation of the ventilatory and heart rate responses to hypoxia and hypercapnia with aging in normal men. J Clin Invest 52：1812-1821, 1973.
5) Altose MD, McCauley WC, Kelsen SG, et al：Effects of hypercapnia and inspiratory flow-resistive loading on respiratory activity in chronic airways obstruction. J Clin Invest 59：500-507, 1977.
6) Peterson DD, Pack AI, Silage DA, et al：Effects of aging on ventilatory and occlusion pressure responses to hypoxia and hypercapnia. Am. Rev. Respir. Dis 124：387-391, 1981.
7) Rubin S, Tack M, Cherniack NS：Effect of aging on respiratory responses to CO2 and inspiratory resistive loads. J Geront 37：306-312, 1982.
8) Chapman KR, Cherniack NS：Aging effects on the interaction of hypercapnia and hypoxia as ventilatory stimuli. J Geront 42：202, 1987.
9) 山本宏司, 吉川隆志, 西村正治, ほか：日本人健常者における換気応答の正常値とそれに及ぼす生理的要因. 日胸疾会誌 20：408-413, 1987.
10) 西村正治, 川上義和：換気応答検査. 呼吸 13：44-50, 1994.
11) 蘇 寛泰, 福地義之助, 西 功, 原澤道夫：呼吸中枢機能の加齢変化；安静時及び運動負荷時の換気応答性. Jpn J Geront 37：306-312, 1982.
12) 西村正治, 秋山也寸史, 小林秀一, ほか：呼吸調節系の加齢変化；メカニズムと病態 化学的呼吸調節と吸気粘性抵抗負荷代償反応に及ぼす加齢の影響. 日胸会誌 30：168-174, 1992.
13) Akiyama Y, Nishimura M, Kobayashi S, et al：Effects of aging on respiratory load compensation and dyspnea sensation. Am Rev Respir Dis 148：1586-1591, 1993.
14) Nishimura M, Yamamoto M, Yoshioka A, et al：Longitudinal analyses of respiratory chemosensitivity in normal subjects. Am Rev Respir Dis 143：1278-1281, 1991.
15) Tack M. Altose MD, Cherniack NS：Effect of aging on respiratory sensations by elastic loads. J Appl Physiol 50：844-850, 1981.
16) Tack M, Altose MD, Cherniack NS：Effect of aging on the perception of resistive ventilatory loads. Am Rev Respir Dis 126：463-467, 1984.
17) Kawakami Y, Shida A, Yoshikawa T, et al：Genetic and environmental influence on inspiratory resistive load detection. Respiration 45：100-105, 1984.
18) Altose MD, Leitner J, Cherniack NS：Effects of age and respiratory effects on the perception of resistive ventilatory loads. J Geront 40：147-154, 1985.
19) Cherniack NS, Oku Y, Saidal EN, et al：Optimization of breathing through perceptual mechanisms. In：Control of Breathing and Dyspnea. Advances in the Biosciences. Vol. 79, p337-p345, edited by Takishima T and Cherniack NS. Oxford, Pergamon Press, 1991.

3 呼吸生理学からみた老化
❷ 老化と換気機能

はじめに

呼吸器は、加齢・老化による影響を最も顕著に呈する臓器の1つである。その理由としては、①出生直後より絶えず外界(外気)と接触し、有害物質に曝されること、②呼吸運動すなわちオッシレーションによる機械的変化・変性、③中枢系の加齢の影響を受けることなどが挙げられる。

老化と換気機能について、安静時、運動時、睡眠時に分けて述べる。

1. 安静時換気機能

安静時換気機能と老化の関係を規定する主要な要素は、①呼吸筋の筋力低下、②胸壁の硬化、③肺弾性収縮力の低下などである。

換気に関与する呼吸筋(横隔膜、肋間筋)は、老化とともに筋力が低下する。したがって、吸気時最大口腔内圧および呼気時最大口腔内圧は加齢とともに減少する。

胸壁コンプライアンスは、老化とともに低下する。これは、肋軟骨石灰化などの影響により胸壁が硬化するためである。

肺弾性収縮力は、肺の圧量曲線が指標となる(図1)。加齢とともに圧量曲線は左上方にシフトし、これは圧量曲線近似式

$$V = A - Be^{-kP}$$

におけるk値の増大として示される[1)2)]。

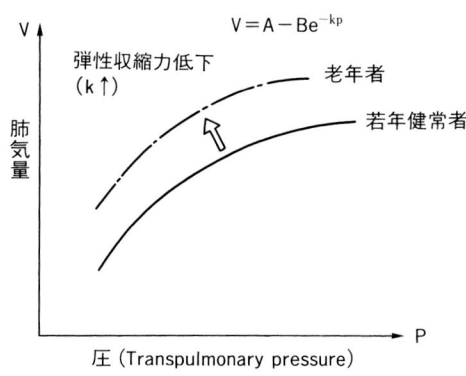

図1. 老化と肺圧量曲線
弾性収縮力低下は、PV曲線の左上方シフト(k値の増大)として表される。

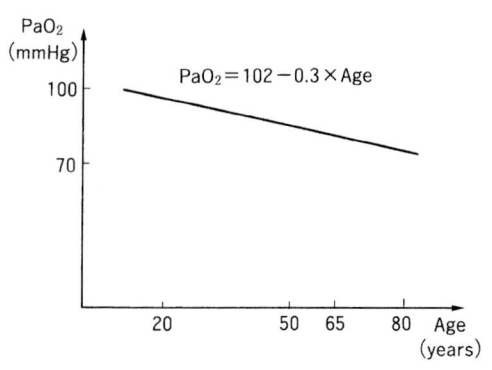

図2. 老化とPaO₂
PaO₂は老化により「リニアに」低下する。

肺弾性収縮力が老化により低下する原因には、①肺胞壁 alveolar wall、間質 parenchyma における弾性組織 elastic tissue の変性・減少、②肺胞導管 alveolar duct の拡張、③肺胞孔 Kohn's pore の増加が考えられる[3]。これらの所見は、いわゆる「老人肺」に合致するものである。

換気機能において最も重要な検査項目である動脈血ガス分析では、加齢・老化による動脈血酸素分圧 PaO_2 の低下が認められる[4]。この PaO_2 の低下はほぼ直線的であることが知られている。福地らは、

PaO_2(予測値)＝102-0.3 x 年齢

という式を予測値として提唱しており、臨床の現場においても好んで用いられているようである(図2)。肺拡散能も加齢に伴い、低下を示す。

なお、$PaCO_2$ や pH は、加齢・老化による影響はほとんど認められない。

呼吸機能検査では、スパイログラムにおいて肺活量 vital capacity、1秒量(forced expiratory volume in one second, $FEV_{1.0}$)、1秒率 $FEV_{1.0}$％が加齢により低下する。図3に福地らによる予測式を示す。最大呼気流量(maximal expiratory flow, MEF)も加齢により減少するが、その主要な原因が肺弾性収縮力低下であることが報告されている[5]。

また肺気量分画では、残気量 residual volume(RV)、機能的残気量 functional residual capacity(FRC)が加齢により増加するが、全肺気量 total lung capacity(TLC)はあまり変わらないとされている。これは、吸気予備量 inspiratory reserve volume(IRV)、呼気予備量 expiratory reserve volume(ERV)が減少するため、結果的に、全肺気量が若年者と同等になるからである[6]。なお、残気率(RV/TLC)は、上記の理由により、加齢とともに増加する。肺気量分画について図4にまとめを示す。

肺末梢気道が閉塞する肺気量をクロージングボリューム closing volume(CV)と定義する(図5)。このクロージングボリュームは、加齢とともに増大する。なお、図5における第Ⅲ相の勾配(ΔN_2)は換気不均等を示す指標として用いられる[7)8]。

近年、老年者において、換気不均等が増悪していることが指摘されており、このことが肺拡散能低下、PaO_2 の低下の主因であるとの報告もある[9]。

以上の総括を表1にまとめる。

2. 老年者の運動時呼吸機能

加齢とともに直線的な運動耐容能(最大酸素摂取量)の低下が認められる。若年者はその規定因子は呼吸機能でなく、心血管機能に依存する。老年者においては筋力の低下による因子と心肺機能の低下に伴う因子とがともに影響する。老年者の呼吸機能の低下に伴う運動能力の低下は日常の軽い労作では明らかにされないが、肺炎や手術、運動などのストレスに伴い、しばしば労作時の息切れという自覚症状であらわれる。老年者の運動時の呼吸

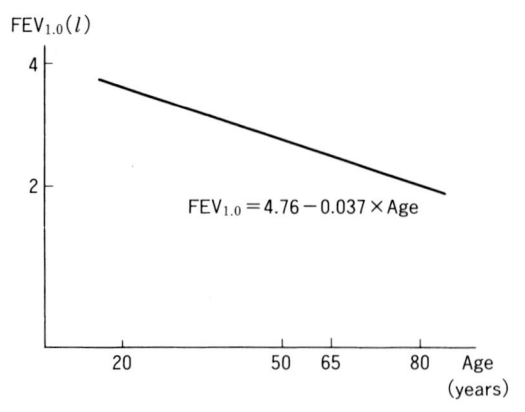

図 3. 老化と1秒量(FEV$_{1.0}$)
1秒量は老化により低下する。

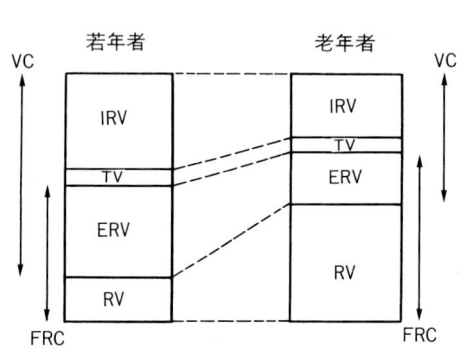

$FEV_{1.0} = 4.76 - 0.037 \times Age$

図 4. 老化と肺気量分画
老年者では、RV が増大し、IRV および ERV が減少する。（文献6より一部改変）

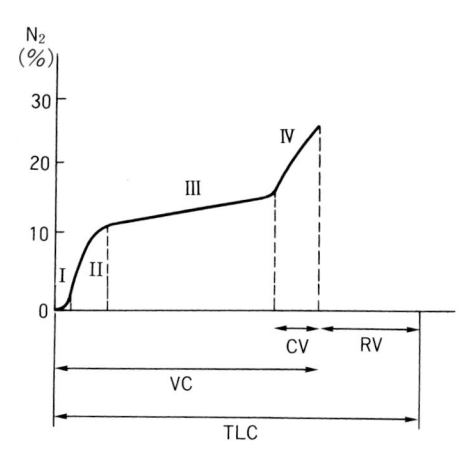

図 5. クロージングボリューム(CV)
単一 N$_2$ 呼出曲線により CV を測定する。老化により CV は増加する。

の特徴としては、①胸郭のコンプライアンスの低下、②横隔膜筋力の低下に伴い、運動時の呼吸は胸郭より腹部に依存し、表2に示すごとく、1回換気量(tidal volume)の増加より呼吸数の増加が顕著となる。また、呼気ガス分析による換気効率($\dot{V}_E/\dot{V}O_2$)に関しても老年者においてはより高く、若年者と同等の負荷では、老年者においてはより換気量が増加することが示されている。特に高齢者において高炭酸ガスに対する換気応答の低下が指摘されているが[10]〜[12]、運動時ではむしろ若年者と比較して増大している可能性が示唆されている[13]。

また、呼吸筋疲労に関しては最大酸素摂取量の75％程度の労作では若年者と同様に老年者においても認められないとされる[14]。

表 1. 老化と安静時換気機能

項目	老化による影響
PaO_2	低下
$PaCO_2$	不変
pH	不変
VC	低下
$FEV_{1.0}$	低下
$FEV_{1.0}\%$	低下
RV	増加
D_{Lco}	低下
弾性収縮力	低下
ガス不均等分布	増大

表 2. 老年者の運動時パラメーターの推移

HR の増大
$VO_2\,max$ 低下
VE/VO_2 増加
TV の低下
RR の増加
VD/VT の増大

3. 老年者の睡眠時呼吸

老年者では、若年者と比較して睡眠時に無呼吸が生じやすく、いびきの頻度も高くなる[15]。低換気および過換気を繰り返すCheyne-Stokes呼吸のような周期性呼吸もまた、加齢に伴い増加する[16]。

これらの原因としては①呼吸中枢が不安定化しやすいこと、②脳幹部睡眠中枢の老化、③化学受容体の反応性低下[17)18]、④上気道の支持筋力の低下などが挙げられる。また、老年者において睡眠呼吸障害の増加する理由としては、上記の内因とともに飲酒や睡眠薬の服用に伴う影響も挙げられる。そのため、老年者の睡眠呼吸障害を診断するにあたって、若年者と同じ基準では困難で、まずリスクの排除など十分に個々の症例において検討することが望まれる。

(長瀬隆英)

文献

1) Colebatch HJH, Greaves IA, Ng CKY：Exponential analysis of elastic recoil and again in healthy males and females. J Appl Physiol 47：683-691, 1979.
2) Nagase T, Fukuchi Y, Teramoto S, et al：Mechanical interdependence in relation to age：effects of lung volume on airway resistance in rats. J Appl Physiol 77：1172-1177, 1994.
3) Knudson RJ, Clark DF, Kennedy TC, et al：Effect of aging alone on mechanical properties of the normal adult human lung. J Appl Physiol 43：1054-1062, 1977.
4) Sorbini CA, Grassi V, Solinas E, et al：Arterial oxygen tension in relation to age in healty subjects. Respiration 25：3-13, 1968.
5) Babb TG, Rodarte JR：Mechanism of reduced maximal expiratory flow with aging. J Appl Physiol 89：505-511, 2000.
6) Chan ED, Welsh CH：Geriatric respiratory medicine. Chest 114：1704-1733, 1998.
7) Buist AS, Ghezzo H, Anthonisen NR, et al：Relationship between the single-breath N_2 test and age sex and smoking habit in three North American cities. Am Rev Respir Dis 120：305-318, 1979.
8) Wagner PD, Laravuso RB, Uhl RR, et al：Continuous distributions of ventilation-perfusion ratios in normal subjects breathing air and 100% O_2. J Clin Invest 54：54-68, 1974.
9) Cardus J, Burgos F, Diaz O, et al：Increase in pulmonary ventilation-perfusion inequality with age in healthy individuals. Am. J. Respir, Crit. Care Med 156：648-653, 1997.
10) Janssens JP, Pache JC, Nicod LP：Physiological changes in respiratory function associated with ageing. Eur

Respir J 13（1）：197-205, 1999.
11) Akiyama Y, Nishimura M, Kobayashi S, Yamamoto M, Miyamoto K, Kawakami Y：Effects of aging on respiratory load compensation and dyspnea sensation. Am Rev Respir Dis 148：1586-91, 1993.
12) Pouin MJ, Cunningham DA, Paterson DH, Kowalchuk JM, Smith WD：Ventilatory sensitivity to CO_2 in hyperoxia and hypoxia in order aged humans. J Appl Physiol 75：2209-16, 1993.
13) Brischetto MJ, Millman RP, Peterson DD, Silage DA, Pack AI：Effect of aging on ventilatory response to exercise and CO_2. J Appl Physiol 56：1143-50, 1984.
14) Jeffery Mador M, Kufel TJ, Pineda LA：Quadriceps and diaphragmatic function after exhaustive cycle exercise in the healthy elderly. Am J Respir, Crit. Care Med 162：1760-6, 2000.
15) Bixler EO, Kales A, Cadieux RJ, et al：Sleep apneic activity in older healthy subjects. J Appl Physiol 58：1597-1601, 1985.
16) Shore ET, Millman RP, Silage DA, et al：Ventilatory and arousal patterns during sleep in normal young and elderly subjects. J Appl Physiol 59：1607-1615, 1985.
17) Naifeh KH, Severinghaus JW, Kamiya J, Krafft M：Effect of aging on estimates of hypercapnic ventilatory response during sleep. J Appl Physiol 66：1956-64, 1989.
18) Chapman KR, Cherniack NS. Aging effects on the interaction of hypercapnia and hypoxia as ventilatory stimuli. J Gerontol 42：202-9, 1987.

呼吸生理学からみた老化

3 老化とガス交換

はじめに

　加齢に伴い肺内ガス交換効率は低下し低酸素血症が緩徐に進行する。これらの生理的加齢現象は肺・胸郭系の加齢変化に起因する。本稿では肺拡散能と動脈血ガス分析値に対する加齢の変化について考察を加えるが、両者ともに肺内ガス交換過程の最終像を表す指標であり、これらの加齢変化を理解するためには肺の形態的、機能的要因のほぼすべてに関する年齢に伴う変化を考慮しなければならない。年齢に伴う変化の中で特に重要な因子は細葉(acinus)内肺胞領域の形態である。

1. 肺ガス交換領域の形態的加齢変化

1 気道・肺胞構造物の加齢変化

　ガス交換を行う肺胞は終末細気管支までの気道系には存在せず呼吸細気管支以下の末梢肺で認められる。終末細気管支より末梢の領域は細葉と定義されガス交換機能を規定する解剖学的構造物として重要である。健常成人における肺細葉の直径は平均7 mm、その容積は180～200 mm^{3}である。細葉内細気管支はその壁に肺胞を有しガス交換に寄与する。成人の肺内には約8万個の細葉が存在し、1つの細葉には3,000～4,000個の肺胞(直径：250 μm)が存在する。細葉内細気管支の分岐は中枢気道に比べ非対称性が強く6～12分岐で呼吸細気管支から肺胞嚢に達する。細葉内気道の外径はほぼ一定であるが(0.7 mm)、分岐が進むほどその内径は減少する。しかし、細葉内気道の分岐回数は主気管支から終末細気管支に至るまでの分岐回数と大きな差が存在せず、その内腔が狭くなるにもかかわらず総横断面積はトランペット状に急激に増加する。細葉内気道間では3つの側副換気路(collateral ventilation)が存在する。①Lambert路：細気管支と近接肺胞間の吻合、②Kohn孔：肺胞間吻合(alveolar pores)、③Martin路：呼吸細気管支・肺胞道レベル。以上の細葉内気道吻合で側副換気路として肺胞レベルの換気機能維持に貢献するのはMartin路のみであり、ほかの2つは抵抗が高く側副換気路としての役目を果たさない。

　以上のような気道・肺胞構造が加齢に伴いどのように変化するかに関してはそのすべてが解明されているわけではない。健常な老人肺のマクロ所見の特徴は若年者の肺に比べ、容積、重量の減少ならびに緊張性の低下である。光顕レベルでは呼吸細気管支、肺胞道、肺胞嚢ならびに肺胞の拡張を認める。しかしながら、これらの形態変化は個人差が大きい。膜性細気管支の直径は30～40歳で最大となり、その後徐々に減少する。一方、比較的太い

表 1. 肺末梢構造物の加齢変化

形態指標	加齢変化	生理学的意義
細気管支		
直径	↓	膜性細気管支径：30〜40歳時に最大、その後低下
		気管支径：年齢と無関係
肺胞道、肺胞嚢		
直径	↑	Duct ectasis：気相内ガス拡散距離増加
数	〜↓	有効横断面積の低下、気相内ガス拡散抵抗増加
肺胞		
直径	↑	図1参照、肺胞間距離：1.2 μm/年で低下
数	〜	図2参照
表面積	↓	図3参照、有効ガス交換面積低下、表面張力低下
肺胞中隔厚	↑	弾性・膠原繊維増殖、肺胞膜拡散距離増加、伸展性低下
肺胞間吻合(Kohn)	↑	Kohn poreの直径が増加、数が増加するかは不明
肺血管(筋性動脈)		
内膜	↑	加齢とともに繊維化を認める、肺血管抵抗の増加
中膜	〜↑	中膜肥厚は明確ではない
細胞外 matrix	↑	しかし、肺門部の容量肺動脈では膠原繊維の低下
肺毛細血管		
数	〜	肺毛細血管網に対する加齢の影響は少ない
表面積	〜	故に、ガス交換に対する影響も少ない
血液量(Vc)	〜	

　小気管支の直径は年齢とは無関係で成人では生涯一定値を維持する(表1)。肺胞道、肺胞嚢の直径は加齢とともに増加し、いわゆる"duct ectasis"の所見を呈する。肺胞道、肺胞嚢の絶対数は思春期まで増加し、その後は年齢とともに徐々に減少する。Duct ectasisは気相内におけるガス拡散距離を増加させる。肺胞道、肺胞嚢の絶対数の低下はガス拡散に必要な有効横断面積を減少させ、両者の変化によって細葉レベルにおける気相内ガス拡散抵抗は有意に増加する。細葉内細気管支の分岐が加齢によってどのように変化するかについては明らかにされていない。肺胞径は加齢とともに拡大するが肺胞の絶対数は変化しない(図1、2)。肺胞の絶対数は成長に伴って8歳前後までは増加するが、それ以降は年齢とは無関係に一定値を維持する[1]。細葉内ガス交換を規定する最も重要な因子である肺胞の有効表面積は30歳ぐらいまで増加するが、その後は加齢とともに減少する(図3)。30歳代の肺胞表面積は90〜100 m^2、70歳代で70〜80 m^{2}である。肺胞腔の拡大は気相内ガス拡散距離を増加させる。一方、肺胞表面積の減少は肺胞と肺毛細血管との間で行われるガス拡散を規定する有効拡散面積を低下させる。肺胞中隔の厚さは加齢とともに少しずつ増加するとされているが確実な知見ではない。Briscoeらは肺の膠原繊維量、弾性繊維量、脂質の加齢現象を解析した[2]。その結果、膠原繊維の全肺重量に占める割合は25歳時に8.7%であったものが85歳時には15%に、弾性繊維量は6.2%(25歳時)から11.1%(85歳時)まで増加することが判明した。脂質の全肺重量に占める割合は25歳時に10.1%であったものが85歳時には4.3%まで低下する。側副換気を構成する肺胞間吻合(Kohn孔)のサイズは年齢とともに増加するが絶対数が増加するかどうかに関しては明らかにされていない。ほかの

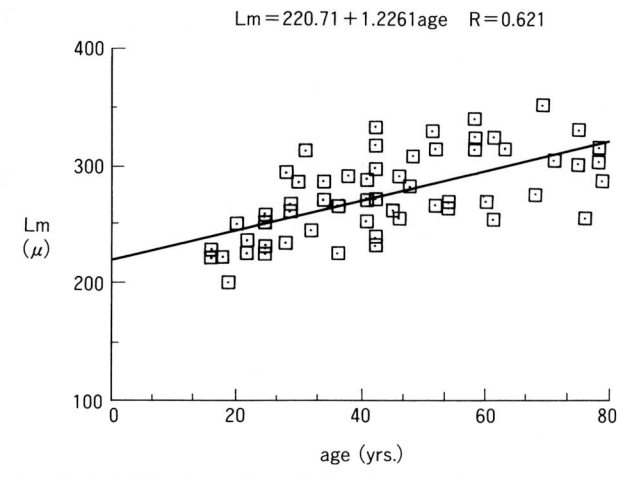

$Lm = 220.71 + 1.2261 age \quad R = 0.621$

図 1. 肺胞間距離(Lm)と年齢との関係(文献26より引用)

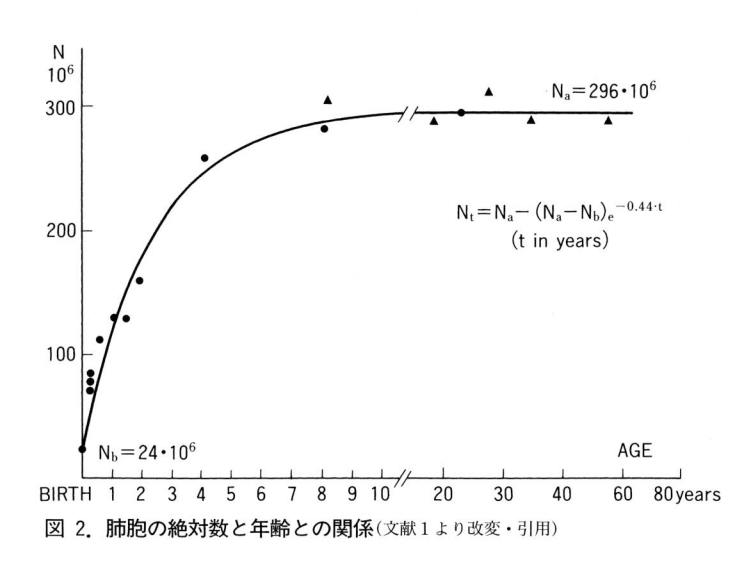

$N_a = 296 \cdot 10^6$

$N_t = N_a - (N_a - N_b)e^{-0.44 \cdot t}$
(t in years)

$N_b = 24 \cdot 10^6$

図 2. 肺胞の絶対数と年齢との関係(文献1より改変・引用)

Lambert路、Martin路の加齢変化に関しては報告がない。側副換気に対するKohn孔の寄与率は低いので加齢に伴って側副換気が増加するとは考え難い(**表2**)。

2 肺循環構造物の加齢変化

　肺循環は体循環に比して低圧系である。この低圧系を維持するのが肺微小循環の再疎通(recruitment)ならびに抵抗血管の拡張(dilatation)である。従来肺循環の血流分布を規定するものとして重力が最も重要な因子と考えられていたが、近年肺血管構築そのものに起因する重力非依存因子の重要性が指摘されている。重力方向の肺血流分布をみると肺尖部からの距離が遠くなるほど肺血流量は増加する。しかし横隔膜直上の肺底部の肺血流量は

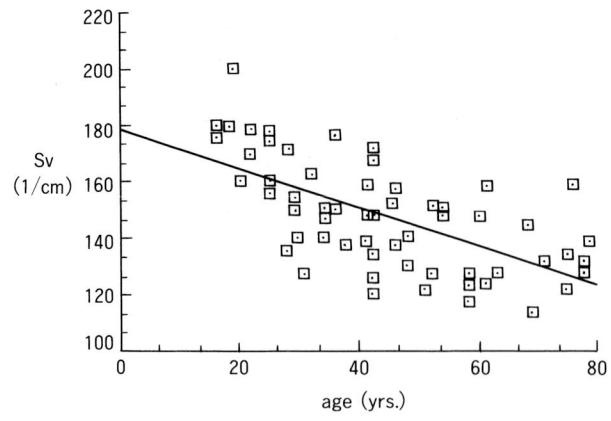

$$Sv = 178.2 - 0.6862\,age \quad R = -0.634$$

図 3. 肺胞表面積(Sv)と年齢との関係(文献 26 より引用)

表 2. 機能的因子の加齢変化

機能因子	加齢変化	意義
換気量		
$\dot{V}_E/\dot{V}O_2(\dot{V}CO_2)$	↑	ともに、換気効率の低下を示す
最大換気量(MVV)		
酸素摂取量		
安静時	↓	30 歳以降で徐々に低下
最大運動時	↓	換気ではなく心・血管系の機能低下が原因
嫌気性閾値	↓	全身の筋肉機能の低下が原因
解剖学的死腔		
安静換気時	〜↑	加齢変化はガス交換に影響するほど著明なものではない
最大吸気位(TLC)	〜	
吸入気ガス分布不均等		
安静換気時	↑	VC maneuver による肺機能検査では吸入気ガス分布は加
VC maneuver	〜	齢の影響を受けない
肺胞換気(V_A)		
換気量	〜	安静換気時、頸動脈体を介する化学調節機構の低下、
不均等分布	↑	しかし運動中の化学調節は加齢の変化を受けない
側副換気	〜	Sloping alveolar plateau の増加、生理学的死腔の増加
		全体的な側副換気量は加齢の影響を受けない
肺血流		
心拍出量(安静時)	〜	最大運動中の心拍出量は加齢とともに低下
心拍数(安静時)	〜	最大運動中の心拍数は加齢とともに低下
拍動性	↑	
接触時間	〜	
シャント様効果	〜	
分布不均等	↑	上肺への血流が増加(vertical gradient の消失)
低酸素性肺血管攣縮	〜↓	肺局所の換気・血流比調節機序の低下

再度減少する。これらの結果より、肺は重力方向に 4 つの zone に分画される[3]。Zone 1 は肺尖部に一致し、肺胞内圧(Palv)が肺動脈圧(Part)、肺静脈圧(Pven)より高く肺胞中隔に存在する肺毛細血管が虚脱している領域、zone 2 は上肺野に相当し Palv が Part より低い

がPvenよりも高く肺血流の駆動力が(Part-Palv)によって規定される領域を示す。Zone 3は中肺野から下肺野に相当する領域で血流駆動力が体血管の場合と同様に(Part-Pven)によって与えられる。横隔膜直上の領域はzone 4と呼ばれ、この部位では肺血流量が再度減少する。近年、重力のみでは説明できない肺血流分布が報告されるようになった[4)5)]。重力が唯一の肺血流分布規定因子ならば同一重力レベルでの肺血流分布は均一でなければならない。しかし同一重力平面上においても中心部から末梢にかけて減少する肺血流分布勾配が存在する。この事実は重力因子に加え重力非依存の形態学的肺血管構築が肺血流分布の重要な規定因子であることを示唆する。肺動脈分岐は2分岐の気道分岐と質的に異なり側流(娘枝)を有する川に例えられ、17分岐で前毛細管細小動脈に至る。現在までの知見をまとめるとzones 1、2では重力因子が最も重要な肺血流分布規定因子となる。一方、zone 3では重力因子の影響が軽減し肺血管分岐の形態学的要素が肺血流分布を規定するようになる。細葉内における肺血流分布は中心で多く周辺に至るほど少なくなる"中心-末梢型"の分布を示し重力の影響は少ない。肺胞と接しガス交換を行うのが肺毛細管叢であるが1個の肺胞に1個の肺毛細管叢が対応しているわけではない。肺細小動脈の個数は約3億であり(肺胞の数とほぼ同じ)胎生期には1つの肺胞嚢に1つの肺毛細管叢が存在する。しかし生後肺毛細管叢は吻合を繰り返し、成人肺では25個の肺胞が1本の肺細小動脈によって、18個の肺胞が1本の肺細小静脈によって還流される。このように肺微小循環の流入、流出血管は厳密な意味では一致していないが約20個の肺胞が1本の細小動脈ならびに細小静脈によって還流される。すなわち、形態学的にみたガス交換最小単位は20個の肺胞からなる換気単位と1本の細小動・静脈からなる血流単位によって形成される。

　加齢現象に伴い上述した肺循環構造物あるいは肺血流分布がどのように変化するかを詳細に検討した報告は少ない。現在までの知見をまとめると、抵抗血管である筋性肺動脈において加齢とともに内膜の繊維化を認めるようになるが中膜肥厚は明確ではない(表1)。肺動脈の細胞外マトリックスは加齢に伴い増殖する。これらの加齢変化は肺血管抵抗を増加させる。一方、肺毛細血管に関しては加齢変化は少ない。肺毛細血管の絶対数、表面積ならびに血液量は成人以降年齢とは無関係で、ほぼ一定に維持される[6)]。安静時の心拍出量も加齢とは無関係に維持されるので肺胞と肺毛細血管内赤血球の接触時間(mean tansit time)も加齢の影響を受けない(表2)。しかしながら、最大運動中の心拍出量ならびに心拍数は年齢とともに低下する。肺血流の拍動性は加齢とともに増強するが、これがどのような生理学的影響を発現するかは不明である。加齢とともに発生する重要な現象として、zone 1からzone 4における重力方向の肺血流分布勾配が不明瞭になる。この現象は上肺野への肺血流量が相対的に増加することに起因する。もう1つ重要な加齢現象として、老人肺では低酸素性肺血管攣縮(HPV：hypoxic pulmonary vasoconstriction)が減弱する[7)]。HPVの減弱は肺局所の換気と血流のミスマッチを助長させ、肺胞レベルのガス交換効率を低下させる。

気管支循環も肺内ガス交換を修飾するが、気管支循環と加齢との関係を報告した文献は少ない。

2. その他のガス交換に関与する諸因子の加齢変化

機能的因子の加齢変化に関しては種々報告されている(表2、3)。ガス交換に関与する重要な因子のみを考えると、安静換気時の解剖学的死腔は加齢の影響を受けない。しかしながら、最大吸気位で測定された解剖学的死腔は高齢者で軽度増加する。生理学的死腔は加齢とともに増加する。安静換気時の吸入気ガス分布の不均等は加齢とともに増強する。一方、一回呼吸法肺拡散能など肺活量(VC)全体に及ぶ大きな呼吸下(VC maneuver)で測定される検査では若年者と高齢者で吸入気ガス分布に有意差を認めない。安静時の肺胞換気量は加齢とともに軽度低下する。これは頸動脈体を介する化学調節機構の感受性低下が原因である[8]。しかしながら、運動中の化学調節機構は加齢の影響を受けないで維持される。よって、肺胞換気量に対する加齢の影響は少ない。肺胞換気の分布に関しては年齢とともに不均等が増大し、肺内ガス交換効率に有意な影響を与える[9]。

肺気量分画では最大全肺気量(TLC)が加齢の影響を受けないのに対して、機能的残気量(FRC)、残気量(RV)は高齢者ほど増加する。これらの結果としてVCは加齢に伴い減少する(表3)。RVの上昇には末梢気道閉塞(airway closure)が重要な因子として関与する[10]。加齢に伴う末梢気道閉塞の増加は末梢気道抵抗を上昇させるが、肺全体の気道抵抗に影響するほど著明なものではない。静肺コンプライアンス自体は加齢によって変化しないが、FRCで補正したspecific complianceはFRCが年齢とともに上昇するため加齢によって減少する。動肺コンプラインスの呼吸数依存性は加齢に伴い顕著化する。Transpulmonar-

表 3. ガス交換に関するその他の因子の加齢変化

指標	加齢変化	意義
肺気量分画		
TLC	〜	肺の弾性力低下と呼吸筋力の低下がバランスされる結果
FRC	↑	男性で増加、女性では変化なし、肺弾性力低下が原因
RV	↑	末梢気道の airway closure が主たる原因
VC	↓	RVの増加が主たる原因
気道抵抗	〜↑	末梢気道抵抗の増加が原因、加齢による変化は少ない
静的肺コンプライアンス	〜↓	Specific コンプライアンスは FRC の増加のために低下 動肺コンプライアンスの frequency dependency は加齢とともに顕著化
圧−容量曲線	左に移動	高肺気量位で左に移動、低肺気量位では変化なし Transpulmonary pressure は加齢の影響を受けない
強制呼出		
FEV$_1$	↓	
ピークフロー	〜	
$\dot{V}$max	↓	しかし、$\dot{V}$max/VC は加齢の影響を受けない

y pressure は加齢の影響を受けないが圧―容量曲線は加齢とともに左に移動する。この左方移動は主として高肺気量位で起こるが低肺気量位では認められない。強制呼出時の一秒量(FEV₁)ならびに V̇max は年齢とともに減少するがピークフローは年齢の影響を受けない。

3. 肺拡散能の加齢変化

1 肺拡散能の基礎と生理学的意義

　一酸化炭素肺拡散能(DLco)は低濃度の一酸化炭素(CO)を吸入気ガスに添加し、CO が肺胞気相から肺毛細血管叢に取り込まれる過程から求められる。臨床的に多用されるのは一回呼吸法 CO 肺拡散能力法(DLcoSB)である。この方法では被験者に 0.3%CO および 5%He を含む混合ガスを RV より TLC まで吸入させた後 10 秒間の呼吸停止を行わせる。次にできるだけ早く呼出させ呼気の最初 750 m*l* を捨て、残りを肺胞気ガスとして採取する。He は DLcoSB 測定時の平均肺容積(V_A)を求めるために使用する。一回呼吸法に加え DLco の評価法には恒常状態法、再呼吸法などがあるが臨床的に繁用されのは一回呼吸法であるので本稿では DLcoSB のみに焦点を絞って記載する。DLcoSB 値は測定時の肺気量、V_A に影響される。これは肺気量によって肺内の有効ガス交換面積が著明に変動するためである。この点を補正する目的で DLco を V_A で除した値(DLco/V_A)が transfer coefficient(Kco)と定義され、臨床の現場でよく用いられる。DLco が肺の如何なる形態、機能を反映する指標かを下記の式を用いて考察する。

$1/DLco = 1/D_M + 1/D_B$ ・・・・・・・・・(1)
$D_M = (\alpha \cdot d) A / \delta$ ・・・・・・・・・・・・・(2)
$D_B = \theta \cdot Vc$ ・・・・・・・・・・・・・・・・(3)

　式(1)にあって、D_M は肺胞膜のガスコンダクタンスと定義され、肺胞気相から肺毛細血管内赤血球に至るまでの拡散抵抗の逆数を表す。すなわち、D_M は肺胞と肺毛細血管叢の表面積で規定される有効肺胞膜面積(A)、肺胞気相から肺毛細血管内赤血球に至るまでの拡散距離(δ)、CO の肺胞膜内での溶解度(α)ならびにガス拡散係数(d)によって規定される。D_B は血液成分のガスコンダクタンスと定義され、CO の血液中のガスコンダクタンス値(θ)と肺毛細血管の血液量(Vc)の積で表される[11]。式(1)〜(3)が成立するのは肺が機能的に均一であると仮定できる場合のみであり、通常の場合はこの仮定は成立しない(表4)。実際肺では機能的不均等分布が健常肺でも存在し、DLco はそれらの影響を受け、必ずしも肺胞気相から肺毛細血管内赤血球に至るまでのガス拡散過程のみを反映するものではない。DLcoSB の測定は高肺気量で行われるので機能的不均等の影響は相対的に少ないとされているが、それでも肺胞換気量の不均等ならびに拡散能力自体の肺内不均等によって過小

表 4. DLcoSB 値に影響する形態学的、機能的諸因子

形態因子	血液因子	機能因子
・肺胞道、脈胞嚢、肺胞径	・肺毛細血管の血液量	・気相内ガス拡散
・肺胞の数（表面積）	・肺毛細血管血液内 Hb 含量	・$\dot{V}_A/V_A$の不均等
・肺毛細血管の数（表面積）	・Hb 解離曲線	・D/V_Aの不均等
・肺胞膜の厚さ	・Hb と指標ガスの結合・解離速度	・大気圧

評価される[12)13)]。DLco/V_Aを用いたとしてもこれらの肺内機能的不均等分布の影響を除外することはできない。

2 肺拡散能の加齢変化を規定する因子

　加齢に伴い肺胞道、肺胞嚢ならびに肺胞の拡張が発生する(表1)。この結果として、COが肺胞と肺毛細血管の接点である肺胞膜に到達するまでの気相内ガス拡散距離が増加しDLcoSB値が減少する。有効肺胞膜面積は肺胞表面積と肺毛細血管表面積によって決定される。加齢は肺毛細血管の表面積を減少させないが肺胞表面積を減少させるため、有効肺胞膜面積が年齢とともに低下する(表1)。これもまた DLcoSB 値を加齢に伴い減少させる因子として作用する。高齢者では貧血を認める場合をよく経験する。貧血は肺毛細血管内のヘモグロビン(Hb)含量を減少させ DLcoSB 値を低下させる。しかしながら、Hb 解離曲線や Hb と CO の化学結合過程が加齢によって修飾を受けることはない[6)]。安静換気時の吸入気ガス不均等分布は加齢に伴い増大するが、VC maneuver では加齢の影響を受けない(表2)。一方、肺胞換気の不均等分布は加齢とともに増大する。肺胞換気の不均等分布の増大は DLcoSB を過小評価する。これらの因子以外にも末梢気道の airway closure はその局所での CO ガス移動を阻害するので加齢に伴い DLcoSB を過小評価する原因となる(表3)。

　DLcoSB が加齢に伴いどの程度低下するかに関しては従来より数多くの報告が存在する。表5に非喫煙健常男性と女性に関する報告結果をまとめたが、非喫煙健常男性で 0.22 ml/min/Torr、非喫煙健常女性で 0.14 ml/min/Torr ずつ年々減少する。DLcoSB の経年低下量に男女間で有意な差があるかどうかに関しては検討されていない。DLco/V_Aも加齢に伴い減少する(表6)。非喫煙健常男性の DLco/V_Aの経年低下量は 0.03 ml/min/Torr/L、非喫煙健常女性のそれは 0.02 ml/min/Torr/L であり、やはり男女間の有意差に関しては検討されていない。

4. 動脈血ガス分析値の加齢変化

　動脈血中のガス分圧値は肺におけるガス交換過程の最終像を表し、肺胞過換気あるいは肺胞低換気が存在しない限り主として肺内換気・血流比($\dot{V}_A/\dot{Q}$)の不均等分布の結果であ

表 5. DLcoSB の加齢変化
A) 非喫煙男性

年齢範囲(年)	解析人数	年齢係数	報告者(年)
20—75	57	−0.24	Billiet(1963)
19—72	127	−0.20	Cotes(1965)
19—67	47	−0.30	Teculescu(1970)
25—79	70	−0.20	Van Ganse(1972)
39±12	64	−0.14	Frans(1975)
17—79	64	−0.20	Marcq(1976)
20—69	69	−0.23	Salorinne(1976)
15—91	123	−0.22	Crapo(1981)
43±16	74	−0.23	Miller(1983)
19—64	80	−0.19	Paoletti(1985)
25—84	71	−0.27	Knudson(1987)
20—70	194	−0.20	Roca(1990)

B) 非喫煙女性

年齢範囲(年)	解析人数	年齢係数	報告者(年)
20—68	41	−0.16	Billiet(1963)
24—76	72	−0.16	Van Ganse(1972)
20—69	101	−0.12	Salorinne(1976)
27—74	113	−0.19	Hall(1979)
17—84	122	−0.14	Crapo(1981)
43±15	130	−0.11	Miller(1983)
18—64	291	−0.07	Paoletti(1985)
20—86	99	−0.15	Kundson(1987)

表 6. DL/V_A の加齢変化
A) 非喫煙男性

年齢範囲(年)	解析人数	年齢係数	報告者(年)
20—75	57	−0.04	Billiet(1963)
19—72	127	−0.04	Cotes(1965)
19—67	47	−0.04	Teculescu(1970)
25—79	70	−0.03	Van Ganse(1972)
17—79	64	−0.03	Marcq(1976)
20—69	69	−0.03	Salorinne(1976)
15—91	123	−0.03	Crapo(1981)
43±16	74	−0.03	Miller(1983)
19—64	80	−0.02	Paoletti(1985)
25—84	71	−0.04	Knudson(1987)

B) 非喫煙女性

年齢範囲(年)	解析人数	年齢係数	報告者(年)
20—68	41	−0.03	Billiet(1963)
24—76	72	−0.01	Van Ganse(1972)
20—69	101	−0.01	Salorinne(1976)
27—74	113	−0.02	Hall(1979)
17—84	122	−0.03	Crapo(1981)
43±15	130	−0.02	Miller(1983)
18—64	291	−0.02	Paoletti(1985)
20—86	99	−0.03	Knudson(1987)

る[14)15)]。肺内の拡散過程は加齢とともに障害される(表1)が、動脈血酸素分圧(PaO_2)、二酸化炭素分圧($PaCO_2$)への影響は少ない[6)]。

1 $\dot{V}_A/\dot{Q}$ 不均等分布とその評価法

$\dot{V}_A/\dot{Q}$ 理論の基本は肺をガス交換単位の集合体とし、個々のガス交換単位が有する機能的要素を肺胞換気($\dot{V}_A$)と肺血流($\dot{Q}$)のみと考える。加うるに肺内ガス交換が以下の条件を満足しながら行われるものと仮定する。①恒常状態、②換気、血流は定常流、③細胞代謝がない、④ガス交換単位内の肺胞気ガス分圧は均一、⑤ガス交換単位内では肺胞気相と肺毛細管血液相との間に拡散抵抗が存在せず両者間の指標ガス分圧は平衡する。以上のような仮定のもとで肺内ガス交換を考えると、あるガス交換単位での肺胞と肺毛細血管の指標ガス分圧は等しく、その値はそのガス交換単位に分布する換気と血流の絶対値ではなく、その比である $\dot{V}_A/\dot{Q}$ によって規定されることがわかる[12)14)15)]。今、$\dot{V}_A/\dot{Q}$ 不均等分布とガス交換障害の関係を肺が2つの異なったガス交換単位(L、M)より成る最も単純な肺モデルで考える。問題をさらに単純化するため空気に含まれない非生理的不活性ガスを末梢静脈から微量一定速度で投与した場合を考える。指標ガスの血液・ガス分配係数を λ で表すと；

$PA_L/P\bar{v} = \lambda/(\lambda+(\dot{V}_A/\dot{Q})_L)$ …(4)

$PA_M/P\bar{v} = \lambda/(\lambda+(\dot{V}_A/\dot{Q})_M)$ …(5)

ここで $PA/P\bar{v}$ は排泄率と定義される値であり肺胞気(PA)の混合静脈血($P\bar{v}$)に対する相対的指標ガス分圧を表す。一方、肺毛細血管の指標ガス分圧(Pc)の $P\bar{v}$ に対する比は残留率と定義される。拡散障害のない単一ガス交換単位では PA＝Pc であるので排泄率と残留率は等しい。2つのガス交換単位からのガスが混合して生じる平均肺胞気指標ガス分圧(P_E)は各ガス交換単位の換気量による重み付け平均、末梢動脈血における指標ガス分圧(Pa)は血流量による重み付け平均によって与えられる。今、肺全体の換気量を $\dot{V}_E$、総肺血流量を $\dot{Q}_T$ で表すと；

$P_E \cdot \dot{V}_E = PA_L \cdot \dot{V}_{AL} + PA_M \cdot \dot{V}_{AM}$ (6)

$Pa \cdot \dot{Q}_T = PA_L \cdot \dot{Q}_L + PA_M \cdot \dot{Q}_M$ (7)

$\dot{V}_E = \dot{V}_{AL} + \dot{V}_{AM}$ ……………(8)

$\dot{Q}_T = \dot{Q}_L + \dot{Q}_M$ ……………(9)

以上より各ガス交換単位における肺胞気相と肺毛細管血液相のガス分圧は等しいが混合肺胞気と末梢動脈血のそれは等しくないことが理解される。すなわち、$\dot{V}_A/\dot{Q}$ 分布の不均等が存在すると混合肺胞気と末梢動脈血との間で指標ガス分圧較差が生じる。$\dot{V}_A/\dot{Q}$ 不均等分布の増大によって低 O_2 血症ならびに高 CO_2 血症が発生する。O_2 を指標ガスとした場合の肺胞気と動脈血の分圧較差が後述する肺胞気動脈血酸素分圧較差($AaDO_2$)であり、肺内ガス交換障害の存在を表す臨床的に重要な指標となる。$\dot{V}_A/\dot{Q}$ 不均等分布は主として細気

管支・肺胞、肺間質、肺血管の障害など形態学的・器質的変化によって惹起されるが、気道・血管平滑筋の収縮性に影響を与える収縮物質と拡張物質の発現・分泌のバランスによっても修飾を受ける[16]。

$\dot{V}_A/\dot{Q}$不均等分布の評価法として種々の方法が提唱されているが、臨床的に繁用されるのが肺胞気動脈血酸素分圧較差（AaDO$_2$＝PAO$_2$－PaO$_2$）である。$\dot{V}_A/\dot{Q}$理論は肺内ガス交換障害を$\dot{V}_A/\dot{Q}$不均等分布のみによって説明しようとするものであるが、AaDO$_2$は$\dot{V}_A/\dot{Q}$不均等分布に加え拡散障害、肺外シャントによる影響も検出する。O$_2$の代わりに窒素（N$_2$）を指標ガスとして用いたものがaADN$_2$である。aADN$_2$は$\dot{V}_A/\dot{Q}$不均等分布以外の影響を受け難い特徴を有するが血液N$_2$分圧の測定が簡単ではないため臨床的に使用されることは少ない[17]。平均肺胞気酸素分圧（PAO$_2$）は肺胞気式より算出できるのでAaDO$_2$はPaO$_2$、PaCO$_2$を実測するだけで求められる；

$$PAO_2 = PIO_2 - PACO_2/R \quad \cdots\cdots (10)$$

ここでPIO$_2$は吸入気酸素分圧、Rはガス交換率（$\dot{M}O_2/\dot{M}CO_2$）を表す。Rを厳密に求めるためには呼気分析を行い酸素摂取率（$\dot{M}O_2$）、二酸化炭素排泄率（$\dot{M}CO_2$）を実測しなければならないが、近似的に0.83と仮定できる。また、PACO$_2$はPaCO$_2$と近似的に等しいのでPAO$_2$は式(10)を用いてベッドサイドで簡単に求められる。

AaDO$_2$は臨床的にすぐれたガス交換障害の総合的指標であるが、具体的な$\dot{V}_A/\dot{Q}$分布を与えるものではない。肺内$\dot{V}_A/\dot{Q}$の具体的な分布形態を求める方法として開発されたものが多種不活性ガス洗い出し法（MIGET：multiple inert gas washout technique）である[18)19]。この方法は溶解度の異なる六フッ化硫黄（SF$_6$）、エタン、サイクロプロパン、ハローセン、ジエチールエーテル、アセトンの6種不活性ガスを溶存させた生理食塩水を末梢静脈から微量連続投与し恒常状態で呼気、動脈血、混合静脈血中の各指標ガス分圧をガスクロマトグラフで測定するものである。次いで肺が50個の異なる$\dot{V}_A/\dot{Q}$値を有するガス交換単位によって構成されているとしてこれらの実測値を最もよく説明する$\dot{V}_A/\dot{Q}$分布を最小二乗法を応用した数学処理によって求める。

2 血液ガス値の加齢変化を規定する因子

PaO$_2$は年齢とともに徐々に低下する。PaO$_2$の加齢変化に関しては多数の報告が存在するが経年変化量の平均値は－0.27 Torrであり、80歳の老人では若年時の最良値に比べて約15 Torr低下する（表7）。このPaO$_2$の加齢に伴う低下は上述した$\dot{V}_A/\dot{Q}$不均等分布の増大に起因するものであり、高齢者の$\dot{V}_A/\dot{Q}$分布は若年者のそれに比べて幅広い分布を呈する（図4）[20]。加齢に伴う$\dot{V}_A/\dot{Q}$不均等分布の増大には肺拡散能の項で考察したような加齢に起因する肺の形態変化が重要な因子として関与する（表1）。肺胞道、肺胞嚢、肺胞などの破壊を伴わない単純気腔拡大は厳密な意味での気腫性病変ではないが、それと同等の機能的障害を発生させる。その他、細気管支径の低下、肺胞表面積の低下、細気管支のairway

表 7. 動脈血酸素分圧の加齢変化

年齢範囲(年)	解析人数	年齢係数(Torr/年)	報告者(年)
23—60	19	−0.27	Filley(1954)
18—60	390	−0.58	Loew(1962)
30—60	88	−0.31	Ulmer(1963)
21—70	56	−0.25	Marshall(1965)
15—75	80	−0.27	Mellengard(1966)
30—60	152	−0.43	Sorbini(1968)
20—80	177	−0.12	Neufeld(1973)
12—87	337	−0.17	佐川(1976)
60—96	78	−0.13	山澤(1992)
30—80	479	−0.10(男) −0.23(女)	胸部疾患学会肺生理専門委員会(1991)

closure が加わり安静換気時の吸入気ガスならびに肺胞換気の不均等分布が加齢とともに顕著化する(表2)。肺血流に関しては若年者にみられる上肺から下肺にかけた重力方向(zone 1～zone 4)の血流分布勾配が高齢者では不明瞭になる(表2)。この現象は肺血流分布が加齢とともに肺の大きな領域間で均等になることを意味するが、ガス交換を規定する細葉内の肺血流分布が均等になることを意味するものではない。ガス交換の立場からは肺血流分布は必ず換気分布との関連で考えていかねばならず、加齢に伴う重力方向の分布勾配消失は $\dot{V}_A/\dot{Q}$ の不均等分布を増大する一因となる。肺局所の $\dot{V}_A/\dot{Q}$ 分布を調節する重要な機序として低酸素性肺血管攣縮(HPV)がある[21-23]。この HPV は加齢とともに減弱する[7]。HPV は肺細動脈平滑筋に存在するカリウム・チャンネル(K channel)が酸素分圧の変化に伴い開閉することによって発生する[21)24]。肺血管平滑筋には3種類の K channel が存在するが、それらの中で遅延整流型の K channel(K_{DR}：delayed rectifier K channel)が HPV 発生の中心的役割を担う。K_{DR} は低酸素刺激によって抑制され、その結果として平滑筋細胞膜の電位依存カルシウム・チャンネル(voltage-dependent Ca channel)が開口し平滑筋の収縮が発生する。一酸化窒素(NO)など内皮由来の血管作動性物質は K channel の脱分極、過分極過程に影響し HPV の程度を修飾する[21)24]。加齢に伴う HPV の減弱が K channel 自体の機能低下に起因するのか、あるいは NO を中心とした血管作動性物質の発現異常に起因するのか、正確な機序については明らかにされていない。HPV が十分に作動していれば肺胞気酸素分圧の低い領域(低 $\dot{V}_A/\dot{Q}$ 領域)を還流する肺血流が制限される。すなわち、それ以上の低 $\dot{V}_A/\dot{Q}$ 領域の形成が抑制される。一方、HPV が減弱すると低 $\dot{V}_A/\dot{Q}$ 領域への肺血流の流入が制限されず、さらなる低 $\dot{V}_A/\dot{Q}$ 領域の形成につながる。その結果として、$\dot{V}_A/\dot{Q}$ 分布の幅が広くなる(図4)。加齢に伴う $\dot{V}_A/\dot{Q}$ 不均等分布の増大は肺内ガス交換の総合的指標である $AaDO_2$ に反映される。$AaDO_2$ の経年変化量は+0.08 Torr(男性)から+0.1 Torr(女性)とされている[25]。両性間で $AaDO_2$ の経年変化量に有意差があるかどうかに関しては明確な結論が得られていない。

$PaCO_2$ の場合には PaO_2 と異なり加齢の影響は無視できる[6]。CO_2 の肺内ガス交換は肺胞

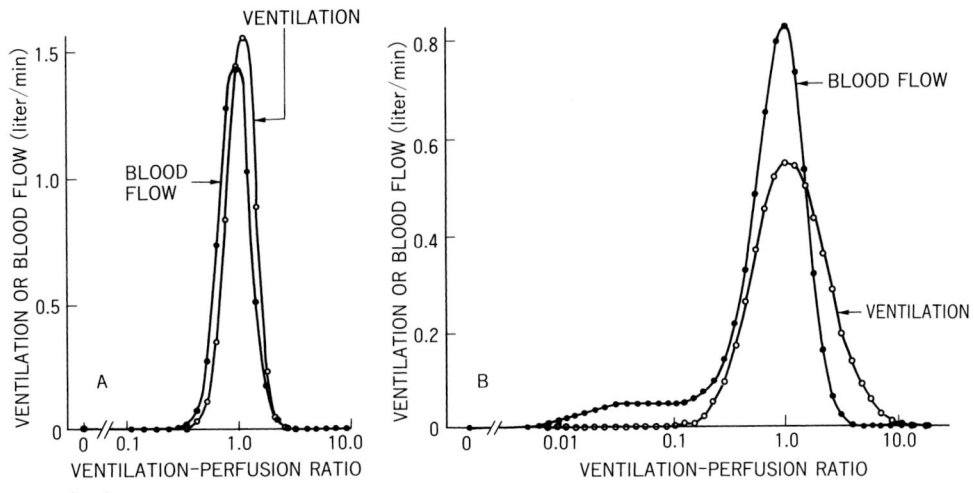

図 4. $\dot{V}_A/\dot{Q}$ 分布に対する加齢の影響。A：若年者、B：高齢者
(文献 20 より引用)

死腔に代表される高 $\dot{V}_A/\dot{Q}$ 領域によって規定される。肺胞死腔が加齢によって増加するかどうかを直接明らかにした報告は存在しない。しかしながら、加齢により生理学的死腔が増加すると報告されている(表 2)。解剖学的死腔は加齢の影響を受けないので(表 2)、この生理学的死腔の増加は肺胞死腔の増加によるものと考えてよい。$PaCO_2$ が肺胞死腔を中心とする肺内 $\dot{V}_A/\dot{Q}$ 不均等分布のみによって規定されるならば $PaCO_2$ は加齢とともに増加しなければならない。しかしながら、$PaCO_2$ を規定する最も重要な因子は肺胞換気の総量である。加齢に伴い増加した肺胞死腔によって $PaCO_2$ は一時的に高値を呈する。しかしながら、一時的 CO_2 蓄積に反応して中枢化学受容体を中心とする化学調節機構が活性化され総肺胞換気量が増加する。その結果として、$PaCO_2$ は正常範囲内に維持される。$PaCO_2$ が年齢とは無関係に維持されることを反映して動脈血 pH も加齢の影響を受けない。

(山口佳寿博)

文献

1) Weibel ER：Morphometrics of the lung. Fenn WO, Rahn H editors. Handbook of Physiology, sec. 3. Respiration, vol. I. American Physiological Society, Bethesda, Maryland, p. 285-307, 1964.
2) Briscoe AM, Lorning WE：Elastin content of human lung. Proc Soc Exp Biol Med 99：162-164, 1958.
3) Huges JMB：Distribution of pulmonary blood flow. Crystal RG, West JB, Barnes PJ, Weibel ER editors. The Lung Scientific Foundations (2 nd ed.). Vol. 2. Raven Press, New York, p. 1523-1536, 1997.
4) Walther SM, Domino KB, Glenny RW, et al：Pulmonary blood flow distribution has a hilar-to-peripheral gradient in awake, prone sheep. J Appl Physiol 82：678-685, 1997.
5) Oyamada Y, Mori M, Yamaguchi K, et al：Effects of active vasoconstriction and total flow on perfusion distribution in the rabbit lung. Am J Physiol 273：R 1465-R 1473, 1997.
6) Cotes JE：Physiology of the aging lung. Crystal RG, West JB, Barnes PJ, Weibel ER editors. The Lung Scientific Foundations (2 nd ed.). Vol. 2. Raven Press, New York. 1997：p. 2193-2203.
7) Mancia G, Clereux J, Daffonchio A, et al：Reflex control of circulation in the elderly. Cardiovasc Drugs Ther 4：1223-1228, 1990.

8) Kronenberg RS, Grage CW : Attenuation of the ventilatory and heart rate responses to hypoxia and hypercapnia with aging in normal men. J Clin Invest 52 : 1812-1819, 1973.
9) Bruist AS, Ross BB : Quantitative analysis of the alveolar plateau in the diagnosis of early airway obstruction. Am Rev Respir Dis 108 : 1078-1089, 1973.
10) Anthonisen NR, Danson J, Robertson PC, et al : Airway closure as a function of age. Respir Physiol 8 : 58-65, 1970.
11) Yamaguchi K, Nguyen-Phu D, Scheid P, et al : Kinetics of O_2 uptake and release by human erythrocytes studied by a stopped-flow technique. J Appl Physiol 58 : 1215-1224, 1985.
12) Yamaguchi K, Mori M, Kawai A, et al : Inhomogeneities of ventilation and of the diffusing capacity to perfusion ratio in various chronic lung diseases. Am J Respir Crit Care Med 156 : 86-93, 1997.
13) 山口佳寿博, 青木琢也, 西尾和三：肺拡散能力. 呼吸と循環 44：589-595, 1996.
14) Farhi LE : Ventilation-perfusion relationships. In : Fishman AP, Farhi LE, Tenney SM, Geiger SD editors. Handbook of Physiology, sec. 3, The Respiratory System, vol. IV, Gas Exchange. American Physiological Society, Bethesda, Maryland, p. 199-215, 1987.
15) West JB, Wagner PD : Ventilation-perfusion relationships. Crystal RG, West JB, Barnes PJ, Weibel ER editors. The Lung Scientific Foundations (2 nd ed.). Vol. 2. Raven Press, New York, p. 1693-1709, 1997.
16) 山口佳寿博, 川城丈夫：肺血流分布および換気・血流比と低酸素血症. 臨床呼吸機能検査. 肺機能セミナー編集. 興版社, 東京. 1999：p. 110-122.
17) Canfileld RE, Rahn H : Arterial-alveolar N_2 gas pressure difference due to ventilation-perfusion variations. J Appl Physiol 10 : 165-172, 1957.
18) Wagner PD, Saltzman HA, West JB, et al : Measurement of continous distributions of ventilation/perfusion ratios : theory. J Appl Physiol 36 : 588-599, 1974.
19) Evans JW, Wagner PD : Limits on $\dot{V}_A/\dot{Q}$ distributions from analysis of experimental inert gas elimination. J Appl Physiol 42 : 889-898, 1977.
20) West JB, Wagner PD : Pulmonary gas exchange. West JB editor. Bioengineering Aspects of the Lung. Marcel Dekker, New York, p. 361-457, 1977.
21) 山口佳寿博：低酸素性肺血管攣縮の発生機序と病的肺における異常. 医学のあゆみ 184：771-777, 1998.
22) Suzuki K, Naoki K, Yamaguchi K, et al : Impaired hypoxic vasoconstriction in intraacinar microvasculature in hyperoxia-exposed rat lungs. Am J Respir Crit Care Med 158 : 602-609, 1998.
23) Yamaguchi K, Suzuki K, Naoki K, et al : Response of intra-acinar pulmonary microvessls to hypoxia, hypercapnic acidosis, and isocapnic acidosis. Circ Res 82 : 722-728, 1998.
24) Archer SL, Huang JMC, Reeve HL, et al : Differential distribution of electrophysiological distinct myocytes in conduit and resistance arteries determines their response to nitric oxide and hypoxia. Circ Res 78 : 431-442, 1996.
25) 胸部疾患学会肺生理専門委員会報告書：日本人の臨床肺機能検査基準値. 日胸疾会誌 31：1-25, 1991.
26) Kuhn C : Morphology of the aging lung. Crystal RG, West JB, Barnes PJ, Weibel ER editors. The Lung Scientific Foundations (2 nd ed.). Vol. 2. Raven Press, New York, p. 2187-2192, 1997.

3 呼吸生理学からみた老化
4 肺循環と老化

はじめに

　肺は循環という点からみた場合、心臓以外で全心拍出量の流れる唯一の特異臓器である。全心拍出量を受ける肺循環の血流は非常に高いが、通常ではその圧は体循環に比し1/5程度に非常に低く保たれている。すなわち肺循環は高流量低圧系である。また肺循環系は走行距離が短い短回路であるため、肺動脈圧は肺静脈圧の影響を受けやすいが、それだけでなく、肺動脈は大動脈に比較して血管壁が薄く、特に中膜筋層の発達が不完全で伸展性に富んでいるため、その肺血流は重力、気道圧、心拍出量などの受動的要素の影響も強く受ける。また肺血管床には大きな予備力があり、運動時など心拍出量の増加時や一側肺切除時などの他側肺の血流増加時でも、それまで閉じていた肺血管に血流が流れ込むことで（リクルートメント現象という）、肺動脈圧の上昇は抑制されるという特徴をもつ。さらに肺血管トーンは体血管と同様に、神経性、体液性などの因子による調節を受け、肺血流は規定される。その他肺循環系においては、豊富な肺血管内皮機能によりさまざまな生理活性物質の活性化や不活性化も行われる。本稿ではまず肺循環の病態生理に触れ、次に肺循環系の加齢変化について述べる。

1. 肺循環系の特徴

① 広大な肺毛細管ネットワーク

　体循環からの血流はすべて右房に集まり右室に達し、その後肺動脈から肺循環系が始まる。つまり肺は心臓以外で全心拍出量の流れる唯一の特異臓器ということになる。肺動脈は気管支の分岐と平行して走行しており、肺胞で毛細血管床に達し、毛細管となる。肺毛細管壁は薄く、非常に密なネットワークを形成する。この肺毛細管ネットワークの表面積は全体で70 m^{2}に達するとされ、これは体表面積の40倍に達する。高度の肺血流予備能力はこの広い表面積の存在で生み出され、効率のよいガス交換が可能となる。

② 高流量低圧系の肺循環

　図1に示すように、安静時の肺動脈収縮期圧は約25 mmHg、肺動脈拡張期圧は約8 mmHg、平均肺動脈圧は約15 mmHgで体循環系のおよそ1/6に過ぎない。この低圧系である意義は何であろうか。健康な人は運動時に心拍出量が大きく増加するが、平均肺動脈圧はほとんど変化しない。それは心拍出量が増大してもコンプライアンスが体循環の1/

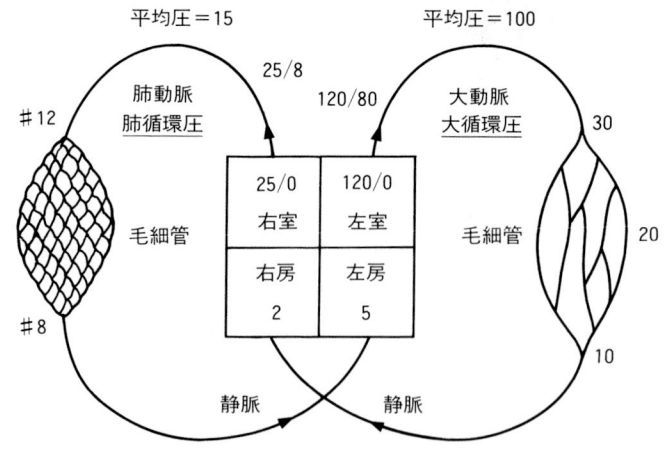

図 1. 肺循環圧と大循環圧の比較 (mmHg)

6〜1/7である肺血管は拡張、進展したり、またそれまで血流のなかった血管に血流が疎通することで(リクルートメント現象)、肺血管抵抗を下げる機構が存在するためである。機能的に異常のない肺癌患者の一側肺切除時などの他側肺の血流増加時でも、肺高血圧が起こらないのはこの予備能力の高い肺循環系の特徴である。一言でいえば肺循環は高流量低圧低抵抗の血管系であると表現できる。

3 伸展性に富む肺血管

　肺血流の増加により肺血管が拡張したりリクルートメントできるのは、その血管壁が体循環の血管に比し薄く、柔らかく平滑筋の発達が不完全で伸展性に富んでいる、つまりコンプライアンスが高いからである。この肺血管の径は血管の内外圧差によっても変化する。例えば、吸気時に肺胞が伸展され肺胞内圧が上昇すると、肺胞内に分布する肺毛細血管(alveolar vessel)は長軸方向に伸ばされ内腔が細くなり血管抵抗が増加するが、それより太い肺胞外血管(extra alveolar vessel)は胸腔内圧の影響を受け、短軸方向に引き伸ばされることで内腔が太くなり血管抵抗が減少する(図2)[1]。つまり肺胞に接するか否かにより、肺血流の変化は逆の現象が起きるわけである。呼気時には、これらの変化とまったく逆の現象が起きてくる。このように肺気量の変化により肺胞内外の血管径は変化し血管抵抗は変わるが、全体の肺血管抵抗でみると、図3で示すようにその関係はU字型となり、安静呼気時(FRC: functional residual capacity)で抵抗は最低となり、それより上でも下でも抵抗は増加する[2]。高肺気量位で肺血管抵抗が増大していることは、高肺気量位では肺血管抵抗を規定する、より重要な因子は肺胞内に分布する血管であることを示唆する。

4 肺血流に対する重力、および静水圧の影響

　立位または座位の正常人の肺では上部と下部で血流量が異なり、肺底部へいくほど重力

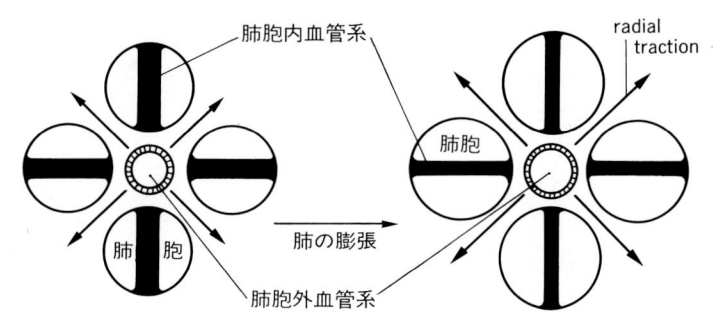

図 2．肺の膨張の肺血管系への影響(文献1より引用)

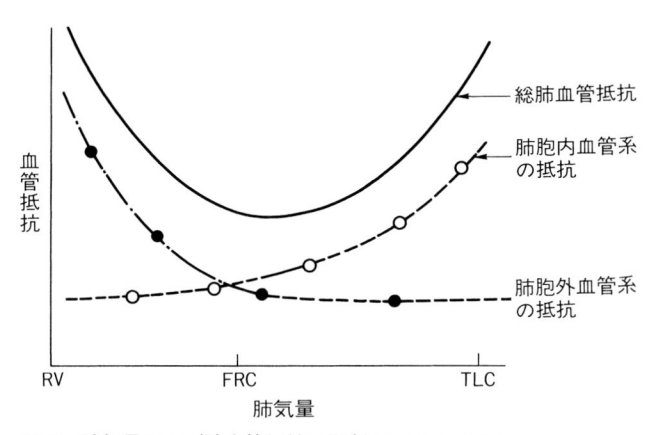

図 3．肺気量および肺血管抵抗の関係(文献2より引用)

の影響を受け血流は増加する(図4)[3]。立位では肺底部と肺尖部とで約30 cm の差があるため、約30 cm H$_2$O の圧差(約23 mmHg の静水圧差)が生じ、この圧差は低圧系である肺循環系に大きな影響を与える。肺胞内圧は部位により一定であると考えられるため、このような血管内圧の差は肺血流分布に大きく関わる。ここで J. B. West が考え出した肺循環モデルを紹介しよう(図5)[4]。肺動脈圧が肺尖部(zone 1)で肺胞内圧(正常では大気圧とほぼ同じ)よりも低下したケースでは、肺胞内圧(PA)＞肺動脈圧(Pa)＞肺静脈圧(PV)となり、肺毛細血管は押しつぶされ血流は停止する。実際は zone 1 のような状態は健常人では起きていないが、出血などで肺動脈圧が低下した場合やベンチレーターによる陽圧換気で肺胞内圧が上昇した場合には実際に起こりうる。肺のそれより下の部分(zone 2)では、肺動脈圧が肺胞内圧をしのぐが静脈圧はなお低く、肺動脈圧(Pa)＞肺胞内圧(PA)＞肺静脈圧(PV)の関係となり血流は動脈圧と肺胞内圧の差により決定される。肺底部(zone 3)では静脈圧が肺胞内圧を越えるため、肺動脈圧(Pa)＞肺静脈圧(PV)＞肺胞内圧(PA)の関係となり、血流は動静脈圧差により決定される。血流は肺底部にいくほど増加することがわかる。

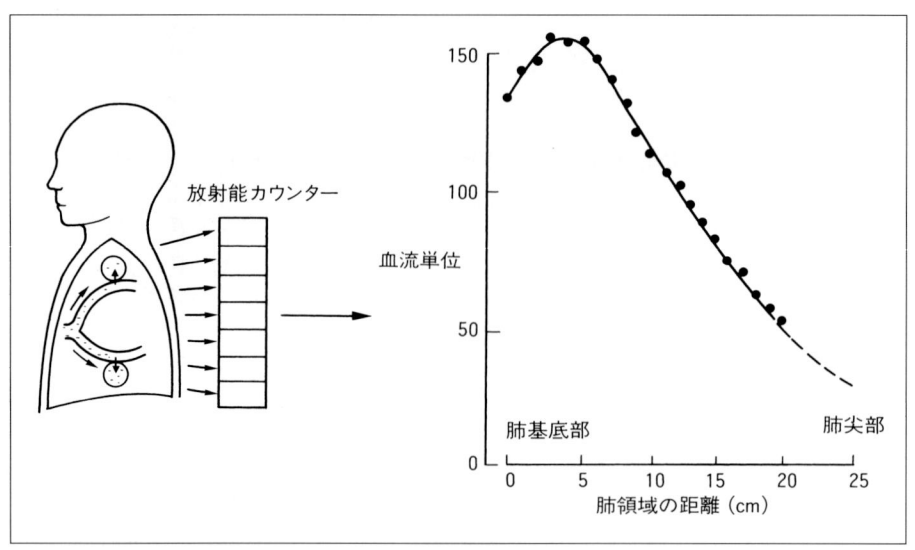

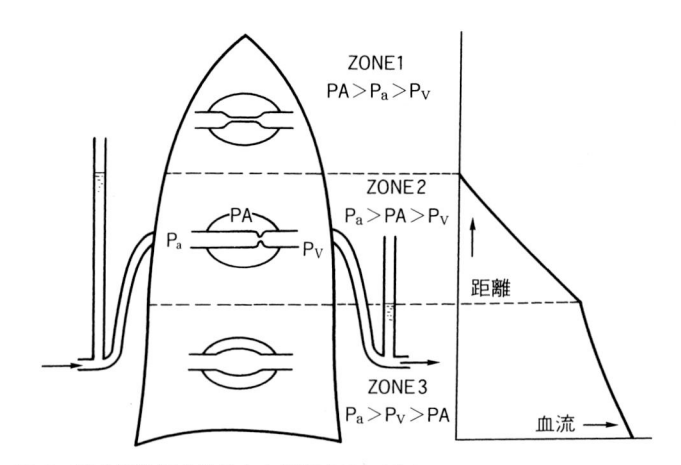

図 4. 放射性ゼノンを用いた人立位肺での血流分布の測定
溶解したゼノンは肺の毛細管から肺胞内へ放出される。肺血流が均一な場合は、血流単位はすべての部分で 100 になるべくセットしてある。
（文献 3 より引用）

図 5. 肺内不均等血流分布を説明するモデル
Pa：肺動脈圧、PA：肺胞内圧、Pv：肺静脈圧
（文献 4 より引用）

zone 1、zone 2 の肺血管床は予備としての機能をもつが、肺高血圧状態になるとこの予備血管床が消失していく。肺という特異的な臓器血流を理解するのに、このモデルはわかりやすく有用である。

5 低酸素性肺血管収縮による血流制御

肺循環系がほかの血管床と大きく異なる特徴として、低圧であることのほかに低酸素に対する反応が挙げられる。体循環系の血管は一般に低酸素により拡張するが、肺血管では

収縮反応が起こる。これは低酸素性肺血管収縮（HPV：hypoxic pulmonary vasoconstriction）と呼ばれるが、この反応は換気が低下し低酸素状態になっている肺胞への血流を減少させることにより、換気血流比を保たせようとする非常に合目的な生理的反応である。この機序が局所性に働いている病態としては、腫瘍や異物などで気道が閉塞しその末梢の換気が途絶された場合に同部の血流もなくなることで結果的にPaO_2の低下がみられないケースなどがある。しかしながら肺全体に肺胞性低酸素状態が起こり、びまん性にこの収縮が惹起されるケース、例えば睡眠時無呼吸症候群の無呼吸発作などでは肺血管抵抗は上昇し、肺高血圧しいては肺性心がもたらされる。このHPV反応のメカニズムについてはこれまで多くの研究がなされてきたが、依然その本態は明らかにされていない。肺循環系においては、ほかに血液のpHの低下、Pco_2の上昇でも肺血管収縮が起きる。その他、自律神経系にも弱いながら肺循環系の調節作用があり、交感神経刺激により血中へカテコールアミンが放出され血管収縮が生じる。

6 血管作動性物質の肺循環への関与

肺循環系において、肺血管内皮細胞がいくつかの収縮および拡張物質、さらに細胞の分化増殖因子を放出し、肺血流の調節に重要な役割を果たしていることが近年明らかになっている[5,6]。局所での正常肺血流は、これらの因子の相互バランスのもとに保たれ、それが破綻すると肺高血圧などの病的状態が惹起されると考えられている。これらの物質の代表的なものには、一酸化窒素、エンドセリン-1などが挙げられる。また血管内皮細胞に存在するアンギオテンシン変換酵素は、アンギオテンシンIを活性型の血管収縮物質であるアンギオテンシンIIに変換し、レニン-アンギオテンシン系に関係することが知られ、セロトニン、ヒスタミン、ブラジキニン、アセチルコリンなども肺血管内皮細胞で不活化され、それらの物質代謝に関係している。

7 肺組織の水分バランス

肺循環系の血管とその周囲組織との間ではStalingの式にしたがい、液体成分の漏出と吸収が行われる。また周囲組織の透過水分量が過量になると、同部に存在するリンパ系が水分を肺外に排除し、組織の水分平衡が保たれる。肺毛細血管内静水圧は低いため、漏出した液体成分が局所に貯留することは通常ではほとんどみられず、リンパ系の排水能力により肺胞壁はdryな状態に保たれる。しかしながら心疾患のため左心不全が起こると左房圧が上昇し、しいては肺静脈圧、肺毛細血管圧、肺動脈圧が上昇し、後毛細血管性肺高血圧と呼ばれる状態が引き起される。肺毛細血管圧がある程度以上に増加し、血管外への漏出速度が排水速度を上回ると肺毛細血管から水分が漏出し、肺水腫と呼ばれる病態が惹起される。低蛋白血症による血奨膠質浸透圧の低下やリンパ系の機能不全による排水能の低下によっても肺水腫は発生する。

8 肺高血圧

広範囲に肺循環病変が及び、それを代償しきれずに肺血管抵抗が上昇すると、結果的に肺動脈圧の上昇が起こる。この安静時平均肺動脈圧が上昇する病態を肺高血圧と呼ぶが、この原因には左房圧の上昇、肺動脈血流量の増大、肺血管抵抗の増加、血液粘性の増加、肺循環と体循環の吻合などがある。平均肺動脈圧の正常値は約 15 mmHg 前後であるが、20 mmHg 以上のときに臨床的に肺高血圧症とする。ただし原発性肺高血圧症や慢性血栓塞栓性肺高血圧症などの病態では 25 mmHg 以上を肺高血圧とする場合が多い。

9 肺性心

1979 年に NYHA(New York Heart Association)の基準委員会が、肺性心とは一時的に肺、肺血管または肺のガス交換を障害し肺高血圧を惹起する疾患により生じた右室拡大あるいは右室の機能不全とし、現在この定義が一般に用いられている。肺性心は、経過により①急性肺血栓塞栓などによる急激な肺血管遮断による肺血管抵抗の増加を呈する急性肺性心、②悪性腫瘍の血行性肺転移などの肺血管閉塞に伴い数ヵ月の経過をとる亜急性肺性心、③慢性閉塞性肺疾患、肺結核後遺症、肺線維症、胸郭変形などの慢性肺疾患に伴う右心障害を示す慢性肺性心の 3 つに分類されるが、一般的には肺性心は慢性肺性心を意味することが多い。肺性心は肺の機能および構造を障害する肺疾患により肺高血圧が起こり、

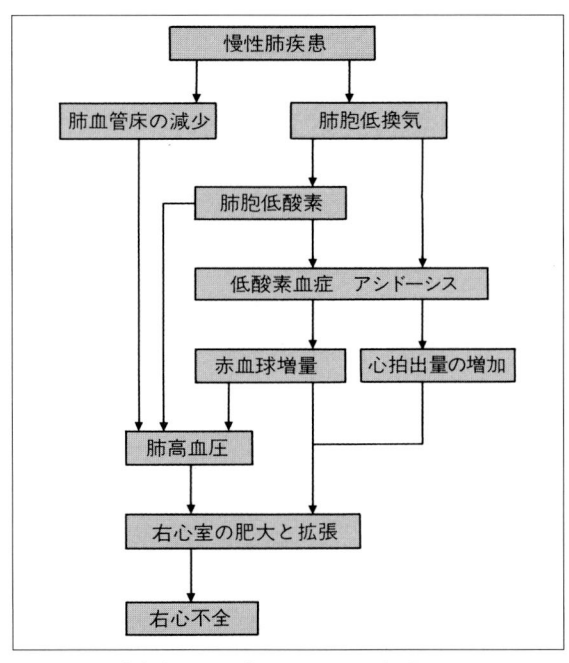

図 6. 慢性肺疾患により肺性心の生じる経過

それに伴う右心負荷が持続することにより始まる。これがひいては右室拡張、右室肥大を生じ、代償機転が働かなくなり右室不全が惹起される。図6に示すように、肺高血圧は、肺気腫症などでみられる肺血管床の破壊、減少に加えて、慢性低酸素症による肺動脈収縮と肺血管リモデリングにより招来される。またこれらの基本的因子に加え、低酸素による多血症からくる血液粘調度の上昇、アシドーシス、心拍出量の増加、高炭酸ガス血症などの付加的因子も右室筋への負荷を増強する[7]。

2. 肺循環系の加齢変化

　加齢現象とは、受胎から始まり連続的に進行する不可逆的な形態および機能的変化であるが、老年者では単に加齢による生理的な老化現象だけでなく、外因性の侵襲（環境因子）や病的因子といった付加的要素が加わってくる。しかしながら、肺毛細血管を灌流し肺胞気とのガス交換を分担する肺循環系は、肺気道系のように常に外来侵襲因子に暴露されているわけではないため環境因子の影響を受けにくく、また体循環系に比し低圧のため、個人による血管圧の変動が少ない。それだけを考えれば、肺循環系の生理的な加齢変化は比較的検討しやすいことが予想されるが、実際には肺気道系に比し肺循環系の詳細な加齢変化についての検討は決して多くない。その理由は、肺循環動態の評価には依然、右心カテーテル検査など侵襲的な検査が中心となることや、手術や剖検でしか肺血管検体を得られないことなどが影響していると考えられる。ここでは現在までに検討されてきた肺循環系の加齢変化を形態面および機能面から述べるとともに、病的因子により加わった変化についても触れてみたい。

1 形態面からみた肺血管系の加齢変化

　肺動脈は気管支とほぼ平行して走行している。若年期には各肺葉に同じ太さの動脈幹が走行しており、その先の分岐も均等に近い。しかし老年期になると下肺動脈が主幹となり、上葉と中葉に向かう肺動脈は側枝的な太さと配置に変化してくる。そして末梢に至る分岐も不均等な分岐を繰り返すようになる。これは成熟、老化の過程で、それぞれの血管が個別に胸郭に適応したために生じた変化であると考えられる。この変化が老化とともに肺血管抵抗を増大させる1つの原因となっている可能性がある。高齢者の肺では肺胞管樹の単純化が生じるが、これは平滑筋に張力が加わりやすい小葉中心領域に強く生じる。その結果、毛細血管床の消失や肺動静脈毛細血管間の距離が増大し、総肺血管抵抗は増加する。高齢者では各肺葉に向かう肺外の肺動脈幹部容積は年齢とともに増大するが、これは末梢肺血管抵抗の加齢に伴う増大を表すものと考えられる。

　動脈硬化症は、一般的には動脈壁の硬化や肥厚を示すものと総称される。体循環系の血管が、加齢とともに蛇行したり硬化したりときに嚢状に拡大伸長する動脈硬化性の変化を

起こすことについての報告は数多くなされているが、肺循環系の動脈硬化に関しての報告は少ない。体循環系の動脈硬化が明らかである場合でも、肺動脈での硬化性変化は比較的軽度とされるが、これは先に述べたように、肺循環系は低圧低抵抗であるため血流によるずり応力(shear stress)が小さく、動脈硬化の原因となる内皮細胞障害[8]が小さいためと考えられる。しかしながら肺動脈壁の動脈硬化も、程度は軽いながら、40歳以降は加齢に伴って認められる[8]。進行した肺動脈硬化症は組織学的に全身性の動脈硬化症と類似した変化を呈し、その変化は300〜500μmの径の血管に強く現れるとされる[8]。加齢とともに肺動脈の伸展性は低下し[9]、筋性動脈の内膜の線維化や壁の肥厚が認められる[10]。これが総肺血管抵抗の増加につながり、ひいては肺血管予備能力の低下につながる。伸展性低下の成因としては、弾性線維の質や量の変化が推定されているが、その本態は以前不明である。肺動脈硬化の原因因子としては、血清過酸化脂質の増加が関与している可能性[11]とともに、体血管系と同様、高コレステロール血症が一因となっている可能性があるが、その因果関係についての詳細な報告は現在のところない。肺動脈硬化症は、加齢だけでなく、肺塞栓、右室肥大、肺高血圧などの病態で加速される[12]。肺動脈硬化は肺高血圧を来す病態で増悪、進展するが、形態学的には末梢の小肺動脈で最もその変化が大きく、内外弾性膜と中膜の肥厚が著明で内腔の狭小化が認められる。肺静脈や肺胞内毛細管基底膜の厚さの加齢による変化は少ない[13]。血管内皮細胞や平滑筋細胞、またそれらの細胞の遺伝子発現、血管透過性などが、肺動脈の加齢変化にどのようにかかわるのかは非常に興味深いテーマであるが、現在のところは依然不明な点が多い。また近年 intravascular ultrasound を用い、肺動脈硬化症が診断可能であるとの報告がなされ[14]、今後の臨床的応用が期待される。

2 機能面からみた肺血管系の加齢変化

高齢者の肺循環機能を評価するケースは、特に運動負荷をかける場合、心疾患などの機能障害の合併があるケースがあるためにその評価には注意を要する必要がある。加齢に伴う心血管機能の変化としては、心疾患の存在如何にかかわらず、安静時の心拍数の低下、収縮期血圧の上昇がある[15]。図7に加齢と心拍出量の関係を示すが、対象の取り方によって、年齢に伴い心拍出量は低下するという報告[16]と不変であるという報告[17]がある。これは加齢により増加した高血圧や虚血性心疾患の存在を除外できたか否かが影響している。最大酸素摂取量は、図8に示すように20歳台をピークに徐々に低下し、60歳台では約60％台に低下する[18]。Harrisら[19]により報告された加齢による肺循環諸量では、肺動脈きつ入圧は変化ないが肺血流量は加齢に伴い減少し、肺動脈圧、肺血管抵抗は増加する。心機能不全や冠状動脈疾患のない健常成人を対象とした最近の報告[20]でも、性別や体表面積に関係なく、加齢に伴い肺動脈圧、肺血管抵抗は上昇、増加する(図9-A、B)。しかしながら生理的な加齢による変化だけで安静時平均肺動脈圧が肺高血圧の基準といわれる20 mmHgを超えることはほとんどない。さらに別の報告による運動負荷中の肺動脈収縮期、拡張期、

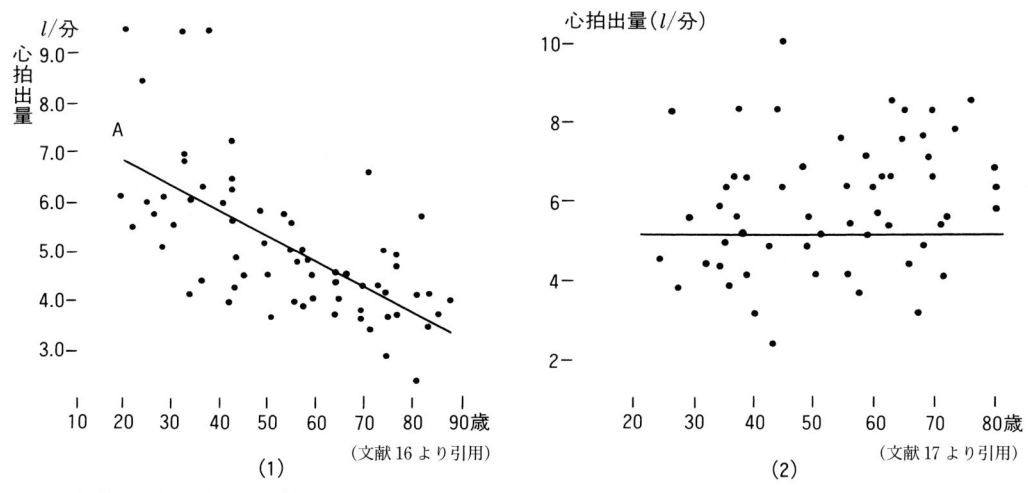

図 7. 加齢と心拍出量との関係
(1) では加齢に伴い心拍出量は低下、(2) では変化はないと報告された。

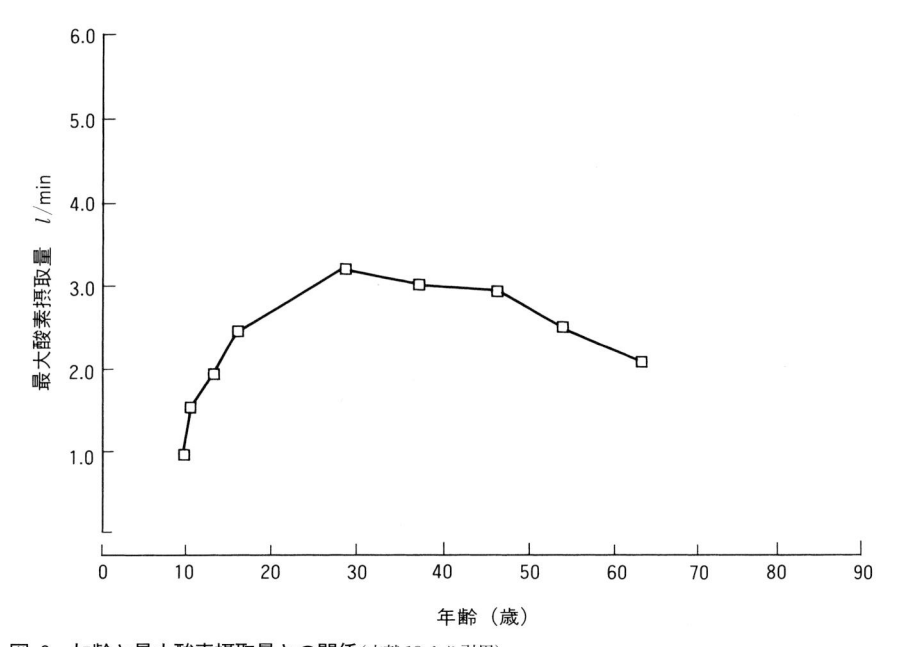

図 8. 加齢と最大酸素摂取量との関係(文献 18 より引用)

　平均圧の加齢に伴う変化を図 10 に示すが、運動負荷時には明らかに加齢に伴い圧増加が認められる[21]。経食道ドップラー心臓超音波を用いた非観血的分析でも、加齢とともに肺動脈壁の伸展性が低下し、肺動脈径が増大することが示されている[22]。

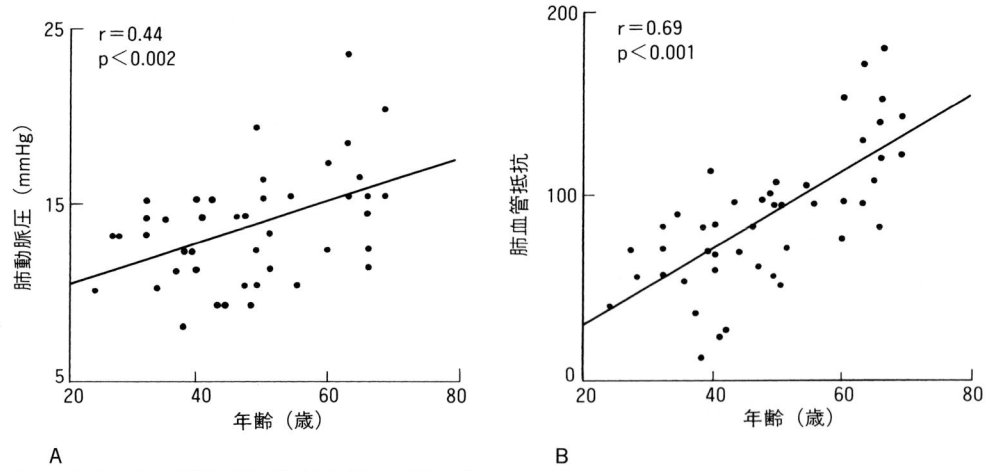

図 9. 加齢に伴う肺動脈圧、肺血管抵抗の変化(文献 20 より引用)

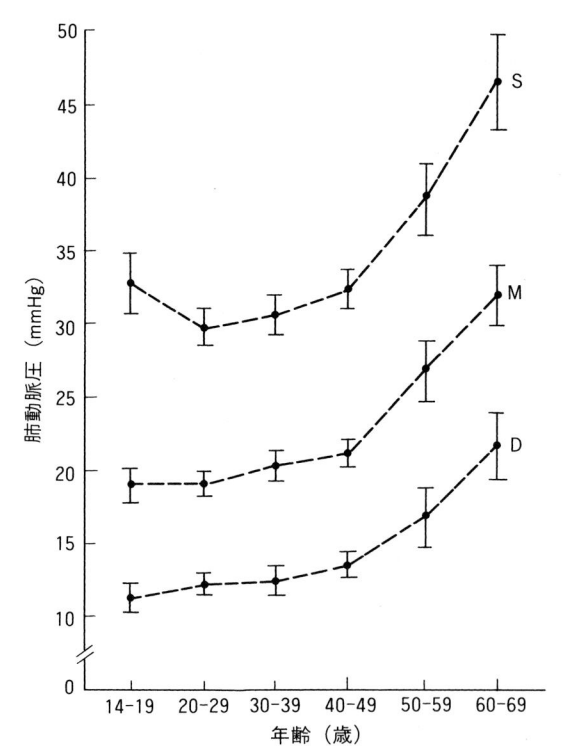

図 10. 運動負荷中の肺動脈圧の加齢による変化
S：収縮期圧，M：平均圧，D：拡張期圧
(文献 21 より引用)

3 加齢に伴う肺循環障害の特異性

　1981 年の Pomerance らの検討によると、65 歳以上の剖検例 370 例中約 6% に肺性心を

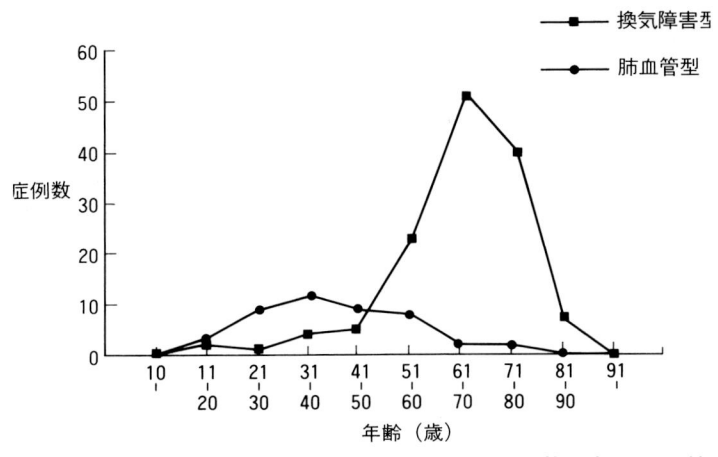

図 11. 慢性肺性心の年齢分布。換気障害型肺性心と肺血管型肺性心の比較
(文献 25 より引用)

認めている[23]。またほかの報告[24]による 110 例の肺性心症例で、65 歳以上での右心不全の発症は 13.6%(45〜64 歳が 34.5%で最多)、死亡の割合は 22.4%(55〜64 歳は 34.3%で最多)であった。国枝ら[25]が行った検討では、肺性心を明らかに成因の異なった 2 つの機序、つまり肺血管閉塞による肺血管型肺性心と低酸素に由来する換気障害型肺性心に分けて考えた場合、換気障害型肺性心は加齢に伴い増加する傾向がみられ、特に男性に多発していた(図 11)。肺血管型肺性心の基礎疾患には慢性肺血栓塞栓症や原発性肺高血圧を含む原因不明のものがあるが、これらの発症頻度は加齢とは相関せず、比較的若年の女性に多くみられた。また換気障害型肺性心の基礎疾患で、最も頻度が高いのは慢性閉塞性肺疾患(COPD)で、その中でも慢性肺気腫の頻度が高齢になると増加することが示されている[26]。本邦では時代の背景からか、1970 年代は肺性心の原因疾患に肺結核後遺症が多くみられた[27]。近年は減少しているものの、欧米諸国に比べると依然、肺結核後遺症は原因疾患として軽視はできない。しかしながら前述のとおり、近年は欧米諸国と同様に、慢性肺気腫による肺性心が特に高齢者に顕著となってきている。高齢者の肺性心は脊椎後彎などの胸郭運動制限でも惹起されることに注意を要する。高齢者の肺性心の自覚症状には、若年者と同様に労作時呼吸困難、胸痛、痰、咳嗽などがある。肺性心の診断は、右心不全により惹起される肝腫大や末梢の浮腫出現後になされるケースが多い。高齢者では、感冒を契機に気管支炎や肺炎が起こりやすく、低酸素血症に続発する肺血管収縮により肺血管抵抗が上昇し、右心不全に陥りやすい。

(村松正嗣、岡 正彦)

文献 1) 吉良枝郎,太田保世:呼吸:p 160, 1986.
2) Murray JF:The Normal Lung. WB Sanders Company, Philadelphia, P 157, 1986.

3) Hughes JM, Glazier JB, Maloney JE, West JB : Effect of lung volume on the distribution of pulmonary blood flow in man. Respir Physiol 4 : 58-72, 1968.
4) West JB, Dollery CT, Naimark A : Distribution of blood flow in isolated lung ; relation to vascular and alveolar pressures. J Appl Physiol 19(4) : 713-724, 1964.
5) Shepherd JT, Katusic ZS : Endothelium-derived vasoactive factors : Endothelium dependent relaxation. Hypertension 18[supple III] : III-76-85, 1991.
6) Katusic ZS Shepherd JT : Endothelium-derived vasoactive factors : II Endothelium dependent contraction. Hypertension 18[supple III] : III-86-92, 1991.
7) 馬上喜裕, 桑平一郎, 太田保世:慢性肺性心 chronic cor pulmonale. 日胸 51(11) : 905-909, 1992.
8) Langleben D : Atherosclerosis and the lung. Can. J. Cardiol. 6(7) : 139, 1990.
9) Mackay EH, Banks J, Sykes B, Lee GD : Structural basis for the changing physical properties of human pulmonary vessels with age. Thorax 33 : 335-344, 1978.
10) Heath D : Structural changes in the pulmonary vasculature associated with aging. In : Carder L, Moyer JH, eds. Aging of the Lung. New York : Grune & Stratton : 70-76, 1964.
11) 阿波彰一, 石沢 瞭, 藤田昌宏, ほか:Down 症先天性心疾患の肺動脈硬化症の進展-主として液性因子について. 小児科診療 49(2) : 332-335, 1986.
12) Moore G, Smith RRL, Hutchins GM : Pulmonary artery atherosclerosis. Arch Pathol Lab Med 106 : 378-380, 1982.
13) Vracko R, Thorning D, Huang TW : Basal lamina of alveolar epithelium and capillaries ; quantitative changes with aging and diabetes mellitus. Am Rev Respir Dis 120 : 973-983, 1974.
14) Kravitz K, Scharf GR, Chandrasekaran K : In vivo diagnosis of pulmonary atherosclerosis. Role of intravascular ultrasound. Chest 106 : 632-634, 1994.
15) 佐久間聖仁, 白土邦男:超高齢者の生体機能とその管理 ICU & CCU 21(3) : 173-179, 1997.
16) Brandfonbrener, M, Landowne M, Shockl NW : Change in cardiac output with age. Circulation. 12 : 557-566, 1955.
17) Rodeheffer R, Gerstenblith JG, Becker LC, Fleg JL, Weisfeldt ML, Lakatta EG : Exercise cardiac output is maintained with advancing age in healthy human subjects : cardiac dilation and increased stroke volume compensate for a diminished heart rate. Circulation : 69(2) : 203-213, 1984.
18) Grimby G, Saltin B : Physiological effects of physical training. Scand J Rehab 3 : 6-14, 1971.
19) Harris P, Heath D : The human pulmonary circulation. Churchill Livingstone, London, 1977.
20) Davidson WR, Fee EC : Influences of aging on pulmonary hemodynamics in a population free of coronary artery disease. Am J Cardiol 65 : 1454-1458, 1990.
21) Ehrsam RE, Perruchoud A, Oberholzer M, Burkart F, Herzog H : Influence of age on pulmonary haemodynamics at rest and during supine exercise. Clin Science 65 : 653-660, 1983.
22) Nishimura Y : The influences of aging on pulmonary arterial dynamics and pulmonary flow signal assessed by transesophageal echocardiography. Bull Yamaguchi Med Sch 38(3-4) : 89-97, 1991.
23) Pomerance A : Geriatric Cardiology. Noble RJ and Rothbaum DA (eds), FA Davis, Philadelphia, pp 5-54, 1981.
24) Stuart-Harris CH, Hanley T : Chronic Bronchitis, Emphysema and Cor pulmonale, John Wright and Sons Ltd, Bristol. 1957.
25) 国枝武義, 中西宣文, 佐藤 徹, ほか:慢性肺性心に関する研究;当施設における過去10年間の肺性心の実態. 厚生省特定疾患, 呼吸不全調査研究班, 平成6年度研究報告書, p 101-104, 1994.
26) 国枝武義, 中西宣文, 佐藤 徹, ほか:換気障害型肺性心に関する研究;当施設における肺性心の実態 厚生省特定疾患, 呼吸不全調査研究班, 平成7年度研究報告書, p 76-79, 1995.
27) 笹本 浩:慢性肺性心. 新内科学大系 35-A. 循環器疾患, 277-306 : 1978.

4 防御機能からみた老化
1 局所性防御能（老化と肺防御）

はじめに

　加齢により、肝臓、腎臓をはじめ諸臓器の機能が生理的に低下することが知られている。また、筋力や反射神経も低下して、車の運転が危なくなったり、転倒しやすくなったりする。免疫担当細胞のうちでも、加齢により細胞数や分画、その機能が変化するものがあり、高齢者の易感染性や発癌に関与している。

　呼吸器系は、その入り口の一部を消化器系と共有している。咽頭は食物、水分や唾液などを食道に嚥下し、空気を下気道に吸気、呼気する分岐点であり、呼吸運動と関連して微妙な調節を受けている。嚥下機能が障害されると、唾液、逆流した飲食物や胃内容物が下気道に吸引されるようになる。この場合、咳反射により咳を生じ、誤嚥物は咽頭・口腔に喀出されるが、その障害があると誤嚥物はそのまま下気道に吸引される。嚥下反射と咳反射は、このように消化管に入るべきものを呼吸器に入るべきものから分けて取り除く交通整理役と排除役をしている。加齢により両反射が生理的に低下するかは重要な問題である。

　呼吸器系は常に外界と交通していて、空気中の粉塵や細菌、ウイルスなどの病原体が下気道や肺胞に直接吸入される。テニスコート半分の表面積をもつ気道・肺胞上皮に1日15,000 l の空気が出入りしており、1年間に呼吸器系に吸入される粉塵量は、消化管に入る量の5倍の7 kgにも達する。それらを除去するための気道の解剖学的防御機構や粘膜線毛輸送系、侵入した病原体の感染に対する局所防御系が発達している。加齢により粘膜線毛輸送系、感染に対する局所防御系が障害されるかも重要である。

1. 上気道

1 鼻腔の解剖学的防御機構

　吸入された異物は、まず、鼻腔内の鼻前庭部に入り、鼻毛により粗大な粒子は捕捉される。多列線毛上皮に覆われた上、中、下鼻甲介が複雑な凸凹な形で存在して、吸気中の大きな粒子の殆どはここで捕捉される。しかし、この鼻腔の解剖学的防御機構は、加齢による影響はほとんど受けない。

2 加齢と嚥下反射、咳反射

　就寝前に放射性同位元素のインジウムを歯に付着させ、翌朝、夜間に唾液で口腔内に溶け出したインジウムの肺内への取り込みを調べると、高齢者肺炎を起こした患者では70%

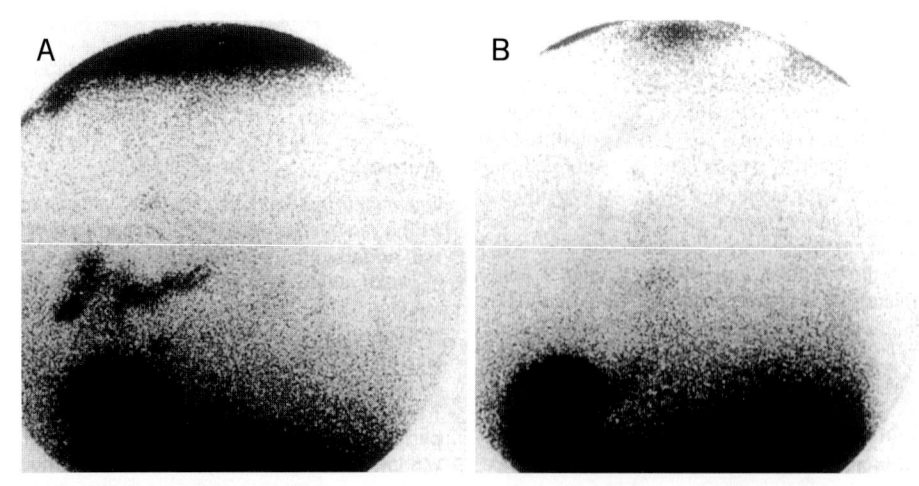

図 1. 夜間の不顕性誤嚥
健常高齢者では肺に取り込みがないが（B）、高齢肺炎患者では肺内に取り込みがみられる（A）
（背側でのシンチスキャン像）。

以上にインジウムの肺内取り込みが認められた（図1）[1]。これは夜間睡眠中に、唾液などが下気道や肺に不顕性誤嚥されたことを示している。高齢者にみられる肺炎では不顕性誤嚥の関与が大きく、高齢者肺炎では反復、重症化と死亡が多いことと関連している。

誤嚥を防ぐために、嚥下反射と咳反射の2大防御機構が存在する。20〜90歳代までの健常人で嚥下反射を検討して、嚥下機能が加齢とともに低下するかを調べた。嚥下反射は、細い経鼻チューブを通して蒸留水1 mlを咽頭に注入して、嚥下開始までの潜時を測定して調べた（嚥下テスト）。図2に示すように、健常人では、嚥下反射は加齢による影響はまったく認められない。しかし、肺炎を起こした高齢者では、嚥下反射は低下していた[2]。

同様に、加齢と咳反射について調べるため20〜80歳代までの健常人で咳テストを施行した。咳反射は、クエン酸を低濃度から高濃度まで順次にネブライザー吸入させて、咳を生じる閾値のクエン酸濃度で調べた。図3-Aに示すように、健常人では、咳反射も加齢による影響は認められない[3]。しかし、肺炎を起こした高齢者では、咳反射は著明に減弱していた[4]（図3-B）。

加齢により多くの体性反射、自律神経反射が低下する中で、嚥下反射と咳反射は80〜90歳台まで保たれていることは興味深い。そうでなければ、高齢者はみな肺炎で死ぬことになるだろう。一方、高齢者肺炎を起こす患者では嚥下反射と咳反射が低下していて、夜間の不顕性誤嚥を高率に起こしていることより、加齢自体ではないが加齢により生じやすい病態や退行性変化が嚥下障害を引き起こすと考えられる。

3 基底核脳梗塞と嚥下障害

中枢神経障害は高齢者に起こりやすい病気であり、脳卒中の既往がある患者の約3分の

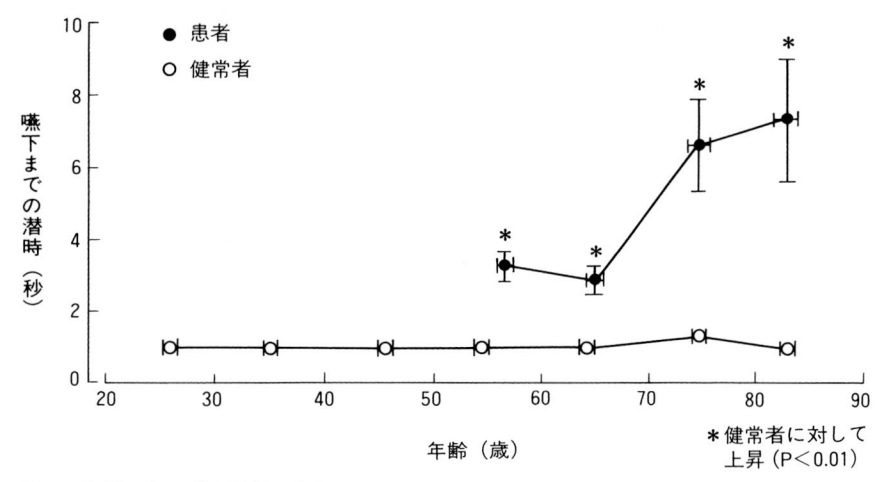

図2. 加齢による嚥下反射の変化
老人性肺炎群では嚥下反射は低下するが、健常者群では加齢による変化はない。

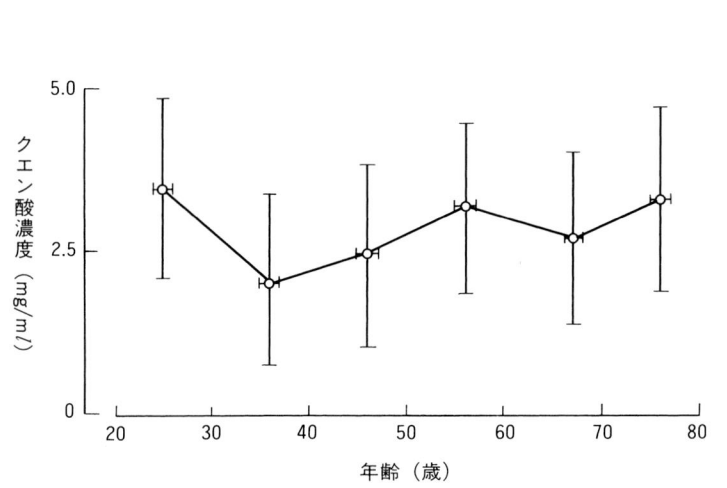

A. クエン酸吸入による咳反射の閾値は、健常者では加齢による変化はない。

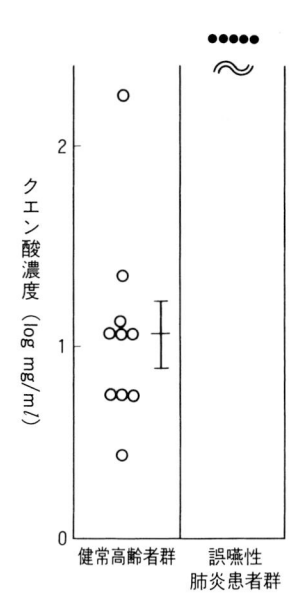

B. 誤嚥性肺炎患者群は咳反射が著明に障害されている。

図3. 加齢と咳反射

1で肺炎を発症する。脳卒中患者において最大の肺炎のリスクファクターは、誤嚥を伴う嚥下障害である。脳血管障害中、嚥下障害の原因として脳梗塞が最も頻度が高い。明らかな卒中発作がなくても、多発するラクナの存在は脳梗塞と同様の意義をもつ。片麻痺の有無にかかわらず慢性期脳梗塞患者においては、基底核領域に梗塞巣がある患者が、ほかの領域に梗塞巣がある患者に比べて嚥下障害と肺炎の発症が多い。片側の基底核梗塞患者より

も両側の基底核梗塞患者の方が、嚥下障害の程度、夜間の不顕性誤嚥の頻度および肺炎の発症率も高い[5]。以上より、基底核は嚥下機能を正常に保つために重要な役割をしており、その障害は誤嚥性肺炎の発症に直結することが示唆される。

　咽頭、喉頭、および気管上皮は嚥下運動と咳反射を起こすうえで重要な部位である。これらの上皮はサブスタンスPを含む神経叢を豊富に有する。動物実験で、咽頭、喉頭〜気管のサブスタンスPを枯渇させると、咳反射は著明に抑制され[6]、嚥下反射も著しく減弱する[7]。人においても、サブスタンスP含有神経叢は、これらの防御反射の作動に重要であると考えられる。咽頭〜喉頭の粘膜が刺激されると、舌咽神経や迷走神経の知覚枝が活性化され、サブスタンスP含有神経叢からサブスタンスPが放出されて嚥下反射や咳反射が正常に作動すると考えられる[8]。

　ラットで、ドーパミン作働薬を投与すると線条体にサブスタンスPのmRNAが増えるが、ドーパミン拮抗薬を投与すると減る[7]。ドーパミンD1受容体欠損マウスやドーパミンD1拮抗薬を投与されたマウスでは、摂食障害と嚥下障害が認められる[9,10]。基底核脳梗塞患者では、基底核におけるドーパミン代謝異常が認められる[11]。

　以上より、不顕性誤嚥のメカニズムは図4に示すように考えられる[12]。基底核脳梗塞患者では、ドーパミン代謝が障害され、その結果、サブスタンスPの産生量が減少し、舌咽神経や迷走神経の神経節のサブスタンスPの含有量が減少する。咽頭、喉頭〜気管粘膜のこれらの神経の知覚枝の神経叢からサブスタンスPの放出量が減ると、嚥下反射、咳反射が障害され、不顕性誤嚥を生じやすくなる。前述のように、嚥下と咳は咽頭内容物の下気道

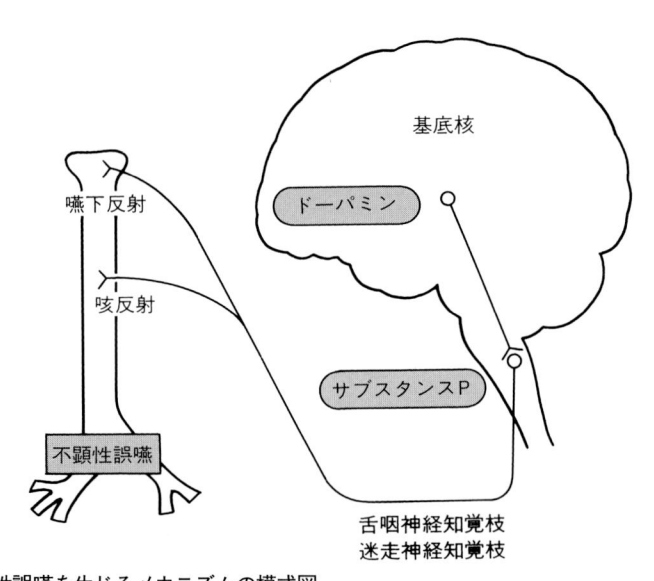

図 4. 不顕性誤嚥を生じるメカニズムの模式図
　咽喉頭から気管のサブスタンスP含有神経叢の機能が正常に作用することが、嚥下反射、咳反射に重要である。基底核領域の脳梗塞患者では、ドーパミン、引き続きサブスタンスPの産生低下が生じ両防御反射が障害され不顕性誤嚥を生じる。

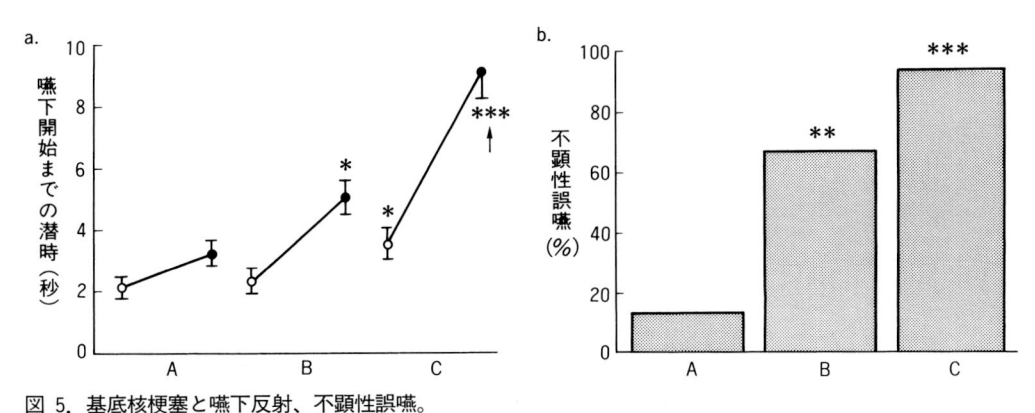

図 5. 基底核梗塞と嚥下反射、不顕性誤嚥。
　嚥下反射（a）は正常群（A群）、片側大脳基底梗塞群（B）、両側梗塞群（c）、の順で障害された。睡眠中は、日中に比べて嚥下反射の障害が著しい。また、夜間の不顕性誤嚥の頻度も高くなる（b）。

への吸引をブロックする基本的な防御機構であることから、両反射の障害は、誤嚥性肺炎の最大の原因となる。

4 睡眠と嚥下障害

　基底核脳梗塞患者で嚥下障害を生じ、不顕性誤嚥を起こしやすくなる。就寝前にインジウムを歯に付着させ、翌朝、夜間に口腔内に溶け出したインジウムの肺内への取り込みを調べると、片側の基底核梗塞患者では70％、両側の基底核梗塞患者では95％と、非常に高率に夜間睡眠中に不顕性誤嚥を認めた[5]（図5）。また、誤嚥性肺炎の胸部X線像やCTスキャン像では、葉や区域の背側に肺炎像を認めることより、仰臥位のときに肺炎を起こすことが多いと推察される。

　日中と夜間睡眠中に嚥下テストをしたところ、健常高齢者では、日中の睡眠中も嚥下反射は保たれていたのに対し、脳梗塞患者では、日中よりも、夜間睡眠中に嚥下反射が著しく障害されていた[13]。また、咳の日内変動をみると、乾性咳の患者では、夜間睡眠中に殆ど咳をしなくなり、湿性咳の患者でも、夜間睡眠中は咳の回数が有意に減少した（図6）[14]。これは、夜間睡眠中は、咳反射も減弱している可能性を示唆する。以上より、慢性期脳梗塞患者では、夜間睡眠中に、不顕性誤嚥を繰り返し、肺炎を発症すると考えられる。

5 口腔

　健常人の口腔内には主に嫌気性菌が常在菌として住み着いて、歯面、歯肉溝、舌、頬部〜咽頭粘膜にコロニー化している。これら常在菌は比較的病原性は少ないが、寝たきりに代表される日常活動性の低下、基礎疾患（糖尿病、心不全、肝不全、慢性呼吸器疾患、肝疾患など）の存在、喫煙、アルコール中毒、抗生物質の服用などにより、口腔内細菌相がグラム陰性桿菌などの抗生物質抵抗性の細菌種に変化する。

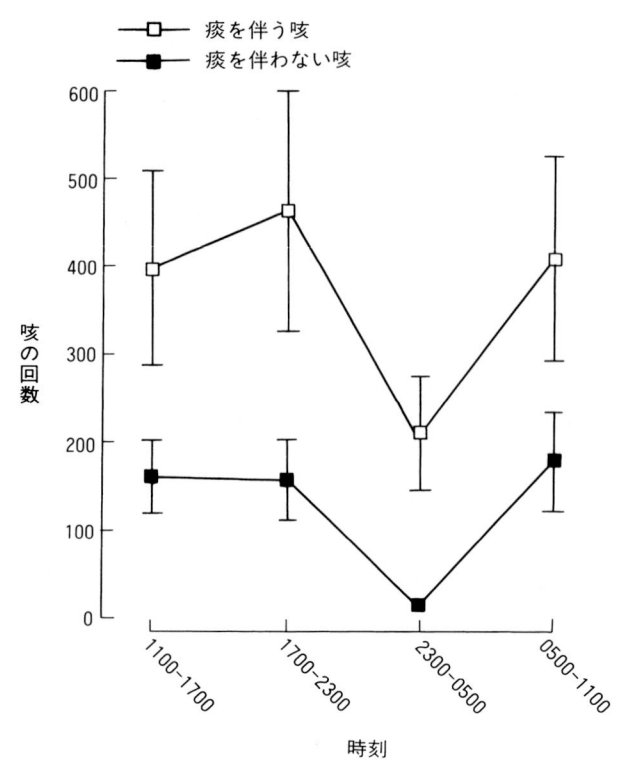

図 6. 咳の回数の日内変動
痰を伴う場合、伴わない場合の両群において咳は夜間に少なくなる。

　唾液には、分泌型 IgA や、リゾチーム、ラクトフェリン、デフェンシンなどが含まれており、口腔内の感染防御に役立っている。加齢により、唾液分泌量が減少するだけでなく、抗原に対する特異的 IgA の反応や、唾液中のオプソニン活性が低下して、感染に対する抵抗力も弱くなる[15]。図7に示すように、若年者の唾液は黄色ブドウ球菌の発育を阻止するが、90歳台の高齢者の唾液は逆に黄色ブドウ球菌の発育を促進してしまった。

　高齢者で、口腔衛生を保てない例では、歯周病のために歯の喪失をきたし、咀嚼機能が低下する。義歯の吸着や安定に問題があるときも咀嚼機能に悪影響を及ぼす。咀嚼機能の障害は、嚥下障害に直結するだけでなく、口腔〜咽頭の細菌の増殖を生じる。不顕性誤嚥があれば、口腔〜咽頭の病原性細菌の増殖は沈下される細菌数の増加につながるため、誤嚥性肺炎のリスクはさらに大きくなる。

　義歯の洗浄を含め、口腔内の清浄化は口腔〜咽頭の病原性細菌の発育を抑えて誤嚥性肺炎の予防になる。不顕性誤嚥が夜間睡眠中に生じやすいことを考えると、夜寝る前の口腔内洗浄が特に重要である。

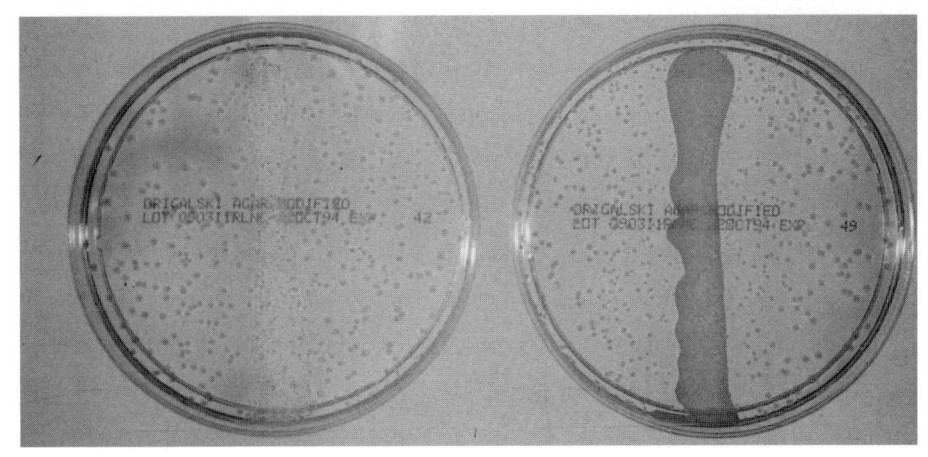

図 7. 唾液の殺菌効果
若年者の唾液は黄色ブドウ球菌の発育を阻止したが（左）、超高齢者の唾液は効果がなかった（右）。

6 胃食道逆流

　胃食道逆流は、よくみられる病態であり、3分の1以上の人にみられる現象と思われる。高齢者では、特に女性で食道裂孔ヘルニアの合併につれその頻度と程度が増加する。カルシウム拮抗薬や抗喘息薬の使用により食道下部括約筋力が低下すると、胃食道逆流の程度が悪化する[16]。

　強酸性の胃液が気管に吸引されると気管、気管支上皮の障害を引き起こす。繰り返す胃液の気道への吸引は肺線維症の原因ともなる[17]。H2ブロッカーやプロトンポンプ阻害剤等により胃液の酸度を弱めてもペプシンや低浸透圧による上皮障害が残る。また、胃液のpHをあげると、胃液内にも病原性細菌が繁殖するようになる。これらの抗潰瘍薬は、胃食道逆流の症状軽減には効果があるが、不顕性誤嚥のある高齢者では誤嚥性肺炎のリスクとなりうる。

　脳梗塞患者では、不顕性誤嚥が夜間睡眠中に生じやすいので、夕食後は間食をせず就寝時には胃の中を空っぽにしておくと、誤嚥性肺炎のリスクは減るかも知れない。

2. 下気道

1 呼吸器系の構造変化

　加齢により、肺の elastic recoil の減少、呼気時末梢気道閉塞による air trapping、肺および胸郭コンプライアンスの低下、呼気流速度の低下等が生理的にも生じる。構造的な防御機構として、吸気時に気道が拡張して長くなり、呼気時に気道が縮小して短くなること

により吸入された粉塵や痰の排出を促す作用（milking effect）があるが、高齢者では上記の構造変化のためその作用が減弱する。また、咳の力も弱くなり、痰や異物の喀出が悪くなる[18]。

2 樹状細胞とBALT（bronchus associated lymphoid tissue）

　下気道の粘膜防御機構として、気道上皮内にネットワークを形成する樹状細胞と気道粘膜下に存在する増殖したリンパ濾胞（BALT）がある。樹状細胞は、強力な抗原提示細胞であり、皮膚やほかの臓器にも広く存在する。気道の樹状細胞は、出生後急速に発達して3〜4週で成人と同様の分布となる。基底膜の直上に多く存在して、抗原が気道の粘膜バリアを通過して上皮内に侵入して初めて樹状細胞に出会う。中枢気道ほど密に分布し、末梢気道に向かって急速に分布が粗になる。中枢気道ほど、暴露される抗原量が多く、それに対応するため樹状細胞が密に分布するようになったと考えられる[19]。BALTも、樹状細胞と同様に生後の抗原刺激により形成されてくる。樹状細胞が提示した抗原をBALTのTリンパ球が認識すると、Tリンパ球、Bリンパ球の増殖、活性化が起こる。リンパ球はBALTを離れ、体循環に入り気道粘膜に分布する。気道粘膜に分布したBリンパ球はTh2リンパ球の刺激下に分化して形質細胞になり、IgAやIgMなどを産生する。

　樹状細胞による抗原提示は、加齢による影響は殆ど受けないと考えらる。しかし、樹状細胞により提示された抗原刺激によるTリンパ球の増殖、インターロイキン（IL）-2などのサイトカインの産生は加齢により低下し、その結果Bリンパ球の特異的抗体の産生も低下する。

3 肺胞での防御機構

　呼吸細気管支から肺胞までⅠ型およびⅡ型肺胞上皮で覆われている。ここでの防御機構は、①肺胞マクロファージ、補体、サーファクタントなどによる局所防御機構、②肺炎症反応、③マクロファージ、樹状細胞、TおよびBリンパ球などによる特異的免疫反応に分けられる。

（1）局所防御機構

　肺胞マクロファージは肺胞内に大量に存在し、呼吸細気管支から肺胞領域で微生物やごみなどの除去に重要である。サーファクタント、フィブロネクチン、免疫グロブリンや補体などのオプソニン効果により、病原性微生物に対してのマクロファージの貪食能は亢進する。マクロファージの化学遊走、接着、貪食能は、加齢による影響を殆ど受けない[20]。しかし、細胞貪食後の細胞融解力は加齢により低下するとの報告がある[21]。

（2）肺炎症反応

ⅰ）肺胞マクロファージ

　肺胞領域の病原体に対する防御には急性炎症の成立が重要である。マクロファージがま

ず活性化され、種々の遊走因子を出して、あるいは内皮や上皮、線維芽細胞を活性化させ遊走因子を出させて、リンパ球や好中球を炎症部位に遊走させる。マクロファージはまた、さまざまな炎症性サイトカイン、プロテアーセとアンチプロテアーゼ、免疫調整物質を放出する。加齢により、マクロファージのこれらの多彩な機能が変化するかはまだわかっていない。

ii）好中球

好中球は循環血液中にはたくさんいるが、普段は肺胞領域には殆ど存在しない。肺胞マクロファージが活性化され、IL-8などの好中球遊走因子が放出されると、好中球は肺毛細血管から、内皮、間質、上皮を通過して肺胞腔内に遊走する。好中球は炎症部位に着くと、病原体を貪食して殺すほかに、respiratory burst を起こして、活性酸素、ミエロペルオキシダーゼ、リゾチーム、好中球プロテアーゼ、種々のメタロプロテアーゼなどを放出する。

好中球の機能は、加齢による影響を受ける。80歳以上の超高齢者では、ランダムな遊走や接着、貪食能は変化しないが、化学遊走能は低下する。貪食した細菌やカンジダの殺菌能も60歳以上で低下する[22]。

（3）特異的免疫反応

特異的免疫反応は、被包化された細菌、ウイルス、マクロファージ内で生存する病原体を除去するうえで重要である。抗原提示細胞が提示した抗原をTリンパ球が認識してTリンパ球が活性化され、一連のイベントが始まる。

i）抗原提示細胞

肺胞マクロファージは肺胞内に大量に存在し、抗原が肺胞腔に入ったときに最初に出会う抗原提示細胞である。しかし、肺胞マクロファージは抗原提示能が弱くてTリンパ球ともあまり結合しない。一方、肺間質には、間質マクロファージと樹状細胞の2種類の抗原提示細胞が存在する。間質マクロファージは肺胞マクロファージと同様に貪食能もありFcレセプターも発現するが、抗原提示能力は肺胞マクロファージよりも強い[23]。樹状細胞は、貪食能がなくFcレセプターも発現しないが、非常に強力な抗原提示細胞である。この肺胞腔と間質内の抗原提示細胞の局在の違いは興味深い。おそらく、それらの局在の違いは、抗原が肺胞腔にある内は免疫反応をほとんど起こさないで肺胞マクロファージの貪食などの非特異的な排除機構にまかせておき、間質まで侵入してきたら初めて抗原として提示されるという合目的な生体防御反応を反映しているのだろう。

単球・マクロファージによる抗原提示能は加齢により低下しない。しかし、高齢者のTリンパ球は単球/マクロファージにより抗原提示されても、リンパ球の増殖反応は弱くなっている。IL-1は抗原に反応するTリンパ球からIL-2を産生させ、Tリンパ球の増殖を生じさせるが、高齢マウスのマクロファージのIL-1産生能は若年マウスの40%に減少していたとの報告がある[24]。

ⅱ）リンパ球増殖

　Tリンパ球の増殖は細胞性免疫に重要であり、加齢により影響を受ける。植物レクチンのPHAやT-cell抗原レセプターに結合するOKT3やLeu-4の刺激によるTリンパ球の増殖反応は加齢とともに低下する。これは、高齢者では、刺激に対して反応するリンパ球が減少していることと、細胞分裂の回数が減少していることによる[25]。

　Tリンパ球から産生されるIL-2はTリンパ球の増殖の開始に重要であり、加齢によりIL-2産生が減少することもわかっている。しかし、高齢マウスのTリンパ球にIL-2を加えても、若年マウスのリンパ球ほどの増殖反応は起こらない。Tリンパ球表面に発現するIL-2受容体の数も高齢マウスでは減少していた[26]。さらに、PHAやCon-A刺激によるT-cell増殖因子の発現も、T-cell増殖因子を加えた後のTリンパ球の増殖も高齢者では減少していた[27]。

　以上のように、加齢によるTリンパ球増殖障害は複数の原因が関与していると考えられている。

ⅲ）Bリンパ球と抗体産生

　免疫グロブリンは、肺に侵入する病原体をオプソニン化してマクロファージに貪食されやすくしている。細胞性免疫ほどではないが、液性免疫も加齢により障害を受ける。80〜90歳以上の超高齢者では、抗核抗体やリウマトイド因子等の自己抗体の産生や良性モノクローナルガンマグロブリン血症が増える[28]。これらのBリンパ球機能の加齢による障害は、加齢により特異的Tリンパ球の数や機能の低下によると考えられる。高齢者では、Bリンパ球の数は若年者と変わらないかむしろ増えているのに、特異的抗体産生能が減少している。Tリンパ球が正常に機能することが正常でヘテロな免疫グロブリンのスペクトラム生成に必須であると考えられる。

3. 粘膜線毛輸送系

　換気量は、1日に10,000 l以上にもなるので、鼻腔から肺胞までの上皮は害になりうる無機物、有機物の粒子やガスに大量に曝される。粘膜線毛輸送系は、これらの粒子やガスから気道系を防御している。表面に線毛をもつ線毛上皮は鼻腔の前1/3、咽頭、末梢気腔を除いて全気道に分布する。まず、気道上皮を覆っている液相に粒子を捕捉して、それらを線毛運動で気道系から除去する。また、気道を覆う液相の粘液は盃細胞や粘膜下腺から産生され抗酸化作用を有していて、化学的侵襲から防御機構として働く。さらに、液相は微生物が気道上皮に接着したり上皮下に遊走するのを防御する作用がある。

　粘膜線毛輸送能は、生体では主に、放射性同位元素を吸入することにより気道粘液をラベルしてそのクリアランスをガンマカメラで測定する方法や、粒子を気管に置いてその移動速度を測定する方法で調べられてきた。線毛が粒子や喀痰を口側へ運ぶ速さは中枢気道

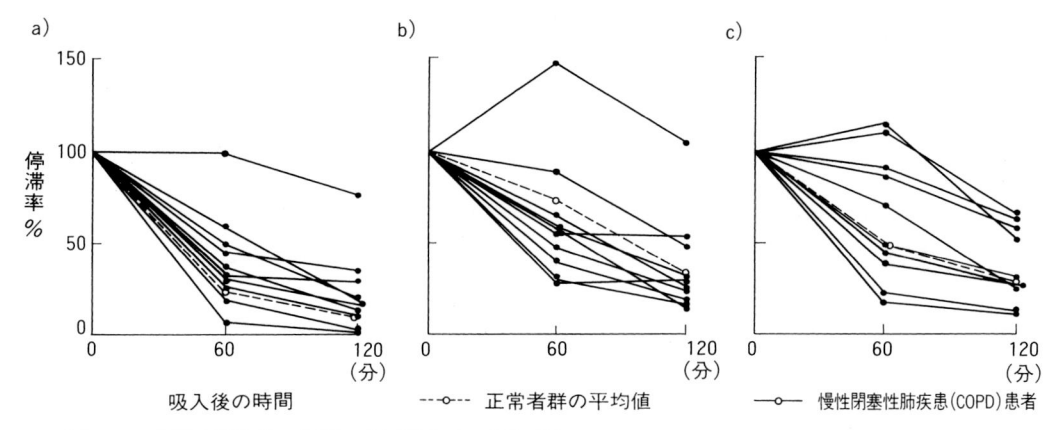

図 8. FDP 粉末吸入後の気管、主気管支でのクリアランス
　　COPD 群では FDG 吸入後に主気管支での停滞率が吸入直後よりも増加する症例がみられる。

で最も速く、末梢気道になるにしたがい、その速度はどんどん遅くなる。高齢者では若年者に比べ粘膜線毛輸送能は低下している。しかし、粘膜線毛輸送能は、加齢による影響よりも、喫煙、大気汚染、喘息発作や慢性気管支炎等の慢性肺疾患による影響の方がはるかに大きい[29]。

図8に、慢性閉塞性肺疾患の患者で、^{18}F デオキシグルコース（FDG）粉末を吸入後のクリアランスをポジトロン CT スキャンで撮影した断層像を示す。吸入後、系時的に FDG の分布は、気管および左右主気管支において概ね減少しているが、逆に集積が強くなる気管支もあり、上流気管支でのクリアランスの障害が示唆される[30]。粘膜線毛輸送系は一様に障害されるのではなく、局所で障害の程度に凸凹があることにより、喀痰が貯留しやすい部位が生じたり中枢気道での呼気閉塞が生じたりすると考えられる。

おわりに

呼吸器系は、ほかのどの器官よりも病原体や異物、有害ガスなどに大量に曝される器官であるだけでなく、その入り口の一部を消化器系と共有している。戦場の最前線にいて、いつも流れ弾が飛んでくるだけでなく、地雷がゴロゴロしている所に置かれ続ける戦士のごとく危険に満ちている。

肺炎は日本の死因別死亡率の第4位、男性では第3位を占めている。肺炎で死亡する患者の内訳は、92% が 65 歳以上の高齢者であり、さらに肺炎の年齢階級別死亡率は 70 歳を超えると急峻な傾きで増加している。これらは、肺炎において、高齢は重症化と死亡の危険因子の1つであることを示している。

本稿では、嚥下反射、咳反射は、加齢そのものでは障害されないが、高齢者に好発する脳血管障害があると両反射が障害されることを示した。高齢者では、口腔内の清潔を保つのが困難になり、胃食道逆流が多くなる。さらに、解剖学的異物排除機構や粘膜線毛輸送

系も加齢により障害される。特異的防御機構でも、Ｔリンパ球の抗原提示に対する活性化・増殖反応が加齢に伴い低下して、種々の免疫反応が障害される。以上のように、高齢者では、複数の肺防御機構が障害されることにより重症肺炎を起こしやすくなる。

(矢内　勝)

文献

1) Kikuchi R, Watanabe N, Konno T, et al：High incidence of silent aspiration in elderly patients with community-acquired pneumonia. Am J Respir Crit Med 150：251-253, 1994.
2) Kobayashi H, Sekizawa K, Sasaki H：Aging effects on swallowing reflex. Chest 111：1466, 1997.
3) Katsumata U, Sekizawa K, Ebihara T, et al：Aging effects on cough reflex. Chest 107：290-291, 1995.
4) Sekizawa K, Ujiie Y, Itabashi S, et al：Lack of cough reflex in aspiration pneumonia. Lancet 355：1228-1229, 1990.
5) Nakagawa T, Sekizawa K, Arai H, et al：High incidence of pneumonia in elderly patients with basal ganglia infarction. Arch Intern Med 157：321-324, 1997.
6) Sekizawa K, Ebihara T, Sasaki H：Role of substance P in cough during bronchoconstriction in awake guinea pigs. Am J Respir Crit Care Med 151：815-821, 1995.
7) Ebihara T, Sekizawa K, Nakazawa H, et al：Capsaicin and swallowing reflex. Lancet 241：432, 1993.
8) Baluk P, Nadel JA, McDonald DM：Substance P-immunoreactive sensory axons in the rat respiratory tract：A quantitative study of their distribution and role in neurogenic inflammation. J Comp Neurol 319：586-598, 1992.
9) Xu M, Moratalla R, Gold LH, et al：Dopamine D1 receptor mutant mice are deficient in striatal expression of dynorphin and in dopamine-mediated behavioral responses. Cell 79：729-742, 1994.
10) Jia YX, Sekizawa K, Ohrui T, et al：Dopamine D1 receptor antagonist inhibits swallowing reflex in guinea pigs. Am J Physiol 274：R 76-R 80, 1998.
11) Graibiel AM：Neurotransmitters and neuromodulators in the basal ganglia. Trends Neurosci 13：244-254, 1990.
12) Yamaya M, Yanai M, Ohrui T, et al：Interventions to prevent pneumonia among older adults. J Am Geriatr Soc (in press)
13) Pinto A, Yanai M, Nakagawa T, et al：Swallowing reflex in the night. Lancet 344：820-821, 1994.
14) Zheng S, Yanai M, Matsui T, et al：H. Nocturnal cough in patients with sputum production. Lancet. 350；864-865, 1997.
15) Rudney JD：Does variability in salivary protein concentrations increase oral microbial ecology and oral health? Crit Rev Oral Biol Med 6：343-367, 1995.
16) Ruzkowski CJ, Sanowski RA, Austin J, et al：The effects of inhaled albuterol and oral theophylline on gastroesophageal reflux in patients with gastroesophageal reflux in patients with gastroesophageal reflux disease and obstructive lung disease. Arch Intern Med 152：783-785, 1992.
17) Mayss EE, Dubois JJ, Hamilton GB：Pulmonary fibrosis associated with tracheobronchial aspiration；study of the frequency of hiatus hernia and gastroesophageal reflux in interstitial pulmonary fibrosis of obscure etiology. Chest 69：512-515, 1976.
18) Chan ED, Welsh CH：Geriatric respiratory medicine. Chest 114：1704-1733, 1998.
19) McWilliam AS, Nelson DJ, Holt PG：The biology of airway dendric cells. Immunol Cell Biol 73：405-413, 1995.
20) Gardner I, Lim S, Lawton J：Monocyte function in ageing humans. Mech Ageing Dev 16：233-239, 1981.
21) Fulop T, Foris G, Worum I, et al：Age-dependent changes of the Fcγ-receptor-mediated functions of human monocytes. Int Arch Allergy Appl Immunol 74：76-79, 1984.
22) Corberand J, Ngyen F, LaHarrague P, et al：Polymorphonuclear functions and aging in humans. J Am Geriatr Soc 29：391-397, 1981.
23) Weissler JC, Lyons CR, Lipscomb MF, et al：Human pulmonary macrophages. Functional comparison of cells obtained from whole lung and bronchoalveolar lavage. Am Rev Respir Dis 133：473-477, 1986.

24) Inamizu T, Chang M, Makinodan T：Influence of age on the production and regulation of interleukin-1 in mice. Immunol 55：447-455, 1985.
25) Hefton JM, Darlington GJ, Casazza BA, et al：Immunologic studies of aging. V. Impaired proliferation of PHA responsive human lymphocytes in culture. J Immunol 125：1007-1016, 1980.
26) Thoman ML, Weigle WO：Partial restoration of con A-induced proliferation, IL-2 receptor expression, and IL-2 synthesis in aged murine lymphocytes by phorbol myristate acetate and ionomycin. Cell Immunol 114：1-11, 1988.
27) Gillis S, Kozak R, Durante M, et al：Immunological studies of aging. Decreased production of and response to T cell growth factor by lymphocytes from aged humans. J Clin Invest 67：937-942, 1981.
28) Hallgren H, Buckley C, Gilbertsen VA, et al：Lymphocyte phytohemagglutinin responsiveness, immunoglobulins and autoantibodies in aged humans. J Immunol 111：1101-1107, 1973.
29) Wanner A, Salathe M, O'Riordan TG：Mucociliary clearance in the airways. Am J Respir Crit Care Med 154：1868-1902, 1996.
30) Yanai M, Hatazawa J, Ojima F, et al：Deposition and clearance of inhaled 18 FDG powder in patients with chronic obstructive pulmonary disease. Eur Respir J 11：1342-1348, 1998.

4 防御機能からみた老化
2 全身性防御能

はじめに

全身性防御能(Age-associated changes in defense mechanism)は種々の段階から成り立ち、①肺の粘液線毛輸送系、咳・嚥下反射、胆汁や尿の流出、便排泄などの臓器の機械的防御機構、②皮膚や粘膜の機械的・生物学的バリヤー機構、③好中球やマクロファージ、NK細胞、B細胞、T細胞による液性および細胞性免疫、などが働いている。老年者全身性免疫能は加齢に伴う生理的変化を受けて低下する。液性免疫は加齢による変化を受けにくいと報告されているが、実験動物では抗体産生の低下、特に高親和性抗体の減少を認める。細胞性免疫は加齢によって減少および機能低下を生じ、T細胞増殖能の低下や数の減少、遅延型皮内反応の低下を認める。老年者に合併する種々の合併症、例えば脳血管障害、糖尿病、腎不全、肝硬変などは咳、嚥下反射低下や液性、細胞性免疫の低下を生じ、全身性防御能に影響を及ぼす。これらの種々の因子により老年者の全身性防御能が低下し、感染症に対する免疫力が低下する(表1)。

1. 全身性防御能の成り立ち

全身の生体防御能は種々の段階から成立している。①肺の粘液線毛輸送系、咳反射、嚥下反射、胆汁や尿の流出、便の排泄など、臓器に備わった機械的防御機能、②皮膚や粘膜の機械的バリアー、および生物学的バリアー機能(分泌型IgA、気道分泌物のライソザイム、デフェンシンなど)、③体液中の非特異的防御因子(補体、インターフェロン、ラクトフェリンなど)、④マクロファージ、好中球などの貪食細胞、NK細胞などによる異物排除機構、⑤抗原提示細胞によるT細胞の活性化、⑥感作T細胞のサイトカイン合成、B細胞の抗体産生、キラーT細胞の活性化。これら①〜⑥の一連の免疫反応によって体内に侵入した微生物を中心とする異物が排除され、全身の免疫能が成立する。

2. 全身性防御能と加齢による変化

1 液性免疫の加齢による変化(表1)

免疫グロブリン全体の血液中濃度は加齢とともに変化しないが、ヒトの血中IgAとIgG免疫グロブリンは加齢とともに増加する。原因としては、①T細胞による抑制機能の加齢に伴う低下やB細胞の増殖、②分化因子であるインターロイキン(IL)-4、IL-5およびIL-

表 1. 加齢および疾患に伴う免疫能の低下

加齢に伴う変化	液性免疫	免疫グロブリン量は加齢で変化しない（ヒト） ウイルスワクチンに対する抗体産生も大きな変化はない（ヒト） 抗原に対する抗体産生が低下（マウス） 高親和性抗体の減少（マウス）
	細胞性免疫	T細胞の加齢に伴う減少および機能低下 Th₁細胞の減少、遅延型皮内反応の低下（ヒト） T細胞増殖能の低下（ヒト） マクロファージの炎症性サイトカイン合成低下（ラット）
合併症に伴う変化	脳疾患	咳反射、嚥下反射低下による気道異物排除能の低下
	糖尿病	多核白血球，単核球，マクロファージの走化能、貪食能、殺菌能低下 病原微生物の細胞接着能亢進
	腎不全	T細胞機能低下、貪食能低下
	肝硬変	抗原および補体低下、好中球及び網内系機能低下
	他	異物排除能の低下：慢性閉塞性肺疾患、胆管結石症、前立腺肥大症、腫瘍による気管支や胆管尿路系閉塞、腸閉塞

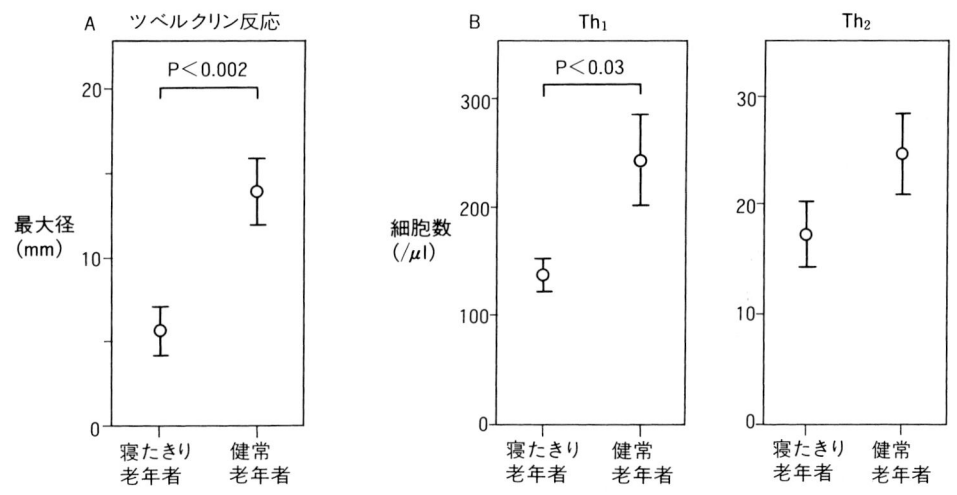

図 1. 老年者のツベルクリン反応(A)および末梢血ヘルパーT1細胞(Th₁)、ヘルパーT2細胞(Th₂)数の比較
寝たきりの老年者ではツベルクリン反応および末梢血Th₁細胞数が減少するが、Th₂細胞数は保たれる。値は平均±標準誤差で標示。
（文献1より引用）

6を合成するヘルパーT2、(Th₂)細胞の加齢による増加、③環境抗原の刺激による、などが考えられている。

B細胞は加齢による変化を受けにくいといわれており、その理由は、新しいB細胞が骨髄から供給され続けるからと考えられている。

Fukushimaなど[1]は老年者のTh₂細胞の機能を調べたところ、老年者では若年者と比べてTh₂機能に差がないことを見い出している（図1）。さらに、Th₂細胞数は寝たきり老人でも低下しなかったことより、抗体産生能は最後まで残ると考えられた。インフルエンザワクチンを寝たきり老人に注射して、4カ月後の抗体力価をみると寝たきり老人でも若い人

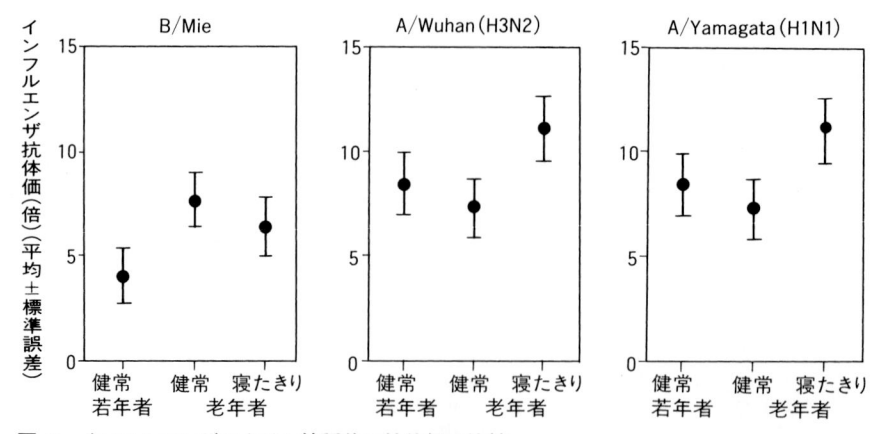

図 2. インフルエンザワクチン接種後の抗体価の比較
寝たきり老年者においても、若年健常者、老年健常者と同様のインフルエンザ抗体価が得られる。
（文献2より引用）

と同様にインフルエンザに対する抗体価の上昇を認めた（図2）[2]。また、さらに、インフルエンザワクチンを接種した老人では、発熱や肺炎発生の頻度が減少することが示された[2]。これらの成績は、寝たきり老人においても抗体産生能が残って有効に働くことを示唆している。

これらのヒトの知見に対し、マウスの研究では[3]、phosphoryl choline（PC）に反応するB細胞は加齢で増加するが、種々のハプテンに反応するB細胞は減少すると報告されている。T細胞非依存性抗原である2、4、6-trinitrophenyl-lysyl-Ficoll（TNF-F）に対する抗体産生は6～8週齢のマウスでは78週齢～100週齢マウスに比べて1/4～1/7に低下した[4]。T細胞依存性抗原である2、4-dinitrophenylated（DNP）bovine γ-globulinに対する抗体産生は2カ月のマウスに比べ24カ月のマウスでは18％に低下した[5]。T細胞依存性抗原に対する抗体産生の特徴は高親和性抗体の欠如である[5]。高親和性抗体は低親和性抗体に比べて微生物排除に対してより有効的に作用すると考えられている[4]。これらの抗体の質的変化が免疫反応の加齢による易感染性に関係すると考えられている。マウスによるこれらの知見はヒトにも当てはまる可能性がある。

2 細胞性免疫の加齢による変化（表1）

細胞性免疫の主要部分を担うT細胞系は加齢とともに数の減少、機能の低下が生ずる。B細胞が骨髄から絶えず供給されると異なり、新しいT細胞の供給元である胸腺の萎縮に伴い、T細胞の減少が加齢とともに生ずる。T細胞の加齢に伴う数の減少は、ヒトの場合、胸腺萎縮の進行する20歳以降に始まる。胸腺は加齢とともに脂肪が増加し、本来の組織が退縮する。その後、20歳から70歳まではT細胞数に変化は少ないが、70歳を過ぎると再び減少してくる。胸腺の退縮の原因は下垂体ホルモンなどによる神経内分泌系との相互関

係の変化に基づくと考えられている[6]。

新たなT細胞供給の減少はT細胞の加齢による増殖能や機能変化をもたらす。³H-サイミジンを用いてT細胞増殖能を調べると、phytohaemagglutinin(PHA)に対する増殖反応は、60歳以上の高齢者では25歳以下の若年者に比べて明らかに低下している[7]。加齢によるT細胞増殖能の低下には、増殖に関与するIL-1、IL-2、IL-3などのサイトカイン合成低下の関与が示唆されている[8]。また、増殖因子が細胞膜上の受容体に結合した後の細胞内情報伝達系異常も指摘されている。Proustら[9]は、concanavalin A(Con A)刺激後のprotein kinase C(PKC)活性化が老年マウスで低下することを報告している。また、イノシトール3リン酸(IP_3)増加率も老年マウスで低下した。さらに、イオノマイシン刺激によるT細胞内カルシウムイオン増加の減少も老年マウスで報告されている[10]。キラーT細胞の細胞障害性の減少、細胞障害活性T細胞でのパーフォリンやセリンエステラーゼ遺伝子発現の低下も老年マウスで報告されている[11]。

細胞性免疫を健常老年者と寝たきり老年者で比べると、寝たきり老年者で低下する。平均年齢80歳の健常および寝たきり老年者で比較すると、CD4陽性リンパ球の減少、ツベルクリン皮内反応の低下およびTh_1細胞が減少していた(図1)。Roberts-Thomsonらも健常老年者(60歳以上)の若年者(25歳以下)に比べた遅延型皮内反応の低下を認めている[7]。このように、細胞性免疫は老年者で低下し、さらに、老年者の中でも日常生活動作(ADL)の低下した寝たきり状態でより大きく低下すると考えられる。

3 食細胞機能の加齢による変化(表1)

マクロファージは骨髄から新しい細胞が供給される関係で、量的・機能的に加齢とともに変化しないと報告されてきた。老年マウスのマクロファージ貪食能や抗原処理能力は若年マウスに比べて変化しない[12]。しかし、最近になって、高齢ラットのマクロファージにおけるIL-1やtumor necrosis foctor(TNF)合成の低下やインターフェロンγによるTNF産生能低下など[13]、炎症性サイトカインの合成低下が報告されており、老年動物におけるマクロファージの殺菌作用や抗腫瘍障害活性低下との関連が示唆されている。

3. 合併症による防御能の変化(表1)

1 脳疾患

古くより意識障害や脳血管障害があると嚥下障害や不顕性誤嚥が起こり、肺炎に到ることが報告されている[14]。脳障害による肺炎の機序について、Nakagawaらは大脳基底核の脳血管障害が嚥下反射と咳反射の低下をもたらし、不顕性誤嚥とその後の肺炎に到る経路を報告している[15]。嚥下反射と咳反射は迷走神経知覚枝の頸部神経節で合成されるサブス

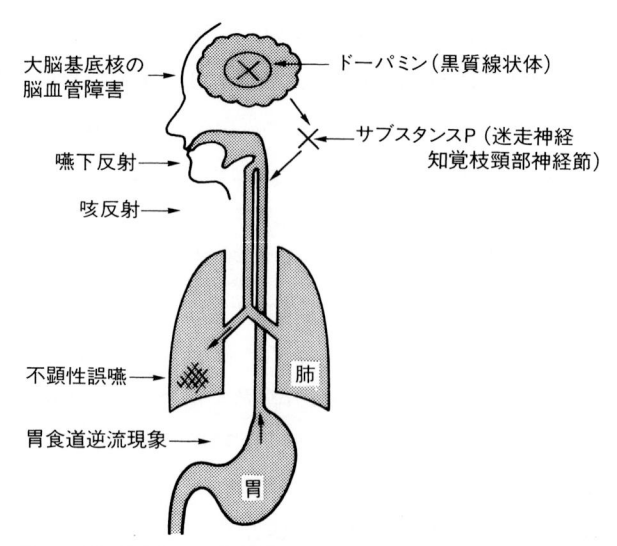

図 3. 大脳基底核の血管障害による誤嚥性肺炎の機序
大脳基底核のドーパミン合成低下がサブスタンス P 合成放出の
不足をもたらし，この結果，咳反射と嚥下反射の障害を生ずる。
（文献 21 より引用）

タンス P が逆行性に咽頭や気管に放出されて生ずることが Sekizawa らによって明らかにされた[16)17)]。サブスタンス P の合成はドーパミンによって刺激されるため、大脳基底核に脳梗塞などが生じてドーパミンが不足し、サブスタンス P の不足が嚥下反射と咳反射の低下を生じ、肺の異物処理能低下を生じ、肺感染症に到る(図3)。

2 糖尿病

糖尿病患者が感染症にかかりやすいことはよく知られている[18)]。易感染の原因は種々報告されているが、免疫能低下も1つの要因である。細胞性免疫の低下や補体量の減少、刺激に対する炎症性サイトカイン放出の減少も報告されているが、これら所見と臨床で目にする易感染性との関係は不明確である。糖尿病患者の多核白血球や単核球、マクロファージの走化性、貪食能、殺菌能など細胞性免疫の抑制は多く報告されている。糖尿病のコントロールによってこれらの細胞性免疫は改善する[18)]。さらに、高血糖状態で微生物の活動性は高まる。また、糖尿病患者の細胞におけるカンジダなど微生物の接着が亢進する。これら種々の要因が糖尿病における易感染性を引き起こすと考えられている。

3 腎不全

腎不全では特に末期において免疫不全を生ずることが知られているが、免疫担当細胞の機能は低下と亢進が混在し、免疫不全との関連は複雑である。免疫能低下を裏づける所見としてはT細胞による IL-2 過刺消費に伴う IL-2 活性低下、貪食担当接着分子やオプソ

ニン受容体の合成低下が報告されている[19]。これに対し、IL-1、IL-6、TNF などの活性化単球による合成や B 細胞の可溶性 CD 23 合成は亢進する。尿毒症患者では T 細胞、B 細胞ともに機能や分画に異常があり、慢性腎不全の初期段階において、すでにこの異常は認められている。ヘルパーT 細胞分画(Th_1 と Th_2)の機能解析による腎不全時の免疫不全機序解明が期待されている。

4 肝硬変

肝硬変患者は細菌性腹膜炎が生じやすく、死亡の一因になっている。細菌性腹膜炎の機序は不明で、腸管から腹腔への細菌移行および腹水での細菌増殖が注目されている。肝硬変患者では液性、細胞性免疫がいずれも障害され、抗体産生低下、補体レベル低下、好中球および細胞内皮系機能低下が報告されている。さらにクッパー細胞機能低下などによる門脈系の細胞排除機能も低下する[20]。

おわりに

老年者では加齢に伴う生理的な免疫能低下に加えて、合併症に伴う各臓器および全身免疫能低下を生ずる。脳疾患[21]、糖尿病、腎不全、肝硬変(表1)のほかに、老年者が罹患する白血病を含む悪性腫瘍、心肺疾患、代謝疾患は局所異物排除能と全身性免疫能低下をもたらす。

(山谷睦雄)

文献
1) Fukushima T, Nakayama K, Monma M, et al: Depression of T helper-1 and tuberculin responses in older bed-bound patients. J. Am. Geriatr. Soc. 47 ; 259-260, 1999.
2) Fukushima T, Nakayama K, Monma M, et al: Influenza vaccination in bedridden patients. Arch. Int. Med 159 ; 316-317, 1999.
3) Zharhary D, Klinman NR: Antigen responsiveness of the mature and generative B cell populations of aged mice. J. Exp. Med. 157 ; 1300-1308, 1983.
4) Schulze DH, Goidl EA: Age-associated changes in antibody-forming cells (B cells). Proc. Soc. Exp Biol. Med. 196 : 253-259, 1991.
5) Goidl EA, Innes JB, Weksler ME: Immunological studies of aging II. Loss of IgG and high avidity plaque-forming cells and increased suppressor cell activity in aging mice. J Exp Med 144 : 1037-1048, 1976.
6) 岸本 進: 老化と免疫 48 : 268-273, 1990.
7) Roberts-Thomson IC, Whittingham S, Youngchaiynd U, et al: Ageing, immune response, and mortality, Lancet ii ; 368-370, 1974.
8) Toman ML, Weigle WO: Lymophokines and aging: Interleukin-2 production and activity in aged animals. J Immunol 127 : 2102-2106, 1981.
9) Proust JI, Filburn CR, Harrison SA, et al: Age-related defect in signal transduction during lectin activation of murine T lymphocytes. J Immunol 139 : 1472-1478, 1987.
10) Miller RA: Accumulation of hyporesponsive, calcium extruding memory T cells as a key feature of age-dependent immune dysfunction. Clin Immunol Immunopath 58 : 305-317, 1991.
11) Bloom ET, Umehara H, Bleackley RC, et al: Age-related decrement in cytotoxic T lymphocyte (CLT) activity is

associated with decreased levels of mRNA encoded by two CTL-associated serine esterase genes and the perforin gene in mice. Eur J Immunol 20：2309-2316, 1990.
12) Heidrick ML, Makinodan T：Presence of impairment of humoral immunity in nonadherent spleen cells of old mice. J Immunol 111：1502-1506, 1973.
13) Davila DR, Edward III CK, Arkins S, et al：Interferon-γ-induced priming for secretion of superoxide anion and tumor necrosis factor-α-declines in macrophages from aged rats. FASEB J 4：2906-2911, 1990.
14) Horner J, Massey EW, Riski JE, et al：Aspiration following stroke：clinical correlates and outcome. Neurology 38：1359-1362, 1982.
15) Nakagawa T, Sekizawa K, Arai H, et al：High incidence of pneumonia in elderly patients with bosal ganglia infarction. Arch Int Med 157：321-324, 1997.
16) Sekizawa K, Jia YX, Ebihara T, et al：Role of substance P in congh. Pulm. Pharmacol 9：323-328, 1996.
17) Jin YH, Sekizawa K, Fukushima T, et al：Capsaicin desensitization inhibits swallowing reflex in guinea pigs. Am Rev Respir Dis 149：261-263, 1994.
18) Geerlings SE, Hoepelman AI：Immune dysfunction in patients with diabetes mellitus(DM). FEMS Immunol. Med Microbiol 26：259-265, 1999.
19) Descamps-Latscha B：The immune system in end-stage renal disease. Curr Opin Nephrol Hypert 2：883-891, 1993.
20) 髙木一郎, 戸田剛太郎：各種病態での細菌感染症難治化の機序. 肝硬変, 日本臨版 52：395-399, 1994.
21) 山谷睦雄, 矢内　勝, 大類　孝, ほか：老人性肺炎の病態と治療. 日老医誌 36：835-843, 1999.

5　老年者呼吸器疾患の疫学

1. 人口動態からみた老年の呼吸器疾患

1 人口動態の中での老年人口と今後[1]

　平成11年10月1日の統計では、わが国の人口が1億2500万、年人口増加率0.2%である。因みに、大正14年では人口5600万人、年人口増加率1.3%であった。ただし、昭和25年頃のいわゆるベビーブームに年人口増加率は3.0を越えていたが、その後は増加率は低下の一途を辿っている。また、平均寿命は大正15年で男性45年、女性47年から平成10年男性77年、女性84年と増加した。乳幼児死亡・出産率の低下の減少を平均寿命の増加に重ねてみると人口構成の高齢化が容易に予測することができる。年齢3区分(年少人口：14歳以下、生産人口：15～64歳、老年人口：65歳以上)からみると老年人口は、大正14年の5.3%から平成11年の16.7%とそのの増加は著しい。その結果、人数比でみる限りは、年少人口指数(年少人口/生産年齢人口)、従属人口指数(年少人口＋老年人口/生産年齢人口)は低下し、負担は減少したかにみえる。しかし、老年人口指数(老年人口/生産年齢人口)は大正14年と比べると3倍となり、核家族化が進む中で生産年齢人口層が面倒をみる老年人口層が圧倒的に増加している。しかも、老年化指数(老年人口/年少人口)は大正14年と比べると10倍に増加し、将来的にも年少人口層が生産年齢層に移行する人数よりは、生産年齢層から老年人口層に移行する人数が圧倒的に多いこを示している。

　これらの年齢動態をみると老年層は生産年齢層の何らかの保護が必要となり、約60%の配偶関係、離婚率の増加と相まって高齢者の独居という問題も浮かびあがってくる。老年病を如何に理解し、如何に対応するかが、すべての年齢層にとって大きな課題となる。

2 呼吸器疾患の診療の実態[1-3]（表1）

　1996年の全国調査では、入院症例の1.2%が呼吸器系悪性疾患、4.5%がその他の呼吸器疾で、特に男性は各々約2%、6%弱がこれらに相当する。外来症例では、0.1%が呼吸器系悪性疾患、11.6%がその他の呼吸器疾で、特に男性では各々約0.2%、13.5%を占めている。すなわち、入院症例の6%(男性では8%)、外来症例の12%(男性では14%)が呼吸器疾患患者が占めることになる。しかも、加齢に伴う発癌、肺気腫をはじめとする慢性呼吸器疾患、感染症の発生頻度の上昇は、高齢者における呼吸器疾患の重要性をさらに高めることになる。

表 1. 呼吸器疾患症例の診療の実態

呼吸器疾患	入院患者(%) 男	女	計	外来患者(%) 男	女	計	平均在院期間(日) 男	女	計
悪性疾患	1.8	0.7	1.2	0.2	0.05	0.1	48.3	54.6	50.1
他の疾患	5.4	3.7	4.5	13.2	10.2	11.2	25.3	27.2	26.1

(文献1より改変,引用)

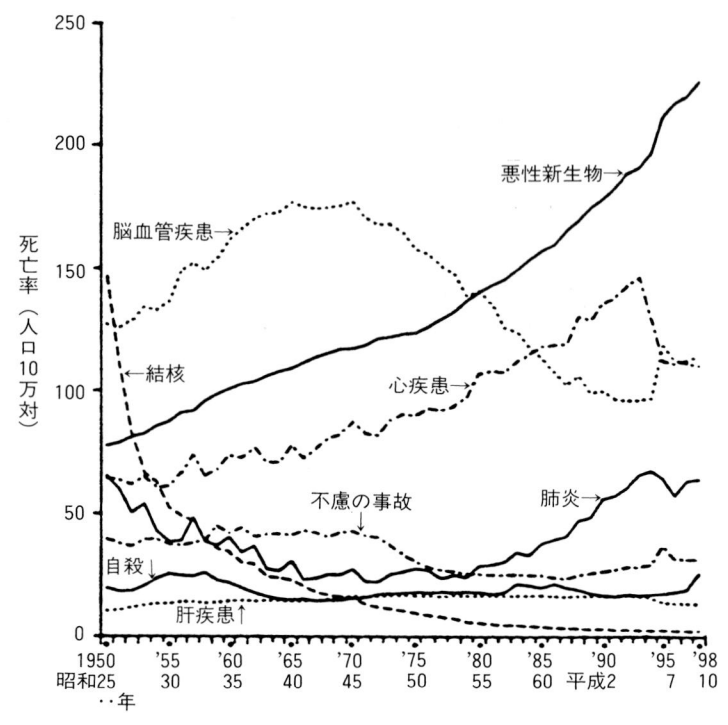

図 1. わが国の主要死因別にみた死亡率の経時的な推移
最近では、悪性疾患・脳血管障害・心疾患が最も死因として頻度が高い。明治・大正・昭和初期と死因の1位を占めていた肺炎などの呼吸器感染症は激減したが、昭和55年以降はむしろ増加傾向がある。
(文献1より引用)

　図1は、主要死因別にみた死亡率を経年的にみたものである。悪性新生物による死亡は年々増加する傾向にある。図2は原発臓器別にみたものである。肺癌が男性死因の第1位、女性死因の第3位を占める。胃癌健診が行われてから死亡数が減少しているが、肺癌では健診が積極的に行われてきているにもかかわらず、死亡数の減少はみられていない。年間で男性3万7千人、女性1万4千人が肺癌で死亡しており、年齢が増すにしたがい、肺癌発生率は著しく増大する。因みに、80歳を越えると人口10万比でみると肺癌死亡率は500を越え、戦前の20歳代の若者の結核による死亡率に匹敵する。
　肺炎は明治、大正、昭和初期には死因の第1位を占めていたが、昭和30年以降に死亡数が減少してきている。これは、生活環境の整備、抗生物質の普及によると考えられる。し

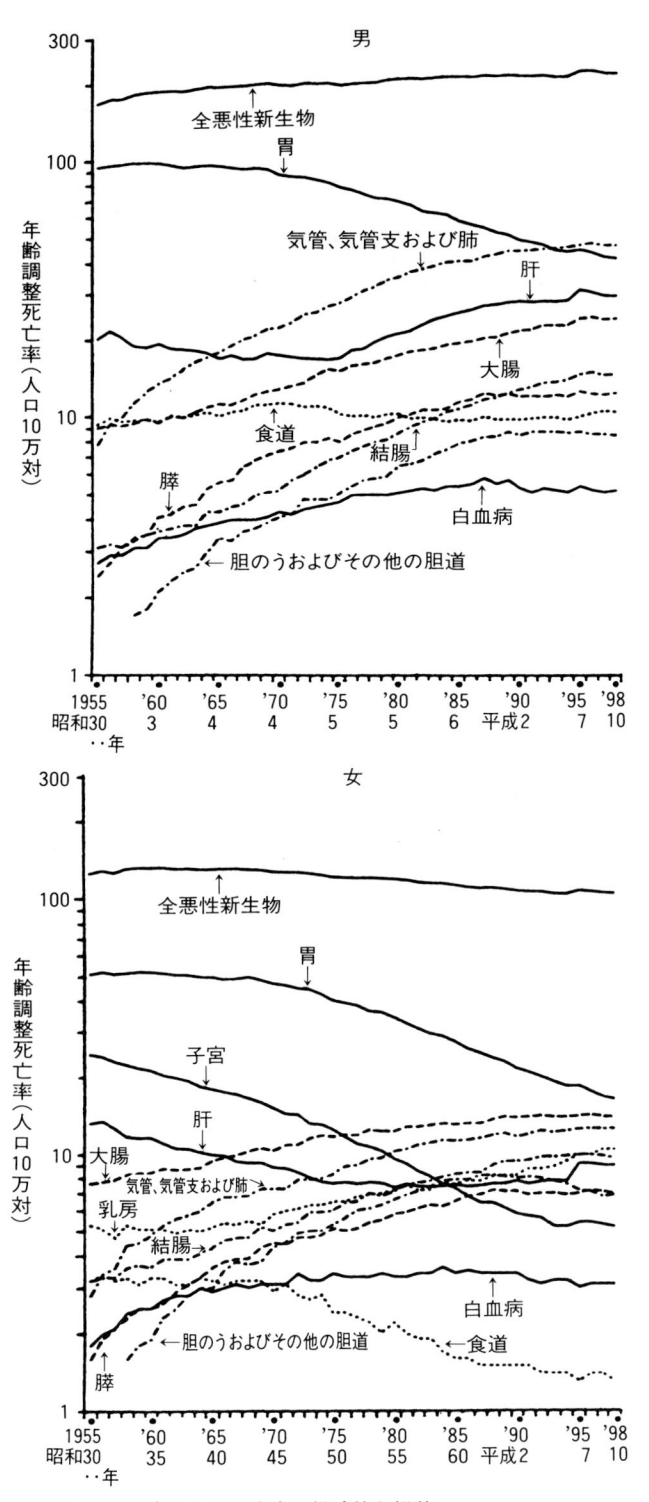

図 2. 臓器別にみた悪性疾患による死亡率の継時的な推移
従来は長期にわたり、胃癌が第1位であったが、健診の普及率の向上に伴い減少してきている。ここ数年は、肺癌の増加が著しく、また健診の普及によっても死亡率は減少していない。男性では死因の第1位、女性でも第3位である。
(文献1より引用)

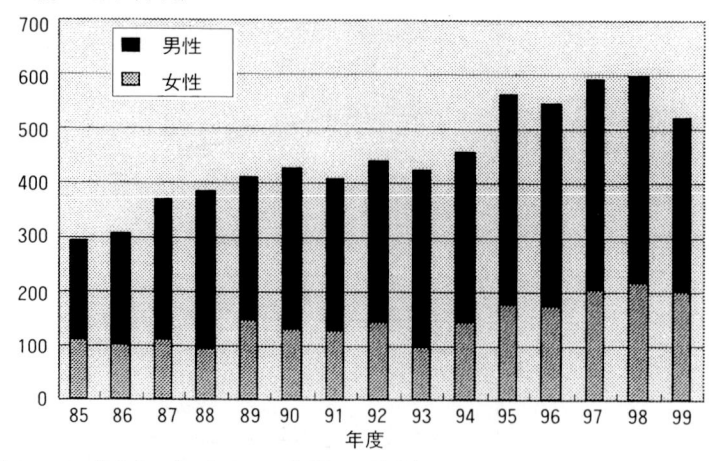

図 3. 1985 年から 1999 年までの年間の入院症例数の推移
経時的に呼吸器疾患症例の入院数は増加している。疾患内容の関係で男性が女性の約 1.5〜2 倍程度多い。

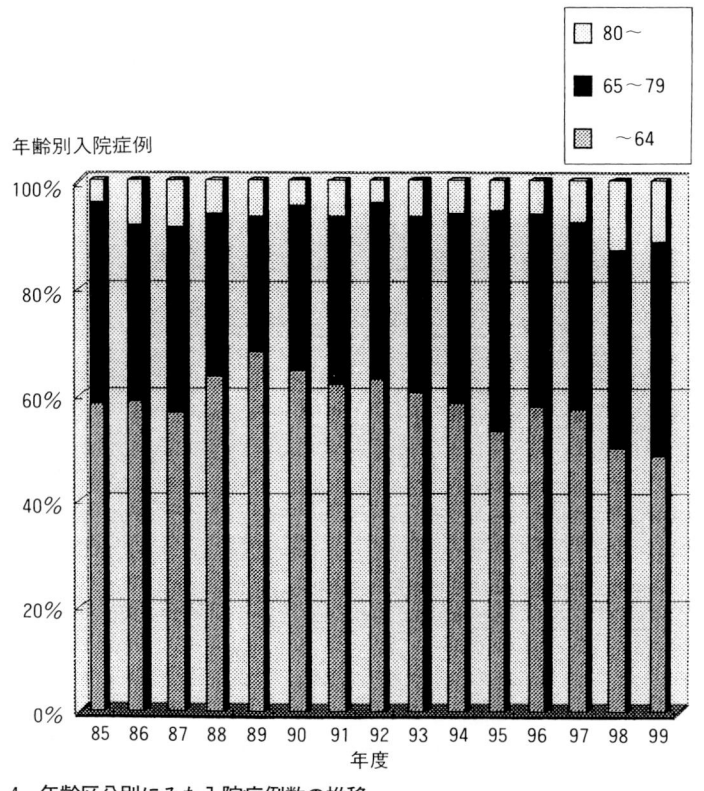

図 4. 年齢区分別にみた入院症例数の推移
65 歳未満、65〜80 歳、80 歳以上の 3 群に分けて年齢分布を経時的にみたものである。65 歳以上の高齢者の比率が増し、特に 8 超高齢者の占める割合が徐々に増加してきている。

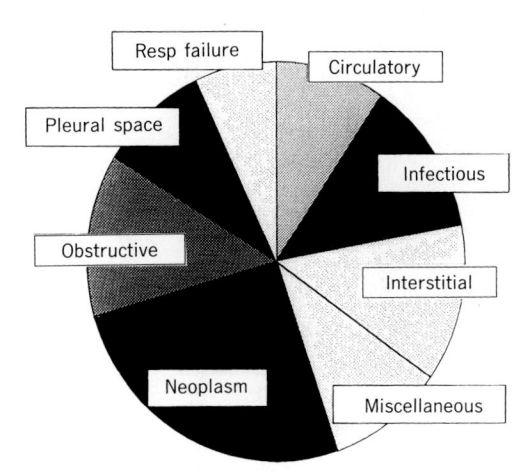

a：全入院症例
肺癌を中心とする腫瘍(neoplasm)が約4分の1を占めるが、その他の心不全・肺高血圧など循環系疾患(cirlulatory)、感染症(infectous)、間質性肺疾患(interstitial)、気管気管支炎や細気管支炎を含む閉塞性肺疾患(obstructive)、気胸・胸水など胸腔疾患(pleural space)、呼吸不全(resp failure)、その他(miscellaneous)の各疾患がほぼ均等に存在している。

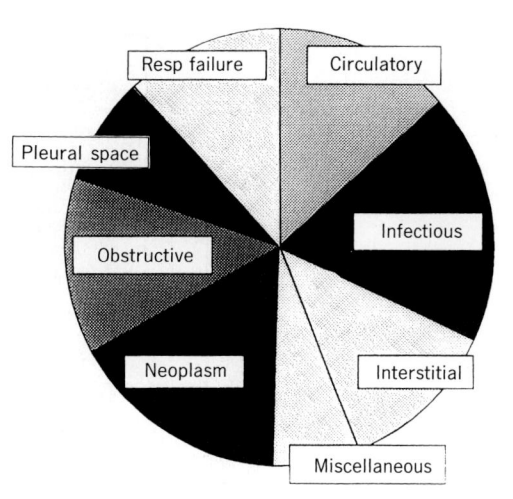

b：80歳以上の症例
心不全などの循環系疾患、感染症の頻度が増えている。

図5．入院症例の疾患内訳

かし、これらの状況は変わらないにもかかわらず、昭和55年頃から再上昇し、増加の傾向がまだ継続している(図1)。その要因として、75歳以上の後期高齢者の脳血管障害、心疾患などの他疾患の経過中に肺炎を併発して死に至ることがその原因と考えられる。

その他の疾患では、肺気腫を中心とする慢性閉塞性肺疾患により年間約8千人の死亡があり、男性の死因として重要な疾患である。米国では、慢性閉塞性肺疾患の罹患者は多く人口10万人比で100人を越え、男性死亡原因の第4位である。これらの実態は今後も老年との関わりがますます強くなっていくことを示唆しており、老年者の健康管理、診療において必須の認識を欠くことはできない。

3 当科における実態

(1) 高齢者における呼吸器疾患の全体の推移

筆者らの施設(順天堂大学附属順天堂医院呼吸器内科)は、年齢・疾患の種類にとらわれることなく、呼吸器疾患全般を対象に診療を行っている。1985年から1999年までの入院症例数の推移を図3に示した。総入院数は当初300以下であったが、個々数年は年間入院数が500名を越えている。経時的に性別をみると男性が女性の2〜1.5倍多い(図3)。65歳未満(非高齢者)、65〜79歳(高齢者)、80歳以上(超高齢者)でみると65歳以上の入院症例が増加し、特に、超高齢者の増加に注目される(図4)。

図5は疾患分類別にみたものである。全体では肺癌を中心とする腫瘍性疾患が約4分の

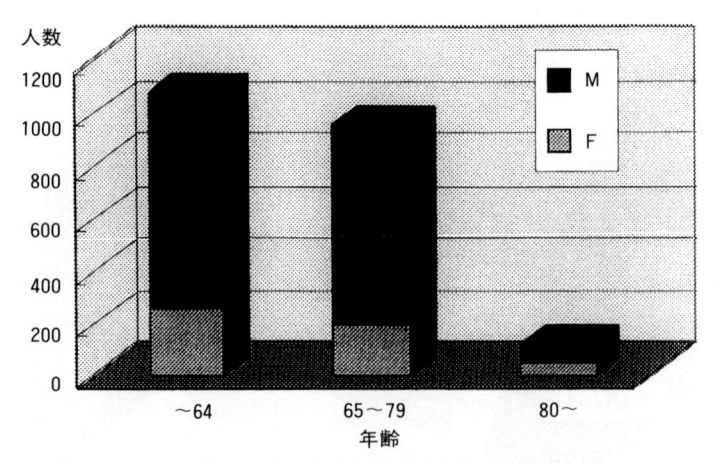

a：64歳以下、65〜79歳、80歳以上の年齢3区分別にみた頻度
64歳以下が最も多いが、65歳以上の老年者の頻度は約半数を占める。年齢が増すにしたがい、男女較差は少なくなる傾向がある。

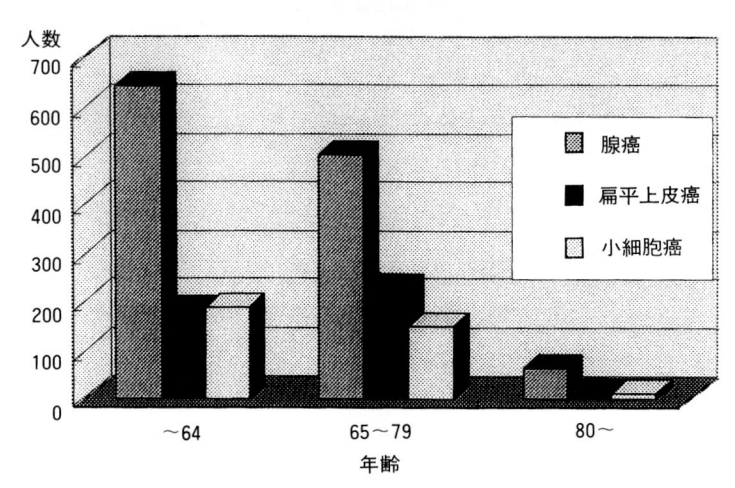

b：64歳以下、65〜79歳、80歳以上の年齢3区分別にみた組織型の比較
腺癌が最も多いが、年齢が進むにしたがい扁平上皮癌の占める割合が徐々に増加する。

図 6. 原発性肺癌の実態

1を占めるが、循環系疾患(右心不全・肺血栓塞栓症など)、感染症、間質性肺疾患、閉塞性肺疾患、胸膜・胸腔疾患、その他による疾患でほぼ均等に入院している。また、経時的にこれらの疾患別頻度に大きな差はみられない(図5-a)。高齢者では疾患内訳の大きな変化はないが、80歳以上の超高齢者では心不全を中心とする循環系疾患、肺炎を中心とする感染症の頻度が増している(図5-b)。

(2) 高齢者における呼吸器疾患—疾患別傾向—

肺癌を中心とする肺腫瘍では、64歳以下の症例が最も多いが、入院数の男女較差が超高齢者になると縮まる傾向がある(図6-a)。しかし、約半数は65歳以上の高齢者であり、生理的老化と老化に伴う合併症を加味した診療が必要であることが示唆される。組織型別で

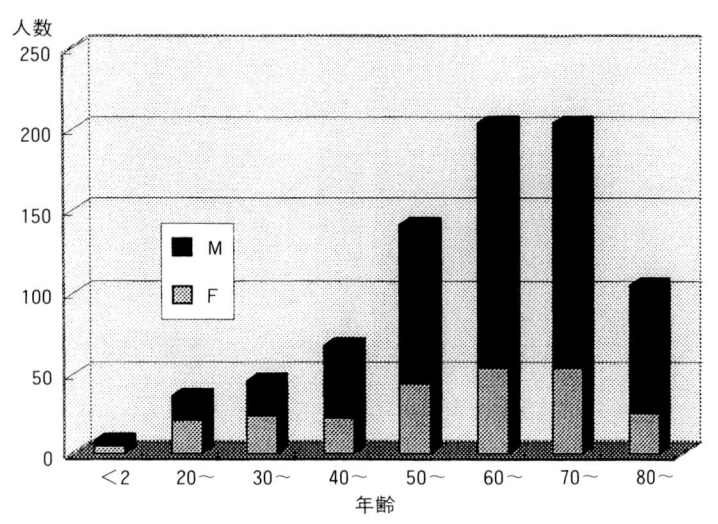

図 7. 年齢ごとにみた肺感染症の頻度
年齢が増すにしたがい症例が増加している。60歳以上の症例が3分の2を占めており、特に男性の増加が著しい。

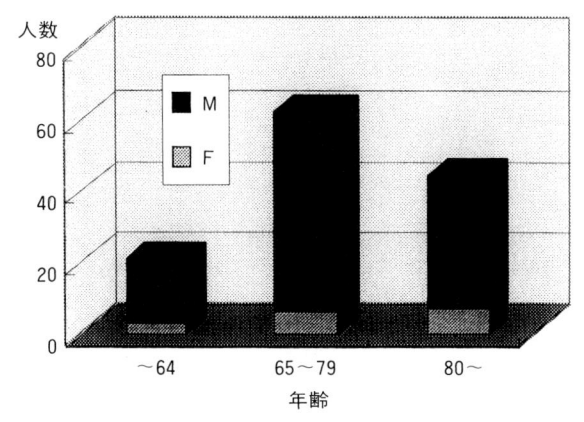

図 8. 年齢相別にみた誤嚥性肺炎
8割以上は高齢者で占められ、特に男性が目立つ。80歳以上の感染症症例の約半数は誤嚥関連の感染である。

は、腺癌が最も多いが、年齢が進むにしたがい、扁平上皮癌の症例数が増加する。64歳以下では、小細胞癌が腺癌に次いで多い(図6-b)。

　感染症は年齢が進むにしたがい症例数が増すが、その増加は男性に著しい(図7)。肺炎の原因菌は30%程度に同定がされるに過ぎない。しかし、誤嚥による肺炎は全体で10%強あり、特に80歳以上の約半数は何らかの形で嚥下障害が関与していた(図8)。今後の高齢化に向かい、高齢者の嚥下障害による感染対策の必要性が高い。

　肺気腫は経時的にみても確実に入院症例数が増加しており、15年前と比べると3倍以上

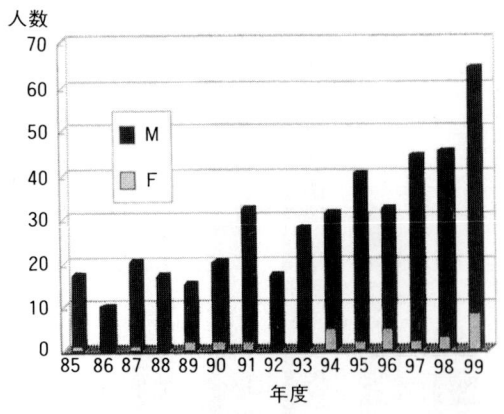

a：経時的にみた入院症例数
肺気腫による入院は経年的に増加しており、女性症例も増加してきている。

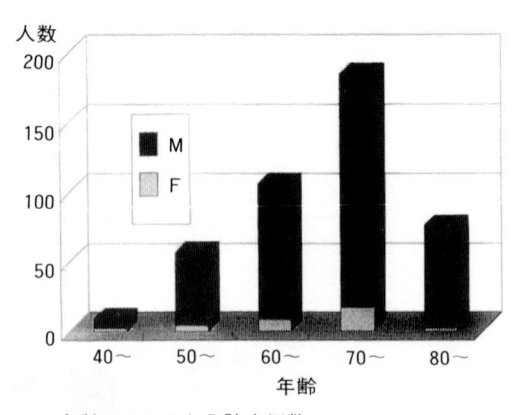

b：年齢ごとにみた入院症例数
60歳以上の症例が8割を越えている。

図 9．肺気腫症例の実態

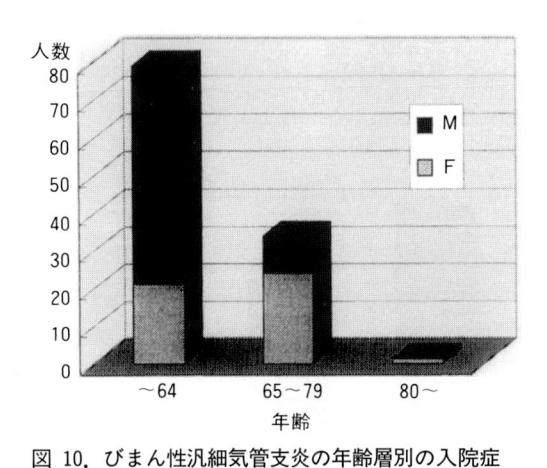

図 10．びまん性汎細気管支炎の年齢層別の入院症例数卵
64歳以下の症例が3分の2を占め、男女差は少ない。

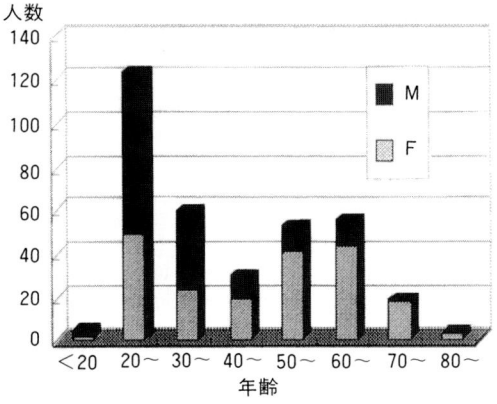

図 11．間質性肺炎による入院症例
年齢ごとにみた入院症例数を男女に分けてみたものである。20～40歳代の症例は膠原病によるものが多く、50歳以降はこれに特発性間質性肺炎が加わる。

　に達している。極めて緩徐ではあるが、女性症例が増加しており、女性の喫煙人口の増加との関連が示唆される（図 9-a）。入院症例は70歳代が最も多い（図 9-b）。一方、びまん性汎細気管支炎は64歳以下に圧倒的に多く、性差はあまり顕著でない（図 10）。

　間質性肺疾患は圧倒的に64歳以下が多く、男女比はほぼ同じである。10歳ごとにみてみると20～30歳代と50～60歳代にピークがある。前者は膠原病関連の間質性肺炎が主な疾患となっている。60歳以降は特発性間質性肺炎がこれに加わる（図 11）。

　呼吸不全症例は年々増加の一途を辿り、男女比は約3～4：1となっている（図 12-a）。年齢構成をみると60歳、70歳代が主体を占める（図 12-b）。原因疾患としては肺気腫、間質性疾患が主なものである。しかし、陳旧性肺結核症例と肺癌による呼吸不全症例が多く存

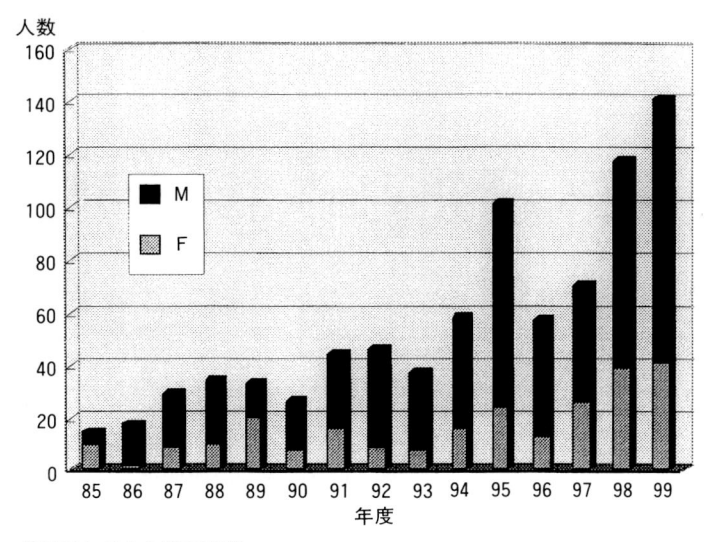

a：経時的にみた入院症例数
症例数の著しい増加をみる。男性症例が3〜4倍も多い。

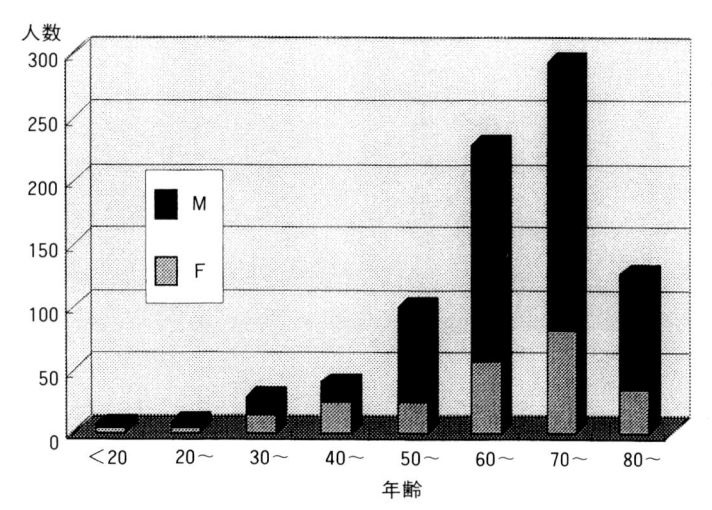

b：年齢ごとにみた入院症例数
60〜70歳代の症例が中心となる。

図 12. 呼吸不全症例の実態

在するために、呼吸不全症例の年齢分布は60、70歳代が中心となっている。

　肺血栓塞栓症は、1990年代に入ると著しく増加している（図13-a）。10歳代から広範にみられ、従来まれとされていた本症は呼吸困難の鑑別診断に欠くことのできない重要疾患として位置づけられるようになっている。頻度的には、50〜70歳代が最も多く（図13-b）、骨盤内悪性腫瘍、種々の原因による長期臥床が要因と考えられる。

　胸腔関連疾患としては、胸膜炎と気胸が代表的疾患である。胸膜炎は悪性胸水が主な疾患である。年次による増減はあるが、全体には増加、悪性胸水が多いために64歳以上多い。

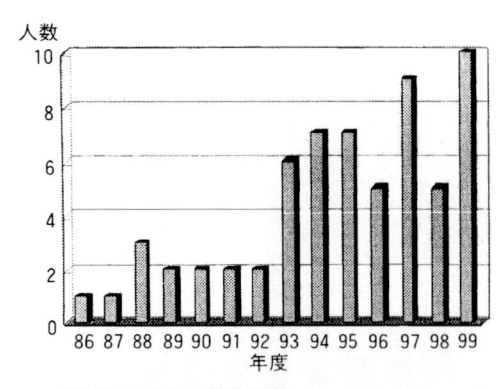

a：経時的にみた入院症例数
1992年からの症例数の著しい増加をみる。

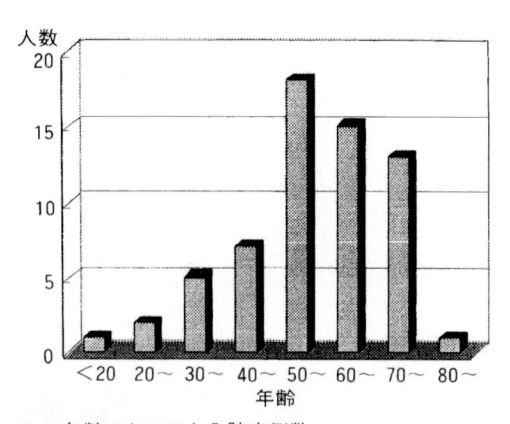

b：年齢ごとにみた入院症例数
50〜70歳代の症例が中心となっている。

図 13．肺血栓塞栓症の実態

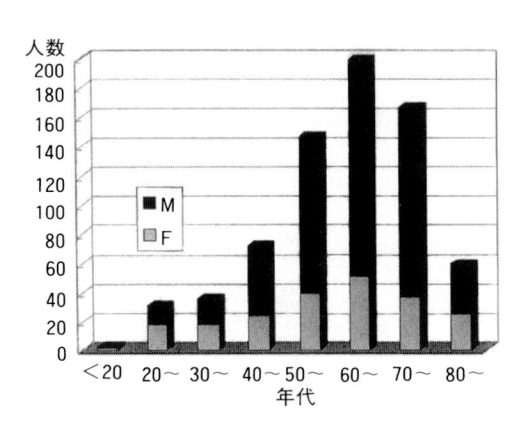

a：年齢ごとにみた胸水貯溜疾患の入院症例数
50〜70歳の症例が8割を越える。30歳以下の症例の多くは結核性である。

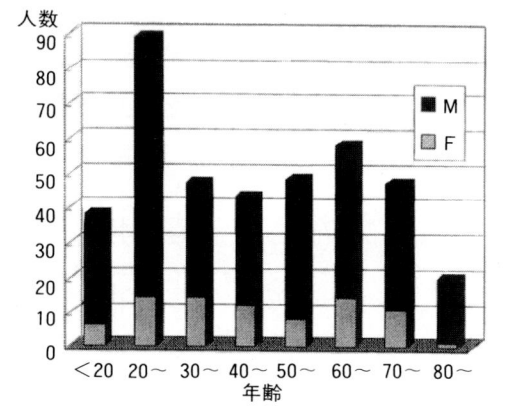

b：年齢ごとにみた気胸の入院症例数
20歳代にピークがあるが、他の年齢相でほぼ均等に気胸症例がみられる。慢性閉塞性肺疾患、間質性肺疾患に合併した気胸症例が目立つ。女性症例は極めて少ない。

図 14．胸腔疾患の実態

10歳ごとにみると50、60、70歳代が多く、女性の増加よりは男性数の増加が著しい(図14-a)。肺癌による癌性胸膜性の症例数は反映している。気胸も年々増加傾向にあり、3〜5：1と圧倒的に男性に多い。年代別にみると20歳代で著しいピークをつくっているが、それの除くと各年代ほぼ均等にみられる。若年男性の特発性気胸、その他の年齢では肺気腫を主体とする慢性閉塞性肺疾患に加えて、間質性肺炎でも気胸の合併症例が少なからずみられるためである。その結果、従来いわれていた2峰性のパターンと異なっている。

縦隔腫瘍は各年代ほぼ均等にみられる。主体は40、50、60歳代であるが、70、80歳代が

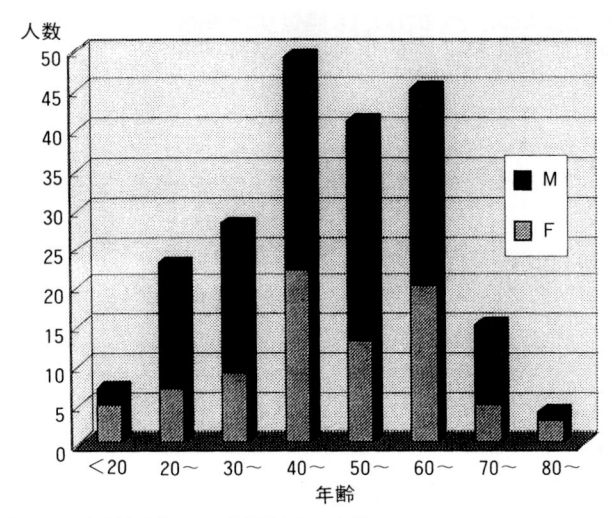

図 15. 年齢相別にみた縦隔腫瘍の実態
各年代ほぼ均等にみられる。40〜60歳代が中心となるが、70、80歳代が約2割程度を占めている。

約2割程度を占めている(図15)。縦隔腫瘍は70歳以上の高齢者には少ないが、60歳代の症例も決して少なくない。

4 21世紀に向けた老年の呼吸器疾患

本項では人口動態から、高齢者の比率の増加の実態は示し、外来・入院における呼吸器疾患の重要性を指摘した。特に、悪性疾患、感染症、慢性疾患の占める頻度は高く、これらの疾患が高齢の脳血管障害、心疾患、その他の慢性疾患に合併あるいは併発することが問題となる。個々の対策については、本書の各論を参照していただきたい。

(檀原　高)

文献
1) 厚生省統計局：2000年「国民衛生の動向」．
2) 日本呼吸器学会COPDガイドライン　COPD(慢性閉塞性肺疾患)の診断と治療のためのガイドライン．日本呼吸器学会COPDガイドライン作成委員会編集，メディカルビュー社，東京，1999年．
3) Standards for the diagnosis and care of patients with chrnonic obstructive pulmonary disease. Am J Respir Crit Care Med 152：S 78-S 121, 1995.

6 老年者の呼吸器症候

1. 老年者呼吸器疾患の一般的特徴

　老年者は、一般的に症状を強く訴えない。しかし、最近は活力に溢れた老年者も多く、80歳までは、特に老年者として取り扱う必要がないことも多い。患者本人の知性や健康状態を踏まえて症候を把握することが大切である。
　本稿では、老年者に特徴的な症候を整理する。

1 老年者主要呼吸器疾患の頻度

　呼吸器疾患は老年者で頻度が高い。肺炎は全死因の第4位、老年者では第1位である。1981年の時点で東京都老人医療センターの剖検例でのまとめでは、呼吸器を主要疾患としていた症例が約25％で最も多かった(図1)[1]。肺炎が主疾患であった症例は、150例/395例(9.5％)で、これ以外の主疾患で肺炎が直接死因に関与した症例は約13％にみられ、肺炎が死因に関与した症例は合計で23％にのぼると報告されている。近年、この傾向は一層強まっている。
　一方、入院症例については、東京逓信病院の92年から93年にかけての報告では、肺癌が最も多く、次いで肺炎(気管支炎、肺化膿症)、気管支喘息、間質性肺炎、慢性閉塞性肺疾患(COPD)となっている(図2)[2]。世界の疾病予測と同様に今後はCOPDの増加が予測される[3]。

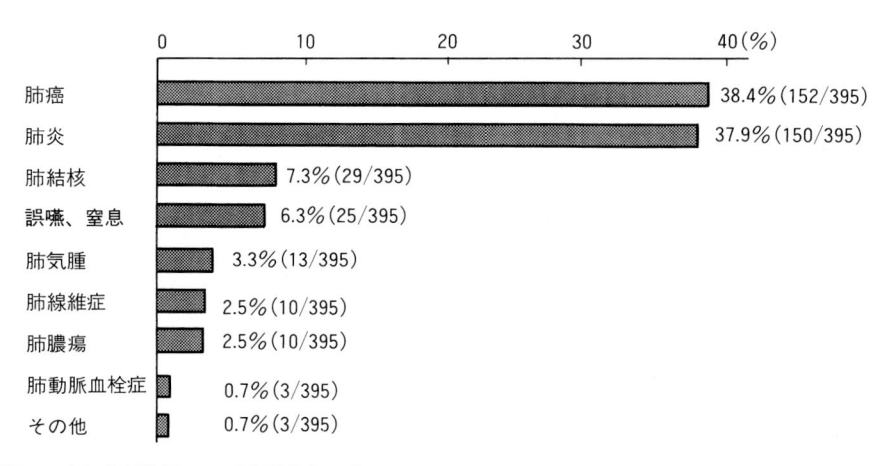

肺癌	38.4％ (152/395)
肺炎	37.9％ (150/395)
肺結核	7.3％ (29/395)
誤嚥、窒息	6.3％ (25/395)
肺気腫	3.3％ (13/395)
肺線維症	2.5％ (10/395)
肺膿瘍	2.5％ (10/395)
肺動脈血栓症	0.7％ (3/395)
その他	0.7％ (3/395)

図1. 老年者剖検例での呼吸器疾患頻度

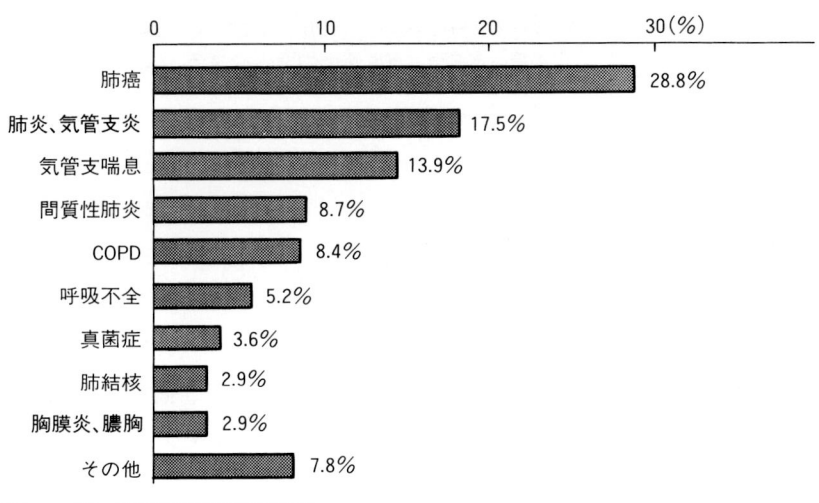

図 2．老年者入院呼吸器疾患頻度

肺癌	28.8%
肺炎、気管支炎	17.5%
気管支喘息	13.9%
間質性肺炎	8.7%
COPD	8.4%
呼吸不全	5.2%
真菌症	3.6%
肺結核	2.9%
胸膜炎、膿胸	2.9%
その他	7.8%

表 1．老年者呼吸器症状

胸痛（特に、深吸気で増強するもの）
血痰、喀血
痰
咳嗽
呼吸困難
喘鳴

非特異的呼吸器関連症状
意識障害
意欲の低下
脱水（舌の乾燥、皮膚 turgor の低下）
食欲不振
興奮、せん妄

表 2．老年者呼吸器疾患の特徴

1) 肺予備能の低下により、軽度の異常から呼吸不全に移行しやすい
2) 症状の出現が非定型で弱い（定期的検査の必要性が高い）
3) 薬剤の効果が期待通りにいかないことが多い（副反応も多い）
4) 複数疾患の合併、多臓器障害により予後が悪化しやすい
5) QOLへの配慮が治療の主体となる

2 老年者呼吸器疾患の特徴

呼吸器系の加齢変化を背景に老年者の呼吸器疾患は若年者と一様には取り扱えない。症状が非定型的であるため、しばしば診断が遅れ、重篤な状態に陥りやすい（表1、2）。一度悪化すると回復しにくい点も厄介である[4]。

咳嗽、喘鳴、喀痰などの気道症状の把握は老年者であっても当然重要である（表1）。

表 3. 老年者で呼吸器疾患の有無を考慮すべき他臓器の症状

関節痛、皮膚炎、皮膚硬化(関節リウマチ、SLE、SSc)
自己免疫疾患
心不全(肺うっ血)
腎不全(肺うっ血)
嗄声
サルコイドーシス
仮性球麻痺
副鼻腔炎
血液疾患(貧血、多発性骨髄腫、など)

しかし、肺炎でも明らかな気道症状がないことも多く、簡単な問診だけでは、重篤な病気を見逃すことがある(表2)。特異的ではないが、呼吸数の増加[25(回/分)以上]や食欲がないといった症状は必ず把握しておく必要がある。老年者の場合、表1に示したように、むしろ呼吸器疾患に特異的でない、意識障害をはじめとする非特異的症状に常に細心の注意をはらうことも重要である。特に、脱水症状は、感染を増悪し、予後を悪化させるので、老年者では常に注意する必要がある。この際、最も脱水を反映する臨床所見は、舌の乾燥であり、喉をみるときには舌の状態も把握するように努める。皮膚ツルゴールの低下は、しわの影響や皮膚の加齢変化のため、十分に判断できないことが多い。

また、本来呼吸器の症状ではないが、呼吸器疾患を考える症候として表3を考慮する。

3 病変の新旧の判定

呼吸器疾患の多くは老年者にみられ、老年者では疾患が完治しにくいため、陳旧性病変が残残することが多い。肺結核は感染症として重要なだけでなく、感染後に病巣の進展と治癒機転、および外科治療の結果、肺実質と胸郭の双方に解剖学的な変化をもたらす。肺結核発病から呼吸不全発症までの期間は約25年であり、高齢者肺結核後遺症による呼吸不全は今後も問題になる。実際、肺結核後遺症は以前として慢性呼吸不全で在宅酸素療法(Home oxygen therapy；HOT)の原因疾患の第2位であり、医療上重要な疾患である[5)~8)]。肺結核後遺症に他の病変が合併することも多く、陳旧性病変を確認しておくことと定期的に胸部X線写真をとっておくことも重要である。したがって、呼吸器疾患の診療の基本であるが、特に画像診断の際には、以前の画像と比較することが必要である。

2. 老年者における咳と痰

咳と痰は、老年者においても最も頻度の高い気道症状であり、必ず問診し、状態を把握する必要がある。咳は気道内異物や分泌物(喀痰)を排除しようとする生体の防御反応である。種々の刺激が咳嗽反射受容体を刺激して咳嗽反射を起こす。咳の受容体は気道の粘膜下に存在し、末梢ほど少なくなる。痰とは、生理的範囲を越えて過剰に産生された気道分

泌物に気道の粘膜上皮、吸入された異物、炎症性細胞、血液成分などが不定の割合で混合したものである。

1 咳嗽の問診

咳嗽の原因を調べ、正しい診断をするためには病歴の把握が重要である。①経過(急性か、慢性か)、②発生時期(日中/夜間、誘因の有無、体位や外気の影響はあるか)、③咳の性質(湿性か乾性か、発作性か持続性か)、④随伴症状(発熱、喀痰、血痰、咽頭痛、呼吸困難)、⑤生活習慣(職歴、ペット、喫煙、アレルギー素因)、⑥食事摂取との関連性、などを本人または家族から確認する必要がある。症状や訴えが曖昧なこともあるが、なるべく特徴を聞き出すことが重要である。

2 咳嗽の性質と鑑別診断

咳は、痰を伴う湿性咳と痰を伴わない乾性咳に分ける。Fletcher らの慢性気管支炎の基準にしたがい、通常、痰が 10 ml 以上の場合「痰あり」と評価する。次に、発症の仕方を評価する。急性か、進行性か、慢性か、で鑑別診断が異なる(図 3)。急性に出現した咳嗽では、心因性咳嗽、喘鳴を伴う咳嗽、胸痛を伴う咳嗽などを鑑別する。進行性の咳嗽では、肺結核と肺癌を見落とさないことが特に重要である。肺結核は近年再び増加しており、その多くは免疫力の低下した老年者の発症であることから、日常臨床において呼吸器疾患の中で常に念頭におくべきである[9]。

喀痰を伴う湿性咳嗽では、まず慢性気管支炎を疑う。喀痰の量が 1 日 100 ml を超える場合は、bronchorreha といい、膿性痰のことが多く、気道分泌物が特に増加する慢性気管支炎や、汎細気管支炎、肺化膿症、高度の気管支拡張症、肺胞上皮癌などが考えられる。特に悪臭が強い場合は肺化膿症である場合が多い。気管支喘息もコントロールが不良な症例では病状の悪化とともに痰が増加する(気道上皮に goblet cell hyperplasia が生ずる)。痰は、粘液栓となって気道を閉塞し喘息死の原因にもなるので分泌物の増加には十分注意する必要がある。

血痰がみられる場合、まず肺癌を疑って検査を進める。炎症所見、発熱、全身倦怠などがみられる場合は、肺結核を除外することも重要である。また、血痰では、肺血栓塞栓症も頻度が高く重要である[10,11]。しかし、胸部 X 線写真上は異常所見がみられないことが多い。むしろ頻呼吸、頻脈、呼吸困難にもかかわらず胸部 X 線写真に異常がない場合には、肺血栓塞栓症を疑って、肺動脈造影、肺換気・血流シンチグラムを行って診断を心がけることが大切である。高齢者では下肢静脈血栓、長期臥床の頻度も高く、いずれも肺血栓塞栓症のリスクを高める。気管支拡張症は、しばしば血痰を認め、肺癌と紛らわしいことがある。早期であれば、出血源の検索のために気管支鏡検査を行うとよい。出血や感染の程度によって症状が異なるが、通常は、止血剤と抗菌薬を 1 週間程度投与すればよい。

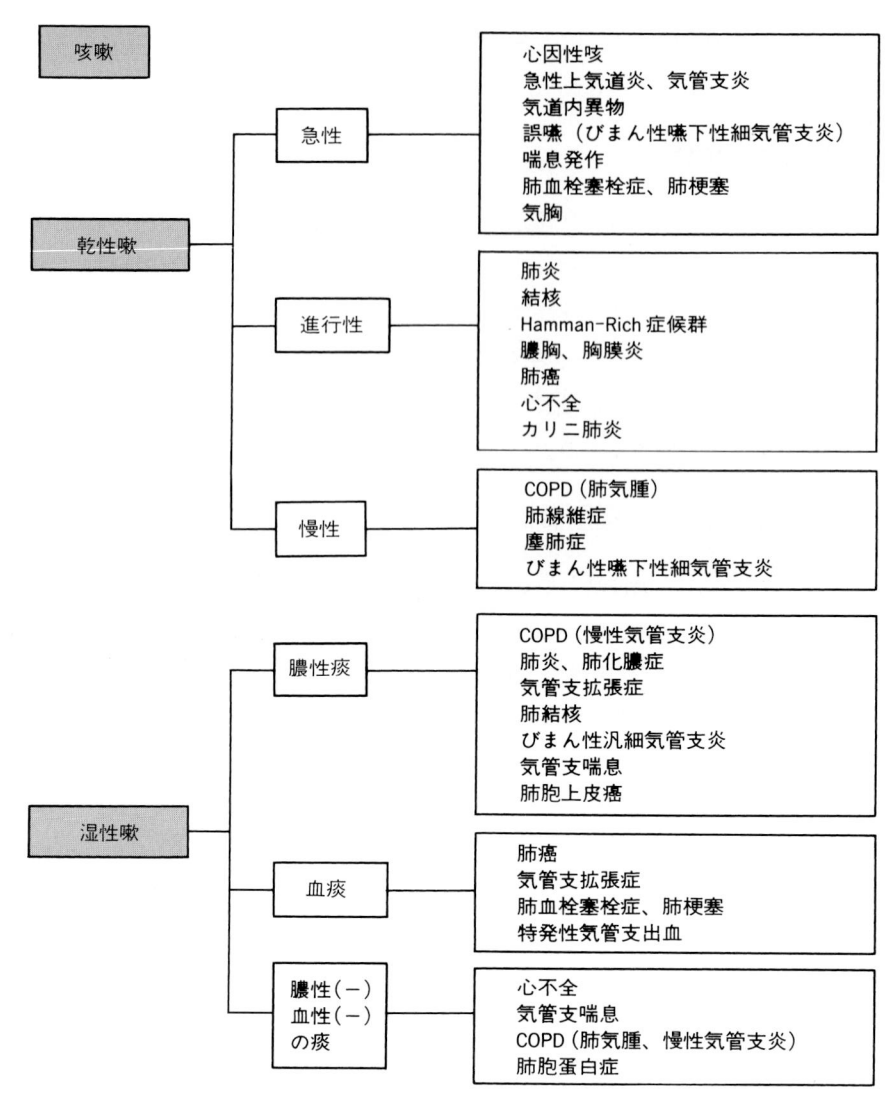

```
                                    ┌─────────────────────────┐
                                    │ 心因性咳                │
                                    │ 急性上気道炎、気管支炎  │
                           ┌─急性──┤ 気道内異物              │
                           │        │ 誤嚥（びまん性嚥下性細気管支炎）│
                           │        │ 喘息発作                │
                           │        │ 肺血栓塞栓症、肺梗塞    │
                           │        │ 気胸                    │
                           │        └─────────────────────────┘
                           │
                           │        ┌─────────────────────────┐
                           │        │ 肺炎                    │
                           │        │ 結核                    │
       ┌─乾性嗽─────────┤        │ Hamman-Rich症候群       │
       │                   ├─進行性┤ 膿胸、胸膜炎            │
       │                   │        │ 肺癌                    │
       │                   │        │ 心不全                  │
       │                   │        │ カリニ肺炎              │
       │                   │        └─────────────────────────┘
       │                   │
       │                   │        ┌─────────────────────────┐
咳嗽──┤                   │        │ COPD（肺気腫）          │
       │                   └─慢性──┤ 肺線維症                │
       │                            │ 塵肺症                  │
       │                            │ びまん性嚥下性細気管支炎│
       │                            └─────────────────────────┘
```

図 3.喀痰の性状による咳嗽を生ずる疾患の鑑別診断

（以下、湿性嗽の分岐）

膿性痰: COPD（慢性気管支炎）／肺炎、肺化膿症／気管支拡張症／肺結核／びまん性汎細気管支炎／気管支喘息／肺胞上皮癌

血痰: 肺癌／気管支拡張症／肺血栓塞栓症、肺梗塞／特発性気管支出血

膿性（−）血性（−）の痰: 心不全／気管支喘息／COPD（肺気腫、慢性気管支炎）／肺胞蛋白症

3 食事と関連する咳嗽

　老年者の咳嗽の中で、食後に起こるものは注意が必要である[12)13)]。松瀬、福地らは、老年者の誤嚥に伴うびまん性嚥下性細気管支炎(diffuse aspiration bronchiolitis：DAB)という病態を提唱している。DABは、びまん性汎細気管支炎(diffuse panbronchiolitis：DPB)類似の病理像を呈し老年者に多く認められる嚥下性肺疾患の一群である。DABは、慢性の誤嚥と気道感染が主要な原因と考えられる点で、原因不明のDPBとは区別される。誤嚥が病因として重要であるにもかかわらず、誤嚥は不顕性で本人も家族も気づいていないことが多い。症状としては、咳嗽、喀痰が半数以上にみられ、呼吸困難発作、息切れ、

喘鳴が約3割にみられる。聴診上は、約半数に crackle が聴取される。DPB の臨床像と異なる点は、咳嗽、喀痰は認められるが程度が軽微なこと、高齢発症が多いこと、食事と関連する喘息様発作が高頻度に認められること、である。特に咳嗽発作が絶食により改善することが診断上役立つ。したがって、老年者で食事と関連する咳嗽、喘息症状があり、気管支拡張薬や鎮咳薬が無効な場合には、一度は DAB を念頭において鑑別診断を行うべきである。

4 防御反射としての咳嗽

咳は、苦痛を伴う厄介な症状であるが、気道内の異物を排出する重要な防御反射でもある[14〜17]。この防御反射も加齢によって影響を受ける。アンモニア吸入刺激による咳反射は加齢に伴って低下することが知られている。特に、誤嚥性肺炎患者では、この咳反射が著しく低下している場合がある。

5 夜間の慢性咳嗽

夜間の慢性咳嗽は睡眠を妨げ、QOL を損う。喘息を悪化させる可能性があり、治療が必要な場合がある。睡眠は咳嗽を抑制するという研究成果もあり[18]、睡眠剤の使用も一法である。夜間咳嗽は、喘息を悪化させる可能性があり、治療が必要な場合がある[19]。今のところ臨床的に広く使える咳モニター装置はないため、夜間眠れたか、トイレとは別に何回くらい起きたかなどを問診する必要がある。この夜間の咳嗽に、胃食道逆流症候群(gastroesophageal reflux disease(GERD))が関与している可能性がある[20〜22]。このような症例では、H2 blocker やプロトンポンプインヒビター投与が有効な場合がある。この機序の中には、胸腔内圧が陰圧になることが悪化要因となっている場合があり、肥満者の睡眠時無呼吸症候群に伴って悪化している可能性についても考慮する必要がある。この場合、鼻 CPAP によって症状が改善する[23〜26]。

6 気道分泌をめぐる最近の進歩

気道上皮は、気道上皮被覆液にとって覆われており、その成分は粘膜下腺由来の粘液糖蛋白からなるゲル層と気道上皮細胞由来の水分を主体とするゾル層の二層よりなる。この気道分泌の成分の大半は、水分と考えられているが、気道上皮の水分分泌の機構自体必ずしも明らかではない。airway surface liquid(ASL)内には気道上皮細胞から分泌される抗菌ペプチド beta-defesin(HBDs)の存在が明らかにされ、慢性気道感染を反復する嚢胞性線維症(cystic fibrosis；CF)の病因として注目されている。Smith らは、健常人の気道上皮では気道上皮は水分よりも Na^+ をより吸収するため、低浸透圧になり、NaCl が 50 mM 以下になることで、Na^+ 感受性の HBDs が作用し、特にグラム陰性桿菌などに抗菌活性を示すが、CF 患者では、皮膚と同様に Na^+ は十分吸収されず、高 Na^+、高浸透圧になるた

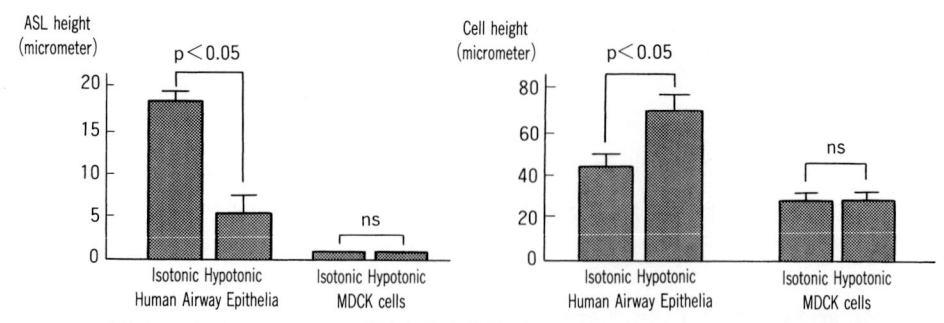

図 4. apical membrane を経由した水移動がないことが知られている MDCK 細胞と、ヒト気道上皮の分化細胞培養で ASL を浸透圧(isotonic)にした場合と低浸透圧(hypotonic)にした場合の ASL の高さの変化(上段)と細胞の高さの変化(下段)：ヒト気道上皮は、hypotonic な状態では水分が ASL から細胞内へ吸収され、ASL の高さが低下するのがわかる。一方、MDCK 細胞ではこの水分移動はない(Cell 1998；95；1005-1015 より引用改編)。

め、HBDs が作用せず緑膿菌感染を起こしやすいと報告した[27)28)]。これは、健常人のヒト気道上被覆液は低浸透圧であり、CF 患者では高井浸透圧だとする仮説である("hypotonic (low salt)/defensin in normal airways and hypertonic ASL in CF airways" 仮説)。これに対し、松井ら[29)]、健常人でも CF 患者でも、ASL は血漿とほぼ同等の等浸透圧であることを示し、皮膚とは異なることを示している。彼等は、気道上皮自身がとても"leaky (peameable)"であることを示し(図4)Na^+が細胞に吸収されるときには水も一緒に吸収されるため、水分のみが ASL 内に過剰に保持されることはないと主張している。結果として Na^+の過剰吸収は ASL から水分を奪い、ASL は等浸透圧だが量が著しく少なくなるため、線毛運動や痰の輸送が著しく障害される("low, but isotonic volume of ASL in CF airways" 仮説)。この応酬が、雑誌 Cell で行われており、ポストゲノム研究は細胞・組織生理学研究を一層加速するものと予測される。しかし、ヒト気道上皮の ASL は量が少ないため、現在の手法のみでは定量的、定性的な分析は困難である[30)31)]。今後、気道上皮の機能として、水分移動、浸透圧維持、抗菌物質の作用などを含めて一層の検討が必要と考えられる[32)-35)]。

3. 老年者の呼吸困難

1 呼吸困難の定義

呼吸困難は、呼吸に伴って不快感や苦悶感を訴える状態である。最も頻度の高い愁訴であり、重要である。

表 4. Fletcher、Hugh-Jones による呼吸困難度分類

I度：同年齢の健常者と同様に労作ができ、歩行、階段昇降も健常者と同様にできる。
II度：同年齢の健常者と同様に歩行はできるが、坂、階段昇降は健常者と同程度にはできない。
III度：平地でさえ健常者と同様には歩けないが、自分のペースでなら1.5 km以上歩ける。
IV度：休みやすみでなければ、50 mも歩けない。
V度：会話、着物の着脱でも息切れを自覚する。息切れのために外出できない。

表 5. 平地歩行試験法の標準値

6分間歩行法 (6-min walking test, 6-min walking distance (6 MWD))
　男 60-65歳の平均値 576-673(m) 自験例 624(m)
　女 60-65歳の平均値 494-589(m) 自験例 541(m)
(Eur Respir J 1999；14：270-274. Am J Respir Crit Care Med 158：1384-1387, 1998)

10分間歩行法 (10-min walking test, 10-min walking distance (10 MWD))
　男 10 MWD(m) = 1435 − 7.4 x age (39.3)
　女 10 MWD(m) = 1450 − 8.4 x age (41.7)
(厚生省特定疾患呼吸不全調査研究班昭和61年度研究報告書, pp 107-109, 1987)

2 成因

　一般に、肺内外の受容体から換気増大を促すシグナルが中枢に状況で呼吸中枢からの出力ないし出力に伴う換気増大が十分に達成されない場合に呼吸困難を自覚する。したがって、意識障害の場合には呼吸困難が自覚されることはない。肺内受容体としては侵害受容体、肺外受容体としてはCO_2化学受容体が主要なものと考えられている。

　また、涼しい風を受けるような窓際にすわることで一部の症例では呼吸困難感が和らぐことも報告されており[36]、三叉神経の求心路や脳の上位中枢の関与も想定されており、呼吸困難がすべて換気力学的な側面から説明できるわけではない。心理的に不安が強いなどの因子も呼吸困難を増悪する要因となり得る[37,38]。

3 評価方法

(1) Fletcher、Hugh-Jones法

　5段階の度合スケールで直線性はないが、臨床症状との関連をとらえやすい(表4)。実地臨床の場で最もよく用いられるが、多くの患者はFletcher、Hugh-Jones分類(F、H-J分類)のII～III度に属し、大まかな分類しかできない。Fletcherが考案した分類法をHugh-Jonesが塵肺患者の重症度分類のために発表したことから[39]、Hugh-Jones分類と呼ばれてきたが、日本呼吸器学会では、発案者を称えてFletcher、Hugh-Jones分類と呼ぶことを提唱している。

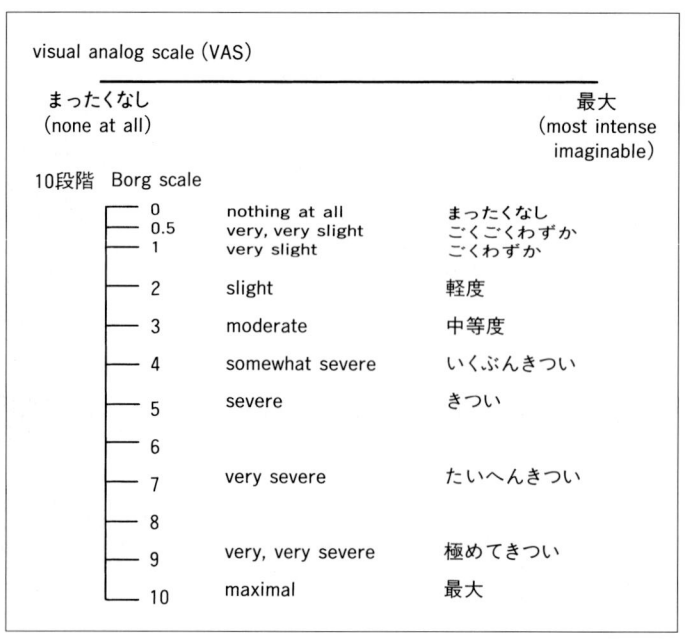

```
visual analog scale (VAS)

まったくなし                                    最大
(none at all)                           (most intense
                                         imaginable)

10段階  Borg scale
       ─ 0      nothing at all         まったくなし
       ─ 0.5    very, very slight      ごくごくわずか
       ─ 1      very slight            ごくわずか
       ─ 2      slight                 軽度
       ─ 3      moderate               中等度
       ─ 4      somewhat severe        いくぶんきつい
       ─ 5      severe                 きつい
       ─ 6
       ─ 7      very severe            たいへんきつい
       ─ 8
       ─ 9      very, very severe      極めてきつい
       ─ 10     maximal                最大
```

図 5．VAS および Borg scale

（2）平地歩行方法

歩行試験は、特別な装置を必要としない運動負荷法として呼吸器疾患患者の運動能力の評価に用いられている。呼吸困難の間接評価方法としても使われる。任意のスピードで一定時間に歩ける距離を計測する。1968 年の Cooper らの報告[40]をはじめとして、当初は 12 分間歩行試験が行われたが[41]、その後日本では呼吸不全研究班を中心に 10 分間歩行試験が導入され[42)-44)]、また、欧米でも 6 分間歩行試験が多くの臨床試験に用いられるようになった[45)-48)]。6 分、10 分、12 分など歩行時間の基準にしたがって標準値が設定されている（表 5）。

（3）Visual analog scale(VAS)や Borg scale 方法

Visual analog scale(VAS)[49]または Borg scale[50]（ボルグスケール）によって「息切れ」の強度を評価するようになった。両者とも、いろいろな変法があるが、一般的には、VASでは 150 mm の水平の直線を患者に示し、左端を「息切れ」の程度を患者自身に任意に勅戦場に表示させ、左端から患者が表示した位置までの距離（最大 150 mm 最小 0 mm)」で呼吸困難の程度を評価する。ボルグスケールでは、呼吸困難なしを 0、最大の呼吸困難を 10 とする 10 段階の度合スケールで呼吸困難の程度を評価する（図 5）。VAS やボルグスケールによる点数化だけでは、実は「定量的」評価法としては不十分である。両スケールの理論的背景は感覚生理学の Stevens' power law である[51]。すなわち、感覚の強さ(ζ)は、刺激(stimuli)の強度と一定の指数関係((ζ)＝K stimuli n)を持つ。したがって、これらのスケールによるスコア（点数）が臨床的に意味をもつためには、いったいどのくらいの刺激強度が加わっているかを把握しなければならない。われわれは、この「基準化」を達成するた

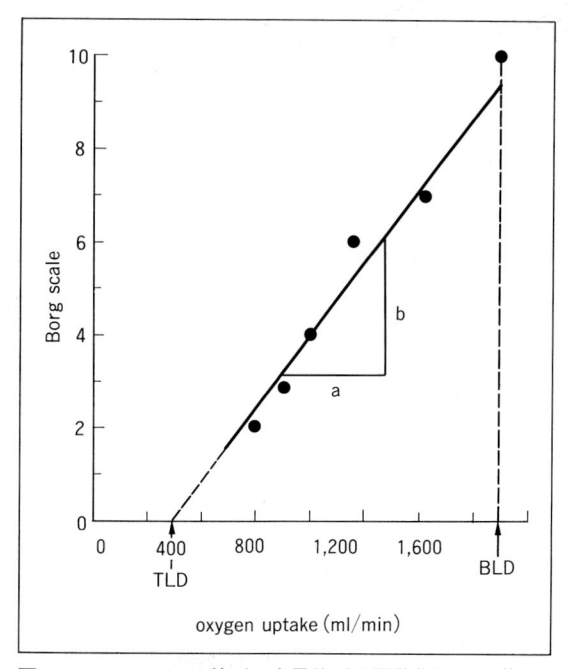

図 6. Borg scale に基づく定量的呼吸困難指標の定義
TLD：threshold load of dyspnea　BLD：breakpoint load of dyspnea
BSS：borg scale slope(b/a)

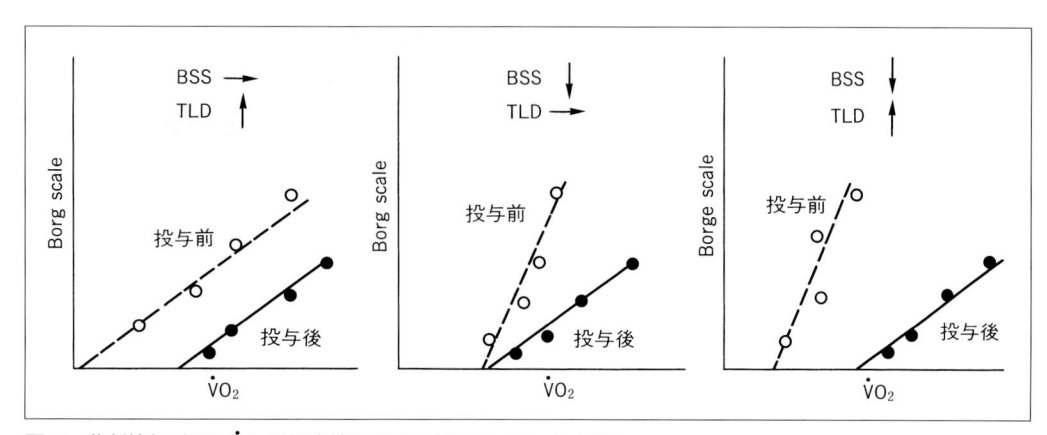

図 7. 薬剤接与が BS-$\dot{V}O_2$ 回帰直線に及ぼす効果のパターン分類

めに自転車エルゴメーターによる運動負荷試験を行い、負荷量を 10 ワットずつ上げる際に息切れをボルグスケールでスコア化し、これと運動時の酸素摂取量との相関関係によって主に 2 つの指標(BSS, TLD)を導いて「定量的評価」を行っている(図 6)[52)53)]。福地らは、正常者および COPD 患者においてボルグスケールによる呼吸困難のスコアと運動時の酸素摂取量との間に全例で直線関係が成立すると報告している[54)]。これにより、例えば、気管支拡張薬の投与によって体動時の息切れが改善した場合、薬が「息切れの始まり」を遅らせたのか、あるいは「酸素需要の増加に対して息切れの増加の程度」を減少させたのかを定性的

に分類できる(図7)[52)53)]。

4 病態の把握と鑑別診断

病歴(起こり方(突発性か、慢性か)、誘因(薬物、ブレオマイシン、アスピリン服用)、体位による変化)などを参考に病態把握と鑑別診断を進める(図8、9)。激しい運動後に生ずる生理的なものか、あるいは病的なものかを把握する。病的であれば、気道閉塞を伴うか、心臓疾患か、代謝性か、中枢神経疾患か、精神的因子によるものか、判断する。咳嗽、喀痰、発熱など感染症の所見にも留意する。緊急性の立場から気胸の有無について、はじめに考慮する。

5 呼吸器疾患による呼吸困難感の違い

(1) COPDの呼吸困難

息切れはCOPD患者で最も重要な症候であり、患者の日常生活の質を左右する。特に副作用が少ない点で、抗コリン薬吸入が息切れの改善に有効である[52)53)]。

われわれの検討では、抗コリン薬を吸入すると一秒量、最大呼気流量が増加し、残気率が減少し、ボルグスケールも低下した。さらに、横隔膜筋力を反映する最大吸気圧(PImax)が改善した。したがって、抗コリン薬は気道閉塞と残気率を改善し、横隔膜の位置と形状を正常化に導き、単位神経入力に対する横隔膜の発生圧が増加し、結果として、運動時呼吸困難感の軽減がみられると考えられる[55)]。

また最近の研究[56)]によって、肺気腫患者で抗コリン薬吸入によって息切れが改善するのは、「息が吸いにくい」、「息が速くて苦しい」と訴える患者であることが報告された。

(2) 間質性肺炎患者の呼吸困難

O'DonnellとWebb[57)]は、12名の間質性肺炎患者について息切れを詳細に検討し、ボルグスケールと酸素摂取量との間に最もよい相関があると報告した。さらに運動時の息切れと最もよく対応するのは、安静時の一回換気量の肺活量に対する比(the ratio of tidal volume to inspiratory capacity)であることを示した。したがって、間質性肺炎患者では動くとすぐに呼吸数が増えるが、このとき、一回換気量を増やせる人では息切れは小さく、呼吸数ばかり増えて一回換気量を増やせない人では早くから息切れが起こるものと考えられる。

(3) 過換気症候群の呼吸困難

低酸素は息切れを悪化させるが、動脈血低酸素血症が必ずしも息切れの原因ではないことは、過換気症候群の患者で、動脈血酸素分圧が100 mmHg以上であるにもかかわらず、呼吸困難になることから明らかである。しかし、この場合いわゆるair hunger「空気が足りない」などと訴えることが多く、ほかの呼吸器患者の息切れとは少し異なっている。この場合は、酸素でなく、圧縮空気を投与しても息切れが改善する場合がある。

6. 老年者の呼吸器症候

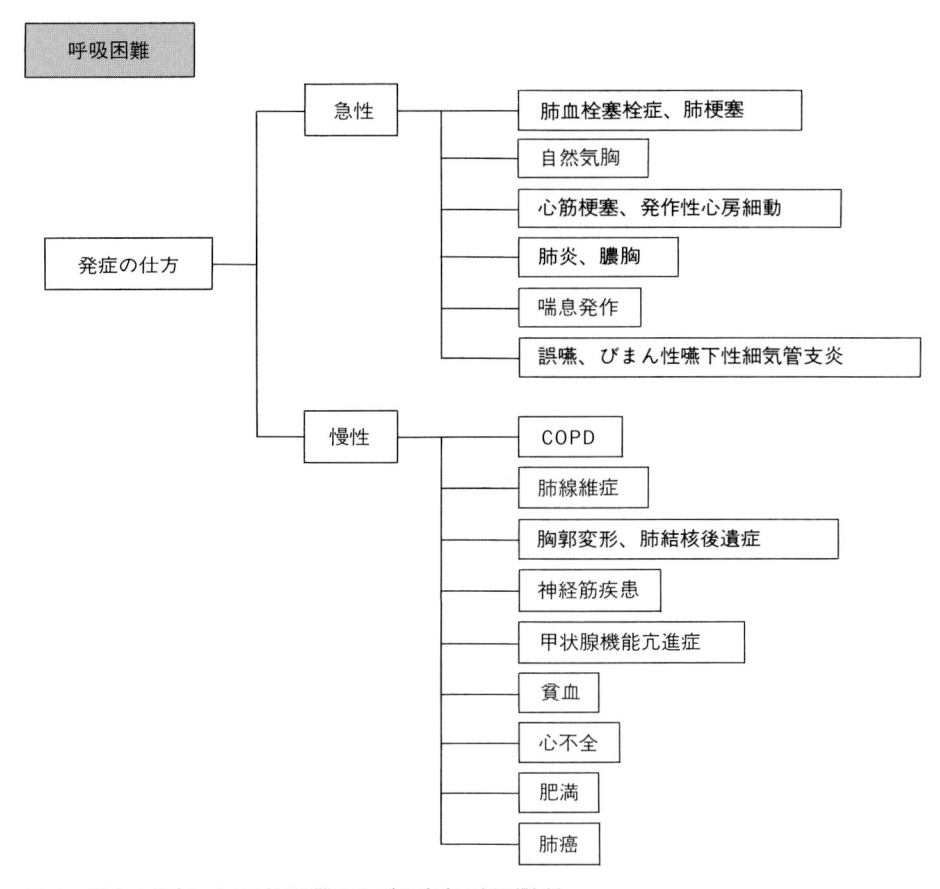

```
呼吸困難
    │
    └─ 発症の仕方 ─┬─ 急性 ─┬─ 肺血栓塞栓症、肺梗塞
                 │         ├─ 自然気胸
                 │         ├─ 心筋梗塞、発作性心房細動
                 │         ├─ 肺炎、膿胸
                 │         ├─ 喘息発作
                 │         └─ 誤嚥、びまん性嚥下性細気管支炎
                 │
                 └─ 慢性 ─┬─ COPD
                          ├─ 肺線維症
                          ├─ 胸郭変形、肺結核後遺症
                          ├─ 神経筋疾患
                          ├─ 甲状腺機能亢進症
                          ├─ 貧血
                          ├─ 心不全
                          ├─ 肥満
                          └─ 肺癌
```

図 8. 発症の仕方による呼吸困難を生ずる疾患の鑑別診断

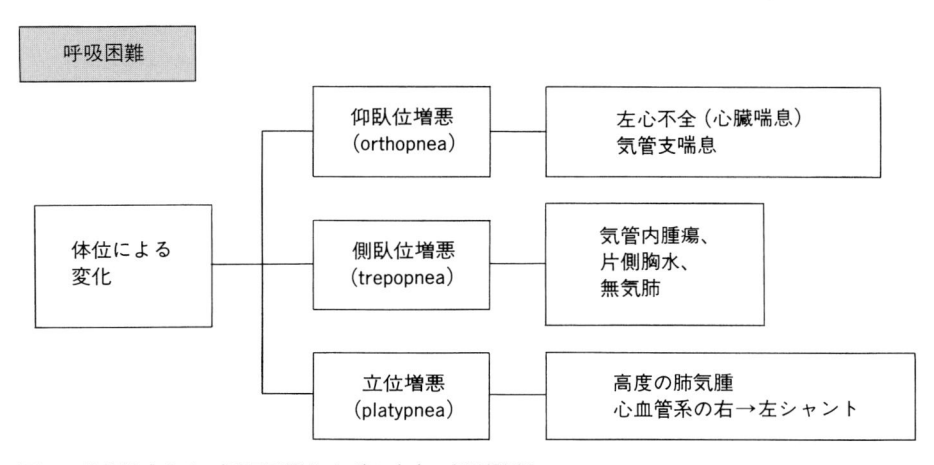

```
呼吸困難
    │
    └─ 体位による変化 ─┬─ 仰臥位増悪 (orthopnea) ── 左心不全（心臓喘息）
                      │                              気管支喘息
                      │
                      ├─ 側臥位増悪 (trepopnea) ── 気管内腫瘍、
                      │                            片側胸水、
                      │                            無気肺
                      │
                      └─ 立位増悪 (platypnea) ── 高度の肺気腫
                                                 心血管系の右→左シャント
```

図 9. 体位性変化よる呼吸困難を生ずる疾患の鑑別診断

(4) 酸素投与で改善する呼吸困難

在宅酸素療法が普及し、酸素療法は息切れに有効と考えられているが、酸素吸入にはプラセボ効果もある。「のどがゼーゼーする」、「もっと深い呼吸がしたい」などと訴える患者では、圧縮空気と酸素吸入で息切れの改善に差がみられず、プラセボ効果であることが多い[56]。一方、「息が詰まる」「窒息しそうだ」と訴える患者では酸素吸入でのみ息切れが改善すると報告されている[56]。したがって、酸素投与する場合には、息切れの程度とともに、動脈血酸素飽和度も、並記しておく必要がある。

おわりに

実地臨床に有用な息切れの定量的評価とは、信頼できる評価法を正しいやり方で用いながら、患者をきめ細かく観察することにある。息切れは、患者にとって運動を制限する厄介な症状だが「これ以上はやめておいたほうがよい」という身体からの「危険信号」でもある。したがって、「息切れ」を完全に取り除くことが、治療やリハビリテーションの目的ではない。むしろ息切れの要因を分析し、なるべく不快な息切れを軽減するように努めるべきであろう。また、今まで呼吸リハビリテーションの効果は、肺機能や血液ガスなどを中心に評価されてきたが、「Quality of life」に側した評価を行うためには、「息切れ」を定量的に評価することが大切である。

（寺本信嗣）

文献

1) 嶋田裕之：いわゆる老衰死の分析．日本臨床 39：603-609，1981．
2) 森成　元：老年者呼吸器疾患の特徴．老年病研修マニュアル，折茂　肇監修，メディカルビュー社，東京，pp 182-184，1995．
3) Murray CJL, Lopez AD：Evidenced-based health policy-lessons from the global burden of disease. Science 274：740-743, 1996.
4) 福地義之助：呼吸器系の加齢変化と高齢者における呼吸器疾患の特徴．新老年学第二版，折茂　肇監修，東京医学出版，東京，pp 777-779，1999．
5) Kawakami Y：Current status and research on chronic respiratory failure in Japan. Intern Med 35：436-442, 1996.
6) Miyamoto K, Aida A, Nishimura M, Aiba M, Kira S, Kawakami Y, and the Respiratory Failure Research Group in Japan：Gender effect on prognosis of patients receiving long-term home oxygen therapy. Am J Respir Crit Care Med 152：972-976, 1995.
7) 川上義和：肺結核後遺症における呼吸不全．結核 72(9)：519-522，1997．
8) Aida A, Miyamoto K, Nishimura M, Aiba M, Kira S, Kawakami Y, and the Respiratory Failure Research Group in Japan：Prognostic value of hypercapnia in patinets with chronic respiratory failure during long-term oxygen therapy. Am J Respir Crit Care Med 158：188-193, 1998.
9) 鶴谷秀人：肺結核による呼吸不全と処置．結核，泉　孝照編集，pp 175-184，医学書院，東京，1998．
10) Hirshberg B, et al：Hemoptysis：etiology, evaluation, and outcome in a tertiary referral hospital. Chest 112：440-444, 1997.
11) Santiago S, et al：A reappraisal of the causes of hemoptysis. Arch Intern Med 151：2449-2451, 1991.
12) Matsuse T, Oka T, Kida K, Fukuchi Y：Importance of diffuse aspiration bronchiolitis caused by chronic occult aspiration in the elderly. Chest 1996；110：1289-1293.

13) Matsuse T, Teramoto S, Matsui H, Fukuchi Y, Ouchi Y : Widespread occurrence of diffuse aspiration bronchiolitis, irrespective of age[letter]. Chest 114 : 350-351, 1998.
14) French CL, Irwin RS, Curley FJ, et al : Impact of chronic cough on quality of life. Arch Intern Med 158 : 1657-1661. 1998.
15) Irwin RS, Boulet LP, Cloutier MM, et al : Managing cough as a defense mechanism and as a symptom. Chest 114 : 133 S-181 S, 1998.
16) Teramoto S, Matsuse T, Ouchi Y : Clinical significance of cough as a defence mechanism or a symptom in elderly patients with aspiration and diffuse aspiration bronchiolitis[letter]. Chest 115 : 602-603, 1999.
17) Teramoto S, Matsuse T, Ouchi Y : Foreign body aspiration into the lower airways may not be unusual in older adults[letter]. Chest 113 : 1733-1734, 1998.
18) Wang HD, Nakagawa T, et al : Cough reflex in the night. Chest 114 : 1496-1497, 1998.
19) Barnes PJ, Woolcock AJ. Difficult astham. Eur Respir J 12 : 1209-1218, 1998.
20) Katz PO : Gastro-esophageal reflux disease. J Am Geriatr Soc 46 : 1558-1565, 1998.
21) Stein MR : Advances in the approach to gastroesophageal reflux(GER)and asthma. J Asthma 36 : 309-314, 1999.
22) Bruno G, Graf U, Andreozzi P : Gastric asthma. an unrecognized disease with an unsuspected frequency. J Asthma 36 : 315-325, 1999.
23) Teramoto S, Ohga E, Matsui H, Ishii T, Matsuse T, Ouchi Y : Obstructive sleep apnea syndrome may be a significant cause of gastro-esophageal reflux disease in the elderly. J Am Geriatr Soc 47 : 1273, 1999.
24) Teramoto S, Sudo E, Ohga E, Matsuse T, Ouchi Y, Fukuchi Y : Impaired swallowing reflex in patients with obstructive sleep apnea syndrome. Chest 116 : 17-, 1999.
25) Okada S, Ouchi Y, Teramoto S : Nasal continuous positive airway pressure and weight loss improve swallowing reflex in patients with obstructive sleep apnea syndrome. Respiration 67 : 464-466, 2000.
26) Teramoto S, Ouchi Y : A possible pathologic link between chronic cough and sleep apnea syndrome through gastroesophageal reflux disease in older people[letter]. Chest 117 : 1215-1216, 2000.
27) Smith JJ, Travis SM, Greenberg EP, Welsh MJ : Cystic fibrosis airway epithelia fail to kill bacteria because of abnormal airway surface fluid. Cell 85 ; 229-236, 1996.
28) Goldman MJ, Anderson GM, Stolzenberg ED, et al : Human β-defensin-1 is a salt sensitive antibiotic in lung that is inactivated in cystic fibrosis. Cell 88 : 553-560, 1997.
29) Matsui H, Grubb BR, Tarran R, et al : Evidence for periciliary liquid layer depletion, not abnormal ion composition, in the pathogenesis of cystic fibrosis airway disease. Cell 95 ; 1005-1015, 1998.
30) Hull J, Skinner W, Robertson C, et al : Elemental content of airway surface liquid from infants with cystic fibrosis. Am J Respir Crit Care Med 157 : 10-14, 1998.
31) Knowles MR, Robinson JM, Wood RE, et al : Ion composition of airway surface liquid of patients with cystic fibrosis as compared with normal and disease-control subjects. J Clin Invest 100 : 2588-2595, 1997.
32) Boucher RC : Molecular insights into the physiology of the'thin film'of airway surface liquid. J Physiol(Rond) 516 : 631-638, 1999.
33) Teramoto S, Ouchi Y : Defensins ; where and how do they work against microorganisms on human airways?. Eur Respir J 14 : 730-731, 1999.
34) Teramoto S, Matsuse T, Ouchi Y : Manipulation of volume vs osmolality in cystic fibrosis lung disease. Chest 116 : 1494-1495, 1999.
35) Wine JJ : The genesis of cystic fibrosis lung disease. J Clin Invest 103 : 309-312, 1999.
36) Swarzstein RM, Lahive K, Pope A, et al : Cold facial stimulation reduces breathlessness induced in normal subjects. Am Rev Respir Dis 136 : 58-61, 1987.
37) Curtis JR, Deyo RA, Hudson LD : Health-related quality of life among patients with chronic obstructive pulmonary disease. Thorax 49 : 162, 1994.
38) Jones PW : Issues concerning health-related quality of life in COPD. Chest 107 : 187 S, 1995.
39) Hugh-Jones P : A simple standard exercise test and its use for measuring exertion dyspnoea. Br Med J i : 65-71, 1952.

40) Cooper KH：A means of assessing maximal oxygen intake. JAMA 203：201-204, 1968.
41) McGavin CR, Gupta SP, McHardy GJR：Twelve-minute walking test for assessing disability in chronic bronchitis. Br Med J 1：822-823, 1976.
42) 飛田　渉：10分間歩行テスト．呼吸 18：1070-1073, 1999.
43) 滝島　任, 飛田　渉, 田口　治, 堀江孝至, 新田澄郎, 澤田雅光：10分間歩行距離による運動能力の評価．厚生省特定疾患呼吸不全調査研究班昭和61年度研究報告書, pp 107-109, 1987.
44) 堀江孝至, 小山昌三, 安部幹雄, 赤柴恒人, 森本理香, 和泉貴子, 松本健志, 中澤弘企, 栗原直嗣, 鈴木俊介, 大賀栄次郎, 福地義之助, 岩永知秋, 広瀬隆志, 吉川雅則, 成田亘啓, 飛田　渉：COPD患者の運動能力の評価における歩行検査の有用性．厚生省特定疾患呼吸不全調査研究班平成7年度研究報告書, pp 143-146, 1996.
45) Sciurba FC, Rogers RM, Keenan RJ, et al：Improvement in pulmonary function and elastic recoil after lung-reduction surgery for diffuse emphysema. N Engl J Med 334：1095-9, 1996.
46) Lacasse Y, Wong E, Guyatt GH, et al：Meta-analysis of respiratory rehabilitation in chronic obstructive pulmonary disease. Lancet 348：1115-9, 1996.
47) Enright PL, Sherrill DL：Reference equations for the six-minute walk in healthy adults. Am J Respir Crit Care Med 158：1384-1387, 1998.
48) Teramoto S, Ohga E, Ishii T, Yamaguchi Y, Yamamoto H, Matsuse T：Reference value of six minute walking distance in healthy middle-aged and older subjects[letter]. Eur Respir J 15：1132-1133, 2000.
49) Aitken RCB：Measurement of feeling using visual analogue scales. Proc Roy Soc Med 62：989-993, 1969.
50) Borg GAV：Psychological bases of perceived exertion. Med Sci Sports Exerc 14：377-381, 1982.
51) Stevens SS：A neural quantum in sensory discrimination. Science 177：749-62, 1972.
52) Teramoto S, Fukuchi Y, Orimo H：Effects of inhaled anticholinergic drug on dyspnea and gas exchange during exercise in chronic obstructive pulmonary disease. Chest 103：1774-1982, 1993.
53) Teramoto S, Fukuchi Y：Improvements in exercise capacity and dyspnoea by inhaled anticholinergic drug in elderly patients with chronic obstructive pulmonary disease. Age Ageing 24：278-282, 1995.
54) 福地義之助, 寺本信嗣：運動時換気動態と呼吸困難．呼吸 14：95-110, 1995.
55) 寺本信嗣, 鈴木正史, 松瀬　健, ほか：COPD患者における抗コリン薬の呼吸困難軽減効果とその生理学的背景．日本胸部疾患学会雑誌 35：1209-1214, 1997.
56) 川上義和：肺気腫；成因と対策．Medical Corner 106(1)：31-33, 2000.
57) O'Donnell DE, Chau LKL, Webb KA：Qualitative aspects of exertional dyspnea in patients with intersittial lung disease. J Appl Physiol 84：2000-2009, 1998.

7 老年呼吸器疾患に有用な検査・評価法
1 呼吸器疾患と総合的機能評価

はじめに

〈高齢者の機能評価の一般的意義〉 高齢者においては、疾患(Disease)は臓器や運動器(筋肉、腱、骨関節)の障害(impairment)を引き起こすが、これらは移動(起立、歩行)排泄などの能力の低下(Disability)をもたらす。この能力低下は、職場復帰などの妨げになるなどの不利益(Handicap)につながることもまれではない。

こうした、一連の流れを把握するうえで、機能評価方法の理解は医療介護にかかわるすべての職種に必須の知識である。注意すべきは、この流れは逆の方向にも存在することである。

例えば、妻に先立たれた夫が、鬱傾向になることはありふれたことであるが、高齢者の場合はこうしたことから床に伏しがちになり、嚥下性の肺炎を起こしてくることが少なくない。このように、機能評価はある断面を測定するものであるが、患者のおかれた状況をよく把握し、最近の機能の変化を知ることによって、どのような機能向上プログラムを行うのがよいかを判断できる。

〈呼吸器疾患における総合的機能評価の意義〉 呼吸器疾患の多くが慢性疾患であり、生活機能障害を合併しやすい。慢性疾患では病気診断にとどまらず、生活場面を想起したきめ細かな配慮が求められる(図1)。また、脳血管障害や痴呆など高齢者で自立を阻害する疾患では、嚥下性を含む肺炎の発症率が高く、機能阻害を促進したり、自立回復の妨げとなることが多い。慢性の呼吸器疾患では、在宅酸素療法や吸入剤の自己管理がなされているが、

疾患	重症度	老年症候群	日常生活機能 (ADL)
慢性呼吸不全 多発性ブラ(CT) PaO$_2$ 40 PaCO$_2$ 55 1秒率60% 1秒量1.0l	Hugh Jones V度 会話、着脱衣で 息切れ	息切れ	50歩歩行× 階段× 入浴× トイレ歩行× 着脱衣介助 Barthel Index 35

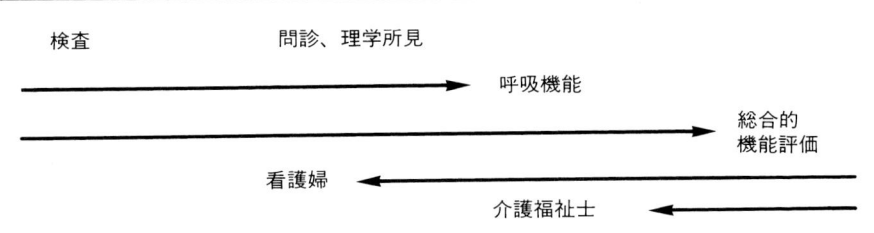

検査　　　　　　問診、理学所見
　　────────────→ 呼吸機能
　　────────────────── 総合的
　　　　　　　　　　　　　　　　機能評価
　　　　　　看護婦 ←──
　　　　　　　　　　　介護福祉士 ←──────

図1. 病気診断から生活場面へ─CGAの意味─

高齢者の日常生活機能評価や認知能によって、コンプライアンスのみならず、治療の安全性まで左右される可能性もある。

さらに、施設においては肺炎は死因の第一位を占め、ターミナルケアにおいて呼吸苦のケアは極めて重要であり、気管切開・人工呼吸器の適応などを決めるためには、事前指示やインフォームドコンセントが重要であるが、その際参考となる情報は、症例が寝たきりかどうか、進んだ痴呆があるかどうかなどの総合的機能評価項目が最終的な判断に資することが多い。

1. 総合的機能評価の基礎的理解

総合的機能評価方法の構成成分

①日常生活活動度(ADL)、②手段的ADL、③認知能、④ムード、⑤コミュニケーション、⑥社会的環境(家庭環境、介護者、支援体制など)が基本的な成分である。このうち①〜④は定量的な尺度が数多く発表されており、研究機関レベルではよく認知されている。

■ BADL、IADLの評価

日常生活活動度(Activities of Daily Living；ADL)は、基本的日常生活活動度(Basic Activities of Daily Living；BADL)と手段的日常生活活動度(Instrumental Activities of Daily Living；IADL)に大別される。BADLとIADLは多くの場合、異なった指標、スケールで測定される。ADL 20(江藤)などの、両者を統一した優れた指標も開発されているが、一般化していない。Functional Independence Measure(FIM)も統一な指標で、定量性を求めたものであるが、リハビリテーション部門での普及に比べ、一般医療機関では認知度は低い。この原因は、FIMの定量化はアメリカでの医療費算定のための手法で、これらを正確に定量化するためには熟練を要するからである。総合的なADL測定手法で、厚生省の開発した。障害老人の日常生活自立度判定基準(J/A/B/C)ランクは少し性格が異なる。これは、ADLそのものより、自立度、要介護度を判定する意味合いが強い。しかしながら、介護保険の施行後、医療機関での認知度は高い。

(1) BADL

ⅰ) 基本的日常生活活動度測定方法

測定方式は質問紙法と観察法に大別される。

質問紙法では、対象者が記入、返答不可能な場合、介護者や同居者によってなされる。この場合、単に同居している人に回答をもらった場合精度が問題となる。観察法は、多くの施設の居住環境やリハビリテーションルームの疑似家庭環境で判定されるが、リハビリテーションの場面では、機能向上の動機づけがなされているため、可能な機能という場合に、当人の最大能力をみている場合もあり、日常の機能と離していることも多い。

観察法での注意事項は、呼吸不全患者は呼吸苦のため、酸素投与量が不足すると、ADLが低下することがある。

> **症例** 73歳男性、肺気腫、II型呼吸不全、呼吸困難分類 Hugh Jones 5度
> 血液ガス O_2(4 l 鼻カヌラ)、PaO_2 40 mmHg、$PaCO_2$ 50 mmHg、HCO_3 28 mEq/l
> CO_2ナルコーシスを考慮しO_2の投与は、これ以上あげられないと判断してきたが、ポータブルトイレ移動が息切れ強く不能となってきた。不眠・鬱症状極めて強いが認知能は保たれている。O_2 6 l とするとトイレ時の息切れ解消するため、トイレ時のみO_2増量、ベット安静では3～4 l/min に減量する方針にし、在宅酸素のボンベの流量設定の最大値をメーカーに変更してもらい退院。

ⅱ）代表的基本日常生活活動度判定法；Barthel Index（表1）

Barthel Index に含まれる要素は大きくわけ、移動とセルフケアに分けられる。

呼吸不全患者では、移動に関する項目、特に階段昇降が早期に阻害されるのは自明であるが、公共交通機関では依然としてエスカレーターのない駅もあり、外来通院上はこの評価は極めて重要である。

（2）IADL

ⅰ）Lawton & Brody IADL

手段的日常生活活動度、Instrumental Activities of Daily Living は 1960 年代に Lawton らによって提唱された概念であり、再現性、検者間の一致などの基礎的検証がなされた。軽症痴呆では、基本的 ADL より早期に低下するため、外来でのスクリーニングに適している。服薬管理能力は外来コントロール症例では極めて重要であり、喘息など薬物の血中濃度を維持したい呼吸器疾患では、必ず評価すべきである。

2 知的機能の評価

知的機能の評価では高次大脳機能の構成成分を理解し、その評価方法が何をみているかを知る必要がある。

ウエクスラー成人知能検査改訂版の下位検査（含まれる項目のこと）にその成分が明記されており（表2）、簡易版の知的機能評価の成り立ちを理解するうえで役立つ（長谷川和夫 老年者の認知機能の評価法, Geriatric Medicine 32：525-531, 1994）。

アルツハイマー型痴呆の診断基準は、アメリカ精神学会による DSM-IV に明記され、

1）中核症状である短期記憶、長期記憶の障害があること。

2）抽象思考、判断の障害、構成力の障害、失語/失認/失行、性格変化のうち少なくとも1つが存在し、

表 1. バーセルインデックス（Barthel Index；機能的評価）

1	食事	10：自立、自助具などの装着可、標準的時間内に食べ終える 5：部分介助（たとえば、おかずを切って細かくしてもらう） 0：全介助
2	車椅子から ベッドへの移動	15：自立、ブレーキ、フットレストの操作も含む 　　（非行自立も含む） 10：軽度の部分介助または監視を要する 5：座ることは可能であるがほぼ全介助 0：全介助または不可能
3	整容	5：自立（洗面、整髪、歯磨き、ひげ剃り） 0：部分介助または不可能
4	トイレ動作	10：自立、衣服の操作、後始末を含む、ポータブル便器などを使用している場合はその洗浄も含む 5：部分介助、体を支える、衣服、後始末に介助を要する 0：全介助または不可能
5	入浴	5：自立 0：部分介助または不可能
6	歩行	15：45 M 以上の歩行、補装具（車椅子、歩行器は除く）の使用の有無は問わない 10：45 M 以上の介助歩行、歩行器の使用を含む 5：歩行不能の場合、車椅子にて 45 M 以上の操作可能 0：上記以外
7	階段昇降	10：自立、手すりなどの使用の有無は問わない 5：介助または監視を要する 0：不能
8	着替え	10：自立、靴、ファスナー、装具の着脱を含む 5：部分介助、標準的な時間内、半分以上は自分で行える 0：上記以外
9	排便コントロール	10：失禁なし、浣腸、坐薬の取り扱いも可能 5：ときに失禁あり、浣腸、坐薬の取り扱いに介助を要する者も含む 0：上記以外
10	排尿コントロール	10：失禁なし、収尿器の取り扱いも可能 5：ときに失禁あり、収尿器の取り扱いに介助を要する者も含む 0：上記以外

注）代表的な ADL 評価法である
　　100 点満点だからといって、独居可能というわけではない
(Mahoney FL, Barthel DW : Functional evalation : The Barthel Index. Maryland. State. Mad., J. 14(2) : 61-65, 1995 より引用)

　3）社会生活、職業、対人関係の障害が存在し、

　4）この障害の進行がゆるやかであり、

　5）上記の1）2）の異常が譫妄（軽度の意識障害で、肺炎、代謝異常、うつ、手術後、環境の激変後などに起きる）のときだけ起きるわけではないこと。
がその要点である。また重症度の判定基準は比較的簡明に記述されている。

　痴呆重症度の判定基準は

　軽度：自立生活能力が残され、身辺の清潔保持、比較的正常な判断能力

　中等度：自立生活困難、ある程度の監督を要す

　重度：ADL 障害、絶えず監督を要す（清潔保持不能、支離滅裂、無言など）

　DMS-Ⅳは病歴聴取や現症の記録に医師の助けを受ける必要がある。しかし、臨床の現場では、これらの手続き抜きに以下の代表的機能評価がなされることが多い。なお評価形式

表 2. 意欲の指標 Vitality Index

1) 起床(Wake up)	
いつも定時に起床している	2
起こさないと起床しないことがある	1
自分から起床することがない	0
2) 意志疎通(Communication)	
自分から挨拶する、話しかける	2
挨拶、呼びかけに対し反答や笑顔がみられる	1
反応がない	0
3) 食事(feeding)	
自分で進んで食べようとする	2
うながされると食べようとする	1
食事に関心がない、まったく食べようとしない	0
4) 排泄(On and Off Toilet)	
いつも自ら便意尿意を伝える、あるいは、自分で排尿、排便を行う	2
時々尿意、便意を伝える	1
排泄にまったく関心がない	0
5) リハビリ、活動(Rehabilitation, Activity)	
自らリハに向かう、活動を求める	2
促されてむかう	1
拒否、無関心	0

除外規定；意識障害、高度の臓器障害、急性疾患(肺炎などの発熱)
判定上の注意
1) 薬剤の影響(睡眠薬など)を除外。起座できない場合、開眼し覚醒していれば2点
2) 失語の合併がある場合、言語以外の表現でよい
3) 器質的消化器疾患を除外。麻痺で食事の介助が必要な場合、介助により摂取意欲があれば2点(口まで運んでやった場合も積極的に食べようとすれば2点)
4) 失禁の有無は問わない。尿意不明の場合、失禁後にいつも不快を伝えれば2点
5) リハビリでなくとも散歩やリクリエーション、テレビなどでもよい。寝たきりの場合、受動的理学運動に対する反応で判定する

は質問紙法と観察法がある。

　質問紙法は時間がかからず、実施者間の得点のばらつきも少ない利点を有するが、重症痴呆者での評価が困難であるという欠点がある。療養型病床群での検討ではHDSRの施行可能率は65%、東京都老人医療センターでMMSEの実施可能率は70%にとどまっている。

(1) 代表的簡易知能評価法

ⅰ) 質問紙法

長谷川式簡易知能スケール改訂版(HDS-R)
Minimental State Examination(MMSE)

　MMSEは世界で最も普及している簡易知能スケールである。

ⅱ) 観察法(行動評価法)

　行動評価方法の特徴は痴呆で質問紙法に記入できない症例、質問の意味を理解できない症例などでも適用できることである。
柄澤式老人知能の臨床的判定基準
　行動評価方法としては、最も広く認知されている。

iii）その他

N式老年者用精神状態尺度(NMスケール)

Clinical Dementia Rating

欧米で最も汎用されているが、本邦では研究論文でみかける程度の認知である。

（2）痴呆の異常行動に関する指標

Dementia Behaviour Disturbance Scale(DBD scale)

溝口、飯島らによって和訳され、指標の内的整合性、評価者間一致率などの基礎的検討が本邦でなされた(溝口環, ほか：DBDスケールによる老年期痴呆患者の行動異常評価に関する研究. 日本老年医学会雑誌30：835-840, 1993)。

3 コミュニケーション能力の評価

高齢者においては、標準的失語症検査(Standard Language Test of Aphasia；SLTA)は2時間以上実施に要するため、臨床に実用性が低い。江藤らのADL 20におけるコミュニケーション機能でスクリーニングを行うのが実用的である。定量的には、言語理解と表現を簡便に調査するポータブル検査いくつかが発表されているが、スケールとしての基本的属性や妥当性が検討されていない。筆者らは、高度痴呆患者にも適応可能な、ミニコミュニケーションテストを開発し、基本的属性や妥当性を検討してスケールとして十分な条件を持っていることを確認した(町田綾子, 鳥羽研二, 高橋宗子, ほか：ミニコミュニケーションテストの信頼性及び妥当性について. 日本老年医学会雑誌37(Suppl)：177)。

4 Quality of Life(QOL)の評価

（1）QOLの構造

疾患を有する高齢者において、疾患の重症度(生命の危機)がまず問題であり、次に日常生活活動がどのように制限されているかが問題となる。これらがクリアーされると社会生活上の不都合(Advanced ADL、Social ADL)や主観的幸福度、満足度など狭義のQOLといわれる調査項目が問題となる(図2)。

高齢者のQOLにおいては、狭義のQOLのみの調査は、外来でも70歳以上で有効回答率が50％、平均年齢80歳の入院症例ではPhiladelphia Geriatric Center Morale Scale(主観的幸福度の指標)が60％にしか施行できないなど限界が大きい。広義のQOL構造を網羅する、総合的機能評価が有用である所以である。

（2）COPDにおける狭義のQOL評価

Chronic Respiratory Disease Questionaire(CRQ)、St George's Respiratory Questionaire(SGRO)が欧米で広く用いられ、本邦でも呼吸困難との研究がなされている。疾患特異性のある質問紙法として、一般的なQOL評価方法であるMedical Outcome Study Short Form 36(MOS SF 36)との比較で、呼吸困難が増強すると健康関連のQOLがより

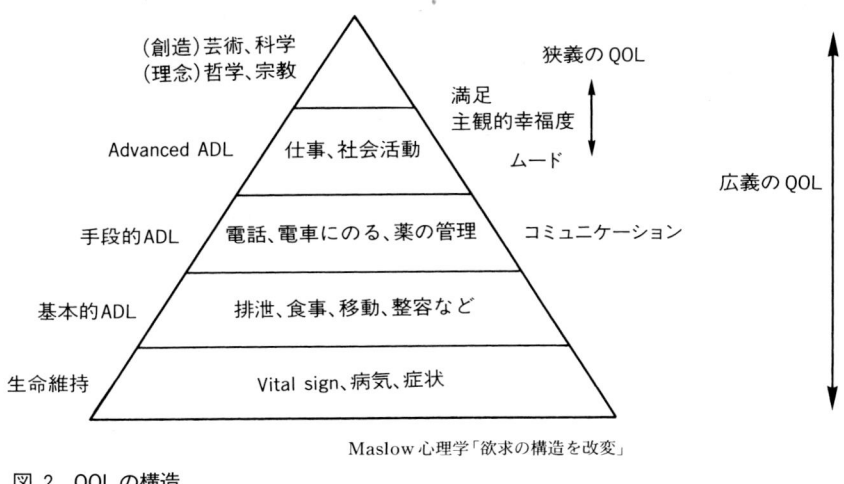

図2. QOLの構造

阻害されるとの妥当な結果が報告されている(西村浩一,羽白高,月野光博:高齢者CPDにおけるQOLの客観的評価. Geriatric Medicine 37:1715-1719, 1999)。

(3) 痴呆患者の行動観察によるQOL評価

i) 意欲の指標(Vitality Index)

鳥羽らによって開発された本邦独自の指標である。

起床、挨拶、食事、排泄、リハビリ/活動の5項目からなっており、要介護者の生活の順番に沿って、家族、介護者が自然に想起できるようになっている。観察者間一致率(inter-rater reliability)、再現性、内的整合性などの基礎検討がなされている。またGDSやモラールスケールが測定できる症例における相関が検討され妥当性が実証され、リハビリ介入によるほかの指標(SDS、MNスケール、HDSなど)との感度比較の結果、最も感度のよいことが判明している。また寝たきり高齢者の生命予後と最も強い相関を示しており、観察法によるQOLの指標となりうる(表1)。

5 介護者、サービス利用、社会環境

痴呆患者の状態は、個人の肉体的精神的機能だけでなく、さまざまな環境要因によって決定される。環境要因に関する評価では、介護者への負担をかけていることを気にしている度合い；Zarit負担インタビュー、Cost of Care Indexなどある。

家庭環境に関する評価項目は本邦では評価が定まったものがない。

オーストラリアでは、転倒や事故に関連する6項目からなり、駐車場(利用の有無、防犯上の安全性、照明、家からの距離)、玄関への道路(段階、小道、障害物、ペット、照明、玄関までの距離)、室内(滑りやすい床、つまずきやすいもの、照明、整理清掃状況、家事動作が距離を置かずに実行可能か)、個人の状況(介護者の振る舞い、家族構成とキーパーソン、飲酒、痴呆、錯乱)、電気・ガス(暖房、温水、コード、プラグ、スウィッチ、オー

ブン)、浴槽(湯温、排水、浴室の床、照明、電源との位置関係)など詳細である。

社会的項目は本邦では家族や援助者の状況(ケアの不安定性、不適切性、経済力)や社会資源の利用状況にとどまっているが、欧米ではそのほかに、喪失体験、夫婦不和、公的サービス・人権擁護の知識(人種、年齢、性、社会的地位、経済力によって差別がないか)、酒乱・孤立、異常行動、協調性、財力、家事能力、事前提示・代理人など広範な調査項目がある。

本邦では、確立したものがなく、今後の課題分野といえる。

2. 評価の使用方法の実際

高齢者の総合的機能評価(Comprehensive Geriatric Assessment；CGA)はADL、IADL、認知能、ムード、社会環境、疾患/症状などを同時に測定するものであるが、これは高齢者のQOLを測定することにほかならない。

実際の症例を示す。

75歳男性　誤嚥性肺炎、脳梗塞
ADL　；JABCランク　C2(寝返りも打てない)、
　　　　Barthel Index 0/100点、
　　　　Katz Index 全依存
IADL(Lawton & Brody)；0/100
認知能；改訂長谷川式4/30点(高度の痴呆)
コミュニケーション能力；ミニコミュニケーションテスト51/100(高度低下)
情緒気分；Geriatric Depression Scale　施行不能
意欲の指標；2/10(高度低下)
老年症候群など；尿失禁(機能性)、嚥下障害、低栄養、貧血、MRSA感染
嚥下機能；Simple two step swallowing provocation test では400μlで嚥下反射がみられるが、むせ＋唾液嚥下テスト(RSST)2回/30秒(低下)
　　　　Video Fluorography 未実施
(総合評価と経過)
　ADL低下が高度あり、手段的ADLは廃絶している。短期記憶低下は著明であるが異常行動はみられない。
　摂食障害があり、誤嚥を繰り返すため、径鼻栄養としているが、Simple two step swallowing provocation test では400μlで嚥下反射がみられるため嚥下機能は残存していると判断し、ゼリー食やとろみのついた水による嚥下訓練を開始している。低栄養状態があり(血清アルブミン3.0g/dl)、軽度の貧血(Hb 10.0g/dl)がみられる。

意欲の低下も著しい。

　リハビリテーションと嚥下訓練、発声訓練により、意欲の改善(2点→4点；挨拶笑顔がみられる)、HDSRの改善(4点→7点)、コミュニケーション能力の改善(51点→60点)がみられたが、ADLは不変、うつ指標のGDSは依然測定不能である。

　介護保険では要介護度5度(過酷な介護)に相当すると考えられ、主たる介護者は、長男の嫁であるが、パートタイマーで勤務しており、月〜金の10時〜4時は介護者が不在であり、訪問看護や身体介護を利用しても在宅での介護は不可能と判断し、ケースワーカーに依頼し、療養型施設への転施設を検討している。

(鳥羽研二)

参考文献
1) 高齢者機能ハンドブック．岡本祐三監訳，医学書院，東京，1998．
2) 高齢者の生活機能ガイド．小澤利男ほか編，医歯薬出版，東京，1999．
3) 高齢者介護のすべて；おとしよりとくらす．鳥羽研二ほか編，文光堂，1999．
4) 総合的日常生活機能評価法Ⅰ．Geriatric Medicine 32(5)1994．
5) 総合的日常生活機能評価法Ⅱ．Geriatric Medicine 32(6)1994．
6) 老年期痴呆の診断基準．Geriatric Medicine 30(6)1992．
7) 荒木　厚，ほか：高齢者QOLの考え方・評価．Medicina 36(5)731-733, 1999．
8) 江藤文夫：高齢者の日常生活機能測定に関する研究．日老医誌29：841-849, 1992．
9) 老化に関する縦断的研究マニュアル．長寿科学総合研究，主任研究者　葛谷文男．

老年呼吸器疾患に有用な検査・評価法

❷老年者の嚥下機能評価法

はじめに

　近年、急速な高齢化に伴って死亡原因に占める肺炎の重要性が増している。特に、誤嚥性肺炎は、症候が非定型的で診断が困難な一方で予後が不良であり、呼吸器の実地臨床において重要性が高い。同時に、嚥下機能や上気道反射に関する研究が進歩し、加齢にともなう上気道反射の変化や、嚥下障害の病的意義が明らかになってきている[1)-11)]。老年者の誤嚥性肺炎では、不顕性誤嚥の重要性が明らかになってきており[12)-15)]、この不顕性誤嚥や誤嚥性肺炎のリスクを予知するような検査法が必要と考えられる。

　本稿では、嚥下障害の判定について、現在のところゴールデンスタンダードと考えられる嚥下造影と、われわれが開発した嚥下誘発試験、その他の検査法の順に解説する。

1. 嚥下造影(Videofluorography)

　嚥下機能の評価には、放射線による評価が有効である。老年者や神経筋疾患患者を中心に嚥下障害の頻度が増加しているが、水飲み試験などのスクリーニング検査では嚥下機能は十分に評価できない。嚥下障害のタイプ、重症度、障害部位を明確にする最も有用な検査方法が嚥下造影(Viedeofluorography)である。摂食、嚥下には6つの基本動作があり、この機構が正常に働かないと誤嚥が生じる(図1)[1)2)]。嚥下造影では嚥下に関わる諸器官の形態学的、器質的異常が検出でき、造影剤による食塊(bolus)の移動状態の相(phase)と嚥下筋群による嚥下の進行状態を示す期(stage)とのずれが視覚的に観察できる。したがって、嚥下第一期(口腔期)、第二期(咽頭期)、第三期(食道期)のいずれの嚥下障害の評価にも有用である[1)2)]。

❶嚥下造影検査法の実際

　嚥下造影は、X線透視装置を用いて、嚥下運動を造影剤の移動によって画像的にビデオテープに記録する方法である。したがって、X線透視装置、適当な造影剤、造影所見を記録するビデオシステムが必要である。

　実際の造影検査の手順を表1に示した。嚥下は、意識状態に影響されるため、できるだけ覚醒していて意識がはっきりしている時間帯を選ぶ。歯磨、吸入などは済ませておく。経鼻胃管は嚥下障害の要因となるので、抜去してから検査を行う。空嚥下を何回か行って、準備運動をする。水分5mlをスプーン、またはストローで飲んでもらい、誤嚥のしやすさに検討をつけておく。誤嚥がなければ、高濃度の造影剤(東京大学耳鼻咽喉科ではコンレイ

7．老年呼吸器疾患に有用な検査・評価法

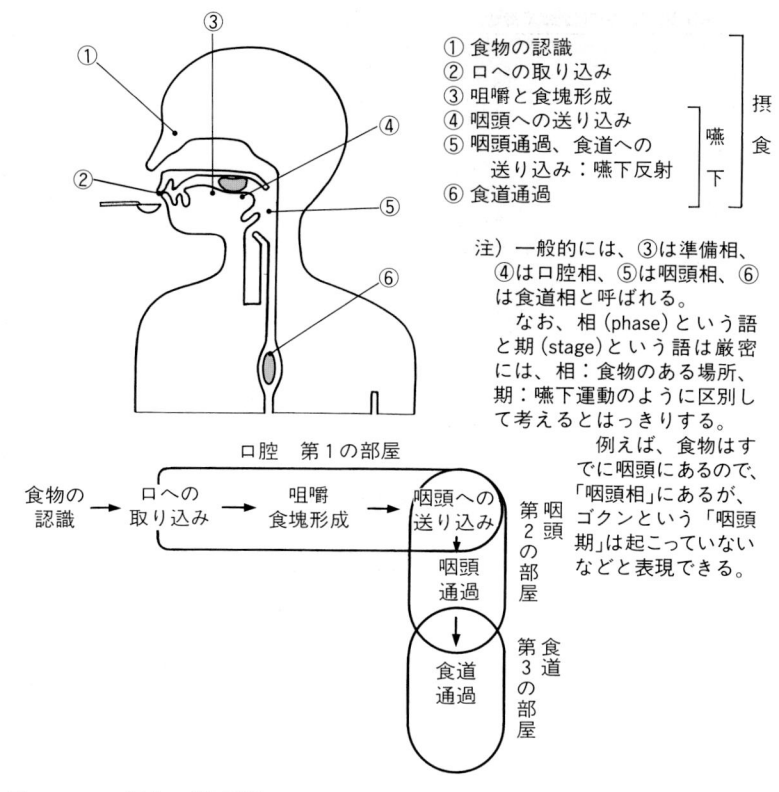

① 食物の認識
② 口への取り込み
③ 咀嚼と食塊形成
④ 咽頭への送り込み
⑤ 咽頭通過、食道への送り込み：嚥下反射
⑥ 食道通過

｝摂食
｝嚥下

注）一般的には、③は準備相、④は口腔相、⑤は咽頭相、⑥は食道相と呼ばれる。
なお、相（phase）という語と期（stage）という語は厳密には、相：食物のある場所、期：嚥下運動のように区別して考えるとはっきりする。
例えば、食物はすでに咽頭にあるので、「咽頭相」にあるが、ゴクンという「咽頭期」は起こっていないなどと表現できる。

口腔　第1の部屋
食物の認識 → 口への取り込み → 咀嚼食塊形成 → 咽頭への送り込み
第2の部屋　咽頭
咽頭通過
第3の部屋　食道
食道通過

図1．6つの摂食・嚥下動作
(藤島一郎. 摂食・嚥下障害の基礎とリハビリテーション訓練の実際. 日本醫事新報 3933：8-15, 1999 より引用)

表1．嚥下造影のやり方の実例

1) 透視装置下に無理のない安全な体位をとって造影位置を決定し、造影、ビデオ撮影の準備をする。
2) 空嚥下、発声を促し、造影剤嚥下の準備をする。
3) 造影剤を5 mlをスプーンで飲んで、造影下に口腔期、咽頭期、食道期、誤嚥の有無を観察する。
4) 誤嚥の程度が高度でなければ、造影剤をコップから一口分飲んで、ビデオ撮影しながら、より詳細に嚥下を観察する。
5) 嚥下がうまく行えない場合、bolusの粘性種類を固形物、半固形物に変更し、飲み込み方も2度飲みのようにいくつかの修正嚥下を試みる。

を使用)を、誤嚥が明らかな場合は気管支造影剤を服用させる。まず、造影剤を含む液体を5 mlスプーンまたはストローでのみ、その後コップで一口分の造影剤入の液体を飲んで、嚥下の状態をビデオ撮影する。観察は、口腔、咽頭期は側面、前後面で、立位、または座位にて行う。食道期は、前後面、第一斜位で立位にて行う。嚥下障害が明らかで、神経筋疾患などを伴っている場合は、頭部を前屈、後屈、または頸部を左右に捻転して、嚥下造影を行って体位による嚥下の変化を評価することも必要である。

113

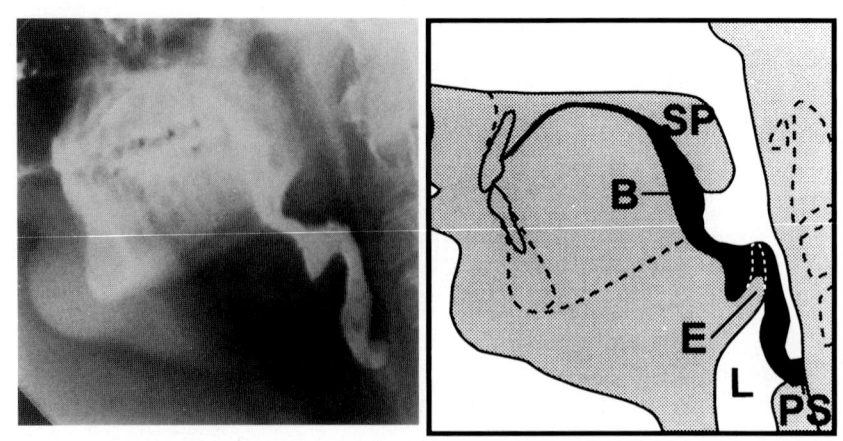

図 2. 嚥下造影の実例

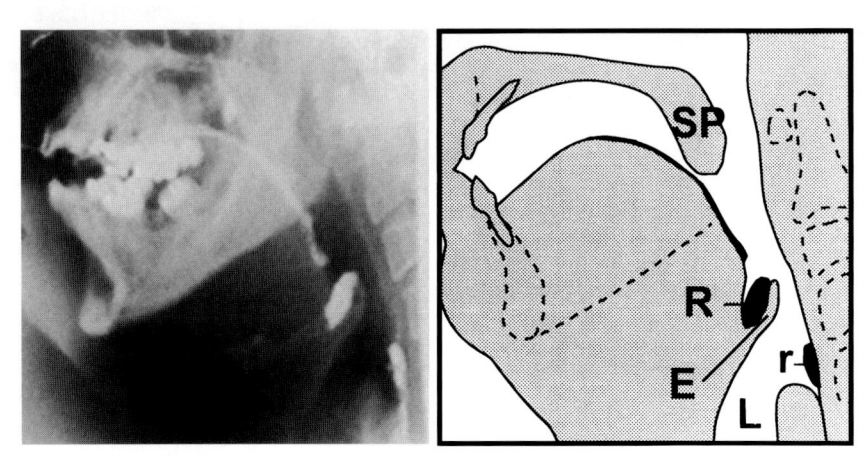

図 3. 嚥下造影の実例
梨状窩への造影剤のプーリング(pooling)がみられている。

図2、3に嚥下造影の実例を示した。

2 嚥下造影評価のポイント

最も評価したいのは誤嚥の機序であるため、喉頭閉鎖の異常、咽頭期の異常、食道気管瘻の有無に注目する。誤嚥の多くは、瘻孔を除けば、咽頭期の障害であるため、下咽頭の過量の造影剤貯留(pooling)が最も重要なポイントである(図3、表2)。

嚥下造影の最も有効な点の1つは、正常であれば1秒たらずの嚥下運動を繰り返し再生、1コマごとの観察が可能な点である。

誤嚥のタイプは口頭挙上期型、下降期型、混合型、不能型、などに分ける。正常の成人男子では、10 ml のバリウム嚥下時、口狭を越えて梨状窩までが0.15秒、食道入口部通過開始までが0.25秒といわれている。喉頭挙上が終わるまでには、約1.5秒を要する。

> 表 2. 嚥下造影の評価のポイント
> 1) bolus が下咽頭に達した時、喉頭挙上は十分か、喉頭が閉鎖しているか？
> 2) bolus が下咽頭に大量に貯留していないか？
> 3) bolus が下咽頭に貯留している間に喉頭が開き始めていないか？
> 4) 食道入口部の開大は十分か？
> 5) 嚥下運動終了後も下咽頭に造影剤が残っていないか（次の吸気と一緒に誤嚥されていないか）？
> 6) 梨状窩の造影剤の貯留の程度はどうか？

3 嚥下造影時の誤嚥の対処

検査中に大量の誤嚥が生ずると検査を中止せざるを得ないため、誤嚥を少なくする工夫が必要である。最初から十分な情報が得られる 15 ml 以上の造影剤を使わずに、5 ml 程度の少量から初めて、誤嚥の程度を把握してから検査を進める。誤嚥が生じた場合、咳によってなるべく自己喀出を促し、口腔内は用手的になるべく内容物をふきとり、吸引も行う。自分で咳がうまくできない場合は、体位ドレナージとタッピングも併用する。帰室後、発熱、胸部 X 線写真、炎症所見を評価して、全身管理を行う（ただちに抗生物質投与を行う必要はない）。今のところ、下気道まで造影剤が達すると炎症反応は避けられず、気道障害の少ない造影剤の開発も今後望まれる。

4 嚥下造影に伴う嚥下圧測定

造影検査そのものではないが、造影所見をより機能的に評価する目的で、嚥下造影とともに圧センサーを挿入して嚥下圧を測定することも試みられている。咽頭内圧は、小さい陰圧に続いて立ちあがりの鋭い約 50 cmH$_2$O の陽圧波が形成され、これが嚥下に伴って口腔側から食道に伝播していく。食道入口部では bolus に先立って大きな陰圧が形成される。輪状咽頭筋（上部食道括約筋）の弛緩の障害を示すワーレンベルグ症候群では、造影剤の咽頭での pooling がみられるが、これは圧センサーでモニターすると食道入口部における陰圧形成の低下によることが観察される。

センサーが小さくなって患者の苦痛も少なく、誤嚥の心配もないことから有用な検査法である。

2. 嚥下誘発試験（swallowing provocation test : SPT）

1 嚥下誘発試験（SPT）

われわれは、嚥下誘発試験（swallowing provocation test ; SPT）を考案し、その臨床的有用性について検討してきた[16)-21)]。SPT は嚥下障害、誤嚥性肺炎リスク症例の早期診断方法として有用と考えられる。図 4 のように患者を仰臥位にし、5～10 分間安静にしたのち、

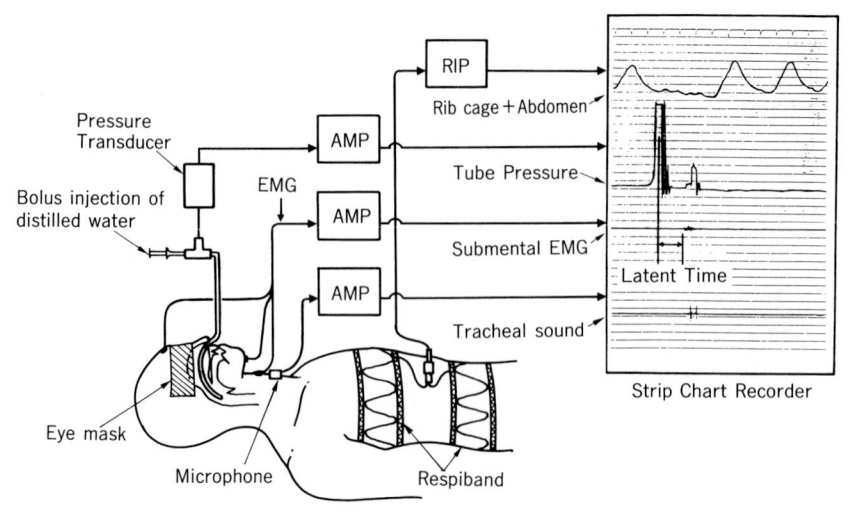

図 4. 嚥下誘発試験(SPT)のシステムの模式図

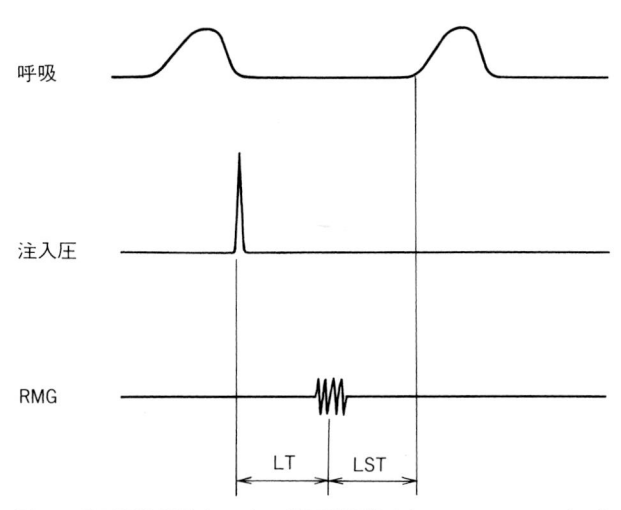

図 5. 嚥下誘発試験(SPT)の嚥下誘発潜時(Latent time：LT)、嚥下誘発から次の呼吸の開始までを吸気抑制時間(Inspiratory suppression time；IST)の定義

経鼻的にアトム栄養カテーテル 5 Fr(外径 1.7 mm、長さ 40 cm)を約 14～16 cm 挿入し、カテーテルの先端が中咽頭にあることをライトをつかって場所を視肉眼的に確認する。カテーテルの末端に常温の蒸留水を 0.4～1.0 ml を注入し、嚥下反射の有無を顎筋電図で確認する。蒸留水注入時の圧を差圧トランスデューサーでモニターし、注入開始時間を決定し、レスピトレースに呼吸をモニターする。嚥下誘発までの時間を嚥下誘発潜時(Latent time；LT)、嚥下誘発から次の呼吸の開始までを吸気抑制時間(Inspiratory suppression time；IST)として評価する。また、誤嚥をむせと筋電図上の波形から評価判定する(図 5)。

誤嚥性肺炎患者では、嚥下誘発試験の潜時の延長がみられる。

また、この試験を用いると呼吸リズムの解析も同時に可能となる。

2 簡易嚥下誘発試験(simple swallowing provocation test ; S-SPT)

　SPT は嚥下障害、誤嚥性肺炎リスク症例の早期診断方法として有用と考えられるが、筋電図、圧トランスデューサー、レスピトレースなどの装置を必要とし、どこの施設でも簡単に行える検査ではない。そこでわれわれは、SPT をより簡素化し、嚥下誘発の有無に焦点をあて、経鼻細管のみで行える簡易嚥下誘発試験(simple swallowing provocation test ; S-SPT)を考案した。

　SPT と同様に患者を仰臥位安静の後、経鼻的にアトム栄養カテーテル 5 Fr を約 14～16 cm 挿入し、カテーテルの先端が中咽頭にあること確認し常温の蒸留水を 0.4～2.0 ml を注入し、嚥下反射の有無を確認する(図 6)。1 人の検者が、患者の呼気終末に併せて、蒸留水を注入し、もう一人の検者が嚥下の有無を視覚的に確認する。嚥下が生じるまでの時間をストップウオッチで測定する。当科でのこれまでの、嚥下誘発試験の正常範囲が、1.7±0.7(mean±SD)であることより[16)-21)]、平均値±2 SD を考慮して、嚥下が 3 秒以内に誘発されたものを正常とし、3 秒以上を要したもの、または嚥下反応がみられなかったものを異

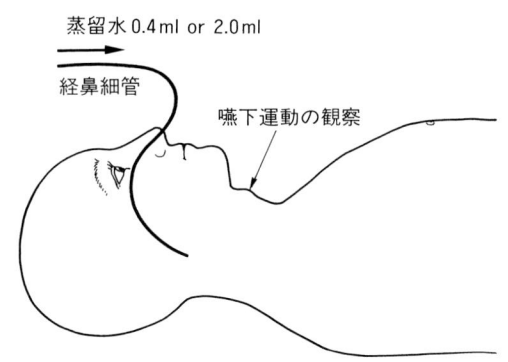

図 6. 簡易嚥下誘発試験(simple swallowing provocation test ; S-SPT)の模式図

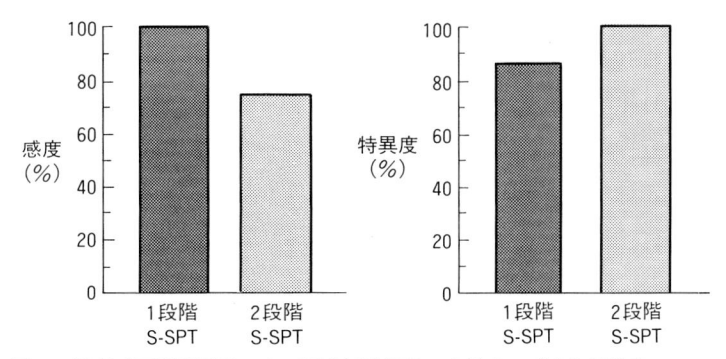

図 7. 簡易嚥下誘発試験による誤嚥性肺炎リスク検出の感度と特異度

表 3. 2段階簡易嚥下誘発試験の成績のまとめ

	誤嚥性肺炎患者	対照患者
1段階 SPT 正常	0/25	21/25
異常	25/25	4/25
2段階 SPT 正常	8/25	21/25
異常	17/25	0/25

1段階 SPT は 0.4 ml の蒸留水を中咽頭に注入した場合の嚥下誘発反応.
2段階 SPT は 2.0 ml の蒸留水を中咽頭に注入した場合の嚥下誘発反応.
正常は, 注入後3秒以内に嚥下誘発, 誤嚥なし.
異常は, 嚥下誘発なし, 嚥下誘発遅延(3秒以上), 誤嚥ありのいずれか.

表 4. 水飲み試験の評価

プロフィール
1) 一回で咳も, むせもなく飲める(飲水後の嗄声を認めない)
2) 二回以上に分けて飲むが, 咳も, むせもなく飲める(飲水後の嗄声を認めない)
3) 一回で飲めるが, 咳やむせがある
4) 二回以上に分けて飲み, 咳やむせがみられる

常とした.

　本試験により, 0.4 ml で正常反応がみられる場合は, 誤嚥性肺炎患者はほとんどみられない. また, 2 ml で異常反応の症例は誤嚥性肺炎を極めて高いリスクで発症する嚥下障害症例と考えられる(表3)[22)-26)]. 本試験は, 誤嚥性肺炎のリスクを検出する方法として, 次に紹介する水飲み試験よりも感度も特異度も良好である(図7).

3. その他の評価法

1 水飲み試験(飲水テスト)

　いくつかのプロトコールがあるが, 本邦では窪田らの方法がよく用いられる[27)].
　「いつもと同じように水を飲んでください」と飲水を促し, 水を飲み終わるまでの時間, プロフィール, エピソードを測定観察する. 判定基準を表4に示した. 一般に高齢者ではプロフィール1, 2は正常とし, プロフィール1で10秒以内のものも正常とする.
　水飲み試験は, 簡単な検査で有効だが, 少なくとも片方は本人の手が麻痺していないこと, 基本的にベットアップか座位が保持できることなどが必要で, 寝たきりの高齢患者のすべてに行えるわけでない. また, 水飲みテストは被験者の協力を必要とする. 方法論も, 飲水量について日本では 10 ml から 30 ml の比較的少量であるのに対し, 米国では 3 オンス(約 90 ml)が用いられていて[28)-31)], 必ずしも方法や評価法が一定ではない.

2 唾液反復嚥下試験テスト

　機能的嚥下障害スクリーニングテストとして、制限時間内に反復空嚥下の回数を測定する方法が考案されている。30秒間に何回空嚥下ができるかで嚥下障害のスクリーニングの評価に役立てることができる。健常若年者の平均値は7.4回、健常高齢者の平均値は、6.2回と報告されている[32]。ほぼ正常と評価できるカットオフ値として、30秒間に3回以上が設定されている[33]。

（松瀬　健、寺本信嗣）

文献
1) 藤島一郎：摂食・嚥下障害の基礎とリハビリテーション訓練の実際．日本醫事新報 3933：8-15, 1999.
2) 松瀬　健：正常嚥下のメカニズム．Geriat Med 35：135-138, 1997.
3) Horner J, Massey EW：Silent aspiration of following stroke. Neurology 38；317-19, 1988.
4) Marrie TJ, Durant H, Yates L：Community-acquired pneumonia requiring hospitalization：5-year prospective study. Rev Infect Dis 11：586-99, 1989.
5) Riquelme R, Torres A, El-Ebiary M, et al：Community-acquired pneumonia in the elderly：A multivariate analysis of risk and prognostic factors. Am J Respir Crit Care Med 154：1450-1455, 1996.
6) Gleeson K, Eggli DF, Maxwell SL：Quantitative aspiration during sleep in normal subjects. Chest 111：1266-1272, 1997.
7) Feinberg MJ, Knebl J, Tully J, Segall L：Aspiration and the elderly. Dysphagia 5：1289-93, 1990.
8) Dimant NE：Firing up the swallowing mechanism. Nature Med 2：1190-91, 1996.
9) Newnham DM, Hamilton JC：Sensitivity of the cough reflex in young and elderly subjects. Age Ageing 26：185-188, 1997.
10) Shaker R, Ren J, Zamir Z, Sarna A, Liu J, Sui Z：Effect of aging, position, and temperature on the threshold volume triggering pharyngeal swallows. Gastroenterology 107：396-402, 1994.
11) Pontopiddan H, Beecher HK：Progressive loss of protective reflexes in the airway with the advancing age. JAMA 174：2209-13, 1960.
12) Nakagawa T, Sekizawa K, Arai H, Sasaki H：High incidence of pneumonia in elderly patients with basal ganglia infarction. Arch Intern Med 157：321-324, 1997.
13) Sekizawa K, Ujiie Y, Itabashi S, Sasaki H, Takishima T：Lack of cough reflex in patients with aspiration pneumonia[letter]. Lancet 335：1228, 1990.
14) Kikuchi R, Watabe N, Konno T, Mishina N, Sekizawa K, Sasaki H：High incidence of silent aspiration in elderly patients with community-acquired pneumonia. Am J Respir Crit Care Med 150：251-3, 1994.
15) Matsuse T, Oka T, Kida K, Fukuchi Y：Importance of diffuse aspiration bronchiolitis caused by chronic occult aspiration in the elderly. Chest 110：1289-93, 1996.
16) Fukuchi Y, Matsuse T, Nagase T, Suruda T, Teramoto S, Sudo E, Orimo H：Clinical significance of swallowing provocation test. Am Rev Respir Dis 141：A 220, 1990.
17) 須藤英一，福地義之助，寺本信嗣，ほか：嚥下誘発テストの臨床応用；体位変換が嚥下機能に及ぼす影響について．日老医誌 28：239, 1991.
18) 須藤英一，福地義之助，寺本信嗣，ほか：嚥下誘発テストの臨床応用；糖尿病群を中心に．日老医誌 29：210, 1992.
19) 須藤英一，福地義之助，寺本信嗣，ほか：嚥下誘発テスによる睡眠時呼吸障害の臨床的検討．臨床呼吸生理 26：87-91, 1994.
20) 山口泰弘，須藤英一，松瀬　健，ほか：Videofluorography(VF)，嚥下誘発テスト(SPT)にて嚥下障害を評価した Wallenberg 症候群の1例．日老医誌 34：331-336, 1997.
21) Teramoto S, Sudo E, Matsuse T, Ohga E, Ishii T, Ouchi Y, Fukuchi Y：Impaired swallowing reflex in patients

with obstructive sleep apnea syndrome. Chest 116：17-21, 1999.
22) Teramoto S, Matsuse T, Fukuchi Y, Ouchi Y：Simple two-step swallowing provocation test for elderly patients with aspiration pneumonia. Lancet 353：1243, 1999.
23) Teramoto S, Fukuchi Y：Detection of aspiration and swallowing disorder in older stroke patients：simple swallowing provocation test versus water swallowing test. Arch Phys Med Rehabil 81：1517-1519, 2000.
24) Teramoto S, Matsuse T, Fukuchi Y：Decision-making for safety feeding after stroke[letter]. Lancet 356：1352, 2000.
25) 寺本信嗣，松瀬　健，松井弘稔，ほか．嚥下機能スクリーニングとしての簡易嚥下誘発試験（Simple swallowing provocation test）の有用性．日本呼吸器学会誌 37：466-470，1999．
26) 寺本信嗣，松瀬　健，大賀栄次郎，ほか：2段階簡易嚥下誘発試験の誤嚥性肺炎スクリーニングにおける有用性．日本胸部臨床 58：502-506, 1999．
27) 窪田俊夫，三島博信，花田　実，ほか：脳血管障害における麻痺性嚥下障害；スクリーニングテストとその臨床応用について．総合リハ 10：271-276，1982．
28) DePippo K, Holas MA, Reding MJ：Validation of the 3-oz water swallow test for aspiration following stroke. Arch Neurol 49：1259-1261, 1992.
29) Feinberg MJ：Radiographic techniques and interpretation of abnormal swallowing in adult and elderly patients. Dysphagia 8：356-8, 1993.
30) Feinberg MJ：A perspective on age-related changes of the swallowing mechanism and their clinical significance. Dysphagia 11：185-6, 1996.
31) Addington WR, Stephens RE, Gilliland K, Rodriguez M：Assessing he laryngeal cough reflex and the risk of development pneumonia after stroke. Arch Phys Med Rehabil 80：150-4, 1999.
32) 小口和代，才藤栄一，水野雅康，馬場　尊，奥井美枝，鈴木美保：機能的嚥下障害スクリーニングテスト「反復唾液嚥下テスト」(the Repetitive Saliva Swallowing Test：RSST)の検討　(1)正常値の検討．リハビリテーション医学 37：375-382，2000．
33) 小口和代，才藤栄一，馬場尊，楠戸正子，田中ともみ，小野木啓子：機能的嚥下障害スクリーニングテスト「反復唾液嚥下テスト」(the Repetitive Saliva Swallowing Test：RSST)の検討　(2)妥当性の検討．リハビリテーション医学 37：383-388，2000．

7 老年呼吸器疾患に有用な検査・評価法

❸ 日常生活機能・運動能の評価法

はじめに

老年者の慢性疾患の特徴は複数の臓器に慢性疾患を併発している点が特徴的である(polypathology)。また、痴呆、難聴などのコミュニケーション障害、寝たきりの状態などの移動障害など老年症候群(geriatric syndrome)を合併していることが多い。このため、日常生活機能が著しく障害されている。特に、老年者の慢性呼吸器疾患は加齢とともに重症化するという傾向があり、その結果、患者のActivities of Daily Living(ADL)、は損なわれ、Quality of Life(QOL)は著しく低下していく。

このような老年者の慢性呼吸器疾患の長期的な管理を行うには、単に疾患のみを評価して治療方針をたてるのみでは不足であり、生活機能全般の障害を身体的、精神的、社会的に評価し、これらの評価を適切なケアにつなげる必要がある。

このような観点から本稿では、老年者の慢性呼吸器疾患の長期治療を行う際の機能評価のうち特に日常生活機能の評価を中心に概説する。

1. 老年者呼吸器疾患の機能評価の目的

慢性呼吸器疾患における機能評価の目的は以下のように要約される。

①正確な呼吸器疾患の診断を行う。解剖学的および機能診断が必要である。

②治療方針を決定する際に肺以外の臓器に考慮すべき合併症あるいは臓器機能の低下があるかを検討する。

③その患者にどのような治療が必要なのかを検討し、患者の個別性を重視した治療方針を決定する。

高齢者の慢性呼吸器疾患では、疾患(disease)の増悪に加え、機能障害(functional impairment)、社会的不利(handicap)、心理的障害(psychological impairment)、能力障害(disability)が共存し、複雑な病態を有している[1]。このような高齢者の慢性呼吸器疾患では、慢性疾患による機能障害だけではなく、機能障害により引き起こされる能力障害および社会的不利についても総合的に評価する必要がある。

欧米では、このような疾患を有する老年者の生活機能を評価する手法として、総合的機能評価(Comprehensive Geriatric Assessment；CGA)が用いられてきた[2]。CGAは虚弱老人(frail elderly)を対象としたものである。記述的な内容をスコア化することにより、評価のバイアスをできるだけ少なくしている点が特徴である。老年者の呼吸器疾患の生活機能評価にこのようなCGAによる評価システムを導入することにより、多職種によるチー

ム医療を効率的に推進できる利点がある。また、疾患の治療は evidence based medicine (EBM)が示すように、サイエンスの上に成立するものでなければならないが、このような評価方法の導入は高齢者の呼吸器疾患の治療が EBM としても成立し得ることを期待させるものである。

2. 老年者呼吸器疾患患者の生活機能評価の実際

表1はCGAの考え方に基づいた老年者の慢性呼吸器疾患で評価すべき項目を示したものである。以下に生活機能評価の個々の具体的項目につき述べる。

1 自覚症状の評価

呼吸困難、咳嗽、喀痰、全身倦怠感などの呼吸器疾患で高頻度に認められる症状につき評価を行う。その際には症状の有無だけではなく、その発現時期、場所、その性質や頻度、持続時間、増悪因子につき評価する必要がある。臨床症状の評価を行うことにより治療効果を客観的に評価しうる。

呼吸困難の評価は、自覚症状の評価の中で最も重要な項目である。呼吸困難は患者の主観的感覚であり、できるだけ客観化、定量化することが必要である。

呼吸困難の客観的評価法では、一定の運動負荷をかけた際の呼吸困難を定量化する方法と、日常生活での呼吸困難度を定量化する方法がある[3,4]。

一定の運動負荷をかけた際の呼吸困難を定量化する方法は、時間内歩行試験、トレッ

表1. 老年者の慢性呼吸器疾患で評価すべき項目

```
I) 身体的側面
  ①呼吸困難
   ・間接的評価方法
       肺機能検査：FEV_{1.0}、MVV など
       呼吸筋力：PImax、PEmax
       動脈血ガス分析
       運動耐容能：6分間歩行検査、漸増運動負荷試験
   ・直接的評価方法
       Fletcher Hugh-Jones の呼吸困難度分類
       Borg Scale
       Visual analogue scale (VAS)
       Oxygen Cost Diagram (OCD)
  ②栄養状態：身長、体重、Body Mass Index (BMI)、DXA による body composition
II) 心理的側面
  ①認知機能：Mini-Mental State Examination (MMSE)
  ②抑うつ、不安
  ③ADL：basic ADL、instrumental ADL
  ④QOL
III) 社会的側面
  ・生活環境調査
  ・経済状態調査
```

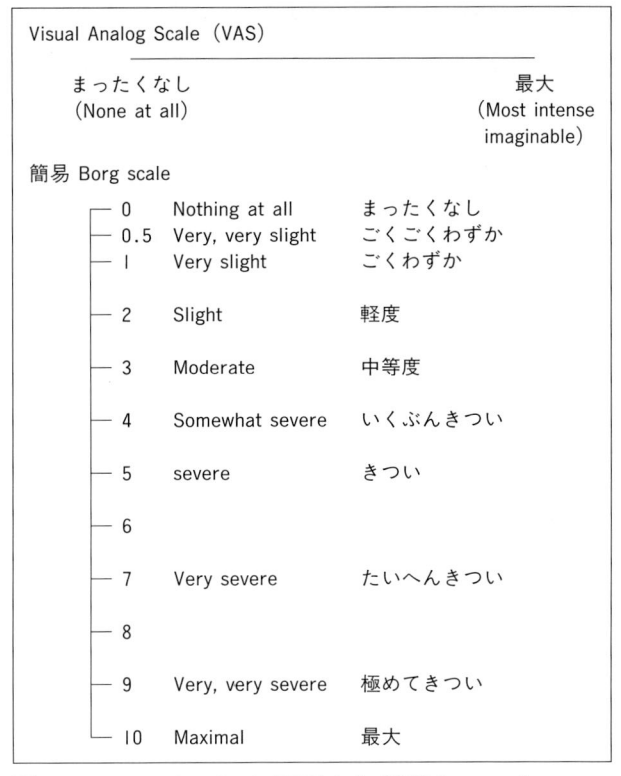

```
Visual Analog Scale (VAS)

まったくなし                                              最大
(None at all)                                    (Most intense
                                                   imaginable)

簡易 Borg scale
        ─ 0      Nothing at all       まったくなし
        ─ 0.5    Very, very slight    ごくごくわずか
        ─ 1      Very slight          ごくわずか

        ─ 2      Slight               軽度

        ─ 3      Moderate             中等度

        ─ 4      Somewhat severe      いくぶんきつい

        ─ 5      severe               きつい

        ─ 6

        ─ 7      Very severe          たいへんきつい

        ─ 8

        ─ 9      Very, very severe    極めてきつい

        ─ 10     Maximal              最大
```

図1．Visual Analog Scale(VAS)および簡易 Borg scale

ミル、自転車エルゴメーターなどによる運動負荷試験の際の呼吸困難度を Borg scale、Visual Analog Scale(VAS)などにより定量化するものである[4)5)]。簡易 Borg scale は呼吸困難なしを0、最大の呼吸困難を10とする10段階のスケールで呼吸困難の程度を評価するもので、VAS は100 mm の縦または横の直線を患者に示し、呼吸困難の程度をその距離で示すものである(図1)。

日常生活での呼吸困難度を定量化する方法には Fletcher-Hugh-Jones の呼吸困難度分類[6)]、Chronic Respiratory Disease Questionnaire(CRQ)[4)]、Baseline and Transitional Dyspnea Indexes(BDI and TDI)[4)]、Oxygen Cost Diagram(OCD)[7)]などがある。

本邦で一般に用いられている Fletcher-Hugh-Jones の呼吸困難度分類(表2)は簡便であり老年者の呼吸困難評価では簡単に実施可能であるが、スケールが大きすぎる欠点があり、治療効果の判定には適さない。CRQ は呼吸器疾患の疾患特異的 QOL を測定する質問票で、呼吸困難および生活機能に関連する4つの変化項目を測定するものである。CRQ の呼吸困難のスコアは、26項目の日常生活の動作から過去2週間に最も呼吸困難を感じた5項目を患者から選択させ、各々の項目につき1(最も呼吸困難あり)から7(まったく呼吸困難なし)の7段階にスコア化し、その総和を5で割ったものをスコアとして算出するもの

表 2. Fletcher-Hugh-Jones による呼吸困難度分類

Ⅰ度：同年例の健常者と同様に労作ができ、歩行、階段昇降も健常者と同様にできる。
Ⅱ度：同年例の健常者と同様に歩行はできるが、坂、階段昇降は健常人と同様にできない。
Ⅲ度：平地でさえ健常者と同様には歩けないが、自分のペースでなら、1.5 km 以上歩ける。
Ⅳ度：休み休みでなければ、50 m も歩けない。
Ⅴ度：会話、着物の着脱でも息切れを自覚する。息切れのために外出できない。

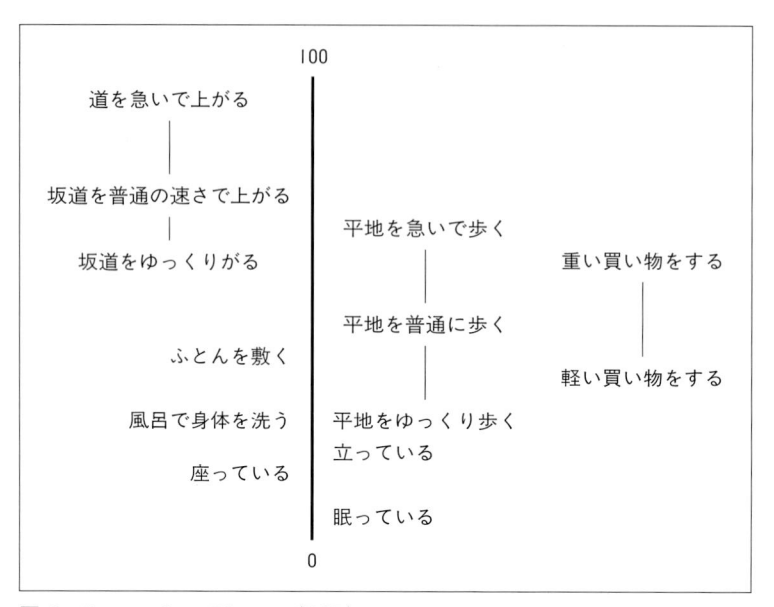

図 2. Oxygen Cost Diagram (OCD)
OCD は 100 mm の線分上に日常の種々の活動内容を組み合わせたもので、OCD は異なる活動を行う際の酸素の必要量を示す概算的指標とされる。

で、スコアが低いほど高度の呼吸困難を示す。BDI は日常生活や仕事における呼吸困難による機能障害の程度、呼吸困難を生じる仕事量、呼吸困難を生じる日常の労力の程度の 3 項目につき 0 (高度) から 4 (障害なし) の 5 段階にスコア化し、その総和をスコアとして算出するもので、スコアが低いほど高度の呼吸困難を示す。TDI は BDI の 3 項目につき呼吸困難の変化をベースラインの患者報告と比較して、−3 (大きな悪化) から 3 (大きな改善) の 7 段階にスコア化し、その総和をスコア化するもので、治療による呼吸困難の改善度を評価することができる。CRQ、BDI and TDI は欧米では呼吸リハビリテーションをはじめとする治療効果の判定に広く用いられているが、いずれも面接によるため時間がかかり煩雑であり、老年者には使用しにくいという欠点がある。また、本邦でも日本語へ翻訳したものが使用可能であるが、その内容にはわが国の生活習慣に合致しない点も少なくない。OCD は McGavan により開発され、100 mm の線分上に日常の種々の活動内容を組み合わせたもので、OCD は異なる活動を行う際の酸素の必要量を示す概算的指標とされている (図 2)[7]。OCD は呼吸機能、ADL などの機能的側面を反映し、反復して検査でき、呼吸困難を

簡便に検査できる方法と考えられる。筆者らは日常生活での呼吸困難度を定量化する方法として用いているが、この値は1秒量（$FEV_{1.0}$）と極めて相関性が高い[8]。老年者ではしばしば呼吸機能が施行不能な症例を経験するが、OCDを測定することにより、ある程度類推が可能である。

2 運動耐容能の評価

慢性呼吸器疾患患者では老年者においても呼吸困難の改善や運動耐容能、ADLの改善には運動トレーニングは極めて重要である。運動トレーニングを実施する際にどのような運動処方が適切であるかを決定するには患者の運動耐容能を評価する必要がある。特に、呼吸機能検査では運動に伴う低酸素血症の有無は評価できず、また、安静時の動脈血ガス分析からは運動時にどの程度の低酸素血症をきたすかは予測不可能であるため、運動負荷試験は極めて重要である。

慢性呼吸器疾患における運動負荷試験の目的は以下のように要約される。

①患者の呼吸困難の原因が低酸素血症によるものかを検討し、運動時に酸素供給が必要かを検討する。

②患者の現時点の運動耐久力や身体的限界を検討する。

③個々の患者にあった安全で現実的な運動処方を決定する。

運動耐容能のアセスメントには時間内歩行試験、自転車エルゴメーターやトレッドミルによる運動負荷試験が挙げられる[3,5]。

時間内歩行試験は実施が容易で、日常行動のうちQOLに実際に関連するinstrumental ADL（IADL）を評価することができ、また特別な器具を必要せず、簡単に行えることから、老年者の運動耐容能の初期評価および呼吸リハビリテーションなどの運動トレーニングの効果を判定するのに有用な方法である。6分間、10分間、12分間歩行距離試験が実施されるが、いずれも相関は高い[3]。筆者らは老年者により簡便な6分間歩行距離試験を用いている。歩いた距離と時間から時速とMetabolic equivalents（MET）を算出できる。METレベルは患者の身体労作と相関し、1 METは安静時に患者が必要とするエネルギー量を表し、初回の運動強度を決定するのに有用である。また、階段を利用して昇段の段数を評価する方法も簡便であり、利用価値が高い。

運動負荷試験は、トレッドミル、自転車エルゴメーターを使用して実施する。運動負荷のかけ方により、一定の運動負荷を持続的にかける定常運動負荷試験と、時間とともに負荷量を増大していく漸増運動負荷試験に分けられるが、漸増運動負荷試験がより一般的に用いられている[3]。

段階的に運動を増大していったときの生理的反応を心電図、血圧、パルスオキシメーター、呼吸困難や筋疲労症状により評価するのが一般的である。多段階漸増運動負荷試験により最大運動負荷量、運動時動脈血酸素飽和度の測定、併存する虚血性心疾患の有無を

表 3. 慢性呼吸器疾患における漸増運動負荷試験の標準的方法

被験者を呼吸困難度(Fletcher-Hugh-Jones 分類)により、A群(Ⅰ～Ⅲ度)とB群(Ⅳ～Ⅴ度)の2群に分け、負荷強度の異なるプロトコルを用い、symptom limit で検査を行う。

1．トレッドミル法

負荷法

時間(分)	A群 速度(km/h)	A群 傾斜(%)	B群 速度(km/h)	B群 傾斜(%)
1	1	0	1	0
2	2	0	1.5	0
3	3	0	2	0
4	3	2	2.5	0
5	4	4	3	0
6	4	8	3	4
7	4	12	3	8
8	5	12	3	12

測定項目 少なくとも1分ごとに以下の項目を測定する。
 1) 酸素摂取量($\dot{V}_{O_2}$)　2) 二酸化炭素排泄量($\dot{V}_{CO_2}$)
 3) 分時換気量($\dot{V}_E$)　4) 呼吸数　5) 心電図(心拍数)
 6) 血圧　7) 酸素飽和度(SpO_2)　8) Borg scale

2．エルゴメーター法

負荷法
 A群：0ワットから10ワットずつ負荷を上げる。
 B群：0ワットから5ワットずつ負荷を上げる。

項定項目
 1．と同様

(文献9より引用)

検出することができる。また、呼気ガス分析と併用すると換気状態や、運動に対する呼吸器以外の制限因子の検出、嫌気性代謝閾値(anaerobic threshold；AT)などの測定もでき、得られる情報量も時間内歩行試験に比べ多いが、種々の合併症を有する老年者では実施できないことが少なくなく、その適応は限られている。

　表3に日本呼吸器学会で推奨する慢性呼吸器疾患に対する漸増運動負荷試験の標準方法を示す[9]。心疾患において一般的に用いられている Bruce protocol と比較して運動負荷量が軽いのが特徴である。その理由として、①Bruce protocol は虚血性心疾患の早期検出を目的としているため強い運動負荷量が必要であるが、呼吸器疾患では運動耐容能および運動耐容能を制限する因子を検出することが目的であり、このためには強い運動負荷量は必要ではない、②呼吸機能障害を認める患者では、軽い運動負荷でも高度の呼吸困難が出現し、強い運動負荷では運動負荷試験の実施が困難となる、などが挙げられる。運動負荷試験は患者が呼吸困難などの症状により継続困難となるまで実施するが、検査中①重篤な不整脈の出現、②心電図における虚血性変化の出現、③SpO_2の著明な低下、④心拍数が予測最大心拍数の80％に達する、などの所見を認めたら直ちに中止する必要がある。漸増運動負荷試験により最大酸素摂取量($\dot{V}_{O_2}max$)を測定することは呼吸リハビリテーションの最大運動負荷量を決定するのに有用である。一般に中等症―重症の慢性閉塞性肺疾患

(COPD)に対する運動強度は暫増運動負荷試験の$\dot{V}O_2max$の60%以上の運動処方が有効であるとされる[9]。

3 認知機能および心理機能の評価

老年者では加齢に伴い認知機能の低下が認められる。痴呆は加齢とともに増加し、65歳以上の5%に、85歳以上の20%にも達するとされる。認知機能の低下は、薬物療法をはじめとした治療を実施する際の妨げになることが多い[1]。そのため、高齢患者では認知機能のスクリーニングが重要である。長谷川式簡易知能スケール、Mini-Mental State Examination(MMSE)などで患者の認知機能を把握する必要がある[1,2]。特にMMSEは国際的に用いられているという利点がある。MMSEはカットオフポイントが22/23点とされ[2]、22点以下の場合は、患者本人に対する指導は困難であることが多い。

老年者では抑うつ状態の合併は高頻度であり、うつ病の有病率は3～5%であるともいわれる[2]。また、進行した呼吸器疾患では、不安や抑うつ症状を合併することが多い[1,3,5]。抑うつは意欲の低下につながるだけではなく、集中力や記憶障害、運動能力にも関連し、治療の阻害因子となる。また、呼吸困難などの臨床症状とも密接に関連するため、評価が必要である。

種々の抑うつに関するスケールが知られている。厚生省呼吸不全調査研究班では慢性呼吸不全患者の抑うつ評価にSelf-rating Depression Scale(SDS)、State-Trait Anxiety Inventory(STAI)を用いることが推奨されている[9]。筆者らは不満、老い、動揺に関する11項目からなるモラール・スケールを用いている[1]。得点が低いほど抑うつ状態とされるが、その評価には不眠、るいそう、意欲や興味の減退、抑うつ気分、認知機能の低下、忍耐力の低下、自殺企図などのうつ病の臨床症状を参考にする必要がある。筆者らの老年者COPD症例に包括的呼吸リハビリテーションを実施した成績では、呼吸リハビリテーションにより呼吸困難、QOLが改善するのに伴いモラール・スケールの改善が認められた[10]。

4 ADL、QOLの評価

老年者の慢性呼吸器疾患の治療の目標は患者の総合的な機能改善、すなわちQOLの向上をもたらすことを主たる目的とする。そのため生活機能評価において患者のADL、QOLを評価することは極めて重要である。

ADLは主として清潔、食事、排泄などからなる基本的ADL(basic ADL あるいは Barthel ADL；BADL)と買い物、電話、料理、洗濯、会計などのより高次のADLである手段的ADL(Instrumental ADL；IADL)に大別され、両者を評価することが必要である[2]。表4、5に東京老人医療センターで用いられているBADLおよびIADLの評価表を示す。BADLは本来、脳卒中患者のリハビリテーションに用いられたものであり、現在最も国際的に広く用いられている。BADLは介助からの自立度を示すものであるが、そのスコアが

表 4. 基本的 ADL（BADL）評価表

機能	スコア	内容	得点
排便	0 1 2	失禁・おむつ ときどき失敗（1週間に1回程度） 自立	
排尿	0 1 2	失禁、おむつ、またはカテーテルが必要（カテーテルを自分で処理できない） ときどき失敗（24時間に1回以下） 自立（1週間以上にわたり1度も失敗がない）	
洗顔	0 1	洗顔、整髪、歯磨き、ひげそりに介助が必要 自立（用具の準備はしてもらってよい）	
便器の使用	0 1 2	全介助 部分介助 自立（下着を脱いだり下ろしたりできる、自分で拭ける、下着を上げたり着たりできる）	
食事	0 1 2	全介助（口の中まで運んでもらう、あるいはなかなか飲み込むことができない、経管栄養） 部分介助（おかずを細かく切ったり、バターをぬったり、その他食べやすいようにしてもらえば、自分で食べることはできる） 自立（食事は用意してもらってよい）	
起居・移乗	0 1 2 3	起居不能（座位バランスがとれない） 全介助だが、座位はとれる（1、2人の介助を必要とする） 部分介助（1人で簡単に介助ができる、または監視・指示が必要） 自立（監視・指示なしに自分でベットから椅子に移れる。またはその逆も可能）	
歩行	0 1 2 3	歩行不可能 車椅子にて自立、曲がり角もうまく曲がれる 1人の介助で歩行可（監視・指示または身体を支えてもらう） 独歩可（補助具を使用してよい。監視・指示は不要）	
更衣	0 1 2	全介助 介助必要だが、半分以上は自分でできる（ボタン・チャック可） 自立（ボタンかけ、チャック、紐を結ぶことなども可能）	
階段	0 1 2	不可能 介助必要（監視・指示、身体を支えてもらう、昇降装置を使用するなど） 昇降自立（歩行のための補助具を使用してもよい。監視・指示は不要）	
入浴	0 1	介助 自立（監視なしに浴槽に出入りでき、一人で体を洗える。監視・介助なしにシャワーが浴びられる）	
合計得点			/20点

満点であっても完全に自立であることを意味するものではなく、さらに高次のADLであるIADLの検討が必要である。老年者の慢性呼吸器疾患の特徴として呼吸困難によりIADLは障害されるが、BADLは呼吸機能が著しく障害され、在宅酸素療法が必要な状態でもあまり低下しないことが判明している[11]。

医療サービスにおける効果の評価（outcome measure）の指標としては臨床的指標として、生命予後の改善、QOLの改善が、社会的指標として社会の満足度、医療費および資源の消費量が挙げられる[12]。老年者の慢性呼吸器疾患の治療ではその治療行為により呼吸困

表 5. 手段的 ADL(IADL)評価表

項目	スコア	内容	得点
電話の使用	4 3 2 1	自分一人で使用できる。 よく知っているところにはかけられる。 電話は受けられるが、かけられない。 電話は使わない。	
買い物	4 3 2 1	自分一人ですべての買い物ができる。 簡単な買い物はできる。 買い物には付き添いが必要である。 買い物などまったくできない。	
食事の支度	4 3 2 1	自分一人で食事の用意をし、盛りつけることができる。 材料があれば食事を作れる。 食事を温めたり盛りつけることはできるが、作ることはできない。 誰かに用意して貰わなければならない。	
家事	5 4 3 2 1	修繕などを除けば、自分一人で家の維持管理ができる。 洗い物や寝床の用意などができる。 清潔さが十分とはいえないが、およその日常的仕事はできる。 家事には助けを必要とする。 家事にはまったくかかわらない。	
洗濯	3 2 1	自分の洗濯はすべてする。 下着や小物を洗濯できる。 誰かがすべての洗濯をしなければならない。	
外出	5 4 3 2 1	公共の乗り物や自分の車を運転して、一人で外出できる。 外出にはタクシーを利用する。 付き添いがあれば、公共の乗り物を利用して外出する。 助けをかりて、自家用車・タクシーや福祉サービスを利用して外出。 外出しない。あるいは外出できない。	
クスリの管理	3 2 1	用量、時間を守って服薬できる。 誰かに用意して貰えば、きちんと服薬できる。 服薬の管理はできない。	
金銭の管理	3 2 1	家計、請求書、通帳の管理などを一人でできる。 毎日の金銭管理はできるが、大きな契約などには助けを必要。 金銭管理はできない。	
合計得点			/31 点

難などの症状、能力障害、社会的不利などの種々の障害を改善する結果としてどの程度総合的機能改善がもたらされたかを検討することが極めて重要である。患者の QOL 評価はこのような全般的な機能を示すものである。QOL とはイメージに対する抽象的な用語としてしばしば用いられるが、科学的に評価が行われるべきものである。

　QOL の評価のためには種々の質問票が用いられているが、その評価法としては一般的評価法と、疾患特異的評価法に大別される[12)13)]。前者には Sickness Impact Profile、Medical Outcomes Study-Short Form-36(SF-36)などがあり、後者には Chronic Respiratory Disease Questionnaire(CRQ)、St. George's Respiratory Questionnaire(SGRQ)などが挙げられる。表6に各々の評価法の特徴を示した[3)13)]。

　一般的に CRQ などの疾患特異的な QOL 質問票の方が呼吸リハビリテーションなどの治療行為による介入後の変化に対する感度がよいとされる[5)]。しかし、異なる疾患の QOL

表 6. 呼吸器疾患に用いられる QOL 評価法

評価法	形式	質問数	方法	所用時間	評価領域
Sickness Impact Profile (Bergner ら, 1981)	一般的評価法	136	自己記入あるいはインタビューによる	15〜25 分	社会的相互作用、歩行と移動、睡眠と安静、栄養摂取、通常の日常労働、家事管理、罹患と制限、体の動き、コミュニケーション活動、レジャー・余暇・レクリエーション、知的機能、情緒、感情と感覚、身のまわりの衛生
SF-36 (Ware, Sherboume, 1992)	一般的評価法	36	自己記入	5〜10 分	身体機能、役割機能、身体の痛み、全般的健康、活力、社会的機能、精神保険
Chronic Respiratory Questionnaire (Guyatt ら, 1987)	疾患特異的評価法	20	インタビューによる	15〜25 分	呼吸困難、疲労(身体機能)、情緒機能(不安、抑うつ)、症状制御(疾患のコントロール感)
St George's respiratory Questionnaire (Jones ら, 1992)	疾患特異的評価法	76	自己記入	5〜20 分	呼吸器症状、活動(息切れによる制限)、疾患の影響(社会的機能、心理的苦痛)

(文献 3, 13 より改変引用)

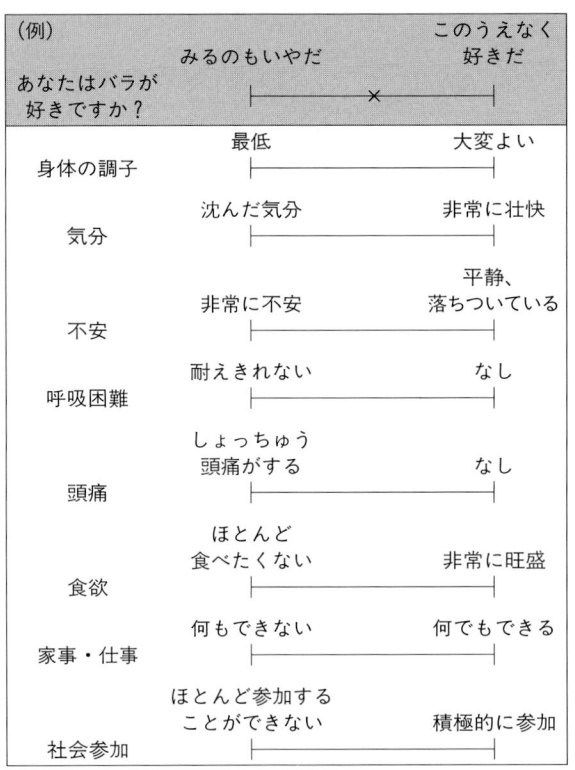

図 3. Visual analog scale による QOL scale

を比較したり、医療経済的視点に立った検討をする際には、一般的 QOL 評価法が不可欠であり、一般的評価法によってのみしか得られない情報もあり、QOL 評価の目的により質問票を選択する必要がある[12]。

CRQとSGRQは最も用いられている疾患特異的QOL評価法で、CRQは呼吸困難(dyspnea)、疲労(fatigue)、感情(emotional function)、病気による支配感(mastery)の4つの領域から、SGRQは症状(symptom)、活動(activity)、衝撃(impact)の3つの領域から構成されている。これらのQOL質問票は翻訳もされているが、日本人生活の現状にそぐわない点もあり、また所要時間として10～30分を要し、老年者においては日常臨床では使いにくいという問題点がある。筆者らはより簡便な方法として100 mmのVASにより身体の調子、気分、呼吸困難、社会参加、家事・仕事、頭痛、食欲、不安の8項目に関し評価し、その総和をQOLスコアとした、VASによるQOLスケール(QOL scale)を用いている(図3)[14]。筆者らの検討では、QOL scaleはSGRQのトータルスコアと極めて相関が高く、SGRQと同様の信頼性、妥当性、反応性を有している。記入時間は老年者でも5分以内であり、反復して実施可能であり、老年者の疾患特特異的QOL評価法として有用な質問票である。

3. 日常生活機能・運動能のフォローアップ

　慢性呼吸器疾患における日常生活機能、運動耐容能の評価は呼吸リハビリテーションなどの治療行為が介入効果をあげるに至ったかの判定に極めて重要であり、反復して行う必要がある。前述のどのような指標を治療行為の介入に対する効果判定に組み込んでいくかは個々の治療行為により異なるが、少なくとも①呼吸困難などの自覚症状、②運動耐容能、③QOLなどの全身的な健康状態、④ADLなどの日常生活における活動度の4項目に関しては検討する必要がある。また、治療の長期効果を検証するためにも、少なくとも6カ月から1年にわたる長期のフォローアップが重要である。

　日常生活機能の評価は前述のように多岐の質問票によりなされているのが現状である。これらの質問票は複雑なものが多く、老年者に対し日常臨床におけるフォローアップで反復して行うには不適切なものが多い。今後は日常臨床で簡便に使用しうる指標の確立を行う必要がある。

おわりに

　呼吸器疾患の評価には従来、肺機能検査や動脈血ガス分析などの生理学的検査が用いられてきたが、老年者では生物学的個体差が大きく、また種々の因子により影響されるため、老年者ではその評価は困難である。また、これらの生理機能検査はいずれも静的状態の評価であり、日常生活の動的状態を評価し得るものではない。このような点を補う点においても老年者においては、呼吸困難、ADL、QOLなどの日常生活における機能評価、運動耐容能の評価は極めて重要である。

(桂　秀樹)

文献

1) 木田厚瑞編著：包括的呼吸リハビリテーション：チーム医療のためのマニュアル．メディカルレビュー社，大阪，1998.
2) 小澤利男：高齢者の総合機能評価．日老医会誌 35：1-9, 1998.
3) American Association of Cardiovascular and Pulmonary Rehabilitation：Guidelines for pulmonary rehabilitation programs. 2nd ed. Human Kinetics, Champaign, IL, 1998.
4) Mahler DA, Guyatt GH, Jones PW：Clinical measurement of dyspnea. Dyspnea, Lung Biology in Health and Disease, ed. DA Marler, Marcel Dekker, Inc, New York：144-198, 1998.
5) American Thoracic Society：Pulmonary rehabilitation-1999. Am J Respir Cirt Care Med 159：1666-1682, 1999.
6) Fletcher CM：The clinical diagnosis of pulmonary emphysema-an experimental study. Proc R Soc Med 45：577-584, 1952.
7) McGavin CR, Artvinli M, Naoe H, et al：Dyspnea, disability, and distance walked：comparison of estimates of exercise performance in respiratory disease. Br Med J 2：241-243, 1978.
8) Yamada K, Kida K：A study of the relationship among oxygen cost diagram, pulmonary function test, and daily activities in Japanese elderly women. Am J Respir Crit Care Med 159：A833, 1999.
9) Respiratory Failure Research Committee, Japanese Ministry of Health and Welfare. Guidelines for the diagnosis and management, ed. Y Kawakami, Medical Review, Osaka, 1999.
10) 桂　秀樹，山田浩一，茂木　孝，ほか：高齢者の慢性閉塞性肺疾患患者に対する包括的呼吸リハビリテーション；4年間の施行成績について．日本呼吸管理会誌 9：352-357, 2000.
11) 小竹庸子，木田厚瑞，神野　悟，ほか：高齢者の在宅酸素施行例における認知および生活機能評価に関する研究．日本呼吸管理会誌 6：127-131, 1998.
12) 西村浩一，月野光博，羽白　高：呼吸器疾患における健康関連 Quality of life とその評価．呼吸 18：214-223, 1999.
13) Jones PW：Dyspnea and quality of life in chronic obstructive pulmonary disease. Dyspnea, Lung Biology in Health and Disease, ed. DA Mahler, Marcel Dekker, Inc, New York：199-220, 1998.
14) Hiratsuka T, Kida K：Quality of life measurements using linear analog scale for elderly patients with chronic lung disease. Internal Medicine 32：832-836, 1993.

7 老年呼吸器疾患に有用な検査・評価法
④ 睡眠呼吸時呼吸評価法

　65歳以上の老年者は50％以上に睡眠障害が認められ、その原因として、睡眠呼吸障害は重要な原因疾患の1つとされる。その診断および治療は老年者の予後の改善とQOLの改善に寄与されると思われる[1]。

1. 睡眠時の呼吸

　呼吸筋は睡眠中、呼吸中枢(延髄)から、適切な刺激を受け作用している。また、呼吸中枢は血中の酸素濃度や炭酸ガス濃度やpHなどの化学刺激受容体より情報を得ている。炭酸ガス濃度の受容体は頸動脈小体と延髄に存在し、酸素濃度の受容体は頸動脈小体に存在する。60Torr以下の低酸素血症は換気を刺激するが、重度な低酸素血症はむしろ呼吸中枢を抑制することが知られている。また、低酸素および高炭酸ガス血症ともに覚醒刺激となりうり、また、上気道抵抗の増加および閉塞も覚醒の原因となる。

　睡眠は大きくnon-REMとREM睡眠に区別され、睡眠中の呼吸はnon-REM期とREM期とで大きく異なる。non-REM期のstageⅠ、Ⅱの浅睡眠時には睡眠と覚醒との中枢の変動に伴い呼吸状態は周期的になり、短い無呼吸(中枢型)も観察される。また、stageⅢ、Ⅳ期の深睡眠期では化学受容器からの刺激は減り、呼吸は規則的になる。さらに、REM期においての呼吸は不規則になり、短い中枢型無呼吸が認められる。また、同時に呼吸筋および上気道の筋群のtonusも消失し横隔膜優位の呼吸運動となる。特にREM期において上気道が狭い症例は筋tonusの低下に伴い完全閉塞が生じうる。

　老年者においては、表1に示すごとく、深睡眠は減少し、stageⅠ、Ⅱの浅睡眠が増加する。また、加齢に伴い、中枢型の無呼吸が増加する傾向がある(老年者の睡眠時無呼吸患者の全体の約30〜40％が中枢型睡眠時無呼吸症候群となる)[2]。そのため、若年者と異なり、

表 1. 各世代における睡眠深度の比較

Stage	小児	若年者(%)	老年者
Awake	⇓	5	⇑
REM	⇒	20-25	⇒
1	⇓	2-5	⇑
2	⇒	45-55	⇑
3	⇑	3-8	⇓
4	⇑	10-15	0
総睡眠時間	10-12	8-10	6-8

(Clinical Handbook of Sleep Disorders AntonioCulebras Butterworth Heinemann. 1996より改変)

133

無呼吸指数のみで、nCPAP(nasal continuous positive airway pressure therapy)などの積極的な治療開始の基準とはならない[3]。

2. 睡眠呼吸障害

睡眠時の呼吸の異常は特に低換気および無呼吸が問題となる。一般に、低換気とは安静時の換気量の50%以下になる、10秒以上持続する浅い呼吸を意味し、3〜4%の酸素飽和度の低下を伴うとされる。また、睡眠無呼吸(sleep apnea)とは睡眠中に起こる10秒以上の呼吸の停止と定義される[4]。図1に示すごとく、睡眠無呼吸はポリグラフ上の気流および胸腹壁の運動のパターンにより、中枢型、閉塞型と混合型に分けられる。中枢型睡眠無呼吸は、胸郭(胸、腹)の呼吸運動の停止と同時に鼻と口の気流が停止する(図1-a)。また、閉塞型睡眠無呼吸は、睡眠中に上気道が閉塞するために生じる無呼吸で、鼻と口の気流は停止するが、胸郭と腹壁の逆位相の呼吸運動が認められる(奇異運動)。さらに、吸気努力に伴い、上気道が開いて気流が再開すると大きないびきが聴取されるのが特徴である(図1-b)。混合型睡眠時無呼吸は無呼吸開始時に中枢型無呼吸を認め、その後、閉塞型無呼吸が認められる。混合型無呼吸は閉塞型無呼吸の一亜型とされる。

3. 睡眠時呼吸障害の評価の手順

睡眠呼吸障害を呈する疾患としては(表2)の疾患が挙げられる。

1 どんな患者を疑うか？

睡眠呼吸障害を疑う症候としては、以下の事項が挙げられる[5]。

1. 肥満、小顎(triangle face)の有無
2. 昼間の傾眠
3. 不眠
4. 激しいいびき(閉塞型睡眠時無呼吸)
5. 睡眠中の異常運動
6. 性格変化、知的能力の低下
7. 性機能の低下や夜間の頻尿
8. 早朝の頭痛
9. 高血圧や多発性脳硬塞の合併
10. 原因不明の肺高血圧や心不全
11. 多血症や不整脈
12. 慢性閉塞性肺疾患や肺結核後遺合併[6]

a 中枢型　睡眠時無呼吸

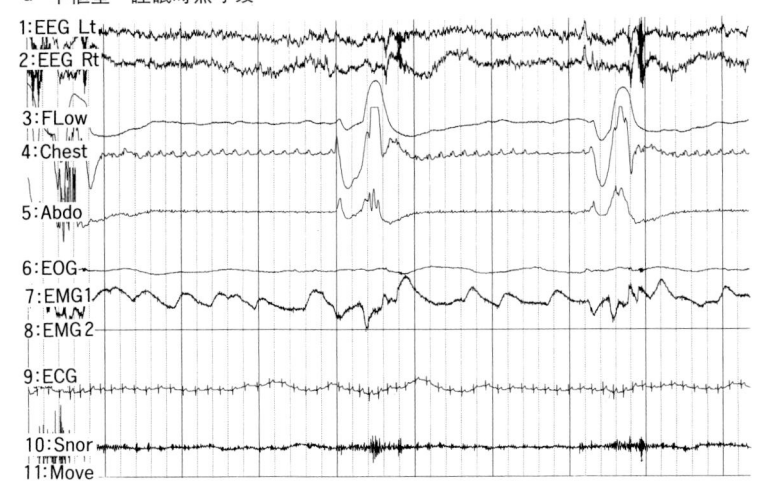

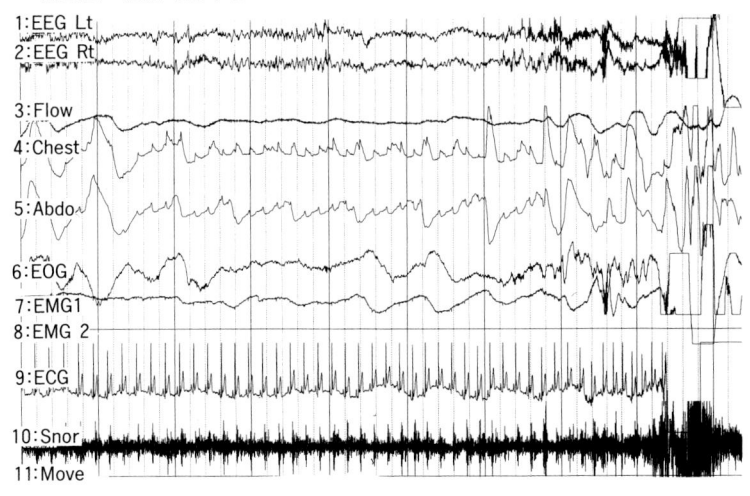

b 閉塞型　睡眠時無呼吸

c 実際の施行時の写真

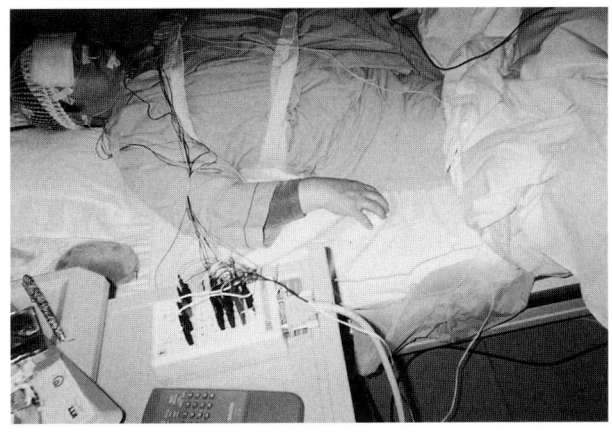

図 1．ポリソムノグラフィー

表 2. 睡眠呼吸障害の基礎疾患

1．上気道の形態異常によるもの(閉塞型無呼吸)
　(1) 口蓋扁桃肥大、アデノイド
　(2) 下顎発育異常
　　　小下顎症、鳥顔(bird-like face)
　(3) 咽喉頭軟部組織の腫脹、炎症
　(4) 粘液水腫
　(5) 末端肥大症
　(6) 口蓋咽頭奇形
　(7) 声門上喉頭浮腫
2．肺胞低換気症候群を伴うもの
　(1) 原発性肺胞低換気症候群
　(2) Pickwick 症候群
　(3) 慢性閉塞性肺疾患(COPD)
　(4) 頸髄障害
　　　a．ポリオ
　　　b．頸髄症
　　　c．Cervical cordotomy
　　　d．頭蓋頸椎移行部奇形
3．狭義の中枢型睡眠時無呼吸(Chene-Stroke 呼吸、周期性呼吸)
　(1) 脳障害(血管障害、腫瘍、その他)
　　　wallenberg 症候群
　　　Shy-Drager 症候群
　(2) 心障害(心不全、房室ブロックなど)
　(3) 高所低酸素症
4．その他

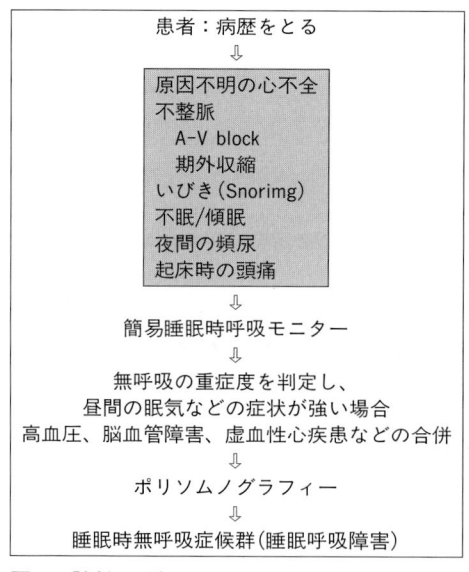

```
患者：病歴をとる
    ⇩
┌─────────────┐
│原因不明の心不全      │
│不整脈            │
│  A-V block      │
│  期外収縮         │
│いびき(Snorimg)    │
│不眠/傾眠          │
│夜間の頻尿          │
│起床時の頭痛        │
└─────────────┘
    ⇩
簡易睡眠時呼吸モニター
    ⇩
無呼吸の重症度を判定し、
昼間の眠気などの症状が強い場合
高血圧、脳血管障害、虚血性心疾患などの合併
    ⇩
ポリソムノグラフィー
    ⇩
睡眠時無呼吸症候群(睡眠呼吸障害)
```

図 2. 診断の手順

　睡眠呼吸障害を心配して来院する患者の多くは、家人、特に配偶者の指摘によるものが多い。診断の手順は図2のように進めていく。
　身体所見では下顎の偏位、小額の有無、扁桃腺肥大など耳鼻科領域と、昼間の眠気の程

度の主観的評価、客観的評価を ESS(the sleepiness scale of the epworth)、MLST(multiple sleep latency test)を用いて行う。老年者においては、不眠や昼間の眠気などは睡眠時呼吸障害に特異的な症状とはいえないことが多い。

また、老年者の場合、すでに脳梗塞や神経筋疾患(Shy-Drager syndrome, brainstem neoplasm など)、COPD、心不全などに伴う続発性の睡眠呼吸障害の頻度も多く、基礎疾患の増悪因子になりうる場合は適切な治療の適応となる。

また、外来で可能な検査としては、酸素飽和度計とサーミスターを組み合わせたものや呼吸音、呼吸運動が記録可能なものまで、さまざまな様式な簡易検査器が開発されている。実際にわれわれの施設においては、外来にて、アプノモニターIII(Chest™)を実施してもらい、より精査が必要な症例を入院して PSG(polysomnegraphy)を施行し診断している。

2 簡易検査

在宅にて睡眠時に施行される検査項目としては、以下の項目が一般的には測定されている。

①口鼻呼吸(サーミスター)
②呼吸音(マイクロフォン)
③酸素飽和度計
④体動(actigraph)

在宅で行う検査のため、老年者の場合、可能な限り、簡略化することが望ましい。また簡易式の検査でも呼吸音と組み合わせて検査することにより、無呼吸のタイプ分け(中枢型/閉塞型)は可能となる。また、認知機能の低下が認められる症例や、ADL の低下の著しい症例においては、酸素飽和度のモニタリングと actigraph のみで睡眠の有無と睡眠呼吸障害の判断することも必要となる[7]。

近年、nCPAP の保険適応の拡大に伴い、無呼吸低換気指数(AHI：apnea hypopnea index)が 40 回/時以上で、自覚症状が強く、合併症(高血圧、脳血管障害、虚血性心疾患)を持つ症例に対しては Polysomnography を行うことなく、nCPAP を導入することが可能となってきている。しかし、老年者においては外来のみの診断治療は困難で、長期の治療のコンプライアンスを期待する場合は入院し精査後、適正圧を調整したほうがよいとされてる[8)-10)]。

簡易モニターとしては代表的な機種として、Chest 社のアプノモニターIII があり、サーミスターによる口鼻気流、小型マイクロフォンによる気管音および酸素飽和度モニターによる3情報をアンプを通じてデジタル信号化し、記憶装置に入力、記憶させるもので、検査終了後、パーソナルコンピューターに接続し、無呼吸回数、無呼吸指数(1時間あたりの無呼吸の平均回数)、酸素飽和度低下指数(1時間あたりの3〜4%以上の酸素飽和度の低下回数)を算出することで睡眠時無呼吸症候群のスクリーニングが可能となる(図3)。さらに最

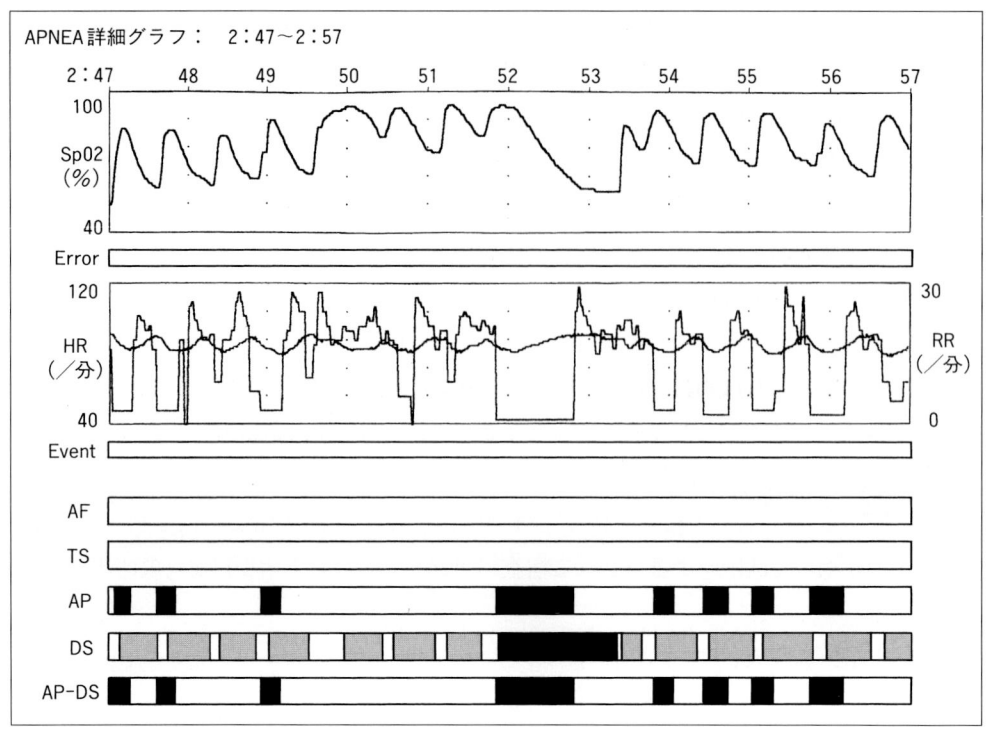

図 3．重症な閉塞型無呼吸患者のアプノモニター

近では多チャンネルの脳波計を含む小型携帯用睡眠呼吸モニターが、試みられているが、老年者においては自宅で装着するのは煩雑すぎると思われる[11]。

3 PSG(polysomnography)

PSGの測定項目としては以下のように推奨されている[12]。

1　睡眠相の記録
　1．脳波(EEG)
　2．眼電図
　3．筋電図(EMG：おとがい部)
2　換気機能の記録
　1．口、鼻の気流(サーミスタなど)
　2．胸部、腹部の換気運動
　3．呼吸筋電図
　4．食道内圧
　5．呼吸音、気管音
3　ガス交換の記録
　1．酸素飽和度(パルスオキシメータ)
　2．経皮電極(CO_2/O_2)
　3．呼気ガス分析
4　循環系の記録
　1．心電図
　2．血圧
5　体動の記録
　1．アクトグラム
　2．四肢筋電図

測定項目としては大きく2つに分類される。1つは睡眠相の記録のための①脳波(EEG)、②眼球運動(EOG)、③筋電図(EMG)。2つめは換気および換気努力を検出するものとして、④口鼻のセンサー(サーミスター/圧トランスデューサー)、⑤胸壁腹壁運動(インダクタンスプレチスモグラフィ/レスピバンド)。

この2つは必須の項目とされ、施設により、⑥酸素飽和度計、⑦心電図、⑧呼気ガス分析、⑨食道内圧センサーが付加される[12)–14)]。

睡眠時の呼吸は睡眠の深度に影響されるため、脳波において睡眠時間、睡眠深度を脳波によって、評価することは重要とされる。睡眠段階は急速眼球運動(rapid eye movement：REM)睡眠とnon-REM睡眠とに分けられる。

口鼻の気流を検知するセンサー関しては、呼吸に伴う温度差をみるサーミスターと圧較差をみるトランスデューサーとがあるが、低換気(hypopnea)の検知には圧トランスデューサーが優れている[15)]。また、胸壁腹壁運動のモニターとしては換気量の定量性および感度に関してはインダクタンスプレチスモグラフィがレスピバンドより優れているが、体動に伴うずれを防ぐことが重要となる。

また検査の方法として、昼間に仮眠をとらせて行う検査法(nap study)もある。昼間の2～4時間のポリソムノグラフィーを施行し、無呼吸発作の有無を評価する。しかし、陰性だからといって睡眠時無呼吸症候群を否定することにはならない。

入院して検査する場合は1晩めに軽症と判断されても2晩連続してPSGを実施すると重症な睡眠呼吸障害が判明することもあり、軽症例や正常例では2晩以上の精査が望まれる(first night effect)[16)]。

4 評価方法

睡眠呼吸障害の定まった定義は確立しておらず、睡眠時の周期性の低換気から睡眠時無呼吸症候群を含めた概念である。

診断の基準としては、酸素飽和度90％以下の時間あるいは基準値より4～5％以上低下している時間が5分以上もしくは全睡眠時間の1％以上の場合に睡眠呼吸障害の疑いとし、AHI(apnea-hypopnea index)が5未満の場合は周期性の低換気が疑われ、5以上の場合は睡眠時無呼吸症候群が疑われる。また、AHIは20以上の場合は自覚症状、無呼吸のタイプ、合併症を考慮し積極的な治療適応を考慮する必要がある。

高齢者の無呼吸指数による、縦断的検討はいくつかされているが、概ね、AHIが10以上の場合、脳血管障害や高血圧の発症のリスクの増大が報告されている[17)–19)]が、さらなる検討が必要とされる。

(大賀栄次郎)

文献 1) Manabe K, Matsui T, Sasaki H：Sleep Patterns and Mortality among Elderly Patients in a Geriatric Hospital.

Gerontology. 46(6) : 318-322, 2000.
2) Ancoli-Israel S, Kripke DF, Manson WJ : Chracteristics of obstructivea and central sleep apnea in the elderly ; an interim report. Biol Psychiatry 22 : 741-750, 1987.
3) Philip P, Dealberto MJ, Bioulac B : Prevalence and correlates of nocturnal desaturations in a sample of elderly people. J Sleep Res 6(4) : 264-71, 1997.
4) Gould GA, Whyte KF, Rhind GB, et al : The sleep hypopnea syndrome. Am Rev Respir Dis 137 : 895-898, 1988.
5) Fukuchi Y, Yano K, Ishida K : The characteristics of senile signs in the respiratory system and their early detection. Nippon Ronen Igakkai Zasshi 24(2) : 100-4, 1987.
6) Kimura H, Suda A, Kuriyama T : Nocturnal oxyhemoglobin desaturation and prognosis in chronic obstructive pulmonary disease and late sequelae of pulmonary tuberculosis. Respiratory Failure Research Group in Japan. Intern Med 37(4) : 354-9, 1998.
7) Middelkoop HA, Van Hilten BJ, Kamphuisen HA : Actigraphically recorded motor activity and immobility across sleep cycles and stages in healthy male subjects. J Sleep Res 2(1) : 28-33, 1993.
8) Edinger JD, Fins AI, Vasilas D. : Sleep in the laboratory and sleep at home : comparisons of older insomniacs and normal sleepers. Sleep 20(12) : 1119-26, 1997.
9) Portier F, Portmann A, Muir JF, et al : Evaluation of home versus laboratory polysomnography in the diagnosis of sleep apnea syndrome. Am J Respir Crit Care Med 162(3 Pt 1) : 814-8, 2000.
10) Krieger J, Sforza E, Weiss T, et al : Simplified diagnostic procedure for obstructive sleep apnoea syndrome : lower subsequent compliance with CPAP. Eur Respir J 12(4) : 776-9, 1998.
11) Verse T, Pirsig W, Junge-Hulsing B, Kroker B : Validation of the POLY-MESAM seven-channel ambulatory recording unit. Chest 117(6) : 1613-8, 2000.
12) American Electroencephalographic Society. Guideline fifiteen : Guidelines for polygraphic assessment of sleep-related disorder(polysomnography). J Clin Neurophysiol 11 : 116, 1994.
13) Hosselet JJ, Norman RG, Rapoport DM : Detection of flow limitation with a nasal cannula/pressure transducer system. Am J Respir Crit Care Med 157(5 Pt 1) : 1461-7, 1998.
14) Berg S, Hybbinette JC, Hawke M : Continuous intrathoracic pressure monitoring with a new esophageal microchip catheter in sleep-related upper airway obstructions. J Otolaryngol 24(3) : 160-4, 1995.
15) Farre R, Montserrat JM, Navajas D, et al : Accuracy of thermistors and thermocouples as flow-measuring devices for detecting hypopnoeas. Eur Respir J 11(1) : 179-82, 1998.
16) Oliver Le Bon, Guy Hoffman, Paul Linkowski, et al : Mild to Moderate Sleep Respiratory Events. Chest 118 ; 353-359, 2000.
17) Krieger J, Kuruts D. Sleep apnea in normal older subjects do not worsen their long-term morbidity and mortality. Sleep Res 16 374-380, 1986.
18) Bliwise DL, Bliwise DE, Dement WC, et al : Sleep apnea and mortality in aged cohort. Am J Public Health 78, 544-547, 1988.
19) Berry DTR, Phillips BA, Cook YR, et al : Sleep disorder breathing in healthy aged persons. Sleep 12, 211-215, 1989.

7 老年呼吸器疾患に有用な検査・評価法

5 画像検査法の特徴

a. 胸部単純レントゲン検査

はじめに

今日、X線CTやMRIなど、最新のエレクトロニクスとコンピューターを用いた装置が活躍しているが、胸部単純レントゲン検査の価値は依然として重要である。というのは、日常の呼吸器診療の中で、まず、スクリーニング検査として胸部単純レントゲン検査を施行して、異常陰影が疑われたときに初めて次のステップに進むからである。ここではまずX線コントラストに関して概括し、各種疾患に特徴的な所見を挙げる。

1. X線コントラスト

X線像は体内の組織のコントラストから成り立っている。したがって、そのX線像の成り立ちをコントラストという見地から理解すると、異常の発見、局在の同定が容易になる。

1 撮像方向による腫瘤のみえ方の違い

腫瘤の辺縁が鮮明にみえるか否かは腫瘤の辺縁の形と、X線に対する位置関係で決まる。縦隔腫瘍は左右の肺野に突出する形で発育するため、正面像で捕らえやすいが側面像では捕らえにくい。これに対して前や後胸壁に発生した胸壁腫瘍は側面で捕らえやすい。肺内に発生した腫瘍は原則として正面像でも側面像でもともに捕らえられるが、例外として心臓の裏に生じた腫瘤は正面像では捕らえにくい。したがって、肺癌検診では必ず2方向を撮る必要がある[1]。

2 シルエットサイン

水濃度と水濃度の陰影が相接して存在すると、その境界のコントラストが失われて不鮮明になることをいう。正常ではX線束と平行に配列した辺縁を持つ心臓・胸部大動脈・横隔膜の辺縁は鮮明に描出されている。今、何らかの病態で、肺炎などで肺胞が浸出液などX線的に水濃度を示す物質で置換されるか、無気肺・胸水・腫瘍などで肺胞の空気が上記の構造物の辺縁に接することができないと辺縁が不鮮明となる。これをシルエットサイン陽性という(図1)。この原理を応用し上記構造物に接する肺区域を覚えておくと、辺縁の不鮮明になった部位から、肺病変の局在を知ることができる(表1)。

3 エア・ブロンコグラム(air bronchogram)

正常の肺では、末梢の気管支はみえない。それは、気管支内腔と周囲の肺胞腔がともに

141

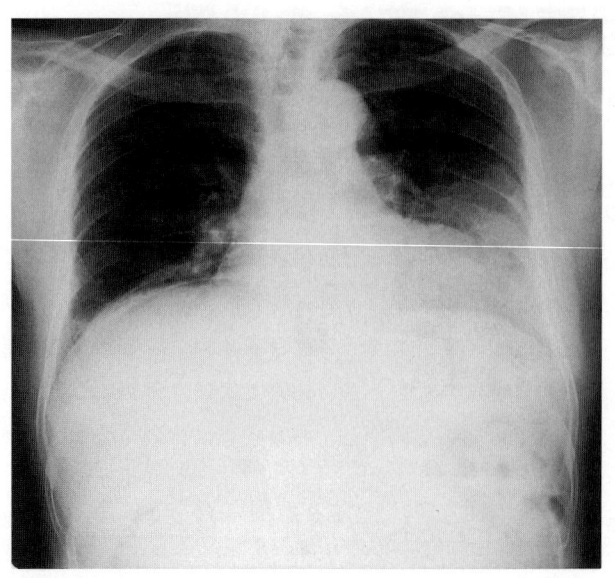

図 1. 左 S$_4$ の肺炎
心臓左縁が不鮮明になっており、シルエットサイン陽性である。また、エア・ブロンコグラムが肺炎様陰影の中に認められる。

表 1. シルエットサイン陽性を示す解剖学的部位と病巣部位

解剖学的部位	病巣部位
右心臓縁	右 S$_3$・右 S$_5$・右胸水
左心臓縁	左 S$_3$・左 S$_4$・左 S$_5$・左胸水
上行大動脈	右 S$_3$
大動脈弓	左 S$_{1+2}$
下行大動脈	左 S$_6$・左 S$_{10}$・左胸水
右横隔膜	S$_6$ 以外の右下葉・右胸水
左横隔膜	S$_6$ 以外の左下葉・左胸水

空気で満たされており、気管支壁の肥厚がない限りはコントラストがつかないからである。しかし、肺炎や肺水腫などで、肺胞腔が水濃度になってしまうと、空気の満たされている気管支内腔がみえるようになってくる。これをエア・ブロンコグラムという（図1）。したがって、これが認められれば、肺内病変でかつ肺胞病変であることを示す。ただし、気管支が破壊されたり、気管支内に分泌物がつまったり、気管支内のガスが吸収されてしまうと、たとえ肺炎などの肺胞内病変であってもエア・ブロンコグラムは認められない。つまり、エア・ブロンコグラムが認められないからといって肺胞性病変でないとはいえない。

2. 異常所見と肺疾患

呼吸器の諸疾患では実に多彩な異常陰影が認められる。ここでは異常陰影を5つのカテゴリーに分類して概括する。

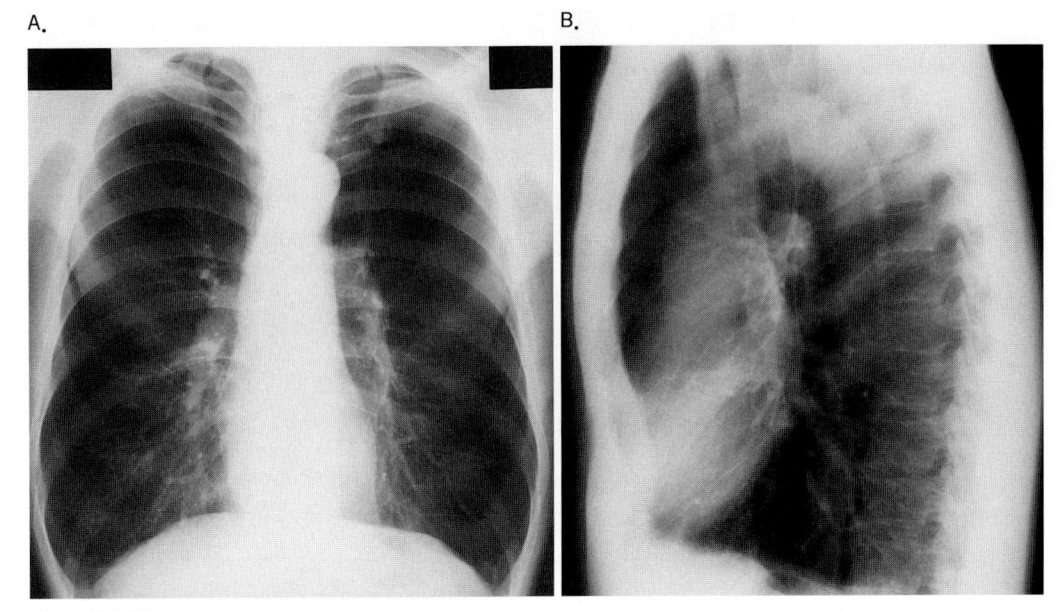

図2. 肺気腫
A：正面像　肺野の透過性亢進・肺野血管影の減少・横隔膜の低位および平坦化・滴状心・肋間腔の開大などが認められる。
B：側面像　ビヤ樽胸郭・胸骨後腔や心臓後腔の拡大が認められる。

1 肺野の透過性亢進

　肺胞の含気が異常に増大すると肺野のX線の透過性が亢進し、肺野が暗くなる。両肺野全体に透過性亢進が認められる場合、気管支喘息や慢性気管支炎など、気管閉塞によるair trapping結果によるものと、肺気腫のように肺胞が破壊された結果によるものとある。特に、肺気腫はX線による診断が重要である。正面像では、肺野の透過性の増大・肺野血管影の減少・横隔膜の低位および平坦化・心陰影の縮小（滴状心）・肋間の開大など、側面像ではビヤ樽状の前後径の大きい胸郭・胸骨後腔や心臓後腔の拡大などの所見が認められる。これらはすべて、肺気腫による肺胞気腔の破壊、それに伴う肺の過膨張に起因する所見である（図2）。従来、胸部単純X線では重症の肺気腫は診断可能であるが、軽度のものは診断できないといわれてきた。しかし、Miniatiらは、上記の所見をスコア化により定量化すると、CTの定量化所見と相関すると報告している[2]。

2 浸潤影

　浸潤影はその陰影の性状や分布からある程度原因疾患を絞り込めることがある。

（1）肺葉に限局した肺胞性陰影

　葉間胸膜で鮮明に境界され、その葉間胸膜が膨隆することがある。通常はエア・ブロンコグラムを伴っているが、内容が膨隆するくらいの力を持っていると気管支も圧迫された

り、分泌物でつまって、まったく均等な水濃度のことも多い。細菌性肺炎では、肺炎球菌・肺炎桿菌・ブドウ球菌などの起因菌に認められることが多く、マイコプラズマ肺炎・結核乾酪性肺炎などでもこの形式を取り得る。

（2）多中心性境界不鮮明な斑状陰影

通常気管支肺炎（小葉性肺炎）と呼ばれているもので、先の肺葉性肺炎と対をなすものである。これは主に気管支炎や細気管支炎が増悪して生じることが多いので、気管支にそって斑状陰影が散布されていることが多い。気管支炎を起こしやすいウイルスによることが多いが、インフルエンザ菌による肺炎や、器質化肺炎を伴った閉塞性細気管支炎（bronchiolitis obliterans organizing pneumonia；BOOP）などでもよく認められる。

（3）肺門部を中心とした融合陰影

肺門部を中心とした融合陰影はしばしば蝶形陰影になりやすい。腎不全や肺血症などによる肺水腫に認めやすいが、ニューモシスチス・カリニ肺炎やサイトメガロ肺炎も同様のパターンを示す。肺炎の初期は、両肺の気管支に沿ったびまん性の浸潤影を呈する左右対称性の間質性肺炎である。悪化すると肺胞内へ原虫や浸出液が出て、蝶形陰影に変化してくる。高齢者を含めた免疫不全の状態が考えられる患者に蝶形陰影が出現したときにはこれらの疾患を考える。また、肺胞蛋白症・ベリリウム肺にも、肺門部中心性陰影が認められる。

（4）末梢肺を中心とした融合陰影

肺梗塞は胸膜面に底辺をもつ境界不鮮明な融合陰影が、下肺や外側にみられる。好酸球性肺炎も外套状に両肺外側の胸膜下に融合性陰影が生じ、蝶形陰影のネガをみているようなパターンになりやすい。また、急性特発性間質性肺炎は、両側の肺底区の胸膜下、特に肋骨横隔膜洞部に融合陰影がみられる。

（5）分布に消長が認められる融合陰影

経過中の性状そのものに本質的な変化はないが、ある陰影が新しく異なった部位に出現してくる融合陰影を出没陰影という（fleeting shadow）。これにはレフレル症候群・BOOPなどでみられる。レフレル症候群は薬剤惹起性に、あるいは寄生虫（線虫類の幼虫）の移動に伴って、融合陰影が出没する。好酸菌増多を伴うことが多い。BOOPは、気管支に沿った多発性の斑状陰影であることが多い。胸膜下には気腫状の肺を残し、胸膜からやや離れて凹凸をもった移動性の多発性融合陰影があればこれを十分疑ってよい。

3 粒状影・結節影

粒状影・結節影とは、内部の均一な円形または楕円形の陰影を示す。その陰影は大きさの違いから、直径1〜4 mmの小粒状陰影、直径4〜50 mmの結節影に分かれる。直径50 mm以上の結節影は腫瘤影と呼ぶ。結節の大きさと数から、びまん性小結節型・単発結節型・多発結節型に分類できる。表2に粒状影・結節影を伴う疾患とその特徴を示す。

表 2. 粒状影・結節影を伴う疾患とその特徴

1）びまん性小結節型
硅肺（肺門リンパ節の egg shell 様変化）、サルコイドーシス（肺門リンパ節腫大）、過敏性肺臓炎（肺実質性陰影の陰影の周囲に小結節陰影）、粟粒結核（明確な小結節影が広範囲に分布）
2）単発結節（腫瘤）型
肺癌（約 10％に空洞）、結核性肉芽腫（約 60％に石灰化）、肺過誤腫（約 60％に石灰化）、肺動静脈瘻（Valsalva 法で縮小）、気質性肺梗塞（下肺野の胸膜に接す）、肺クリプトコッカス症（日和見感染症でみられる）
3）多発結節（腫瘤）型
転移性肺腫瘍（腎癌・睾丸腫瘍に多い）、形質細胞腫（多発性骨髄腫がある）、肺アミロイドーシス（石灰沈着を認めることあり）、リウマチ性結節（Caplan 症候群でみられる）、肺吸虫症（嚢胞がみられることがある）

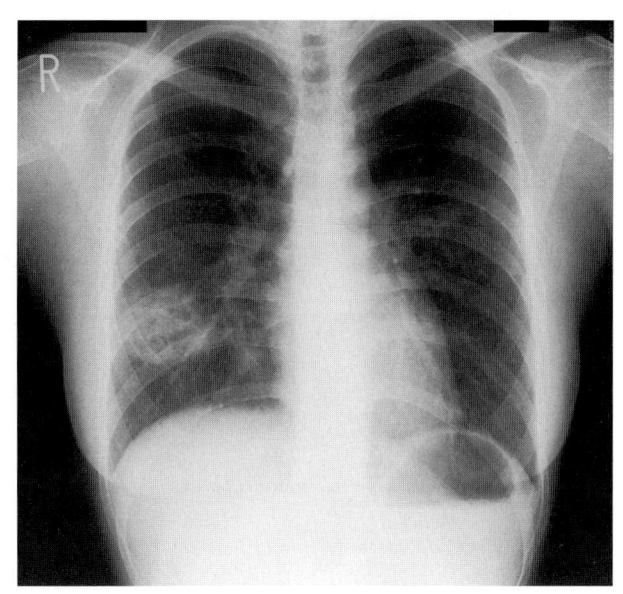

図 3. クリプトコッカス症
陰影内に三日月状の空洞が認められる（crescent）

4 空洞影

　空洞は組織や腫瘍が壊死に陥り、壊死物質が気管支を通じて排出され、気管支内のガスで置換された状態である。結核性空洞は原則として全周囲にわたってその輪郭がみえなければならないが、ときに誘導気管支との連続性が認められることがあり、嚢胞状気管支拡張症との鑑別が困難な場合もある。また、一般に肺膿瘍の空洞は中心性、肺癌の空洞は偏心性であるといわれているが絶対的なものではない。空洞中に存在する菌塊（fungus ball）のため、空洞内の空気が三日月状にみられる所見（crescent）は、肺アスペルギルス症で特徴的であるが、その他、ノカルディア・クリプトコッカス・カンジダなどの真菌症でも認められる（図3）。また、ブドウ球菌性肺炎は空洞の形成と膿胸の合併をきたすことが多い。

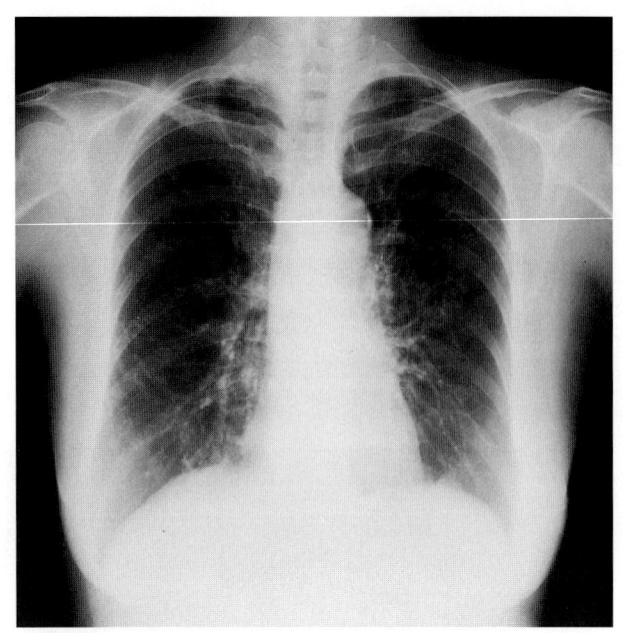

図 4. 棍棒状気管支拡張症
両肺底区に拡張した区域気管支が認められる。

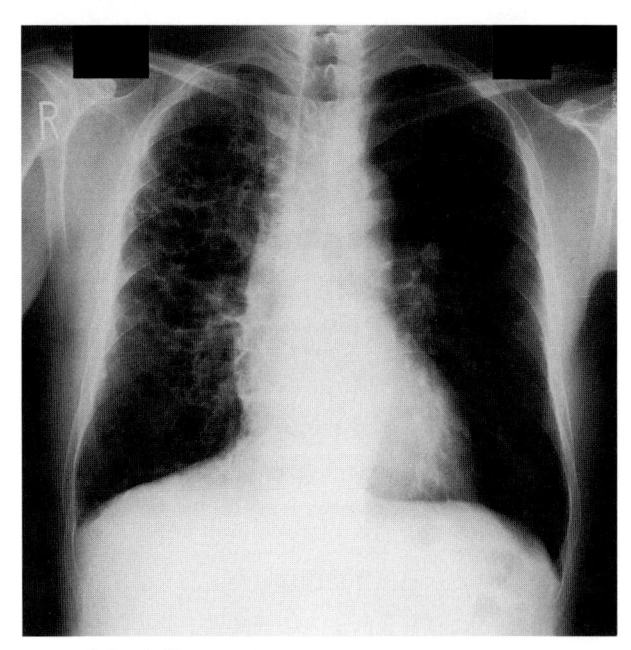

図 5. 嚢胞状気管支拡張症
右上肺野から中肺野にかけて嚢胞状の気管支拡張像が認められる。

5 気管支拡張影

　胸部単純写真では正常の気管支では区域気管支より末梢はみえない。しかし、気管支拡張症では拡張気管支が認められる。梶棒状気管支拡張症では平行線として区域気管支が認められる（図4）。一方、嚢胞状気管支拡張症では（図5）、先に述べたように、胸部単純写真では空洞病変との区別が困難な場合がある。

　　　　　　　　　　　　　　　　　　　　　　　　　　　　　　　　（三嶋理晃）

文献
1) 片山　仁，大澤　忠，大場　覚編．胸部X線写真のABC．日本医師会発行．医学書院，東京，1999．
2) Miniati M, Filippi E, Falaschi F：Radiologic evaluation of emphysema in patients with chronic obsrtructive pulonary. disease. Am J Respir Crit Care Med 151：1359-1367, 1995.

7 5 b. 胸部CT

はじめに

　近年、胸部X線CTが開発され、その精度は年々向上し、HRCT（High Resolution CT）では、小葉単位である数mm径の病変内の構造までも捕らえるまでに解像度が上がり、各種肺疾患の診断に大きな力を発揮するようになってきた。この診断能力の向上には機器性能の発展に加えて2つの要素が寄与している。1つは、常にCT画像と病理組織像を対比させて、画像の意味するところを明確にしてきたことであり、もう1つは適切な撮像条件が選択されたことである。前者に関しては、次の項で各種肺疾患の特徴的なCT所見を記述するが、病理組織像との対比を常に意識することの大切さが理解できると思う。後者は、肺気腫のような低吸収領域の病変を明らかにするのに特に重要である。CT値（Hounsfield Unit；HU）は空気が−1000、水が0として、その間の比重とCT値は直線関係になるように設計されている。組織の比重（X）とCT値（Y）の関係はX＝1＋Y/1000で示される。正常肺野の平均CT値は、−760 HU程度、すなわち肺全体の比重は約0.24である。一方、肺気腫病変のCT値は約−960 HU以下、すなわち比重は0.04以下である。したがって、CT画像で肺野から肺気腫病変を弁別するには、この極めて低い比重の差を画像の差をして表示しなければならず、肺気腫を明確に描出する条件は極めて厳しいものとなる[1]。表1に肺気腫病変を明確に描出する条件を示す[2]。吸気レベルはLAA%（低吸収領域の肺野全体に対する面積比）と一秒量などの閉塞性の指標とよりよく相関することから深呼気位の方がよいとする説もあるが、深呼気には気道の閉塞に伴う空気の捕らえ込みによる過膨張により、LAA%が過大評価される可能性があり、深吸気時・非造影剤使用が適当である。電圧は肺野をtargetとする限り、あまり影響を受けず、日常診療で採用されている120 kV付近でよい。電流は低すぎるとノイズが増え、画像が荒れてくると同時に低吸収領域の定量的な算出に誤差を生じる。高すぎると被曝量が多くなる。スライス厚は3 mmを越すと小さなLAAの判別が困難になる。ウィンドウレベルは低値ほど画質が白く、高値ほど黒く

表 1. 肺気腫診断用撮像条件

1.	吸気レベル	深呼吸
2.	電圧	120 kV 付近
3.	電流	200〜250 mA
4.	スライス厚	3 mm 以下
5.	ウィンドウレベル	−700〜−900 HU
6.	ウィンドウ幅	600-900 HU
7.	撮像部位	上・中・下肺野
		上：大動脈弓上縁付近
		中：気管分岐部付近
		下：右横隔膜上 1〜3 cm 付近

（文献2より引用）

なる。ウィンドウ幅は低値だとコントラストがつきすぎ、高値だと低下する。撮像部位は表に示す3スライスが標準的で、位置を定めやすい。肺線維症・肺炎・肺癌などの高いCT値をもつ病変においても、解像力の高い画像を得るには電流・スライス厚などは同様の条件が必要である。しかし、より広範囲のCT値の変動に対応するために、ウィンドウ幅は1500 HU程度の大きいものが勧められる。

1. 各種肺疾患におけるCT画像

各種肺疾患においてCT画像は実にさまざまなパターンを示す。その中でCTが鑑別診断に有力であると報告されている疾患について病理学的所見と対応させながら述べる。

1 肺気腫

肺気腫にはparaseptal, panlobular, centrilobular typeがある。paraseptal typeは肺表面や葉間の胸膜直下に気腫病変が並列して存在するのが特徴とされているが、通常centrilobular typeに併存しており、独立疾患としての意義は少ない。日常診療でみられる肺気腫の大部分はcentrilobular typeであり、中等度のHRCT画像を図1に示す。径10 mm内外のLAAが密集し、融合している部分もある。しかし、各低吸収領域(LAA)の間には正常の肺組織が残存している。各LAAは正常肺とは明確に区別されるが、皮膜をもたないことが特徴である。また、LAA内またはLAAに接して末梢肺血管がみられ、この肺血管は大部分肺動脈である。panlobular typeは肺葉全体が一様にCT値が低くなる特徴があり、αアンチトリプシン欠損症との関連が指摘されているが、本邦では極めてまれである。肺気腫のCTに描出されたLAAが肺気腫の病理像と対応することは多くの報告にある。その定量化には肺野のLAAを視覚的に評価する方法や、平均肺野CT値、CT値に対する頻度のヒストグラムを解析したヒストピーク・5 th%ileなどのCT値を用いた評価法などがある。

2 肺線維症(pulmonary fibrosis；PF)

PFには、UIP(usual interstitial pneumonia)、DIP(disquamative interstitial pneumonia)などがある。UIPのCT画像を図2に、CT所見と病理学的所見との対比を表2に示すが、UIPの病理学的特徴は、1つの2次小葉内で正常な肺胞領域から、進行した間質性線維化までの、新旧の病変が斑状(patchy)に分布することである。したがって、それに対応したCT所見が認められる。また、UIPの病変は胸膜下に強い。この辺縁性分布はCTで明瞭に示される。特にHRCTでは、型1-2 mmの細気管支拡張から、もっと粗大な蜂窩肺までが描出される。また、びまん性汎細気管支炎やじん肺でみられるような結節は認めず、明らかな結節の存在は、UIPに効率に合併する肺癌を考慮しなければならない。DIPの病

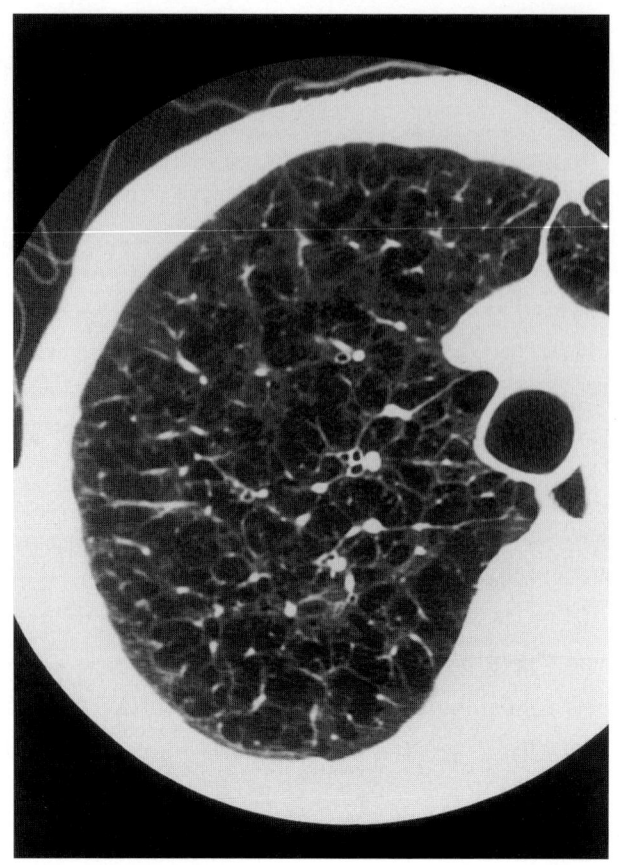

図 1. 中等症の肺気腫
肺気腫病変を示す LAA（低吸収領域）が癒合して存在する。健常肺組織とは明確に区別されるが、皮膜をもたないことが特徴的である。LAA 内または LAA に接して末梢肺動脈が認められる。

理学的所見は末梢気腔が大型マクロファージで充満し、それが2次小葉にびまん性に存在することである。したがって、比較的早期においては、UIP と異なり気腔性の病変のために UIP より濃厚な病像が認められる。しかし、進行すれば UIP 同様蜂窩肺所見となってしまう[3]。

3 BOOP（bronchiolitis obliterans organizing pneumonia）

BOOP は病理学的には、肺胞管内腔を主体とした気質が滲出物の形成・呼吸細気管支の閉塞性細気管支炎・肺胞壁ないし気腔への炎症細胞浸潤などの病変がまだらに存在することが特徴であるので、濃淡さまざまの肺や濃度の上昇が特徴的である。強い病変部には高度の肺野濃度の上昇が認められ内部の血管は追跡できず、収縮傾向があり、かつ周辺部には中枢側の気管支による air bronchogram が認められる。また、2次小葉の内部で比較的均等に病変が分布し、小葉間結合組織によって健常部と境界されることが多いので、CT で

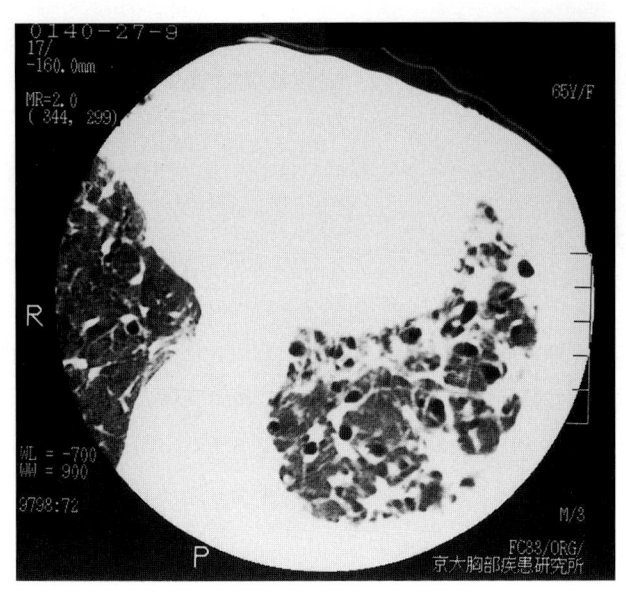

7．老年呼吸器疾患に有用な検査・評価法

図 2．UIP (usual interstitial pneumonia)
病変は胸膜下に強く、気管支拡張像や粗大な蜂窩肺が認められる。

表 2．UIP の CT 所見と対応する病理学的所見

CT 所見	対応する病理所見
(1) 比較的壁の厚い小葉胞の集合像	(1) 蜂窩肺所見
(2) 肺野濃度の強い上昇が背後にみられる air bronchogram 所見	(2) 線維化および肺胞の虚脱した領域における細気管支拡張所見
(3) 胸膜面の凸凹像	(3) 2 次小葉の辺縁部における線維化所見および蜂窩肺所見
(4) 比較的太い血管の不透明な肥厚像	(4) 2 次小葉の辺縁部における線維化所見
(5) 比較的太い気管支の壁肥厚像	(5) 2 次小葉の辺縁部における線維化所見
(6) 境界が明瞭でない軽度の肺野濃度上昇所見	(6) 末梢気腔に含気を有する局所的な線維化・細胞浸潤

(文献 3 を改変)

も健常部と明確に病変部が区別できる。また、UIP で認められるような蜂窩肺所見は認められないのも特徴である[4]。

4 LIP (lymphoid interstitial pneumonia)

LIP はリンパ球増殖性の肺疾患で、組織学的にはリンパ球や形質細胞の肺間質への浸潤とそれに伴う線維化が主たる病変である。CT では病変の時期によって異なり、肺野濃度の軽度上昇、結節、気管支・肺動脈の肥厚、囊胞形成などが認められるのが特徴的である[5]。

5 膠原病に伴う肺病変

慢性関節リウマチでは、リウマチ結節、VIP、BOOP などのさまざまな病像を呈するが、予後の最も悪い UIP は特発性 UIP と CT 上鑑別できない。全身性エリテマトーデスでは

151

半数以上に胸膜炎の所見が認められる。また肺野にびまん性肺胞性陰影が観察された場合は、肺胞内に滲出性変化を伴う肺水腫や肺胞出血を疑うべきである[6]。進行性全身性硬化症や皮膚筋炎では、その大部分が線維化を伴った間質性肺炎であり、CTではUIPと類似した像を呈する。シェーグレン症候群ではCT上、LIPやUIPの像を認めることがある。

6 肺サルコイドーシス

肺サルコイドーシスは縦隔・肺門リンパ節腫脹が特徴的であるが、肺野にも多彩な病変が出現する。肺野病変の要素は肉芽腫と線維化病変である。肉芽腫が間質で増大すると大小の辺縁凸凹の結節性病変を、気管支では気管支壁の肥厚、血管では腫脹・肥厚などがCTで認められる[7]。また線維化病変により局所的な収縮像・肺野濃度上昇などを認める。肺野病変は上葉の外側に多いことが特徴的である。

7 肺リンパ脈管筋腫症 (pulmonary lymphangiomyomatosis；LAM)

LAMは平滑筋が肺末梢構造に増生する疾患であるが、呼吸細気管支や肺胞管が侵されると多発嚢胞や気腫性変化を示すがCT状極めて特徴的な所見を示す[8]。すなわち、病変の広汎なわりに肺血管の狭小化が目立たないこと、平滑筋の沈着・出血によるヘモシデローシスを反映して低吸収領域以外の肺野濃度が上昇することが肺気腫の所見と異なる特徴である。

8 肺胞蛋白症

肺胞蛋白症はPAS陽性物質が肺胞腔内を占める疾患であるが、CTでは肺の中間層から内層を主体とした斑状ないし広汎な濃度上昇に特徴があり、気管支の透亮像もしばしばみられる[9]。

9 肺血栓塞栓症

肺血栓塞栓症は、肺組織が壊死に陥った場合(肺梗塞)を除いて、CTに明確な陰影は出にくい。しかし、造影剤を使用したHRCTにおいて、血流欠損部と血流の確保されている肺実質の間に明確な肺野濃度の差が認められる場合があり、血管造影では知ることのできない、びまん性肺血栓塞栓症の罹患部位を詳細に知ることができる (図3)。

10 粟粒結核

粟粒結核は、肺以外の他臓器にも結核病巣を認める結核症と定義され、一般的には肺全体に多数の粒状陰影が認められ、CTでは肺血管の末梢に小結節が認められるのが特徴とされているが、肺内病変がそのような形を取らない非定型例も多い。図4に脊椎カリエ

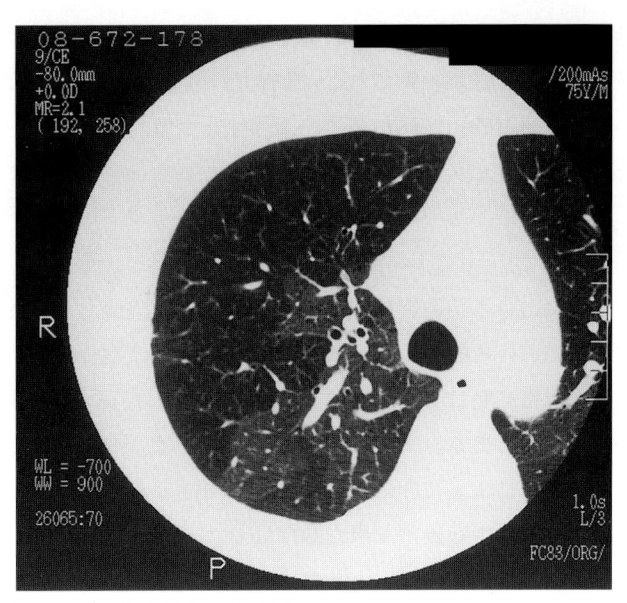

7．老年呼吸器疾患に有用な検査・評価法

図 3．肺血栓塞栓症（造影 CT）
血流の正常に保たれている背内側部と、血流の低下しているその他の部分とは、鮮やかなコントラストを示している。

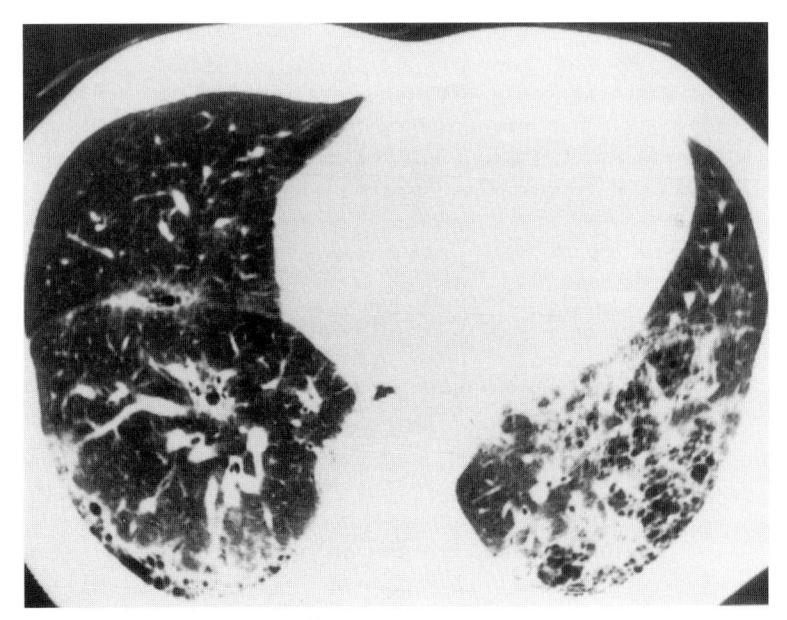

図 4．粟粒結核の非定型的 CT 像
気管支の肥厚や肺胞炎および大結節影が主体で、末梢血管に連結した小粒状影は認めがたい。

ス・腎結核を認めた粟粒結核症例の肺CT像を示すが、気管支の肥厚や肺胞炎および大結節影など気管支散布像が主体である。肺胞洗浄液のPCRで結核菌を検出し、他臓器を検索の結果、粟粒結核と診断された。このような非定型的なCT像をもつ粟粒結核は診断の遅滞をもたらす可能性があり、銘記すべき症例である。

11 その他

　カリニ肺炎における結節影・空洞病変などの多彩な陰影、肺吸虫症における多房性空洞、リポイド肺炎における脂肪の低吸収領域の存在などは診断価値が高い。さらに、放射線肺臓炎の早期発見にCTは有用である。肺癌においては、単純X線写真では検出されない早期肺癌が検出可能であり、また特に腺癌においては、胸膜の引き込み像などにより良性疾患との鑑別がCTによって非常に高い精度で可能であり、術前診断が困難な病例に対する手術適応の決定に大きな役割を果たしている。

（三嶋理晃）

文献

1) Mishima M, Itoh H, Sakai H, et al : Optimized scanning conditions of HRCT in the follow-up of pulmonary emphysema. J Comput Assist Tomog 23(3) : 380-384, 1999.
2) 三嶋理晃：COPD（慢性閉塞性肺疾患）診断と治療のためのガイドライン．日本呼吸器病学会COPDガイドライン作成委員会．メディカルレビュー社，大阪，1999．
3) Nishimura K, et al : Usual interstitial pneumonia : Histologic correlation with high-resolution CT. Radiology 182 : 337-342, 1992.
4) Elper GR, et al : Bronchiolitis obliterance organizing pneumonia. N Engl J Med 312 : 152-158, 1985.
5) Flint A, et al : Surgical pathology of diffuse infiltative lung disease. Drune & Statton, Orleans, 1987.
6) Yousem SA, et al : Lung biopsy in rheumatoid arthritis. Am Rev Respir Dis 131 ; 770-777, 1985.
7) Hiraga Y, et al : Pulmonary fibrosis in pulmonary sarcoidosis. Sarcoidosis, University of Tokyo Press, p. 291-300, 1981.
8) Rappaort DC, et al : Pulmonary lymphangiomyomatosis : High-resolution CT findings in four cases. Am J Roent 152 : 961-965, 1989.
9) Godwin JD, et al : Pulmonary alveolar proteinosis : CT findings. Radiology 169 : 609-613, 1993.

7 ⑤ c. MRI 画像

はじめに

MRI 画像は肺野での解像力がよくない点から、現在のところ臨床的には主として COPD における胸壁・横隔膜運動の異常の評価法として用いられているが、換気や血流の局所分布の解析に用いられる可能性も出てきている。

1. 臨床応用

dynamic MRI という mode を用いて、胸郭の動きを冠状断層と矢状断層の両面から捕らえることができる。実際には、心拍の影響が少ない心臓のやや後ろの連続冠状断像と、左右の乳頭線上の矢状断像を選択することが多い。手技としては、残気量(RV)から全肺気量(TLC)までの吸気、TLC から RV までの呼気をゆっくり行わせ、この 30 秒間に、fast spoiled GRASS 法を用いて 1 画像/1.4 秒の連側像を撮像する。この方法を用いて、進行した肺気腫症例においては以下の事実が明らかになっている。①正常に比して、横隔膜・胸壁の最大振幅が有意に減少している、②最大吸気位において、横隔膜が下方へ凸型になっている、③胸壁・横隔膜運動に不規則性・非同期性が認められる[1]、④横隔膜が胸壁に接している部分(zone of apposition)の長さは最大呼気位においてもほとんど認められず、吸気に際して横隔膜は下部胸郭をもちあげるよりもむしろ引き込む方向に働いており、重症肺気腫にみられる Hoover サインが画像上も明らかである。以上の知見をもとにして、dynamic MRI は肺容量減少術(LVRS)の手術効果の判定にも用いられつつある。LVRS の術後には上記の指標が有意に改善するとの報告が多い(図 1)[2]。Fujimoto らは、深呼吸をしている肺気腫患者の深吸気時(I)と深呼気時(E)における矢状断面の面積比(I/E 比)を dynamic MRI で測定した結果、術前と比較した術後の I/E 比の増加値と、最大吸気圧の増大値とは有意な相関を示し、胸郭の換気力学の改善が示唆されること、I/E 比の増加値と、MRC Dyspnea Scale で測定した呼吸困難の改善度は有意な相関を示し、I/E 比の改善が患者の HQOL の改善に密接な関係があることを報告している[3]。

MRI は被曝のないこと、立体画像が容易に得られること、横隔膜の弁別が容易であること、呼吸運動下で撮影できるなどの長所から、今後の胸郭 imaging は dynamic MRI を主体に展開していくと思われる。課題であった時間分解能にしても、最近は 1 スライス 0.3 秒程度まで短縮され、通常の呼吸回数で鮮明な画像が得られるようになってきている。さらに、最近 MRI を用いて肺局所の血流や換気の分布を精度よく検出する方法が注目を浴びている。血流分布に関しては、急速静注で造影剤(gadopentate dimeglumine)を注入する方法が提唱されている。換気分布では、酸素や過分極ヘリウムが MRI の増感剤となる特性

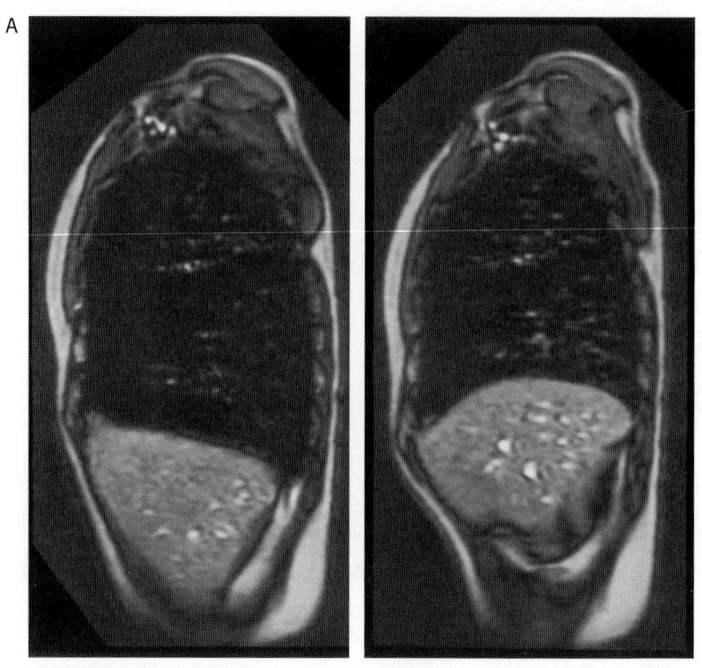

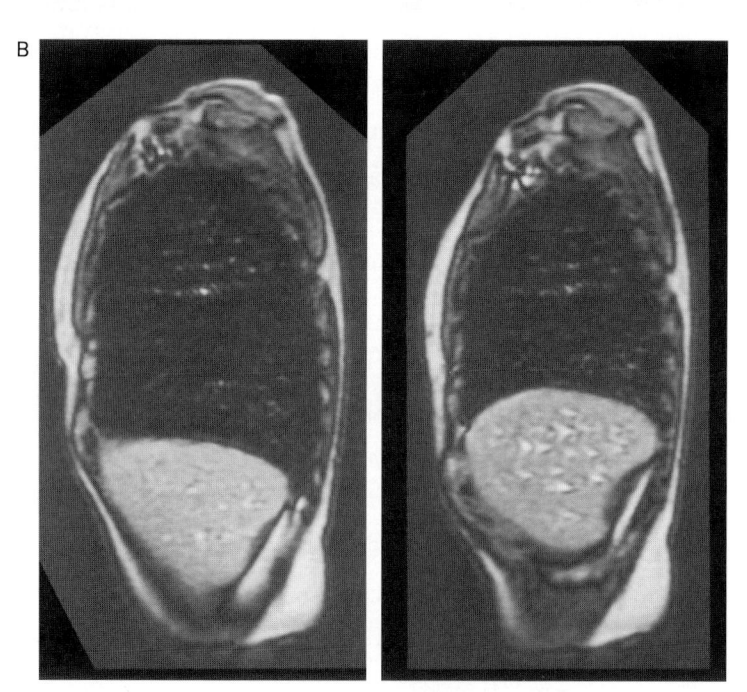

最大吸気位　　　　　　　最大呼気位

最大吸気位　　　　　　　最大呼気位

図 1. 肺気腫減量術前後の dynamic MRI（静岡市立静岡病院呼吸器外科・千原幸司博士提供）
　A：術前。最大呼気でも肺から空気が出せず、横隔膜が平坦のまま。中・下葉（特に S 8）に air trapping が存在。
　B：術後 3 カ月。前後径が短くなり、横隔膜ドームは回復。Zone of apposition（横隔膜が胸壁に接する部分）は長くなっている。

が利用されている[4]。今後、臨床応用に供されれば、RI検査のように被曝することなく、換気や血流の局所分布を測定できる方法として普及して行くと考えられる。

(三嶋理晃)

文献
1) 三嶋理晃,千原幸司編.肺気腫,金芳堂,京都,1998.
2) 千原幸司,人見滋樹:巨大気腫性肺囊胞症の病型分類と肺機能;横隔膜・胸郭運動から見た検討.日呼外会誌 3:511-523, 1996.
3) Fujimoto K, Kubo K, Haniuda M:Improvements in thoracic movement following lung volume reduction surgery in patients with severe emphysema. Intern Med 38(2):1919-1925, 1999.
4) Chen Q, Lvin DL, Kim D:Ventilation-perfusion MR imaging with animal models. Radilogy 213(3):871-879, 1999.

5 d. 超音波検査

1. 老年における胸部超音波検査

　超音波断層装置は高周波の発信装置(超音波探触子)から出される超音波の反射波を画像化する。超音波断層法の特徴は、画質は高分解能で、かつリアルタイム画像で観察することができることである。さらに、患者の体位による制約は少なく、ベッドサイドでも施行は可能である。検査による患者の身体的な負担は少ないうえに、放射線の被爆はなく、検査・診療にまつわる費用そのものも廉価である。超音波画像をモニタ下に診断・処置のための穿刺術やカテーテル留置にも応用できる特徴がある(表1)[1)-3)]。これらの特徴からみると超音波断層法そのものは非侵襲的な検査法で、まさに老年者を対象とした検査に適したものであるといえる。

　胸部は解剖学的に肋骨・脊椎・胸骨など豊富な骨組織で構成される胸郭と含気に富む肺から成る。超音波探触子と目的とする構造の間に空気が存在すれば超音波は空気に反射され、また間に骨が存在すれば超音波は骨に吸収されてしまうために、目的とする場所に超音波は到達しない(図1、2)。すなわち、このような状況では超音波断層法による描出は困難である。しかし、胸膜に接して含気のない構造が存在し、かつ胸郭の骨構造に阻まれることなく超音波が病変に到達すれば、超音波画像が入手できる(図3)。しかも、超音波画像は高分解能で空間分解能も良好である。したがって、胸部領域の超音波断層法を実施する際には、骨・空気を避けるように超音波探触子の走査を行う必要がある。図4は探触子走査の主な断層面を示した。また、断層面のみならず、呼吸時相や体位・上肢の位置などを工夫することにより、超音波断層法の有用性は向上する(図5)。

表 1. 超音波断層法の特徴

1	画像
	・高分解能
	・リアルタイム
	・視野幅、深部病変の限界
2	実施
	・体位の制約が少ない
	・場所の制約なく(ベッドサイドでも施行可能)
3	ガイド下穿刺
	・診断
	・治療(カテーテル留置など)
4	その他
	・機器廉価
	・被爆なし

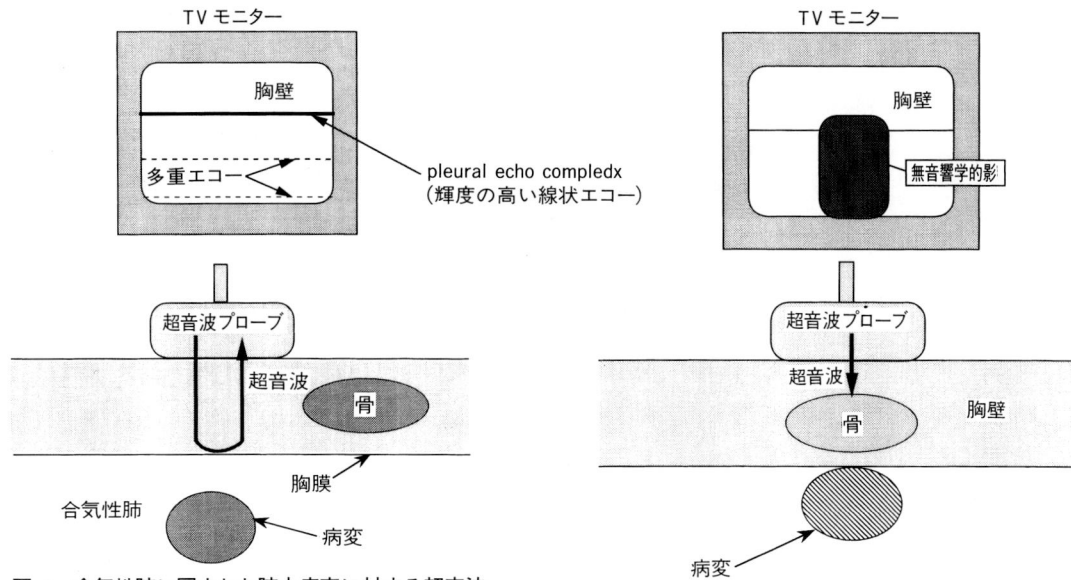

7．老年呼吸器疾患に有用な検査・評価法

図1．含気性肺に囲まれた肺内病変に対する超音波断層像
超音波が胸膜直下の空気に反射し、病変部まで到達できない。胸膜直下の空気に反射する超音波は高輝度の線状エコー（pleural echo complex）を形成する。超音波が病変に到達しないために病変は描出されない。肺表面で反射した超音波は超音波プローブとの間を往復するために超音波画像上で、等間隔の線状エコーが出現する（多重エコー）。

図2．骨組織の下にある病変に対する超音波断層像
超音波は骨組織に到達して吸収されてしまうために、超音波画像上で黒い無構造な無音響学的影として認識されるにすぎない。したがって、このような状況では超音波は病変まで到達しないために、超音波断層像による病変の描出はできない。

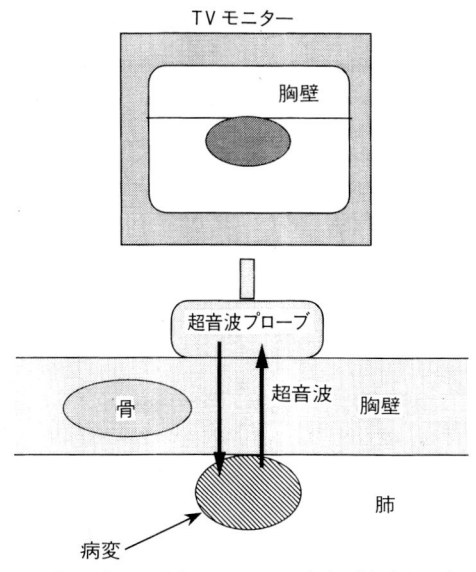

a．胸膜直下に含気の低下した病変が存在し、超音波プローブと病変の間に骨組織が存在しなければ、超音波断層法で病変を描出できる。

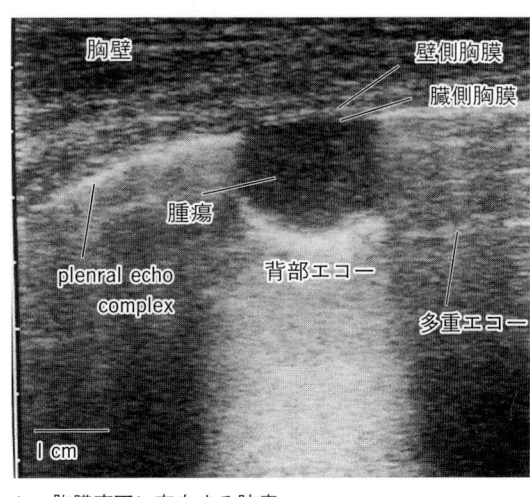

b．胸膜直下に存在する肺癌

図3．胸膜に接した肺内病変の超音波像
内部が均一な低エコーな腫瘍がみられる。壁側胸膜と臓側胸膜は別々の線状エコーとして弁別されている。腫瘍の後方には背部エコーをみる。肺病変のない部位では、壁側胸膜・臓側胸膜とその直下の空気により合成される輝度の高い線状エコー（pleural echo complex）と多重エコーをみる。

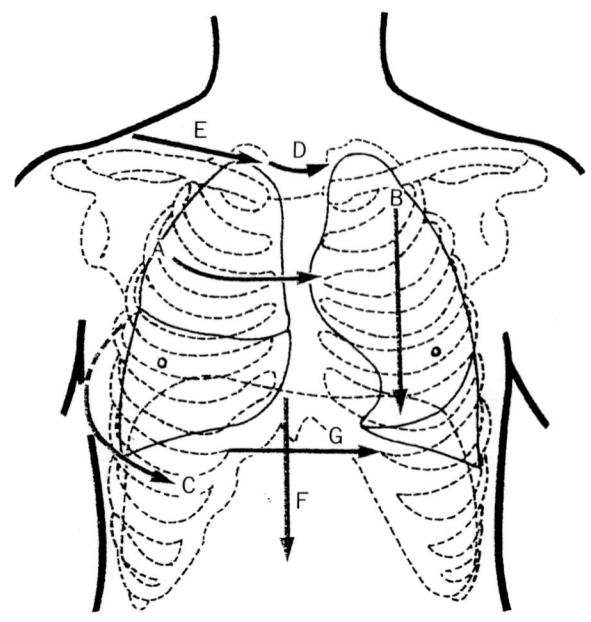

図 4. 呼吸器領域の超音波断層法で用いられる観察断面
A：肋間走査、B：矢状断、C：肋間から斜断面、D：胸骨切痕上の断面、E：鎖骨上窩からの断面、F：心窩部から矢状断、G：心窩部からの横断面。
下大静脈の観察には、F、G の断面が用いられる
(文献1より引用)

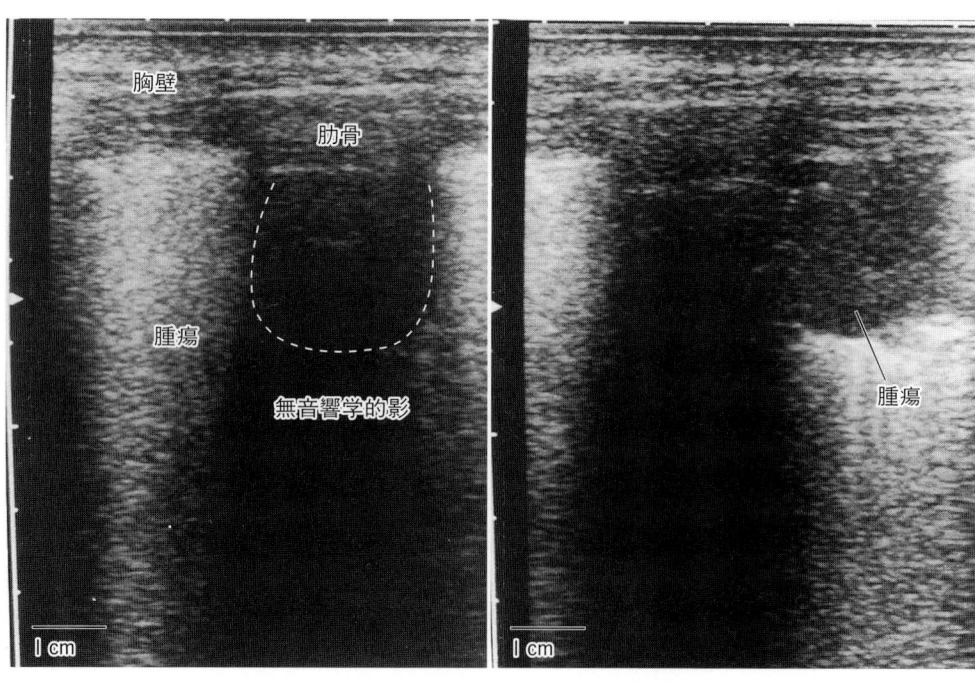

a．呼気時には肋骨の無音響学的影の直下に肺内病変（腫瘍）があるために、病変が超音波断層像では描出できない。

b．吸気時には腫瘍は右方に移動するために肺内病変として認識できる。

図 5. 肋骨の無音響学的影にみえ隠れする肺内病変

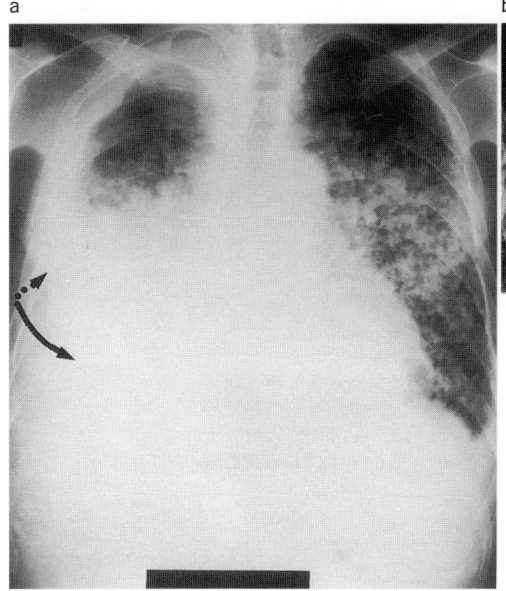

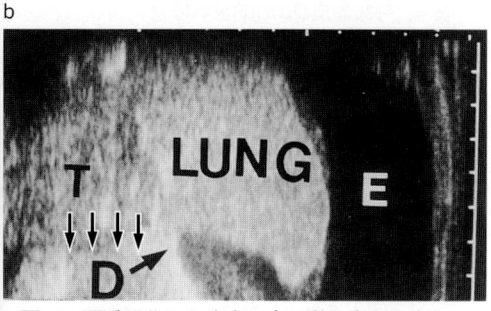

7. 老年呼吸器疾患に有用な検査・評価法

図6．不透明化した病変の中に潜む多彩な変化
本例は右下葉に原発巣を有し、癌性胸膜炎・両肺転移・横隔膜を越えて肝臓へ浸潤をみる症例である。胸部単純X線写真(a)では、右中下肺野は透過性が低下しており、両肺の癒合傾向のある結節影をみる。矢印で示す肋間走査での超音波像(b)では、内部が均一な低エコーの胸水(E)、内部に無数の短い索状エコーをほぼ均一にみる無気肺、その深部の内部が低エコーでなく粗大な索状エコーを有する結節状の原発巣(T)をみる。腫瘍は横隔膜(D)のラインを越えて浸潤している(矢印)。

2. Water density を見分ける超音波断層法

単純X線写真では、air density、water density、bone density、fat density の4つの濃度差の構造を鑑別できる。前述したように超音波の特性から air density と bone density は超音波断層法に適した構造ではない。しかし、胸部X線写真で示される water density は、心血管系、肝臓、横隔膜などの既存の構造と胸水、肺炎、無気肺、腫瘍など多種多彩な病変が含まれる。しかも、これらの water density の構造が互いに接して存在すれば、これらの構造は一様の water density として認識される。

図6は、両肺野に転移巣を伴う右下葉原発の肺扁平上皮癌の症例である。胸部単純写真では右中下肺野の不透明化しているが、その内部構造については不明である。しかし、超音波断層法による観察では、胸水、胸水による無気肺、その内部に存在する原発巣、さらに原発巣の横隔膜を越えて肝臓への浸潤が観察される。このように、超音波断層法では、water density の構造の弁別には特に優れていることがわかる[1)-3)]。

3. 呼吸器疾患における超音波断層法

表2は、胸部の構造別に超音波断層法の応用と超音波を用いた手技について列挙した。以下、表2に沿って呼吸器疾患における超音波断層法の応用について解説する[1)-3)]。

表 2. 呼吸器疾患の超音波診断法

```
I   胸郭系
  1  胸壁：腫瘍、膿瘍など
  2  横隔膜
    ①呼吸運動 ②形状変化 ③隣接する病変
  3  胸腔
    ①胸水
      性状、分布、動態
    ②胸膜：不整、癒着、浸潤、腫瘍など
    ③気胸
II  肺内
  1  性状：腫瘍、無気肺、硬化像（consolidation）
  2  内部構造
  3  周囲との関係
III 縦隔
  1  腫瘍
    ①性状：嚢胞性、充実性、不均一
    ②周囲構造との関係
  2  心大血管系
    ①形態 ②血行動態 ③周囲構造
  3  腫大リンパ節
IV  頸部：リンパ節、腫瘍、血管系、甲状腺、気管など
V   その他
  1  腹部：下大静脈の動態、腹部臓器、腫瘍など
  2  下肢：血流、血栓の有無など
VI  ガイド下穿刺
  1  胸壁：腫瘍など
  2  胸水：穿刺、排液
  3  胸膜：腫瘍
  4  肺内：腫瘍、肺感染症、肺炎症など
  5  縦隔：腫瘍
  6  心大血管系：心嚢ドレナージなど
  7  頸部：リンパ節、腫瘍など
  8  中心静脈カテーテル留置
VII 食道超音波内視鏡
  1  縦隔リンパ節転移
  2  縦隔内心大血管浸潤の有無
  3  その他の心大血管の異常
```

1 胸郭系

（1）胸壁

皮膚、脂肪組織、筋膜、筋肉、骨が画像上で描出される。

（2）横隔膜

通常は、肺の含気のために横隔膜の全体を描出することは困難であるが、胸壁との付着部（zone of apposition）は全例で観察される。胸水が貯留すると横隔膜の全体の観察が容易となる（図7）。超音波像では、横隔膜の呼吸による変化などの動態が評価可能である。

（3）胸水

胸水は、一般的には輝度の低い一様な内部構造を示す（図6-b、図7-b）。体位変換や呼吸による胸腔スペースの形態変化その内部に浮遊する点状・索状エコーを認めれば、胸水の流動性があるものと判定できる。胸水の貯溜量の判定や胸水による周囲臓器圧排も評価可能である。

（4）胸膜

含気を有する肺の超音波像では、胸膜は壁側胸膜・臓側胸膜・臓側胸膜直下の空気からなる輝度の高いやや幅の広い線状エコー（胸膜エコーコンプレックス：plerural echo complex）として描出される（図3-b）。そのため、壁側胸膜と臓側胸膜は区別して描出できない。通常は、plerural echo complex は肺表面を覆うように平滑で、緩やかな凸の曲線を描く。間質性肺炎など胸膜表面の変化は超音波断層法でも観察されるが、疾患特異性はない。しかし、胸膜直下の含気が低下すると壁側胸膜と臓側胸膜は plerural echo complex より幅の狭い2枚の線状エコーとして認識されるようになる（図3-b）。そのため、胸膜癒

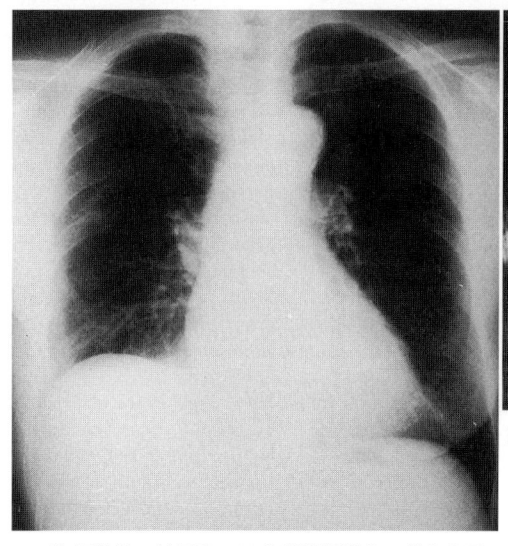

a．胸部単純X線写真では右側横隔膜位の挙上を示唆する所見を示す。

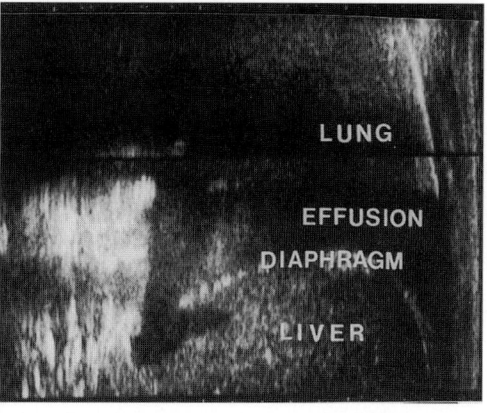

b．胸部単純X線写真上で矢印で示す肋間走査では、横隔膜上に内部が低エコーの胸水をみる。横隔膜が全体にわたって観察される。

図7．肺下胸水の症例

着・壁側胸膜と臓側胸膜の各々表面の形態・腫瘍による胸膜浸潤が評価可能となる（図6-b）。日本超音波医学会では、肺癌の胸膜浸潤の超音波診断基準を制定している（表3）。自験例の検討では、この基準による肺癌原発巣の壁側胸膜を含む胸壁浸潤(uP 3)に対するpredictive valueは100%であった[4]。

2 肺内病変

　超音波像上で、胸壁・壁側胸膜・臓側胸膜が確認されれば、肺内病変を指摘することは極めて容易である。超音波断層像で鑑別できる病変は、肺胞内の含気が消失する無気肺・大葉性肺炎の変化と対応する硬化像(consolidation)・腫瘍である。無気肺の超音波断層像では、内部が肝臓様で、短い索状エコーが比較的均一にみられる（図6-b）。腫瘍は内部構造が均一な場合と不均一な場合がある（図3-b、図6-b）。内部エコーについても低エコー（図3-b)、不規則な点状・索状エコー（図6-b）などをみる。悪性腫瘍の場合には、胸膜の断裂や破壊・胸膜・心血管系など周囲臓器への浸潤の所見が重要となる（図6-b、図8）。

3 縦隔腫瘍

　縦隔病変で臨床的に問題となるものの多くは腫瘍性疾患である。縦隔腫瘍では病変の局在・内部構造・周囲臓器、特に心大血管系への浸潤の有無が、評価項目となる（図8）。既存構造との連続性は腫瘍の発生母地を予測できる。内部構造は、充実性・嚢胞性・両者の混在した混合性に分類される。心臓に連続した嚢胞性変化は心膜嚢腫、石灰化を伴う混合性変化は嚢胞状奇形腫の可能性が極めて高い。後縦隔に存在する充実性変化は神経原性腫瘍

表 3. 肺癌胸膜浸潤の超音波診断基準(Ultrasonogarphic grading of pleural invasion of lung cancer)

手術所見 P 因子	超音波診断所見	Ultrasonographic Features
P0：癌組織が肉眼的に肺胸膜表面に達していない。	uP0：周囲の含気性肺で腫瘤が描出されない。無気肺、閉塞性肺炎等の悲願気性病変が介在し、腫瘤は肺胸膜に達していない。	uP0：Mass is not visalized due to surrounding air echo. De-aerated structures such as atelectatic lung or obstructive pneumonia are present between the mass and the visceral pleural echo.
P1：癌組織が肉眼的に肺胸膜表面に達している。	uP1：腫瘤は肺胸膜に接しているが、肺胸膜エコーは平滑、連続性で、肥厚、フィブリン付着像はない*。腫瘤は描出されず、胸膜陥入像のみを認める。	uP1：Mass reaches to the visceral pleural echo. The pleural echo is smooth, and contiuity of pleural echo is conseved. There is no pleural thickening or fibrin echo*. Mass itself is not visualized. However associated pleural indentation is present.
P2：癌組織が肉眼的に肺胸膜表面を明らかに越えている。	uP2：腫瘤は胸腔に達しているかまたは肺胸膜に接し、肺胸膜エコーは部分的な中断、不整、肥厚、フィブリン付着像を認める。壁側胸膜エコーは平滑で、腫瘤の呼吸性移動は肺に一致して良好である。	uP2：Mass reaches to the pleural space, beyond the visceral pleural echo. There is localized irregular visceral pleural surface, pleural thickening, fibrin echo, or localized deletion of vesceral pleural echo. Parietal pleural echo is smooth. Repiratory movement of the mass is maintained and synchronous to respiratory movement of the lung.
P3：癌組織が肉眼的に壁側胸膜を越え、連続的に胸壁、横隔膜、縦隔臓器あるいは葉間を越えて隣接葉に及んでいる。	uP3：腫瘤は胸壁内へ連続し、胸膜エコーは中断、消失している。壁側胸膜の肥厚、癒着像*みられる。腫瘤の呼吸性移動は低下、欠如している。	uP3：Mass continuty is present into the chest wall. Pleural echo is discontinuous. There is fibrin echo, thickening of the parietal pleura, or adhesion of the pleural space*. Repiratory movement of the mass is absent, or is restricted

*：既往歴の胸膜炎、胸膜肥厚、癒着に注意。
*：Proceeding pleuritis, pleural thickening and adhesion must be considerd.
注 1　この診断基準は肺癌の胸膜、胸腔、胸壁方向への浸潤の進展度を uP 0 から uP 3 までの 4 段階に分類するのである。
　　2　日本肺癌学会取り扱い規約改定第 4 版(1995)の手術記載、胸膜浸潤因子 P 因子の P 0 から P 3 までの 4 段階の基準との対応を考慮している。
　　3　表には肺内から進展して行く肺癌の先端部が、臓側胸膜、胸腔、壁側胸膜のどの部分まで達しているのか、超音波像で観察しうる胸膜表面との関係から診断する超音波所見を示した。

(文献 4 より引用)

を予測させる[1)-3)5)]。しかし、前上縦隔の充実性病変については、病理診断を予測することがきないために、病理検体の採取が必要となる。

4 頸部

リンパ節・腫瘍・甲状腺・血管系が評価の対象となる。臨床的には甲状腺腫瘍・腫大リンパ節が問題となることが多い。

5 その他

(1) 腹部

胸水貯溜による横隔膜の偏位、腫瘍による腹部臓器への浸潤(図 6-b)が検討項目の主な

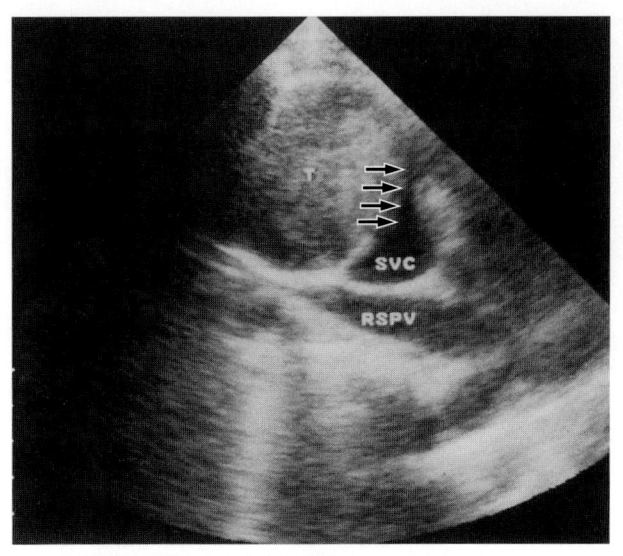

図 8. 前縦隔に存在する充実性腫瘍
胸骨右縁の肋間走査、CT とほぼ同様の断面でえられた画像である。充実性腫瘍(T)が上大静脈(SVC)と上肺静脈(RSPV)に接して存在する。腫瘍と接する上大静脈内腔が圧排され、上大静脈の血管壁のラインが腫瘍により断裂し、呼吸・拍動時に腫瘍と血管壁との滑走が消失している(矢印)。血管浸潤を強く示唆する所見である。

ものである。

　肝臓内に走行する下大静脈は容易に観察される。健常人では吸気・呼気では下大静脈の形態はことなり、吸気で虚脱・呼気で拡張する(図 9-a)。しかし、右心不全・心タンポナーデなど中心静脈圧が上昇する病態では、中心静脈の動態に変化してくる。臨床的には下大静脈の呼吸変動から中心静脈圧の予測が可能である(図 9-b)[6]。

(2) 下肢

　肺血栓塞栓症の基礎病態となる下肢の血栓性静脈炎の評価に用いられる。

4. 超音波ガイド下穿刺

　既述したように超音波断層像は、空間分解能が良好で、かつリアルタイム像をえることができるために、標的臓器の認識と周囲臓器との鑑別が可能である。超音波リアルタイム像をモニタ下に、周囲臓器の損傷を回避しつつ、標的病変への穿刺が、確実かつ安全に実施可能である(図 10)[1-3],[7-9]。

　表2に、臨床的に実施される超音波ガイド下穿刺術の内容を示した。

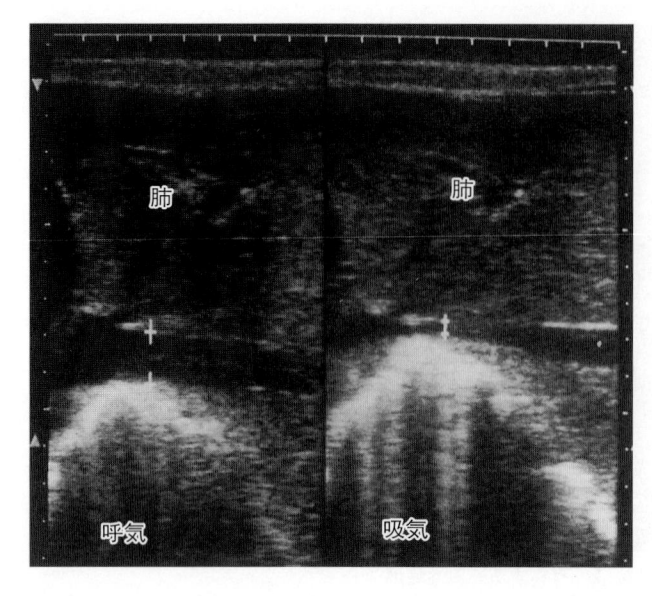

a 健常人の下大静脈の吸気・呼気時の形態

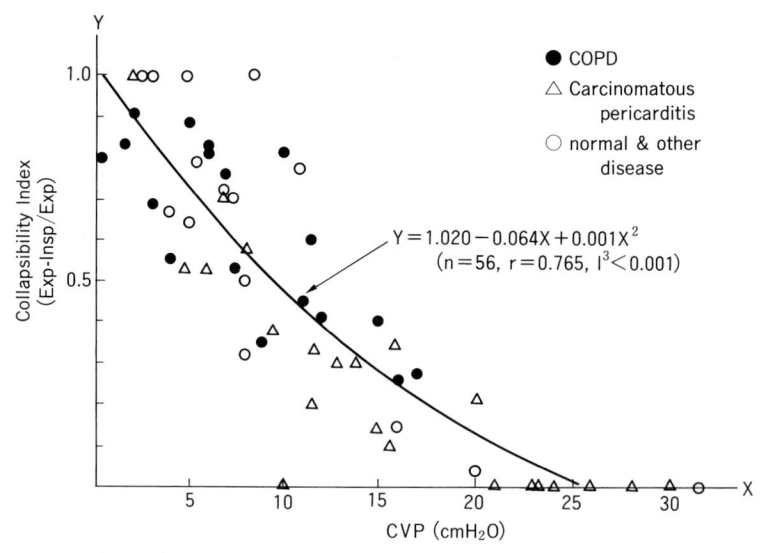

b 下大静脈の虚脱の程度と中心静脈圧との関係

$$Y = 1.020 - 0.064X + 0.001X^2$$
$$(n = 56, r = 0.765, p < 0.001)$$

図 9. 下大静脈の形態と中心静脈圧との関係

剣状突起下(図 4、F)の矢状断でえられたものである。右側が頭側、左側が尾側である。左が呼気、右が吸気の超音波断層像である。肝臓の中を縦走する下大静脈が観察される。下大静脈は吸気で虚脱し、呼気で拡張することがわかる。

縦軸は下大静脈の虚脱度(Collapsibility Index)を示す。Collapsibility Index は呼気時と呼気時の下大静脈前後径の差を呼気時の下大静脈径で除した値である。縦軸の値が"1"ならば吸気時に下大静脈が完全に虚脱し、縦軸の値が"0"ならば吸気・呼気での下大静脈の呼吸性変動が消失していることを意味している。このグラフは各種疾患での下大静脈虚脱度と中心静脈圧を実測して両者をプロットしたものである。両者は直線に近い負の 2 次曲線に近似する。すなわち、中心静脈圧が上昇する程、下大静脈の呼吸性の変動が消失していくことがわかる。中心静脈圧の正常上限を 10 cmH$_2$O とすると Collapsibility Index は約 0.5 となる。下大静脈径が吸気時に呼気時の半分以上に虚脱していれば、中心静脈圧の上昇は明らかでないことが示唆される
(文献 6 より改変,引用)

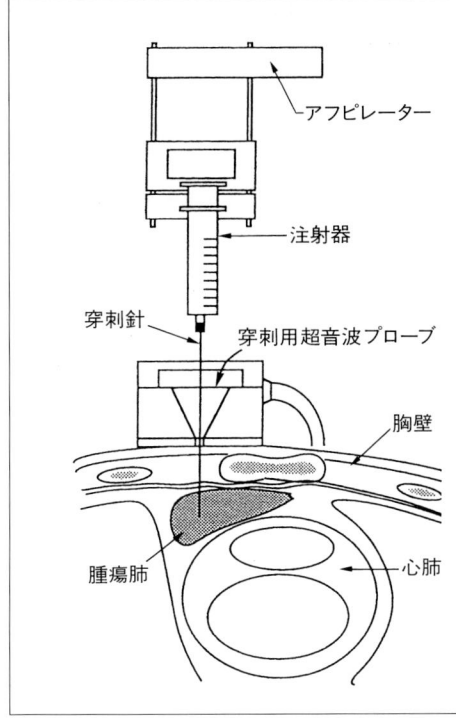

図 10. アスピレーターを用いた超音波ガイド下穿刺術のブロックダイアグラム
この図では、縦隔腫瘍を穿刺している。穿刺針が通せるようになった穿刺用超音波プローブを用いる。局所麻酔後、病変を観察しながら、穿刺針を病変まで到達させて、アスピレーターを用いて陰圧をかけて注射器内に病変からの吸引物を検体とする。太い生検針の場合には、アスピレーターを使用しない。

表 4. 経食道超音波内視鏡で観察可能な部位

1	心血管系
	1) 右心系：左腕頭静脈、上大静脈、奇静脈、右心房、右心室、肺動脈幹、肺動脈弁、肺動脈本幹、下大静脈、肝静脈、
	2) 左心系：上行大動脈、大動脈弓、総頸動脈、左鎖骨下動脈、下行大動脈、肺動脈弁、左房、左心室、僧帽弁、肺静脈（左右上肺静脈、左右下肺静脈）
2	食道、気管

5. 食道超音波内視鏡

　肺門・縦隔部の観察は、体表からの距離があること、骨組織・肺内含気のために、体表からの超音波断層法によるアプローチでは描出される範囲に限界がある。食道超音波内視鏡は、先端部に超音波探触子を内蔵した消化管用内視鏡を用いて肺門・縦隔部を描出する方法である。表4に示した観察可能な既存構造をもとに、縦隔リンパ節腫大、心大血管系への腫瘍浸潤、解離性大動脈瘤・血栓・迷入動脈など異常血管の観察に用いられる（表2）[2)10)]。

（檀原　高）

文献

1) 名取　博, 五十嵐知文, 檀原　高：胸・肺部領域. 4　産婦人科, 泌尿器, 体表臓器およびその他の領域, 日本超音波医学(編), 医学書院, 東京, 2000.
2) 吉良枝郎, 名取　博, 檀原　高, ほか：呼吸器領域の超音波診断. 超音波診断, 第2版, 日本超音波医学会(編), 医学書院, 東京.
3) 檀原　高：呼吸器疾患の経皮的超音波診断法, 別冊医学のあゆみ, 呼吸器疾患 State of arts 原澤道美監, 北村　諭編, 医歯薬出版, 東京, 1999.
4) 岩神真一郎, 植木　純, 檀原　高, ほか：日本超音波医学会の診断基準を用いた原発性肺癌における胸膜・胸壁浸潤診断基準を用いた胸膜浸潤の評価, J Med Ultrasonics 26：1099, 1999.
5) 中田尚志, 五十嵐知文, 名取　博：縦隔胚細胞腫瘍の超音波像の検討. 臨床放射線 39：187, 1993.
6) Natori H, Tamaki S, Kira S：Ultrasonic evaluation of ventilatory effect on inferior vena caval configuration. Am Rev Respir Dis 130：421, 1979.
7) Mori T, Dambara T, Fukuchi Y, et al：Safety and validity of ultrasonically-guided thoracentesis in patients with pleural effusion：A study of 589 patients. Respirology(proceedings), 1998.
8) Obata K, Damabra T, Fukuchi Y, et al：Repeated ultrasonically guided needle biopsy of small subpleural nodules. Chest 116：1320, 1999.
9) Yamaguchi K, Ueki J, Dambara T, et al：Application of ultrasonically guided fine needle aspiration(UGNA)as a steady and safe approach to make diagnosis for mediastinal tumors. 2 nd Asian Pacific Society of Respirology, Bali, Indonesia, July, 1990.
10) Dambara T, Ueki J, Kira S：Trasoesophageal ultrasonography in the staging of ling cancer. Lung Cancer 9：266, 1993.

7 ⑤ e. シンチグラム検査

1. 老年者における核医学検査

　核医学検査は放射性物質を体内に入れ、シンチカメラで画像化するものである。用いる核種は検索の目的となる臓器によりさまざまであるが、いずれにしても微量であるために放射性物質そのものによる人体への影響は極めて軽微である。呼吸器系の核医学検査は侵襲性が低く、以下に解説するように有用性は高い。しかし、画像の空間分解能は通常のシンチカメラではたかだか数センチである。すなわち、直径1cm以下の病変を検出することを目的に本検査を実施することは得策ではない。さらに、呼吸器疾患で用いられる核医学検査は疾患特異的なものは少なく、血流・換気の局所的な不均等、病変の局在を予測するのに止まる。表1は、呼吸器系で用いられる主な核医学検査の目的、種類、半減期を示したものである[1)2)]。

　以下、代表的な核医学検査について解説を加える。

2. 肺血流シンチおよび換気シンチ

　肺血流をみる核医学検査は、大凝集したアルブミンにヨード131をラベルした核種を用いる。この検査原理は、この核種を経静脈的に投与すると最終的には、大きさ数10ミクロンの肺動脈にトラップされ、それをシンチカメラで撮影することにより、このレベルの血管分布を予測することができる。欠損像として認識できる病変は血流そのものの欠如・減少、肺実質の変化による肺血管床の消失・減少によるものが主なものである。前者は肺血栓塞栓症、肺癌など腫瘍性病変による肺動脈閉塞・狭窄など、後者は肺気腫などの慢性閉塞性肺疾患・肺腫瘍などによる肺血管床の破壊が主な病態となる。血管病変が主体の肺血栓塞栓症の欠損像は、肺葉、肺区域に一致した部位、肺表面から楔形になる特徴がある（図1）。しかし、肺実質の変化による肺血管床の消失・減少では血管の走行に一致したもので

表 1. 呼吸器核医学検査

目的	アイソトープ	半減期
換気	^{133}Xe	5-6日
	^{81m}Kr	13秒
	^{99m}Tc-technegas	6時間
血流	^{99m}Tc-MAA	6時間
腫瘍・炎症	^{201}Tl Cl	約3日
	^{67}Ga	約3日

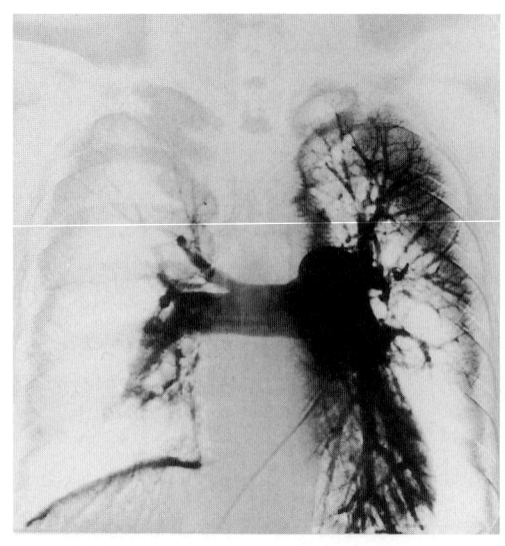

a 肺動脈造影
右側は一部の区域支を除き、血管が途絶している（cut-off sign）。左も舌区支、下葉外側の領域の血流が途絶している。

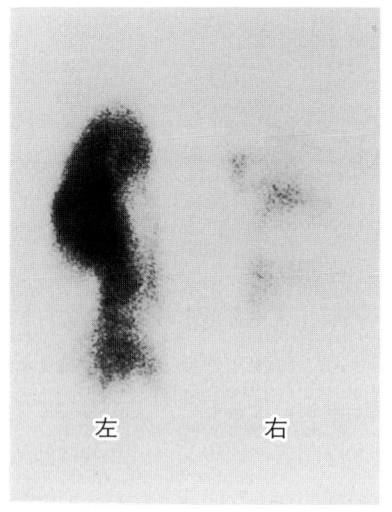

b ^{99m}Tc-MAA による肺血流シンチ背部からのスキャン
右側はほぼ集積像はみられず、左下葉が楔形の欠損像をみる。

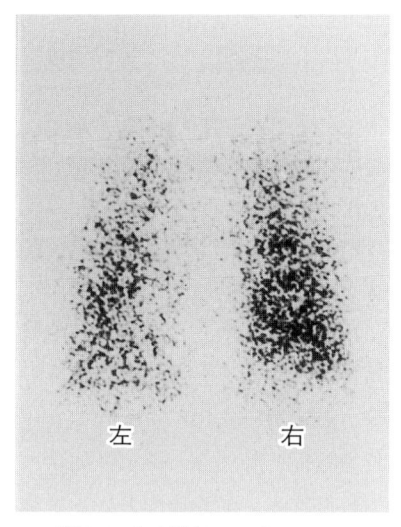

c ^{133}Xe による換気シンチ
^{133}Xe を吸入後に背部からスキャンしたものである。血流シンチと異なり、明らかな欠損像はみられない。すなわち、本病態は血流障害が主な病態であることがわかる。

図 1. 子宮癌術後に発症した肺血栓塞栓症

はなく、慢性閉塞性肺疾患では多発性巣状の欠損像が特徴となる（図2）。高齢者ばかりではないが、長期臥床の人に突然みられる肺血栓塞栓症の診断上で肺血流シンチは重要なアプローチとなる。

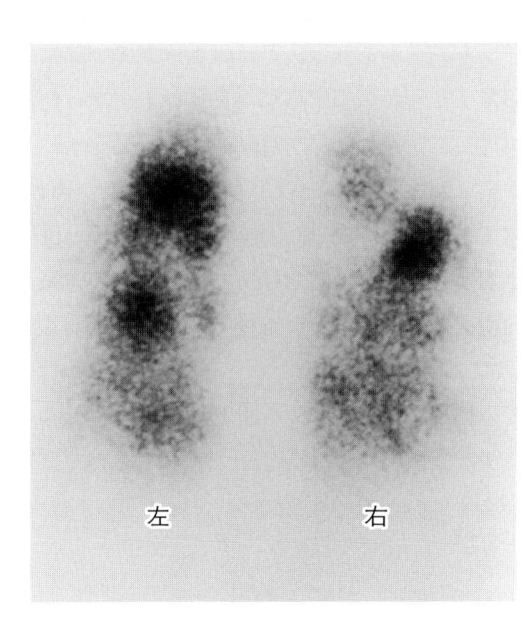

図 2. 慢性閉塞性肺疾患症例の^{99m}Tc-MAA による肺血流シンチ
背部からスキャンしたものである。肺血栓塞栓症（図1-b）と異なり、肺葉・肺区域に一致した欠損像ではなく、多発性巣状の欠損像（multiple focal defect）をみる。このような欠損像は肺実質病変による血管床の変化を示唆している。

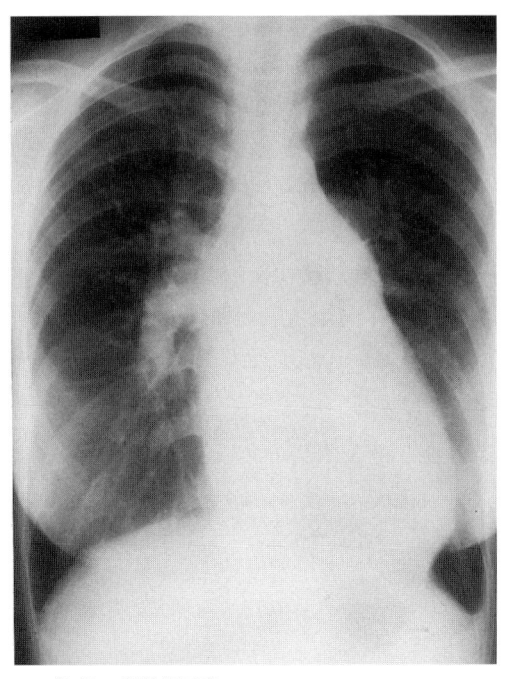

a 胸部X線単純写真
心陰影の拡大、両側肺動脈拡張をみる。小さな大動脈弓は慢性的な心拍出量低下を示唆する。肺野の血管影は乏しく、透過性が亢進している。

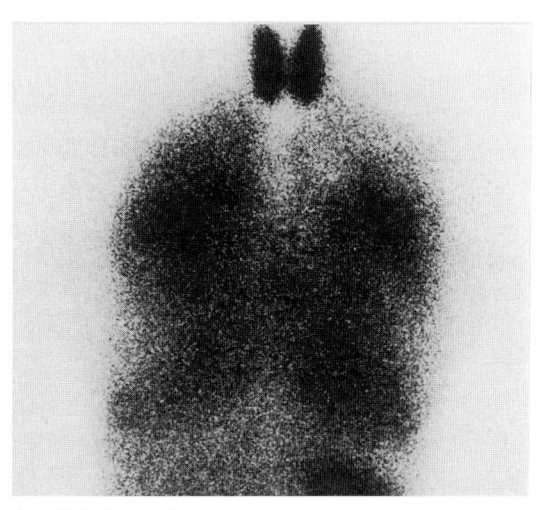

b 肺血流シンチ
前方からのスキャンである。心房中隔欠損が右左シャントとなっているために、右房に到達した^{99m}Tc-MAA が左房にシャント血とともに流入し、左室から全身臓器に行く。その結果、全身臓器の数 10 ミクロンの動脈にトラップされ、取り込み像として描出される。本例では、肺野だけでなく、通常ではみられない甲状腺、腎臓、脾臓などに取り込み像をみる。

図 3. 右左シャントを伴う心房中隔欠損症例

注射部位から肺動脈までの間に右左シャントがあれば、アイソトープの一部はシャント部位を通じて左心系血流に入る。そして、左室から拍出されたアイソトープは任意の臓器の数10ミクロンの動脈にトラップされて、アイソトープ集積像となる(図3)。

換気シンチに用いる核種は、クリプトンとキセノンである。前者は半減期が極めて短い。そのため、同日に反復した検査が実施できる特徴がある。通常は血流シンチと併用して、換気と血流のバランスで評価することが多い。図1は肺血栓塞栓症の症例の血流と換気を背部からスキャンしたものである。血流欠損・低下部位にも換気シンチでは取り込みがあり、肺血栓塞栓症を強く示唆する所見である。

換気シンチ、血流シンチとも局所での換気・血流の状態を予測することができる。そのため、肺癌の肺切除や肺気腫の容量減少手術後の残存肺機能を予測するうえでは有効な手段であり、今後はますます必要性が高まるものと思われる。

3. 腫瘍シンチ

現在、腫瘍シンチとしてガリウム、タリウムが用いられる。悪性腫瘍、その転移リンパ節や転移臓器にはホットスポットとして描出される。しかし、両者は腫瘍のみならず、良性疾患でも取り込みがある。したがって、基本的には診断が確定した後に病変の広がりを予測するために、あるいは検査を行う標的臓器・部位を検出することに用いられる。

図4は、両側肺門縦隔リンパ節腫大を伴うサルコイドーシスの症例のガリウムシンチである。CTスキャンでも明らかな腫大リンパ節に一致してアイソトープの取り込みを認める。しかし、アイソトープ取り込み像は、癌によるリンパ節転移、結核性リンパ節炎、悪性リンパ腫などでみられ、疾患特異性は乏しい。図5はCTを含む胸部X線写真では異常が指摘できないが、ガリウムシンチでは全肺野に取り込み像をみる。経気管支肺生検でサルコイドーシスの一致する非乾酪壊死性肉芽腫を認めた。しかし、このアイソトープ取り込みは、間質性肺炎、肺炎、悪性腫瘍などでもみられる。しかし、通常の画像所見では把握しがたい細胞レベルの変化も、病変が広範であれは核医学検査で病変が把握が可能である。

4. 核医学検査の考え方

核医学検査は、侵襲が少なく、反復した検査が可能で、老人にも適した検査法である。しかし、本検査は少なくとも質的診断を下すことは難しく、換気・血流の生理学情報や診断確定後の臨床的に病変の活動性の評価や画像的に把握しづらい病変の検討に用いられることが多い。

最近、長期臥床、骨盤内病変、血栓静脈炎などを背景とした肺血栓塞栓症の発症の頻度は高い。本症の死亡例は急性例のために診断をえる前に不幸な転帰をとっているものが圧

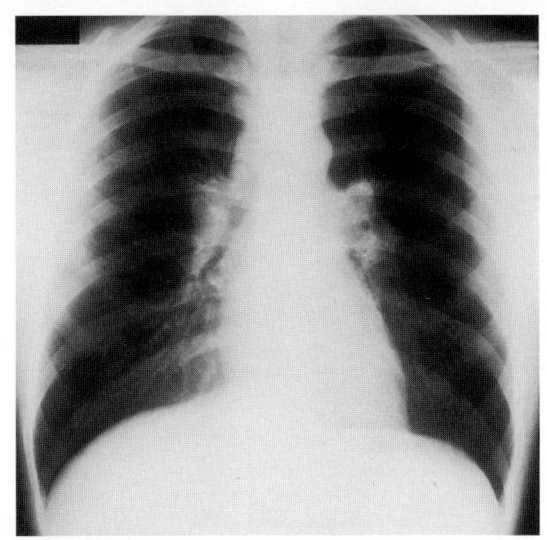

a 胸部 X 線単純写真

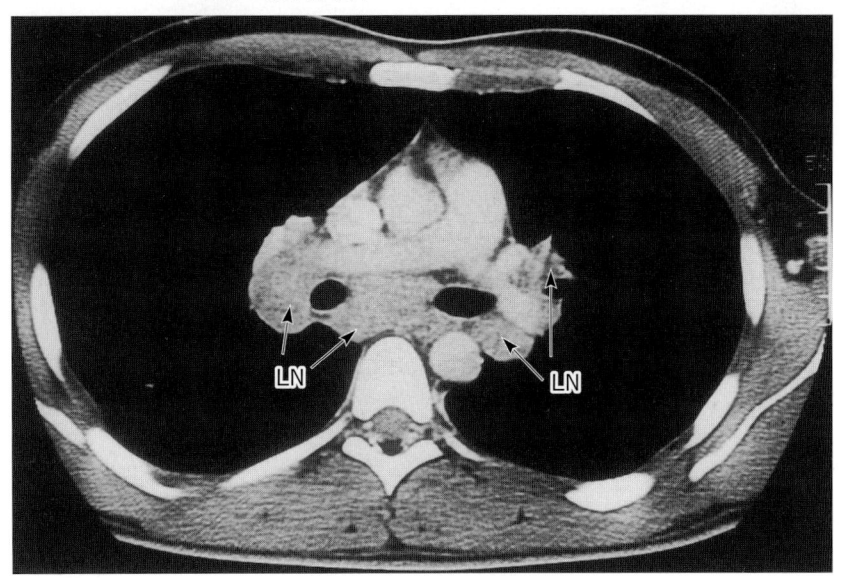

b 胸部 X 線 CT 写真

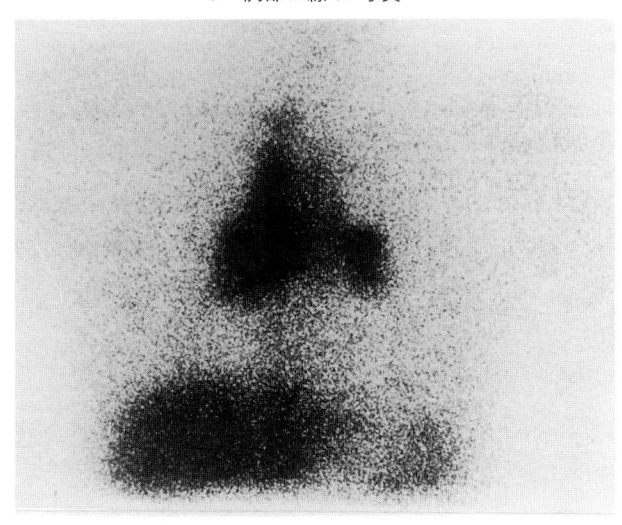

c 正面からの胸部^{97}Ga シンチ

図 4. 両側肺門縦隔リンパ節腫大を伴うサルコイドーシス症例の^{97}Ga シンチ
胸部 X 線単純写真 (a) と胸部 X 線 CT 写真 (b) では肺門縦隔腫大リンパ節を認める。胸部 X 線 CT 写真内の LN が腫大リンパ節を示している。
正面からの胸部^{97}Ga シンチ (c) では、腫大リンパ節に一致した肝臓と同等の濃さの取り込み像をみる。

a 胸部X線単純写真　　　　　　　　　　　　　b　正面からの胸部 97 Ga シンチ

図 5. 肺野病変を伴うサルコイドーシス症例の⁹⁷Ga シンチ
胸部 X 線単純写真 (a) ではリンパ節腫大も軽度で、肺野病変に淡い小結節影をみる。正面からの胸部 97 Ga シンチ (b) では、肺野全体に肝臓より濃いいアイソトープの取り込み像をみる。

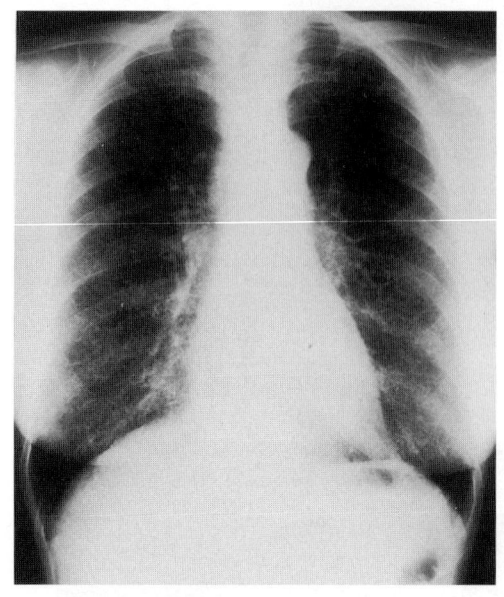

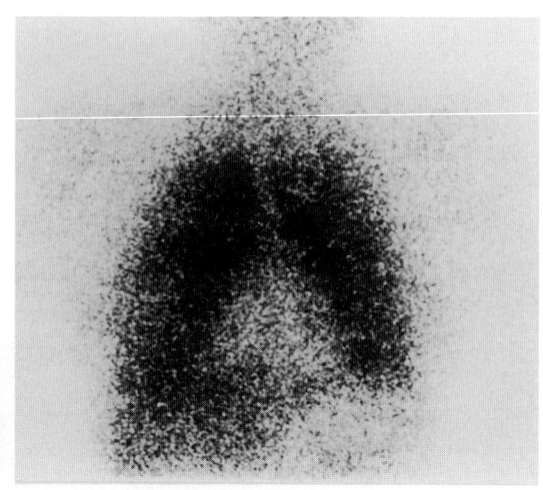

倒的に多い。そのためにも、本症を念頭においた核医学検査が迅速に実施されることが必要となる[3]-[5]。

(檀原　高)

文献

1) Fraser RS, Muller NL, Colman N, pare PD：Radionuclide imaging, Fraser and Pare ユ s Diagnosis of Diseases of the Chest (4 th Ed)ed by RS Fraser. NL Muller, N Colman, PD pare, WB Saunders Company, Philadelphia, USA, p 326, 1999.
2) Alavi A, Worsley D：Scintigraphic evaluation of pulmonary disease. Fishman ユ s Pulmonary Diseases and Disorders (3 rd Ed), ed by AP Fishman, McGraw-Hill Company, New York, USA, P 517, 1998.
3) Palevsy HI, Kelley MA, Fishman AP：Pulmonary thromboembolic disease. Fishman's Pulmonary diseases and disorders, 3 rd ed, ed by Fishman AP, McGraw-Hill, New York, p 1297, 1998.
4) Ginsberg JS：Management of venous thromboembolism. N Engl J Med 335：1816, 1996.
5) British Thoracic Society, Standards of Care Committee：Suspected acute pulmonary embolism：a practical approach. Thorax 52(Suppl 4)：S 2, 1997.

8 老化と薬物治療
1 老年者の薬物代謝

概説

　成人に比較して、老年者では薬物反応が過敏で副作用の発現率も高い。数多くの研究によると高齢患者で観察される副作用は若年成人(30歳以下)に比べ、2～3倍多いとされている。表1に各国の統計の1例を示す[1]。Greenblattらの報告によると、benzodiazepines系薬物の1つであるflurazepamの副作用発現率と1日の投与量および年齢の関係をみると(図1)、加齢とともに副作用発現率が増加(特に15 mg/日以上で)、70歳以上では約40％に副作用が発生している[2]。この原因の1つは老年者における薬物生体内動態が成人に比較して大きく変化していることによる。したがって成人における投与量、投与間隔を老年者では調整することが副作用の軽減につながる。薬物生体内動態の変化を大きく分けて考えてみると、薬物吸収の低下、分布容量の変動、肝代謝能の低下、腎排泄能の低下の4つになる[1]。8-1、2では、いま薬物相互作用の主原因として注目されている薬物代謝に焦点を当て、老年者での薬物肝代謝能の低下について概説する。

表 1. 年齢別の薬物副作用頻度

年　　齢	米　　国 (1966)	アイルランド (1969)	イスラエル (1980)
<30	10.5%	3.0%	4.7%
30～59	12.5%	7.4%	3.8%
>60	17.5%	15.1%	7.2%

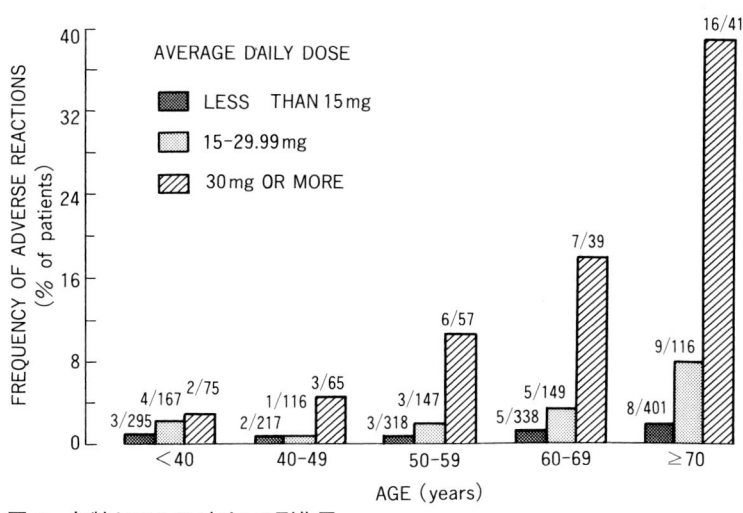

図 1. 年齢とフルラゼパムの副作用
（数字は対象人数と副作用発現人数）

はじめに

加齢に伴う肝薬物代謝低下の原因の主たるものは肝薬物代謝活性の低下と総肝血流量の低下である。加齢に伴い肝臓は肝実質量(Volume)が減少する。男性の方が女性に比べ減少率は多いとされるが、一般的に高齢者では成人に比し25〜35%の減少があるとされ[3〜5]、形態学的にも肝細胞に色素沈着やlipofuscin(脂肪酸化の終末産物)が観察され、肝細胞においても核の膨化などの組織学的変化が生じるとされている[6]。また肝実質が少なからず脱落したり、繊維化のため肝実質細胞量が低下するため、薬物代謝能が大きく低下することが予想される。こうした変化を有する高齢者では、肝代謝にさらされる実際の血流量(つまり有効肝血流量)はシャントにより減少し、逆に肝の代謝をすり抜ける薬物量が増え、結果として薬物の全身への利用率が高まってしまう。ここで肝代謝を大きく受ける薬物を分類すると、一般的に肝血流依存型薬物(flow-limited drug)と、肝代謝依存型薬物(enzyme-limited drug)に分けられる。

1. 代謝酵素依存型薬物の場合

多くの脂溶性薬物は消化管から吸収あるいは直接静脈内へ投与された後、肝で代謝を受け、より極性が増し水溶性の代謝物となり腎→尿、胆管→胆汁→便へと排泄される。薬物代謝過程(水溶性化)に主要な働きをするのが、肝細胞内小胞体膜面に存在するチトクロームP450と呼ぶ酵素である。チトクロームP450は約500のアミノ酸からなる、分子量が40000〜50000のヘム蛋白で、この酵素により薬物は分子型酸素と電子の供給を受け、酸素原子が薬物へ挿入される。代表的な反応は、芳香環あるいはアルキル基に水酸基が入る反応で、水酸基が入ることで薬物の極性が上がり尿中に排泄されやすくなる。さらに水酸基の導入により、連続した抱合反応が起こり極性がさらに増して腎、肝内胆管系へ速やかに排泄されるようになる。最近の研究の進展に伴い、肝ミクロゾーム分画には多数のチトクロームP450分子種が存在することが明らかとなった。DNAの一次構造の相同性から薬物代謝においては3つのファミリーに分類され、個々のファミリーはさらにいくつかのサブファミリーに分類され、それぞれのサブファミリーが1〜5の分子種により構成されている。薬物代謝において現時点で最も主要なチトクローム(CYP)P450分子種は、CYP1A2、2C9、2C19、2D6、2E1、3A4であり、薬物代謝の95%以上を占める働きをしているとされている[7,8]。さて加齢に伴い肝代謝機能が低下すると、代謝過程の主に酸化反応などの第1相反応(P450に関連)が障害されるが、第2相の抱合反応(グルクロン酸抱合等)は比較的最後まで保たれる。P450の中でも表2に示したように、加齢に伴い減少するサブタイプは、特にCYP1A2、2C、2D、2E1、3A4、と考えられ、これらの酵素により代謝される薬物は最も注意を要する。呼吸器系用薬ではtheophyllineがCYP1A2とCYP3A4で主に代謝され、鎮咳薬dextromethorphanはCYP2D6で[9]、erythro-

表 2. 医薬品の代謝に関する主要なヒト P 450 分子種と基質薬物

P 450	substrate	inhibitor	inducer
CYP 1 A 2	theophylline, caffeine, phenacetin, propranolol など	enoxacin, norfloxacin, ciprofloxacin, cimetidine	喫煙
CYP 2 C 9	tolubutamide, phenytoin, warfarin, 多くの NSAIDs など	sulfafenazole, cimetidine	phenobarbital, rifampicin
CYP 2 C 19	omeprazole, diazepam, hexobarbital, mephenytoin など		
CYP 2 D 6	多くの三環系抗うつ薬, amphetamine, dextromethorphan, timolol, codein, metoprolol, haloperidol, encainide, propafenone, flecainide など	quinidine, cimetidine, thioridazine, chlorpromazine	
CYP 2 E 1	acetaminophen, ethanol など	disulfiram	ethanol
CYP 3 A 4	nifedipine などの Ca 拮抗剤, cortisol, cyclosporin, cocain, erythromycin, lidocain, quinidine, diazepam, triazolam, terfenadine, 性 hormone carbamazepine, tamoxifen など	erythromycin, ketoconazole, miconazole, itraconazole, cimetidine, grafefruit, diltiazem	rifampin, phenytoin, carbamazepine, glucocorticoid

mycin、抗真菌薬、rifampin などの多くの抗生物質は CYP 3 A 4 で代謝を受ける。分子種 CYP 3 A 4 は医薬品の 30～50％の酸化的代謝に関与し、ヒト肝臓内において P 450 総蛋白量の約 30％を占める CYP 分子種最大の薬物代謝酵素である。臨床では CYP 3 A 4 で代謝を受ける薬物は、多岐広範囲にわたるため、この分子種で代謝を受ける薬物を高齢者に投与するときは、後述するが、erythromycin、抗真菌薬、rifampin はこの CYP 3 A 4 を阻害あるいは誘導するため、薬物相互作用に対する十分な注意が必要となる。

さて代謝活性の低下については、モデル薬物として従来より antipyrine（広く多種のサブタイプの P 450 で代謝される）が使用されてきた。O'Malley らが調査した antipyrine の平均血中半減期は、若年者(20-50 歳、平均 26 歳、61 名)12.0 時間、高齢患者(70～100 歳、平均 77.6 歳、19 名)17.4 時間と明らかに antipyrine の半減期が約 1.5 倍延長していた。この薬物は肝血流量に依存することなく、ほぼ全量肝マイクロゾーム P-450 による酸化システム(hepatic microsomal monoxygenase system)の活性に依存して代謝されることより、高齢患者の薬物代謝能を知るためのモデル薬物として用いられている。この薬物は蛋白結合率も 10％と低く、低アルブミン血症による結合能の低下をあまり反映しないから、この薬物の血中からの排泄挙動は薬物代謝酵素活性を主として反映し、その排泄遅延は肝薬物クリアランス（薬物代謝能）の低下を示すこととなる。その結果 antipyrine のクリアランスはバラツキはあるものの年齢と負の相関が認められている[3)10)]（図 2）。最近 Sotaniemi らは、226 名の高齢者に antipyrine を使用して肝代謝能の低下を調べているが、29％の antipyrine clearance の低下と 32％の P 450 蛋白の減少を報告している[11)]。ほかの薬物を probe として使用した研究として、最近中村らは抗てんかん薬 trimethadione(TMO)が、P 450(CYP 2 C、2 E、3 A)による酸化過程で代謝される(dimethadione：DMO に)ため、これを利用し TMO を 4 mg/kg 投与し、加齢に伴う肝代謝能の変動を血中の DMO/TMO

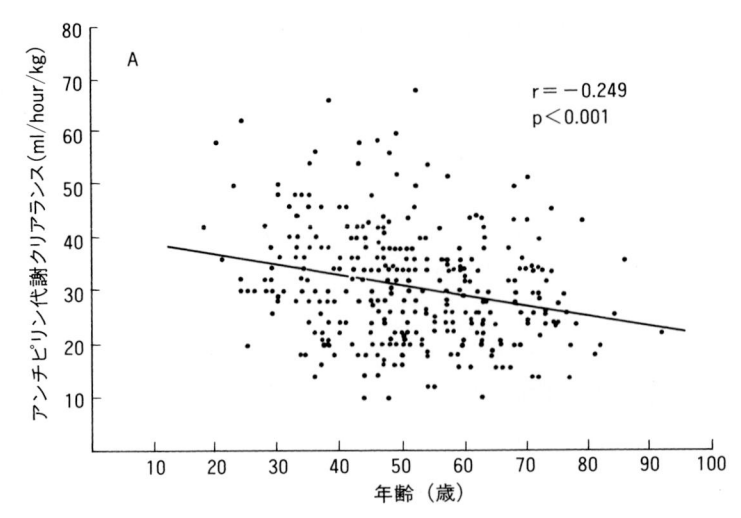

図 2. 年齢とアンチピリンクリアランス

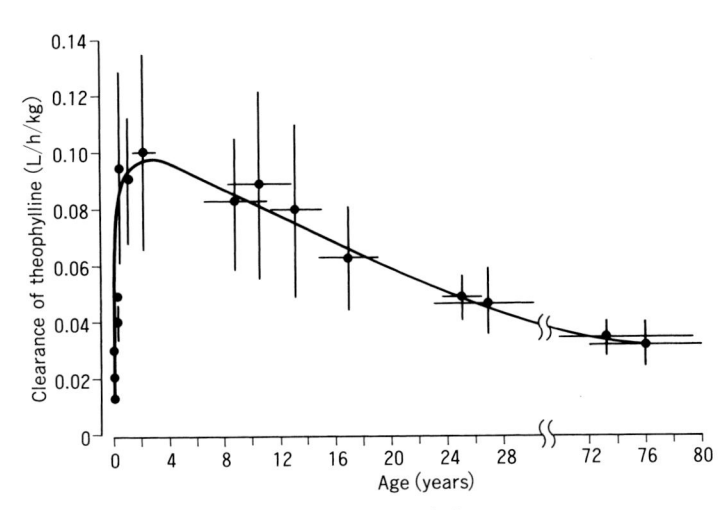

図 3. 加齢に伴うテオフィリンクリアランスの変動

比で調査している。明らかに 65 歳以上の高齢者では、P 450 による酸化的代謝が約 40%減少していることが確かめられている[12]。このように加齢に伴う代謝能の低下は明らかであり、これらの結果から、今後老年者では投与量の調節が必要となってくるであろう。さて呼吸器系用薬の中で代謝酵素依存型薬物として銘記しておかなくてはならないのは、theophylline である。theophylline は CYP 1 A 2 により 1 および 3 methylxanthine に、CYP 3 A 3/4、2 E 1 により 1,3 dimethyluric acid に代謝される。theophylline の排泄能（Clearance）は幼少期の子供に比較して次第に低下し、成人ではその半分の 0.04 L/hr/kg になり、さらに加齢に伴い成人の 85〜65%に低下すると報告されている[5)13)]（図 3）。ほかの

呼吸器系用薬はあまり調査されていない。

2. 肝血流依存型薬物の場合

肝血流量は、65歳では25歳の肝血流量に比して40〜45％に減少するとされている。肝血流量依存型薬物では、加齢に伴う肝血流量の低下はその肝薬物クリアランスに大きく影響を及ぼす。特に肝薬物処理率(extraction ratio, E)が大である lidocaine、propranolol、morphine のような薬物は、肝クリアランスが減少することにより血中半減期が延長し、連続投与では高い血中濃度に達する[7)14)]。例えば propranolol により求めた肝血流量と年齢の関係では負の相関が認められる。多くの呼吸器系用薬では、この種の薬物はほとんどない。

3. 高齢患者における薬物の肝除去・内因性代謝動態

肝薬物処理率 E は、肝に入る血液(門脈)内薬物濃度(Cin)と肝より出る血液(肝静脈)内薬物濃度(Cout)の差を流入薬物濃度(Cin)で除した値で、次の式で示される[3)15)]。

$$E = \frac{Cin - Cout}{Cin} \cdots\cdots 1)$$

一定量の薬物を処理するのに必要な単位時間あたりの流量がクリアランスであるから、薬物が肝を通過する際に肝で処理されるクリアランス(CL_H)値は総肝血流量(Q)をかけて、以下の式となる。

$$CL_H = Q \cdot \left(\frac{Cin - Cout}{Cin}\right) = Q \cdot E \cdots\cdots 2)$$

よって、肝を1回通過することによりすべて処理されてしまうような薬物では、Cout は0に近づき、E は1にほぼ近づくこととなり、$CL_H \fallingdotseq Q$ となる。したがって、このような薬物のクリアランスは肝血流量値そのものに近似することとなる。このように CL_H 値が Q 値に大きく依存している薬物を肝血流依存型薬物 "flow-limited drug" と定義する。このような薬物では、高齢うっ血性心不全患者などで Q 値が減少している病態では、式2）より CL_H 値の低下が大で、血中濃度は著しく増加することとなる。

薬物経口投与後にその薬物が胃腸管より完全に吸収され、消化管の代謝酵素で代謝を受けないと仮定したとき、生体内有効利用率(Bioavailability, F)は 1−E と考えることができる。Cin、Cout、式1）の E との関係から、F は次の式となる。

$$F = 1 - E = 1 - \frac{Cin - Cout}{Cin} \cdots\cdots 3)$$

肝で広範な処理(除去)を受けることが知られている propranolol(E=0.8)を健常成人者の平均 Q=20 ml/min/kg として、式2）より、$CL_H = Q \cdot E = 20$ ml/min/kg×0.8=

16 ml/min/kg となる。この値は、健常成人者で知られている値とほぼ一致する。よって、老年患者でのQ値の低下はpropranololのような薬物のF値を増加させることとなる。このことは逆に、経口投与後に肝を1回通過して処理(代謝または不活化)されてしまうような薬物では、Cout値がほぼ0に近づき、式3)よりF値も0に近づくため、このような薬物は経口投与しても、臨床効果は得られないこととなる。このため"flow-limited drug"の代表的なlidocaineは経口投与されず、肝の一次通過効果を回避すべく静脈内投与されている。このような薬物では、E値が仮に0.95から0.90に減少しただけで、式3)よりF値は0.05から0.10と増加することとなり、肝血流量が低下している老年患者がうっ血性心不全を併発して、さらにQ値が低下しているようなときには、投与量または静注速度を調節しない限り、副作用発現の可能性がある。

　肝薬物代謝能および肝血流量の加齢に伴う低下は、肝においてより大きく"肝一次通過効果(hepatic first-pass effect)"を受ける薬物では、そのF値を増大させ(F＝1－E)、高齢患者において最初の投与から高い血中濃度に達し、副作用を発現させる可能性が理論的には考えられる。

　次に代謝酵素依存型薬物"enzyme-limited drug"つまりその肝処理機構が肝血流量に依存せず、肝内薬物代謝酵素活性に依存した内因性クリアランス(intrinsic hepatic clearance, CL$_{H-INT}$)によって規定される薬物について考える。薬物は遊離型(蛋白非結合型、fub)のみ肝薬物代謝酵素に暴露されて処理されることより、このカテゴリーの薬物の肝クリアランス、CL$_H$は次の式となる。

$$CL_H = fub \cdot CL_H \cdot INT \cdots\cdots 4)$$

　よって、遊離型薬物(fub)が受容体に到達し、臨床的薬理効果の発現に関与しているから、式4)よりCL$_H$が低下しなくともfubが増加することより、老年患者にみられる低アルブミン血症は、warfarin, theophyllineのような代謝酵素依存型薬物の薬理効果を増強する可能性を有する。ほかにphenytoin, sulfadiazine, phenylbutazoneが、老年者のアルブミン低下により遊離型血中濃度が増加することが確認されている。このような薬物では、低アルブミン血症(通常3.0～3.5 g/dl以下)の合併時やプロトロンビン時間(prothrombin time, PT)が正常値の20％以上に延長している場合には、異常を示す場合が多いとされている。このような薬物では、現在一般的に行われている総血中薬物濃度モニタリングだけでは完全ではなく、将来は遊離型濃度をも同時に測定して、肝機能低下を伴う老年患者の至適薬物治療モニタリングを行う必要があろう。

4. 老年者と成人者群における薬物の排泄半減期と薬物クリアランス値の比較とその臨床応用

表3に、今日まで高齢健常者(または患者)と成人健常者(または患者)にて研究された薬物の中で、肝で投与量の約50%以上が代謝されると考えられる薬物のクリアランス値の平均値およびその比をまとめる[3)5)]。表3に示す高齢者群にてクリアランスが低下している薬物を高齢患者に繰り返し投与する場合には、若年患者群に比し、その低下度に応じて薬物投与量を減少させる必要がある。このとき、若年患者群に投与される1回維持量をDM (maintenance dose)、高齢患者群の1回維持量をDM*、若年患者群の薬物総クリアランス値をCLtot、高齢患者群のその値をCL*totとすると、

$$\frac{DM^*}{DM} = \frac{CL^*tot}{CLtot}$$

より、次の式が成立する。

$$DM^* = DM \cdot \frac{CL^*tot}{CLtot} \cdots\cdots 5)$$

ここでは、CLtot、CL*totは表3に示す平均値を適用し、DMはいわゆる成書などに記載されている常用量を意味する。このような考えでまず薬物療法を開始して後、恒常状態

表3. 高齢者と若年者にて対比研究され、知られている薬物の平均的動態値*

薬　物**	高齢者群 排泄半減期 (hour)	高齢者群 薬物クリアランス (l/hour/kg)	若年者群 排泄半減期 (hour)	若年者群 薬物クリアランス (l/hour/kg)	研究対象年齢(year) 高齢者群/若年者群
アセブトロール(acebutolol)	2.9	0.37	3.1	0.53	67〜86/22〜26
シベンゾリン(cibenzoline)	10.5[a]	0.17[a]	7.0	0.47	70〜80/20〜30
ジギトキシン(digitoxin)	199[b]	1.3[b]	240	1.1	69〜79/25〜30
ジルテアゼム(diltiazem)	4.5	0.76	3.3	1.38	68[c]/30[c]
ジソピラミド(disopyramide)	18.0[a]	0.10[a]	5.8	0.14	61〜85/27〜36
ラベタロール(labetalol)	3.5[a]	0.83[a]	2.9	1.16	67[c]/32[c]
○リドカイン(lidocaine)	2.7[a]	0.77[a]	1.7	1.19	64〜88/28〜38
メトプロロール(metoprolol)	3.5[b]	0.67	4.4	0.77	73〜76/22〜31
ニソルジピン(nisoldipine)	4.5	——[d]	4.1	——[d]	75〜84/20〜23
オクスプレノロール(oxprenolol)	1.4	——[d]	1.7	——[d]	64〜74/18〜24
プラゾシン(prazosin)	3.2[a]	0.21	2.1	0.24	66〜78/22〜32
○プロプラノロール(propranolol)	4.2[a]	0.47[a]	2.5	0.79	78[c]/29[c]
キニジン(quinidine)	9.7[a]	0.16[a]	7.3	0.24	60〜69/23〜34
○ベラパミル(verapamil)	7.4[a]	0.63[a]	3.8	0.93	61〜74/23〜36

*：同一研究者が高齢者群と若年者群を対象として同時に研究したデータのみを取りあげている。
**：薬物総クリアランス(肝クリアランス＋腎クリアランス)に占める肝クリアランスが50%以上であるとされる循環系薬物のみを取りあげている。よって腎からほぼ排泄されるジコキシン(digoxin)などは取りあげていない。
a：統計学的に有意差(少なくとも$p<0.05$)があると報告されている値。
b：統計学的有意差はないものの高齢者群の方が半減期は短いかクリアランスが大きい傾向にあると報告されている値(よって本稿で論じた高齢者群での薬物排泄機能の低下とは反する値)。
c：年齢範囲が文献中に記されておらず平均値のみが記されていた値。
d：文献中に記載されていないため不明の意。
○：肝血流量に依存して除去される(flow-limited clearence)薬物であることが研究上証明されているもの。

達成時(その薬物の血中半減期×5以上経過した後の時間帯)にて薬物平均血中濃度(C_{ss})モニターを行い、その薬物の有効血中濃度と対比しながら投与計画の再調整が行われれば、高齢患者の至適薬物投与はより完全なものとなろう。例えば投与と投与のほぼ中間(1日3回では投与間隔 $r=8$ 時間、よって投与後4時間)時点で採血し、測定された血中濃度を C_{meas}(measured concentration)とする。C_{meas} は C_{ss} の上下いずれかになっていることが多いであろう。欲する有効域(C_{des})から C_{meas} が大きく"ズレ"ている場合には、薬物投与量の再調節が必要になる。この再調整投与量(re-adjusted dose)を re-adjusted DM^* とすると、

$$\frac{\text{re-adjusted } DM^*}{DM^*} = \frac{C_{des}}{C_{meas}}$$

より次の式となる。

$$\text{re-adjusted } DM^* = DM^* \cdot \frac{C_{des}}{C_{meas}} \quad \cdots\cdots 6)$$

ここで DM^* とは、すでに高齢患者に対して開始されていた以前の投与量である。このように、高齢患者に薬物動態理論を応用して薬物投与の至適化を図るためには、どうしても薬物血中濃度モニタリング、つまりTDMシステムが"治療の検査"として今後ルーチン化される必要があると思われる。

(大西明弘)

文献
1) 大西明弘,石崎高志:相互作用.老人科診療 8:110-6, 1987.
2) Greenblatt DJ, Allen MD, Shader RI: Toxicity of high-dose flurazepam in the elderly. Clin Pharmacol Ther 21: 355-61, 1977.
3) 大西明弘,石崎高志:老年者の肝機能と薬物療法.老年消化器病 7:31-7, 1995.
4) Wynne HA, Cope LH, Mutch E, et al: The effect of age upon liver volume and apparent liver blood flow in healthy man. Hepatology 9: 297-301, 1989.
5) Le Couteur DG, McLean AJ: The aging liver: drug clearance and oxygen diffusion barrier hypothesis. Clin Pharmacokinet 34: 359-73, 1998.
6) Schmucker DL: Aging and the liver: an update. J Gerontol A Biol Sci Med Sci 53: B 315-20, 1988.
7) 大西明弘:合併症を伴った高血圧;肝障害.加藤和三,吉永 肇,猿田亨男,萩原俊男編,循環器疾患治療の新たな展開.医薬ジャーナル社,東京,179-190, 1998.
8) 大西明弘:16薬物治療-総論.鳥海純,田中照二,永山和男編,病態と治療.杏林書院,東京,254-261, 2000.
9) Nagai N, Kawakubo T, Kaneko F, Ishii M, Shinohara R, Saito Y, (Ohnishi A) et al: Pharmacokinetics and polymorphic oxidation of dextromethorphan in a Japanese population. Biopharm Drug Disposi 17: 421-33, 1996.
10) Vestal RE, Norris AH, Tobin JD, Cohen BH, Shock NW, Andres R: Antipyrine metabolism in man: influence of age, alcohol, caffeine and smoking. Clin Pharmacol Ther 18: 425-32, 1975.
11) Sotaniemi EA, Arranto AJ, Pelkonen O, Pasanen M: Age and cytochrome P 450-linked drug metabolism in human: an analyses of 226 subjects with equal histopathologic conditions. Clin Pharmacol Ther 61: 331-9, 1997.
12) Nakamura H, Tanaka E, Ishikawa A, Fukao K, Tsuji K, Ohkawa H: Agerelated changes in hepatic drug-oxidizing activity using trimethadione as a probe drug in human. Hepatol Res 12: 85-92, 1998.

13) Ohnishi A：A review of clinical use of theophylline in acute asthma：factors influencing kinetic disposition and drug interaction. Methods Find Exp Clin Pharmacol 22(4)：2538, 2000.
14) 大西明弘，石崎高志：カルシウム拮抗薬の臨床薬理学的特徴．矢崎義雄，遠藤政夫編．カルシウム拮抗薬；解明された基礎と臨床への応用．医薬ジャーナル社，東京，215-22，1995．
15) 大西明弘，石崎高志：ファーマコキネティックス(pharmacokinetics)．循環制御 1987(8)：405-11, 1987．

8 老化と薬物治療
❷ 老年者における薬物相互作用

　前述したように老年患者にみられる副作用は若い成人(30歳以下)に比較し、2～3倍多いと考えられている。こうした副作用の中で2種以上の薬物の併用による相互作用により引き起こされるものが半分を占めると考えられる。病院内統計で2～3倍であっても外来や家庭での寝たきり老年者を含めると4～5倍以上に高率に薬物相互作用を含めた副作用が起きていると思われる[1]。さらに老年者では基礎疾患を持っていることが多いため服用薬剤数が増える傾向にある。最近のわれわれの年齢別処方薬剤数調査では、高齢になるほど薬剤数は増加し、60歳以上では平均4剤以上の投薬を受けている[2](図1)。このことからみても薬物相互作用を常に念頭に置いて老年者を治療することが必要となっている。臨床上問題となる薬物相互作用の機序をみると、薬物代謝のレベルにおける相互作用が最も多い。特にP450を介した相互作用が重要で、その中でも阻害による相互作用が7割、誘導が2割となっている。抗生物質を含めた呼吸器系用薬ではP450 3Aを介してこうした阻害作用、誘導作用を示す薬物があり、実地臨床家は熟知しておかなければならない[3]。

1. マクロライド系抗生物質によるP450 3Aの不活化

　マクロライド系抗生物質が服用されると、P450 3A4で代謝されるが、その代謝体であるニトロソアルカンがP450 3A4と解離しにくい複合体を形成し、その結果としてP450が不活化される(図2)。このためP450 3A4を介して代謝を受ける他薬物が併用されると、

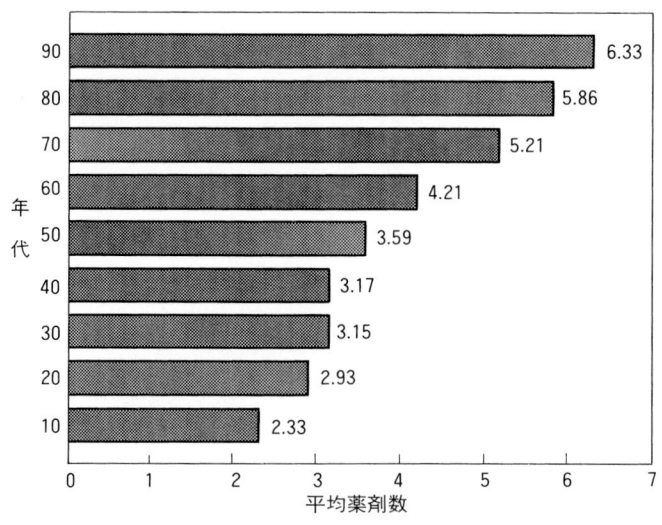

図 1. 年代別薬剤使用量調査

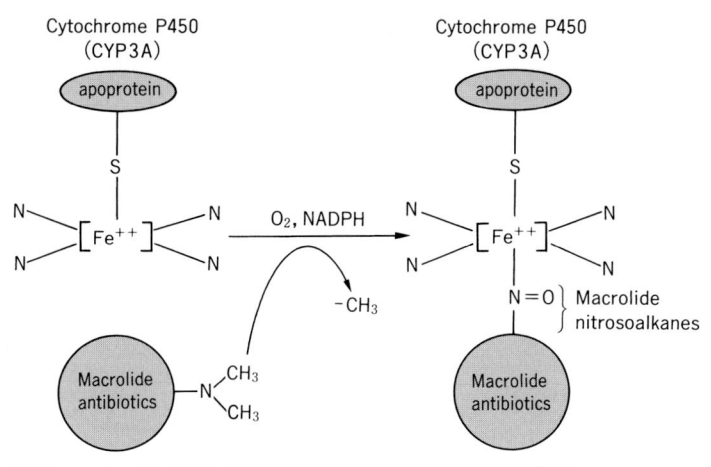

図2. マクロライド系抗生物質によるP450の不活化の機構

　この薬物の代謝(不活化)が起きないため血中濃度が増加し副作用が引き起こされる。この種のマクロライド系抗生物質で薬物相互作用を引き起こすことが知られているのは、triacetyloleandomycin、erythromycin、clarithromycin等である。特に併用薬として注意すべきは terfenadine、carbamazepine、cyclosporin、midazolam、triazolam、dihydropiridine系Ca拮抗薬などである(8-1 表2 177頁参照)。

2. アゾール系抗真菌薬

　P450はヘム蛋白であり、いずれのP450分子種も酸素の結合部位としてヘム鉄を保持している。このヘム鉄の部分に薬物がリガンドとして配位すると代謝が阻害され薬物相互作用が引き起こされる。アゾール系抗真菌薬はP450 3A4のヘム鉄に配位し阻害効果を示す。この配位による阻害はアゾール系抗真菌薬の化学構造中に存在する imidazole、triazole環の窒素が、P450のヘム鉄に配位して起こるので(図3)、同様の構造を有する cimetidine(消化性潰瘍治療薬)でも同様の機序でP450を介する阻害作用を示す。アゾール系抗真菌薬(ketoconazole、miconazole、itraconazole)との薬物相互作用でよく知られているのは terfenadine(抗アレルギー薬)で、1995年新聞紙上で抗真菌薬と terfenadine の併用により torsades de point(QT延長症候群)が引き起こされ、患者が死亡したとの報道である[4]。これはアゾール系抗真菌薬により terfenadine の代謝が阻害され、薬効(抗アレルギー作用)を示す代謝体 carboxyl terfenadine が血中に出現せず、QT延長効果を持つ terfenadine 自身が血中に増加したため生じたものと考えられた。アゾール系抗真菌薬による阻害はP450 3A4を介して代謝を受ける多くの薬物に対して引き起こされうると考えられる。

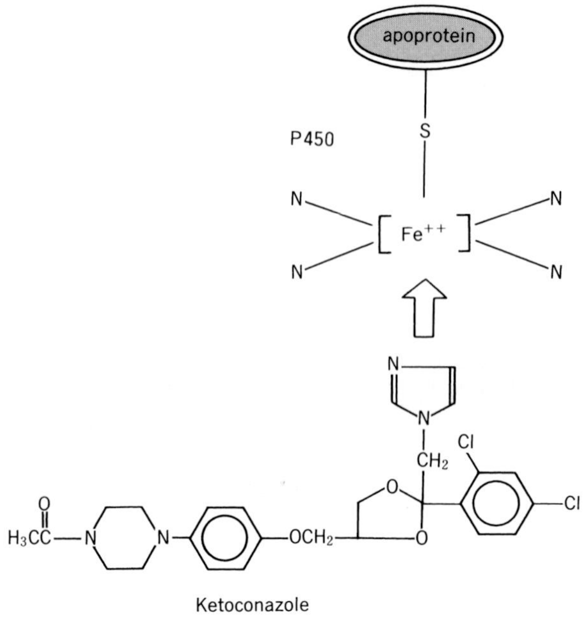

図 3. アゾール系抗真菌薬による P 450 阻害機構

3. rifampin による誘導

　肝臓における P 450 の含量が phenobarbital などの投与により増加することは古くから知られていた。この現象は酵素誘導と呼ばれ、その代表的な薬物が抗結核薬である rifampin である。rifampin の場合 P 450 3A4 のみならず P 450 2C9 を誘導することが報告されている。最近経験した rifampin と Ca 拮抗薬 verapamil の相互作用の例を示す。

【症例】　79 歳　女性
【主訴】　頭痛、眩暈
【起始　経過】　1996 年入浴中喀血、肺非定型抗酸菌症の疑いのため、入院となる。入院後肺病変に対し Isoniazid(INH)、rifampin(RFP)、ethambutol(EB) の三者併用の化学療法を開始した。治療開始後、次第に咳嗽、喀痰が消失し右肺野の陰影も改善したため上記三者併用を継続して 2 カ月後退院となる。退院後(2 週目)外来にて継続する頭痛、眩暈を訴え、来院となる(65 歳より高血圧および上室性不整脈と診断され、以後カルシウム拮抗薬(verapamil 120 mg/3 x)を服用、入院中、退院後も継続していた)。
【退院後】　頭痛、眩暈ともになかなかおさまらず、頭部 CT にても異常を認めないため、対症療法にて経過観察となる。血圧はその後外来にて測定され、162/96、174/102、高値が続き、脈拍 88-102 bpm)、上室性不整脈も時折散見された。その後化学療法が

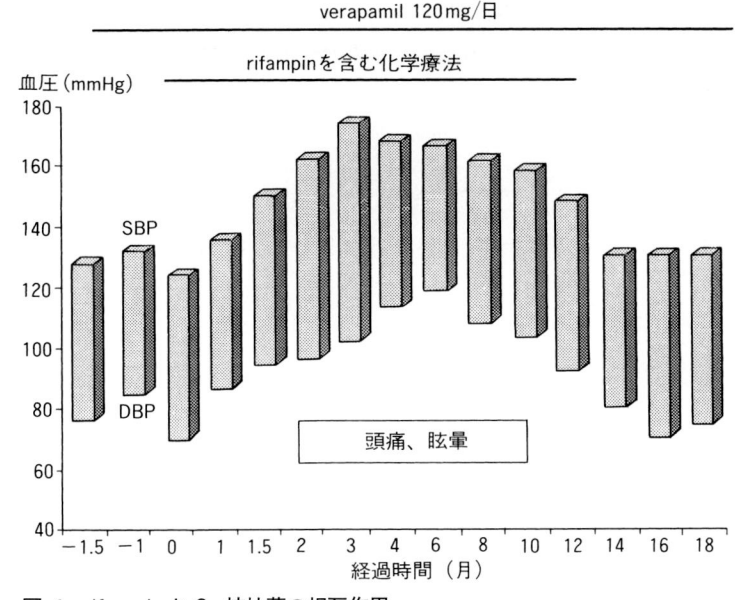

図 4. rifampin と Ca 拮抗薬の相互作用

病変および臨床徴候の改善に伴い中止されるに伴い、血圧、脈拍不整脈も改善された（図4参照）。

【考察】 これは rifampin と Ca 拮抗薬 verapamil の相互作用の例と考えられ、rifampin の酵素誘導により verapamil の代謝が亢進し、verapamil 血中濃度が低下し、効果が減少したため上記のような症状が再燃したためと考えられる。これは rifampin 投与中止で明らかに血圧などの臨床所見が改善したことからもうなずける。

4. 喫煙による薬物相互作用

　喫煙（主に polycyclic-hydrocarbon）も P 450 1A1-2 を酵素誘導する。特に theophylline などの代謝酵素 CYP 1A2 を誘導するため[3]、theophylline の clearance が増加する。このため、theophylline の治療域を確保するには増量を余儀なくされる。theophylline の薬物相互作用は後述するが、喫煙と薬物動態の影響について、最近われわれは興味ある知見を得ている[5]。喫煙常習者は非喫煙者に比較すると、治療薬物吸入時に薬物血中濃度が初期の最高血中濃度時に 2〜3 倍増加することが観察された。これは β_2 受容体刺激薬などを喫煙常習者が吸入すると副作用を引き起こしかねないことが考えられ注意を要する。想定する機序としては肺胞上皮が喫煙に伴う carbon monoxide の増加や喫煙傷害で薬物透過性が亢進したためと考えられるが、いずれにしても β_2 刺激薬などの吸入時には副作用（不

表1. theophyllineの薬物相互作用：Clearanceの変動

Inhibitor	% change in clearance	Inducer	% change in clearance
Propafenon	−50〜70%	Rifampicin	+40〜90%
Mexiletine	−50〜60%	Phenytoin	+35〜70%
Enoxacin	−50〜60%	Carbamazepin	+50%
Ciprofoxacin	−15〜50%	Phenobarbital	+30〜40%
Cimetidine	−20〜40%	Isoproterenol	+20%
Propranolol	−30〜40%	Smoking	+40%
Oral contraceptive	−20〜30%		
Erythromycin	−24%		

整脈など)に注意を要することには間違いない。

5. 知っておくべきtheophyllineの薬物相互作用

　theophyllineの薬物代謝および薬物clearanceについては既に述べたが、theophyllineは治療域が5-15μg/mlと狭く、薬物相互作用が最も懸念される薬物の1つである[6)7)]。表1にtheophyllineの他剤との薬物相互作用時でのclearanceの変動をまとめたので、投与調節に利用してほしい。

（大西明弘）

文献
1) 大西明弘, 石崎高志：相互作用. 老人科診療 8：110-6, 1987.
2) 大西明弘：降圧薬の併用による相互作用；薬 vs 薬にみる共存と競争. Nikkei Medical 5：51-4, 1997.
3) 千葉 寛：チトクロームP450を介した薬物相互作用. ファルマシア 31：992-6, 1995.
4) Honig PK, Wortham DC, Zamani K, Conner DP, Mullin JC, Cantilena LR：Terfenadine-ketoconazole interaction. Pharmacokinetic and electrocardiographic consequences. JAMA 269：1513-8, 1993.
5) Koizumi F, Murakami M, Kageyama H, Katashima M, Terakawa M, Ohnishi A：Smoking accelerates absorption of inhaled neutrophil elastase inhibitor FK 706. Clin Pharmacol Ther 66：501-8, 1999.
6) Ohnishi A：A review of clinical use of theophylline in acute asthma：factors influencing kinetic disposition and drug interaction. Methods Find Exp Clin Pharmacol 22(4)：2538, 2000.
7) 大西明弘, 石崎高志：キサンチン誘導体. 臨床成人病 13：93-9, 1983.

8 老化と薬物治療

❸ 漢方薬と老年者呼吸器診療

はじめに

　老年疾患の疾患においては、病的変化のうえにさらに加齢による変化も加わるため、治癒の得られることは困難な場合が多い。ことに呼吸器系器官は腎臓、中枢神経系器官と並んで加齢変化が最も顕著に観察される[1]といわれるのでなおさらのことである。したがって、いかに病的状態の進行を抑え、より快適な状況を招来し維持することが重要であり、望まれている。この目的のために漢方治療が期待されている。本稿では、老年期呼吸器疾患治療において、漢方医学の果たす役割、基本的考え方ならびに治療の実際を述べたい。

1. 漢方医学における老化の考え方と老年者治療に対する基本的考え方

1 漢方医学における老化の考え方

　中国医学の三大古典の1つ「黄帝内経」では、老化の病態を気血の衰えとしており、臓腑の立場からは、主として腎との関連でとらえている。すなわち気血の衰えは、気虚および血虚ととらえられる。その病態を表1にかかげる。これらに示される症候は確かに、老化と関連したものが多くみられるのに気づく。また五臓六腑の1つである腎は、中医学的には、表2に掲げる作用を有し、老化は確かに腎の機能の衰え、すなわち腎虚と関連づけて

表1. 気血の範疇からみた虚

1. 気虚：	易疲労・倦怠感、根気がない、無気力、自汗、顔色が白い、息がきれる
2. 血虚：	皮膚の乾燥、目のかすみ、血球成分の減少、爪がもろい、筋肉の痙攣

(文献2より引用)

表2. 臓腑の範疇からみた虚

1. 腎虚：	
1）自覚症状：	腰痛、下肢虚弱、性機能障害、排尿異常（ことに夜間頻尿）、手掌・足底のほてり、口渇、めまい、耳鳴り、歯の動揺、脱毛
2）腹部所見：	小腹不仁、小腹拘急、臍下正中芯
2. 脾(胃)虚：	
1）自覚症状：	食欲不振、すぐ腹が一杯になる、易疲労・倦怠感、元気がない、食後の眠気・倦怠、浮腫、出血傾向など
2）腹部所見：	胃内停水、心下痞鞕、内臓下垂

(文献3より引用)

とらえることができる。ここで、近代医学でいう腎の機能とは異なる点のあることに注意する必要がある。漢方医学では、腎は呼吸器系機能をも支配している点である。また気虚は、漢方医学的には、脾と呼ばれる臓と密接に関連している。脾は消化器系機能を統括する臓として認識されているが、この機能の低下が気虚の本体をなすことが多いと考えている。しかも、肺の呼吸筋の運動エネルギーは、脾から得ると考えており、脾は呼吸器系機能とも関連していることが理解できる。また血虚は、肝の機能低下により起こるとされる。当然のことながら、残る心も呼吸器と密接な関連を有することは言を待たない。すなわち、呼吸器といっても、他の臓器と密接に関連しており、単に肺のみを治療対象とすることではない。

『黄帝内経』素問・欬論に、黄帝の「肺の人をして欬せしむるは何ぞや」の問いに、岐伯が「五蔵(臓)六府(腑)は皆人をして欬せしむ。独(ひと)り肺のみにあらざるなり」と答えていることが、この考えを端的に表している。

2 漢方医学における老年者治療の基本的考え方

先に述べたように、漢方医学的には老化を気血の立場からは、気虚および血虚として臓腑の立場から、基本的には腎虚および脾虚を中心に治療を考えていく。気虚では人参、黄耆あるいは建中とよばれる消化器機能をたてなおす処方群を使用することが多い。また血虚では、生薬レベルでは当帰、川芎、地黄などを処方レベルでは四物湯を中心に考えていく。また臓腑の立場からは、腎虚では、地黄を主薬とする八味地黄丸、牛車腎気丸、六味丸を、脾虚では、気虚において使用される処方を用いることが多い。

2. 老年期呼吸器疾患の特徴と漢方の果たす役割

老年疾患一般と共通することが多いとされる。すなわち、①複数疾患の合併、②QOLへの考慮が大切、③予備力の低下、④陳旧性病変の残存、⑤非定型的な病態(症状、所見、検査所見、経過)そして⑤免疫力の低下を伴いやすい、などが挙げられている[4]。

こうした特徴に対して、漢方医学では、①1つの処方が多くの症状に対応が可能な場合が多く、複数疾患の症状に対応が可能となる場合が多い、②漢方医学は本来QOLを維持向上させることが治療の目的である、③予備力の低下は漢方医学的には、虚の状態ととらえることができ、ある程度こうした病態に対応できる可能性がある、③非定型的病態を漢方医学の「証」*ととらえることにより対応が可能なことがある、④漢方薬には免疫賦活効果が期待できる、ということが挙げられる。

*患者の表す漢方医学に相関連する症候複合で、ある漢方処方の適応病態として表現したもの。例えば、口が苦く、食欲不振、胸脇苦満(季肋部が重苦しいか同部を触ると抵抗感ないし按圧による苦満感を覚える症候)、腹力体格中等度であれば、小柴胡湯証と考える。もしその小柴胡湯を投与して病態の改善が得られた場合、その患者の証は小柴胡湯であったと判断する。

3．老年期呼吸器疾患治療の基本的考え方と留意点

■1 漢方医学に期待すること

呼吸器疾患の治療において対象となる症候には、何も呼吸器症状ばかりとは限らない。食欲不振、全身倦怠感、睡眠、排泄障害など患者のQOLを低下させる諸症状すべてが対象となる。仮に呼吸器症状の改善が困難であっても、呼吸症状以外の症状に注目しそれらを改善することも考慮すべきである。中にはこうした呼吸器以外の症状を改善していく過程で、期待していなかった呼吸器症状自体の改善が得られることも珍しくない。

■2 漢方治療を試みるべき疾患・病態

（1）急性疾患

漢方治療は急性疾患に向かないといわれる。一般的にはそういって差し支えない。特に抗菌剤に反応する細菌感染症やウイルス感染症で重篤な病態の場合には近代医学的治療を優先し、漢方治療は補助的に使用する。ただしカゼ症候群などでは、むしろ漢方治療の方が無理なく治療できることをよく経験する。ただ急性疾患に対しては、慢性疾患以上に漢方治療に習熟しないと病状の変化に適切に対応ができないので、一般論としてそういえるのである。

（2）慢性疾患

疾患が慢性化すると近代医学でも治療に難渋することが多い。しかもその治療中、しばしばその副作用が問題となることも多い。こうした例には積極的に漢方治療を試みるとよい。その際漢方に何を期待するのかを明確にして治療に望むことが必要であり、その期待が得られているかを常に判定しながら経過を追う必要がある。期待が得られない場合には、処方の見直しを行い、漫然とした投与は避ける。

■3 主な症状と頻用生薬ならびに処方

以下、主な症状ごとに頻用される生薬ならびに処方を掲げる。

（1）呼吸器症状—咳、痰、呼吸困難を目標とする場合（表3）

咳：喘鳴、呼吸困難を伴う場合には、麻黄配合剤をまず考えるが、老年者には**表4**に示すように注意を要する生薬の代表である。麻黄を含む代表的な処方には、小青竜湯、麻杏甘石湯、麻黄附子細辛湯などがある。麻黄が使用できない例には、甘草・乾姜、杏仁、茯苓などの配合された処方を用いる。代表的な処方が、甘草乾姜湯、苓甘姜味辛夏仁湯である。

咽喉の乾燥を伴う場合には、麦門冬の配合された麦門冬湯、地黄が配合された滋陰降火湯などを用いる。

表 3. 主な呼吸器症状と頻用生薬ならびに処方

```
喘鳴・呼吸困難を伴う場合
  麻黄適応有り、胃腸虚弱なし          → 麻黄剤
    くしゃみ・鼻水・鼻閉              → 小青竜湯
    口渇、多飲、発汗                  → 麻杏甘石湯
    神経質                            → 神秘湯
    冷えが強い                        → 麻黄附子細辛湯
  麻黄不適、胃腸虚弱あり
    くしゃみ・鼻水・鼻閉、冷え        → 苓甘姜味辛夏仁湯

  不安感が強い、咽喉部の閉塞感      → 半夏厚朴湯
咽喉部の乾燥が強い
    発作性のせき込み、日中に多い      → 麦門冬湯
    便秘、皮膚の乾燥、夜間にせき込む  → 滋陰降火湯
夜間咳嗽
    皮膚の乾燥、温まると出現、便秘    → 滋陰降火湯
    不眠（咳のため）、不安            → 竹茹温胆湯
痰：
  水様性：
    麻黄適応
      第一選択                                → 小青竜湯
      上記より冷えが強い                      → 麻黄附子細辛湯
    麻黄不適
      冷えが強い                        → 苓甘姜味辛夏仁湯
      不安感が強い、咽喉部の閉塞感      → 半夏厚朴湯
  膿性痰
    麻黄適応、口渇、多飲、発汗        → 麻杏甘石湯
    膿性痰が多く、喀出しにくい        → 清肺湯
    夜間就寝前あるいは中におこり不眠となる例  → 竹茹温胆湯

呼吸困難
  麻黄適応あり      咳・痰の項目参照
  麻黄不適          苓甘姜味辛夏仁湯
                    消化器症状、その他の項目参照
  不安感が強い      半夏厚朴湯（＋柴胡剤）
```

表 4. 麻黄含有製剤を使用する際の注意事項

```
 1) 病後の衰弱期、著しく体力の衰えている患者
 2) 著しく胃腸の虚弱な患者
 3) 食欲不振、悪心、嘔吐のある患者
 4) 発汗傾向の著しい患者
 5) 狭心症、心筋梗塞などの循環器系の障害のある患者、また
    はその既往歴のある患者
 6) 重症高血圧の患者
 7) 高度の腎障害のある患者
 8) 排尿障害のある患者
 9) 甲状腺機能亢進症の患者
10) 以下の薬剤を使用中の患者
    麻黄含有製剤
    エフェドリン類含有製剤
    MAO 阻害剤
    甲状腺製剤
    カテコールアミン製剤
    キサンチン製剤
```

表 5. 消化器症状を目標とする処方

```
食欲不振
    胃もたれ、嘔気、易疲労倦怠
        第一選択                          →  六君子湯
        慢性下痢、尿量増加、唾液の貯留      →  人参湯
        慢性下痢、めまい、浮腫            →  真武湯
        寝汗、日中の眠気を訴える例        →  補中益気湯
下痢
    第一選択                             →  人参湯あるいは真武湯
    前記処方が奏功しない例               →  啓脾湯
    腹痛、腹満                           →  小建中湯あるいは黄耆建中湯
便秘
    大黄剤が使用できる例
        第一選択                         →  麻子仁丸
        皮膚の乾燥が強い                 →  潤腸湯
        上記薬剤で腹痛あるいはひどい下痢 →  桂枝加芍薬大黄湯
    大黄剤が使用できない例
        腹満感、腹痛                    →  小建中湯
        腸蠕動の自覚、蠕動不穏          →  大建中湯
        易疲労倦怠感が強い              →  補中益気湯、十全大補湯など
```

　夜間咳嗽の例には、皮膚の乾燥があり、床に入ったりして身体が温まると咳が出たり、便秘傾向のものには、滋陰降火湯を、咳のため寝つけなかったり、目がさめるという例には、竹筎温胆湯を用いる。

　炎症を伴っている場合には柴胡剤との併用が効果的な場合が多い(ただし神秘湯は柴胡を含むので除外)。

　痰：膿性痰では、麻杏甘石湯、清肺湯、竹筎湯胆湯などを用いる。アレルギー性のものあるいは炎症機転が強い場合には柴胡剤を併用することもよく行われる。

　呼吸困難：麻黄剤あるいは甘草乾姜湯ないし、これをベースに組み立てられた処方を考慮する。あるいは心因性の要素が考えられる場合には、厚朴、蘇葉の配合された処方、特に半夏厚朴湯を考える。この処方は柴胡剤との併用もよく行われ、特に炎症機転あるいはアレルギー機序が考えられる例にはそうである。柴胡剤の代表である小柴胡湯とこの半夏厚朴湯をあわせた処方が柴朴湯で、最も頻用される処方である。

(2) 消化器症状を目標とする場合(表5)

　呼吸器疾患に伴い食欲不振、体重減少を伴うこともしばしばある。こうした症状の改善を通して、QOLの改善が図られ、また呼吸器症状までも改善することも珍しくない。呼吸症状を目標とした治療が奏功しないときには、消化器症状の存在に注目し、これらの症状があれば、こちらを目標に治療を試みるとよい。

(3) その他の症状を目標とする場合(表6)

　著明な疲労倦怠・寝汗・眠気：人参と黄耆の配合された参耆剤をまず考慮する。第一選択薬は補中益気湯である。

表 6. 呼吸器ないしは消化器症状以外の症状を目標とする処方

著明な疲労倦怠・寝汗・眠気を目標とする場合：人参と黄耆の配合された参耆剤	
第一選択	→ 補中益気湯
皮膚の乾燥が強い	→ 十全大補湯
上記＋不安・健忘・不眠	→ 人参養栄湯
腎虚(本文参照)を目標とする場合：補腎剤	
第一選択	→ 八味地黄丸あるいは牛車腎気丸
上記処方でのぼせ・ほてりが増強	→ 六味丸
瘀血(本文参照)を目標とする場合	
顔色不良、浮腫、冷え、体力がない	→ 当帰芍薬散
顔色良好、体力あり	→ 桂枝茯苓丸
体力があり、便秘するもの、下腹部の抵抗圧痛が著明	→ 桃核承気湯

　下半身の障害(腰痛、下肢痛、下肢の虚弱症候、夜間頻尿、手足のほてりなど)：腎虚と呼ばれる病態である。難治性の慢性疾患で種々の漢方薬を使用したが無効の場合、これらの症状がないかどうか注意してみる。また小腹不仁、小腹拘急、臍下正中芯と呼ばれる特有な腹部所見に注目して、投与する場合もある。八味地黄丸が第一選択薬であるが、本方は消化器症状のある例には原則として使用しない方がよい。また本方服用後に消化器症状の発現が結構みられるので注意する。消化器症状の発現をみた場合には不適であり、一般には処方の変更を行う。

　＊小腹不仁：臍の上下において腹力を比べた際に、上腹部に比較して下腹部の力がない状態。小腹拘急：腹直筋が恥骨に付着する近傍で突っ張っている状態。臍下正中芯：臍下に白線を触れる状態。いずれも腎虚の腹部所見とし、八味地黄丸およびその類方を使用する際の1つの根拠とする。

　臍傍あるいは腸骨窩の抵抗・圧痛を目標にする場合：漢方医学的には瘀血と考えられる病態である。難治性疾患の場合、腎虚と考える場合のほかに、瘀血と考え治療すると奏功することがある。瘀血とは、非生理的血液の滞留した状態とされている。本態は必ずしも明らかでないが、臨床的には、皮膚粘膜の暗赤色・紫色化、静脈の拡張・増生、紫斑、唾液分泌の低下、下腹部の膨満感(ガスの貯留は認めない)、健忘などのほか、臍傍あるいは腸骨窩の抵抗・圧痛を認める場合瘀血の存在が推定される。

4. 代表的な疾患と治療の実際

1 かぜ症候群

　かぜ症候群の治療では、熱感・悪寒および自然発汗の有無、平素の胃腸機能に注目する。高齢者の感冒治療において頻用される処方の使用目標、鑑別を**表7**に示す。

表 7. 感冒、気管支炎、肺炎に頻用される処方

```
発熱初期(急性期)
  1. 熱っぽいと訴える例感
    症状の軽微な場合の第一選択処方        → 香蘇散
    症状がやや強い場合
              自然発汗  無     → 葛根湯
                     有     → 桂枝湯
  2. 熱っぽさがまったくなく、寒気ばかり感じる例
    鼻水・くしゃみ・鼻閉
      胃腸が丈夫、麻黄禁忌なし    →麻黄附子細辛湯
      胃腸虚弱、麻黄禁忌       →苓甘姜味辛夏仁湯
遷延期
  口の苦み・粘り、食欲不振がみられる場合  →  柴胡剤
    一般的                        → 小柴胡湯
    下痢、腹痛、関節痛ないし筋肉痛           → 柴胡桂枝湯
    腹力弱く、腹部大動脈の亢進、口の乾き、上半身の発汗 → 柴胡桂枝乾姜湯
  咳嗽や喀痰を認める例：前記柴胡剤と併用することが多い
    不安感、咽喉部あるいは胸部の圧迫感がある例      → 半夏厚朴湯
    粘稠で少量の喀出しにくい痰で発作性にせき込む     → 麦門冬湯
    粘稠で喀出しにくく、口渇、発汗を認める例       → 麻杏甘石湯
    咳込んで喀痰が多く、このために睡眠が障害される場合  → 竹筎温胆湯
    痰が喀出しにくく、咳嗽のため胸部が痛む例       → 柴陥湯
解熱後も下記の症状が残る例
    寝汗や疲労倦怠感  → 補中益気湯
    食欲不振     → 六君子湯
```

2 急性肺炎・急性気管支炎

急性疾患としての肺炎・気管支炎においては、一般的にいえば、近代医学的治療を優先し、漢方治療を補助として考えてよい。しかし遷延例や炎症消退後に食欲不振、倦怠感などが残る例には、漢方治療を試みる。

表7に代表的な症状と頻用される処方を掲げる。

3 肺結核・非定型抗酸菌症

肺結核に対する漢方治療は近代医学的治療の補助と考えられる。特に体力の低下例が漢方治療に適応となることが多く、補剤が使用される。非定型抗酸菌症に対しては近代医学的に有効な薬剤がなく、漢方治療により排菌は消失させ得なくとも、全身状態改善を通じて、QOLの向上の得られることがあり、積極的に試みるとよい。補中益気湯、十全大補湯、人参養栄湯などが主として用いられる。咳が強い例では、麦門冬湯と併用する。

4 慢性閉塞性肺疾患

漢方治療においても難治例が多いが、ときに症状の改善がみられることがあり、積極的に併用するとよい。

呼吸器症状の改善ができなくとも、食欲の改善、体重増加、感冒罹患の減少などの効果

は期待できる。補中益気湯や十全大補湯、人参養栄湯などいわゆる補剤を活用するとよい。

慢性気管支炎：清肺湯がもっとも頻用される。また抗炎症作用を期待して、柴胡剤と鎮咳去痰作用のある処方との併用、竹筎温胆湯、滋陰至宝湯、参蘇飲なども用いられる。

肺気腫：本当によいのかどうか検討の余地があるかもしれないが、呼吸困難感が軽減する例はときにみられる。筆者は、柴胡桂枝乾姜湯を用いることが多い。

5 気管支喘息

老年者の喘息の特徴として、①感染型が多い、②気腫性変化の合併が多い、③気道収縮の可逆性コンポーネントが少ない（寛解期でも閉塞性傷害が完全にとれない）、④難治性で重症化しやすい、⑤ステロイド依存性の症例が多い、ことが挙げられている[4]。それぞれに対し漢方治療が有効というわけではないだろうが、感染予防の効果および一部の症例では、臨床症状の改善がみられる。

体力の低下が著しくない場合には、柴朴湯がまず選択される。症例によっては、ほかの柴胡剤と半夏厚朴湯の併用を行う。一般に老年者では、麻黄剤の使用が困難であるが、その中では、麻黄附子細辛湯は使いやすい処方である。この処方は、冷えを強く訴え、鼻炎症状のある例には本方を使用する。同様の症状で、麻黄剤が使用できない例には苓甘姜味辛夏仁湯を使用する。

その他、咳嗽、喀痰、呼吸困難で述べた各種の処方が応用できる。

また体力の低下、胃腸症状がある例では、こちらの愁訴を目標に処方の選択を行うとよい。消化器症状の出現と喘息症状出現とが密接に関連した例に遭遇することが結構あり、胃腸機能を高めてやることが喘息治療につながることも多い。人参湯、六君子湯、補中益気湯、十全大補湯、人参養栄湯などの処方がよく用いられる。

6 間質性肺炎

小柴胡湯によるとされる間質性肺炎で死亡者が報告され、漢方薬による重篤な副作用として注目を集めている。間質性肺炎は、種々の原因で起こるが、原因不明の特発性間質性肺炎が大半を占める。この特発性間質性肺炎に対し近代医学では、一部の症例に副腎皮質ホルモン剤、免疫抑制剤の使用が行われるが、ことに老年者では反応が悪く、リスクが高いこともあって、有効な治療はないといってよい。一方、漢方治療が有効との報告もあり、症例によっては、試みる価値があろう。しかし特定の薬剤が対応するのではないため、漢方医学に習熟したうえでないと治療ができないのが欠点といえる。

7 肺癌

漢方治療の役割は、全身状態の改善が主であり、抗腫瘍効果は期待しない。化学療法や放射線療法の副作用軽減があるとされ、こうした治療に併用する。また手術後の体力増強

にも治療を行うとよい。この目的に使用される薬剤も補中益気湯、十全大補湯、人参養栄湯、六君子湯など補剤が中心となる。

8 慢性呼吸不全

呼吸不全そのものに対しては、近代医学的治療に委ねなければならない。本症では、呼吸困難感を訴える症例は約半数で、食欲低下や倦怠感、不穏、指南力の低下、意識の変容や混濁などの意識障害や頭痛、浮腫、呼吸数や脈拍数の増加、尿量の減少が臨床上重要であるとされる[4]。

意識障害については、治療は困難と考えられるが、食欲不振、全身倦怠感に対しては、六君子湯、補中益気湯を考慮する。浮腫、頭痛、尿量減少に対しては五苓散の使用を考慮する。

9 他臓器疾患と関連した呼吸器疾患

例えば脳血管障害が代表的であるが、意識障害に伴って、誤嚥性肺炎を起こしたり、あるいは免疫力低下状態の患者ではMRSA感染症などの日和見感染症が生じる。

最近、半夏厚朴湯や清肺湯が誤嚥性肺炎に対し予防効果が期待される結果が報告[5]されている。また補中益気湯や十全大補湯など補剤と呼ばれる薬剤が、MRSA肺炎の治療および予防に有効であることが報告されている[6]。MRSAに限らず、弱毒菌感染を起こし、効果的な抗生物質がない例にも応用できるものと考えられ、漢方治療が今後期待される。

おわりに

漢方治療が種々の領域で見直され、臨床の現場において普及しつつある。特に老年病の診療においては、近代医学と漢方医学は多くの共通点を有していることを考えれば、漢方治療が果たす役割はますます大きなものとなろう。さらに近代医学にない漢方医学の発想をも考慮して診療に組み入れることができれば、より素晴らしい医療が実践可能となる。紙数の関係で漢方医学の基本については十分意が尽くせない面も多々あることをお赦し願いたい。興味のある方は成書を参照していただきたい。

(佐藤　弘)

文献
1) 福地義之助：呼吸器疾患．加齢変化，折茂　肇編集代表，老年病研修マニュアル，P180-182，メジカルビュー社，東京，1995．
2) 佐藤　弘：漢方治療ハンドブック，p216，南江堂，東京，1999．
3) 佐藤　弘：漢方治療ハンドブック，p217，南江堂，東京，1999．
4) 森成　元：呼吸器疾患．老年者呼吸器疾患の特徴，折茂　肇編集代表，老年病研修マニュアル，P182-184，メジカルビュー社，東京，1995．
5) 岩崎　鋼，王　強，佐々木英忠：呼吸器科(誤嚥性肺炎・嚥下障害)"清肺湯，半夏厚朴湯"高齢者における漢方療法．老化と疾患 12：826-828，1999．

6) 北原和夫：第 50 回日本東洋医学会学術総会シンポジウム　補剤をめぐって 4．意識障害遷延例の MRSA 感染に対する補剤の投与効果．日本東洋医学会雑誌 50(5)：818-823, 2000．

9 老人肺のリハビリテーション
1 呼吸リハビリテーション

はじめに

呼吸リハビリテーションは単に運動や教育のプログラムではなく、アセスメント、患者教育・訓練、運動、心理社会的支援、フォローアップからなり、どの構成要素にも予防活動が組み込まれ、包括的な治療プログラムとして展開される必要がある。その効果として、症状の軽減、QOL(quality of life)の向上、運動耐容能の改善、ADL(activities of daily living)の自立、医療費の節約などが含まれ、報告されている[1]。欧米では従来より慢性閉塞性肺疾患(chronic obstructive pulmonary disease：COPD)がその主な対象とされてきたが、種々の呼吸器疾患における効果も期待されている(表1)[1)2)]。本稿では、本邦において老年者の代表的呼吸器疾患であるCOPDを対象とした呼吸リハビリテーションを中心に包括的プログラムについて解説する。

1. 呼吸リハビリテーションの定義・ガイドライン

ACCP(American College of Chest Physician)は1974年に呼吸リハビリテーションを"個々の患者にあわせた集学的プログラム(multidisciplinary program)を立て、正確な診断、治療、情緒的支援、および教育を通じて呼吸器疾患の生理学的ならびに心理的病態の双方を安定化ないしは回復させ、その呼吸器障害や全般的な生活状況の制限という条件下で、患者に可能な限り最大限の機能を回復させようと試みる医療の技(art)"と定義した[3]。この定義は1981年のATS(American Thoracic Society)の公式声明でも採用されている[4]。1994年に米国国立衛生研究所(NIH)の呼吸リハビリテションコンセンサス委員

表 1. 主な呼吸リハビリテーションの適応疾患

慢性閉塞性肺疾患(COPD)
気管支喘息
胸壁・胸郭の疾患
囊胞性肺線維症
間質性肺炎、ARDS後肺線維症も含む
肺癌
特定の神経筋疾患
外科手術前後(胸部、腹部手術)
ポリオ後症候群
原発性肺高血圧症
肺移植実施前後
肺容量減少術(LVRS)実施前後
人口呼吸器依存
(気管支拡張症、びまん性汎細気管支炎)

(文献1、2より引用)

会はより具体的な概念を打ち出し、"呼吸器疾患やその家族に対して地域社会における個人の自立と活動のレベルをできるだけ高め、かつそれを維持することを目標に通常は学際的専門チームにより提供される多面的かつ持続的なサービス"と定義した[5]。

1996年に米国 Blue Cross/Blue Shields 医療諮問委員会が"呼吸リハビリテーションは妥当な技術"と声明するなど呼吸リハビリテーションの意識の高まりとともに、1997年には ACCP と AACVPR(American Association of Cardiovascular and Pulmonary Rehabilitation)共同委員会より科学的根拠に基づく(evidence-based)呼吸リハビリテーションガイドラインが示された[6]。1998年には AACVPR のガイドライン第1版(1993年)が改訂されている[1]。近年、本邦においても包括的アプローチの重要性が認識され[7]-[9]、ガイドラインの作成が着手されるなどその動向が注目される。

2. 学際的医療チーム

高齢者が主体となる COPD の治療に際しては、禁煙、薬物療法、理学・運動療法に加え感染予防をはじめとする自己管理法、日々の運動の習慣や食生活などのライフスタイル改善の指導など、多職種の医療スタッフによる包括的な医療サービスの提供が必要となる。

医療チームの構成は、まずチームの一員である患者を核として作られる。チーム構成は医療施設の規模や実状により異なるが、プログラムを包括的に展開する上で最低限、主任医師と専任のディレクター/コーディネーター役のスタッフが必要となる[1]。図1に包括的呼吸リハビリテーションプログラムの展開に必要となる学際的医療チームのコンセプトを示した[10]。図1-b に示したように、チームがディレクター、コーディネーターにより調整された interdisciplinary team の形態をとることにより包括的なアプローチが可能となる。

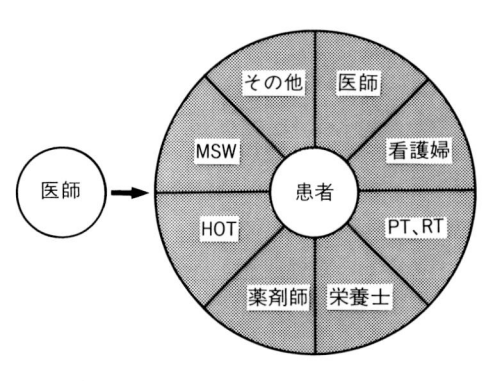

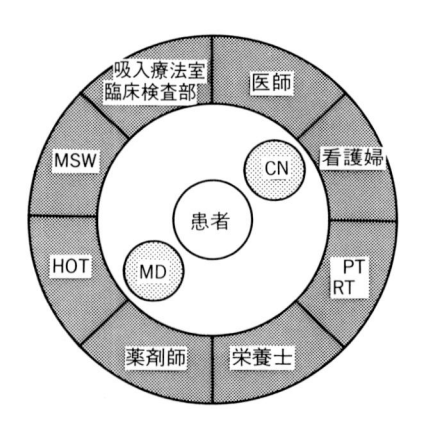

a) multidisciplinary team
　従来型の医療チームによる
　アプローチ

b) interdisciplinary team
　ディレクター(MD)／コーディネーター
　(CN)によって調整された医療チーム

図1. 学際的医療チームによる包括的治療

表 2. 学際的医療チームの構成（順天堂医院）

学際的医療チーム	[人数]
1) 呼吸器内科(メディカルディレクター)	2
2) 看護部	6
看護相談室(コーディネーター)	2
外来	3
病棟	1
3) リハビリテーション室(呼吸グループ)	5
呼吸療法士	2
4) 薬剤部	1
5) 栄養部	2
6) 医療福祉相談室	3
7) 吸入療法室	2
8) 臨床検査部(呼吸機能検査室)	2
9) HOT プロバイダー	2

患者のニーズと課題を中心に機能し、チームミーティングにおいて情報・決定が共有化されていることが前提となる。図1-a のような従来型の単に集学的なチーム形態(multidisciplinary team)では、スタッフがそれぞれのパートで専門的な機能を単独に実行するのみに止まり、ほかの専門職種の活動や考えが伝わりにくく、チームの方針も統一されにくい。特に COPD などの徐々に進行する慢性疾患では、本来の包括的アプローチが行えず、プログラム施行中・施行後フォローアップ中の患者のドロップアウトやチームアクティビティーの低下をきたす可能性が高くなることが推測される。

　医療チームのサイズはディレクター、コーディネーター役の2人のスタッフが多くの役割を兼務する minimum のチームから maximum まで施設の状況により大きく異なる。大学病院では多職種のスタッフの参加が可能となるが、表2 に順天堂医院の学際的医療チームの構成を示した[9]。コーディネーターは米国では呼吸療法士、理学療法士が担当することも多いが当院では看護婦(コーディネーターナース)[10]が担当し、ディレクターは呼吸器内科医(メディカルデイレクター)が担当している。看護相談室、医療福祉相談室が参加していることで、診療所、訪問看護婦、保健婦との効率的な地域ネットワークの形成が可能となった。AACVPR のガイドラインでは、ほかに作業療法士、臨床心理士、精神科医、在宅ケア要員などの参加も示唆されている。

3. 立証された成果

　呼吸リハビリテーションの立証された成果として、①入院や医療資源の利用が減少、②QOL が向上、③呼吸困難などの呼吸器症状が軽減、④心理社会的症状が改善(不安や抑うつの回復、自分に対する自信がもてるなど)、⑤呼吸器疾患やその管理に関する知識の増加、⑥運動耐容能や達成能力が改善、⑦ADL の遂行能力が向上、⑧一部の患者では生存期間が

延長（重症低酸素血症患者の長期酸素療法）、⑨一部の患者では仕事に復帰、が示されている[1]。

4. 包括的呼吸リハビリテーションプログラム

包括的治療プログラムは①初期およびアウトカムのアセスメント、②患者教育・指導、③理学・運動療法、④心理社会的支援、⑤フォローアップより構成される。また、あらゆる要素に予防活動を組み込まれる必要がある[1]。表3に1997年にACCP/AACVPR共同委員会で報告された、科学的根拠に基づくCOPD患者のための呼吸リハビリテーションガイドラインに対する勧告と証拠の強さのまとめを示した[6]。

1 プログラムの形態

外来、入院プログラムの選択は各施設の実状、患者の重症度などにより異なるが、米国に比して本邦では入院プログラムが主体となる傾向がある。外来プログラムは社会生活を継続している中での治療や、運動の習慣、食生活、感染予防をはじめとするライフスタイルの修正を可能とし、その有用性は極めて高い[11]。一方、入院では連日の教育やスーパーバイズされた理学・運動療法が施行可能となる。

当院の外来および入院での包括的治療プログラムのフローチャートを図2に示す[9]。外

表3. COPD患者のための呼吸リハビリテーション・ガイドラインに対する勧告と証拠の強さのまとめ

構成要素/成果	勧告	証拠の強さ
下肢のトレーニング	下肢のトレーニングは運動耐容能を向上させるので、呼吸リハビリテーションの一環として推奨される。	A
上肢のトレーニング	筋力と持久力のトレーニングは上肢の機能を高めるので、上肢の運動を呼吸リハビリテーションに含めるべきである。	B
呼吸筋トレーニング	呼吸リハビリテーションで呼吸筋トレーニングをルーチンに行うことを支持するような科学的証拠はない。呼吸筋の筋力が低下したり息切れがする一部の患者に実施することを検討する。	B
心理社会的、行動的、教育的な構成要素と成果	単独の治療法としての短期的な心理社会的支援の効果を裏づける証拠はない。長期的な治療は効果が期待される。専門家たちの意見は、呼吸リハビリテーションに教育的および心理社会的な支援の構成要素を入れることを支持している。	C
呼吸困難	呼吸リハビリテーションは呼吸困難を改善する。	A
QOL	呼吸リハビリテーションはHRQOLを改善する。	B
医療の利用度	呼吸リハビリテーションによって入院件数や入院日数が減っている。	B
生存率	呼吸リハビリテーションにより生存率の改善が期待される。	C

A：研究計画や実施要網が整備された対照試験（無作為化の有無は問わない）から得た科学的証拠で、ガイドラインの勧告の根拠となる統計学的な有意差を示す。
B：観察研究あるいは対照群を置いた試験から得られた科学的証拠であるが、勧告の根拠としては一貫性が欠けている。
C：入手しうる科学的証拠では一定の見解は導けないか、対照試験でないため、ガイドラインの勧告は専門家の意見に基づいている。

（文献6より引用）

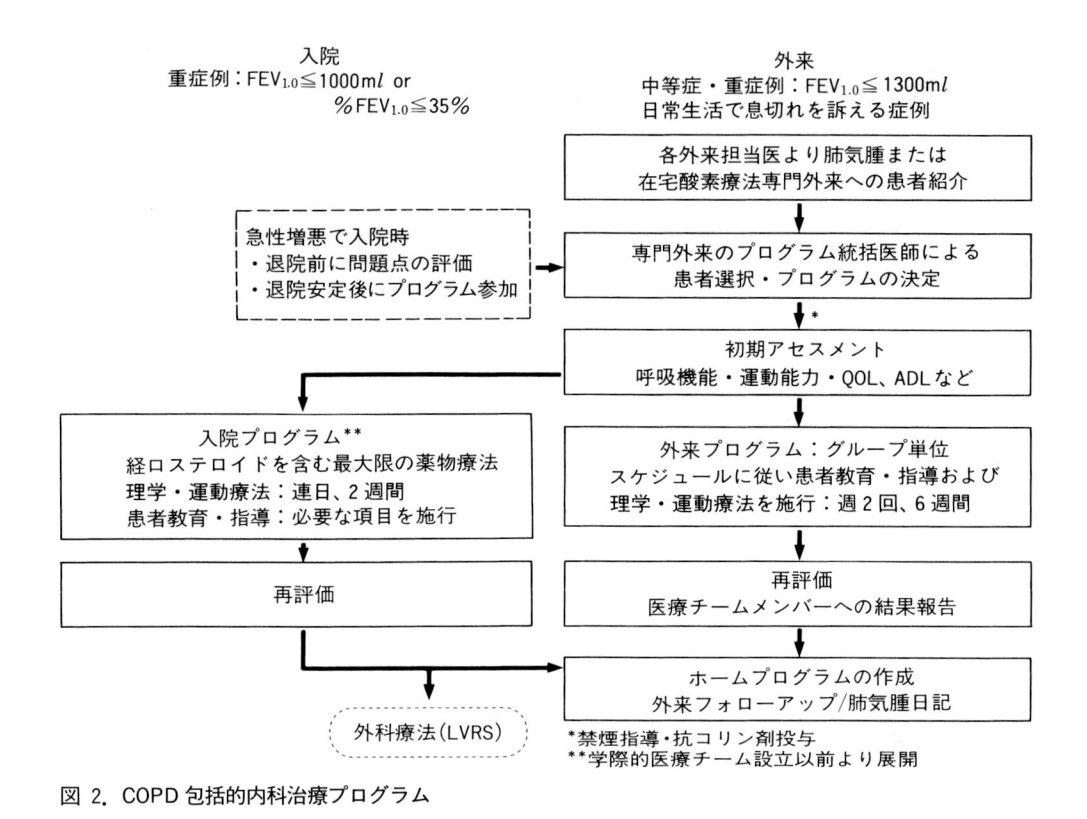

図 2. COPD 包括的内科治療プログラム

来プログラム（教育・指導＋理学・運動療法を週2回、全6週間12回）は、安定期の中等症から重症の呼吸機能障害を有するCOPD、または日常生活で息切れが継続しているCOPDを対象に少人数グループ制で施行している。プログラム開始前の医療チームによる対象患者の初期アセスメント（アンケート用紙を用いた面談やHRQL、心理的側面、栄養などの評価や呼吸生理学的評価）により、個別的な問題点の解析やゴール設定が行われる。プログラム施行中、施行後のフォローは、自覚症状や日々の運動内容・時間を記入する肺気腫日記で評価・指導を行っている。著明な安静時の低酸素血症を示さないCOPD症例は、外来プログラムによる在宅酸素療法の導入も可能である。

　入院プログラムは、経口ステロイド投与を含む最大限の薬物療法を加えた2週間のプログラムより構成され、個別的に施行している。安定期のFEV$_{1.0}$が1l以下または%FEV$_{1.0}$が35%以下の重症例、特に本邦でも急速に普及したLVRS(Lung volume reduction surgery)[12]の適応の可能性があり、ステロイド投与などに関してインフォームドコンセントの得られたCOPDを対象としている。

　LVRS適応のある症例は、さらに強化された理学・運動療法の追加が術前、術後に必要となる。

2 包括的アセスメント

(1) 診断のための検査
適切な治療プログラムが展開されるためには、参加予定者が正しく診断されている必要がある。COPDは、病歴、身体所見に加えて胸部画像所見[a)胸部X線所見、b)胸部CT所見]を参考として、呼吸機能スクリーニング所見[a)スパイロメトリー、b)フローボリューム曲線、c)気管支拡張剤による気流閉塞の可逆性試験]を満たす場合に診断される[8]。

(2) 患者との面接:病歴、臨床症状、ライフスタイルの評価および目標設定
問診の前に患者にアンケート用紙を渡して記入してもらうことは、病歴や日常生活習慣など種々の情報を得るために有用となる。コーディネーターによる最初の面接は特に重要で、アセスメントを行ってプログラム終了時までの目標を設定するだけでなく、包括的呼吸リハビリテーションの理念を理解してもらい同意書を取得(インフォームドコンセント)するなど相互の信用、信頼の基礎構築やモチベーションの向上に関するアプローチがこの時より開始される。

労作時の呼吸困難感の評価は通常 Borg scale か Visual Analog Scale(VAS)が用いられる。詳細な評価が必要な場合には面接による Baseline Dyspnea Index や Transitional Dyspnea Index[13]が使用される。

(3) 身体所見
バイタルサイン、胸部理学所見、右心不全徴候の有無などに加え、呼吸時の姿勢・運動パターン(呼吸数、呼吸パターン、可動性[特に胸郭]、代償性の筋過緊張、筋力、協調性など)が評価される。数値的評価としてはレスピトレースやマグネトメーターが利用されるが、マニュアルによる胸郭周囲径の計測は客観性に欠けるとの指摘が多い。

(4) 血液検査、静的状態での呼吸生理学的評価
血算、生化学的検査、動脈血液ガス分析、安静時 ECG がプログラム施行前約3カ月以内に評価されることが推奨される。呼吸機能は、スパイロメトリーによる $FEV_{1.0}$、VC が最低限評価される必要がある。肺気量分画測定による hyperinflation の評価も有用であるが、標準法では過小評価される場合が多く、体プレチスモグラフによる計測が推奨される。呼吸筋トレーニングを予定する場合は、最大吸気筋力(PI_{max})、最大呼気筋力(PE_{max})を測定する必要がある。動脈血液ガス分析に加えて24時間 SpO_2 モニターを施行することにより、下記の運動の評価結果も含めた在宅酸素療法の適応の有無が評価される。本邦における在宅酸素療法の疾患内訳は COPD が最も多く、PaO_2 55 Torr 以下の全例、または PaO_2 60 Torr 以下で睡眠時または運動負荷時に著しい低酸素を示す症例が健康保険上の適応となる(パルスオキシメータによる酸素飽和度から求めた PaO_2 の使用可)。

(5) 運動の評価
6分間歩行試験が多く用いられ、治療効果の検出に十分感受性があることが証明されて

いるが、再現性を得るために複数回の施行が必要とされている。一方、多段階漸増負荷の歩行試験としてシャトル歩行試験がある。日常生活における下肢運動の評価としては万歩計が適している。検査室でのエルゴメーターやトレッドミルの使用が可能な施設では、多段階漸増負荷試験による$\dot{V}O_2$ peak の測定や最大下負荷試験が行われる。

(6) 栄養の評価

%標準体重(%IBW)、BMI(body mass index：体重[kg]/身長^2[m])が簡便な指標となるが、必要に応じて除脂肪体重(LBM：lean body mass)も計測される。食事歴の解析も指導に際し有用である。生化学的検査では、血清アルブミンに加えてアミノ酸分析など種々の解析が検討されている。

(7) HRQL、心理的側面の評価

HRQL には一般的 HRQL と疾患特異的 HRQL がある。一般的 HRQL は、COPD と他の呼吸器疾患や他臓器疾患との HRQL の障害に関する比較に際し有用となり、SF 36(Short Form 36)[14]が広く使用されている。COPD を対象とした疾患特異的 HRQL 質問票は、労作時の息切れや ADL の障害など COPD に関連した評価項目より構成される。信頼性や反応性がより高くなり、Chronic Respiratory Disease Questionnaire (CRQ)[15]と St George's Respiratory Questionnaire(SGRQ)[16]が代表的である。CRQ は、呼吸困難(dyspnea)、疲労(fatigue)、感情(emotional function)、病気による支配感(mastery)の4領域を測定する。一方、SGRQ は、症状(symptom)、活動・行動(activity)、病気が日常生活に及ぼす影響(impacts)の3領域を測定する。また、簡易法として VAS を用いた評価も提唱されている。

心理的側面の評価には種々の評価表の使用が必要となるが、当院では抑うつは SDS (Self-rating Depression Scale)[17]、状態・特性不安に関しては STAI(State-Trait Anxiety Inventory)[18]を使用している。

3 教育・指導

患者教育に関する効果は前向き無作為試験でまだ明らかにされていないが、包括的呼吸リハビリテーションプログラムには欠くことのできない構成要素と思われる。ただし、禁煙は FEV$_{1.0}$の経年低下を抑制する最も強力なインターベンションとなるため、禁煙指導は重要な位置を占める。当院の教育・指導プログラムおよびテキストは①肺、心臓、呼吸筋など解剖・生理、②肺気腫、慢性呼吸不全の病態について、③栄養指導、④薬剤指導、吸入指導、⑤禁煙、再喫煙の予防、⑥パニックコントロール、気道浄化法・排痰法、⑦身体所見の観察法、日常あらわれやすい症状と対応、⑧検査(呼吸機能、胸部 X 線・CT、血液など)の意味、⑨社会的支援、⑩在宅酸素療法、外出や旅行、⑪感染予防、ワクチン、日常生活、住まいの工夫、⑫肺容量減少手術[LVRS]より構成されている。

高齢者が主体となる COPD では、理解不十分な個所をディレクターまたはコーディネー

ターが把握して、繰り返し指導を追加する必要がある。ライフスタイルの修正に踏み込んだ指導が有用で、栄養管理、感染予防に関する自己管理法の指導に加え、下記で修得した日々の体操や運動を習慣づけることは重要となる。感染予防ではインフルエンザワクチンの接種も有用である。

4 理学・運動療法

当院では、①呼吸時の姿勢・運動パターンの改善、リラクセーション、②呼吸訓練(安静時・歩行時)、③四肢体幹筋力訓練(上肢は負荷挙上)、④呼吸筋訓練(スレッショルド)⑤歩行訓練(持久力)、症例により自転車エルゴ訓練を施行している。呼吸時の姿勢、運動パターンが改善傾向を示し、呼吸法を修得した後に下肢トレーニングを中心に展開している。

多くの重症COPDでは、頚部、胸郭、体幹の過度な筋緊張、胸郭の可動性の低下が認められる。リラクセーション、ストレッチ[19]、胸郭可動域訓練などの肺理学療法は本邦では広く行われているが、有用性を証明する前向き試験が十分に施行されていないのが現状である。我々の検討では、$FEV_{1.0}$やVCは改善しなかったが、体プレチスモグラフィーでTLCの減少傾向とともにFRC(TGV)やRV/TLCの有意な低下[11]やdynamic MRIで評価した低下した局所の胸郭や横隔膜運動の有意な改善[20]が認められ、それらアプローチ法の有用性を示唆する所見が得られている。今後、無作為試験で包括的プログラムに組み入れて行く有用性が示される必要がある。欧米とは異なり本邦のCOPDは肺気腫が主体で、安定期に気道分泌が多い症例は少ないが、排痰法に関しては、咳嗽(directed cough)、huffing、スクイージング、気道内振動法(フラッター弁)、体位排痰法などが指導される。

表3にACCP/AACVPR共同委員会で報告されたCOPDにおける運動療法の評価結果を示した[6]。運動トレーニングには下肢および上肢の持久力トレーニング、筋力トレーニングおよび呼吸筋力トレーニングがあり、一般にプログラムの管理下では週に3〜5回、1セッション30〜90分間で6〜12週間の期間施行されている[1]。下肢のトレーニングは科学的根拠の強さが"A"と評価されており、従来の報告では①肺機能の測定項目に改善が得られない、②歩行機能が改善する、③歩行に関する筋肉の最大下(submaximal)の仕事能が通常向上することが支持されている。最適強度に関しては合意が得られていないが、アメリカスポーツ医学会は4種類の設定方法を推奨している[21]。一方、Casaburiらが報告したhigh intensity trainingも近年注目されているが[22]、欧米に比し高齢のCOPD患者が多い本邦では、下肢の運動に関して万歩計で管理された毎日の歩行が適しているとの指摘もある。上肢のトレーニングには、腕エルゴメーターを用いる方法と肩を90°屈曲(負荷なしまたは0.5〜1kg負荷)する動作の繰り返しの2種の基本的トレーニング方法がある。上肢トレーニングの効果は上肢に特異的なものであり、下肢トレーニングと組み合わせ行う必要がある[23]。呼吸筋トレーニングでは、十分なトレーニング負荷(PImaxの30%)を与えた検討で、呼吸困難感または運動耐容能のどちらかあるいは双方の改善が得られている。ただ

し、高齢の重症COPDでは初回より30%PImaxの吸気閾値負荷で呼吸が継続できない症例やSpO$_2$が低下する症例もしばしば経験され、適切な処方で開始される必要がある。

5. プログラム管理

　包括的呼吸リハビリテーションプログラムの実践に際しアウトカムに大きく影響し、医療チーム自体の存続も左右するチームアクティビティーの維持、患者モチベーションの向上に関する管理は重要である。学際的医療チームのアクティビティーの維持に関し、①チームコンセプトの統一、②定期チームミーティング、a）COPDに関する新しい知見、資料の共有化、b）対象患者のゴール、問題点、アウトカムの共有化、③患者教材の分担制作、④各セッションへのディレクター、コーディネーターの参加、進行状況や理解度の把握、スタッフへの報告（情報の共有化）、⑤院内外の勉強会・講演会への参加、⑥各専門分野の学会、研究会での発表が有用で、特に定期チームミーティングにおける対象患者のゴール、問題点、アウトカムの共有化が重要となる。一方、現行の診療報酬制度、チームのボランティア的色彩がプログラムの展開の大きな制約となっている。

　患者モチベーションの向上に関しては、①開始前の具体的なゴール設定、②開始前のプログラムコンセプトの理解（説明・同意書）、③開始前のプログラム内容の理解（スケジュール表、テキストの配布）、④教育・指導時における担当者・患者間の対話の重視、⑤担当者、ディレクター、コーディネーターによる心理的支援、⑥ライフスタイルの改善の指導、特に外来プログラムでは、⑦少人数のグループ化による患者間の経験の分かち合い、情報交換、⑧習得事項の帰宅後実践による効果の自覚、⑨来院時の日記（ホームプログラムの実践）の評価、⑩パルスオキシメーターの貸し出しによる病態の自己認識が有用と思われる。

　一方、これらのアプローチ法の実践により良好な患者-スタッフ間の関係が築かれ、プログラム終了後も診療と看護の介入によるフォローアップを引き続き行うことで、向上したモチベーションを継続させることが可能となる。

まとめ

　対象患者のゴール、問題点、アウトカムの共有化およびコーディネーターの存在により、包括的治療を提供する医療チームを最大限に機能させることが可能となる。今後、本邦における包括的プログラムのガイドライン化、多施設間におけるその有用性の客観的な証明、プログラムの展開上大きな支障となる診療報酬制度の改善が課題になると思われる。

（植木　純）

文献　1）Marx JA, Majersky LW, Wiseman S, et al：American Association of Cardiovascular and Pulmonary Rehabilitation, Guidelines for pulmonary rehabilitation programs 2nd ed, Human Kinetics Pub, Champaign IL, 1998.

2) Lareau SC, Wallack RD, Carlin B, et al：Pulmonary rehabilitation 1999：Official ATS statement, Am J Respir Crit Care Med 159：1666-1682, 1999.
3) Petty TL：Pulmonary rehabilitation. In Basics of RD, vol 4, American Thoracic Society, New York, 1974.
4) Hodgkin JE, Farrell MJ, Gibson SR, et al：Pulmonary rehabilitation：Official ATS statement, Am Rev Respir Dis 124：663-666, 1981.
5) Fishman AP：NIH Workshop Summary. Pulmonary rehabilitation research, Am J Respir Crit Care Med 149：825-833, 1994.
6) Pulmonary rehabilitation：Joint ACCP/AACVPR evidence-based guidelines. Chest 112：1363-1396, 1997.
7) 木田厚瑞, 野村浩一郎, 桂　秀樹, ほか：包括的呼吸リハビリテーションの概念；高齢者の重症COPDに対する治療戦略. 呼吸 16：2-10, 1997.
8) 日本呼吸器学会COPDガイドライン作成委員会：日本呼吸器学会COPDガイドライン：COPD(慢性閉塞性肺疾患)診断と治療のためのガイドライン, メディカルレビュー社, 東京, 1999.
9) 植木　純, 高橋英気, 福地義之助, ほか：大学病院におけるCOPDの包括的内科治療プログラム. 日呼管理会誌 10：346-351, 2000.
10) 山口聖子, 滝沢真季子, 植木　純, ほか：コーディネーターナースの立場から. 日呼管誌 9：49, 2000.
11) 植木　純, 鈴木　勉, 福地義之助, ほか：包括的内科療法によるCOPD外来診療の検討；厚生省特定疾患呼吸器系疾患調査研究班編, 平成11年度報告書：pp 39-42, 2000.
12) 植木　純, 町田和子, 福地義之助, ほか：本邦における重症肺気腫の肺容量減少手術(LVRS), 薬物療法, 呼吸リハビリテーションの現状；全国アンケート調査のまとめ. 厚生省特定疾患呼吸器系疾患調査研究班編, 平成10年度報告書：pp 39-42, 1999.
13) Mahler D, Weinberg DH, Wells CK, et al：The measurement of dyspnea：Contents, interobserver agreement and physiologic correlates of two new clinical indexes. Chest 85：751-758, 1984.
14) 福原俊一：MOS Short-Form 36-Item Health Survey；新しい患者立脚型健康指標. 厚生の指標 46(4)：40-45, 1999.
15) Guyatt GM, Berman LB, Townsend M, et al：A measure of quality of life for clinical trials in chronic obstructive pulmonary disease. Thorax 42：773-778, 1987.
16) Jones PW, Quirk FH, Babeystock CM, et al：A self-complete measure of health status for chronic obstructive pulmonary disease. Am J Respir Crit Care Med 145：1321-1327, 1992.
17) 福田一彦, 小林重雄：自己評価式抑うつ性尺度の研究. 精神経誌 75：673-679, 1973.
18) 中里克治, 水口公信：新しい不安尺度STAI日本版の作成. 心身医学 22：107-112, 1982.
19) Kakizaki F, Shibuya M, Hommma I, et al：Preliminary report on the effects of respiratory muscle strength gymnastics on chest wall mobility in patients with chronic obstructive pulmonary disease. Respiratory Care：409-414, 1999.
20) T. Mori, J. Ueki, Y. Fukuchi, et al：Assessment of the regional thoracic movement following pulmonary rehabilitation by using dynamic MRI in patients with COPD. 日呼会誌 39(suppl), 2001 (in press).
21) アメリカスポーツ医学会編, 日本体力医学界体力科学編集委員会監訳：運動処方の指針, 南江堂, 東京, 1997.
22) Casaburi R, Porszasz J, Burns MR, et al：Physiologic benefits of exercise training in rehabilitation of patients with severe chronic obstructive pulmonary disease. Am J Respir Crit Care Med 155：1541-1551, 1997.
23) Lake FR, Henderson K, Briffa T, et al：Upper-limb and lower-limb exercise training in patients with chronic airflow obstruction. Chest 97：1077-1082, 1990.

9 老人肺のリハビリテーション
❷ 摂食・嚥下リハビリテーション

1. 摂食・嚥下障害とは？

　人間は生命を維持し、身体の機能を正常に保つためのエネルギーを食物として摂取する。この"食べること"を摂食という。また嚥下とは、口腔から食道を経て、胃へ食塊を移送する課程であり、"飲み込むこと"をさす。嚥下は口腔期、咽頭・喉頭期、食道期の3段階に分けられるが、摂食はさらに先行期、準備期を含む5段階に分けられ、一連の行為として捉えられている(表1)。

　摂食・嚥下障害は、その各段階が個別に、あるいは複合的に障害された状態であり、口腔・咽頭・食道の障害だけではなく、姿勢・身体機能の障害、感覚障害などによっても引き起こされる。摂食・嚥下障害は食事が食べにくくなるだけでなく、食べる楽しみが奪われ、さらに栄養状態の悪化、脱水などを引き起こし、食物が気道に進入した際には誤嚥性肺炎となり、生命維持にもかかわる障害である。

1 摂食・嚥下障害が疑われる兆候

　摂食・嚥下障害が疑われる兆候としては次のようなものが挙げられる。
・構音障害が認められる
・咀嚼の時間が長い
・口腔内の残渣が多い、食べこぼしが多い
・流涎の増加
・むせる
・飲み込んだ後にゴロゴロという声になる(湿性嗄声)
・痰の量が増えた
・頻繁に熱を出す

表 1. 嚥下・摂食の5段階

先行期	：食物を認識し、何をどのくらい、どのように食べるかを決定する。意識レベル、認知・情動・知的障害、嗜好も影響する。また箸・スプーンを操作するための上肢の機能、取り込みのための頸部・体幹の運動性も影響する。
準備期	：食物が口唇によって取り込まれ、咀嚼し、食塊を形成する。口腔内の感覚、義歯の適合状態、下顎の運動性などが影響する。
口腔期	：準備期で形成された食塊を咽頭へ送る。舌、下顎、軟口蓋など口腔器官の運動性が影響する。
咽頭・喉頭期	：食塊を咽頭から食道に移送する。咽頭筋の収縮、および喉頭挙上と気管を閉鎖、輪状咽頭筋の弛緩による食道入口部の開大するいわゆる嚥下反射が関係する。
食道期	：食塊を食道から胃に送り込む。食道筋の蠕動運動が関係する。

このような症状がみられた場合は、各検査を行い嚥下機能の評価をする必要がある(7-2参照)。

2. 摂食・嚥下障害のリハビリテーション

　摂食・嚥下障害は口腔器官の機能障害によって起きる。しかし、口腔器官は全身の姿勢の異常性から大きな影響を受けている。姿勢の崩れにより食物の認知、捕食などが障害される。よってリハビリテーションを行う際には口腔だけではなく、全身的なアプローチが必要である。また、嚥下障害は誤嚥性肺炎などの危険性があり生命維持に直接かかわる問題となり得る。リハビリテーションスタッフ、医師、看護婦とは常に連絡を取り合うことが重要である。

1 姿勢と口腔器官

　摂食・嚥下障害のある患者は各疾患により何らかの姿勢の異常がある。脳血管障害では異常姿勢筋緊張、連合反応、代償活動などにより頭頸部と体幹の位置関係が前後・左右ともに崩れる。パーキンソン病では体幹・頸部の固縮により円背、頸部伸展で固定されることが多い。小脳変性症では体幹の動揺を止めようとして、体幹・頸部を屈曲し過固定していることが多い。このような姿勢は口腔、咽頭・喉頭の各器官の運動を妨げ、機能障害を引き起こす。
　口腔へのアプローチを始める前に姿勢を整える。前述したように、姿勢を整えるということは過剰な代償活動を軽減し、姿勢筋緊張を調整することで、楽な姿勢および運動ができる準備をすることである。
　例えば、骨盤後傾・体幹は屈曲し後方へ崩れるのを頸部の過伸展で代償している患者を考える。このとき下顎は後方に後退し、下唇も後下方にひかれるため口腔閉鎖が困難となり、咀嚼も障害される。頸部の前面筋が伸張されるため、舌は後方に引き込まれ、食塊の形成・保持、送り込みなどの機能が障害される。同時に喉頭の運動は阻害され挙上不全が起こり、誤嚥しやすい状態になり、嚥下反射自体も抑制される。このようなことから口唇・顔面・舌の分離運動が阻害されスムーズな嚥下は困難になる。また胸郭の運動性が乏しくなることにより呼吸量が低下し、誤嚥したものが喀出できなくなる。これに対し、ベッドや車椅子または座位で、テーブルや体位変換枕、バスタオルなどを用いてポジショニングを行い、体幹の伸展を援助することで、上肢・手での箸やスプーンの操作や頸部の取り込み時の活動を行いやすく準備する。頭頸部はオーラルコントロールにより適切な位置に保ち、口腔器官の機能しやすい状態をつくる。ときには言語聴覚士(ST)と理学療法士(PT)あるいは作業療法士(OT)が協力し合い治療を行うこともある。
　このような障害のほかに脳血管障害では麻痺による左右差、感覚障害を伴い、食べこぼ

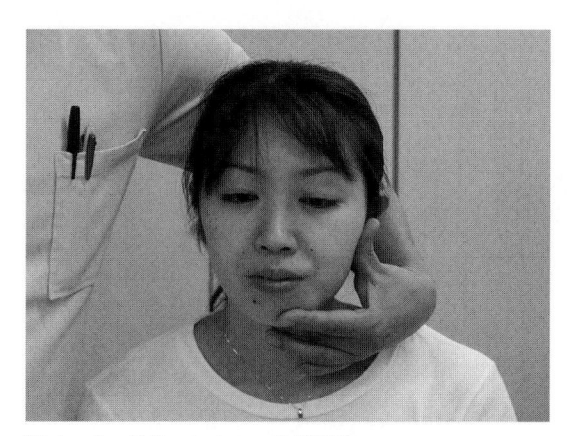

図1. オーラルコントロール（正面）

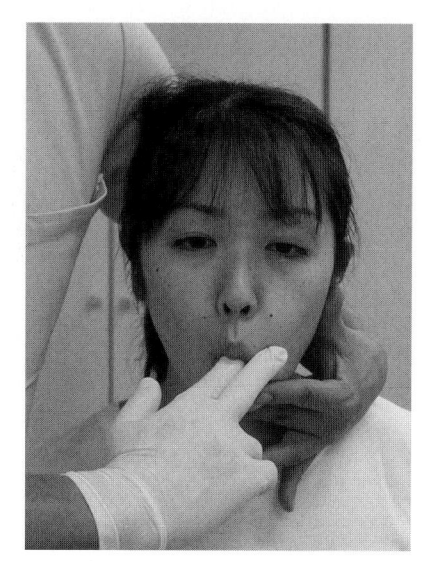

図2. 頬筋のバイブレーション

し、流涎を起こしている。パーキンソン病では舌の固縮、不随運動、運動緩慢のより舌の機能に重篤な障害が起きる。小脳変性症などでは口腔器官の分離運動が悪く、送り込みと嚥下反射のタイミングの障害が特徴的である。

　　脚注：オーラルコントロールとは被介助者の体幹と口腔の動きに対し、望ましい運動を促通し、異常運動を抑制する主義である。

2 食事への準備（口腔器官へのアプローチ）

姿勢が整ったところで口腔器官へのアプローチを行う。
1）頸部：頸部の筋緊張を整える。
・オーラルコントロールにて頭部の挙上・降下、回旋、側屈を行う。このとき頸部と体幹は分離させ姿勢の崩れが起こらないよう注意する（図1）。同時に頸部の前面筋の調整を図り、喉頭が運動を起こしやすい状態にする。
2）顔面：麻痺による姿勢筋緊張の左右差、固縮を軽減し、機能しやすい状態にしていく。
・額、両側頬、口唇周辺、オトガイなどを顔面・口腔内からストレッチやバイブレーションを用いて筋緊張を整える（図2）。
・口唇の引き・すぼめなどを介助しながら行う。この時顔面全体が動いてしまわないよう注意する。
・頬の内側から外側に少しひっぱり、頬の力でこれを戻させる。
3）下顎：オーラルコントロールを行いながら、下顎の機能を改善する。
・開口するとき患者は頸部を過伸展し上顎を開けて代償する。これを上腕で制御しつつオーラルコントロールにより下顎が開閉するよう介助する。

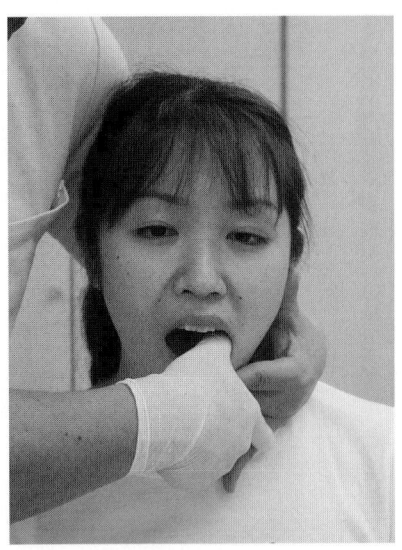

図3. オーラルコントロールによる下顎の介助

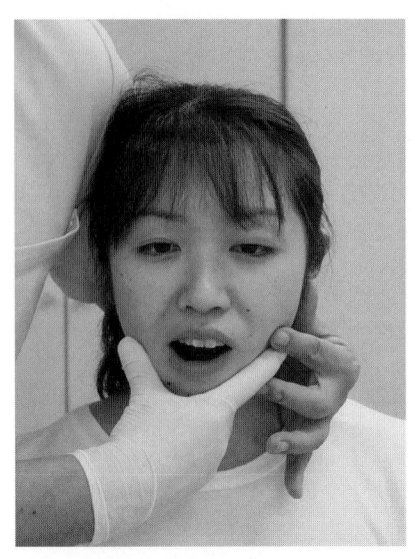

図4. 下顎の左右運動の介助

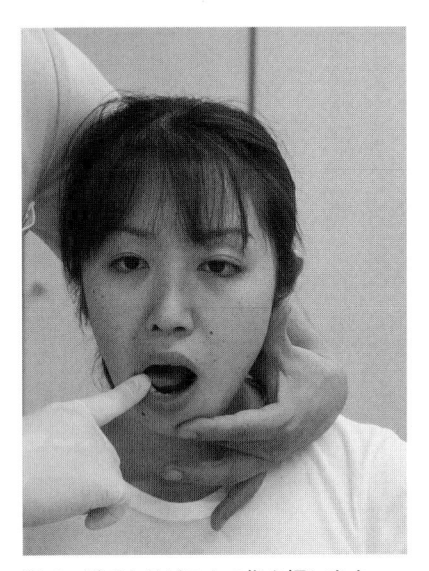

図5. 舌でセラピストの指を押し出す

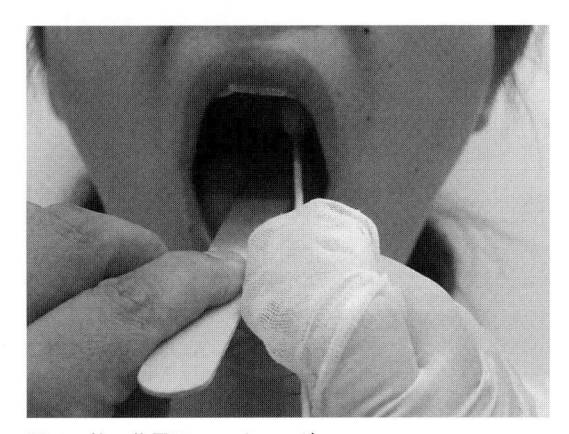

図6. 軟口蓋周辺のアイシング

・下顎の左右・前後の可動性を引き出し咀嚼運動に必要な回旋運動を引き出す(図3、4)。

4）舌：舌の筋緊張を調節し、機能しやすい状態にする。舌の運動を行うときは顔面筋、口唇、下顎などが過剰に動いてしまうことがある。舌のみが分離して動くよう注意する。

・湿ったガーゼでの舌の刺激や圧迫を使い、舌の筋緊張を調節する。
・舌圧子やセラピストの指を舌で押し出させる(図5)。
・舌の突出・後退、左右への動き、挙上など粗大な運動を介助しながら行う。
・より微細な機能を獲得するため、/k//t//r/音の構音の練習を行う。

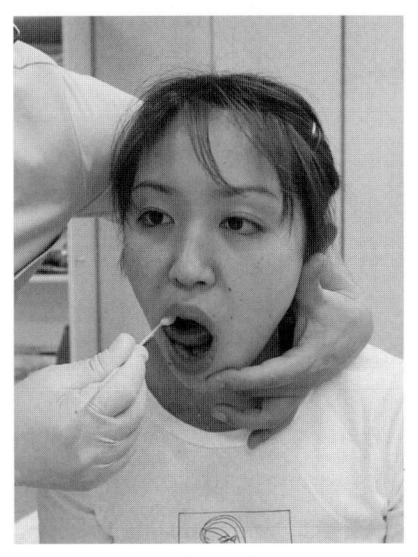

図7. 綿棒を舌で左右へ動かす 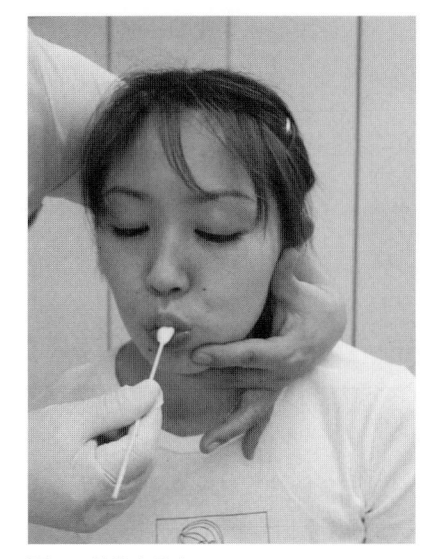　　図8. 綿棒を吸う

5）軟口蓋：軟口蓋の機能を改善する。
- 冷水と含ませた、あるいは凍らせた綿棒で軟口蓋周辺を刺激する（アイシング）（図6）。刺激した後は空嚥下を行う。嚥下反射誘発も同時に行うことができる。
- 頬をふくらます。
- コップに水を入れ、ストローで吹く（blowing）。
- /p//b/音の構音の練習を行う。

6）口腔ケアにて口腔内の感覚改善を目指す。
- コップに水を入れ用意し、歯磨き粉をつけずに行う。歯ブラシはその都度水でよくゆすぎ、水分を切って使う。最後に湿ったガーゼで口腔内を拭く。必要であれば吸引を行う。

3 食事への移行

口腔器官の機能が改善してきたら、実際の嚥下動作の機能獲得を目指す。

1）咀嚼―嚥下の促通
- ガーゼに一口大の林檎などを包み咀嚼を促す。しっかりとかみ締めるように咀嚼させる。その際出てきた唾液はその都度嚥下させる。

2）食塊の形成
- ガーゼを口腔内に広げておき、舌を使って丸めて口の外に押し出す。
- 綿棒またはセラピストの指を、舌で左右の頬へ移動させる（図7）。
- セラピストまたは患者自身の指を吸い、舌と口蓋の協調運動を促し、口腔内圧を高めていく（図8）。

3）うがい（口すすぎ）

・口唇・舌・頬の協調運動を促す。水は口唇をすぼめ、プッと吐き出させる。
・ガラガラうがいは誤嚥の危険性が高いので避ける。

4 食物を摂取する

　口腔器官の協調運動および嚥下が改善し、誤嚥の危険性がないと判断されたとき経口摂取を開始する。必要に応じて吸引器なども用意をしておく。

(1) 姿勢
　ギャッジアップまたは車椅子、座位にて体幹・頭頸部のポジショニングを行う。オーラルコントロールにて口腔器官の運動の介助する。

　食物を口元に持っていくと、下顎を前方突出し口唇を突出させ啜りこもうとする。この反応は姿勢が崩れるだけでなく、口腔器官の正しい運動を阻害し機能の低下を引き起こすため、頭頸部、下顎はオーラルコントロールで姿勢をしっかり保持する。

(2) 介助方法
　治療として用いられる食物はプリン、ゼリーなどの半固形物が望ましい(10-3参照)。患者に食物の説明をして形態、温度、匂いなど確認させ、どんな食物かを認知させる。上肢が使用可能な患者にはスプーンで食物を操作させ、固さなどを確認させてもよい。

　スプーンは下方から口唇に近づけていき、頸部伸展を抑制し下顎を操作して開口させる。口腔内にスプーンを入れ舌の上を軽く圧迫して、オーラルコントロールとともに上唇での取り込みを促す。取り込んだ後は軽く舌根部を刺激して舌の動きを引き出し、送り込みを促す。送り込みの時間、嚥下反射の遅延の有無、タイミング、喉頭の挙上範囲、むせなどをチェックする。口腔内の残渣、食べこぼし、声の質などから食物を入れる部位、一口量などを検討する。また姿勢の崩れなどを確認し、食事姿勢の再検討を行う。

　自己摂取する場合は、最初はオーラルコントロールしながら患者の手を介助して正しい摂食動作を獲得させていく。作業療法士と協力して、上肢と口腔の協調運動を促通し食事動作を改善する。必要であればスプーンや食器などを検討する。

(3) 食事の開始
　医師、看護婦と連絡を取り合い、熱発、炎症反応、痰量の増加などをチェックし、安定していれば看護婦または家族の介助での摂食へ移行する。リハビリテーションスタッフは姿勢、介助方法、注意点を指導し、始めの数回は一緒に行う。自己摂取できる場合は注意点などを紙に書き、食事時にみえるところに張っておくなどの工夫をする。実際の食事ではリハビリとしての摂食訓練より時間が長く、疲労も大きい。食事場面を観察し、姿勢、食物形態を再検討する。

(4) 口腔ケア
　嚥下障害患者は唾液の分泌で口腔内をきれいに保つ自浄作用が低下している。よって唾液や食物が残留し、不衛生な状態となる。この結果、齲歯や舌苔の増加、口臭などが起き、

口腔内の感覚障害につながる。そのため食後の口腔ケアは必ず行う。また食前にも口腔ケアを行う。これは口腔を清潔にするだけでなく、感覚が入りやすくなり、味覚にも影響するので必要である。

5 チームアプローチ

摂食・嚥下障害の治療にあたるにはさまざまなスタッフの協力が必要となる。

医師は原疾患をはじめ、合併症(熱発・肺炎)などの治療・医学的管理を行う。治療の進め方、食事の開始時期、ゴール設定といった方針を検討していく。

看護部は患者に接する時間が最も多い職種である。患者ごとに食事環境の整備、食事介助、口腔ケアなどを実際の場面の中で意見交換を行い、検討していくことが必要である。

リハビリテーションとしては言語聴覚士がかかわることが多いが、前述したように姿勢、上肢機能などに対しては理学療法士、作業療法士の協力が欠かせない。

摂食が可能となった患者に対しては、栄養科と協力して栄養面を含め、患者に合った食事形態を検討してより安全な食事をつくっていく。

家族は患者にとって一番身近な存在となる。医師・看護部とともに患者の状態を説明し、理解してもらう。在宅の場合は食事の姿勢・介助方法を家族に伝え、実践することでより安全な食事を継続していく。

3. 摂食・嚥下障害を起こす疾患とその症例

1 脳血管障害

脳梗塞、脳出血などによるもので、片側または両側の麻痺を伴う。大きくは仮性球麻痺、球麻痺に分かれ、口腔期、咽頭期の障害が多い。

> 症例1. 脳梗塞　左片麻痺
> 左右の筋緊張がアンバランスとなり、また右上下肢の突っ張りにより、座位は困難でギャッジアップでも姿勢保持が困難であった。顔面、口腔でも左側に麻痺が認められた。1回目のVFでは舌の運動性低下による送り込みの障害、喉頭挙上不全が認められ、誤嚥していた。(図9-a, b, c)言語聴覚士の治療として2-1)〜4)、3-3)を行った(図10)。また理学療法士と協力し、姿勢を整えた中で口腔の運動性の改善を行った(図11)。2回目のVFでは舌の送り込み、喉頭挙上は改善しており誤嚥は認められなかった。

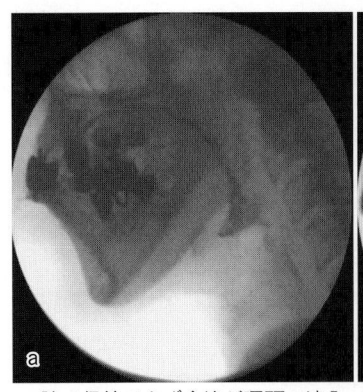

ⓐ　　　　　　　　　　　　　ⓑ　　　　　　　　　　　　　ⓒ
口腔で保持できず食塊が咽頭へ流入　　喉頭挙上不全による誤嚥　　　　喉頭蓋谷の残留物の誤嚥
図 9. 症例 1 の VF 画像

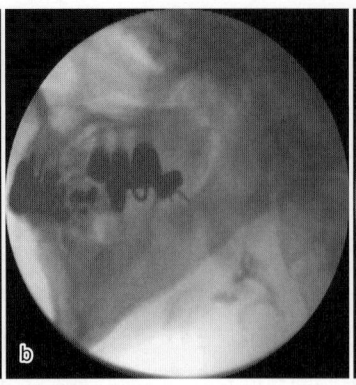

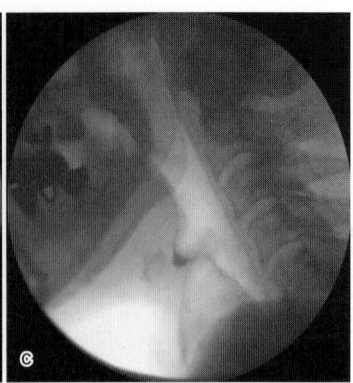

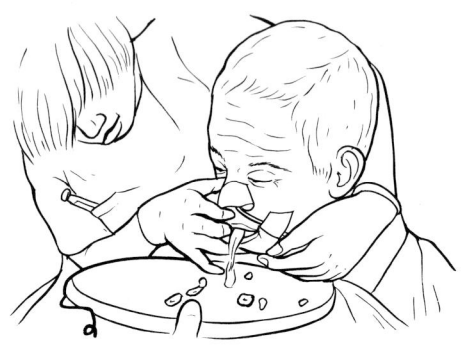

図 10. 口すすぎ 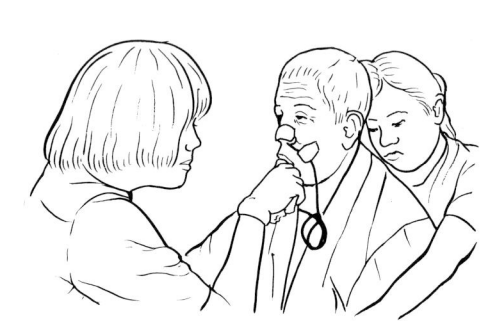　　　　　　　　　　　図 11. 姿勢を整えた中での口腔器官の運動

2 パーキンソン病など

　顔面・舌の筋の固縮、運動の開始の遅れ、運動性の低下、不随運動などにより食塊の送り込みが障害される。咽頭期の機能は比較的保たれていることが多い。しかし進行すると嚥下反射は遅延し、咽頭期も障害される。

> 症例 2. パーキンソン病
> 　円背が強く、頸部は過伸展で固定されていた。1 回目の VF では舌での送り込みがまったくできず食塊は咽頭へなだれ込み、嚥下反射とのタイミングが合わず気管に流入し誤嚥していた(図 12-a. b. c)。ギャッジアップ 60 度でのポジショニングを行い、2-1)、2)、4)、5)を行った(図 13、14)。2 回目の VF では送り込み、嚥下反射のタイミングは改善しており誤嚥は認められなかった。

9．老人肺のリハビリテーション

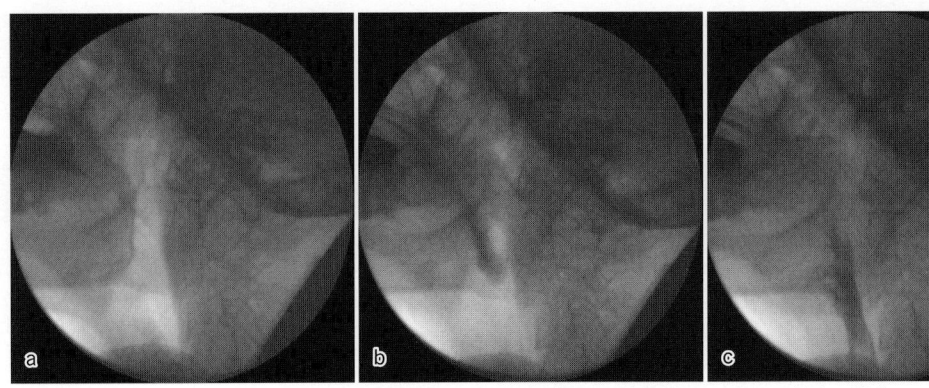

| a 食塊の咽頭への流入 | b 喉頭蓋谷に食塊が貯留するが嚥下反射は起きない | c 嚥下反射時の誤嚥 |

図 12．症例2のVF画像

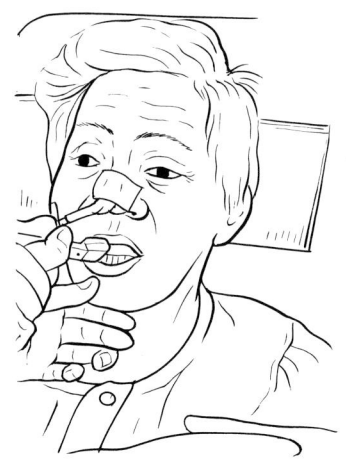

図 13．オーラルコントロールでの口腔へのアプローチ

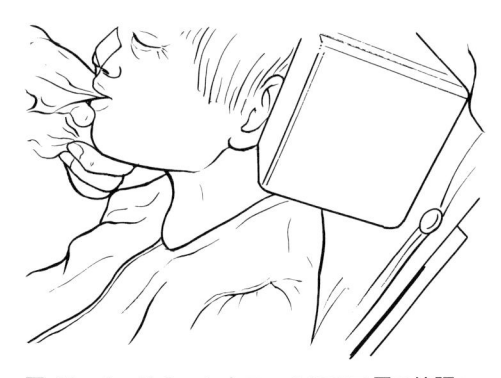

図 14．オーラルコントロールにて口唇の協調性を働かす

3 小脳変性症など

　口腔器官の協調的な運動の障害があり、取り込み、咀嚼、送り込みのなめらかな移行が困難となる。また口腔期から咽頭期への移行のタイミングが悪く、食塊の送り込みと嚥下反射のタイミングがずれ、誤嚥を引き起こすことが多い。

217

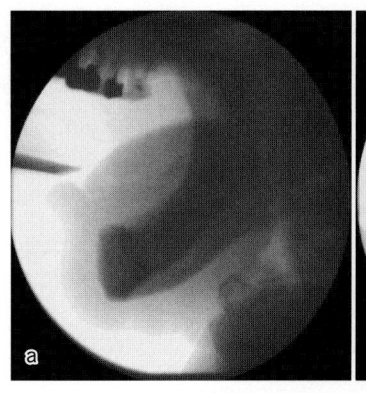

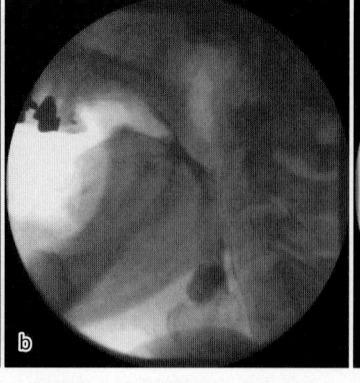

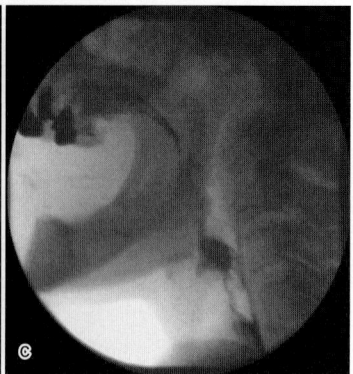

a	b	c
取り込み時の口唇、閉鎖できていない	口腔器官の協調運動が低下しており咽頭へ流入している	嚥下反射時の喉頭挙上不十分であり、喉頭蓋谷の残留がある。また少量誤嚥もあり

図 15. 症例 3 の VF 画像

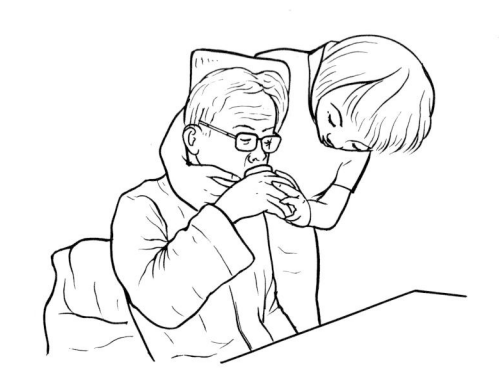

図 16. 水分摂取時の取り込みの介助

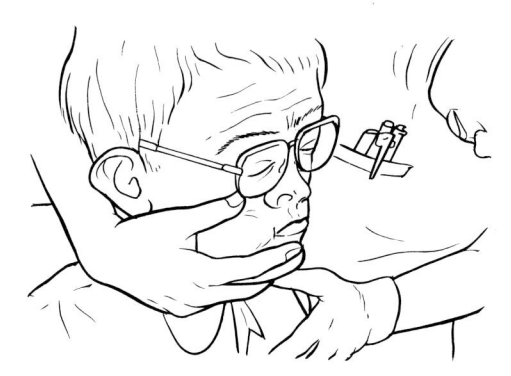

図 17. 介助にて口唇閉鎖をうながす

症例 3. オリーブ橋小脳変性症

　車椅子での座位保持は可能であったが、体幹・上下肢の動揺が強く体幹・頭頸部を固定していた。VF では口腔器官の協調性が低下しており、嚥下反射のタイミングが合わず誤嚥が認められた(図 15-a．b．c)。治療として 2-1)、2)、4)、5)、3-1)、2)、3) を行った。また介助しながら水分の摂取を行った。口唇閉鎖を介助しつつ、本人に嚥下のタイミングを意識してあわせるように指導した(図 16、17)。

　その他、筋萎縮性側索硬化症などの疾患が摂食・嚥下障害を引き起こしているが、各疾患の特徴を把握し、また各患者の嚥下の状態を観察、把握することが必要である。

まとめ

 摂食・嚥下障害のリハビリテーションは、各患者の疾患・症状を観察し、それぞれに合った治療を選択していかなければならない。また口腔だけでなく全身的なアプローチが必要であり、摂食・嚥下障害患者にかかわるスタッフがお互いに協力し合い、チームアプローチを行っていくことが必要である。

（稲垣麻以、曽根正富、福地義之助）

参考文献
1) Michael E. Groher：嚥下障害　その病態とリハビリテーション．藤島一郎監修, 原著第3版, 医歯薬出版, 東京, p 31-49, 209-222, 303-309, 1998.
2) 小椋　脩, ほか：嚥下障害の臨床　リハビリテーションの考え方と実際．日本嚥下障害臨床研究会監修, 医歯薬出版, 東京, p 7-35, 151-273, 300-328, 1998.
3) 藤島一郎：脳卒中の摂食・嚥下障害, 第2版, 医歯薬出版, 東京, 1998.
4) 才藤栄一, ほか：JJN スペシャル No. 52, 摂食・嚥下リハビリテーションマニュアル, 医学書院, 東京, 1996.
5) 冨田昌夫：片麻痺患者の姿勢・動作の特徴と口腔顔面領域との関連性, 運動性構音障害へのアプローチ．日本聴能言語士協会講習会実行委員会麻痺性構音障害部会編, p 10-22, 1992.
6) 古澤正道：中枢性口腔運動機能障害への治療, 運動性構音障害へのアプローチ．日本聴能言語士協会講習会実行委員会麻痺性構音障害部会編, p 23-29, 1992.
7) 梶原一郎, ほか：正常な食事運動．ブレインナーシング 7：p 144-153, 1991.
8) 梶原一郎, ほか：食事運動の異常性．ブレインナーシング 7：p 237-240, 1991.
9) 梶原一郎, ほか：口腔問題への対応(重症例の場合)．ブレインナーシング 7：p 407-410, 1991.
10) 梶原一郎, ほか：口腔問題への対応 2(中等度症例の場合)．ブレインナーシング 7：p 507-510, 1991.
11) 梶原一郎, ほか：環境設定・口腔衛生管理．ブレインナーシング 7：p 615-618, 1991.
12) 梶原一郎, ほか：評価・訓練の流れ．ブレインナーシング 7：p 695-698, 1991.
13) 冨田昌夫：CVA 患者の口腔・顔面の障害．聴能言語学研究 7：p 106-108, 1990.

10 老年呼吸器疾患における栄養
1 栄養アセスメント

はじめに

慢性肺気腫患者などの慢性呼吸器疾患に「やせ」型の体格が認められることは、以前から知られていたが、避けがたい終末像と考えられていた。体重減少と関連した予後不良、呼吸筋障害などの対策としての栄養治療・管理が始まったのは比較的最近である。近年の栄養評価法の進歩により、栄養状態の客観的評価が可能となったことが寄与している。

わが国では、慢性呼吸不全における栄養管理の重要性が厚生省呼吸不全調査研究班で病態モニタリングと治療の両面から取りあげられた。著者ら[1]は、包括的栄養評価に基づき、慢性閉塞性肺疾患（COPD：chronic obstructive pulmonary disease）患者に特徴的な栄養障害が高率に存在する事実に注目し、この病態を"pulmonary cachexia"（呼吸器悪液質）と呼ぶことを提唱した。

栄養障害と予後、呼吸筋力、閉塞性換気障害、運動能、感染防御能、さらにQOLなどとの密接な関連性が明らかになり、対策としての栄養治療の必要性が認識されてきた。

1. 栄養アセスメント

栄養状態は、身体計測と生化学的検査、体成分分析などに基づき包括的に評価することが望ましい（表1）。身体計測では、％標準体重（％IBW：ideal body weight）、体格指数（BMI：body mass index）に加えて筋蛋白量を反映する％AMC（arm muscle circumference、基準値に対する百分率）、体脂肪量を反映する％TSF（triceps skinfold thickness）などを測定する。標準体重の10％を超える体重減少は栄養障害を示唆する。生化学的検査では、内臓蛋白として血清アルブミン（Alb）が一般的であるが半減期が長く、安定期COPDでは異常を呈しないことが多いので必ずしも有用でない。より敏感なrapid turnover proteins（transferrin, prealbumin, retinol-binding protein）を測定する方が望ましい。また血漿アミノ酸分析は低蛋白血症の特異性や蛋白・筋肉中間代謝の指標となる。

エネルギー出納面からエネルギー必要量の推定のためには安静時エネルギー消費量の測定が必要である。呼気ガス分析により、酸素消費量、炭酸ガス産生量を実測し、安静時エネルギー消費量（REE：resting energy expenditure）が算出される。REE予測値比、食事摂取量との比較などにより、エネルギー代謝状態の評価、エネルギー投与量の算定に有用である。

また、細胞性免疫能は栄養障害によって重大な影響を受けるので、ツベルクリン反応などの遅延型皮膚反応、リンパ球数、リンパ球幼若化反応などは栄養評価の指標となる。種々

表 1. 栄養アセスメントのパラメーター

- ●身体計測
  - %標準体重（% ideal body weight；% IBW）
  - %上腕筋囲（% arm muscle circumterence；% AMC）
  - %上腕三頭筋部皮下脂肪厚（% triceps skinfold thickness；%TSF）
  - Body mass index（BMI）；体重（kg）/｛身長（m）｝^{2}
- ●体成分分析
  - Bioelectrical impedance analysis（BIA）
  - Dual energy X-ray absorptiometry（DXA）
- ●生化学的検査
  - 内臓蛋白
    - 血清アルブミン
    - Rapid turnover protein
      - 血清トランスフェリン
      - 血清プレアルブミン
      - 血清レチノール結合蛋白
  - 血漿アミノ酸分析
    - 分枝鎖アミノ酸（branched chain amino acids；BCAA）
    - 芳香族アミノ酸（aromatic amino acids；AAA）
    - BCAA/AAA 比
- ●呼吸筋力
  - 最大吸気筋力
  - 最大呼気筋力
- ●骨格筋力
  - 握力
- ●エネルギー代謝
  - 安静時エネルギー消費量（resting energy expenditure；REE）
  - 栄養素利用率
- ●免疫能
  - 総リンパ球数
  - 遅延型皮膚反応
  - リンパ球幼若化反応
- ●予後栄養指数

のサイトカイン産生能も栄養障害と双方向性の関連性をもつことが報告されている。なお、外科手術後の合併症予測のため多変量解析に基づいて算出された予後栄養指数(PNI：prognostic nutritional index)[2]は COPD の急性増悪などの予測にある程度有用である。

厚生省呼吸不全調査研究班では、病態モニタリングの指標として簡便な栄養評価指標と重症度分類を提唱し、日本呼吸器学会 COPD ガイドラインにも取り入れられている(表2)。基本的には体重を最も重要な栄養指標とするのが妥当であり、80%≦%IBW＜90%を軽度栄養障害、%IBW＜80%を中等度栄養障害と定義し、栄養治療の適応とするというリコメンデーションを行っている。

2. 体成分分析

最近、電気的抵抗を利用する bioelectrical impedance analysis(BIA)法や放射線を用いる dual-energy X-ray absorptiometry(DXA)法などの新しい、非侵襲的で精度の高い

表 2. 栄養評価ガイドラインと重症度

- ●栄養評価項目
  - 1．身体計測
    - 全例評価すべきもの
      - %標準体重（％IBW）
    - 評価することが望ましいもの
      - %上腕囲（％AC）
      - %上腕三頭筋部皮下脂肪厚（％TSF）
      - %上腕筋囲（％AMC）；AMC＝AC－π×TSF
  - 2．生化学的検査
    - 全例評価可能なもの
      - 血清アルブミン
    - 評価することが望ましいもの
      - 血清トランスフェリン
      - 血清プレアルブミン
      - 血清レチノール結合蛋白
      - 血漿アミノ酸分析（BCAA/AAA）
- ●重症度分類
  - 1．体重に関する栄養指標による分類
    - 80≦％IBW＜90　軽度低下
    - 70≦％IBW＜80　中等度低下
    - ％IBW＜70　高度低下
  - 2．内臓蛋白に関する栄養指標による分類
    - 3.0 g/dL≦血清アルブミン＜3.5 g/dL　軽度低下
    - 2.5 g/dL≦血清アルブミン＜3.0 g/dL　中等度低下
    - 血清アルブミン＜2.5 g/dL　高度低下

体成分分析法が臨床でも利用可能になった。特に、DXA は上肢、下肢、体幹についての体成分も評価可能である。体重と体成分の変化を検討すると、軽度体重減少 COPD 患者では、最初に体脂肪（body fat）が減少し、栄養治療上の改善目標となる筋肉などの除脂肪体重（lean body mass：LBM）は中等度以上の体重減少患者で認められた。また、部位別の体成分の検討では、COPD 患者では、ほかの部位に比べて、下肢の除脂肪体重の相対的減少が顕著であるとの成績を得た。

（米田尚弘、吉川雅則）

文献
1) 米田尚弘，吉川雅則，成田亘啓，ほか：呼吸器疾患と栄養評価．第 22 回日本医学会総会誌 II：248-249, 1987.
2) Buzby GP, Mullen JL, Mattews MT, et al：Prognostic nutritional index in gastrointestinal surgery. Am J Surgery 139, 160-167, 1979.

10 老年呼吸器疾患における栄養

2 呼吸器疾患における栄養管理の実際と効果

1. COPDの栄養障害の実態

　厚生省呼吸不全研究班の全国栄養実態調査では、%IBW 80％未満の栄養障害の頻度は45.1％であり、中等度以上の栄養障害がCOPDの約半数に認められたが、血清アルブミン値は比較的保たれる事実が確認された[1]。血漿BCAA（分枝鎖アミノ酸）/AAA（芳香族アミノ酸）比は低値で、呼吸不全症例のほぼ全例に高度なアミノ酸インバランスが認められた[2]。バリン、ロイシン、イソロイシンからなる分枝鎖アミノ酸は筋肉の約70％を占める重要な必須アミノ酸であり、侵襲下での選択的消耗と蛋白代謝調節作用が注目されている。COPD患者では筋蛋白崩壊が示唆された。そのほか、最近では、COPD患者ではATP産生、酸化酵素などの筋肉エネルギー代謝面の種々の障害が報告されている[3]。

　以上のように、COPD患者では、アミノ酸インバランスを伴う蛋白・エネルギー栄養障害を呈し、慢性呼吸不全化するとさらに高度の栄養障害を呈することが示唆された。

2. 栄養障害と呼吸機能

1 呼吸機能と栄養状態の関連

　欧米の報告や当科での研究[4]では、気流閉塞と栄養状態の関連が示唆された。当科では一秒率は血漿アミノ酸BCAA/AAA比とも密接な相関を示した。慢性呼吸不全群で高率にアミノ酸インバランスが認められた事実と併せて、閉塞性換気障害の進行に伴い筋蛋白の崩壊による分枝鎖アミノ酸の流出と血漿アミノ酸インバランスが進行することが示唆された[5]。近畿地区COPD研究会の検討では、%IBWは一秒量だけでなくDLco/VA、DOEなどの自覚症状とも相関を認めた。喫煙とは関連を認めなかった。また、過膨張の指標であるRV、RV/TLCとは負の相関を認め、過膨張による換気効率低下も栄養障害を増悪させる一要因である可能性が示唆された。

2 栄養障害の肺に対する影響

　高度の飢餓によって、実験動物のair space enlargementなどの肺構築や肺機能変化がみられることが報告され、"nutritional emphysema"とも称される。栄養障害ラットでは、圧量曲線の左上方への移動、弾性収縮力低下、肺気量増加などの肺気腫に相当する病変が

報告[6]されている。生化学的には肺組織蛋白、hydroxyproline、elastin など extracellular matrix（ECM）構成成分の減少を認める。また、肺組織の DNA、RNA、disaturated phosphatidylcholine（肺サーファクタントの主成分）の減少を認める。

3. 予後決定因子としての栄養状態

1 体重と予後

近年、COPD の予後決定因子としての体重の意義が注目されている。米国 NIH-IPPB Trial の予後調査[7]において、体重減少が閉塞性換気障害とは独立した予後決定因子であると報告された（図1）。当科の COPD 患者の予後調査[8]において、一秒率をマッチして栄養状態の相違による生存期間を検討した。閉塞性換気障害が軽度の患者群において高度の患者群に比べて、体重減少の影響がより強く生存期間に影響し、体重が生存期間との唯一の相関因子であった。厚生省呼吸不全調査研究班の集計では、BMI 20 未満の低体重患者は有意に予後不良であると報告されている[9]。

2 急性増悪と栄養

COPD は急性増悪を繰り返しながら、stepwise に呼吸機能が低下し、同時に体重や栄養状態の悪化を伴う場合が多い。また、逆に栄養状態の悪化が急性増悪の一要因ともなる。当科の検討でも、急性増悪症例は増悪前に血清アルブミン値、トランスフェリン値などの

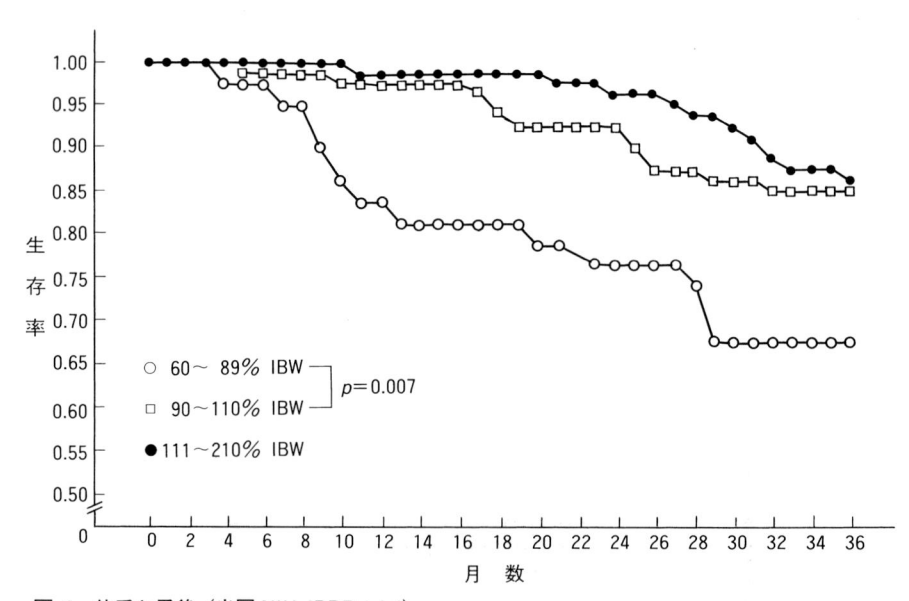

図 1. 体重と予後（米国 NIH-IPPB trial）

内臓蛋白が低下を示し、低蛋白が急性増悪と関連している可能性を示唆した。

栄養障害と易感染性・免疫能障害との関連性は古くから知られている。近年、サイトカイン産生などとの関連性も報告されている。

臨床的には、遅延型皮膚反応やリンパ球数を関数とする予後栄養指数(PNI)を栄養・免疫能の指標として利用し、予後予測が可能である。当科の検討[10]では、PNI 不良群は経過中の肺炎発症が高率で、経年的一秒率減少率が高度で進行性悪化群であることを報告した。栄養状態が細胞性免疫能などの生体防御機構と密接に関連しているとする諸研究が示唆するように、感染予防という観点からも immunomodulator の1つとして栄養管理が急性増悪に対する対策として重要である。

4. 栄養障害と運動能・呼吸筋不全

下肢筋力低下や deconditioning は運動制限因子の一つである。運動能と栄養状態との関連性をみると、除脂肪体重(LBM)は運動能の指標としての最大酸素摂取量、AT(anaerobic threshold)や12分間歩行距離と密接な相関を示した[11][12]、閉塞性障害、ガス交換障害とともに、重要な運動能決定因子である(図2)。

呼吸筋疲労に伴う機能不全が換気不全やレスピレーターからの離脱を規定する重要な要因となる。栄養障害は横隔膜の type II 線維(fast twitch)により選択的に影響し cross sectional area が減少する。剖検肺において、中等度までの COPD では吸気筋である横隔膜

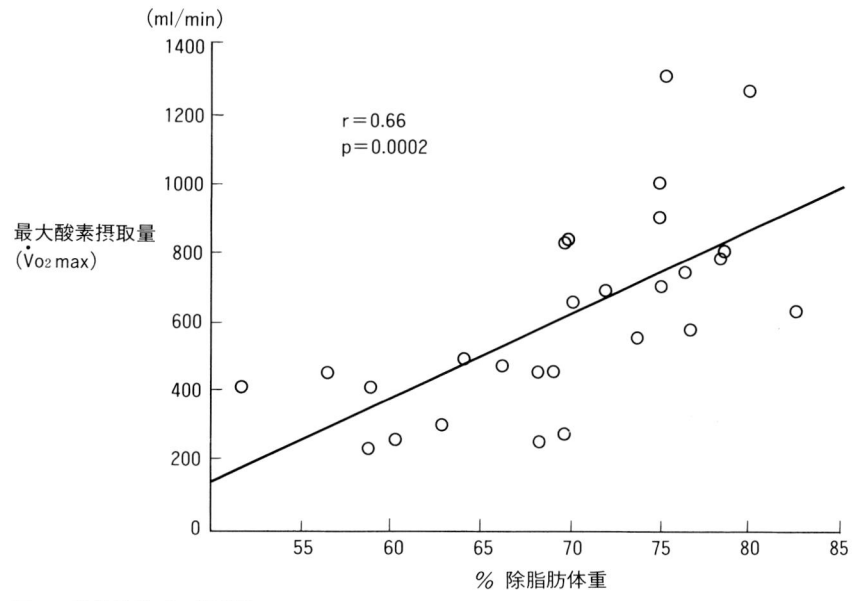

図 2. 除脂肪体重と運動能

重量が体重と相関する。

　著者らの検討では、最大吸気筋力（PI max）が%IBW、%AMC、除脂肪体重等の muscle mass の指標と正の相関を示し、骨格筋力の指標である握力とも正の相関を示した。栄養障害の進行が横隔膜などの呼吸筋や骨格筋の筋量を減少させ、構造的・機能的・生化学的変化と関連し、呼吸筋不全・運動能低下の増悪要因となる。

5. 栄養障害の原因

　呼吸筋不全は、エネルギー代謝面からみれば、筋のエネルギー消費がエネルギー供給を上まわることにより惹起される。著者ら[5]は、COPD 患者の安静時エネルギー消費量（REE）を測定し、栄養評価・栄養管理の指標としている。実測 REE 値は予測値の約 1.4 倍に亢進し、98%の症例が代謝亢進状態であった。食事摂取量は重症例で低下し、軽症例では減少を認めない。亢進したエネルギー消費量に見合ったエネルギー供給がないエネルギーアンバランスにより栄養障害が起きると考えられる。気道閉塞による気道抵抗の増大と、呼吸筋の換気効率低下が REE 増大の要因であることが推測される。REE 増大による相対的なエネルギー不足はエネルギー供給のため筋蛋白分解による筋量減少・栄養障害をさらに増

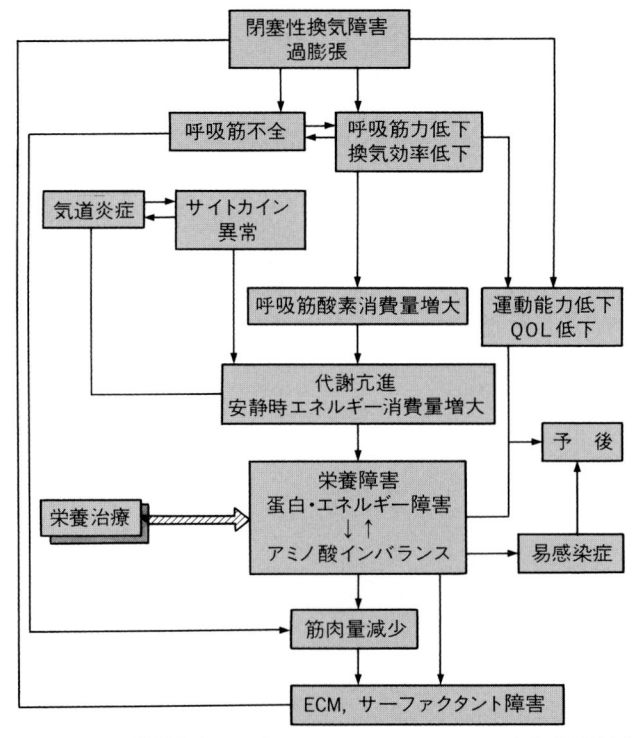

図 3. COPD の栄養障害の機序—"pulmonary cachexia"（呼吸器悪液質）

悪し、逆に換気障害・呼吸筋障害などを悪化させるという悪循環('pulmonary cachexia')が形成されると推測される(図3)。

この過程には、炎症性サイトカインである TNF-α、TNF-α receptor の増加も関与すると考えられる[13]。

6. 栄養管理の実際

　COPD の基本病態と密接に関連した栄養障害と呼吸筋の複合的エネルギー障害に対して、栄養治療に可能性が期待されるが、現時点では、至適栄養治療法は確立していない。しかし、欧米の報告でも十分なカロリー投与により栄養状態が改善されれば、呼吸筋力が改善されるというコンセンサスは得られつつある。

　当科では、慢性呼吸不全に対する栄養評価、エネルギー代謝、呼吸筋力測定などに基づく栄養管理・カウンセリングを行っている。栄養管理の対象として、厚生省呼吸不全研究班では、%IBW が 90%未満の COPD に対しては、LBM の増加を目標とした栄養管理が望ましく、%IBW 80%未満症例に対しては、ただちに栄養管理を実施すべきであると提言している(表1)[14]。

　栄養管理の原則は、栄養必要量に見合ったカロリーと窒素源をどの栄養素に求め、どれだけ投与するかが主要な問題となる。体重増加を目的とする場合は、非蛋白カロリーとして安静時エネルギー消費量の1.5倍以上のカロリー投与が必要である。窒素源としては、分枝鎖アミノ酸が、異化抑制・蛋白合成促進などの代謝調節作用から、有効である。COPDにおいても分枝鎖アミノ酸の欠乏によるアミノ酸インバランスを認めたことから、当科[14]では、通常食に加えて分枝鎖アミノ酸強化エレメンタールダイエットの長期経口補給療法を行っている。投与3カ月後には、体重、内臓蛋白、最大吸気筋力が有意に増加し、投与6カ月後には血漿分枝鎖アミノ酸も有意に増加しアミノ酸インバランスが補正された。投与一年後には、筋蛋白量、握力、DOE、運動能、QOL なども有意に改善した(図4)。栄養管理前後の最大吸気筋力改善分($\Delta P_{I\,max}$)は筋蛋白量増加分と有意の正の相関を示し、筋蛋白量の増大が呼吸筋力の改善に繋がったことを示唆している。栄養治療を成功させる

表 1. 栄養治療のガイドライン

対象	%IBW＜90% COPD：栄養管理 望ましい
	%IBW＜80% COPD：栄養管理 実施すべき
方法	・経口栄養補給
	・投与カロリー量　：安静時エネルギー消費量（実測値）×1.5倍以上
	安静時エネルギー消費量（予測値）×1.8倍以上
	・非蛋白カロリー源：炭水化物（Carbohydrate-based）
	脂質（Fat-based）
	・窒　素　源　　　：分枝鎖アミノ酸（BCAA），蛋白質 1.7 g/kg

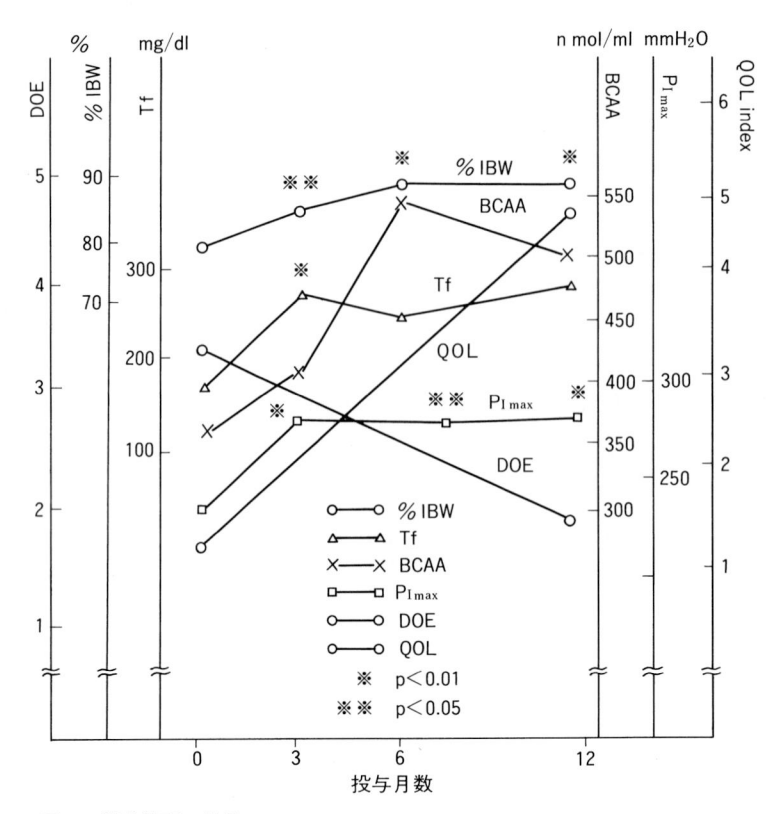

図 4. 栄養管理の効果

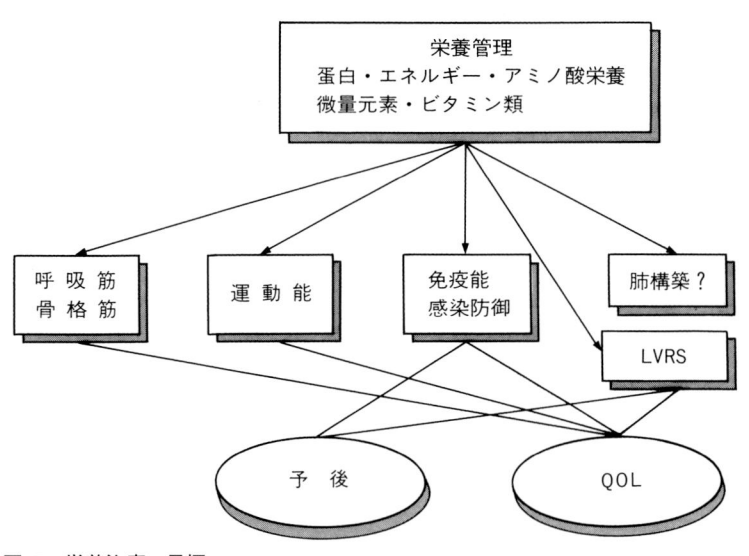

図 5. 栄養治療の目標

最大のポイントは充分なカロリー量(REE×1.5倍以上)を投与することである。最近、脂質成分を主たるカロリー源にして炭酸ガス産生を減少させた呼吸不全専用栄養剤が開発され、当科で治験中である。

おわりに

COPDにおける高率な栄養障害の実態、栄養障害と呼吸機能・呼吸筋力、易感染性、運動能との密接な関連性を理解して、栄養障害を避けがたい終末像と考えず、栄養治療による悪循環改善がADL/QOLと予後を改善する可能性を認識しなければならない(図5)。栄養治療を慢性呼吸不全の包括的リハビリや在宅ケアの重要な柱の1つとして治療体系の中に位置付けることが必要であると考える。

(米田尚弘、吉川雅則)

文献
1) 米田尚弘,吉川雅則,夫彰 啓,ほか：呼吸不全：診断と治療の進歩．栄養管理,日本内科学会雑誌 88：94-99, 1999.
2) Yoneda T, Yoshikawa M, Egawa S, et al：Nutritional assessment of chronic pulmonary diseases. in Nutritional Support in Organ Failure. Eds by T Tanaka and A Okada, Elsevier Science Publishers. Amsterdam, pp 165-174, 1990.
3) Maltais F, Simard AA, Simard C, et al：Oxidative capacity of the skeletal muscle and lactic acid kinetics during exercise in normal subjects and in patients witn COPD. Am J Respir Crit Care Med 153：288-293, 1996.
4) Yoneda T, Yoshikawa M, Fu A, et al：Prevalence of malnutrition and its relation to pulmonary function in patients with COPD in Japan. Am J Respir Crit Care Med 153：A 452, 1996.
5) Yoneda T, Yoshikawa M, Tsukaguchi K, et al：Plasma levels of amino acids and hypermetabolism in patients with chronic obstructive pulmonary disease. Nutrition 2001(in press).
6) Sahebjami H, Vassallo CL：Effects of starvation and refeeding on lung mechanics and morphology. Am Rev Respir Dis 119：443-451, 1979.
7) Wilson DO, Rogers RM, Wright EC, et al：Body weight in chronic obstructive pulmonary disease. Am Rev Respir Dis 139：1435-1438, 1989.
8) 夫彰 啓,米田尚弘,吉川雅則,ほか：慢性閉塞性肺疾患の予後因子としての体重．呼吸 12：216-220, 1993.
9) 川上義和：総括報告．厚生省特定疾患呼吸不全調査研究班,平成7年度研究調査研究報告書 1-3, 1998.
10) 米田尚弘,夫 彰啓,吉川雅則,ほか：慢性閉塞性肺疾患の栄養免疫状態が予後におよぼす影響；予後栄養指数を用いた検討．厚生省特定疾患呼吸不全調査研究班,平成5年度研究報告書 129-131, 1994.
11) Yoshikawa M, Yoneda T, Kobayashi A, et al：Body composition analysis by dual energy x-ray absorptiometry and exercise performance in underweight patients with COPD. Chest 115；371-375, 1999.
12) Kobayashi A, Yoneda T, Yoshikawa M, et al：The relation of fat-free mass to maximum exercise performance in patients with COPD. Lung 178：119-127, 2000.
13) Schols AMWJ, Buurman WA, Staal-van den Brekel AJ, et al：Evidence for a relation between metabolic derangements and increased levels of inflammatory mediators in a subgroup of patients with chronic obstructive pulmonary disease Thorax 51：819-824, 1996.
14) 米田尚弘：慢性呼吸不全患者の栄養指導．日本医師会雑誌 117：709-713, 1997.

10 老年呼吸器疾患における栄養
3 嚥下障害患者の栄養法と嚥下障害食

はじめに

　嚥下障害では呼吸器合併症とともに栄養障害が問題となる。適切な栄養管理を行うことは、全身状態を改善し、呼吸器合併症や嚥下障害そのものにも好影響を与えるが、嚥下障害における栄養法に関してはあまり注意が払われてきたとはいえない。栄養・水分管理に必要な一般的数値を**表1**に示した。記憶しておくとよい。本稿では嚥下障害患者に対する各種代替栄養法(補助栄養法)の具体的手技や利点・欠点などを説明し、嚥下障害食の意義と位置づけについて解説する。

1. 経管栄養

　経管栄養は、経鼻的経管栄養 naso-gastoric tube feeding が広く行われているばかりか、この方法以外は念頭にないという対応が行われている場合さえある。確かに手軽で優れている点もあるが、問題点もあり長期にわたる使用は特に弊害がある。経管栄養の分類

表 1. 栄養・水分必要量

```
標準体重(kg)＝22×身長(m)²
    22 は Body Mass Index、最低 18 とする。
必要カロリー(kcal/日)＝標準体重(kg)×活動量(kcal/kg/日)
活動量(kcal/kg/日 day)
    寝たきり 20、デスクワーク 25、通常生活 30、重労働 35 以上
必要水分量＝30(ml/kg/日)、不感蒸泄＝500 (ml/日)
最低必要尿量＝500(ml/日)
栄養の指標
    アルブミン　正常 3.5 g/dl　　3.0 g/dl 以上を目標にする
```

表 2. 経管栄養の分類

		利点	欠点
チューブの留置時間	持続的(留置)経管栄養	手軽、手技になれている	患者の苦痛、チューブの汚染
	間欠的経管栄養	注入時以外はフリー	手技に不慣れ、煩雑
入り口	経鼻(Nasal, N)	長期留置も可能	挿入時の疼痛、美観が悪い
	経口(Oral, O)	生理的な食物通過経路	不慣れ、gag reflex があると不可、長期留置不可
	経皮(胃瘻など)	管理が容易、肉体的苦痛は少ない	皮膚の感染、潰瘍など
注入場所	食道	注入速度が速くできる、生理的	食道運動障害では不可
	胃	手技になれている	下痢など
	腸	逆流が少ない	注入速度を速くできない

は、持続的に行うか間欠的に行うかという問題と注入時間をどのくらいにするかという点と、入り口(鼻から入れるか、口から入れるか、直接消化管に入れるか)と注入場所(食道か、胃か、腸か)をどこにするかという点から行うとすっきりする[1]。それぞれの特徴を**表2**に示した。経管栄養全般にいえることとして、消化吸収に問題のある人には使用できないという欠点がある。以下、それぞれについて解説する。

◼ 各種経管栄養（表3）

(1) 経鼻経管栄養 naso-gastoric tube feeding、NG法

一般的に行われている方法で手軽なために汎用されているが、嚥下障害者では口腔や咽頭の分泌物が増加して、分泌物の誤嚥が増加するという欠点がある。また、長期間留置するとチューブ周囲の汚染や鼻腔、咽頭、食道、胃などチューブのあたる部位の粘膜に潰瘍ができることもある。嚥下訓練をする場合には、鼻咽腔の異物として非常に不快な物であるし、嚥下運動の妨げにもなって好ましくない(**図1**)。また胃食道逆流も起こりやすくなる。老年者では無症候性に胃食道逆流が起こっていて肺炎の原因になっているという報告もあり[2]、経管栄養を行っている患者は一層の注意が必要である。

従来、一般的に胃注入法と十二指腸注入法が用いられてきたが、十二指腸の方が胃食道逆流は減少する。逆流のない症例では食道注入もよい方法であり、口腔―食道経管栄養法

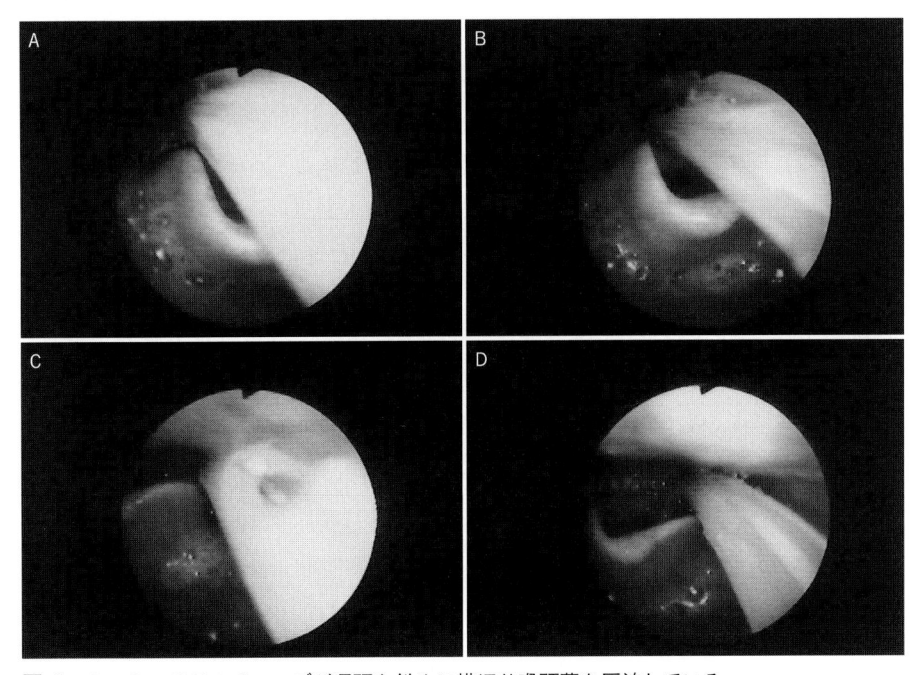

図1. A、B：12Fのチューブが咽頭を斜めに横切り喉頭蓋を圧迫している。
　　　C、D：チューブは左の鼻から左の梨状窩を通って食道に入っている。喉頭蓋の圧迫はない。

表 3. 代替栄養法(補助栄養)のまとめ

	一般的な注入速度*	患者負担	手技	嚥下への影響	管理	適応、特徴、その他
間欠的経管栄養						短期的使用、嚥下訓練期、経口摂取不良時の補助的使用。
OE	15～20分	軽	中	良	易	gagがなく、協力的であれば最適。在宅、自己管理も可能。
NE	15～20分	中	中	良	易	gagが強い、OE法の困難患者など。
OG	60～120分	軽	中	良	易	食道蠕動不全、OE法の導入など。
NG	60～120分	大	中	良	易	NGをいつも自己抜去してしまう患者など。
留置経管栄養						急性期、短期的使用
NG	60～120分	大	中	悪	易	最も一般的な方法、嚥下の患者に行うときはできるだけ細いチューブを用いる。
NE	15～20分	大	中	悪	易	もっと多用されてよい。下痢が減る。
NJ	245～360分	大	難	悪	中	下痢しやすい、EDチューブを用いる。
胃瘻、腸瘻	120～240分	大		良	中	長期管理に最適。簡便に内視鏡的に造設できる。患者、家族の心理的負担が大きい。
点滴						急性期、短期的使用、消化管機能障害。
末梢	80～200 ml/h	中	易	良	易	一時的には大変よい。
IVH	80～100 ml/h	中	難	良	難	可能ならば大変よい、長期使用すると消化管機能が廃止に陥る。

O：口腔　N：鼻腔　E：食道　G：胃　J：腸
* 注入速度は半消化体の液状栄養食についての速度。消化体のものは速度を速くすることはできない。

(OE法)に準じて用いている(経鼻—食道経管栄養法、NE法)。経管栄養では下痢が問題となる。注入する栄養液を変更したり、注入速度を遅くしたりするが、一度下痢が始まるとなかなか止まらなくて難渋する。一般的な止痢剤や整調剤を用いるほかに、注入剤の変更やキャロットファイバーを混ぜるとよいことがあるし、漢方薬の柴苓湯も有効な場合がある。一番よいのは注入を一時中止することであるが、食道注入(OE法やNE法)に切り替えると劇的に下痢が止まることがある[1]。

(2) 間欠的口腔—食道経管栄養(Intermittent Oro-Esophagial Tube Feeding、OE法)

口から12～14F(フレンチ)のチューブ(経鼻栄養に用いるもの)を食道まで(口から30～40 cm)入れて、注入する方法である。一日3回、食事の時間に合わせて自分で行うことも可能である。はじめに食道のチューブの位置(口角からの距離を決めておく)と食道の蠕動、食塊の流れをレントゲン透視で確認する。その後は①胃まで挿入して聴心器で空気の入る音を確認後に食道の位置まで引き抜く、②チューブを挿入後に声を出してみる方法などで、チューブの先端の位置を確認する。一度胃に入れてから引き抜く方法は看護婦が慣れているために好まれる確認方法である。咽頭や気管内にチューブがあれば発音ができないか、声が乱れる。

口腔—食道経管栄養(OE法)の適応は①咽頭反射(gag reflex)がない患者(あっても非常に弱い患者)、②意識がはっきりしていて経鼻的にチューブを入れておくことを嫌う患者、③嚥下訓練中の患者、などである。症例を選んで使用すると極めて効果的である。当院で

は入院ばかりでなく、在宅でも施行している[3]。慣れないとなかなか大変であるが、徐々に普及している。毎回チューブを口から食道へ挿入することが刺激になって嚥下機能の改善にも効果がある。また鼻からではなくて、口から食べ物が入っていくことが心理的にもよい影響を与える。マンパワーさえ許せば現在経鼻的経管栄養や中心静脈栄養を行われている患者の中にも適応となる患者は非常に多い。

　口腔―食道経管栄養法は食道に注入することでより生理的な食塊の流れに近づく。これにより下痢の減少、胃食道逆流の減少が期待できる。Campbell-Tayler ら[4]は 50 cc/min の注入速度(半消化態の液状栄養食)でよいと述べており、筆者もほぼ同様の速度かやや遅目に注入していて問題ない。注入時間が 500 cc について 10～15 分ですみ、患者負担が少なく喜ばれている。学会などで報告も散見されるようになり、今後広く活用されてくる方法であると思う。非常に優れた代償的方法で嚥下障害治療の選択肢としては欠かせない。

　球麻痺などで食道の蠕動が悪い患者では温水を注入したり、温水と冷水を交互に注入して蠕動の訓練に用いることもできる。塚本ら[5]は OE 法が消化管運動に与える影響を報告している。当院では NG 法で下痢が止まらないとき、NE 法や、OE 法に切り替えて下痢がコントロールできた症例を多く経験している[1]。

　口腔ネラトン法は小児科領域で舟橋ら[6]が初めて報告した方法である。方法自体は OE 法とよく似ているが、口腔ネラトン法ではチューブの先端(注入場所)がどこにあるか規定されていない。OE 法はチューブの先端が食道にあり、食道注入を意識して用いている点が異なる。チューブの先端を胃において胃へ注入する場合は口腔―胃経管栄養法(Intermittent oro-gastric Tube Feeding、OG 法)として区別する方がよい。なお、ネーミングに関して木佐ら[7]は間欠的経管栄養を Intermittent Oral Catheterization として IOC と略すことを報告し、チューブを毎回飲むことで嚥下機能の改善につながると述べている。

(3) 口腔―胃経管栄養法(Intermittent oro-gastric Tube Feeding、OG 法)

　OE 法の導入時や、食道の運動障害で食道注入ができないときに用いる。胃に注入するとき注入速度を速くすると下痢や腹部膨満感などの副作用が起こりやすいとされている。しかし、これはケースバイケースであり、速く注入して問題がないこともある[8]。

(4) 胃瘻 gastrostomy、腸瘻 jejunostomy、enterostomy

　嚥下障害が高度で恒久的に経管栄養が必要な人に胃瘻造設が行われている。

　最近は、内視鏡を利用してベッドサイドでも簡単にできるようになった(percutaneous endoscopic gastrostomy、PEG)[9]。管理も比較的楽であり、長期管理には大変適している。経鼻的な方法と違い上気道の分泌物が増加しないので嚥下障害で誤嚥のある患者には有利である。楽しみとしての食事をとる場合にも鼻からチューブがないのでよい。欧米では相当普及しているが、日本人の場合「身体に穴をあける」のは患者や家族の心理的な抵抗は相当強く配慮が必要である。若年者には成功する率が高いが、老年者に胃瘻をつくった場合やはり下痢に悩まされることがある。

表 4. 主な経腸栄養剤(液状栄養食)の種類

栄養素	単位	第6次日本人栄養所要量	テルミール2.0	テルミールミニ	エンシェア	エンシェアH	クリニミール	アイソカルRTU	アイソカルプラス
炭水化物	g	3.25	13	13	13.72	13.72	14.1	12.3	11.49
脂質	g	2.22	3.75	3.75	3.52	3.52	3.1	4.2	4.6
蛋白質	g	16.75	3.63	3.65	3.52	3.52	4	3.3	3.75
Vit.A	IU	100	125	125	250	250	111.3	250	267
Vit.D	IU	5	12.5	12.5	20	20	5.58	20	25.3
Vit.E	mg	0.5	2.5	2.5	3	3	0.68	3.4	2.7
Vit.K	μg	80	6.5	6.5	7	7			
Vit.C	mg	2.5	15	15	15.2	15.2	5.58	22	23.3
Vit.B 1	mg	0.04	0.125	0.125	0.15	0.15	0.13	0.2	0.2
Vit.B 2	mg	0.055	0.125	0.125	0.17	0.17	0.15	0.23	0.227
Vit.B 6	mg	0.1	0.125	0.125	0.2	0.2	0.23	0.25	0.267
Vit.B 12	μg	0.2	0.25	0.25	0.6	0.6	0.18		0.04
コリン	g		—		52	52			
葉酸		0.01	0.025	0.025	0.02	0.02	0.02	0.02	0.021
ナイアシン	mg		1.25	1.25	2	2	0.9	2.7	2.67
パントテン酸	mg		0.45	0.45	0.5	0.5	0.55	1.25	1.33
ビオチン	ng		—		15.2	15.2			
ナトリウム	mg	40	50	50	80	80	78	45	63.3
カリウム	mg	80	53	53	148	148	111	85	100
クロール	mg		63	63	136	136	100	100	93.3
カルシウム	mg	80	47.5	45	52	52	33.5	65	56.7
リン	mg	45	50	45	52	52	33.5	50	53.3
マグネシウム	mg	150	10	10	20	20	20	20	21.3
マンガン	ng	55	5	10	200	200	50	20	4.7
銅	ng	15	5	5	100	100	100	12	5.3
亜鉛	mg	0.6	0.3	0.3	1.5	1.5	0.15	0.16	0.2
鉄	mg	0.5	0.725	0.75	0.9	0.9	0.9	1	0.96
浸透圧	mosm/L		450 mOsm/L	360 mOsm/L	360	540	300 mOsm/L	280	439 mOsm/L
量(1パック)	ml		200	125	250,500	250	89 g	200,500	200
エネルギー	kcal		300	200	250,500	375	400	200,500	300

☆のついたものは消化態、他はすべて半消化態の製剤

(5) 食道瘻 esophagostomy、咽頭瘻 pharyngostomy

食道瘻や咽頭瘻も長期にわたる栄養管理法として優れているとされる[10]が、本邦では一般的でない。

2 経腸栄養剤の種類と注入速度

経腸栄養剤(液状栄養食)は多くのメーカーから各種販売されている。それぞれ特徴があるが、浸透圧と成分をよくみて、使用しなければならない(表4)。他院での症例であるが、ナトリウム含量が少ない栄養剤を長期使用して低ナトリウム血症になってしまった症例を

	ブースト	ハーモニックF	サンエットL	エンテルード☆	ツインライン☆	エレンタール☆	MA-8	K-3S	L-3	主な欠乏症
	19	13.5	13	18	14.7	21.2	14.3	13.2	15.7	
	0.85	3	3.6	1.25	2.8	0.17	3	3.6	2.2	
	4.3	4.8	4	4.6	4.1	4.7	4	3.7	4.5	
	200	160	154	250	207	216	220	200	200	夜盲症
	70		16.5	25	13.5	17	14	10	17	骨軟化症
	8	1.7	2	7.5	0.67	1.1	0.67	2.9	0.8	血液循環障害
			125	63	2.93	5	7			凝固能の低下
	29	20	6.4	50	22.5	2.6	4	5	17	壊血病
	0.23	0.88	0.11	0.3	0.2	0.06	0.1	0.1	0.17	脚気
	0.25	0.24	0.15	0.3	0.23	0.09	0.11	0.14	0.25	口角炎
	0.4	0.4	0.16	0.3	0.25	0.09	0.15	0.25	0.35	皮膚炎
	0.5	0.5	0.4	0.5	0.32	0.23	0.2	0.4	0.6	悪性貧血
				5		5.976		30		脂肪肝
	0.04	0.09	0.05	0.05	0.03	0.02	0.03	0.025	0.04	貧血
	2.5	4	1.79	2.5	2.48	0.73	1.5	1.7	2.9	ペラグラ
	1	3.2	0.62	0.5	0.94	0.4	0.5	1	1.25	筋肉痛
		20		12.5	3.9	13		1.1		脂漏性皮膚炎
	60	92	100	75	69	86.7	75	80.5	110	痙攣
	190	117	53.8	75	118	72.5	95	99.1	125	脱力
	140	112	101	150	107	172.3	110	60	120	食欲不振
	150	48	36	75	44	52.5	60	60	60	骨粗鬆症
	110	49	39.1	50	53	40.5	60	53.4	55	骨粗鬆症
	50	10	12.3	21.5	14	13.3	20	20.4	30	神経・筋障害
				150	160	100	5	21	10	成長障害
			5	50	23	66.7	10	25	10	貧血
			0.2	0.375	0.95	0.6	0.1	0.311	0.28	皮疹
	1.5	1.04	0.52	0.7	0.63	0.6	0.8	1.1	1.2	貧血
		350 mOsm/L	310	510〜550	595〜640 mOsm/L	760 mOsm/L	280/mosm/kgH$_2$O	340 mOsm/L	380 mOsm/L	
	200	250,500	200	100	200+200	80 g	200,500	300	200	
	200	250,500	200	400	400	300	200,500	300	200	

経験している.最近,注入後にゲル化する方法が報告されている[11].この方法を用いると下痢や嘔吐が減少する.1-b で OE 法では半消化態の液状栄養食は注入速度を速くできると述べたが,注入速度に関しては全身の循環動態や消化管の状態などが関係する.消化体の液状栄養食(エレンタール® など)や胃切除後の患者では OE 法で急速注入すると oxy-hyperglycemia が起こる.半消化態のものは胃へ直接,急速注入しても問題がないこともある[8].

3 チューブ挿入のコツと注意点チューブ挿入時のコツ

(1) 経口的チューブ挿入のコツ

①口腔咽頭を十分湿潤にする。

②頸部の緊張をとる。リラックスしたリクライニング姿勢がよい。

③頸部は正中位でやや突出させる(梨状窩が開く)。前屈をかけすぎると口から咽頭へ移行する部位で角度が鋭くなり、中咽頭でとぐろを巻きやすいので注意する。

④咽頭は正中部をさけ、左右いずれかの側壁を滑らせるように入れる。左右にずらすことで先端が喉頭蓋をさけて食道入口部に進む。

⑤頸部を、滑らせる咽頭と反対に軽く回旋させる(左の咽頭に沿って挿入するときは、頸部を右に回旋させると左の咽頭と梨状窩が広がるため)とさらによい。

⑥口角から10数センチで軽く抵抗を感じたところで嚥下(ごくん)をしてもらい、嚥下に合わせてチューブを進める。嚥下ができなくても、進めるとそのまま入ることが多い。

⑦チューブが中咽頭に達したところ(口角から10 cmくらい)で「イー」と発声してもらいながらチューブを進めると食道に入りやすい。

⑧入りにくいときはガイドワイヤーを使用する。口をあいてくれない患者ではバイトブロックを使用することもよい。

慣れれば挿入はそれほど大変なことではない。

注意点として、

①ギャグが強い場合は困難であり、経鼻がよい。

②注入中に咳や吃逆が起こると嘔吐することがある。中断して様子をみる。

③口唇や舌を常に動かす患者(oral dyskinesiaなど)ではチューブが抜けてくることがあるので監視下に行う。

などがある。

(2) 経鼻的チューブ挿入のコツ

①から③は経口と同じ。

④頸部を入れる鼻と反対に軽く回旋させる：左の鼻に挿入するときは、頸部を右に回旋させると左の咽頭と梨状窩が広がるため。

⑤鼻から10数センチで軽く抵抗を感じたところで嚥下(ごくん)をしてもらい、嚥下に合わせてチューブを進める。嚥下ができなくても、進めるとそのまま入ることもある。

⑥「イー」と発声しながら進めると食道に入りやすい。

(3) 咽頭におけるチューブの位置

経鼻チューブを留置している患者の内視鏡検査をすると、咽頭をチューブが斜めに横切り、喉頭蓋を押さえつけている所見をみることがある(図2)。これでは嚥下は不可能であるし、大変違和感が強い。入れた鼻と同側の食道入口部にチューブは入れなければならな

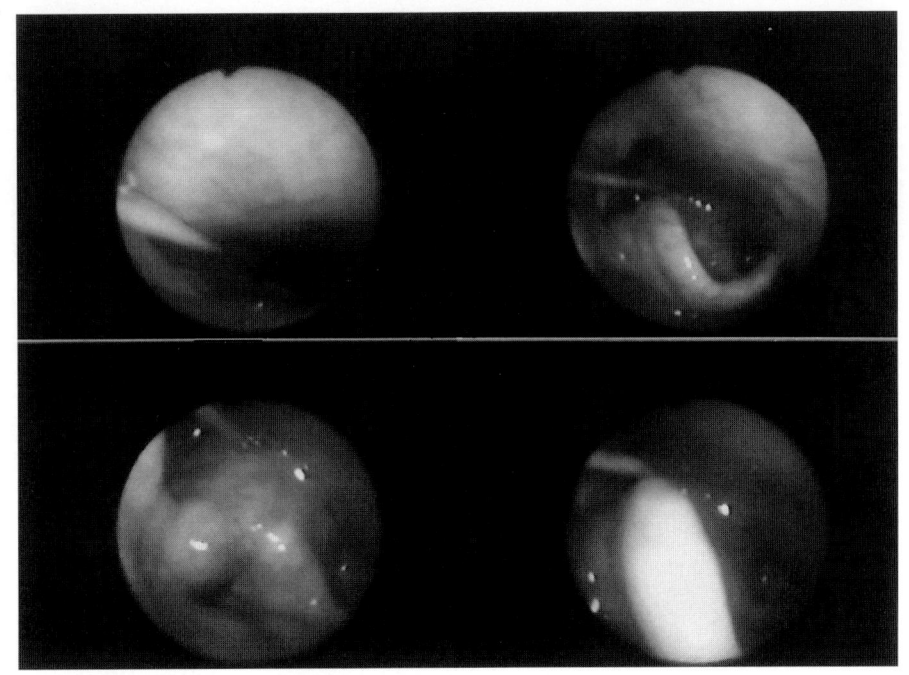

図 2. 理想的な経鼻チューブの留置
さらに細い 8 F のチューブが喉頭蓋を圧迫しないように留置されている。このようにすれば嚥下への悪影響も少なく、違和感もほとんどない。

い[1]。b で述べた方法にしたがい、左の鼻から入れる場合、頸部を右に回旋させて挿入すると、チューブは左の食道入口部に入りやすい。挿入後はのどをみるか、のどに手を入れて確認すれば咽頭を横切っているか、いないか確認できる。また、できるだけ細いチューブを用いることも大切である。ちょっとした配慮で多くの経管栄養患者が救われる。チューブを留置した状態で嚥下訓練を行うときは、絶対に考慮しなければならないポイントでもある[12]。

2. 点滴

　点滴については改めて述べるまでもないが、嚥下障害を治療していて気づいた点を 2、3 説明する。

(1) 画一的な経口摂取の中止と点滴

　脳卒中の急性期には経口摂取を止めて点滴で管理して、ある時期がきたら点滴をやめてすぐ経口食を開始する。うまくいかなかったらまた点滴を開始して経口食を中止する。忙しいときなどこのように画一的に点滴と経口を交代させていることがあるので注意しなければならない。ポイントは点滴で栄養、水分の補給を行って全身状態を最善の状態に保ちながら嚥下訓練を行うことである。また誤嚥性の肺炎が疑われた場合に経口摂取は中止と

するが、このとき必ず食物を用いない嚥下訓練(間接的嚥下訓練)を行っておくことが大切である。まったく何もしないと口腔、咽頭の筋肉を使わないので廃用症候群のために嚥下筋が弱り嚥下障害が進行する。

(2) 中心静脈栄養(IVH：intravenous hyperalimentation)

嚥下訓練を行う立場としては経管栄養より点滴で管理する方が訓練しやすく、経管栄養中の患者が本格的に嚥下訓練に入るときには点滴に切り替えるとよいこともある。点滴には末梢から行う方法と、中心静脈栄養法の二種類がある。末梢からの点滴は安全面、簡便さなどの利点があるが、健側の上肢にチューブがついていると不自由であること、漏れてしまうこと、高カロリーが入れられないことなどの欠点がある。これに対して中心静脈栄養は入れるときの煩雑さと気胸などの危険を除けば、清潔管理で長期間の栄養管理ができ非常に有用である。IVHを行いながら理学療法や作業療法、言語療法もでき、外泊さえ可能である。ヘパリンロックをすれば2、3日間点滴を入れないでルートを保存できる。その他の利点としては

①経管栄養で問題となる下痢がないこと
②カロリーと水分の管理調節が完全にできること
③ルートが比較的じゃまにならないこと

などの利点がある。注意しなければならないのは①感染、②高血糖(特に老年者と糖尿病患者)、③電解質である。

中心静脈栄養は注意して用いれば非常に優れた方法であり、経管栄養に代わってもっと多く嚥下障害の治療に併用されてよいと思う。

3. 食品と嚥下障害食

嚥下障害を扱ううえで嚥下障害の病態を理解するとともに食品に対する知識は不可欠である。現在、絶食中の患者にはじめて食べさせる食品は何がよいか？ 誤嚥のリスクが高い患者に対して食べさせる安全な食品は何か？ 急に常食が食べられなくなった(飲み込めなくなった)患者が出たとき食べさせるよい食品はないか？ などの観点から嚥下障害管理上必要な食品の知識について概説する。

1 食べやすさ「ゼラチンゼリー」の薦め

「食べやすい」とはいったいどういうことであろうか？ 嚥下障害という観点からみると「口腔と咽頭、食道をスムーズに通過していき、誤嚥しにくい」ことといえる。ズバリ「ゼラチンゼリー」が最も食べやすい食物形態である[13]。その特徴は、

①密度が均一である
②適当な粘度があってバラバラになりにくく

③口腔や咽頭を通過するときに変形しやすく
　　④べたついていない(粘膜にくっつきにくい)
ということになる。こういう特徴を持った食物は口腔内でも咽頭でも扱いやすくて嚥下しやすく、かつ誤嚥しにくいといえる。逆に食べにくいものは
　　①密度が一定していない(粒粒があるなど)
　　②硬すぎて咬み砕けない
　　③さらさらし過ぎる
　　④変形しにくい
　　⑤べたつくもの
といえる。ただし例外として口腔期の障害が強く、咽頭期の障害がほとんどないときには、咽頭に流動物を直接流し込むようにして食べる方が食べやすいという場合もある。また、重症な球麻痺や仮性球麻痺に強い(廃用性)筋力低下を伴った場合などは、ごく小量の液体(ある程度粘性があるもの)しか咽頭を通過できないこともある。

2 ゼラチンと寒天の違い

　よく誤解される「ゼラチン」と「寒天」を例に食べやすさの違いを説明しよう。濃度にもよるが一般的にゼラチンで固めたものはとても食べやすく、嚥下食に適している。肉、魚、野菜、果物なんでもミキサーで細かく粉砕して味付けしてゼラチンで固める。咬まないでもいいし、軽く舌で押しつぶすこともできて、つるりと喉を通過する。われわれが食べても美味しく食べやすいものである。これに対して、よく似ている寒天で固めたものはどうだろうか。使用する濃度が少しでも高いと変形しにくく、口の中で咬まないと飲み込みにくい物性のものができてしまう。硬い寒天ゼリーは咬めば細かく粒々になってしまう。舌での押しつぶしもしにくいし、そのまま飲み込むと変形しにくいために、咽頭での通過が困難である。嚥下力の弱い患者が、咬まずに飲み込んだ場合は咽頭を通過できずに極めて危険である。ゼラチンと寒天の違いに気づいて意識している人は少ないので注意が必要である。摂食開始初期の段階または重症嚥下障害患者に対して寒天食品を出すときは細心の注意を払い、つるりと飲み込めることを確認しなければならない。ゼラチンは長く口に含んでいると溶け出す、つくってから24時間おかないと品質が安定しないなど欠点もある。また、上手な使い方をすれば寒天も絶対ダメというわけではない。

3 増粘剤について

　水や汁ものは誤嚥しやすく、トロミをつけるとむせにくくなることが知られている。葛湯やドロッとしたスープは誤嚥しにくい。簡便にトロミをつける「トロメリン®」「トロミアップ®」など市販の増粘剤を使用することも可能である。とろみはつけすぎると口腔、咽頭粘膜へ付着してかえって嚥下しにくくなるので注意する[14]。最近発売された「トロミクリ

アー®」(ヘルシーフード社)は味と香りをそこなわず、粘度を上げてもべたつかないという特性があり、たいへん優れている。

4 危険な固形物について

固形物で危険なものは、硬いもの、パサパサしているもの、咀しゃくしにくいもの、粘膜にくっつきやすいもので、ナッツ類、揚げもの(天ぷら、フライ)、トウモロコシ、生野菜、こんにゃく、のり、ワカメ、もち、ステーキなどといわれている。

5 食べものの温度

さて次に注目するのは食べものの温度である。咽頭粘膜に触れた時に嚥下反射を誘発しやすいのは少し冷たいものとされている。あまり冷たすぎるのはよくないが10～15℃くらいが口あたりもよく食べやすい温度である。また、逆に少し暖かいものもよいが、体温と同じ「人肌」の温度の食べものは味もよくないし、刺激が少な過ぎて適当とはいえない。熱過ぎるものは脳卒中患者の場合、感覚障害があるので熱傷を起こすことがあるため適当でない。

6 調理してからの時間

調理してから食べるまでの間の食物の時間変化についても注意しなければならない。変化の少ないものもあるが、「おじみき」(おじやをミキサーにかけて粉砕したもの)は調理したばかりのときは適度な水分と粘度を持っていて食べやすくても、10分もすると冷えて水分が減り糊のようになって嚥下困難な食物に変化してしまう。なお、ゼラチンゼリーは作成してから最低5時間以上(24時間が望ましい)おかないと品質が安定しない。ゼリーも冷えているときは形があっても室温まで暖かくなった状態で水様物になっている場合がある。患者が食べる直前の食物の状態、食べている時の食物の状態についてよく観察し、給食係と連絡を取りあって工夫する必要がある。

7 味がよいものは食べやすい

患者の好みの味の食物は嚥下しやすいといわれている。味の好みは千差万別で、常識的に判断して「患者さんの好みに合わせる」以外に手はない。もちろんあまり濃すぎるのも薄すぎるのもよくない。摂食の基本はまず食べたいという患者の欲求から始まるので、患者の味の好み、食品の好みについては十分に調べて調理すべきであると思っている。しかし、実際に病院では不可能に近い。時には家族の協力を仰いで作って持参してもらう必要もある。

8 嚥下障害食

嚥下障害のある患者に出す食べやすい食事を一般に「嚥下障害食」または「嚥下訓練食」な

表 5. 市販されている主な嚥下障害食および嚥下補助食品

分類	製品名（メーカー）	特徴
開始食	ブロッカゼリー（三協製薬） アクアジュレ（フードケア）	タンパク質補給 水分補給ゼリー
嚥下食Ⅰ	アイソカルゼリー（ミードジョンソン） ソフトエット（キッセイ薬品） オクノスデザート（ホカリフーズ） アガロゼリー（キッセイ薬品） ゼリックス（キッセイ薬品）	完全栄養ゼリー 高タンパクプリン、粉末：湯で溶かして固める 形のあるペースト状食、 高カロリーゼリー 低カロリーゼリー
嚥下食Ⅱ	ソフトカップ（キッセイ薬品） プリンで元気（明治乳業） やわらかカップ	高タンパクバランス栄養プリン ホタテ、カニ、ウナギなどのテリーヌ風食品
嚥下食Ⅲ	アイソトニックゼリー（三協製薬） やわらかゼリー（明治製菓） ごっくんゼリー（三和化学研究所） アイソカルプディング（ミードジョンソン） ペクシー（ヘルシーフード） ブレンダー食（三和化学研究所） オクノスうらごし（ホカリフーズ） ぬくもりミキサー（ホカリフーズ） ふっくらおかゆ（亀田製菓） 快食応援団（ヘルシーフード）	水分補給、ピューレ状 水分補給、ピューレ状 水分補給、ピューレ状 完全栄養、水で溶いてクリーム状になる 牛乳に混ぜるとプリン状になる ピューレ状、多種類、少量のミニもある いわゆる裏ごし、野菜メニュー 上記の兄弟、鰯、チキン、筍などメニュー豊富 とろみをつけたお粥 各種メニュー（コロッケ、紅鮭のムニエルなど）
移行食	食療館：やわらかカット食、 　　　　カットフルーツゼリー	おじや、煮物、肉じゃが、肉豆腐など メロン、リンゴ、黄桃

いし「嚥下食」と呼んでいる。当院で出している食事の基本を示す[15]。

嚥下開始食：ゼリー or プリン or 卵豆腐：水分多めで柔らかく調理する。

嚥 下 食 Ⅰ：600 kcal、水分 1200 cc/3 食「ゼラチンタイプ」
　　　　　　丸のみしても安全な食品だけとする。食物をミキサーにかけて水分砕きゼラチンで固める。卵白を利用して水分を多めにした卵豆腐、茶碗蒸しもよい。魚は刺身のすり身がよい。

嚥 下 食 Ⅱ：1000 kcal、水分 1500 cc/3 食「ゼラチンタイプ」
　　　　　　基本的には嚥下訓練食Ⅰの量が増えただけとするが、やや固めに調理したものも出す。

嚥 下 食 Ⅲ：1400 kcal、水分 2000 cc/3 食「ゼラチンタイプ」に加え、
　　　　　　粥、ピューレ（重湯、葛湯、ポタージュスープなど）を出す。ゼラチンで固める食品の中に押しつぶし咀しゃくができるものを加える。

移　行　食：ミキサー食または粥、軟菜、きざみ食。
　　　　　　汁物には適宜トロミをつける。

9 市販で手に入る食品

最近は市販で嚥下障害患者のための優れた食品が販売されている。病院でも在宅でも手軽に利用したい。表5に8で分類した当院の分類に準じて私どもが市販の食品を整理した

ものを挙げた．参考にしていただきたい．

(藤島一郎)

文献
1) 藤島一郎：脳卒中の嚥下障害　第2版．医歯薬出版，東京，p 121-124，1998．
2) 丸茂一義，手塚知子，ほか：嚥下性肺疾患；生理的評価と臨床対応．日本呼吸管理学会誌 9(3)：276-281，2000．
3) 大熊るり，藤島一郎，土平　仁，菅沼宏之：間欠的口腔食道経管栄養法(OE法)の利点と問題点．聖隷三方原病院雑誌 1(1)：54-60，1997．
4) Campbell-Taylor I, Naden G, Sclater A, Fisher R, Harris-Kwan J, Rosen I：Oro-Esophageal Tube Feeding：An Alternative to Nasogastric Or Gastrostomy Tubes.
5) 塚本芳久，ほか：間欠的口腔食道経管栄養実施時における消化管運動のX線透視画像：経鼻経管栄養との比較．臨床リハ 5(5)：511-514，1996．
6) 舟橋満寿子，中島末美，石原　昂，西村フサエ：嚥下困難児に対する口腔ネラトン法の試み．脳と発達 17：3-9，1985 Dysphagia 2：220-221，1988．
7) Kisa T, Igo M, Inagawa T, et al：Intermittent oral catherterization(IOC)for dysphagic stroke patients. リハ医学 34(2)：113-120，1997．
8) 斎藤やよい，松田たみ子，小泉　恵：検証・経管栄養の技術；温度と速度について②科学的分析．Nursing Today 10(12)：34-37，1995．
9) 木村知行，宮野佐年，鈴木　裕，猪飼哲夫：経皮内視鏡的胃瘻造設術(PEG)．臨床リハ 8(8)：708-712，1999．
10) 藤島一郎監訳，Groher ME 編著：嚥下障害；その病態とリハビリテーション．原著第3版．医歯薬出版，東京，p. 294-295，1998．
11) 稲田晴生，ほか：胃食道逆流による誤嚥性肺炎に対する粘稠度調整食品 REF-P1 の予防効果．JJPEN 20：1031-1036，1998．
12) 藤島一郎監修：嚥下障害ビデオシリーズ④嚥下障害における経管栄養法．医歯薬出版，東京，1998．
13) 藤島一郎：脳卒中の摂食・嚥下障害．第2版，医歯薬出版，東京，p. 95-103，1998．
14) 藤島一郎監修：嚥下障害ビデオシリーズ②仮性球麻痺の嚥下訓練．医歯薬出版，東京，1998．
15) 藤島一郎監修：嚥下障害ビデオシリーズ⑥嚥下食．医歯薬出版，東京，1998．

11 老年呼吸器疾患の入院時呼吸管理
1 老年疾患の酸素療法

はじめに

老年者では種々の臓器で加齢に伴う形態学的変化と機能低下が起こる。肺は肺胞道の拡張、気腔の増大、肺弾性収縮力の低下、呼吸筋力の低下などが引き起こされる。PaO_2 も緩やかではあるが直線的に低下する。その他の臓器についてもさまざまな形態・機能異常が出現する。

このように肺予備能が低下した老年呼吸器疾患患者は気道感染などを契機に急速に呼吸不全(表1)へ進行する。さらに、組織低酸素の進行により多臓器不全へと悪循環を形成する。そのため、老年呼吸器疾患患者へ酸素療法を行う際は、多臓器不全対策も含めた総合的治療が必要である。

1. 老年者の低酸素血症の判定基準

低酸素血症とは PaO_2 が正常下限値より低下している状態で、健常者の5％棄却限界を越えるものといえよう。

PaO_2 は加齢により低下するため、予測式が用いられている。その一例を示す。

男性(背臥位)　　$PaO_2(Torr)=96.24-0.095×年齢±5.22(SD)$ (n=216)
女性(背臥位)　　$PaO_2(Torr)=99.55-0.225×年齢±4.99(SD)$ (n=257)

(日本人臨床肺機能検査指標基準値、日本胸部疾患学会雑誌31：巻末, 1993より引用)

しかし、この予測式の作成にあたって70歳以上のものが非常に少なかったため、この式をそのまま老年者に当てはめることはできない。ほかに報告されている予測式についても同様である。そのため日本呼吸器学会(旧日本胸部疾患学会)肺生理専門委員会では老年者を含んだ呼吸機能(動脈血ガスを含む)の正常予測値(予測式)を2001年4月に発表する予定である(表2)。この表をみてわかるように60歳以上80歳までの PaO_2 の正常下限(平均－2SD)は男女ともほぼ70 Torr である。したがって、老年者の低酸素血症の基準値を70 Torr、80歳以上の老年者は65 Torr と考えて臨床上問題ないであろう。

なお、$PaCO_2$ や pH は加齢の影響を受けない。

表 1. 呼吸不全の定義

> 呼吸不全とは「動脈血ガスが異常な値を示し、それがために生体が正常な機能を営み得ない状態」と定義され(笹本、村尾 1975年日本内科学会シンポジウム「慢性呼吸不全」)、室内気吸入時の動脈血酸素分圧(PaO_2)が60 Torr 以下となる呼吸器系の機能障害、またはそれに相当する異常状態を呼吸不全と診断する(厚生省特定疾患「呼吸不全」調査研究班昭和56年度報告書)。
> なお、PaO_2 が60 Torr を超え、70 Torr 以下を準呼吸不全として扱う。

表 2. 60歳以上の老年者の PaO₂

	PaO₂	
	男性	女性
60歳〜69歳	85.59 (5.69) Torr	82.48 (9.69) Torr
70歳〜79歳	86.09 (8.23) Torr	82.69 (9.73) Torr
80歳以上	84.95 (9.63) Torr	82.85 (10.32) Torr

平均 (SD)

2. 低酸素血症の発症機序

　低酸素血症が起こる機序として通常平地で問題となるのは、1）肺のガス交換障害と、2）肺胞低換気である。肺のガス交換障害は①換気血流比不均等($\dot{V}_A/\dot{Q}_C$ ミスマッチ)、②拡張障害、③右-左シャントである。

1 肺のガス交換障害

ⅰ）換気血流比不均等($\dot{V}_A/\dot{Q}_C$ ミスマッチ)

　ガス交換の場である個々の肺胞と血流を1つのガス交換単位とすると、換気と血流の比率($\dot{V}_A/\dot{Q}_C$)は O_2 摂取と CO_2 排出を規定する。$\dot{V}_A/\dot{Q}_C$ が最適値にある肺胞の数が少なくなると PaO_2 は低下する。$\dot{V}_A/\dot{Q}_C$ ミスマッチでは低酸素血症と高炭酸ガス血症の両方が起こることになるが、臨床ではむしろ $PaCO_2$ は正常であることが多い。これは、低酸素血症と高炭酸ガス血症による換気刺激により換気量が増大し、$PaCO_2$ が正常に維持できるためである。

　$\dot{V}_A/\dot{Q}_C$ ミスマッチが原因で低酸素血症をきたしている患者の PaO_2 を上昇させるためには酸素吸入が必要である。肺の換気量のみを増しても PaO_2 の上昇はあまり期待できない。一方、CO_2 は high $\dot{V}_A/\dot{Q}_C$ の肺単位でも排出は増加し、$PaCO_2$ は低下する。CO_2 の解離曲線がほぼ直線のためである。

ⅱ）拡散障害

　肺胞気の酸素は肺胞腔から赤血球内ヘモグロビンまでを肺胞上皮細胞、間質、毛細血管内皮細胞、血漿を通過し、拡散という物理的過程で行われる。この過程での障害、すなわち拡散障害は低酸素血症を引き起こす。

　1分間に肺毛細血管を通して拡散するガス量は下記の式で表される。

$$V = \frac{A \times D}{T} \times (P_A - P_C)$$

　　A：拡散面積　D：拡散定数　T：拡散距離
　　P_A：肺胞内ガス圧　P_C：肺毛細血管内ガス圧
　　ここで、A×D/T は肺拡散能力(DL)といわれる。

O_2の拡散は上記の関係から、拡散面積(換気量)に比例し、拡散距離に反比例する。肺気腫のように肺胞破壊により拡散面積が減少している疾患や、肺線維症で拡散距離が増加している疾患ではO_2の拡散が低下し、低酸素血症が起こる。しかし、ガス交換を行う毛細血管と肺胞との接触時間は平均0.75秒であり、正常肺では0.25秒でほぼ100%毛細血管内血液中O_2は肺胞内O_2と平衡状態に達する。したがって、著しい拡散障害でないかぎり、安静時に低酸素血症は起こらない。

なお、これらはあくまで肺を単一モデルとして仮定しているため、実際の低酸素血症では拡散障害より$\dot{V}_A/\dot{Q}_C$ミスマッチの影響が大である。

iii) 右-左シャント

右-左シャントとは肺のガス交換領域を通らないで肺静脈へ入る血液をいう。肺動静脈瘻や心内右-左シャントなどの解剖学的シャントで低酸素血症を呈する。生理学的シャントとは$\dot{V}_A/\dot{Q}_C$が0の肺胞を流れる血液を示し、無気肺、肺水腫、ARDSなどでみられ、解剖学的シャント同様に低酸素血症を起こす。

シャント率の測定は100%酸素を20分間吸入させた状態でPaO_2を測定し、Fickの原理より求められる。しかし、この方法で求めたシャント率は解剖学的シャントだけでなく、拡散障害、$\dot{V}_A/\dot{Q}_C$ミスマッチ(シャント様効果)の影響を受けている。

一般に解剖学的シャント率が25%以上の場合、酸素療法の効果は期待できない。

2 肺胞低換気

このタイプの低酸素血症は$PaCO_2$が上昇し、いわゆるII型呼吸不全を呈する。下記の2つの式から説明される。

CO_2排出量($\dot{V}_{CO_2}$)は次式で示される。

$$\dot{V}_{CO_2} = \dot{V}_A \times F_{ACO_2}$$

ここで、$\dot{V}_A$は肺胞換気量、F_{ACO_2}は肺胞気CO_2濃度を示す。

したがって、

$$\dot{V}_A = \dot{V}_{CO_2}/F_{ACO_2} = k \times \dot{V}_{CO_2}/P_{ACO_2}$$

kは換算係数で約0.863である。

肺胞気炭酸ガス分圧(P_{ACO_2})は$PaCO_2$に等しいので、

$$PaCO_2 = 0.863 \times \dot{V}_{CO_2}/\dot{V}_A \cdots\cdots(1)$$

肺胞気式は

$$F_{AO_2} = F_{IO_2} - \frac{F_{ACO_2}}{R}[1 - F_{IO_2}(1-R)]$$

F_{AO_2}は肺胞気酸素濃度、F_{IO_2}は吸入気酸素濃度、F_{ACO_2}は肺胞気CO_2濃度、Rは呼吸商を示す

濃度を分圧表示するために、両方に(大気圧−飽和水蒸気圧)を乗ずると、肺胞気

酸素分圧(P_{AO_2})は

$$P_{AO_2} = P_{IO_2} - \frac{P_{ACO_2}}{R}[1 - F_{IO_2}(1-R)]$$

室内気呼吸下では$[1-F_{IO_2}(1-R)]$は R のとりうる値の範囲でほぼ 1.0 とみなせる。R は健常者の実測値と個々の患者で求めた値は異なるが、0.8 と仮定すると、

$P_{AO_2} = 150 - P_{aCO_2}/0.8$ ……(2)

(1)式は肺胞換気量と P_{aCO_2} は逆比例関係にあることを示している。つまり、肺胞低換気に陥ると P_{aCO_2} は上昇する。P_{aCO_2} が上昇すると(2)式で示されるように P_{AO_2} は低下し、P_{aO_2} の低下につながる(A_aDO_2 が一定であると仮定した場合)。

II型呼吸不全は肺胞低換気だけでなく、$\dot{V}_A/\dot{Q}_C$ ミスマッチでも引き起こされる。しかし、実際にはすでに述べたように $\dot{V}_A/\dot{Q}_C$ ミスマッチ単独で P_{aCO_2} 上昇を引き起こすことは少ない。II型呼吸不全では程度の差はあれ肺胞低換気は必ず存在すると記憶しておくとよい。

3. 酸素療法の実際

1 低酸素血症を起こした機序に対応した酸素吸入を行う

低酸素血症＝酸素吸入ではない。例えば、肺胞低換気が原因の低酸素血症に対しては第一に換気補助を考えるべきであり、肺のガス交換障害の場合はまず酸素吸入を行う。この判定には A_aDO_2 を求めるとよい(表 3)。

2 酸素吸入を開始する PaO_2 値

呼吸不全すなわち、PaO_2 が 60 Torr 以下であれば直ちに酸素吸入を開始する。慢性に経過した低酸素血症で PaO_2 が 60〜70 Torr のときは酸素吸入の相対的適応になる。臨床の場でそれぞれの医師が判断することになる。しかし、急性の経過で低酸素血症に陥った症例には PaO_2 が 70 Torr 以下で酸素吸入を開始すべきである。

老年者で呼吸不全を起こしている場合は多臓器不全(障害)(表 4)を伴っていることが少なくない。特に老年者にみられる心機能低下や貧血は酸素運搬に不利に作用する。この観点からも入院している老年呼吸器疾患患者で PaO_2 が 70 Torr 以下の時には酸素療法を開始すべきである。ただし、急性の低酸素血症症例に対し、60 Torr 以下(呼吸不全)あるいは 70 Torr 以下(準呼吸不全)から酸素吸入を開始した場合で予後を比較した研究はない。慢性呼吸不全症例に対し、長期酸素療法は予後を著明に改善するが、準呼吸不全症例に対して予後を改善するかどうかは証明されていない[a]。

---

[a] 在宅酸素療法の絶対適応に入らない PaO_2 が 56〜65 Torr の慢性呼吸不全患者に対して、在宅酸素療法は生存率を改善しないとの報告がある(Thorax 1997；52：674-679)。

表 3. 低酸素血症の機序と $PaCO_2$、$AaDO_2$ との関係

低酸素血症の機序	$PaCO_2$	$AaDO_2$	酸素投与
$\dot{V}_A/\dot{Q}_C$ ミスマッチ	正常/低下	拡大	可
拡散障害	正常/低下	拡大	可
右-左シャント	正常/低下	拡大	可
肺胞低換気	上昇	正常	原則として不可*

* 換気刺激や換気補助を行う。

表 4. 呼吸不全に伴う多臓器不全

中枢神経系	CO_2 ナルコーシス、低酸素性意識障害
循環器	急性右心不全、左心不全
消化器	消化管出血
血液	DIC、貧血、多血症*
肝臓	GOT、GPT の上昇
腎臓	乏尿、BUN 上昇

* 慢性呼吸器疾患患者では貧血の方が多く、多血症はまれである。

3 酸素の投与方法

（1）酸素の供給システム

原則として低濃度酸素(24%ないし28%)から吸入を開始する。

酸素吸入方法は大きく2つに分類される(表5)。

i）低流量酸素供給システム

この方法では患者が必要とするすべての吸入気を供給する酸素だけで満たすことはできない。不足分は鼻腔(鼻呼吸の場合)周囲の空気から供給される。酸素流量と酸素濃度の関係を表5に示すが、吸入気酸素濃度は患者の呼吸パターンや酸素流量の影響を受ける[b]。患者が浅い呼吸をしていると予想外に高濃度の酸素を吸っている危険性がある。表5の酸素流量と酸素濃度との関係はあくまで参考値として覚えておくとよい。

また、この方法では酸素流量を $6 l$/分以上に増やしても吸入酸素濃度はわずかしか上昇しない。

---

[b] 鼻カニューラで $2 l$/分酸素を流したとき、患者の分時換気量が $10 l$ で、吸入した酸素がすべてガス交換に使われたと仮定すると、
　　吸入酸素濃度＝ $[2+(10-2)\times 0.21]/10=0.368$
この患者の肺気量が $5 l$ に減ったとすると、
　　吸入酸素濃度＝ $[2+(5-2)\times 0.21]/5=0.526$
つまり、計算上、吸入酸素濃度は37%から53%に上昇したことになる。
　ただし、鼻腔の解剖学的死腔にたまる酸素の関係からこの数値は正確ではない。正確に計算したいかたは Clinical Application of Respiratory Care(ed by BA Shapiro, RA Harrison, CA Trout, Year Book Medical Publishers, Inc. Chicago, 1978 を参照されたい)

表 5. 酸素投与方法の長所と短所

酸素の投与方法	酸素流量 (l/分)	F_{IO_2} (%)	長所	短所
低流量酸素供給システム 鼻カニューラ	1 2 3 4 5	24 28 32 36 40	・安全、簡単、快適 ・安価 ・会話や食事の邪魔にならない	・吸入酸素濃度が不安定 ・40％以上の酸素濃度はできない ・6 l/分以上流すと鼻が乾燥する ・鼻閉の患者では使えない ・カヌーラが移動することがある
高流量酸素供給システム 酸素マスク	流量は接続器具（ダイリューター）により異なる。	24 28 31 35 40 50	・患者の呼吸パターンに影響なく一定の酸素濃度を供給可能。 ・低濃度から中濃度の酸素を供給できる	・会話や食事の邪魔になる ・マスクによる皮膚刺激がある ・長期投与には不向き

ⅱ）高流量酸素供給システム

　これは患者への吸入気をすべて酸素供給だけで満たすシステムで、患者の呼吸パターンに影響を受けることなく一定の濃度の酸素を供給することができる。

　広く使われているベンチュリマスク(酸素マスク)はベンチュリの原理により酸素を供給するものである。ただし、マスク内にたまる呼気ガスの再吸入を防ぎ、洗い出すためには少なくても5 l/分以上の酸素流量が必要である。

(2) $PaCO_2$が高値の場合（肺胞低換気を伴っている場合）

　$PaCO_2$が高値の場合、すなわち、Ⅱ型呼吸不全患者にはじめから高濃度酸素を吸入させると、中枢を介した換気抑制と低酸素肺血管攣縮の解除による$\dot{V}_A/\dot{Q}_C$のミスマッチの増悪により$PaCO_2$はいっそう上昇し、CO_2ナルコーシスを引き起こす危険性がある。そのため、酸素吸入は低濃度(24%〜28%)から開始し、頻回に動脈血ガス分析を行わなければならない。通常酸素吸入を開始して20〜30分後には動脈血ガス分析を行い、$PaCO_2$の変化をみながら徐々に吸入酸素濃度をあげる。PaO_2は必要最低限の60 Torr以上を目標とすればよい。

　なお、CO_2は脳脊髄関門を通過しないのでCO_2ナルコーシスは脳脊髄液のpHの低下により起こる。したがって、$PaCO_2$が高値であっても、腎における代償の結果pHが正常域にほぼ保たれていればCO_2ナルコーシスは起こらない。

　イギリス胸部疾患学会(BTS)のガイドラインでは、COPD患者の急性増悪で、酸素吸入により$PaCO_2$上昇の程度が強くpHが低下する場合は、pHが7.26以下にならないようにし、かつ、PaO_2を50 Torrに維持できるよう吸入酸素濃度を調節するよう推奨されている[1]。もしこの状態が維持できない場合は人工呼吸管理を開始する。最近は気管内挿管を行

わないマスクによる人工呼吸器（NPPV；noninvasive positive pressure ventilation）が普及してきており、早い時期にその適応も考える（人工呼吸の章を参照）。

（3） $PaCO_2$が低値の場合

$PaCO_2$が低値で肺胞過換気により呼吸性アルカローシスを呈している場合は30%の比較的高濃度の酸素吸入から開始して構わない。目標とするPaO_2は60 Torr 以上にする。PaO_2を80 Torr 以上にすることは酸素解離曲線からみても不要である。

（4） 高濃度酸素吸入による肺傷害（酸素中毒）

動物実験では100%の酸素に数日間暴露されると致死的肺障害が引き起こされる。人においても100%酸素24時間吸入は肺コンプライアンスの低下、$AaDO_2$の開大、肺血管透過性亢進などが出現する。酸素による肺障害は酸素濃度よりは酸素分圧と酸素の吸入時間が重要である[c]。健常人では50〜60%の酸素吸入は臨床上問題となるような肺障害は引き起こらない。呼吸器疾患患者でも1気圧下では50%濃度の酸素吸入は臨床的障害は起こさない[2]。

したがって、高齢者呼吸器疾患患者への酸素吸入は目的とするPaO_2の許す範囲で可能な限り50〜60%以下にすべきである。

4. 老年者における心機能低下と貧血への対応

組織への酸素供給ではPaO_2同様に心機能とヘモグロビン量も重要な役割を持っている。ここで、酸素運搬の視点にたって心機能低下と貧血の重要性を考えてみよう。

酸素運搬(oxygen transport；ml/min)＝心拍出量(l/mix)×C_{O_2}(ml/dl)×10

ここでC_{O_2}は酸素含量をし、

酸素含量(oxygen content；C_{O_2}；ml/dl)＝1.34×Hb(g/dl)×SaO_2(%)/100＋0.0031×PaO_2(Torr)

で示される。

この式からわかるように組織への酸素運搬は心拍出量と酸素含量により規定される。

■1 心拍出量の影響

心拍出量は1回心拍出量×心拍数で求められるが、1回心拍出量は加齢に伴い低下する（ただし、60歳以降は低下しないで安定している）。心拍数も加齢による洞機能障害のため負荷時の心拍数増加が制限されている。低酸素負荷時には心拍数は増加する（低酸素心拍数応答）。SaO_2の低下に対する心拍数(HR)の増加は直線関係であり、この傾きが大きいもの

---

[c] アポロ宇宙計画で火災事故が起こる前までは、船内は1/3気圧、100%酸素であった。この環境下では呼吸機能やガス交換障害は起こらない。

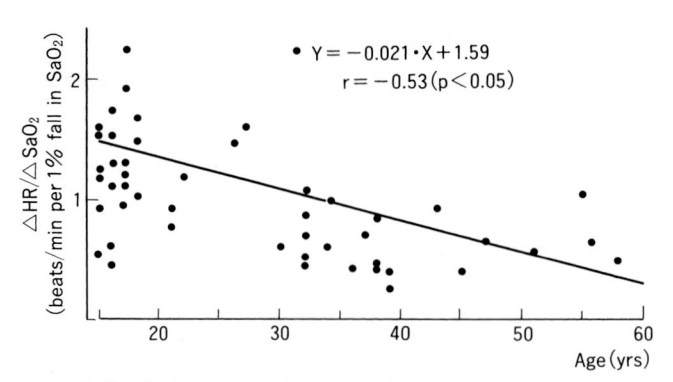

図 1. 加齢と低酸素心拍数応答（△HR/△SaO₂）
加齢により低酸素心拍数応答は低下する。
なお、若年者ではこの反応にばらつきが大で、個人差があることがわかる。

ほど低酸素負荷に対して心拍数の増加は大であることを意味する。低酸素心拍数応答は加齢とともに低下する(図1)[3]。つまり、加齢による低酸素心拍数応答の低下は、組織への酸素運搬の面からは不利である。しかし、一方で慢性閉塞性肺疾患（COPD）患者ではこの低酸素心拍数応答が健常者にくらべ亢進していることが報告されており[4]、今後の検討が必要である。

2 ヘモグロビン量の影響

　老人呼吸器疾患患者では慢性の低酸素血症に伴う多血症はむしろ少なく、逆に貧血がよくみられる。酸素運搬の式から酸素含量はSaO_2と血中ヘモグロビン量で規定され、同じSaO_2であっても貧血を合併していると酸素運搬は低下する。仮に、ヘモグロビンが15 g/dlから10 g/dlに減少する仮定すると、酸素運搬は2/3に減少することを意味している。これはSaO_2が90%から60%へと著しい低酸素血症になった場合に相当する。

　貧血の合併は理学所見にも反映する。チアノーゼは還元ヘモグロビンが5 g/dl以上になって初めてみられる。このことは、貧血の患者でチアノーゼの出現は貧血のない患者に比べて低酸素血症の程度はより強いことを意味している。

　このように心機能障害や貧血を合併した老人呼吸器疾患患者では、酸素運搬の面からも酸素吸入を開始するPaO_2や、酸素吸入後のPaO_2は高めに設定すべきであろう。もちろん安易に輸血を行うべきではない。

　なお、酸素運搬の面から心機能と貧血の重要性を示したが、これはPaO_2の意味を軽視するものではない。末梢組織（細胞）レベルでは酸素分圧による拡散で酸素が運ばれる。つまり、PaO_2がある程度高くないと、いくら酸素運搬を増やしても末梢で酸素を利用することはできない。

5. その他

　肺性心や左心不全を合併している老人呼吸器疾患患者に対しては酸素療法を行うと同時に心不全対策も行う必要がある。ジギタリスの投与は左心不全や上室性頻拍を伴った例に有効であるが、すでにβ刺激薬や利用薬が投与されている低酸素血症の患者ではジギタリス中毒を起こしやすく、慎重に投与すべきである。

　老人では咳嗽反射が低下しており、喀痰の排出能が低下している。また、誤嚥も起こしやすい。気道の加湿を心がけ、併せて去痰剤の吸入を行う。気道分泌液による気道閉塞の結果、無気肺を起こしている場合には気管支鏡による吸引も検討する。これらの予防と治療のため肺理学療法も有効である。

（宮本顕二）

文献

1) BTS guidelines for the management of chronic obstructive pulmonary disease. Thorax 52(Suppl 5)：S 1-28, 1997.
2) Clark JM, Lambertsen CJ：Pulmonary oxygen toxicity：a review. Pharmacol Rev 23：37-133, 1971.
3) 宮本顕二，吉川隆志，山本宏司，西浦洋一，鈴木章彦，西村正治，志田　晃，岸不盡彌，川上義和：低酸素心拍数応答に及ぼす加齢，遺伝の影響．呼吸と循環 33：669-677, 1985.
4) Miyamoto K, Nishimura M, Akiyama Y, Yamamoto H, Kishi F, Kawakami Y：Augmented heart rate response to hypoxia in patients with chronic obstructive pulmonary disease. Am Rev Respir Dis 145：1384-1388, 1992.

老年呼吸器疾患の入院時呼吸管理

11 ❷ 老年疾患の侵襲的人工換気

はじめに

　老年者は全身の予備力が低下しており、呼吸器疾患で入院した場合重篤化しやすい一方、呼吸器系の加齢に伴う特異的な呼吸生理や病態のため人工換気に依存しやすく、人工換気が長期に及ぶことが多い[1)~3)]。したがって人工換気やその他の呼吸療法の適応と時期については適確な判断が要求される。本章では気道確保を伴う人工換気法について解説する。

1. 当院ICUでの老年者人工換気の実際

　図1に当院集中治療室(ICU)における過去10年間の各年次の総入室者数、70歳以上の老年者数とそのうち人工換気を施行された数を示す。老年者数はこの10年間でおよそ1.5~2倍に増加しており、人工換気施行数も増加している。

　図2に1989年と1999年の老年者人工換気患者の原因疾患と人工換気期間の内訳を示す。1989年は術後患者が65%、次いで呼吸器疾患が16%、重症感染症が7%、心疾患が5%で、人工換気期間は1週間以内が89%とほとんどを占めていた。一方、1999年は術後患者が72%と最も多く、呼吸器疾患が19%とやや増加、重症感染症は7%と変化なかった。人工換気期間は、1週間以内が74%、2週間から1カ月以内が24%で、1カ月以上も2%を占

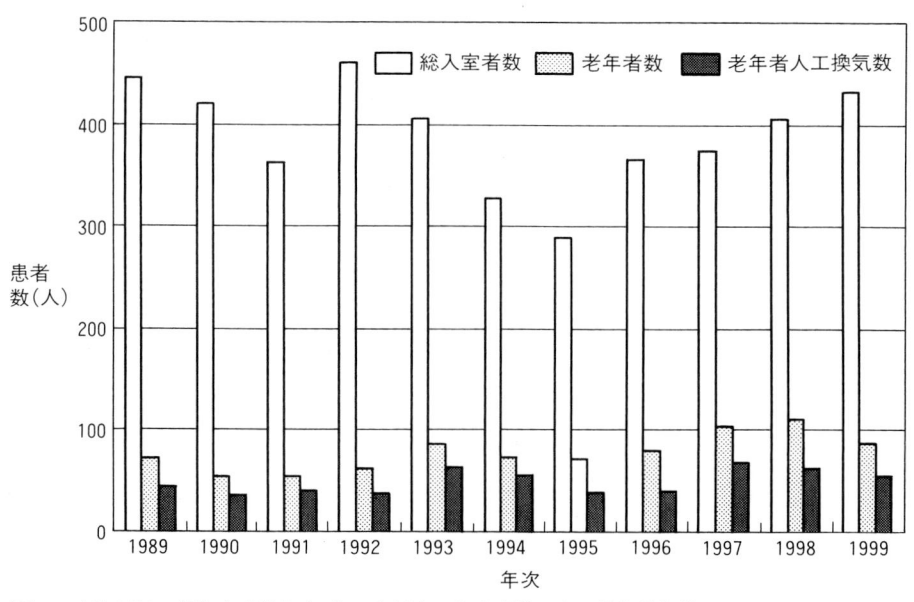

図1. 当院ICUの総入室者数および70歳以上の入室者数と人工換気施行数

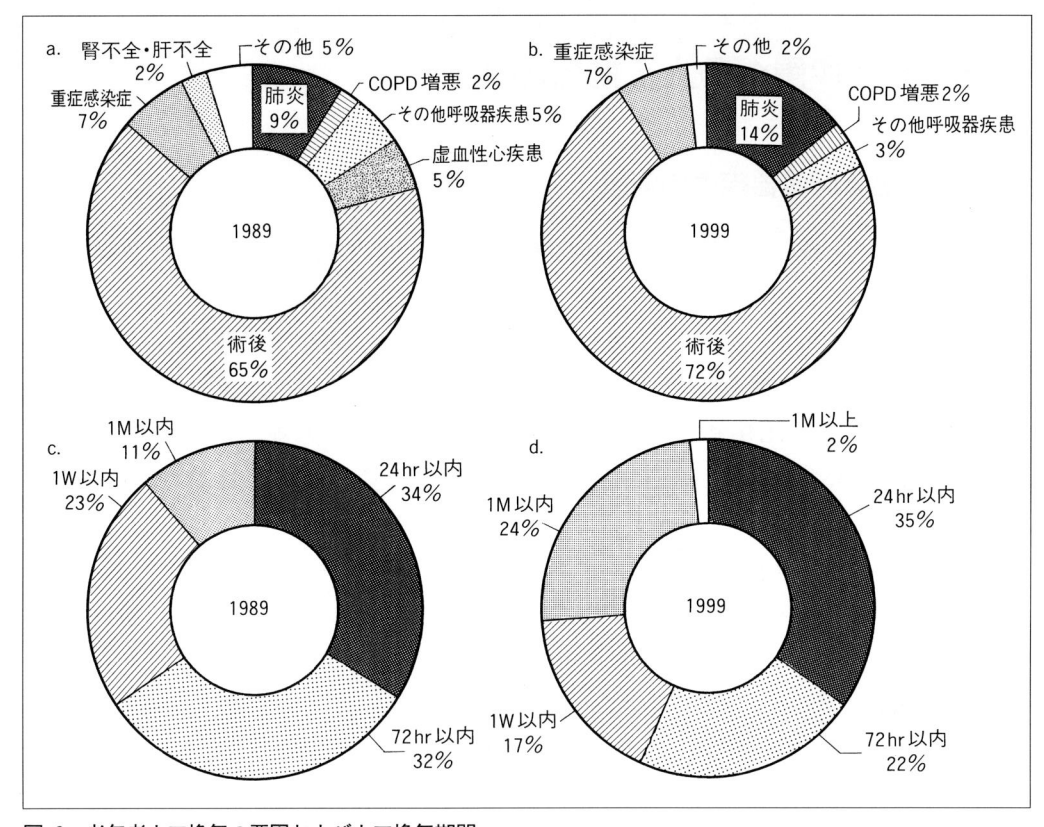

図 2. 老年者人工換気の要因および人工換気期間
a. 要因(1989 年)、b. 要因(1999 年)、c. 人工換気期間(1989 年)、d. 人工換気期間(1999 年)

めた。1週間を超える人工換気を施行した老年患者の3分の2が胸部大動脈瘤などの大手術後患者で、残り3分の1は術後肺炎や誤嚥性肺炎などの呼吸器疾患患者であった。当院集中治療室では、老年者の人工換気は増加傾向にあり、主に大血管術後患者などで人工換気が長期化している。

2. 侵襲的人工換気とは

　従来人工換気とは気管挿管や気管切開による気道確保を行って、陽圧による調節換気を行うものを指してきた。しかし近年、圧支持換気(pressure support ventilation；PSV)などの人工換気様式、鼻マスクなどの器具が開発され、気管挿管を行わない陽圧人工換気が可能となった[4]～[6]。この新たな換気法を、気管チューブによる物理的侵襲を加えずに換気を行うという意味で、非侵襲的人工換気(non それが invasive positive pressure ventilation；NPPV)と呼ぶようになり、これと対比して、従来の気道確保を伴う人工換気は、侵襲的人工換気と呼ばれている。

253

3. 老年疾患への人工換気の導入

1 老年呼吸器疾患の病態

　老年者は肺の弾性力の低下と肺胞構築の破壊、および呼吸筋力の低下と胸郭の可動域の低下に代表される特異な呼吸生理や病態を有する[3]。肺活量の低下や一秒率の低下などの換気障害を生じるとともに、換気—血流の不均衡により酸素化の悪化をみることが多い。このような呼吸機能の低下を背景とするため、原因疾患はさほど重症でなくても呼吸不全に陥りやすく、心疾患などによっても容易に呼吸不全を生じるといわれる[1]。さらに呼吸不全を契機に多臓器不全に移行しやすい一方で、若年者に比べて自覚症状に乏しい場合が多い。

　老年者が人工換気を必要とする代表的な病態として、大手術後、肺炎、喘息発作、心不全、COPDなど慢性呼吸不全の急性増悪などが考えられる。原因疾患の治療に加えて、速やかに人工換気を含む適切な呼吸療法を行い、生命予後の改善を図ることが重要である。

2 人工換気の適応

　一般的な人工呼吸管理の適応基準を表1[7]に示す。老年者の場合も基本的にはこの基準に準じるが、予備力が小さいことから、合併症を有する場合などは早い段階から人工換気の導入を検討する必要がある。

（1）肺の酸素化能低下

　肺の酸素化能が低下している場合、一般にはマスクなどによる酸素投与にて PaO_2 50 Torr以下が人工呼吸管理の適応とされるが、老年者で心疾患や末梢循環不全を合併する場合は、PaO_2 60〜70 Torrでも適応になるとされる。また心不全による肺水腫症例では終末呼気陽圧（positive end-expiratory pressure；PEEP）療法目的の人工換気が適応となる[1]。

表 1. 人工換気の開始基準

換気能力	
呼吸数	>35 または <5
一回換気量	< 3 m*l*/kg
肺活量	<10 m*l*/kg
最大級気圧	<25 cmH$_2$O
死腔換気率	>0.6
呼吸パターンの悪化	
動脈血ガス分析	
PaO$_2$（酸素吸入時）	<50 Torr
PaCO$_2$	>50 Torr

（文献7より引用）

(2) 換気能低下

換気能が低下して高CO_2血症を呈している場合、COPDの急性増悪との区別が重要となる。COPDの急性増悪では、酸素化能が許容される範囲にあり意識障害や著明な呼吸性アシドーシスがなければ、人工換気への依存を考慮して人工換気の導入は慎重にする。酸素吸入で改善しない低酸素血症や、アシドーシス（pH 7.2以下）を伴う高CO_2血症、およびナルコーシス、呼吸数の低下（＜5回/分）や頻呼吸（＞40回/分）による呼吸筋疲労などが認められる場合には、人工呼吸管理を考慮すべきとされる[1]。

高CO_2血症を呈する病態としては、ほかに重症肺炎、喘息重積発作、肺梗塞などがあるが、急性呼吸不全ではより早期に人工換気を導入してもよいと思われる。

4. 侵襲的人工換気の選択

最近は慢性呼吸不全患者のみならず急性呼吸不全患者にも非侵襲的人工換気を試みる動きがあり[5,6]、それが無効であった場合に侵襲的人工換気に移行するといった考え方である。しかし一方で、最初から侵襲的人工換気を選択すべき場合もある。以下にいくつかの例を示す。

1 確実な気道確保を必要とする場合

意識レベル低下や咽喉頭機能低下などにより誤嚥する可能性が高い、酸素濃度を正確に設定したい、肺胸郭コンプライアンスが低下して人工換気中の気道内圧が高くなることが予想される、などの場合確実な気道確保が必要となる。

2 調節換気を行う場合

調節換気を行う場合は、鎮静を行うこと、気道内圧が自発補助換気に比較してより高くなることなどから気道確保を必要とする。

3 喀痰の自喀出が困難な場合

自力排痰ができない場合は、喀痰吸引のために原則として気管挿管を必要とする。患者の苦痛や不穏が強い場合でも、鎮静下に人工換気しながら、用手排痰法や体位ドレナージを行うことができる[8,9]。

5. 気道確保の方法

1 気管挿管

　経口と経鼻の二通りの挿管方法がある。緊急時や早期に抜管が可能な場合は、経口挿管が第一選択となる。経鼻挿管は、違和感や不快感が比較的少なく、チューブの固定がよい、口腔洗浄が施行しやすいなどの利点を持ち、長期の人工呼吸管理には有利とされる[1]。しかし、経鼻挿管では、鼻出血をみる場合が多いので、凝固・線溶系に問題のある患者や、ヘパリンやワーファリンによる抗凝固療法を行っている患者では適応とならない。また副鼻腔炎の合併が多いといわれ[1]、長期の経鼻挿管で炎症所見が遷延するときは副鼻腔炎を疑う必要がある一方、十分な口腔洗浄を行うことや、チューブの固定法を工夫するなどすれば経口挿管も長期人工換気に十分耐えうるとの意見もあり、経口か経鼻かは意見が分かれる。いずれにしても著しい低酸素血症や循環不全、開口障害や猪首などの挿管困難症の場合は、十分に熟練した者が行うことが望ましい。

2 気管切開

　気道確保の手段としては最も確実な方法である。利点として、気管チューブによる患者の苦痛が減るため鎮静薬や鎮痛薬の投与が減少する、チューブの事故抜去時の再挿入が容易、水分や食物の経口摂取が可能、カフの上部に溜まった分泌物を付属したチューブを用いて吸引・洗浄可能、といったことがあげられる。

　しかし気管切開は外科的な手技を必要とするため、早期の導入はこれまであまり考慮されなかった。近年経皮的にSeldinger法により気管カニューレを気管内に挿入する方法が開発され、傷も小さく、短時間で容易に施行可能なため、これまでの気管切開法に比較して、侵襲も合併症も少ないといわれる[10]。通常気管切開は、経口または経鼻挿管から3～4週間を目途に行うが、この方法であれば2週間を過ぎた時点で気管切開の導入を考慮すべきとの意見もある[10]。

6. 人工換気法の選択

　老年者の呼吸不全は、加齢に伴った変化により病態が複雑で、それにあった換気様式の選択が重要であり、多様な換気様式に対応可能な人工呼吸器も必要となる。

1 調節換気の導入

　自発呼吸がないか極めて弱い場合、極端な頻呼吸や、呼吸努力が強く呼吸筋疲労が問題

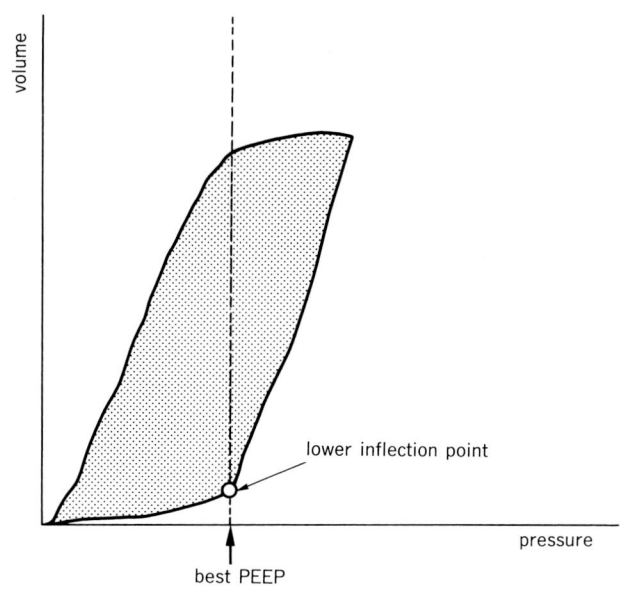

図 3. Pressure-volume curve と lower inflection point
呼吸モニターで圧-量曲線をみながら吸気流速一定の調節換気を行い、一般に吸気曲線が急峻に立ち上がる点を、lower Inflection point とよび、そのときの圧を best PEEP としているが、臨床ではこの点がはっきりしない病態(ARDS など)もある。

となる場合、などは鎮静薬や筋弛緩薬の投与下に調節換気を選択する。呼吸筋の ATP やグリコーゲンは調節換気により回復することが実験的に示されており[11]、呼吸筋疲労も回復すると考えられるが、長期の場合はむしろ呼吸筋の廃用性萎縮をきたす[12]。

調節換気の初期設定は、従量式人工換気で、1 回換気量は 6～8 ml/kg とし、呼吸回数は 14～20 回/分、F_{IO_2} は PaO_2 が 60～80 Torr になるように設定する。吸気：呼気比はおよそ 1：2 とし、次の吸気開始までに呼気流量がほぼ基線(0 L/S)に戻るように調節する。$PaCO_2$ が 50～60 Torr で、pH が 7.3 前後を目標とする。$PaCO_2$ を急激に正常値の 40 Torr にしようとすると、気道内圧や 1 回換気量の負荷が肺に加わり気胸や肺障害を助長したり、急激な pH の補正で循環不全をきたしたりするので、PaO_2 が 70 程度であれば $PaCO_2$ を無理に正常値にはしない。この肺保護的な高 CO_2 血症の容認を permissive hypercapnia と呼ぶ。呼吸性のアシドーシスは代謝性に代償されることが多いが、$PaCO_2$ が 60 Torr 前後で pH が急激に 7.2 以下に低下する場合には、重炭酸ナトリウムを少量ずつ用いて pH を 7.3 前後まで調節する。

吸入酸素濃度を PaO_2 が 70 Torr 程度になるような値に留める理由は、酸素濃度が 60% を超えると肺障害が助長されることと、COPD の急性増悪などでは低酸素による吸気のドライブが減弱し、人工換気からのウィーニングに支障をきたすことがあるからである。

PEEP は、通常生理的 PEEP を考慮して 3～5 cmH_2O 程度とするが、心原性肺水腫など

では心機能に注意しながら10 cmH₂O以上のhigh-PEEPを用いることもある。このとき呼吸モニターで圧―量曲線を描かせて、そのlower inflection point(図3)の80〜90％にPEEPを設定すると、肺を過膨張させることなく小さな呼吸仕事量で換気を行うことができるとともに、圧のふり幅が小さくなり、より肺に保護的に作用するといわれている。またCOPD患者では、呼気時の気道閉塞のために、肺に高い内因性PEEP(auto-PEEP)が加わって過膨張をきたしているといわれ[13)14)]、PEEPはそれを助長するとしてこれまで用いられないことが多かった。しかし軟弱な気管壁が胸腔内圧に圧迫され閉塞するのを防ぐ目的にauto-PEEPに近い圧をcounter pressureとして呼気にかけると、呼気が容易になり呼吸仕事量が減少するとして[14)−16)]、最近はPEEPがまた用いられている。Auto-PEEPの測定には食道バルーンなどを用いた検査が必要で、侵襲的であるため一般的ではない。臨床では徐々にPEEPを加えて、呼吸パターンが安定し循環に影響のない値を決めるのが現実的である。

　肺水腫や肺炎、肺線維症などに従量式換気を行うと最高気道内圧やプラトー圧が40 cmH₂Oを超える場合がある。このように肺のコンプライアンスが著しく低下している病態では、気道内圧を低く抑える目的で従圧式人工換気を行う。この場合設定するのは、呼吸数とPEEPおよび最高気道内圧、吸気時間であり、換気量は患者の肺のコンプライアンスによって異なる。患者の病態が改善し肺コンプライアンスが増加すると同じ設定でも一回換気量が増加するので、換気量のモニターは必須である。最近は従量式人工換気でも、吸気流量を調節し気道内圧をなるべく低く抑えることのできる圧補正従量式やauto-flow modeなどを搭載した人工呼吸器が登場し、肺保護的な換気戦略が容易となった。

2 補助換気の導入

　自発呼吸が比較的強く、auto-PEEPがあまり高くなく呼気障害が軽い場合、呼吸筋力維持のために患者の吸気・呼気努力を残したまま換気補助を行いたい場合などは、自発換気を補助する換気様式である間欠的陽圧換気(synchronized intermittent mandatory ventilation；SIMV)やPSVを用いる。

　SIMVは自発換気と調節換気の混合した換気様式で、トリガーウィンドウを定期的に設けて人工呼吸器の吸気弁の開放を患者の吸気努力に合わせて行うもので、吸気流速や吸気時間は設定された値で固定される。そのため、意識清明で呼吸努力が強い患者では、息苦しさを訴える場合がある。

　PSVは、吸気流速や一回換気量、吸気時間などは患者と人工呼吸器との相互作用によって決定するため、SIMVより同調性がよく、最近では圧の立ち上がり時間も調節できる人工呼吸器が出てきている。1回換気量が6〜8 ml/kg、呼吸数が30回以下になるようにサポート圧を決め、FIO_2・PEEPは調節換気に準じて設定する。

　自発呼吸を補助する換気様式では、人工呼吸器が自発呼吸をトリガーして換気を行うた

め、トリガー方式やトリガー遅れが問題となる。トリガー方式は大きく分けて「圧」および「流量」の2種類ある。圧トリガーは患者の−1～2 cmH$_2$Oの吸気陰圧を感知するもので、流量トリガーは患者の1～15 l/分の吸気の初期流速を感知して吸気弁を開くものである。両者とも患者の吸気開始から実際に吸気弁を開くまでには、100 ms 弱のトリガー遅れが生じるが、一般に圧トリガーより流量トリガーの方が遅れは少ない。トリガー遅れが大きいと、吸気開始時に患者に呼吸仕事を負荷することになり、呼吸筋疲労を招くことになる。特にauto-PEEPの高い COPD 患者では、auto-PEEP の分だけ余計に胸腔内圧を陰圧にしなければ吸気が開始せず、より大きな呼吸負荷になる危険性がある。

将来は気管チューブや患者の気道系のコンプライアンスやレジスタンスを代償して自発呼吸を補助する proportional assist ventilation(PAV)なども一般化すると思われる[17)18)]。

7. 患者管理

慢性呼吸不全に対する人工換気では、集中治療室のように設備や人員の整った場所で行う方が短時間で離脱できるという報告がある[19)]が、集中治療室では面会が制限され、気道確保のためスタッフとの十分なコミュニケーションが困難で、精神的なサポートが不十分になりやすい[1)2)]。患者の精神的・肉体的苦痛を軽減し、急性期の患者管理を容易にするために鎮静薬が用いられる。

呼吸機能の低下している老年患者の場合、通常のウィーニングの基準に当てはまらない症例が存在する。呼吸機能を含めた全身状態の改善度を経時的に評価するために、通常の検査に加え、CT や心エコーなどの画像検査、肺動脈カテーテル、換気モニターなどにより、病態の経時的変化を捉えるとともに、それらを総合的に評価してウィーニングのタイミングを図ることが重要である。

1 鎮静

侵襲的人工換気では、気管挿管や種々の疼痛など患者の苦痛や不安は大きく、過大なストレスにさらされるため鎮静・鎮痛が必要となる。これにより、患者のストレスを軽減あるいは消失させ、安静を保つことで呼吸筋疲労や循環器系への負担を軽減できる。しかし呼吸抑制、低血圧などの循環虚脱、過鎮静による喀痰排泄の抑制や、鎮静後の譫妄といった副作用にも配慮が必要となる。われわれの施設では、表2に示すスコア[20)]を用いて鎮静を評価し、持続静注により適切な鎮静レベル(2～3)を維持するように心がけている。われわれがよく用いている鎮静法を示す。

(1) ミダゾラム持続静注法

ミダゾラムを0.03～0.1 mg/kg/hrの速度で持続静注する。処置時に鎮静を深くしたい

表 2. 鎮静状態の判定

1	覚醒している
2	うとうとしている
3	睡眠しているが呼びかけに応じる
4	完全に睡眠していて呼びかけに応じない
5	強い痛み刺激でも覚醒しない

(文献 20 より引用)

場合は、0.03 mg/kg のボーラス投与を追加する。

(2) プロポフォール持続静注法

プロポフォールを 0.5～3 mg/kg/hr で持続静注する。呼吸抑制が強い場合は、適宜減量する。脂肪乳剤なので長期投与では、脂質の投与過剰やラインの汚染に注意が必要である。

(3) ケタミン・ミダゾラム持続静注法

筋注用ケタミン 1 g およびミダゾラム 80 mg を生理食塩水または 5％グルコースで全量 50 ml とし、ポンプで 0.5～4 ml/hr の速度で投与する。ケタミンの鎮痛作用も期待でき、循環への影響も比較的少ない。

(4) その他の薬剤

譫妄、興奮が著しいときは、メジャートランキライザーのハロペリドール 5 mg/日を筋注または静注で追加すると鎮静レベルが安定する。

持続鎮静でも呼吸努力が強く、分時換気量が 20 l/分を超えるときは、麻薬や筋弛緩薬の投与を考慮する。筋弛緩薬の使用では、喀痰排泄は完全に抑制されるので、体位ドレナージなどの理学療法を集中的に施行する必要がある。

2 画像検査

人工換気中の患者では、胸部単純写真が画像検査の主役となってきた。しかしその情報量の多さから CT の有用性は高く、われわれも定期的に人工換気中の CT 撮影を行い、診療方針の決定に役立てている。

3 循環管理

老年者の肺炎や COPD の急性増悪では、右心負荷を伴う肺高血圧症を併発することが多く[13)21)]、肺動脈カテーテルを使用することで心機能の把握と水分管理が容易になる。しかし一方で肺動脈カテーテルを重症患者に用いても、予後には影響しないとする報告もあり[22)]、適応の是非は意見が分かれる。

心エコーは呼吸不全の患者に定期的に用いることで、心機能や血管内ボリューム、肺高血圧の程度の評価が可能で、それらの経時的変化の把握が人工換気からのウィーニングに有用である。

貧血は、心機能をみながら必要に応じて輸血により補正し、全身の酸素需給バランスの

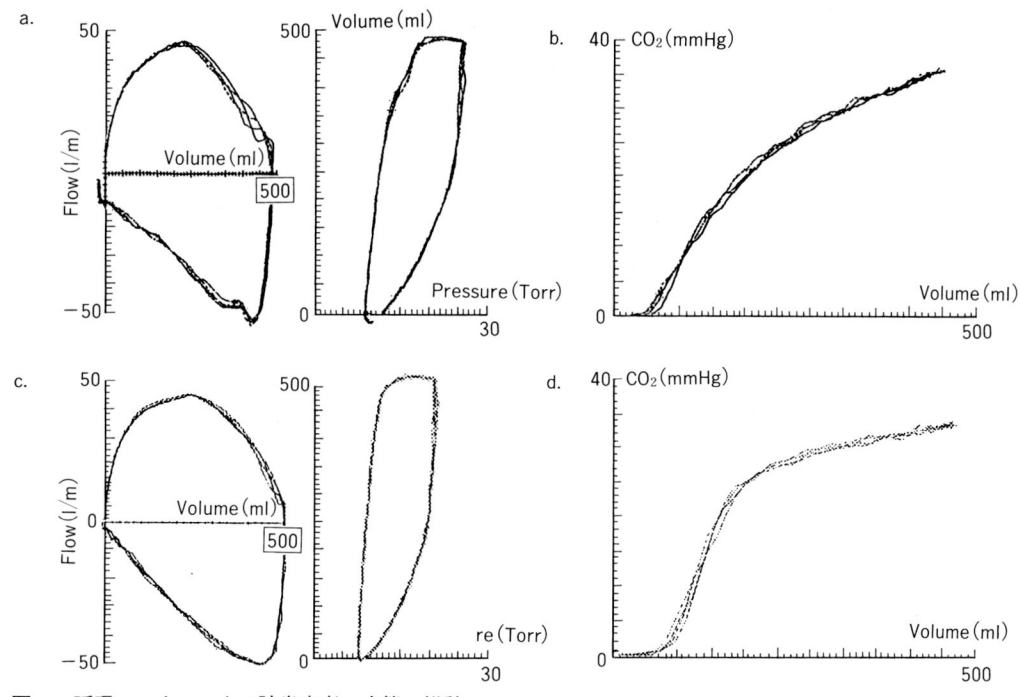

図 4．呼吸モニターによる肺炎患者の病態の推移
70歳男性、胸部大動脈置換術後。人工呼吸器はドレーゲル社製 EVITA 4、換気モードは SIMV＋auto flow。呼吸モニターはノバメトリクス社製 VENTRAK を使用。
a．緑膿菌による肺炎を併発時の圧-量曲線、b．同じく量-CO_2曲線。c．肺炎治癒後の圧-量曲線、d．同じく量-CO_2曲線。肺炎併発時は、呼気曲線は吸気開始時に基線(0 l/分)に戻っておらず、CO_2の排泄も悪かったため、換気回数を減らして呼気時間をやや長くした。肺炎治癒後は CO_2 の排泄が改善し、血ガス上も $PaCO_2$ が低下した。

改善に努める。

4 換気モニターと横隔膜エコー

呼吸機能の障害の程度や改善の状態などを捉えるために、換気の各パラメーターを測定することは重要である。われわれの施設では、人工換気患者のほぼ全例に換気呼吸機能検査を行い、人工呼吸器の設定やウィーニング開始時期の決定に役立てている。その一例を図4に示す。

横隔膜機能評価のために体表からエコーを用いて横隔膜を観察し、その振幅や動きを観察することも、呼吸筋機能低下が予想される症例や呼吸筋訓練を行っている症例では有用である[23]。

5 細菌培養

呼吸器感染例のみならず、compromised host や長期人工換気症例でも、人工呼吸器関連肺炎などに対して適切な抗菌薬を使用するために、喀痰培養を定期的に繰り返し行うこ

とが必要となる。誤嚥性肺炎の 90％以上で嫌気性菌が関与するといわれ、また老年者では活動性の結核も問題となっており、好酸菌培養や塗抹検査、DNA 検査（PCR）なども必須である。気管挿管下では喀痰の採取は容易であり、必要に応じて気管支肺胞洗浄を施行し、洗浄液を培養したり、検鏡したりすることで確実な起因菌同定が可能となる。

8. ウィーニングの開始

原疾患が治療されていることが前提となる。2 週間以内の人工換気であれば、各種検査でウィーニング可能と判断し、表 3[2]に示した基準を満たしていれば徐々に SIMV の設定呼吸数を下げていき、PEEP 5 cmH$_2$O の持続気道陽圧（continuous positive airway pressure；CPAP）とする。抜管の基準（表 4）[24]を満たしていれば気管チューブを抜去し、マスクによる酸素療法へ切り替える。PSV の場合は、PSV の設定を 5 cmH$_2$O、PEEP 5 cmH$_2$O、F$_{IO_2}$ 0.5 まで徐々に条件を下げ、基準を満たせば気管チューブを抜去する。

2 週間を超える場合、PSV 管理症例では、横隔膜などの呼吸筋の廃用性萎縮は最小限との前提で PSV の設定圧を下げていく。しかし鎮静薬や筋弛緩薬を用いての長期調節換気症例では、肺の状態が改善しても呼吸筋の萎縮が進行していて、すぐには十分な自発呼吸を行うことはできない。したがって、自発呼吸が出現して PSV になってもすぐに人工呼吸器を外すのでなく、次項の ON-OFF 法を用いたり、肺理学療法を併用したりして数週間

表 3. ウィーニング開始基準

1. 意識清明
2. 肺の感染、炎症所見の鎮静化
3. 全身状態、特に循環系の安定化
4. 呼吸数＜30 回/分
5. 肺活量＞5 ml/kg
6. 最大級気圧（MIP）＜－20 cmH$_2$O
7. PaCO$_2$＜平常値＋20 mmHg
8. PaO$_2$＞70 mmHg（F$_{IO_2}$＜0.4）
9. VD/VT＜60％
10. 自発呼吸の持久力がある程度みられること（10 分以上）

（文献 2 より引用）

表 4. 気管チューブの抜管基準

1. PaO$_2$≧70 mmHg（F$_{IO_2}$≦0.4）
2. 10≦呼吸数≦35 回/分
3. FVC≧8～10 ml/kg
4. MIP≧15～20 cmH$_2$O
5. PaCO$_2$≦60 mmHg（ウィーニング開始時より 20 mmHg 以内の上昇）
6. VD/VT≦60％

FVC：forced vital capacity
MIP：maximum inspiratory pressure
VD：dead space　VT：tidal volume

（文献 23 より引用）

から数カ月かけ徐々に人工換気からの離脱を図る。気管切開を行うと患者のストレスが減って鎮静が不要になり、気管チューブの抵抗も小さくなるので、人工換気からの離脱が早くなるともいわれる[3]。

抜管の前は、鎮静薬の投与は早めに中止しておくべきで、鎮静薬の影響が残存すると、気管チューブ抜去後に誤嚥を生じて肺炎を併発する危険がある。鎮静薬の中止で患者の安静が保たれない場合は、鎮静薬をプロポフォールのような蓄積が少なく、作用時間が短いものに変更するか、持続投与から間歇投与に切り替えておく。従命動作が可能で、気道反射が保たれていることを確認してから抜管する。老年者では特発性の反回神経麻痺が多いと報告されており[25]、気管チューブ抜去後に喉頭ファイバーで声帯の動きを観察することも重要である。なお、われわれの施設では、抜管後の喉頭や咽頭の浮腫に対して、抗浮腫作用の強いデキサメサゾン約0.08～0.1 mg/kgを抜管1～2時間前に投与しており、長期人工換気後などで声帯およびその周囲の浮腫が強い場合は、さらに同量を数時間後に追加投与し、気道狭窄の予防に努めている。

9. 人工換気より離脱困難な症例に対して

老年者では通常の人工換気からの離脱に難渋する例が多い。人工換気からの離脱には、呼吸筋訓練や呼吸理学療法が必須である。ここでは代表的な呼吸筋訓練法であり離脱法でもあるON-OFF法と、人工呼吸中の呼吸理学療法について触れる。

1 ON-OFF法

COPD患者の高CO_2血症は、呼吸筋疲労でなく呼吸筋力低下が原因とする報告があり[26]、COPD関連の呼吸不全における人工換気からの離脱時には、呼吸筋訓練が重要となる。

呼吸筋訓練の原則は、①特異性、②過負荷、③継続性の3つであるといわれる[27]。①特異性とは、筋力と耐久力ではおのおの適切な訓練が存在し、訓練によって強化される意味が異なること、②過負荷とは、安静時より強い負荷強度でないと、筋力が強化されないこと、③継続性とは、訓練を中止すると機能は低下してしまうこと、を意味している。

ON-OFF法は、人工呼吸器をつけたり外したりして呼吸筋に負荷をかけ呼吸筋訓練を行うことと、同時に人工呼吸から離脱していくという2つの意味を持っている。この方法は、患者自身の同意と実行への意志が不可欠であり、周囲からの精神的なサポートも重要である。意識レベルが低い場合や、鎮静状態では効果が上がりにくい。また離脱困難症例には、栄養不良の随伴が多く、積極的な栄養管理が必要となる。COPD患者に蛋白同化ステロイドを投与すると呼吸筋量が増加し、栄養状態や呼吸機能が改善するという報告があり[28]、われわれもON-OFF法施行中にメテノロンをしばしば用いている。

われわれの行っているON-OFF法の概略を述べる[23]。対象は著しい肺の器質的な変化がなく、栄養不良や長期人工換気により、呼吸筋機能が低下していることで人工呼吸を離脱できない慢性呼吸不全患者で、SIMVまたはPSVを施行中に、人工呼吸器を1日に何回か外したり着けたりする。初期は2時間を1セットとして数分間人工呼吸器を外し(OFF)、残り時間を再度装着する(ON)。1日3～4セットから開始し、数日ごとにOFF時間を延ばしてゆく。徐々に延びてきたら、3～4時間以上を1セットとしてON時間も延ばす。

この方法での負荷は人工呼吸器を外すということのみだが、初期にはかなりの強度になっていて筋力増強トレーニングに相当すると考えられる。離脱が進んだ段階では、強度を変えずに時間を延ばしていく持久力トレーニングに相当すると考えられ、これらの過程は呼吸筋訓練の原則に沿っている。呼吸筋訓練の目標は、①1回換気の吸気筋力の減少、②最大吸気筋力の増大、③吸気時間の短縮、④呼吸数の減少と1回換気量の増加、⑤吸気呼気補助筋から横隔膜呼吸への改善、などが挙げられる[27]が、実施にあたってはこれらに対する評価法が重要となる。呼吸筋力の評価としては、肺活量や最大吸気陰圧(PImax)が用いられるが、臨床的には安定して30分程度の自発換気が可能なら呼吸筋力は強化されたと判断し、セット数よりOFF時間を延ばすことに重点をおいた持久力トレーニングに移行する。OFF時間を延ばしてゆく場合、過大な呼吸筋疲労を起こさないように注意することが重要で、患者本人の訴えのほかに呼吸数の増加や1回換気量の減少で評価するが、終末呼気CO_2濃度の上昇をみるのも有用である[23]。

2 呼吸理学療法

侵襲的人工換気中の患者にとって最も苦痛なのは、気管挿管と排痰に伴うものといわれる。人工換気中の呼吸理学療法は、単に排痰を促し無気肺を改善するのみならず、患者の苦痛の軽減につながると考えられる。呼吸理学療法は、体位変換によって重力による排痰を促すものと、用手的に胸郭を叩いたり絞ったりすることによって排痰を促すものの、大きく2つに分けられる。後者は排痰を促すのみならず、換気補助の作用を持つものもあり、人工換気離脱後の換気補助としても有効である。

(1) 体位ドレナージ

仰臥位が持続すると、重力の影響で背側下側肺に分泌物が貯留し含気量減少を生じやすい(背側肺障害、gravitational consolidation；GC)。この部位が上になるような体位(腹臥位)をとると、換気―血流比が改善して酸素化能が改善するとともに、肺胞の再換気が行われて喀痰排泄が改善する。排痰を促すためにとる体位を排痰体位と呼ぶ。人工換気中は人工呼吸器の回路やカテーテル類の取り回しの関係から、側臥位を中心に体位をとり、1～2時間おきに繰り返し変換する(turning)ことが多い。しかし排痰体位は老年呼吸器疾患患者では侵襲が大きく、不整脈、頭蓋内圧亢進、気管支攣縮、疼痛などを招きやすい。した

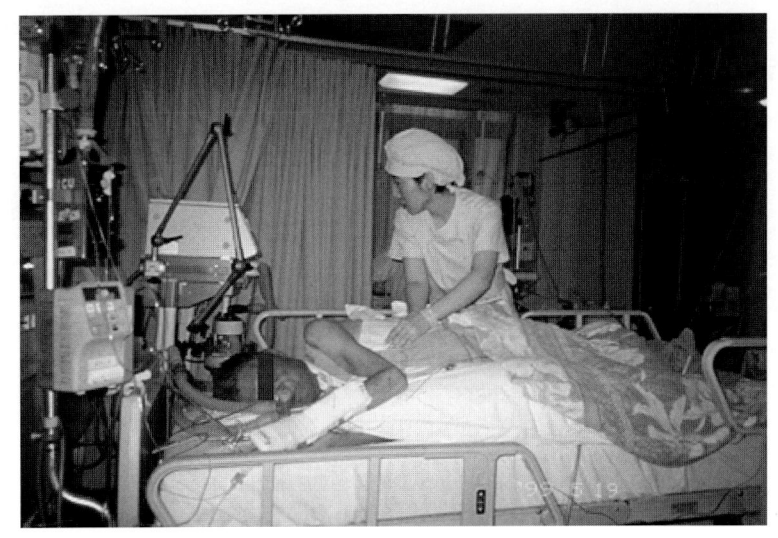

図 5. 人工換気中の呼吸理学療法
PSV による人工換気中の患者を右側臥位とし、左肺下葉に対する squeezing を施行しているところ。施行者は人工呼吸器のモニターをみながら、呼気に合わせて左胸郭下部に用手的に圧迫を加えている。

がって心不全、重症不整脈、肺水腫、肺塞栓、脳浮腫、胸部外科術直後などでは、禁忌とすべきである。

(2) 用手的喀痰排泄法

　排痰体位をとり、排痰区域に近い胸郭に 1 回 5 分程度の手技を加え、排痰を促すもので、vibration、percussion、squeezing などの方法がある。Vibration は用手的に 10〜15 Hz の振動を胸郭に加える方法で、気管粘膜の線毛運動と相まって効果的に排痰が可能となる。Percussion は胸壁を用手的に叩く方法であるが、vibration や squeezing に比べ侵襲が大きい割に効果が小さいことなどから、現在ではほとんど用いられない。Squeezing は呼気に合わせて胸郭を圧迫することにより呼気流速を速めて痰の移動を促進すると同時に、圧迫を解除したときに受動的に吸気が行われるので、エアーエントリーも改善可能な方法である。人工換気中も人工呼吸器の吸気・呼気に合わせて施行することができ（図 5）、換気様式を 5〜10 cmH$_2$O の PSV にして行うとより効果的とされる。Squeezing は注意して行えば心不全患者や術後患者でもさほど負担にならず、また気管支拡張薬のエアロゾルを squeezing で効果的に吸入させたい部位に送り込むことも可能である。

まとめ

　老年疾患に対する侵襲的人工換気のポイントとして、①気管挿管および人工換気の適応を正確に判断する、②気道確保の方法について習熟する、③調節換気か補助換気か選択する、④人工換気中の患者の病態変化を経時的にとらえ可能な限り速やかに離脱へ向かう、

⑤離脱困難な症例には呼吸筋訓練および呼吸理学療法を行う、などが挙げられる。老年者に侵襲的人工換気を行う場合、病態によりまったく異なったアプローチを求められる場合も多く、質の高い呼吸管理を行うためにも、集中治療室のような設備や人員の整った場所で人工呼吸管理が行われるべきであると考えられる。

(長谷川隆一、松川　周)

文献

1) 今井保，坂井誠：高齢者呼吸不全とその人工呼吸管理．ICUとCCU 18：959-965, 1994.
2) 磨田裕：人工呼吸器依存への対策．集中治療 10：293-298, 1998.
3) 伊藤彰師，勝屋弘忠：超高齢者の肺機能とその管理．ICUとCCU 21：181-187, 1997.
4) 鈴川正之：非侵襲的人工換気．集中治療 10：273-281, 1998.
5) 山口修：急性呼吸不全と非侵襲的陽圧換気法(NPPV)；適応拡大は可能か？．集中治療 11：1199-1205, 1999.
6) 繁田正毅：Critical Care 領域での非侵襲的陽圧換気法(NPPV)の役割．集中治療 11：1187-1198, 1999.
7) 松川周，橋本保彦：急性呼吸不全の治療．臨床医 23：185-190, 1997.
8) 井上雅樹，長谷川鎮雄：ICUにおける呼吸リハビリテーション．集中治療 10：307-317, 1998.
9) 宮川哲夫：呼吸理学療法の科学性．人工呼吸 15：91-104, 1998.
10) 青柳光生：経費的気管切開を中心とする呼吸管理のポイント．人工呼吸 17：17-23, 2000.
11) Fitting JW：Respiratory muscle during ventilatory support. Eur Resp J 7：2223-2225, 1994.
12) Azeuto A, Tobin MJ, Moore G, et al：Effect of prolonged mechanical ventilation on diaphragmatic function：a preliminary study of baboon model. Am Rev Rspir Dis 135：A 201, 1987.
13) 高崎雄司，金子泰之，工藤翔二：COPDの急性増悪の病態．集中治療 10：253-261, 1998.
14) 久米田幸弘，氏家良人：PEEP/CPAPの役割．集中治療 10：283-291, 1998.
15) Aerts JG, van den Berg B, Bogaard JM：Controlled expiration in mechanically-ventilated patients with chronic obstructive pulmonary disease(COPD). Eur Respir J 10：550-556, 1997.
16) Nava S, Bruschi C, Rubini F, et al：Respiratory response and inspiratory effort during pressure support ventilation in COPD patients. Intensive Care Med 21：871-879, 1995.
17) Giannouli E, Webster K, Roberts D, et al：Response of ventilator-dependent patients to different levels of pressure support and proportional assist. Am J Respir Crit Care Med 159：1716-1725, 1999.
18) Wrigge H, Golisch W, Zinserling J, et al：Proportional assist versus pressure support ventilation：effects on breathing pattern and respiratory work of patients with chronic obstructive pulmonary disease. Intensive Care Med 25：790-798, 1999.
19) Therons JB, Kaelin RM, Jolliet P, et al：Influence of the quality of nursing on the duration of weaning fom mechanical ventilation in patients with chronic obstructive pulmonary disease. Crit Care Med 23：1807-1815, 1995.
20) 佐藤俊，松川　周，橋本保彦：成人における人工呼吸と鎮静．人工呼吸 15：105-110, 1998.
21) 齊藤修，堀江孝至：COPD急性増悪時の循環管理．集中治療 10：263-270, 1998.
22) Vincent JL, Dhainaut JF, Perret C, et al：Is the pulmonary artery catheter misused? A European view. Crit Care Med 26：1283-7, 1998.
23) 長谷川隆一，江島　豊，星　邦彦，ほか：長期人工呼吸からの離脱に難渋した高齢ギラン・バレー症候群の一例．日本臨床麻酔学会誌 19：491-495, 1999.
24) 窪田達也，大竹一栄：ウィーニングの方法と必要なモニター・目標値．救急医学 11：1545-, 1987.
25) 佐藤意生，山田倫久，平野　実：特発性反回神経麻痺とインフルエンザ流行．日本耳鼻咽喉科学会会報 84：601-605, 1981.
26) Rochester DF：Respiratory muscle weakness, pattern of breathing and CO_2 retention in COPD. Am Rev Respir Dis 143：901-903, 1991.
27) 宮川哲夫：ウィーニングと呼吸筋訓練．人工呼吸 13：38-42, 1996.
28) Schols AMWJ, Soeters PB, Mostert R, et al：Physiologic effects of nutritional support and anabolic steroids in patients with chronic obstructive pulmonary disease. Am J Respir Crit Care Med 152：1268-1274, 1995.

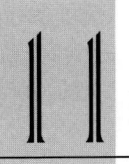

老年呼吸器疾患の入院時呼吸管理

3 老年疾患の非侵襲的人工換気

はじめに

　非侵襲的人工換気は挿管しない人工換気であり、表1に示すように、マスクを使用した陽圧人工呼吸と陰圧型人工呼吸が相当する。非侵襲的陽圧人工呼吸(noninvasive positive pressure ventilation；NPPV)は、陽圧による気道確保と間欠的陽圧による人工呼吸からなり、機能的には侵襲的陽圧人工呼吸が気道確保と人工呼吸器で構成されるのと同様である(表1)。陰圧型は、覚醒時は気道の開通性は保持されるものの、睡眠時は気道確保されず、いびきがある場合には閉塞性無呼吸を起こす症例があること、装着が容易でないため、夜間に再装着が必要である場合には人手を要すること、一方、陽圧型では自分で再装着可能であり、閉塞性無呼吸も起こさないので、NPPVが第一選択となっている。

　NPPVは、マスクを使用するため、試すことができる人工呼吸であり、中止も容易であり、本人に試みて、継続するかどうか自己決定してもらうことができる。また、訓練を受けたナース、呼吸療法士により導入可能である。在宅人工呼吸の場合には、慣れれば自己により、容易に装着・脱着が可能であり、介護の人手もかからないため、実施しやすい方法である。

　老年者を対象とした場合、NPPVの長所としては、上述のように挿管しないため、会話、食事などが可能であり、ターミナルケアとなっても会話が可能であり、装着、中止も容易である。しかし、逆に、挿管しないがゆえに、老年者に多い誤嚥があれば適応でないが、挿管拒否で、呼吸管理の適応がある場合には試してみることができる。痴呆症例においても本人が脱してしまわない限りNPPVは可能であるが、在宅人工呼吸のためには、小児と同様に装着・脱着を行ってくれる介護者が必要である。

　現在、従来は侵襲的陽圧人工呼吸(invasive positive pressure ventilation；IPPV)の適応となった疾患について、慢性呼吸不全の在宅人工呼吸より、ICUでの急性呼吸不全、救急室の使用までNPPVの効果が検討されている。慢性呼吸不全では拘束性胸郭疾患、神経・筋疾患での在宅人工呼吸、慢性閉塞性肺疾患の急性増悪での効果は確立しつつあり、

表 1. 非侵襲的人工換気の気道確保と呼吸補助

	気道確保	呼吸補助
nCPAP	＋	－
NPPV	＋	＋
CNPV	－	＋

nCPAP：nasal continuous positive airway pressure
NPPV：noninvasive positive pressure ventilation
CNPV：chest negative pressure ventilation

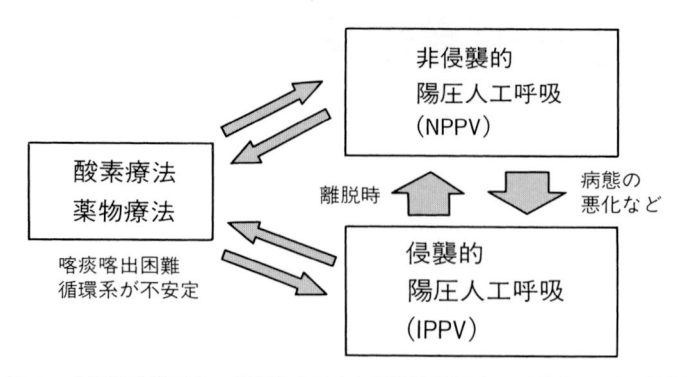

図 1. 非侵襲的陽圧人工呼吸(NPPV)と侵襲的陽圧人工呼吸(IPPV)の役割

急性呼吸不全においては予後などは変わりなく、人工呼吸器関連肺炎などの侵襲的人工呼吸に伴う合併症は少ないと考えられている。また、侵襲的人工呼吸からの離脱時、抜管後呼吸不全にも使用され、可及的にIPPV期間を短くする試みが行われている。従来、IPPVか否か二者択一であったが、IPPVの前にNPPVという手段が可能となり、適応についてもIPPVに比べ、ゆるやかな条件となっている。また、たとえIPPVを行ったとしてもNPPVの使用によりIPPVの期間を短くすることが可能と考えられる(図1)。以下にNPPVの現況について、効果の報告されている呼吸不全について概説する。

1. 慢性呼吸不全

1 在宅人工呼吸

　高二酸化炭素血症を伴う呼吸器疾患や、神経筋疾患では急速眼球運動睡眠時には、横隔膜活動が増加しないため、あるいは、呼吸補助筋活動の低下の影響が大きい場合および上気道抵抗の増加などにより、低換気がさらに悪化する[1]。後側弯症、結核後遺症などでは、特に急速眼球運動睡眠時に低換気となりやすい。睡眠時の高二酸化炭素血症、低酸素血症の悪化に対して酸素吸入も行われるが、限界があることが多く、NPPVが適用される。

　睡眠時呼吸障害などで、NPPVが必要な場合は、人工呼吸器よりの離脱は必要がなく、夜間のNPPVの使用により、予後、Quality of Lifeが改善する[2)-4)]。在宅人工呼吸として、気管切開下人工呼吸(tracheostomy intermittent positive pressure ventilation；TIPPV)が行われてきたが、NPPVはTIPPVに劣らない継続率が得られており、方法として比較的容易であり、在宅人工呼吸を行いやすい[4)](図2)。

　NPPVに慣れ、夜間睡眠可能となり、人工呼吸器の取り扱いに習熟し、自分で装着できるようになるまで、通常数日から1週間程度を要する。自己管理可能となれば在宅に移行

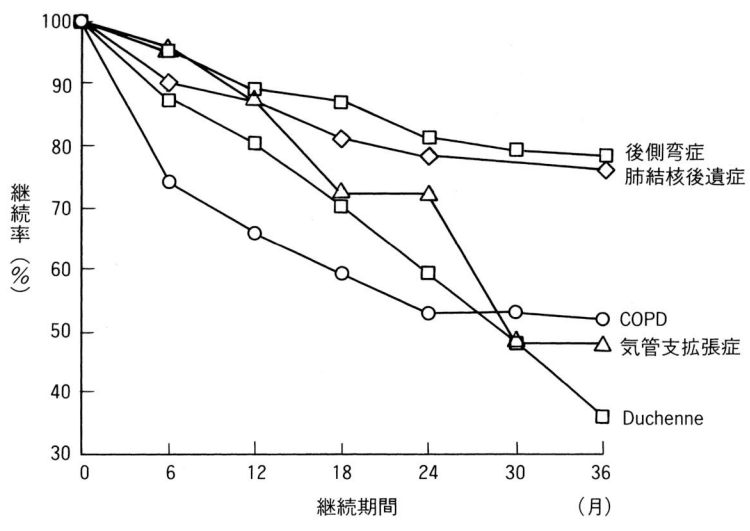

図 2. 非侵襲的陽圧人工呼吸(NPPV)の継続率(文献2より引用)

する。NPPV は夜間および昼間の数時間の使用を目的としているので、人工呼吸器が故障しても問題は少ない。

血液ガスの改善により通常は日常活動性はよくなるので、自立性が高まり、心不全などが進行せず、有効である限り介助の手数はあまりかからないと考えられる。

1日数時間の人工呼吸器の使用により、睡眠時低換気の改善、呼吸筋疲労に対して人工呼吸中の吸気筋の安静化、より低い $PaCO_2$ に保つことにより呼吸調節系のリセッテイングにより、人工呼吸を使用しない時間でも、より低い $PaCO_2$ を保つことが可能となるとされている[5]。

(1) 後側弯症、肺結核後遺症

後側弯症、肺結核後遺症などの胸壁の異常を主とする疾患では、肺・気道の異常が比較的少なく、また、疾患の進行が遅いため、NPPV の最もよい適応である。実際、NPPV の多数例の報告ではこれらの疾患の継続率が高い[2〜4]。表2に NPPV 開始についての consensus を示す[6]。

(2) 神経・筋疾患

筋ジストロフィーなどでは、NPPV の導入が確立した感があるが、筋萎縮性側索硬化症(Amyotrophic Lateral Sclerosis;ALS)でもその有効性が報告されている。

ALS では、高二酸化炭素血症を伴うようになると予後が悪化し、挿管下人工呼吸か自然経過かの選択が必要であったが、NPPV による延命が報告されている。Aboussouan らは orthopnea の出現、高二酸化炭素血症の出現、あるいは両者の出現をもって NPPV の適応とし、NPPV を適用し得た症例と耐えられなかった症例を比較し、耐えられなかった症例では死亡の危険性が相対危険度 3.1(95%CI、1.8〜9.6)で、耐えられなかった症例では、球

表 2. 拘束性胸郭疾患での適応

臨床症状(疲労、呼吸困難、朝の頭痛など)があり、生理学的基準(以下の1項目)を満たす 　A．PaCO₂ 45 mmHg 以上 　B．夜間の SpO₂ 88%以下(連続5分以上) 　C．進行性神経・筋疾患では最大吸気筋力 −60 cmH₂O 以上あるいは FVC が予測値の50%以下

(文献6より引用)

麻痺症状は進行していたと報告した[7]。

Kleoka らは122例の ALS 症例に bilevel PAP(bilevel Positive Airway Pressure)を適用した。開始時点は FVC が予測値の50%以下となった時点である。1群38例は1日4時間以上使用し、2群32例は1日4時間以下しか使用できなかった。3群52例は使用を拒否した。bilevel PAP 導入後の平均生存期間は1群は14.2カ月、2群は7カ月($p=0.002$)、3群は4.6カ月($p<0.001$)であり、1群に比較し有意に低かった。また、VC の低下速度は1群では−3.5%/月、2群では−5.9%/月($p=0.02$)、3群では−8.3%/月($p<0.001$)であった[8]。

bilevel PAP 併用群と非併用群とで、1年間の運動療法の効果の比較を行った報告では、bilevel PAP 併用下に運動療法を併用すると筋力低下の進行が遅い可能性が示唆されている[9]。

喀痰喀出困難があるときの対策として、神経筋疾患を基礎疾患とする急性呼吸不全14例で NPPV を導入し、うち7例に喀痰喀出困難のために輪状軟骨切開を併用した呼吸管理が報告されている[10]。

2. 慢性閉塞性肺疾患
(chronic obstructive pulmonary disease ; COPD)

1 安定期の使用

高二酸化炭素血症を伴う急性増悪では NPPV が最初に行うべき人工呼吸とされているが[11]、安定期の使用では在宅酸素療法と NPPV の併用効果が問題となる。睡眠時の NPPV による $PaCO_2$ の低下と、覚醒時の $PaCO_2$ の低下との相関関係を認める報告もあるが[12]、安定期の使用については明確な効果は認められていない。神経・筋疾患、後側弯症などでは NPPV の有効性は一致しており、二重盲検試験の必要性はないと考えられているが[5]、COPD については、在宅酸素療法単独の場合との比較が必要であろうとされている。

進行した慢性閉塞性肺疾患では、呼吸筋の負荷のために呼吸筋が疲労する。呼吸筋疲労の治療のためには呼吸筋を安静化する必要があり、人工呼吸により呼吸筋の安静化が可能である。この目的のために、従来は、陰圧型人工呼吸器が使用され、覚醒時1日数時間の使用で、$PaCO_2$ が 60 mmHg 前後であれば $PaCO_2$ の低下が期待できる[13]。呼吸筋安静化の

表 3. 慢性閉塞性肺疾患での適応

臨床症状(疲労、呼吸困難、朝の頭痛など)があり、生理学的基準(以下の1項目)を満たす。
A．$PaCO_2$ 55 mmHg 以上
B．$PaCO_2$ 50-54 mmHg で酸素 2 L/分吸入下で夜間の SpO_2 88%以下(連続 5 分以上)
C．$PaCO_2$ 50-54 mmHg でⅡ型呼吸不全のエピソードによる年 2 回以上の入院

(文献 6 より引用)

ために bilevel PAP を使用した報告では、安静時の呼吸困難の改善と歩行テストの距離の増加が報告されている[14]。これらの報告より、$PaCO_2$ 60 mmHg 以上であれば、覚醒時、睡眠時を問わず 1 日何時間かの人工呼吸により、$PaCO_2$ を低下させうる。表 3 に開始時の consensus を示す[6]。

自験例では在宅人工呼吸を行った 122 例中導入時 75 歳以上の症例は 12 例あり、COPD 8 例(女性 5 例、男性 3 例)で、最高齢 80 歳であった。COPD 症例の 75 歳以下症例では 15 例中女性は 1 例であったのと対照的であった。結核後遺症は 4 例(男性 2 例、女性 2 例)で、最高齢 81 歳である。

COPD と肥満などが合併し、睡眠時無呼吸を伴う場合があり、overlap syndrome と呼ばれる。血液ガスは悪化しやすく、睡眠時の呼吸管理により予後はよい。overlap syndrome では nCPAP(nasal Continuous Positive Airway Pressure)により $PaCO_2$ の改善が良くなければ、NPPV の適応となり、閉塞性無呼吸症を伴う場合には呼気気道内圧を高く設定する必要がある。

2 急性増悪時

(1) 挿管回避のために

COPD での急性増悪時の治療を目的とし、NPPV を使用している 3 つの prospective controlled study の対象例の pH の平均は 7.35 以下、$PaCO_2$ の平均値は 65〜80 mmHg である(表 4)[15)-17)]。NPPV の方法として、Bott らは気道内圧は不明であるが鼻マスクを使用し、従量式人工呼吸器を使用している。Brochard らは鼻一口マスクを使用しているが、死腔を減らすためのスペイサーを使用しており、PSV(Pressure Support Ventilation)の圧は 20 cmH$_2$O で開始し、Kramer らは bilevel PAP 圧は約 11 cmH$_2$O である。酸素吸入の方法に関し、Brochard らは NPPV 使用前の酸素吸入の方法として鼻プロングを使用しているが、急性増悪時には酸素吸入に伴う $PaCO_2$ の上昇の比較的少ないベンチマスクを使用すべきであるとする批判もあり[18]、Bott らはベンチマスクを使用していると考えられ、Kramer らは方法は不明である。増悪時の挿管率は対照群は 70%で、NPPV 群は 30%以下である。Bott らの報告では両群の挿管率は低く、Brochard らの研究は選択された症例である点を評価する際に考慮すべきとされる。また、NPPV は IPPV に伴う合併症が少ない可能性もある[17]。NPPV で血液ガスの改善がない場合、患者がマスクに耐えられない場合、喀痰喀出困難、呼吸停止、循環系が不安定となった場合には挿管下人工呼吸の適応となる

表 4. 慢性閉塞性肺疾患の急性増悪時の比較試験

報告者	方法 (NPPV)	NPPV/対照群					
		n	$PaCO_2$ (mmHg)	pH	挿管率(%)	入院期間 (日)	死亡率 (%)
Bott(1993)	nIPPV(鼻マスク) 7時間/日、6日間	26/30	65/65	7.35/7.33	/7 挿管、10 NPPV	9/9	4/30 *
Kramer(1995)	BiPAP(鼻マスク) >8時間/日、4日間	16/15	74/80	7.27/7.28	31/73 *	20/19	6/13
Brochard(1995)	PSV(鼻―口マスク)> 6時間/日、4日間	43/42	70/67	7.27/7.28	26/74 *	23/35 *	9/29 *

＊：統計学的に有意

表 5. 非侵襲的陽圧人工呼吸不成功の基準

■主項目(1項目でもあれば挿管の適応)
　　呼吸停止
　　意識の消失
　　鎮静を要する不穏
　　循環系が不安定(以下の1項目)
　　　収縮期血圧 70 mmHg 以下
　　　収縮期血圧 180 mmHg 以上
　　　心拍数 50/分以下で意識障害を伴う
■副項目(非侵襲的陽圧人工呼吸を行い副項目のうち1時間以内に
2項目該当すれば挿管・人工呼吸)
　　呼吸数 35/分以上で入院時より高い
　　pH 7.3 以下で入院時よりも低い
　　酸素吸入にも拘わらず PaO_2 45 mmHg 以下
　　neurological score(Kelly and Mathay)の 1-2 点の低下
　　喀痰喀出困難

(文献 17 より引用)

(表5)。

上述の3報告は ICU での報告であるが、Plant らは、通常の病棟で、ナース、理学療法士により、中等症の COPD の急性増悪 256 例(対照群の平均 pH 7.31、平均 $PaCO_2$ 64.9 mmHg、NPPV 群の平均 pH 7.32、平均 $PaCO_2$ 66 mmHg)を対象に NPPV を導入し、挿管率の減少を報告している[19]。

老年者で、急性増悪時に、NPPV の効果について検討した報告では 60％の症例で有効であった[20]。

(2) 人工呼吸よりの離脱時の適用

挿管下人工呼吸よりの離脱時の有効性についても以下のように報告されており、IPPV 時間の短縮、合併症の少ない可能性がある[21,22]。

COPD 症例の急性増悪時に、IPPV 呼吸管理を行い、人工呼吸器よりの離脱時に NPPV と T ピース法の比較を行った prospective controlled study で、68 例を対象としている[21]。患者は経口挿管下人工呼吸で、36～48 時間呼吸管理された。

ウイーニング時 8 例が T ピース法で成功し、6 例は神経症状が悪化し、4 例は循環系は不

安定であったため 18 例が除外された。

　50 例の離脱失敗症例をそれぞれ 25 例の NPPV 群と IPPV 群の 2 群に分けた。NPPV 群ではフルフェイスマスクによる NPPV を食事、喀痰喀出時以外行い、PSV 圧を 2～4 cmH$_2$O 減らし、1 日 2 回離脱を試みた。IPPV 群では、T ピース法により 1 日 2 回離脱を試みた。NPPV 群では 20 例で鼻の皮膚のびらんをきたし、14 例で高度であった。2 例で胃拡張があり、多くの症例で第一夜の睡眠は障害されていた。

　NPPV 群では人工呼吸時間は 10.2±6.8 日、IPPV 群では 16.6±11.8 日と有意に短く（$p<0.021$）、ICU 滞在期間は 15.1±5.4 日で、IPPV 群 24.0±13.7 日に比べ、有意に短い（$p<0.005$）。また、人工呼吸器関連肺炎は NPPV 群では認められなかったが、IPPV 群では 28％に認められた。NPPV 群で、IPPV に比べ、人工呼吸期間が短く、人工呼吸器関連肺炎などの合併症も少ない。

　Girault C らは、急性増悪のために IPPV となった 53 症例を対象とし、33 例が 2 時間の T ピース離脱に失敗し、16 例を IPPV 群とし、17 例を NPPV 群とした[22]。IPPV 群では 12 例（75％）で離脱に成功し、NPPV 群では 13 例（76.5％）で離脱に成功した（有意差なし）。挿管下人工呼吸期間は NPPV 群で 4.56±1.85 日、IPPV 群で 7.69±3.79 日と有意に短く、1 日の人工呼吸時間も短かったが、全人工呼吸期間は NPPV 群で 11.54±5.24 日、IPPV 群で 3.46±1.42 日と延長していた。人工呼吸関連合併症は IPPV 群で 9 例、NPPV 群で 6 例で有意差はなかった。また、ICU 滞在期間、入院期間、3 カ月予後も有意差はなかった。結局、NPPV による離脱により、IPPV 期間が短くなると報告している。

3. 急性呼吸不全

1 急性呼吸不全

　低酸素血症による 64 例の急性呼吸不全を対象に、NPPV と挿管下の人工呼吸（IPPV）との比較を目的とした prospective controlled study では、IPPV 群で重篤な合併症が多く（66％対 38％、$p=0.02$）、挿管と関連した肺炎、副鼻腔炎などの合併症は IPPV 群で多く（31％対 3％、$p=0.003$）、生存者では NPPV 群のほうが有意に人工呼吸期間が短く（$p=0.006$）、ICU 滞在期間も短く（$p=0.002$）、NPPV は IPPV と同等の効果があり、合併症、ICU 滞在期間が短いと報告された[23]。表 6 に開始基準と IPPV 移行基準を示す。

　従来、挿管拒否例での急性呼吸不全での導入が報告されていたが、上述の報告のように、合併症の少ない可能性が示唆されている。また、同じグループより、急性呼吸不全での診断的 BAL 時の応用も報告されている[24]。また、移植術後に起こった急性呼吸不全においても同様の結果が報告されており[25]、免疫抑制剤使用下のような呼吸不全においても NPPV は合併症が少ないと考えられる。

表 6. 急性呼吸不全でのNPPV開始基準とNPPVよりIPPVへの移行基準

```
NPPV 開始基準
    安静時の高度の呼吸困難
    呼吸数 35/分以上
    PaO₂/FIO₂ 200 以下
    呼吸補助筋の収縮・腹部の奇異呼吸
NPPV より IPPV への移行基準
    PaO₂ 65 mmHg 以下 (FIO₂ 0.6)
    昏睡、けいれん
    喀痰の増加
    循環系、EKG が不安定
    Face mask に耐えられない
```

(文献 23 より引用)

2 悪性腫瘍合併例での急性呼吸不全

60例の急性呼吸不全を対象とした報告では、25例が消化器癌、8例が血液腫瘍、6例が肺癌、肉腫4例、皮膚癌2例であるが、53例は低酸素性呼吸不全、7例が高二酸化炭素血症性であり、42例(70%)が挿管回避可能で、人工呼吸期間は1.83日(範囲1～5日)、メディアン2日で、18例に挿管を要したと報告している[26]。

血液悪性腫瘍16例では、15例は血液ガスは1時間以内に改善し、24時間にわたって改善を示した。5例はICUで呼吸不全とは関係なく死亡し、11例は退院可能であった。血液疾患では出血傾向などのために、侵襲的方法では合併症が多い可能性があり、NPPVは適切な呼吸管理であるとしている[27]。

3 心原性肺水腫

心原性肺水腫の文献的考察では[28]、CPAPと通常治療の比較では、挿管率に関しては、リスクデイファレンスは−26%、95%信頼区間は、−13%～−38%であり、病院内死亡では減少傾向を示し、リスクデイファレンスは−6.6%、95%信頼区間は、+3～−16%であった。NPPVが通常治療、CPAPに比べて効果があるかどうかは現在の証拠では、結論するには不十分であるとしている。

心原性肺水腫時のbilevel PAPの使用では、nCPAPに比較し、心筋梗塞の発生率が高く、心原性肺水腫ではPaCO₂を低下させないほうが冠状動脈血流を低下させない可能性が考えられる[29]。

4. NPPVの導入方法

鼻マスクを使用する場合には口を閉じておく必要があるために患者の協力が必要である。口を開いてしまう場合にはフェイスマスクの使用が可能であるが、死腔量が大きくな

る。陽圧呼吸は非生理的であるため、最初は不快感が強く、拒否することが多い。患者には誰でも最初は不快であり、次第に慣れるからと説明し、数分間行い、休んでは装着時間を長くする。通常はこのようにして慣れてもらう。気胸の既往がなければ、気道内圧は通常10～15 cmH$_2$O程度より開始し、PaCO$_2$が10 mmHg程度低下するように呼吸数を設定する。気道確保していないため、耐えられる腹部膨満をきたす気道内圧が最大の気道内圧となり、最大の一回換気量あるいは最大気道内圧が決定されてしまう。睡眠時は、PaCO$_2$を低下させると無呼吸になるのでコントロールモードで最低の換気量をバックアップする。

bilevel PAPの場合にはinspiratory positive airway pressure(IPAP)を10～15 cmH$_2$O程度より開始し、通常はexpiratory positive airway pressure(EPAP)をCO$_2$の再呼吸を少なくするため4 cmH$_2$Oに設定する[30]。IPAP-EPAPがpressure support pressureとなる。呼吸数は同様に設定し、睡眠時はtimedで最低の換気量を同様にバックアップする。

睡眠時は、口漏れなどのために低酸素血症が起こるので、酸素飽和度が90%以下とならないように酸素流量を決定する。口漏れが高度であればchin strapを使用するか、face maskを使用し、漏れを少なくする。

在宅での使用のためには、NPPVに慣れ、夜間睡眠可能となり、人工呼吸器の取り扱いに習熟し、自分で装着できるようになるまで、通常数日から1週間程度を要する。自己管理可能となれば在宅に移行する。在宅時、鼻マスク、呼吸回路は破損時のために2セット準備する。NPPVは夜間および昼間の数時間の使用を主としているので、人工呼吸器が故障しても問題は少ない。

表7にICUでの導入方法を示す[31]。

表7. 急性呼吸不全でのNPPV導入の方法

1) ベッド上45度の姿勢
2) PSV圧10 cm H$_2$O、酸素濃度 SpO$_2$ 90%以上
3) 患者が安心し、人工呼吸器と同調するまでマスクを手で保持する
5) ヘッドキャップでマスクを固定(2指はいる程度)
6) ゆっくりCPAP圧を5 cmH$_2$O程度まで上げる
7) PSV圧を上げる(VT 7 ml/kg、RR 25/min)
8) 低酸素血症の場合には酸素濃度60%以下となるまでCPAP圧を2-3 cmH$_2$Oずつ上げる
9) 最大マスク内圧は30 cmH$_2$O以下に。VTが適当であれば、多少のリークは可。
10) 患者に、問題があればすぐコールするよう説明(マスクによる痛み、位置変え、喀痰喀出、腹部膨満、嘔気・嘔吐)
11) オキシメーター、血液ガスによる効果の評価

(文献31より引用)

5. NPPVとIPPV

今後、さらに、NPPVの適応と限界が明らかになると考えられ、図1に示したように、呼吸管理としてそれぞれの施設の経験に応じて、やや確実性に欠けるが、侵襲性・合併症のすくないNPPVと、確実ではあるが、侵襲性・合併症に問題のあるIPPVの特質を生かした呼吸管理が必要である。

(大井元晴)

文献

1) McNicholas WT : Impact of sleep in respiratory failure. Eur Respir J 10 : 920-33, 1997.
2) Leger P, Bedicam JM, Corntte A, et al : Nasal intermittent positive pressure ventilation Long-term follow-up in patients with severe chronic respiratory insufficiency. Chest 105 : 100-5, 1994.
3) Simonds AK, Elliott MW : Outcome of domiciliary nasal intermittent positive pressure ventilation in restrictive and obstructive disorders. Thorax 50 : 604-9, 1995.
4) 坪井知正, 大井元晴, 陳 和夫, ほか : 鼻マスク陽圧換気法を長期人工呼吸として導入した慢性呼吸不全41症例の検討. 日胸疾会誌 34 : 959-66, 1994.
5) Hill NS : Noninvasive ventilation : Does it work, for whom, and how?. Am Rev Respir Dis 147 : 1050-5, 1993.
6) Clinical indications for noninvasive positive pressure ventilation in chronic respiratory failure due to restrictive lung disease, COPD, and nocturnal hypoventilation-Consensus Conference Report. CHEST 116 : 521-534, 1999.
7) Aboussouan LS, Khan SU, Meeker DO, et al : Effect of noninvasive positive-pressure ventilation on survival in amyotrophic lateral sclerosis. Ann Intern Med 127 : 450-3, 1997.
8) Kleopa KA, Sherman M, Neal B, et al : Bipap improves survival and rate of pulmonary function decline in patients with ALS. J Neurol Sci 164 : 82-8, 1999.
9) Pinto AC, Alves M, Nogueira A, Evangelista T, et al : Can amyotrophic lateral sclerosis patients with respiratory insufficiency exercise?. J Neurol Sci 169 : 69-75, 1999.
10) Vianello A, Bevilacqua M, Arcaro G, et al : Non-invasive ventilatory approach to treatment of acute respiratory failure in neuromuscular disorders. A comparison with endotracheal intubation. Intensive Care Med 26 : 384-90, 2000.
11) Ambrosio N : Noninvasive mechanical ventilation in acute respiratory failure. Eur Respir J 9 : 795-807, 1996.
12) Meecham Jones DJ, Paul EA, Jones PW, et al : Nasal pressure support ventilation plus oxygen compared with oxygen therapy alone in hypercapnic COPD. Am J Respir Crit Care Med 152 : 538-44, 1995.
13) Gigliotti F, Spinelli A, Duranti R, et al : Four-week negative pressure ventilation improves respiratory function in severe hypercapnic COPD patients. Chest 105 : 87-94, 1994.
14) Renston JP, Dimarco AF, Supinski GS : Repiratory muscle rest using nasal BiPAP ventilation in patients with stable severe COPD. Chest 105 : 1053-1060, 1994.
15) Bott J, Caroll MP, Conway JH, et al : Randomized controlled trial of nasal ventilation in acute ventilatory failure due to chronic obstructive airway disease. Lancet 341 : 1555-1557, 1993.
16) Kramer N, Meyer TJ, Meharg J, et al : Randomized, prospective trial of noninvasive positive pressure ventilation in acute respiratory failure. Am J Respir Crit Care Med 151 : 1799-806, 1995.
17) Brochard L, Mancebo J, Wysocki M, et al : Noninvasive ventilation for acute exacerbations of chronic obstructive pulmonary disease. N Engl J Med 333 : 817-822, 1995.
18) Baumei MJ, Schwab RJ, Collman RG : Noninvasive ventilation for exacerbations of chronic obstructive pulmonary disease-correspondence. N Engl J Med 334 : 735-736, 1996.
19) Plant PK, Owen JL, Elliott MW : Early use of non-invasive ventilation for acute exacerbation of chronic

obstructive pulmonary disease on general respiratory wards : a multicentre randomized controlled trial. Lancet 355 : 1931-1935, 2000.

20) Benhamou D, Girault C, Faure C, et al : Nasal mask ventilation in acute respiratory failure. Experience in elderly patients. Chest 102 : 912-917, 1992.

21) Nava S, Ambrosino N, Clini E, et al : Noninvasive mechanical ventilation in the weaning of patients with respiratory failure due to chronic obstructive pulmonary disease. A randomized, controlled trial. Ann Intern Med 128 : 721-728, 1998.

22) Girault C, Daudenthun I, Chevron V, et al : Noninvasive ventilation as a systematic extubation and weaning technique in acute-on-chronic respiratory failure a prospective, randomized controlled study. Am J Respir Crit Care Med 160 : 86-92, 1999.

23) Antonelli M, Conti G, Rocco M, et al : A comparison of noninvasive positive-pressure ventilation and conventional mechanical ventilation in patients with acute respiratory failure. N Engl J Med 339 : 429-435, 1998.

24) Antonelli M, Conti G, Riccioni I, et al : Noninvasive positive pressure ventilation via face mask during bronchoscopy with BAL in high-risk hypoxemic patients. Chest 110 : 724-728, 1996.

25) Antonelli M, Conti G, Bufi M, et al : Noninvasive ventilation for treatment of acute respiratory failure in patients undergoing solid organ transplantation-A randomized trial. JAMA 283 : 235-241, 2000.

26) Varon J, Walsh GL, Fromm RE Jr : Feasibility of noninvasive mechanical ventilation in the treatment of acute respiratory failure in postoperative cancer patients. J Crit Care 13 : 55-57, 1998.

27) Conti G, Marino P, Cogliati A, et al : Noninvasive ventilation for the treatment of acute respiratory failure in patients with hematologic malignancies : a pilot study. Intensive Care Med 24 : 1283-1288, 1998.

28) Pang D, Keenan SP, Deborah J. Cook DJ, et al : The effect of positive pressure airway support on mortality and the need for intubation in cardiogenic pulmonary edema a systematic review. CHEST 114 : 1185-1192, 1998.

29) Mehta S, Jay GD, Woolard RH, et al : Randomized, prospective trial of bilevel versus continuous positive airway pressure in acute pulmonary edema. Crit Care Med 25 : 620-628, 1997.

30) Ferguson GT, Gilmartin M : CO_2 rebreathing during BiPAP ventilatory assistance. Am J Respir Crit Care Med 151 : 1126-1135, 1995.

31) Meduri GU : Noninvasive positive pressure ventilation in patients with acute respiratory failure. In Marini J, Slutsky AS eds. Physiological basis of ventilatory support, p 921-996, Marcel Dekker, Inc, New York, 1998.

12 老年者の手術の適応と術後管理
1 老年者の肺外科手術
a. 老年者における呼吸器外科手術の適応

はじめに

わが国における平均寿命の著明な延長に伴い、かつては高齢のゆえに禁忌とされていた多くの呼吸器疾患が、今日では日常的に手術対象とされるようになった。このような社会的背景の変化は今後さらに強まってくることが予測されることから、老年者への手術適応について現在どのように考えてよいか筆者らの経験と文献をもとに考察を加えた。

1. 年齢

年齢面で65歳以上を老年者と定義すると、今日の呼吸器外科手術の対象者の大部分は高齢者に所属する。ことに呼吸器外科の中心を占める肺癌では手術患者のピークは70歳台であり、この年齢層の患者への手術適応についてはほぼ確立した状況と考えてよい。かつて結核外科の華やかな時代では手術対象者が70歳台の場合、悪性であっても手術適応は困難とする雰囲気が強かったが、今日のような高齢化社会では患者自身が手術に対して年齢を理由とした違和感を持つことが少なくなっている。しかし70歳台後半から90歳にかけての年齢層への手術適応については、若壮年者とは異なった配慮が必要であり、十分に慎重であらねばならない。福岡大学第2外科における80歳以上のいわゆる超高齢者への手術は、これまで(1980〜2000年)に40例に実施されており、そのうちの37例が肺癌であった。このような悪性腫瘍手術への適応に関して年齢制限を設けることは不要であり、たとえ80歳以上であっても患者が闘病意欲をもって手術を希望する場合は、その適応を検討する必要がある[1,2]。条件として大切な点は、①患者自身が精神的にしっかりしていること、また②外科治療に対してはっきりした意志がみられること、そして③家族が外科治療の内容を正しく理解し、患者をサポートする姿勢が明確であること、の3点であろう。

2. 適応疾患

老年者手術の多くは悪性腫瘍であり、良性疾患が手術対象となることはまれである。しかし良性疾患であっても、患者の社会生活遂行上重大な支障を及ぼす可能性があれば手術が考慮される。具体的に挙げるとすれば慢性膿胸、血性痰がみられる気管支拡張症あるいは真菌性疾患などであろう。

悪性腫瘍の中で大半を占める肺癌については1期、2期の70歳台患者の場合、通常の肺切除に加えてR2以上のリンパ節郭清を加える。80歳以上の症例に対しては暦年齢にとら

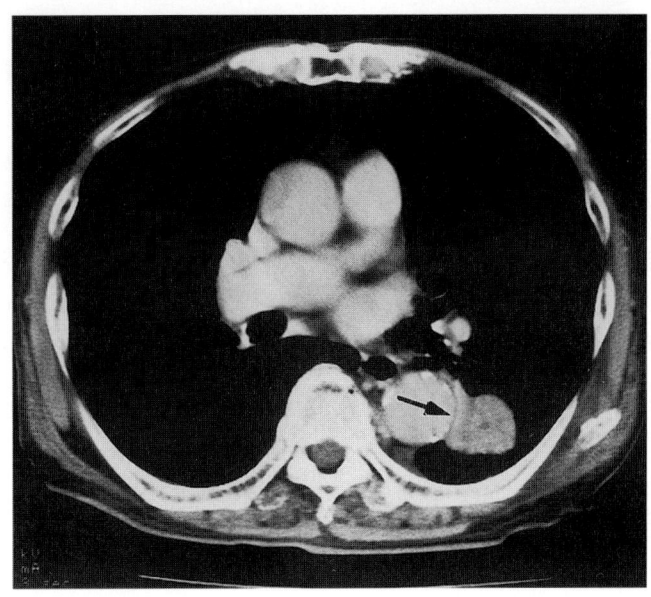

図 1. 90歳、男
左肺S6に発生した肺癌(矢印)に対し年齢を考慮してS6区域切除を実施した。現在3年目健存中である。

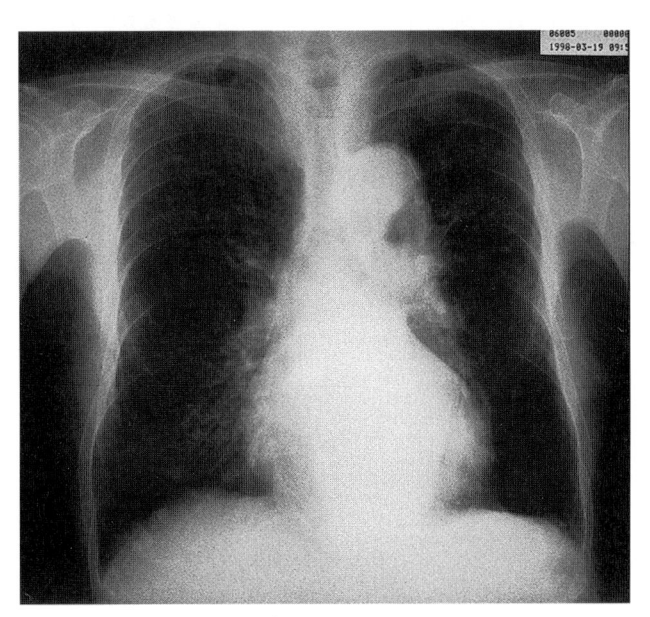

図 2. 同症例の術後胸部写真
呼吸筋温存による縮小手術の結果は良好で特別な術後合併症も認めなかった。

われず、患者の意欲、performance status(P.S.)の程度を主体に判断する[1)〜3)]が、われわれの施設では可能な限り縮小手術を心がけるよう努めている(図1、2)。その理由としてP.S.あるいは各種機能からみて手術は問題ないと判断されても、術後合併症の頻度、術後回復の面でより若い年齢層に比しリスクが高いためである。具体的には、小型あるいはそ

れに近いタイプであれば部分切除、区域切除が優先される。またリンパ節隔清についても系統的隔清を強行せず、stagingのためのピック・アップ程度に済ませることが多い。

次に3期肺癌の場合であるが、70歳台のN2症例(non-small cell carcinoma)に対しては、Induction Chemotherapy あるいは Chemoradiotherapy を実施しその後に切除を予定する。しかし80歳以上のN2に同様の観血的治療を及ぼす適応は今のところ存在しない。この理由はわが国では3A期を手術対象とする施設が依然として多いが、欧米では内科的治療が主体であり、80歳以上の肺癌に根治的手術を施行する概念は希薄だからである。筆者の調査では現時点におけるわが国の3A期肺癌の術後5年生存率は平均して40%を超える状況である。この事実からも外科治療の優秀性は証明されているが、超高齢者に対しての根治手術の適応は将来的な検討問題と考えてよい。

3. 全身状態

緊急手術の場合は例外として、通常 performance status(P.S.)では0～2の患者を対象とする。P.S.が4以上の場合は適応外となる。非常におおまかであるが、まず普通どおり歩行でき日常的に身の回りのことが自分1人でできるかどうかを手術対象の目安とする。一方、精神症状、ことに老人性痴呆がみられる場合は術後管理の困難が予測される。手術の実施でいわゆる寝たきり状態となることもあるので家族の手術意思の再確認が必要である。

4. 局所機能

老年者の肺手術で問題となるのは心肺機能であるが[4)5)]、スパイログラムで肺活量そのものが問題となることは少なく、むしろ問題となるのは1秒量、1秒率の低下である。高齢の肺癌患者では長年月の喫煙習慣で、1秒率が70%以下に低下している症例が多い。かつて、%肺活量$_x$1秒率が4200以上であればほぼ安全に開胸手術を施行できるとの考えがあった。これは経験的にも納得しうる数値であり、疾患の種類、手術内容によって種々のvariationが生じてくる。表1には開胸手術を行ううえでのほぼ現時点で合意されている機能上の限界を示した。

表 1. 開胸手術の適応

肺機能
%VC ≧ 40%
1秒量 ≧ 1200 ml
MMV ≧ 50%
PaO$_2$ ≧ 60 mmHg
PaCO$_2$ ≦ 50 mmHg

表 2. 術前呼吸器合併症

```
種類
    閉塞性肺疾患              拘束性肺疾患
        気管支喘息              肺線維症（間質性肺臓炎）
        肺気腫
        慢性気管支炎
        （気管支拡張症）
対策
    1）適確な手術適応（術式・郭清など）
    2）術前気道クリーニングの徹底（特に wet case に対して）
        I）IPPB
        II）抗生物質投与
        III）呼吸訓練
    3）麻酔科との十分な連携
```

表 3. 術前循環器合併症

```
種類
    不整脈、慢性心不全、冠不全（心筋梗塞）、高血圧、ほか
対策
    1）適正な手術適応
    2）循環機能の十分なチェックと循環器科への consultation
        I）24 時間心電図、負荷心電図
        II）心臓カテーテル
        III）coronary angiogram
    3）術前での必要な処置
        PTCA ほか
    4）長期の抗血栓剤薬服用者は術前に一定期間の内服中止が必要
```

　1秒率が60％以下となると術後呼吸器合併症の頻度が増加してくる。特に1秒率55％以下のいわゆる肺気腫症患者では、閉塞性換気障害を理由にこれまで手術適応外とされるケースが多かった。しかし近年における volume reduction surgery の好成績から、老年低肺機能者への呼吸器外科手術も可能との概念が普及し、1秒率低下例にも積極的に行われる雰囲気となっている。具体的な数値としては80歳以下への肺葉切除（R2リンパ節郭清を含む）は肺活量70％以上、1秒率50％以上の場合可能と考える。80歳以上では縮小手術（リンパ節非郭清の単純葉切、区切、部分切除）を念頭におく。

　老年者では術前に種々の閉塞性、拘束性肺疾患の合併がみられる。前者では肺気腫、慢性気管支炎、後者では各種の肺線維症の頻度が多い（表2、3）。術前肺機能検査、ことに1秒率の実施に際しては老年者の理解不足、努力不足を考慮して少なくとも2回以上の検討が望ましい。フロー volume 曲線、血液ガス値のチェックも重要である。低酸素血症、高炭酸ガス血症が疑われる場合、さらに運動負荷、酸素負荷を行って Po_2、Pco_2 の変化を追跡する。room gas で Po_2 70 Torr 以下、Pco_2 45 Torr 以上の症例は要注意である。術前の1秒率で気管支拡張剤吸入により改善がみられる場合は、拡張剤吸入、呼吸リハビリなどを実施して得られたデーターを基準に手術方針を立てる。ヘビースモーカーで慢性気管支炎症状がみられる患者では、術前 IPPB、抗生剤投与で気道のクリーニングを十分に図ること

が大切である。手術開始に先立って担当麻酔科医との緊密な連携も重要である。表2に老年者にみられる主な術前呼吸器合併症に対する対策をまとめてみた。心機能においては老年者では通常のECGにとどまらず、負荷ECG、心エコーなどの実施が望ましい。ST低下あるいは駆出率60％以下の症例については循環器内科のconsultationを仰いだ方がよい。心不全、狭心症の既往があるか、その疑いのある患者では心カテあるいはcoronary angiogarphyの実施が必要となる。2～3週以内での狭心症attackがある場合は、さらに2～3週の無症状期間をおいて手術予定を組むべきである。3ヵ月過ぎた状態であれば特に禁忌とする理由はない。老年者ではそのほかに種々の不整脈がみられることが多い[6]。無症状の心房細動、単発性の期外収縮などは無害なことが多いが、70歳以上では念のためにホルター心電図によるチェックが望ましい。表3には老年者に認められやすい循環器合併症の種類とそれらへの対策をまとめてみた。その他の機能検査に関しては、通常の外科手術におけると同様の判断を行う。低蛋白血症、低アルブミン血症、貧血、糖尿病などは老年者に高頻度にみられる術前合併症として見落としてはならない。

5．術前の特殊検査

呼吸器外科手術の実施にあたって特に必要な検査として、胸部CT、MRI、断層写真、気管支鏡などがある。さらに特殊なものとして縦隔鏡、胸腔鏡検査がある。良性、悪性を問わず胸部CTはあらゆる呼吸器外科手術の術前検査として不可欠である。近年注目されている肺野型肺腺癌の初期病変については肺野条件CTでground glass opacity(GGO)の程度によりそのgradeを判断する。縦隔条件CTでは上縦隔リンパ節の腫大の有無を評価する。N2以上であれば術前化学療法の適応となってくる。N3の老年者では一般的に手術適応はないものと判断する。胸部MRIを実施する機会は少ないが、悪性腫瘍で胸部大動脈あるいは上大静脈などの大血管に浸潤疑いのある症例ではMRIが有用である。

気管支鏡は老年者にとってかなりの侵襲的検査であるが、診断のためになくてはならない検査である。むしろ気管支鏡検査も実施できないほどのP.S.不良症例では、手術そのものの適応がないと考えてよい。本検査の施行にあたっては老年者において特に注意すべきいくつかのポイントがある。すなわち①局所麻酔が深くならぬよう配慮すること、②観察、生検のいずれの場合でも複数の医師で行うこと、③P.S.の不良な患者では脈拍、酸素飽和度モニター監視下での検査を心がけること、などである。

6．手術の種類

老年者では片肺全摘手術はできる限り避けるべきである。80歳以上の症例への全摘手術は禁忌と考えてよい。また70歳代であっても右側肺の全摘は患者の術後QOLを著しく損

う可能性があることから、十分に慎重でなければならない。たとえ術前検査では全摘可能なデーターが得られていても、経年的な機能損失を考えると数年後に慢性呼吸苦、肺性心の状況に患者を追い込むこととなる。幸い induction chemotherapy の発達、気管支形成手術手技の進歩によって種々の形で正常肺を残すことが可能となってきた。今日 sleeve lobectomy は安全な手術として定着しており、老年者への過大手術を避けるためにも高頻度に利用されてよい。

肺葉切除は呼吸器外科のスタンダードであるが侵襲をできる限り少なくする意味で、胸筋温存手術、胸腔鏡下肺葉切除の実施機会が多くなった。これまでの開胸手術では約 20〜30 cm 前後の後側方皮切をおき、広背筋を切断して開胸していた。しかし筋肉の切断は筋萎縮、筋肉痛の面からも老年者に対して不利であり可能な限り避けるべきである。筆者の施設では進行肺癌でない場合原則的に開胸では胸筋温存手術(10 cm の皮切)を行っている。

一方、1期、2期の肺癌に対しては VATS Lobectomy(video-assisted thoracoscopic surgery lobectomy)も高頻度に実施されるようになった。VATS Lobectomy の利点は肋骨を切除しないことから術後胸痛が極めて少ない点にある。VATS Lobectomy の適応は 1〜2期の肺野型肺癌で、十分な分葉がみられることが条件であり、強い肋膜癒着のある症

85歳、男性
Risk factor：高齢、虚血性心疾患、高血圧

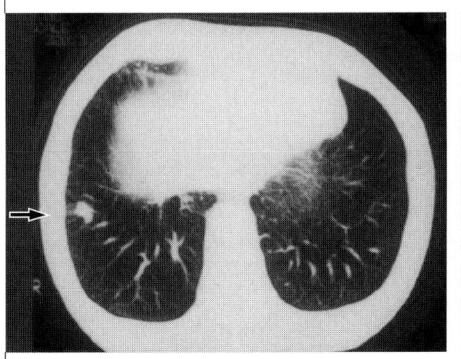

平成7年7月：胸部異常陰影
　　9月：胸腔鏡下肺部分切除
　　　　　術後6日退院

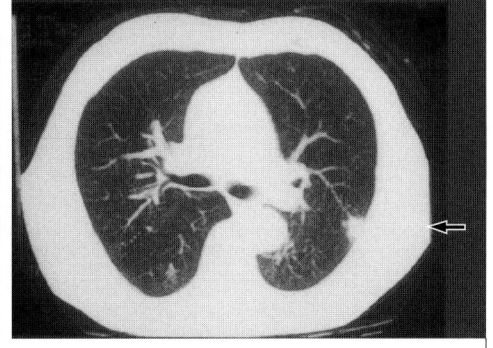

平成8年4月：対側異常陰影
　　　　　ほかに再発なし
　　4月：胸腔鏡下肺部分切除
　　　　　術後5日退院
平成10年1月：他病死

図 3．高齢者の異時性両側肺癌に対する縮小手術の1例
右側肺癌に対し VATS による部分切除を実施した。短時日に退院可能であったことから翌年左側に発生した肺癌に対しても手術を希望。右側と同じく VATS 部分切除を行い早期に退院した。
VATS＝video-assisted thoracic surgery

例は適応外である。腹腔鏡手術と同様の less invasive surgery として登場した本手術は老年者にとって術後 QOL 維持の面で最も望ましい手術と考えられる。

　肺区域切除、部分切除も老年者に適応されることの多い手術法である。しかし根治的手術とはなり得ぬことから、現時点における対象症例は極めて早期の肺野型肺癌（N 0、直径 2 cm 以下）あるいは P. S. 不良例、肺機能不良例などが挙げられる（図 3）。野口分類 A または B の直径 1.5 cm 以下肺腺癌ではリンパ節転移をきたす頻度がまれとされており、将来的には、老年者、非老年者にかかわらず区域切除、または部分切除で可とされる可能性がある。

（白日高歩）

文献
1) 岡林　寛, 白日高歩：超高齢者肺癌の手術適応. 医学のあゆみ 187：656, 1998.
2) 蒋本好史, 川原克信, 白日高歩, ほか：超高齢者肺癌に対する外科療法の検討. 肺癌 40：261-265, 2000.
3) Osaki T, Shirakusa T, et al：Surgical Treatment of lung cancer in the octogenarian. Ann Thorac Surg 57：188-193, 1994.
4) 白石武史, 白日高歩：呼吸管理. 消化器外科 20；397-401, 1997.
5) 白日高歩：老年者肺癌の術後合併症とその対策. 日医ニュース 810：10, 1995.
6) 川原克信, 白日高歩：パフォマンス　ステイタス不良の患者の治療方針. 臨床と研究 74：65-70, 1997.

12 ❶ b. 術後合併症と術後管理

老年者肺手術の現状

　肺癌発生率の上昇と高齢化社会の到来により、日常臨床において老年者肺癌症例に遭遇する頻度は年々増加している。当施設においては1983年から1998年までの15年間に、肺癌に対して肺切除手術を受けた80歳以上の老年者症例は52例であり、うち最高齢は90歳であった。

　老年者は各臓器予備力の低下をきたしており、すでに併発症という形でこれが表面化していることも多い。手術侵襲は併発症の悪化あるいは新たな合併症の発生をきたし、術後回復を著しく妨げ、時にこれが致死的状況を引き起こすこともありうる。したがって外科手術においては高齢(80歳以上)であることそれ自体が手術危険因子と考えられる。特に肺切除術は手術侵襲も大きく、術中術後に循環器・呼吸器系に大きな負担を強いるものであり、その適応選択・術中術後管理には厳重な注意を要する。老年者を知り、術式・術後管理にこれを反映させることにより、合併症を避けることが必要である。

1. 老年者の特徴

　老年者に特徴的なのは①すでに併発症をもっている可能性が高いこと、また、②臓器予備力の低下をきたしている可能性も高く、手術侵襲が容易に術中術後合併症に結びつくこと、③切除による臓器機能喪失が若年に比し相対的に過大となる可能性があること、などである。

　表1に術前併発症の状況を示す。多くが慢性疾患として長期間の管理を受けている疾患であるが、循環器系疾患は約50％、呼吸器疾患(呼吸機能異常)は約60％である。その他、脳虚血性疾患、腎・肝機能不全であるが、全身の動脈硬化を原因とするものが多く、複数

表 1. 術前併発症の状況

Concomitant diseases	
Cardiac	27 (例)
Hypertension	19
Ischemic heart disease	8
Arrhythmia	8
Pulmonary	33
Restrictive diseases	10
Obstructive diseases	18
Combined	5
Cerebral Infarction	5
Renal dysfunction	6
Liver dysfunction	5

※ 80歳以上の肺切除施行患者52例を対象

臓器に渡る虚血性疾患あるいは機能不全を認めるものが多い。

呼吸機能異常としては閉塞性障害を示すものが多く、加齢に伴う肺機能低下もさることながら、老年者における高い喫煙率も大きく関与していると思われる。特に喫煙に伴う閉塞性肺障害は、術後の喀痰排泄量増加およびこれの喀出困難により容易に肺炎を併発する素地となることが多く注意を要する。

2. 術後合併症

呼吸器系の合併症発生の状況を表2に示す。閉塞性肺疾患に多くみられる術後の喀痰喀出困難が高頻度に認められ、これは一部の症例では無気肺を併発することとなる。胸水排出が長期間継続し胸腔ドレーンの早期抜去が困難な症例も多くみられ、高齢者にとって望ましい早期離床を妨げることとなる。致死的合併症は長期間の人工呼吸を要した重症肺炎のケースと術後気管支断端瘻に伴う膿胸によるものの2例であった。

循環器系あるいはその他の合併症を表3に示す。術後不整脈が最も多く認められ約20％に発生した。多くは上室性頻脈であり抗不整脈剤あるいはジギタリス製剤によるコントロールを必要とする。そのほか合併症で注目すべきは、術後譫妄の発生である。老年者に譫妄状態の発生が若年・壮年者より多いことは日常臨床上しばしば経験することであるが、老年者にこれが発生した場合胸腔ドレーン管理あるいは酸素投与など、術後管理上必要な処置が安定して行えなくなる状況が発生し、新たな合併症をきたす原因となることもあり注意を要する。

3. 老年者肺癌手術に対する合併症回避対策

1 症例選択

老年者における肺切除術を安全に行うためのFirst Stepは症例の選択である。切除可能

表2. 合併症発生の状況(1)

Post-operative complication (Pulmonary)	
Sputum retention	7（例）
Pleural effusion	6
Prolonged respiratory support > 7 days	2(1)
Atelectasis	2
Prolonged air leak	2
Empyema	1(1)

( )：Fatal complication
※80歳以上の肺切除施行患者52例を対象

表3. 合併症発生の状況(2)

Post-operative complication (Others)	
Cardiovascular	16（例）
Arrhythmias	10
Myocardial infarction	2
Heart failure	2
Lung edema	2
Cerebral infarction	1
Transient delirium	9
Gastrointestinal bleeding	2
Subdural hematoma	1

※80歳以上の肺切除施行患者52例を対象

表 4. 80歳以上超老年者の手術適応の指標

PS＜2
老年痴呆（－）
本人の闘病意欲（＋）
家族の闘病意欲（＋）
重篤な呼吸循環器合併症（＋）
相対的非治癒切除以上の手術が可能

な肺癌症例に手術療法を採択しないのは直結的に症例の予後を制限することになる。全身状態が不良であったり、開胸手術を不可能とする重篤な合併症がある場合はやむを得ずほかの内科的治療を選択せざるを得ないが、可及的にこれを避け、縮小手術となったとしても切除に前向きに取り組むべきと考える。本人・家族に闘病意識が十分にあることも重要であり、特に本人の意思は十分に確認する必要がある(表4)。

2 術式選択

術式の根治性よりも安全な切除が優先される。肺全摘は可及的に避け、末梢型小型肺癌であれば原発巣の不完全切除を起こさない限り区域切除を積極的に考慮に入れ術後残存肺機能の温存を図る。リンパ節郭清もむやみに完全郭清を追及することなく、系統的サンプリングあるいはレントゲン所見上リンパ節転移陰性が確実と考えられる症例に対してはND 0 手術も考慮する。

3 術後管理の重要点

超高齢者術後管理に際し、重点を置くべき最大のポイントは①十分な酸素化、および②血圧の維持である。手術侵襲からの回復の過程で機能不全を起こしがちな老年者の臓器を安全に維持するうえで最も基本的な事項である。これを維持しながら個々の合併症対策を行う。

（1）呼吸器合併症対策

術後肺炎は最も頻発する合併症であるが、術後の喀痰喀出不良を原因とすることが多い。十分な咳嗽力が期待できない低肺機能症例あるいは喫煙者、術前より慢性肺感染症を併発している症例には注意を要する。術前からいわゆるWet Lungの状態が顕著な症例、あるいは低肺機能が著しく術後に人工呼吸期管理を要することが予想される症例には手術の時点で気管切開を施行し、喀痰制御＋人工呼吸管理を行うことも考慮すべきである。

自発呼吸・痰の自力喀出が可能な症例でも術後2～3日目で喀痰量が増加してくることが多く、喀出が難しいときには気管支ファイバースコープを利用した喀痰吸引も必要である。ただし気管支ファイバースコープによる吸痰も、1日に複数回以上行わなければならない状況では患者の疲弊、施行に伴う食事制限、施行中の低酸素による2次的合併症の発生な

ど問題点も多い。このような際にはトラヘルパーと呼ばれる経皮的喀痰吸引チューブを輪状甲状靭帯部分に刺入し、積極的な喀痰吸引を行う。

呼吸管理上最も重要なことは低酸素状態を惹起させないことと、肺炎を防ぐことである。

(2) 血圧・循環動態維持

老年者は術前より脱水傾向にあることが多く、術後の血圧維持を困難にする原因となる。大量の補液により血圧を維持することは、肺水腫、心不全を発生させる原因にもなり注意を要する。ドーパミン製剤を持続的に使用し血圧を維持するとともに利尿効果も発揮させる必要がある。血圧の維持に注意を払うことは腎・肝はじめ、ほかの諸臓器の機能維持を図るために極めて重要であり、若年患者と比較し老年者に対しては格段の配慮を要する。

(3) 不整脈コントロール

開胸手術後には上室性頻脈性不整脈は高率に発生する。術直後よりも2～3日目に起こることが多い。これを放置すると心不全に移行することも多く、われわれは術直後よりジギタリゼーションによりこれに対処し、実際に不整脈が発生した際には塩酸ベラパミール、リン酸ジソピラミドによりコントロールする。術後1週間程度で改善することが多い。

(4) 術後譫妄に関して

外科のテキストブックで論じられることは少ないが、老年者術後において主治医あるいは病棟看護スタッフが最もエネルギーを費やさせられるのが術後譫妄管理である。失見当識に近い状況となるために危険認識がもてず、点滴ライン、ドレーンの自己抜去、酸素吸入の拒否、過度の体動など、新たな合併症に直接つながりかねないケースも多い。不眠あるいはこれに伴う昼夜逆転状態が初期症状であることが多く、まずは夜間良眠を得るため睡眠導入剤の投与を行うことが多い。はなはだしい際には精神科医の応援を求めることもあるが、基本的には鎮静・睡眠導入療法が主体となる。この状態を軽視すると思わぬアクシデントに遭遇することもあり、安全策を講じるために適当な抑制処置あるいはベッドを畳に変えるなどの設備変更なども適宜考慮せねばならない。

(5) 低酸素血症に伴う合併症の回避

背景として動脈硬化症を伴うことの多い老年者において低酸素血症の回避が重要であることは前述した。最も危惧されるのは虚血性心疾患であり、元来冠動脈血流が動脈硬化により障害を受けているようなケースでは一時的な低酸素血症が重篤な虚血性疾患の発生を引き起こすことがある。血圧の維持、安定した酸素供給、不必要で過度な体動による酸素消費量の上昇を防ぐことなどの予防策を講じることは当然のことであるが、術前より虚血性心疾患のリスクが明らかな症例には予防的に冠血管拡張剤の投与を行う必要がある。

(6) 早期離床

早期離床が術後管理上有効であることはいうまでもない。体位変換を頻回に行うことにより、喀痰の体位ドレナージが良好に行われるようになるうえ、座位・立位をとることにより横隔膜呼吸を促すことも可能となる。また精神的にも回復感を与えることができ、術

表 5. 老年肺癌手術を受けた患者家族の手術結果に対するアンケート結果

手術結果満足度(回収率67%)	
手術を受けてよかった・満足	71%
手術を受けてよかったと思うが、期待したより余命短く残念	14%
合併症のケアで家族は困った・結果自体に不満あり	9%
しなければよかった	6%

後譫妄の改善も図られる。しかし呼吸・循環動態の安定が図られていない状態で無理な離床を計画すると、血圧低下・酸素消費の急激な上昇に伴う低酸素血症を引き起こすため注意を要す。

まとめ

以上、われわれの施設での老年者肺癌手術経験を基に考察した。術前併発症・合併症の発生頻度は若年層より高いのは当然であるが、手術関連死亡(在院死)は2例しか経験しておらず、このうち手術死亡は術後肺炎による1例のみである。手術死亡率は1.9%ということになりこれは同時期の全年齢層の手術関連死亡率の2.3%とほぼ同等と考えることができる。同様の高齢者手術死亡率は和田らによる日本呼吸器外科学会の調査では70歳以上の高齢者で2%と報告されている[1]。1983年にGinsbergが肺癌の手術死亡を3.7%と報告したのに比較すると約20年の間に術式・術後管理で格段の進歩が見られたことが想像できる[2]。また、われわれが最近行った手術関連死亡に関する諸因子の多変量解析結果においても高齢であることそのものが術死あるいは重篤な術後合併症の関与因子とは認められなかった[3]。

おそらくは術前に詳細な適応検討がなされ、十分な耐術性が保証されたいわゆる優良な老年者のみが手術対象として選別を受けた結果とも考えられるが、術中術後管理の技術向上によるところも大きいものと考える。今後は高齢社会の時代の要請に沿い、さらに適応を拡大する方向で検討する必要があると思われる。最後に老年肺癌手術を受けた患者家族の手術結果に対するアンケート結果を示す(表5)。

(白石武史)

文献
1) Wada H, Nakamura T, Nakamoto K, Maeda M, Watanabe Y : Thirty-day operative mortality for thoracotomy in lung cancer. J Thorac Cardiovasc Surg 115 : 70-73, 1998.
2) Ginsberg RJ, Hill LD, Eagan RT, et al : Modern thirty-day operative mortality for surgical resections in lung cancer. J Thorac Cardiovasc Surg 86 : 654-658, 1983.
3) 白石武史, 渡辺健詞, 平塚昌文, ほか:原発性肺癌における術後経過不良例の解析;術後長期入院症例・手術関連死亡例の検討. 日本肺癌学会雑誌 40(4) : 255-260, 2000.

12 1 C. 胸腔鏡の手術

はじめに

胸腔鏡は当初診断を目的に Jacobeaus[1]らにより用いられてきた。しかし近年の光学機器や精密器具が発明・発展されたことに伴い、その使用により対象とする疾患も大きく変化してきた。また、適応についても急速な広がりをみるようになった。患者に対する侵襲が少ないことが強調されていることも普及の重要な一因であると考えられる。このことは当然高齢者を対象とした手術に好都合である。今回胸腔鏡手術につき解説し老年者にとっての胸腔鏡手術の役割について述べる。

1. 胸腔鏡の身体に及ぼす影響

低侵襲であることはさまざまな機能が低下した老年者にとっては有意義なことと思われる。まず第1に創部が小さく疼痛が少ないことは胸部の手術の場合、深呼吸や咳嗽運動が十分にできることより、当然呼吸器合併症を減らすことに連がる。実際に炎症性蛋白や各種サイトカインの術後の推移を検索した報告により、ある程度証明されている。Leaver[2]らによると肺癌に対する肺葉切除の場合、胸腔鏡下(以下 VATS)と標準開胸を比較した場合はリンパ球総数(特に CD 4)は術後2日まで、また NK リンパ球活性も7日までは VATS 例で減少が有意に少なく、Lymphocyte oxidation も術後2日まで抑制が少ないことを報告している。すなわち細胞性免疫の低下が胸腔鏡手術を行った群で少ないことになる。また Yim[3]らは同様に早期肺癌を対象とした胸腔鏡下肺葉切除と標準開胸下肺葉切除を比較した。その結果手術侵襲による炎症性サイトカインである IL-6、IL-8、IL-10 が両手術で上昇したが、血清 IL-6 and IL-8 の値は胸腔鏡下肺葉切除群が有意に少ないことを示した。このことにより液性免疫の低下も胸腔鏡手術で押さえられていることになる。また、そのほかの生化学値が早期に回復することや、術後胸水中の IL-6 の値も胸腔鏡手術群で有意に少ないことを教室の Inada らは明らかにした。すなわち術後のドレーンからの胸水の量が少なくなることにより chest tube が早く抜け、早期離床や体液喪失の抑止につながると考えられる。これは低栄養をきたさず早期離床をすることで老年者の術後合併症を少なくすることに関連することになる。

図1に胸腔鏡手術による利点を要約した。

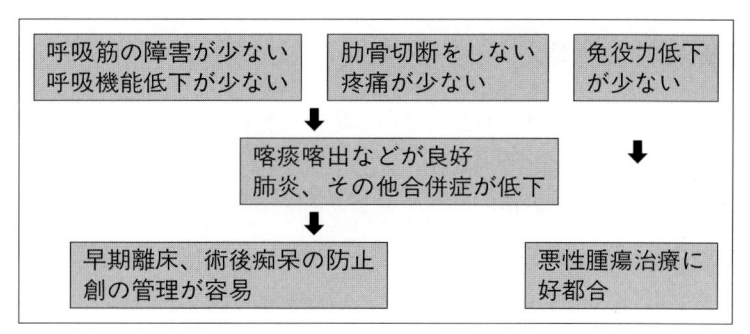

図1. 老年者に対する胸腔鏡手術

2. 疾患別

1 気胸

　老年者の気胸は若年気胸と異なり気腫化を伴い air leakage は自然に閉鎖することはなく難治性である。また癒着症例も多く胸腔鏡手術は少し胸腔鏡に熟練した者が行う方がよい。すなわち、せっかく胸腔鏡手術を行っても air leakage の修復がうまく行えなければ、さらに肺瘻を広げ、かつこれを遷延させることにより合併症を引き起こす原因になるからである。ポイントは必要な個所の癒着剥離を行い、責任病巣を確実に閉鎖することである。また必要に応じ各種補強剤を併用する。手術適応に関しては老年ということでの特別のことはないが、術後管理に関しては胸腔鏡の利点をいかし早期に胸部ドレーンの抜去につとめる。

2 肺気腫

　肺気腫は喫煙歴のある低肺機能老年者に多いことより、手術の適応に関しては慎重に行う必要がある。慢性肺気腫に対する肺容量減少術 Lung volume reduction surgery（以下 LVRS）は 1960 に Brantigan[4]らにより報告され Cooper や Wakabayashi により近代的な手術として再び脚光を得るようになった。特に胸腔鏡による手術では胸骨を縦切開して行う Cooper らの方法に比べ出血や疼痛も有意に少なく患者の負担が少ない。また、このような患者は低栄養でステロイド服用歴が長く、時に胸骨離開が起こることもあり胸腔鏡手術の方にかなりの advantage があるように思われる。慢性肺気腫患者の多くは老年者であり低肺機能を有しているので、侵襲が少ない手術が優れていることは明らかである。
　術後管理では特に低酸素血症、高炭酸血症とのバランスに注意しながら管理を行う。また喀痰喀出障害にも配慮し肺炎予防に努めることが大切である。

3 転移性肺腫瘍

　原発臓器がコントロールされている場合は転移巣が数個であれば胸腔鏡で切除が可能である。この場合老年者であれば、生命予後から完全切除するというより発育の早いものから切除し時間的余力を得るという考えもある。すなわち転移腫瘍が再出現し増殖したらまた胸腔鏡で切除を行い、予後を伸ばしながら、大きくなった転移性肺腫瘍の症状(喀血、疼痛など)からは回避しておく。もちろん切除により再発がない症例も多く存在し完全治療を達成できることもある。さらに画像上指摘できないような小さな転移性肺腫瘍は原発臓器に準じた免疫、化学療法などで治療できる可能性がある。この点でも胸腔鏡手術であれば術後回復も早く化学療法も早期に行える。

4 原発性肺癌

　胸腔鏡手術が適応となるのは、解剖学的な条件としては強度の癒着が存在しないこと、対象病期は臨床病期分類では Stage I が適当である。
　老年者の場合、早期の原発性肺癌に対して縮小手術が可能かどうかが重要な課題になる。すなわち若年者に比べ、老年者の場合は平均余命と術後合併症を念頭におき手術を行うことが必要である。胸腔鏡手術では標準開胸に匹敵する術式や区域切除、部分切除術も安全に行えるが、老年者に適したこれら術式をどのように選択するか大切である。すなわち病期や腫瘍の大きさ、組織など特性に合わせた術式を胸腔鏡でいかに行うかが重要である。Jaklitsch MT[5]らは単に高齢というだけで今まで肺癌の外科的適応から除外された症例でも、今後は胸腔鏡を用いることにより治療が可能になるとしている。2 cm 以下の症例であればリンパ節転移が少なく、区域切除で治療目的を果たすことが可能で、術後肺機能の低下も少ないことが明らかである。術後管理に関しては一般開胸手術と同じであるが、胸腔鏡手術では肋骨切断などは行わず呼吸筋群の切離も少ないことより疼痛が少なく術後管理は容易である。

5 その他の疾患

　心疾患に対しては、それまで虚血性心疾患に対する冠動脈バイパス術は人工心肺を利用して行われていた。しかし近年胸腔鏡を用いて内胸動脈の遊離し、これを利用し心拍動下にバイパスを行うことができるようになり非人工心肺手術を行うことが可能になった[6]。これは特に老年者では低侵襲の恩恵にあずかっていることは明らかである。また診断においても開胸肺生検や不明胸水に対する診断も従来と異なり、胸腔鏡で的確かつ安全に施行され早く治療に移行できる利点がある。

表 1. 老年者に対する胸腔鏡対象疾患と適応

主な疾患	適応
原発性肺癌	臨床病期 I 期
転移性肺腫瘍	原発コントロール、片側肺 2〜3 個以内
気腫性疾患	肺気腫の診断と手術基準を満たす
気胸	繰り返す、air leakage が持続
虚血性心疾患（冠動脈バイパス）	左冠動脈で一枝を対象
縦隔疾患	良性
不明胸水	内科的診断法で確定できない
膿胸	比較的新しく胸膜肥厚が少ない

おわりに

これまでに述べた胸腔鏡手術の対象疾患と、それに対する簡単な適応を表1に示した。胸腔鏡手術や検査が進歩してきたことで、比較的若い年齢層の社会生活への早期復帰はもちろんのこと、老年者の開胸侵襲による合併症を少なくし早期復帰や治療に専念できる。これにより胸部疾患に対して、従来の方法に比べ胸腔鏡は生活の質をさらに向上させることも可能である。

（岩崎昭憲、白日高歩）

文献

1) Jacobaeus HC：The practical importance of thoracoscopy in surgery of the chest. Surg Gynecol Obestet 3：289-296, 1992.
2) Leaver HA, Craig SR, Yap PL, Walker WS：Lymphocyte responses following open and minimally invasive thoracic surgery. Eur J Clin Invest Mar 30(3)：230-238, 2000.
3) Yim AP, Wan S, Lee TW, Arifi AA：VATS lobectomy reduces cytokine responses compared with conventional surgery. Ann Thorac Surg Jul 70(1)：243-247, 2000.
4) Brantigan OC, Mueller E, Kress MB, et al：A surgical approach to pulmonary emphysema. Am Rev Respir 4 Dis 80：194-206, 1959.
5) Jaklitsch MT, Bueno R, Swanson SJ, et al.：New surgical options for elderly lung cancer patients. Chest Dec；116(6 Suppl)：480 S-485 S, 1999.
6) Mack M, Acuff T, Yong P, Jett GK, Carter D：Minimally invasive thoracoscopically assisted coronary artery bypass surgery. Eur J Cardiothorac Surg Jul；12(1)：20-24, 1997.

老年者の手術の適応と術後管理

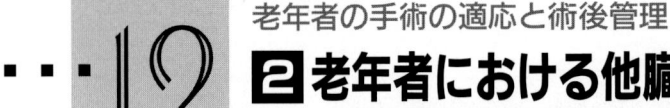

12 ❷ 老年者における他臓器の手術前後の呼吸管理
―特に胸部食道癌を中心に

はじめに

呼吸器以外の疾患で呼吸管理が患者の術後早期予後に重大な影響を及ぼす疾患は食道癌である。特に胸部食道癌の手術は右開胸、開腹、さらに頸部操作が加わるため手術侵襲は極めて大きく、術後の肺合併症の発生頻度はほかの消化管手術に比べて高い。手術が呼吸に及ぼす影響は高年者ほど強く、ひとたび合併症が生じれば重篤になりやすい。しかし老年者も若年者も術前後の呼吸管理自体に差はなく、低酸素血症の防止に努めることが肝要である。本稿では胸部食道癌手術を中心に手術前後の呼吸管理について述べる。

1 老年者食道癌患者の術前の状態

①食道癌発生の危険因子である喫煙と飲酒歴を有する患者が多い。特に喫煙は入院するまで続けている患者がほとんどである。
②通過障害のある患者は栄養状態の低下を伴っている。
③老年者は本来、免疫能が若年者に比べて低下しており、同程度の侵襲に対する神経内分泌反応やサイトカイン反応が亢進している[1]。
④老年者では閉塞性呼吸障害を有する患者が多い。

2 胸部食道癌の手術

胸部食道癌の手術は頸部、胸部および腹部の三領域にわたって手術操作が行われる。
①右開胸下に縦隔郭清を行って胸部食道を切離する。
②頸部襟状切開を行って頸部食道に沿う食道傍リンパ節（両側反回神経沿いリンパ節）を郭清する。
③開腹して胃周囲リンパ節を郭清し胃管を作成する。
④胸骨後経路、胸壁前経路あるいは後縦郭経路で胃管を頸部まで挙上し、頸部食道と吻合して食道を再建する。

3 手術が呼吸器合併症の発生を惹起する要因

①手術時間が長く、輸液量が過剰になりやすい。栄養状態の不良な食道癌患者は術中から術後にかけて pulmonary wedge pressure(PWP) や cardiac index(CI) が低値であり、体血圧が不安定なため測定した喪失量以上の輸血、輸液を必要とする。術中、術直後は体液のシフト（有効細胞外液の third space への sequestration）が高度なため循環血液量が

不足して過剰な輸液を要し、術後2〜3日目になってsequestrationされていた大量の細胞外液が血管内へ戻る(refilling)ため循環血液量が増加し肺水腫や気道内分泌液が急激に増加して低酸素血症を惹起しやすくなる[2)3)]。

　②縦隔郭清の際に右迷走神経肺枝が切断されることがある。肺枝が切断されると咳嗽反射が減弱ないし消失し喀痰の喀出が困難となり、無気肺や肺炎をきたす。

　③頸部から上縦隔の郭清に際し、反回神経麻痺を生じることがある。反回神経麻痺をきたすと、誤嚥による嚥下性肺炎を起こしやすくなる。

　④両側の迷走神経が切断される。そのために十二指腸の運動機能低下が生じ、十二指腸液の停溜、内圧上昇、胃管を経て咽頭、口腔への逆流、嚥下性肺炎を生じる可能性がある。

1. 肺合併症を防止するための対策

1 術式の工夫

出血量をできるだけ少なくするために、

　①出血量をできるだけ少なくするように、胸腹部操作では電気メス、超音波メスや止血クリップを用いて丹念に止血し手術操作は丁寧に行う。

　②迷走神経肺枝をできるだけ温存し、咳嗽反射を残す。

　③迷走神経や反回神経にはできるだけ触れない。神経の阻血や熱傷を避けるため、神経周囲の結合織を少し残して郭清し、止血には通常の電気メスを使用しないでbipolar cauteryや小止血クリップを用いる。

　④胃管の減圧カニューレは挿入しない。経鼻カニューレは喀出の妨げとなるばかりで、減圧の効果はほとんどない。

　⑤胃管は大弯側胃管とし、finger pylomyotomyを含め幽門形成は行わない。十二指腸液の逆流を少しでも防止するためである。幽門形成を行わなくても通過障害はまったく生じない。

　⑥侵襲を少なくするために可能であれば胸腔鏡補助下手術を行う。

　⑦腸瘻を作成し術後第1病日より経腸栄養を開始する。

2 術前の管理

術前管理で最も重要なことは禁煙と栄養状態の改善である。

　①禁煙は少なくとも術前6週間は必要であり、外来受診時より禁煙させる。2〜3週間程度の禁煙では不十分である。喀痰の培養と抗生剤に対する感受性テストを行う。

　②体重減少のみられる患者では経静脈栄養を開始し、同時に経腸栄養剤を経口投与する。少なくとも体重減少を正常時の10%以下になるようにする。栄養状態の評価は体重減少率

と血清アルブミン値が最も簡便で信頼性も高い[4]。体重減少率が1カ月で5%、3カ月で7.5%、6カ月で10%以上であれば高度の栄養障害である。また血清アルブミン値は正常3.5 g/dl～5.0 g/dl、中等度障害2.1～3.5 g/dl、高度障害2.1 g/dl以下である。経口摂取不能な患者では経静脈栄養が主体となるが、流動食がまったく通らない患者はほとんどいない。したがって経静脈栄養を1600～1800カロリーとし、glutamineを含む経腸栄養剤300～600カロリーを経口摂取させる。可能なら経静脈栄養を減らし経腸栄養剤900～1200カロリーを経口投与する。侵襲前に経静脈栄養がなされていた患者ではその後の侵襲に対して生体が過剰に反応し、容易に高サイトカイン血症を起こし[5,6]、経腸栄養を受けた患者にくらべ免疫能の低下がみられたという[7]。またglutamineは体蛋白と免疫能の維持に有用[8〜10]とされる。

③進行癌で術前に放射線化学療法を行った患者では、経口摂取が可能となった場合でも300～600カロリーの経腸栄養剤を食事に加えて経口投与する。

3 術直前、術中の管理

①麻酔導入直後に抗生剤を点滴静注する。食道を離断する際に術野を汚染するので、その前に投与し感染の防止を図る。

②老年者や術前に放射線化学療法を行った患者では麻酔導入前もしくは終刀時にmethylpredonizolone(MP) 10 mg/kgを静注する。MPの術前投与は炎症性サイトカインと好中球elastaseの過剰な活性化を制御し臓器障害を軽減する[11]。術直後の投与は血管外への血漿成分の漏出を減少させる[12]。

③輸液が過剰にならないようにする。輸液量の指標についてはPWP平均圧を10 mmHg以下に保つ[2]、あるいはright ventricular end diastolic volume index(RVEDVI)を130 ml/m²以下に保つようにする[13]などがある。おおむね10～12 ml/kg/hr程度とし、15 ml/kg/hを超えないようにする。CIの低下を防止するため術中よりdopamineあるいはdobutamineの単独もしくは併用投与を2～3 µg/kg/hで開始し、容量負荷に合わせてCIの効率的な増加が得られるように7～10 µg/kg/hまで増量する。

4 術直後の管理

①気管内挿管チューブを抜管する前に胸部X線写真を撮影し、対側の左胸腔に浸出液や胸腔内洗浄液の貯留がないかどうか確認する。縦隔郭清を行う際に左縦隔胸膜を破り、右胸腔内の出血や洗浄液が左胸腔内に貯留していることがある。大量の胸水貯留は左肺の膨張不全をきたし低酸素血症の原因となる。左胸腔内貯留液を確認したら胸腔内ドレナージチューブを挿入し右胸腔内と同じ陰圧(−10～−12 cmH₂O)で持続吸引する。単に胸腔穿刺排液しても仰臥位では排液が不十分であり、また両側開胸となっている場合は再貯留してくるので持続吸引した方がよい。

②自発呼吸による換気が不十分で FIO_2 0.4、PaO_2＜70 Torr、$PaCO_2$＞50 Torr、SaO_2＜96％となるようであれば人工呼吸器による補助呼吸を行う。その際、モードを pressure support か SIMV とし、FIO_2 はできるだけ 0.6 以下となるように PEEP 4～6 cmH₂O をかける。PaO_2＞70 Torr、$PaCO_2$＜50 Torr、SaO_2≧97％を目標とする。

③術後十分な覚醒と自発呼吸が得られたら気管内挿管チューブを抜管し、声門狭窄の有無を確認する。抜管後 60 分間は呼吸状態を観察し喉頭喘音（laryngeal stridor）が聴かれたら両側反回神経麻痺か喉頭浮腫による声門狭窄を生じているので、気管支ファイバースコープの誘導下に経鼻挿管する。

④気管内挿管チューブを抜管後、O_2 マスク 100％O_2、流量 5～10 l/分（FIO_2 約 0.3～0.6）で SaO_2≧97％、PaO_2＞80 Torr、$PaCO_2$＜50、呼吸数 20 回/分以下であれば帰室し、O_2 マスク投与を継続する。術後の microatelectasis を防止し、機能的残気量を増し低酸素血症を防止するために、術後は全例に 2～3 日間の人工呼吸管理を行う施設もある[13]。

⑤抗生剤の予防的投与を継続する。予防的投与期間は原則として 4 日間とし、気管切開、経鼻挿管中は 3 日延長する。予防的投与は第 2 世代セフエム系を用いる。

⑥術終了時、除痛の目的で硬膜外チューブより morphine 100 μg/h の持続注入を開始し、5～7 日間継続する。術後の疼痛を緩和することは呼吸運動や喀出を促すうえで極めて重要である。

5 術後第 1 病日の管理

①挿管していない患者では喀痰の量が少なく喀出が良好であれば SaO_2≧97％を維持するように適宜 O_2 マスクの O_2 流量を減ずる。喀痰の量が多く喀出が不十分な患者ではミニ気管切開（トラヘルパーを cricothyroid ligament より気管内に刺入）を行って喀痰を吸引する。

②経鼻挿管をしている患者の場合は、一度抜管して 30～60 分間呼吸状態を観察し、声門狭窄があれば再挿管するか、経皮的気管切開キット（PORTEX Percutaneous Tracheostomy Kit）[14]があればこれを用いて気管切開をする（図 1）。経皮的気管切開キットは前頸筋を剥離する必要がないため頸部郭清や上縦隔郭清、胃管と頸部食道吻合を行った場合でも安全である。通常の気管切開は禁忌である。通常の気管切開は前頸筋を剥離するために気管切開口から唾液や痰が漏出し気管周囲から鎖骨上窩や縦隔に漏れて感染を生じる。また気管カニューレが胃管に接触して圧迫壊死による縫合不全の原因ともなる。

③人工呼吸管理を行っている患者は FIO_2 0.4 で PaO_2＞70 Torr、$PaCO_2$＜50 Torr、SaO_2≧97％、胸部 X 線写真で無気肺や浸潤影がなければ Weaning を開始し、できるだけ早期に抜管する。抜管後は声門狭窄の有無を確認し、もしあれば前記にしたがって処置を行う。3 日以内に抜管することができないと判断された場合は、経皮的気管切開キットを用いて気管切開を行う。経鼻挿管が長引くと鼻腔・咽喉頭内の分泌物が流れ込み、肺炎の

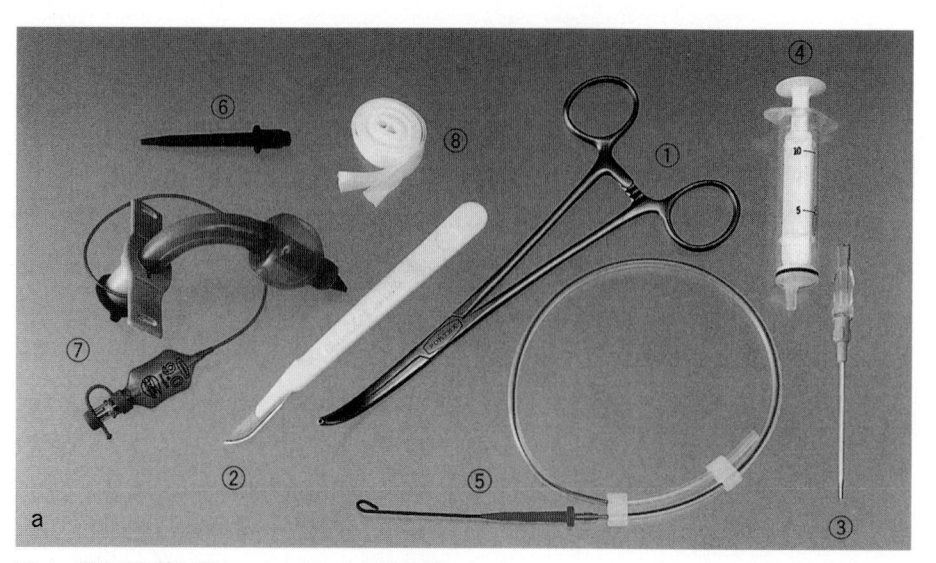

図 1. 経皮的気管切開キットを用いた気管切開
a. 経皮的気管切開用キット
①ガイドワイヤー孔ダイレーター鉗子　②刀　③14 G 静脈留置針　④10 ml 注射筒　⑤ガイドワイヤー　⑥プラスティックダイレータ　⑦気管カニューレ（ガイドワイヤー対応内筒付き）　⑧固定紐

原因となる。

　④胸部 X 線写真撮影、血液ガス分析は胸腔ドレナージチューブを抜去するまで毎日行う。無気肺がみられたら気管支ファイバースコピーを行って吸痰する。

　⑤経腸栄養を開始する。glutamine を含む消化体成分栄養剤を基本とする。結腸で再建した場合も術後第 1 病日より開始する。bacterial translocation と免疫能の低下を防止するため、原則として経静脈栄養は行わない。経腸栄養剤は消化体成分栄養剤とし、術後第 1 病日は 250 kcal/500 cc/24 h から始め、第 2 病日 500 kcal/500 cc/24 h、以後 500 kcal/500 cc ずつ毎日増量し 2000 kcal/2000 cc/24 h を維持量とする。経腸栄養の増量に伴って輸液量を減量し 1 日の水分摂取量を 50 ml/kg 以下とする。尿量は毎時 80 ml 以下とならないように適宜利尿剤を用いる。輸液量を減ずることによって気道内分泌液の量が著明に減少する。

6 術後第 2 病日以降の管理

　① refilling による PWP の上昇に対しては輸液速度を落とし、乏尿傾向に対しては利尿剤（ラシックス、マニトール）で尿量増加を図り、毎時 80 ml 以下とならないようにする。Swan-Gantz catherter を挿入していない場合は、胸部 X 線写真で心基部の拡大、心胸郭比の増大、肺紋理の増強を目安とする。

　②反回神経麻痺が術後第二病日以降に出現することがある。片側麻痺の場合、喀出が上手にでき、喀痰の量が少なければ放置する。喀出が不十分で痰の量が多いときはトラヘル

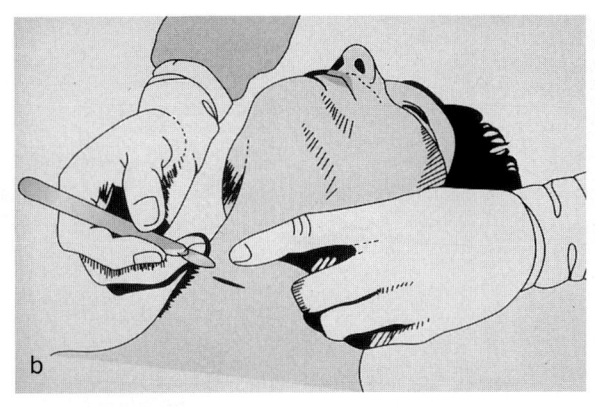

12. 老年者の手術の適応と術後管理

b 前頸部皮膚切開

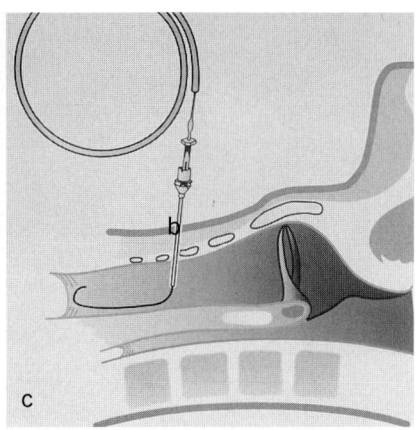

c 静脈留置針を皮膚切開創より気管へ刺入しガイドワイヤーを気管内へ挿入する

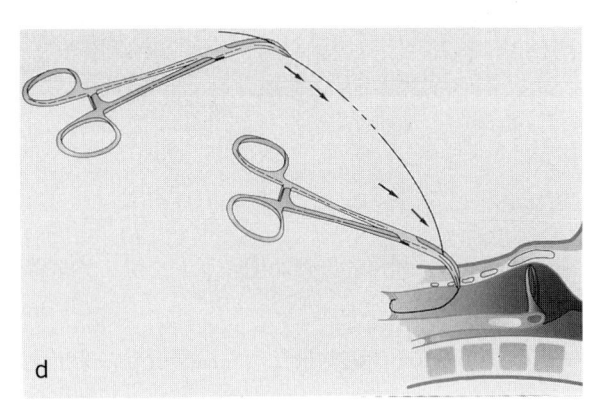

d・e ガイドワイヤーに沿ってダイレータ鉗子を気管に挿入しガイドワイヤー孔を拡張する

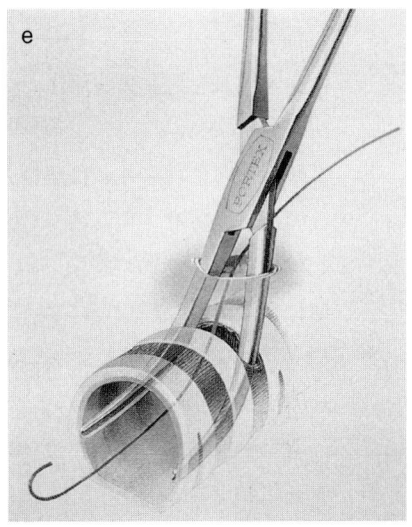

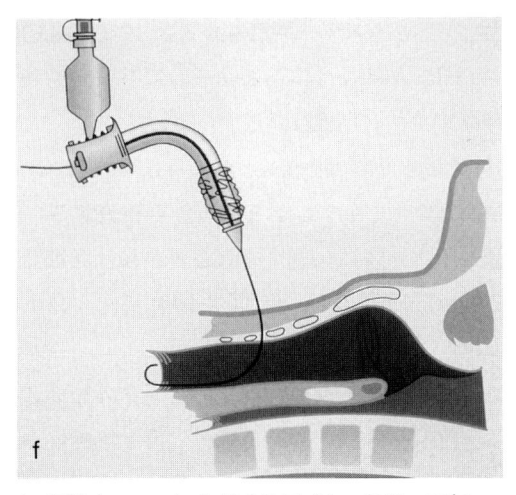

f 気管カニューレをガイドワイヤーに沿って気管内に挿入する

図 1. 続き

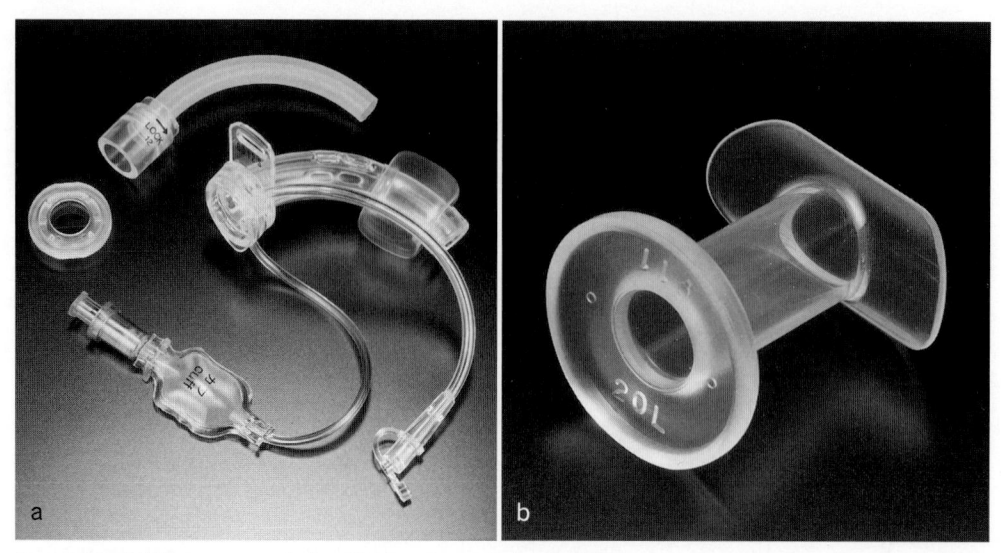

図2. 高研式気管カニューレ(a)と開口部レティナ(b)

パーを刺入し適宜吸痰する。両側麻痺の場合は経皮的気管切開キットを用いて気管切開を行う。

③痰が黄色調あるいは膿性となったら抗生剤を予防的投与から治療投与に変更する。中等度感染で新セフエム系、重症でカルバペネムを投与する。高率に分離される術後感染症起因菌は、グラム陰性菌では緑膿菌、エンテロバクターが最も多く、グラム陽性菌ではMRSAと腸球菌である。特に老齢者ではMRSA肺炎は重篤となるので喀痰の培養とともにグラム染色を行って陽性の場合はバンコマイシンを投与する。

④術後第4～5病日よりベッド上で座位をとらせ喀出を促す。

⑤胸腔内ドレナージチューブは排液量が200 ml/day以下となったら抜去する。

⑥気管カニューレは挿入後4日以上経過し、レスピレーターの必要がなければ発声可能な高研式気管カニューレ(図2-a)、あるいは開口部レティナ(図2-b)に変え、発声と喀出を促す。

⑦術後第7病日にガストログラフィンによる術後透視を行って縫合不全のないことを確認し、流動体食より経口摂取を開始する。反回神経麻痺のある患者では半流動体食から始める。呼気終末時には気道内圧が下がり誤嚥しやすいので、吸気終末時に嚥下させる。

⑧老年者では反回神経麻痺がなくてもmicroaspirationを生じていることを念頭におき、胸部X線写真で異常がなくても発熱があれば嚥下性肺炎を疑って抗生剤の変更、投与を行う。

⑨十二指腸液の胃内への逆流を訴える患者には十二指腸運動機能改善の目的でerythromycin 800 mgを8時間ごと1日3回点滴静注する。

2. 成績

　1998年1月より2000年7月までに65歳以上の胸部食道癌(重複癌を除く)28例に術前後の呼吸管理を前記にしたがって外科的切除を行った。23例82.1%に胸腔鏡下、もしくはミニ開胸を加えた胸腔鏡補助下手術を行った。手術死亡例はなく、反回神経麻痺5例17.8%、呼吸器合併症は3例(肺炎)10.3%で、気管切開を要したのは5例17.8%で、内訳は一過性両側反回神経麻痺2例、喀出障害3例であった。人工呼吸管理を必要とする重篤なARDSをきたした症例はなかった。また縫合不全は2例7.1%でいずれも微小であり、経口摂取開始を1〜2週間遅らせることで治癒した。幽門形成を行わなかったため、あるいは胃管の減圧チューブを挿入しなかったためと思われる合併症はみられなかった。

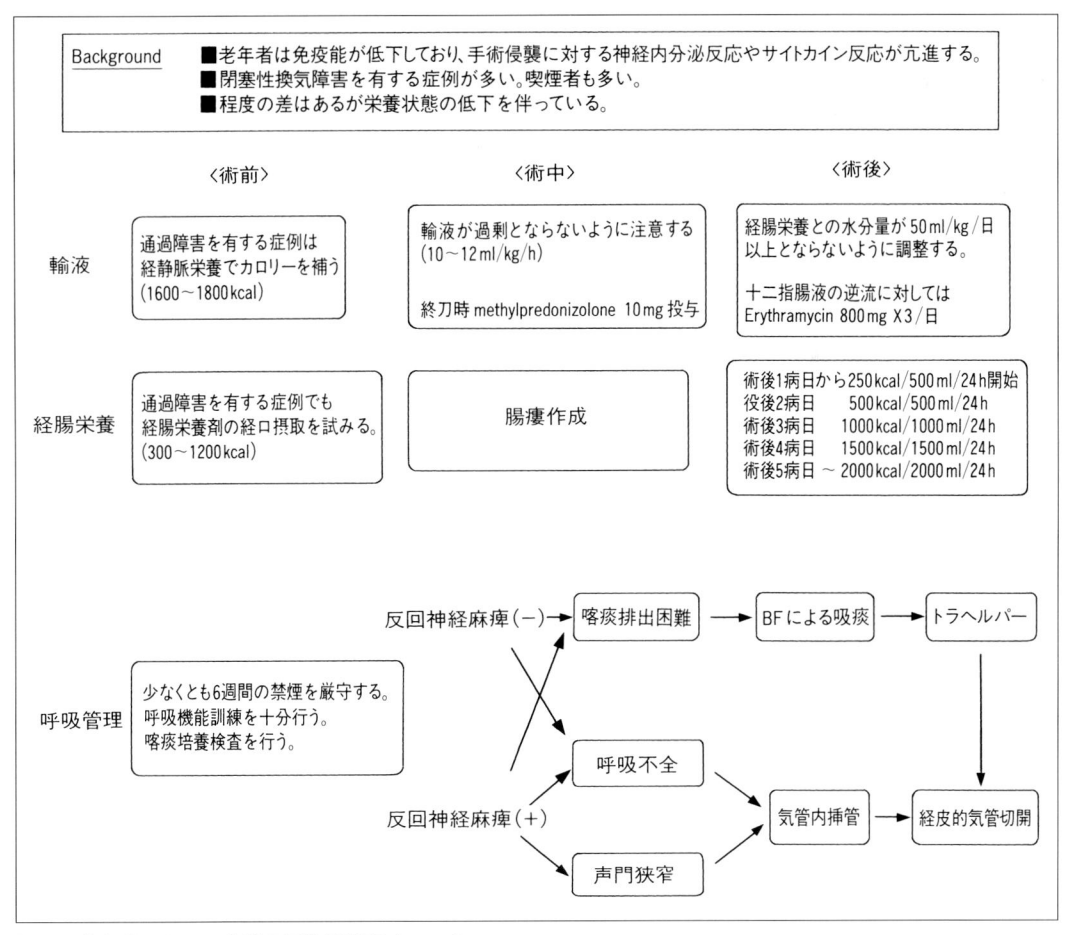

図3. 老年者における食道癌周術期管理チャート

まとめ

 老年者の食道癌手術における術前術後の呼吸管理の要点を図3に示す。①禁煙の徹底と栄養状態の改善、②神経内分泌系の過緊張による術後サイトカインの過剰分泌に対するmethylpredonizoloneの術直前もしくは術直後投与、感染に対する抗生剤の予防的術中投与、③術中、術直後の過剰輸液の防止と心機能保持のための適正なカテコーラミンの投与、④術後は喀出障害や嚥下性肺炎の防止、さらに術後早期より経腸栄養による栄養管理を行うことが重要である。

(川原克信)

文献

1) 別府　透, 芳賀克夫, 小川道夫：老年者手術後のSIRSとサイトカイン. 外科 59：131-134, 1997.
2) 元木良一：周術期患者の病態と管理. 日臨外会誌 57：1019-1028, 1996.
3) 坪井正碩：食道癌手術例に於る肺合併症に関する研究. 日外会誌 78：223-232, 1977.
4) 標葉隆三郎：栄養モニター法一体組成から機能評価へ. Surgery Frontier 3：471-476, 1996.
5) 福島亮治, 斎藤英昭, 林　明燦：栄養投与ルートと生体反応. Surgery Frontier 3：438-487, 1996.
6) Itoh G, Guth PH：Roul of oxygen-derived free radicals in hemorrhagic shok-induced gastric lesion in rats. Gastroenterology 88：1162-1167, 1985.
7) Gutterdge JMC：Anitioxidants, nutritional supplements and life-theratening diseases. Br J Biomed Sci 51：288-295, 1994.
8) Stehle P, Zander j, Mertes N, et al：Effect of gultamine peptide supplements on muscle glutamine loss and nitrogen after major surgery. Lancet 1：231-233, 1989.
9) 吉田祥吾, 貝原　淳, 白水雄一郎, ほか：侵襲時の特殊アミノ酸製剤. Surgery Frontier 3：495-499, 1996.
10) Austgen TR, Dudrick PS, Sitren H, et al：The effect glutamine enriched total parenteral nutrition on tumor growth and host tissues. Ann Surg 215：107-113, 1992.
11) 佐藤信博, 肥田圭介, 池田健一郎, ほか：食道癌手術侵襲に対するメチルプレドニソロンジュツゼン投与の効果に関する検討. 日消外会誌 30：1831-1838, 1997.
12) 大江恭司, 村田克介, 窪田達也, ほか：食道癌症例における術直後のステロイド単回投与の術後管理における有用性について；血漿サイトカインの変動からの検討. 日集中治医会誌 4：207-213, 1997.
13) 肥田圭介, 佐藤信博, ほか：食道癌周術期における輸液管理；積極的細胞外液組成液投与の意義. 日消外会誌 30：1691-1698, 1997.
14) Cardicott LD, Oldroyd GJ, Bodenham AR：An evaluated of a new percutaneous tracheostomy kit. Anesthesia 50：49-51, 1995.

13 老年者呼吸器疾患の在宅酸素療法

1. 在宅酸素療法の適応

　本邦では1984年に、日本胸部疾患学会(現在の日本呼吸器学会)から在宅酸素療法(home oxygen therapy；HOT)の適応基準が発表され、翌1985年に社会保険適用となりその普及が始まった。適応基準はその後さらに改訂され[1]、現在表1、2のように定められている。

　本邦では、高度慢性呼吸不全症例においてはその基礎疾患の種類を問わずその適応が認められており、厚生省特定疾患呼吸不全調査研究班のアンケート調査による1995年度のHOT新規開始症例数をみてみると、多種の呼吸器疾患でHOTは導入されている[2](表3)。

表 1. 日本胸部疾患学会(現在の日本呼吸器学会)による在宅酸素療法の適応基準

1) あらかじめ酸素吸入以外に有効と考えられる治療(抗生物質、気管支拡張剤、利尿薬など)が積極的に行われており、その後少なくとも1カ月以上の観察期間を経て安定期にあり、以下の条件を満たすこと
2) 安静、空気呼吸下でPao$_2$が55 Torrに満たない者
3) 上記条件でPao$_2$が55 Torr以上60 Torr以下でも、臨床的に明らかな肺性心、肺高血圧症(平均肺動脈圧20 mmHg以上)、睡眠中あるいは運動時に長時間にわたり著しい低酸素血症(Pao$_2$が55 Torr未満あるいはこれに相当する低酸素血症)となる者

(日本胸部疾患学会肺生理専門委員会1988年改定，文献1より引用)

表 2. 在宅酸素療法の保険診療上の適応基準

対象疾患：高度慢性呼吸不全例。肺高血圧症およびチアノーゼ型先天性心疾患
高度慢性呼吸不全例のうち、対象となる患者は、動脈血酸素分圧55 mmHg以下の者および動脈血酸素分圧60 mmHg以下で睡眠時または運動負荷時に著しい低酸素血症をきたす者であって、医師が在宅酸素療法を必要であると認めたものである。
なお、適応患者の判定に、経皮的動脈血酸素飽和度測定器による酸素飽和度から求めた動脈血酸素分圧を用いることは差し支えない。

(平成6年4月厚生省告示より引用)

表 3. 1995 年度疾患別 HOT 新規開始症例

基礎疾患	症例数	(%)
肺気腫	1,535	(30.4)
肺結核後遺症	889	(17.6)
肺癌	615	(12.2)
間質性肺炎	607	(12.0)
気管支拡張症	174	(3.4)
慢性気管支炎	150	(3.0)
塵肺	150	(3.0)
分類不能の COPD	143	(2.8)
心疾患	107	(2.1)
気管支喘息	82	(1.6)
肺血栓・塞栓症	76	(1.5)
びまん性汎細気管支炎	66	(1.3)
膠原病	61	(1.2)
神経筋疾患	30	(0.6)
原発性肺高血圧症	21	(0.4)
その他	339	(6.7)
合計	5,045	

(文献2より改変, 引用)

2. 在宅酸素療法の方法

(1) 酸素供給源

酸素濃縮器(吸着型と膜型)と液体酸素供給システムがある。

吸着型酸素濃縮器は大気中の空気から窒素を吸着剤に吸着し、90%前後の酸素を供給する装置で、現在 7 l/分までの供給が可能である。現在、多くの場合はこの吸着型酸素濃縮器を在宅用に設置し、後述する携帯用ボンベを移動用に準備して HOT が行われている。

膜型酸素濃縮器は高分子膜を利用して酸素を40%程度に濃縮するものである。現在 6 l/分まで供給可能だが、低濃度酸素で維持を要する限られた患者が対象となっている。

一般に酸素濃縮器を使用する場合は停電時などの緊急用および通院などの移動用に携帯用ボンベが用意される。ボンベは大きさに限りがあり酸素供給可能時間が限られる。このため酸素消費節約の目的で、呼吸同調型酸素供給調節器が併用されている。これにより供給可能時間は2～3倍になる。移動用には携帯用ボンベを入れるバックやキャリアカートが用意されている。

液体酸素供給システムは据え置き型の装置に液体酸素を貯蔵し、気化した酸素を同装置から吸入する。液体酸素供給システムの場合、移動用にはポータブル装置に液体酸素を補給して使用することとなる。

(2) 酸素吸入流量

酸素は通常鼻カニューラで吸入する。酸素流量は PaO_2 60 Torr 以上を目標とし決定され、通常 0.25 l/分～5 l/分の吸入が行われている。日常の労作や夜間睡眠時に SaO_2 が低下

する症例では、その際のSaO$_2$が90%以上を目安に労作時、睡眠時の流量を決定する。

(3) 酸素吸入時間

治療効果の面からは基本的には24時間吸入とするが、労作時・睡眠時にのみ著しい低酸素血症を呈する患者ではそれに合わせ吸入する。

(4) 日常管理

月に1回以上の医師の診察と指示を受けるとともに、日常生活での自己管理が大切である。体温、脈拍、体重、症状、酸素吸入状況、服薬状況などを日誌に記載すると役に立つ。

3. 在宅酸素療法の効果

HOTの効果は主に長期酸素療法による効果で、①肺動脈圧低下や肺血管抵抗の減少[3)4)]、②死亡率の低下、予後の改善[4)−6)]、③息切れの改善と日常生活力向上、④入院生活から家庭、社会への復帰が挙げられる。

4. 在宅酸素療法のEBM

慢性呼吸不全がその対象疾患となるHOTは大部分において生命維持にHOTが必要とされる病態である。そのため長期の研究、特に長期予後、QOLを研究するためにコントロールをおくことは倫理的にも無理であり、コントロールスタディはほとんど報告されていない。

米国NOTTグループ[5)]と英国MRCグループ[4)]のコントロールスタディの報告がある。いずれも慢性閉塞性肺疾患(chronic obstructive pulmonary disease ; COPD)を対象としているが、これがHOTの適応基準と長期予後改善の根拠となっている。

NOTTグループでは、室内気吸入下でPaO$_2$＜55 Torr、あるいはPaO$_2$ 59 Torr以下で浮腫、Ht 55%以上もしくはECG上肺性PのあるCOPD患者を対象とし、夜間のみ12時間酸素吸入した102例と24時間酸素吸入した101例の2群で、2年間の生存率から24時間持続吸入した群の予後が有意によいことを示している。

MRCグループでは室内気吸入下PaO$_2$が40 Torr〜60 Torrで右心不全の既往を持つCOPD患者を対象とし、夜間睡眠時を含む1日15時間の酸素吸入群42例と酸素非吸入群45例で、500日間の生存率から酸素吸入群の方が有意に予後が良かったとしている。

HOTの本邦での現状は厚生省特定疾患呼吸不全調査研究班において報告されており、本邦の適応基準を満たす慢性呼吸不全症例においては、COPDだけでなく肺結核後遺症においてもHOTの効果があることが明らかにされている[6)]。

5. 在宅酸素療法の今後の方向性

今後の方向性としては、その適応とより QOL を改善するための検討がなされている。

(1) 適応に関する今後の方向性

HOT では、室内気吸入下で PaO_2 60 Torr 以上であっても、呼吸困難の強い COPD 患者群では予後の改善には早期の HOT 導入が必要であるとの指摘がなされ[7]、これらの症例に対する適応の検討が行われている。Górecka ら[8]の室内気吸入下の PaO_2 が 56〜65 Torr の COPD 患者において、HOT 施行した群としない群では予後に有意差がなかったという報告があるが、この報告は睡眠時・運動時の低酸素血症を考慮せずに予後を検討しており、これらの患者群に対しては呼吸困難、睡眠時・運動時の低酸素血症、肺性心の存在に着目しての HOT の適応の検討がなされている[9)-12)]。

(2) QOL に関する今後の方向性

HOT の対象となる患者年齢は圧倒的に老年者が多く、厚生省特定疾患呼吸不全調査研究班の報告では、1995 年度の HOT 新規開始症例のうちの 38.8％が 70 歳代で、80 歳代も 16.0％に達している[2]。老年者が構造的にも体力的にも使用しやすいように、機器のさらなる改良と社会的支援が必要と考えられている。HOT では携帯ボンベの可搬性の向上と酸素供給時間のさらなる延長、車載用の機器の検討[13]などがある。社会的な面からは HOT 患者の旅行支援や、在宅ケアの充実が図られている。特に老年者においてはより高度なケア体制が必要であり、在宅ケアを含む診療体制、包括的呼吸リハビリテーションの充実が必要である。呼吸リハビリテーションは今ようやく包括的プログラムが動き始めたところであり HOT は包括的プログラムのなかで位置づけていく必要がある。

（鈴木　勉）

文献
1) 日本胸部疾患学会肺生理専門委員会：在宅(長期)酸素療法の適応基準．日本胸部疾患学会雑誌 26(8)：巻末，1988．
2) 斎藤俊一，宮本顕二，西村正治，川上義和：在宅酸素療法実施症例の全国調査について．厚生省特定疾患呼吸不全調査研究班平成 7 年度研究報告書，p 5-9，1996．
3) Weitzenblum E, Sautegeau A, Ehrhart M, mammosser M, Pelletier A：Long-term oxygen therapy can reverse the progression of pulmonary hypertension in patients with chronic obstructive pulmonary disease. Am Rev Respir Dis 131：493-498, 1985.
4) Report of the Medical Research Council Working Party：Long term domiciliary oxygen therapy in chronic hypoxic cor pulmonale complicating chronic bronchitis and emphysema. Lancet 1(8222)：681-686, 1981.
5) Nocturnal Oxygen Therapy Trial Group：Continuous or nocturnal oxygen therapy in hypoxemic chronic obstructive lung disease. Ann Intern Med 93：391-398, 1980.
6) 吉良枝郎，饗庭三代治，鈴木　勉，石原照夫：在宅酸素療法実施症例(全国)の調査結果について．厚生省特定疾患呼吸不全調査研究班平成 3 年度研究報告書：p 11-17，1992．
7) 宮城征四郎，神野　悟，伊礼壬紀夫：在宅酸素療法；保健診療給付前後の動向と長期予後に影響を及ぼす諸因子の検討．日胸疾会誌 27：404〜410，1989．

8) Górecka D, Gorzelak K, Sliwinski P, Tobiasz M, Zielinski J : Efect of long term oxygen therapy on survival in patients with chronic obstructive pulmonary disease with moderate hypoxaemia. Thorax 52 : 674～67, 1997.
9) 宮城征四郎，喜屋武幸男，大滝美浩，喜舎場朝雄：在宅酸素療法 20 年の経験に基づく準呼吸不全肺気腫患者群の HOT 適応基準の再検討．厚生省特定疾患呼吸不全調査研究班平成 7 年度研究報告書，p 91～94, 1996.
10) 須田　明，木村　弘，佐久間哲也，巽浩一郎，栗山喬之：在宅酸素療法の適応基準に関する検討；睡眠時低酸素血症と予後について（第四報）．厚生省特定疾患呼吸不全調査研究班平成 7 年度研究報告書，p 95～99, 1996.
11) 藤井達夫，栗原直嗣，大塚敏広，田中繁宏，金澤　博，工藤新三，平田一人，藤本繁夫，吉川純一：慢性閉塞性肺疾患患者における運動誘発性低酸素血症と長期予後の関係．日胸疾会誌 35 : 934～941, 1997.
12) 鈴木　勉，長岡鉄太郎，高橋英気，檀原　高，福地義之助：安静時 PaO_2 60Torr 以上で在宅酸素療法（HOT）が導入された症例の臨床像の検討．日本呼吸管理学会誌 8 : 281-285, 1999.
13) 中元隆明，中町隆史，長谷達也，岡本慎五，木代　泉，久我英世，大沼　天，原澤　寛，加藤士郎，金子　昇：自動車バッテリー作動可能である携帯型酸素濃縮器 FREECOM O_2® DC Concentrator の評価．日呼吸会誌 36 : 595-600, 1998.

14 臓器相関からみた老年呼吸器疾患

はじめに

臓器相関という言葉は聞き慣れない言葉であるかもしれない。一方の数・量が変化するにつれて他方も変化する関係を数学では相関関係というが、医学・医療において臓器相関という言葉を考えた場合、ある臓器の機能が変化したときに別の臓器の機能に影響が出ることを指すと考えるのがよいであろう。多くの場合、それはある臓器の機能不全・機能低下がほかの臓器の機能低下・疾病をもたらすような関係である。

そのような関係は表1に示すように多種多様のものがある。本章では、その中で最近になって知られてきた中枢神経系の機能低下により惹起される誤嚥性肺炎について述べる。

1. 誤嚥性肺炎

他項で述べられることではあるが、まず誤嚥性肺炎について概略を解説してから臓器相関の話題に移りたい。

肺炎は老年者に多い疾患であり、肺炎で死亡する患者の90％以上は65歳以上の老年者

表 1. 呼吸器疾患における臓器相関

```
心臓
  心不全      →  拘束性換気障害（肺活量の減少）
                  肺水腫（低酸素血症，心臓喘息）
                  胸水
                  Cheyne-Stokes 呼吸
  僧帽弁狭窄症  →  肺高血圧症，肺うっ血
  僧帽弁閉鎖不全症 → 肺水腫
  感染性心内膜炎 →  肺塞栓症
食道
  胃食道逆流症  →  肺炎、気管支炎
肝
  劇症肝炎    →  肺出血
膵
  急性膵炎    →  胸水
腎
  急速進行性糸球体腎炎  →  肺出血
中枢神経系
  脳障害      →  肺胞低換気
                  誤嚥性肺炎
末梢神経筋
  神経筋疾患  →  肺胞低換気
```
注）内分泌疾患における呼吸器疾患は除いてある。それは内分泌臓器と呼吸器の臓器相関というよりはホルモンによる機能異常であるからである。

表 2. 誤嚥のリスク・ファクター

脳血管障害
中枢神経変性疾患(パーキンソン病など)
痴呆
意識レベルの低下(薬物による医原性のものも含む)
挿管状態(人工呼吸)
食道の通過障害、胃食道逆流状態
嘔吐
高二酸化炭素血症

である。老年者は種々の慢性呼吸器疾患を有していることが多く、これらによる形態的・機能的な異常を基礎として肺炎は容易に重症化するものと思われる。老年者の肺炎は市中肺炎で30%、院内肺炎で70%の死亡率があるとされている。

この老年者肺炎の中のかなりの部分に誤嚥(aspiration)が関与していることが明らかになってきている。この場合、誤嚥とは食物を吐いたりむせたりした後に急に熱発してくるようなエピソードの明らかなものに限らず、患者自身の自覚すらないような不顕性誤嚥(microaspiration、silent aspiration)も含み、実際には後者のほうがかなり多いものと考えられる。すなわち、誤嚥のリスク(表2)を有する老年者が、どうも元気がない、いつもより反応が鈍いといったことで胸部レントゲン写真を撮ってみると誤嚥性肺炎と思われる陰影がみつかる、というケースである。

誤嚥性肺炎はメンデルソン症候群として報告[1]されて以来、胃酸による化学的障害による肺炎(acid-induced pneumonia)として研究されてきた[2](詳細は各論の誤嚥性肺疾患の各章を参照されたい)。それらによれば、吸引された酸が炎症性のサイトカインを誘導することが示されている。例えばtumor necrosis factor-α(TNF-α)やinterleukin-8(IL-8)をその抗体によってブロックするとacid-induced pneumoniaは軽減される。また、TNF-αやIL-8は好中球を遊走させかつ活性化するが、好中球が血管内皮に接着する際に機能するCD 11 a・CD 18(いずれも$β_2$-インテグリンのサブユニット)、intercellular adhesion molecule-1(ICAM-1)を阻害することによってもacid-induced pneumoniaは軽減される[3]。さらに、酸のほかにもペプシンや浸透圧といったものの影響もある[4]。こうした化学的な要素を背景として細菌感染が加わり、誤嚥性肺炎が成立するのである。

誤嚥性肺炎の起炎菌は胃液中や口腔内細菌叢にあると考えられる。口腔内衛生が寝たきり患者の発熱日数を減らすこと[5]もその傍証である。口腔内に大量に存在する嫌気性菌の関与が大きい。

2. 誤嚥に対する防御機構

嚥下は口腔期・咽頭期・食道期に分けられる。各々、口腔から咽頭への移動、咽頭から食道入口部への移動、食道入口部から噴門へ向かっての移動の時期である。

咽頭期では食塊・嚥下物が咽頭粘膜を刺激し、この入力が嚥下中枢に伝達される。嚥下中枢は延髄網様体にあり、大脳基底核からの入力もここに加わる[6]。この咽頭期での嚥下運動の障害が気道内への誤嚥が生ずる主因となる。

　正常嚥下では嚥下時には気道が喉頭蓋によって覆われるようになり誤嚥が防がれる。嚥下は呼気相において起こり、嚥下終了後の呼吸も呼気から始まり、嚥下物を吸気で誤嚥しないように協調されている[7]-[10]。嚥下中枢と呼吸中枢は連繋して誤嚥を防いでいるのである[11]。

　さらにそれでも気道内に紛れこんできた異物を排出するのが咳である。咳反射のリセプター(irritant receptor、cough receptor)は中枢気道に多い。すなわち、気道の入口付近で門番の如く構えていて迷入してきた異物を咳によって喀出しているのである。このリセプターは広い範囲の化学的・機械的刺激に対して反応して咳を生じさせる。

　このように嚥下反応・咳反射を代表とする神経系の働きで誤嚥が防がれているのである。

3. 防御機構の破綻による誤嚥

1 嚥下反射の破綻と誤嚥

　誤嚥とは、口腔内容物や逆流してきた胃内容物が上記の防御反応をくぐり抜けて気道内に侵入することである。老年者には誤嚥を基礎とする肺炎が多い(例えば寝たきりの患者は誤嚥性肺炎を起こしやすいということは臨床の現場でよく感じられることであろうと思う)のは何故であろうか。

　嚥下反射の評価は咽頭に蒸留水を注入してから嚥下運動が始まるまでの時間(潜時)でなされる。潜時が長いことは咽頭に液体があってもなかなか嚥下されないことを意味し、それだけその液体が気道に誤嚥される機会が多いことを表す。この潜時に加齢変化は認められない(図1)[12]。睡眠や意識レベルの低下は誤嚥を起こしやすいとされてきたが、健常老年者においては夜間の嚥下反射低下(潜時の延長)は僅かである[13]。これらのことより、老年者で嚥下反射の低下が認められれば、それは加齢に伴う変化なのではなく、何らかの病的異常と考えられるのである。

　嚥下中枢は延髄網様体にあるが、上述したようにここに前頭葉下部皮質や大脳基底核が影響を及ぼす[14]。そこで大脳基底核に脳梗塞を起こした患者ですでに慢性期に入っている症例の嚥下反射を認べてみると、嚥下反射の低下が認められ、特に夜間に著しく低下して誤嚥を起こしていることがわかった(図2)[15]。この夜間の嚥下反射の低下は、明らかな症状のないラクナ梗塞の患者においても認められる[13]。こうしたことから、誤嚥は大脳基底核に障害のある患者において夜間に起こりやすいといえる。つまり、誤嚥性肺炎においては、食事中のむせ込みよりは就眠中の不顕性誤嚥の寄与のほうが大きいと考えられるのであ

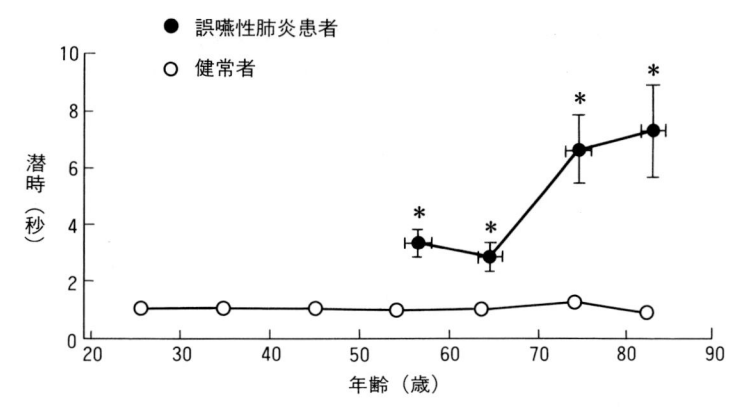

図 1. 加齢と嚥下反射
健常者（○）においては嚥下反射（咽頭に注入された蒸留水を嚥下するのに要する時間：潜時）の加齢変化はない。誤嚥性肺炎患者ではそれが有意に延長している（＊ $p<0.01$）。
（文献 12 より改変）

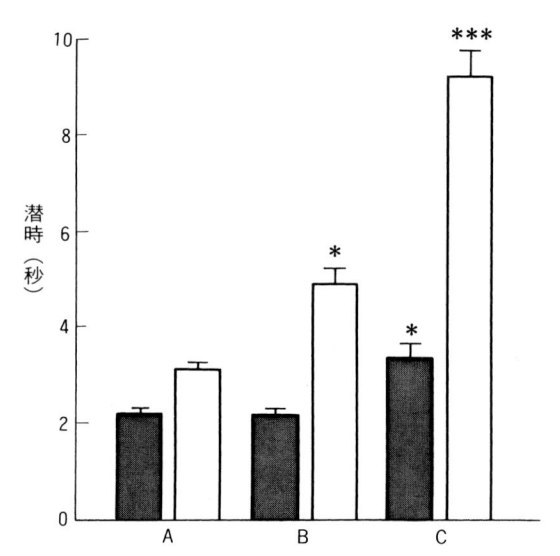

図 2. 大脳基底核梗塞と嚥下反射
A はコントロール群、B が一側基底核梗塞群、C が両側の大脳基底核梗塞群である。各群の左側のバー（黒バー）が昼間の嚥下反射、右側のバー（白バー）が夜間の嚥下反射を示す。両側基底核梗塞群（C）では昼間・夜間ともに、一側基底核梗塞群でも夜間はコントロール群（A）に比べて嚥下反射が低下する（＊ $p<0.01$、＊＊＊ $p<0.001$）。
（文献 15 より改変）

る。さらに実際に大脳基底核脳梗塞患者では脳梗塞のない同年代の患者に比べて肺炎の発生率が高い[15]。一方、基底核以外の部分の脳梗塞患者の肺炎発生率は非脳梗塞患者と変わりがない。すなわち、これらの症例における肺炎の発生基盤には大脳基底核の機能不全があると考えられる。脳と肺の臓器相関が濃厚に推察されるのである。一側の基底核梗塞患者の6割以上、両側の基底核梗塞患者に到ってはその9割以上に不顕性誤嚥が認められる。これらの群の肺炎発生率はコントロール群の各々2.12倍、3.64倍であった。

こうした嚥下反射の異常は脳血管障害の患者に限らない。代表的な変性性中枢神経疾患であるパーキンソン病においても嚥下の異常が認められる[16]。

このように嚥下反射の破綻は誤嚥を生じ、その結果、肺炎が起こる。その根底には中枢神経系の異常があるのである。

2 咳反射の破綻と誤嚥

咳は気管支炎や肺炎の主要な徴候の1つである。肺炎に対して鎮咳剤が処方されることも多い。しかし咳は生体の反射の1つであるからそこには十分に合目的的な意味・働きがある。肺炎・気管支炎においては喀痰、気道分泌物の喀出であり、誤嚥においては誤嚥されてしまったものの喀出である。したがって、画一的に鎮咳を行うことは正しい治療とはいえない。

咳反射はクエン酸を吸入させて咳を生ずる最低濃度(閾値)をみることによって評価される。咳反射もまた嚥下反射と同様に加齢変化はない(図3)[17]。ところが誤嚥性肺炎の既往のある老年者において、肺炎が治癒してから咳反射を測ると有意に低下している[18]。こうした患者では夜間における咳反射の低下が著しい[19]。夜間・睡眠時においては誤嚥性肺炎のリスクが少ない患者においても咳の数は少なくなる[20]。こうしてみると夜間には嚥下反射も咳

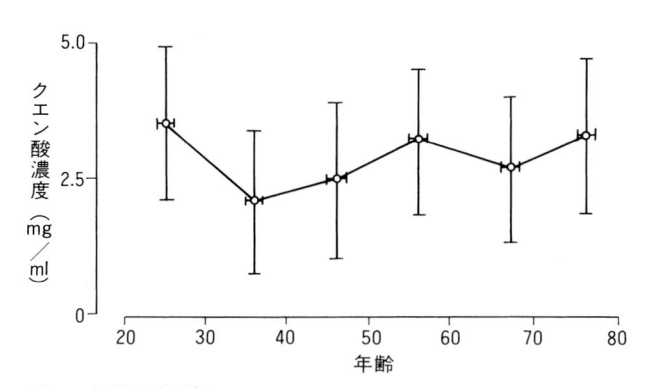

図3．加齢と咳反射
咳反射(咳を誘発する吸入クエン酸濃度の最低値：閾値)も嚥下反射と同様に加齢変化はない。
(文献17より改変)

反射も低下しており、誤嚥・誤嚥性肺炎の発生という観点からすると危険な時間帯といえよう。

実際のところ、嚥下反射の低下と咳反射の低下とは同一患者に起こることが多いようである。肺炎を起こした老年者で両反射を測定してみると、両者とも低下していることが多い[21]。

嚥下反射と同様、咳反射もまたパーキンソン病患者において低下しており[16)22)]、本疾患での誤嚥の主因となっていると考えられる。

3 嚥下と呼吸の協調の破綻と誤嚥

咳反射と嚥下反射は誤嚥に対する防御機構の代表的なものであるが、このほかに嚥下運動と呼吸運動の協調(嚥下中に吸気をしないこと)も重要である。しかしこの協調は高二酸化炭素血症[23)]や呼吸負荷[24)]がかかったときに崩れてしまい、吸気時に嚥下が起こってしまう機会がふえることが示唆されている。慢性閉塞性肺疾患患者の急性増悪期には吸気での嚥下がふえる可能性も示されており[10)]、また、老年者では高二酸化炭素血症を伴う呼吸不全(II型呼吸不全)もしばしばみられることであり、こうしたことが誤嚥性肺炎の発生に関与している可能性もある。

4. 臓器相関からみた誤嚥性肺炎の予防

1 ドーパミンとアマンタジン

上述したように大脳基底核の障害は誤嚥性肺炎を起こさせる大きな要素となっている。こうした大脳基底核梗塞患者のPET(ポジトロン・エミッション・CT)をみるとドーパミンの代謝に異常がある[25)]。動物実験では、ドーパミンD_1リセプターやドーパミン合成酵素を欠如させたマウス(ノックアウトマウス)では嚥下障害が起こることが示されている(こうしたマウスにはパーキンソン病様の症状が認められ、パーキンソン病における嚥下障害の機序を示唆するものとも考えられる)[26)27)]。これらのことより、嚥下中枢においてドーパミンがある役割を果たしている可能性が考えられる。

ドーパミン自体は末梢血管から投与すると脳血液関門を通過できないため脳へ移行できない。そこで脳血液関門を通過できるレボドパを投与すると、誤嚥性肺炎を起こした患者において嚥下反射が改善することが示された[28)]。

さらにドーパミン作動性神経末端よりドーパミンを放出させる作用のあるアマンタジン(これ自体がパーキンソン病の治療薬である)を用いて、脳梗塞患者に投与して3年間の経過を追ったところ、投与群は非投与群に比べて肺炎の発生率が低かった(6%対28%)[29)]。

ドーパミンやアマンタジンといった中枢神経系に作用する薬剤により、肺炎が予防でき

る可能性が示唆された。

2 サブスタンス P と ACE 阻害剤

嚥下反射を起こさせる内因性物質にはドーパミンのほか、サブスタンス P (Substance P; SP) がある。前述のドーパミン D_1 レセプターあるいはドーパミン合成酵素のノックアウトマウスでは、線状体中の SP 含量も低下しており、ドーパミンと SP は中枢神経系で何らかの関係を有しているものと推測される。SP はまた、咳反射を起こさせる内因性物質でもある[30]。

唐辛子の成分であるカプサイシンは知覚神経の末端より SP を放出させる作用がある。唐辛子を誤って吸い込むと激しい咳が出る(例えば砂糖や塩を吸いこんだ時とは比べものにならないくらいの咳が出る)のは経験することであろう。モルモットにおいてカプサイシンをくり返して皮下投与すると SP の放出が続けておこり、ついには SP が枯渇してしまう。こうしたモルモットでは嚥下反射の低下がみられる[31]。ヒトでは、嚥下反射の低下している患者の口腔にカプサイシンを投与してみたところ、ごく少量で嚥下反射が改善した(図4)[32]。実際に肺炎を起こした老年者では、喀痰中の SP が健常者に比べて低濃度になっており[33]、SP をふやすことができれば、低下している咳反射・嚥下反射を回復し、さらには肺炎の予防ができる可能性がある。

知覚神経末端から放出された SP はアンジオテンシン変換酵素(Angiotensin Converting Enzyme: ACE)によって分解される。そこでこの酵素の働きを抑制すれば SP 濃度が高められるはずである。ACE 阻害剤(ACE インヒビター)はすでに降圧剤として広く使用

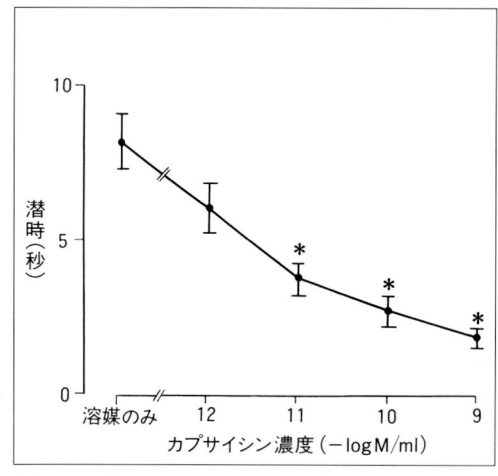

図 4. カプサイシンによる嚥下反射の改善
嚥下反射が低下(潜時が延長)している患者においてカプサイシンはごく低濃度でそれを改善する(* $p<0.01$)。
(文献 32 より改変)

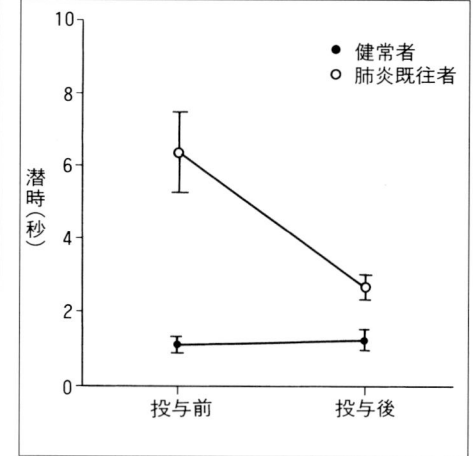

図 5. ACE 阻害剤による嚥下反射の改善
ACE 阻害剤を 2 週間内服させることによって低下していた肺炎既往者の嚥下反射(○)が正常化する。ACE: アンジオテンシン変換酸素。
(文献 36 より改変)

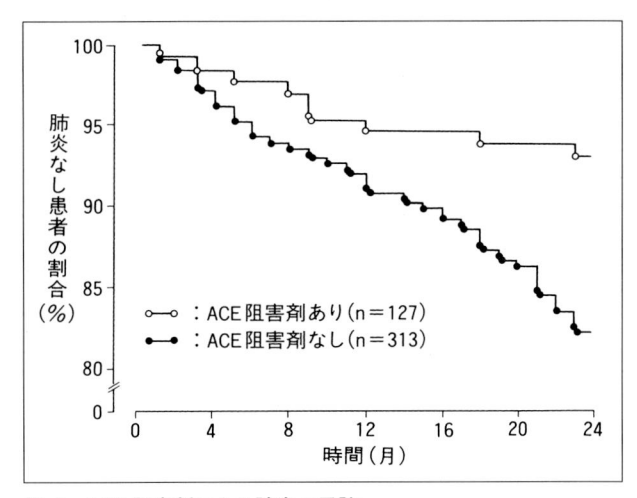

図 6. ACE 阻害剤による肺炎の予防
誤嚥性肺炎を起こすリスクのある患者に対して ACE 阻害剤を内服させると肺炎の発生率が減少する。2 年間の累積で肺炎の発生率を約 1/3 にすることができた。
(文献 39 より改変)

されている薬剤であり、その副作用として乾性咳嗽が多いとされている。それは本剤によって SP 濃度が高まり咳反射が亢進するためであり[34]、ヒトの喀痰中の SP も増える[35]。

この ACE 阻害剤を投与することにより、誤嚥性肺炎患者において嚥下反射・嚥下運動が改善する[36,37](図 5)。さらに、ACE 阻害剤を脳梗塞患者に長期投与したところ、肺炎の発生率を 2 年で約 1/3 に減らすことができた[38,39](図 6)。この作用は ACE 阻害剤による降圧作用によるものではないことも示されている[40]。

このように本来、中枢神経系の機能である咳反射・嚥下反射を改善させることによって肺炎が予防できるのである。

おわりに

生体の中において各臓器は互いに関連しあって生命活動を行っているのであって、どれか 1 つの臓器が単独で(ほかの臓器の影響からまったく独立して)働いているということはあり得ない。逆にいえば、1 つの臓器の機能不全を部分的にほかの臓器が補うことも十分にありうることである。しかし、老年者では複数の臓器が準・機能不全の状態に陥っていることがしばしばみられ、このカバーリングがうまくいかないこともよくみられる。そしてそれがまた老年者の疾患における多病因性にも通ずる。

肺炎に限らず、老年者疾患においては臓器相関の目で疾患を見直す必要があるものと考える。

(板橋　繁・佐々木英忠)

文献

1) Mendelson CL : The aspiration of stomach contents into the lungs during obstetric anesthesia. Am J Obstet Gynecol 52 : 191-205, 1946.
2) Mathay MA, Rosen GD : Acid aspiration induced lung injury. New insights and therapeutic options. Am J Respir Crit Care Med 154 : 277-278, 1996.
3) Nagase T, Ohga E, Sudo E, et al : Intercellular adhesion molecule-1 mediates acid aspiration-induced lung injury. Am J Respir Crit Care Med 154 : 504-510, 1996.
4) Ohrui T, Yamaya M, Suzuki T, et al : Mechanisms of gastric juice-induced hyperpermeaility of the cultured human tracheal epithelium. Chest 111 : 454-459, 1997.
5) Yoneyama T, Hashimoto K, Fukuda H, et al : Oral hygiene ruduces respiratory infections in elderly bed-bound nursing home patients. Arch Gerontol Geriatr 22 : 11-19, 1996.
6) 進 武幹：機能性嚥下障害のメカニズム．医学のあゆみ 154：681-683, 1990.
7) Nishino T, Yonezawa T, Honda Y : Effects of swallowing on the pattern of continuous respiration in human adults. Am Rev Respir Dis 132 : 1219-1222, 1985.
8) Smith J, Wolkove N, Colacone A, et al : Coordination of eating, drinking and breathing in adults. Chest 96 : 578-582, 1989.
9) Preiksaitis HG, Mayrand S, Robins K, et al : Coordination of respiration and swallowing : effect of bolus volume in normal adults. Am J Physiol 263 : R 624-630, 1992.
10) Shaker R, Li Q, Ren J, et al : Coordination of deglutition and phases of respiration : effect of aging, tachypnea, bolus volume, and chronic obstructive pulmonary disease. Am J Physiol 263 : G 750-755, 1992.
11) 松瀬 健：正常嚥下のメカニズム．老年医学 35：135-138, 1997.
12) Kobayashi H, Sekizawa K, Sasaki H : Aging effects on swallowing reflex. Chest 111 : 1466, 1997.
13) Pinto A, Yanai M, Nakagawa T, et al : Swallowing reflex in the night. Lancet 344 : 820-821, 1994.
14) Sirisko MA, Sessle BJ : Corticobulbar projections and orofacial and muscle afferent inputs of neurons in primate sensorimotor cerebral cortex. Exp Neurol 82 : 716-720, 1983.
15) Nakagawa T, Sekizawa K, Arai H, et al : High incidence of pneumonia in elderly patients with basal ganglia infarction. Arch Intern Med 157 : 321-324, 1997.
16) Robbins JA, Logemann JA, Kirshner HS : Swallowing and speech production in Parkinson's disease. Ann Neurol 19 : 283-287, 1986.
17) Katsumata U, Sekizawa K, Ebihara T, et al : Aging effects on cough reflex. Chest 107 : 290-291, 1995.
18) Sekizawa K, Ujiie Y, Itabashi S, et al : Lack of cough reflex in aspiration pneumonia. Lancet 335 : 1228-1229, 1990.
19) Wang HD, Nakagawa T, Sekizawa K, et al : Cough reflex in the night. Chest 114 : 1496-1497, 1998.
20) Zheng S, Yanai M, Matsui T, et al : Nocturnal cough in patients with sputum production. Lancet 350 : 864-865, 1997.
21) Nakazawa H, Sekizawa K, Ujiie Y, et al : Risk of aspiration preumonia in the elderly. Chest 103 : 1636-1637, 1993.
22) Fontana GA, Pantaleo T, Lavorini F, et al : Defective motor control of coughing in Parkinson's disease. Am J Respir Crit Care Med 158 : 458-464, 1998.
23) Nishino T, Hasegawa R, Ide T, at al : Hypercapnia enhances the development of coughing during continuous infusion of water into the pharynx. Am J Respir Crit Care Med 157 : 815-821, 1998.
24) Kijima M, Isono S, Nishino T : Coordination of swallowing and phases of respiration during added respiratory loads in awake subjects. Am J Respir Crit Care Med 159 : 1898-1902, 1999.
25) Itoh M, Meguro K, Fujiwara T, et al : Assessment of dopamine metabolism in brain of patients with dementia by means of ^{18}F-fluorodopa and PET. Ann Nucl Med 8 : 245-251, 1994.
26) Xu M, Moratalla R, Gold LH, et al : Dopamine D1 receptor mutant mice are deficient in striatal expression of dynorphin and in dopamine-mediated behavioral responses. Cell 79 : 729-742, 1994.
27) Zhou QY, Palmiter RD : Dopamine-deficient mice are severely hypoactive, adipsic, and aphagic. Cell 83 : 1197-1209, 1995.
28) Kobayashi H, Nakagawa T, Sekizawa K, et al : Levodopa and swallowing reflex. Lancet 348 : 1320-1321, 1996.

29) Nakagawa T, Wada H, Sekizawa K, et al：Amantadine and pneumonia. Lancet 353：1157, 1999.
30) Ujiie Y, Sekizawa K, Aikawa T, et al：Evidence for substance P as an endogenous substance causing cough in guinea pigs. Am Rev Respir Dis 148：1628-1632, 1993.
31) Jin Y, Sekizawa K, Fukushima T, et al：Capsaicin desensitization inhibits swallowing reflex in guinea pigs. Am J Respir Crit Care Med 149：261-263, 1994.
32) Ebihara T, Sekizawa K, Nakazawa H, et al：Capsaicin and swallowing reflex. Lancet 341：432, 1993.
33) Nakagawa T, Ohrui T, Sekizawa K, et al：Sputum substance P in aspiration pneumonia. Lancet 345：1447, 1995.
34) Ebihara T, Sakizawa K, Ohrui T, et al：Angiotensin-converting enzyme inhibitor and Danazol increase sensitivity of cough reflex in female guinea pigs. Am J Respir Crit Care Med 153：812-819, 1996.
35) Tomaki M, Ichinose M, Miura M, et al：Angiotensin converting enzyme(ACE)inhibitor-induced cough add substance P. Thorax 51：199-201, 1996.
36) Nakayama K, Sekizawa K, Sasaki H：ACE inhibitor and swallowing reflex. Chest 113：1425, 1998.
37) Arai T, Yasuda Y, Takaya T, et al：ACE inhibitors and symptomless dysphagia. Lancet 352：115-116, 1998.
38) Sekizawa K, Matsui T, Nakagawa T, et al：ACE inhibitors and pneumonia. Larcet 352：1069, 1998.
39) 板橋　繁，座安　清，森川昌利，ほか：アンギオテンシン変換酵素阻害薬による老人性肺炎予防．呼吸 17：1342-1344, 1998．
40) Okaishi K, Morimoto S, Fukuo K, et al：Reduction of risk of pneumonia associated with use of angiotensin I converting enzyme inhibitors in elderly inpatients. Am J Hypertens 12：778-783, 1999.

15 老年者呼吸器疾患の予防医学
1 ワクチン療法

1. 免疫システムの加齢による変化

　加齢に伴う免疫システムの変化については、防御機能からみた老化、全身性防御機能の項ですでに詳細に述べられているが、ワクチン療法を理解するうえで必要なため、改めて概要について触れる[1)2)]。

　まず、液性免疫応答と抗体を介する宿主防御メカニズムは加齢とともに減弱するが、これは①ヘルパーT細胞機能の減少、②加齢によるB細胞レパートリー発現と一次および記憶B細胞の産生の変化、③B細胞自体の変化によると考えられている。この③は、ProB細胞の成熟ブロックやSigM＋細胞成熟の初期のブロックがその原因とされる。

　免疫グロブリン産生についてはIgGとIgAの血清レベルは加齢とともに著しく増加するが、IgMは不変である。IgGのサブクラスではIgG1、IgG2、IgG3は、著しく増加するが、IgG4はそうでもない。IgG1とIgG3は、ウイルスや細菌抗原に対する液性免役に関与する。IgG2とIgMは、主に被胞化された細菌の外壁抗原多糖類に反応する。IgG4とIgEは寄生虫抗原と関連し、記憶にも関係する。そのほかの特徴として、臓器特異的、非臓器特異的自己抗体が加齢によって増加する。

　細胞性免疫の加齢に伴う変化であるが、健常高齢者では循環リンパ球数は加齢によって変化せず、亡くなる3年前にようやく末梢血リンパ球が減少するといわれている。ただし、Naive T細胞が減少やCD4＋T細胞のIL-2産生とIL-2レセプター発現の減少などは起こっているといわれており、このことが細胞性免疫にどの程度影響するかわからない。実際問題のところ、年齢とともに好中球機能やリンパ球機能の低下が老年者にみられるが、多くの場合それが、一次的なものか、あるいは癌などの全身疾患に伴う二次的なものかはっきりしない。

2. インフルエンザワクチン

1 インフルエンザ感染に対する生体防御

　抗ウイルス獲得免疫は、特異的抗体と抗ウイルス細胞障害性T細胞や抗体依存性細胞性細胞障害(ADCC)であり、ウイルス粒子やウイルス感染細胞上の特異抗原を認識し、抗ウイルス作用を発揮する。抗ウイルス抗体は、標的細胞外に分布するウイルスにのみ結合可

能であり感染細胞内のウイルスに結合することは不可能である[3]。インフルエンザウイルスでは、ウイルス表面に存在するHA(赤血球凝集素)蛋白、NA(ノイラミニダーゼ)、NP(核蛋白)に対しての抗体産生が知られている。特にHA蛋白に対する抗体価はHI(赤血球凝集素阻害)で測定し、インフルエンザウイルス抗ウイルス抗体となる(本稿で抗HA抗体価をHI抗体価とする)。IgGおよびIgM抗ウイルス抗体は血漿や組織液中のウイルス粒子に、分泌型IgAは、粘膜上皮表面の生体防御に重要である。HA蛋白、およびウイルス外被を内側から裏打ちするM1蛋白やNPには、細胞障害性T細胞のエピトープが同定されており、細胞性免疫応答の標的となっている[4]。また、インターフェロンはすべてのウイルスに対して非特異的な防御作用を有する。これは先天免疫の一部で、ウイルスが宿主細胞に侵入する以前にその機能を発揮する[3]。

2 老年者におけるインフルエンザワクチン接種の理論的根拠

　老年者に対するインフルエンザワクチンの臨床的効果、すなわち肺炎の減少、入院の減少、死亡の減少のほかに医療費削減効果もすでに認知されているところであるが[5)-7)]、生体防御にかかわる抗体価の上昇はどうであろうか。

　インフルエンザワクチンによる抗体産生能については、すでに多くの研究報告がなされているが、老年者のHI抗体価の上昇は、若年者に比して低いとする論文が多いようである。Howellsらは、若者より老年者(61歳以上)の抗体価の上昇は悪いが、気管支肺炎の頻度や死亡率が低くなると論じている[5]。Waldmanらは経口のインフルエンザワクチン接種後、60歳を超える老年者と若年者での分泌型IgAHI抗体価の変動について述べている。老年者は、若年者に比べて、鼻汁分泌物と唾液中のワクチン投与前の抗体価が若年者よりも著しく高く、このワクチン投与前の分泌型IgA抗体価の高い者ほどワクチン投与による抗体価の上昇が悪いという負の相関が認められる[8]。さらにRemarqueらによる報告では、オランダのナーシングホームでの老年者のインフルエンザワクチンに対する抗体産生能に関する調査が行われ、寝たきりに近い患者の方が、ワクチン摂取後の抗体価上昇が悪いとの解析結果を報告している[9]。どうして、老年者が、若年者より抗体価の上昇が悪いのであろうか。本稿の最初に述べたように老年者では免疫グロブリンの産生は、むしろ高値を示しており、生理的なフィードバックがかかっている可能性がある。その1つの説明として、先のWaldmanらも指摘しているようにワクチン投与前の抗体価が高いことによるネガティブ・フィードバックによる影響が大きいと考えられる[10)11)]。廣田らも、同様の現象を観察し、これを「抗体応答の頭打ち」との言葉を使って説明している[12)13)]。すなわち、インフルエンザ・ワクチンを70人の健常者(36歳から68歳、平均年齢48.5歳)に皮下注投与し、抗体価が4倍以上の上昇を応答陽性とすると、ワクチン投与前HI価が64倍以下の者は90%以上反応し、接種前が128倍以上の者は、50%を下回る反応で、この現象は年齢との関連はなかったとしている[12]。

3 感染防御に必要な抗体価

インフルエンザワクチン接種による感染防御に必要な最低抗体価は、一般的にはHI抗体価64〜128倍とされている[14]。この感染防御抗体価を考える場合、ワクチン株と流行株の抗原構造が一致していないことがある。本来、流行株のHI抗体価が重要であるが、流行株ではなくワクチン株に対する抗体価を用いていることも多い。現行のワクチンには、ワクチン株としてA型2株（H1N1およびH3N2）およびB型1株を毎年4月から6月にかけて選定している。柏木らのHI抗体価も60歳以上に対していずれの年齢においてもインフルエンザワクチン投与によって3種類のワクチン株とも64倍以上に上昇している

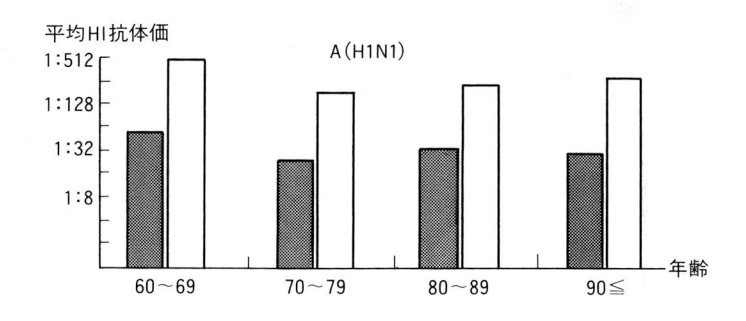

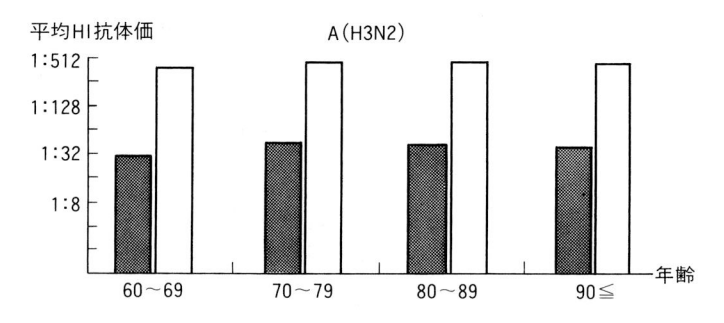

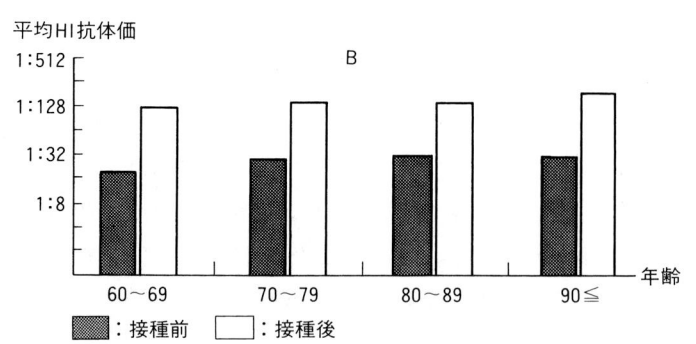

図1. 老年者におけるインフルエンザワクチンによるHI抗体価の上昇
60歳以上の老年者における現行HIワクチン接種前後における年齢別のHI抗体価の幾何平均値
（文献15より引用）

(図1)[15]。B型の抗原変異は少ない。A型は抗原変異を起こしやすいが、選定されたワクチン株が実際の流行株から著しく逸脱してはいないようだ[16]。

4 抗ウイルス抗体価の持続

Lermanらは、1980年にインフルエンザワクチン接種後上昇したHI抗体価の持続が小児で悪いこと報告する際、成人の抗体価持続にも言及している。これによると、ワクチン接種後10カ月以上抗体価が40以上のものは25〜51歳で76%、52〜67歳で96%に達するという[17]。その一方でPowersらは、不活化インフルエンザワクチン投与で接種前抗体価の低いグループでも3カ月以上ワクチン接種前以上に血清IgGHI価が上昇していたものは50%、鼻洗浄液IgAHI価が上昇していたものは17%に過ぎなかったと報告している[18]。現在、臨床的に特にハイリスクグループで毎年インフルエンザワクチンを接種することは理にかなっているかもしれないし、疫学的なスタディでも、先に述べたような臨床効果も得られている。しかしながら、老年者健常人にあっては個人個人のワクチン接種前の抗体価によっては、毎年のワクチン接種によるインフルエンザ感染の抑止が不完全なものになる可能性を認識しておく必要があることを強調したい。

5 インフルエンザワクチンの種類

わが国におけるインフルエンザワクチンの製造の実際に関しては後藤の総説に詳しいが[16]、発育鶏卵の尿膜腔内で増殖させたウイルスを限外ろ過、超遠心、ショ糖密度勾配遠心で濃縮分離し、エーテル処理しHAだけではなく多くのウイルス構成蛋白を含んだ分画をHAワクチンとして使用している。

6 インフルエンザワクチンの接種法

基本的にはおよそ1〜4週間の間隔をおいて0.5 ml ずつ2回皮下注接種するが、米国においては1回0.5 ml 筋注接種が勧告されている[19]。

7 接種対象者

表1に示すようにハイリスク群とハイリスク接触者に分けてインフルエンザワクチン接種が勧告されている[19]。

8 インフルエンザワクチンの副作用

インフルエンザワクチンの副作用として、接種部位の腫脹、発赤、疼痛などが接種者の20%程度、また軽度の発熱、頭痛、倦怠感などの全身反応が5〜10%程度にみられるが、いずれも格段の処置を必要としないとされている[20]。

表 1. インフルエンザワクチン接種が強く勧告される対象者
以下のハイリスク群およびその接触者は、インフルエンザワクチン接種を特に受けるべきである

ハイリスク群 　①65歳以上の高齢者 　②老人ホームの入所者および慢性疾患治療施設に収容されている患者(患者の年齢にかかわらず) 　③慢性の肺疾患および心血管系疾患をもつ成人および小児(小児喘息を含む) 　④ワクチン接種の前年、慢性の代謝性疾患(糖尿病を含む)、腎障害、血色素症、免疫不全(医療行為に伴う免疫抑制を含む)といった理由で、定期的なフォローアップあるいは入院を必要とした成人および小児 　⑤長時間のアスピリン治療中で、そのためインフルエンザによる Reye 症候群の危険性の高い小児およびティーンエイジャー(生後6カ月から18歳) ハイリスク接触者 　①病院および外来診療施設に勤務する医師、看護婦およびその他の従事者 　②老人ホームおよび慢性疾患治療施設に収容されている患者、居住者と接触する従業員 　③ハイリスク患者の在宅医療に関係する者(保健婦、ボランティアなど) 　④ハイリスク患者の家族(小児も含めて)

(文献19より引用)

表 2. 肺炎球菌ワクチンの接種が勧められる対象者

対　　　象	再　接　種
65歳以上の高齢者	初回接種が65歳以下であり、しかも初回接種以来、5年以上が経過している場合
65歳以下で慢性の呼吸器、循環器疾患、糖尿病がある場合	再接種を勧めず
65歳以下の施設入居者 免疫能が低下した疾患	再接種を勧めず 初回接種時より5年以上、経過した場合には一度のみの再接種を行う
悪性腫瘍、慢性腎障害、その他ステロイド、抗癌剤の治療を受けている場合	〃

(小児の場合を除いた文献23より引用)

3. 肺炎球菌ワクチン

　現在使用される肺炎球菌ワクチンは、23種類の夾膜多糖類(capsular polysaccharide, CP)が含まれた23価肺炎球菌ワクチン(Pneumovax、ニューモバックス)である。米国において特に肺炎球菌が注目されるのは、老年者における肺炎球菌性の敗血症の頻度が高いことである[21]。肺炎球菌ワクチンは、敗血症に対しての効果が認められるとの報告が多く、表2に示すような患者を対象にワクチン接種が勧められている[22,23]。しかしながら、わが国での肺炎球菌敗血症の頻度はどれぐらいであろうか。細菌性肺炎の中で肺炎球菌感染は敗血症を伴う頻度が高いことになっているが、その頻度が成人、特に老年者で人口比どれくらいの頻度なのか文献的に調べ得なかった。米国の頻度をこのままわが国にあてはめてよいのか現時点でわからない。また、ワクチンの肺炎球菌による細菌性肺炎に対する予防効果はないとする Örtqvist らの報告[24]と慢性肺疾患を有する老年者の肺炎での入院や死亡や医療費を減少させるとする Nichol らの報告[25]があり、一定の見解は得られていない。接種方法は、23価それぞれ25μg含有している Pneumovax 0.5 ml、1回筋注によって接種する。

おわりに

ワクチン療法は、今後も予防医学の根幹をなしていくが、DNAワクチンなど遺伝子工学を組み入れた新しい形のワクチン療法の試みも加わりどんどん変化していくであろう。しかしながら、たとえワクチンの候補となる抗原や手法は豊富にあろうとも、ワクチンとして実用性(発病の抑止)があるかを厳格に判定するのは疫学的手法であることに変わりはなく、研究者のみならず、臨床医、行政が一体となって取り組んでいかなくてはならない。

(大和田明彦)

文献

1) Ginaldi L, DeMartinis M, D'Ostilio, Marini L, Loreto MF, Corsi MP, Quaglino D：The immune system in the elderly. I. Specific humoral immunity. Immunol Res 20：101-108, 1999.
2) Ginaldi L, DeMartinis M, D'Ostilio, Marini L, Loreto MF, Corsi MP, Quaglino D：The immune system in the elderly. II. Specific cellular immunity. Immunol Res 20：109-115, 1999.
3) 石川博通：15章 ウイルス，細菌，かびなどに対する免疫．免疫学イラストレイテッド(原書第3版)：213-220, IvanRoitt, JohathanBrostoff, DavidMale 著，多田富雄監訳，南江堂，東京，1997.
4) 豊田哲也：インフルエンザの構造と遺伝子；化学療法の領域 15：41-46, 1999.
5) Howells CHL, Vesselinova-Jenkins CK, Evans AD, et al：Influenza vaccination and mortality from bronchpenumonia in the elderly. Lancet I：381-383, 1975.
6) Barker WH, Mullooly JP：Influenza vaccination of elderly persons. Reduction in pneumonia and influenza hospitalizations and deaths. JAMA 244：2547-2549, 1980.
7) Govaert TME, Thijs CTNCN, Masurel N, Sprenger JW, Dinant GJ, Knottnerus JA：The efficacy of influenza vaccination in elderly indivisulas. A randomized double-blind placebo-controled trial. JAMA 272：1661-1665, 1994.
8) Waldman RH, Bergmann KC, Stone J, et al：Age-dependent antibody response in mice and humans following oral influenza immunization. J. Clin Imunol, 7：327-332, 1987.
9) Remarque EJ, Cools HJ, Boere TJ, van der Klis RJ, Masurel N, Ligthart GJ：Functional disablitiy and antibody response to influenza vaccine in elderly patients in a Dutch nursing home. BMJ 312：1015, 1996.
10) Voth DW, Feldman HA, Steinschneider A：Comparative responses of elderly persons to aqueous and depot influenza vaccines. Arch Environ Hlth 13：576-585, 1966.
11) Hobson D, Baker FA, Cyrrt RL：Effects of influenza vaccines in stimulating antibody in volunteers with prior immunity. Lancet 2：155-156, 1073.
12) Hirota Y, Kaji M, Ide S, Goto S, Oka T：The hemagglutination inhibition antibody responses to an inactivated influenza vaccine among healthy adults：with special reference to the prevaccination antibody and its interaction with age. Vaccine 14：1597-1602, 1996.
13) 廣田良夫：老健施設入所者へのインフルエンザワクチン接種．日医新 3942：115-116, 1999.
14) 池松秀之，鍋島篤子，角田恭治，山路活三郎，林 純，後藤修郎，岡 徹也，白井 洸，山家 滋，柏木征三郎：高齢者におけるインフルエンザ流行とインフルエンザワクチンの効果；1995年度流行時における解析．感染症学会雑誌 72：60-66, 1998.
15) 柏木征三郎：インフルエンザとワクチン．臨床と微生物 25(増刊号)：687-693, 1998.
16) 後藤修郎：インフルエンザワクチン製造の現場．化学療法の領域 15：65-74, 1999.
17) Lerman SJ, Wright PF, Patil KD：Antibody decline in children following A/New Tersey/76 influenza virus immunization. J Pediat 96：271-274, 1980.
18) Power DC, Sear SD, Murhy BR, Thumar B, Clements ML：Systemic and local antibody responses in elderly subjects given live or inactivated influenza A virus vaccines. J Clin Microbiol 27：2666-2671, 1989.
19) Prevention and control of influenza：recommendations of the advisory committee on imminization practices (ACIP). MMWR 48(RR-04)：1-28, 1999.

20）加地正郎，廣田良夫：インフルエンザ流行を前に．日医新 3941：1-8，1999．
21）PlouffeJF, Breiman RF, Facklam RR：Bacteremia with Strepotococcus pneumoniae. Implications for therapy and prevention. JAMA 275：194-198, 1996.
22）Sisk JE, Moskowitz AJ, Whang W, Lin JD, Fedson DS, McBean AM, Plouffe JF, Cetron MS, Butler JC：Cost-effectiveness of vaccination against pneumococcal bacteremia among elderly people. JAMA 278：1333-1339, 1997.
23）木田厚瑞：高齢者のワクチン療法．日老医誌 37：97-105，2000．
24）Örtqvist A, Hedlund J, Burman L-Å, Elbel E, Hofer M, Leinonen M, Lindblad I, Sundelof, Kalin M：Randomised trial of 23-valent pneumococcal capsular polysaccharide vaccine in prevention of pneumonia in middle-aged elderly people. Lancet 351：399-403, 1998.
25）Nichol KL, Baken LB, Wuorenma J, Nelson A：The health and economic benefits associated with pnemococcal vaccination of elderly persons with chronic lung disease. Arch Intern Med 159：2437-2442, 1999.

15 老年者呼吸器疾患の予防医学
❷老人肺の制御と健康増進

はじめに

呼吸器系は加齢に伴って最も典型的に機能低下が観察される臓器系であり、肺活量、1秒量をはじめとする肺機能の加齢変化については、これまでに詳細な検討が行われてきた[1)-7)]。呼吸器系は、外界に直接開口しているため、空気、活性酸素、粉塵、タバコ煙などに直接暴露され、これらによる長年にわたる外来侵襲を受け続ける。したがって、老年者に認められた変化が、加齢のみによって生ずる変化（生理的老化）であるのか、外来侵襲の結果生ずる病的変化（病的老化）とであるのか、厳密に区別することができない[8)-10)]。特に、老年者では個体差が大きく、どこまでが生理的老化の範疇で、どこからが病的老化なのかを峻別することは困難である。この点は、特に十分に吟味された対象にコントロールスタディを行った成績を重視する evidenced based medicine（EBM）でも解決を見い出せない。むしろ、生理的老化の概念を理解したうえで、症例毎の肺機能障害の要因を明らかにして、生活の質を障害しない肺機能を維持するための予防の戦略を啓蒙することが肝要と考えられる。

1. 老人肺の定義

老化現象の進行した呼吸器系を老人肺と呼ぶ。しかし、ここでは原則として病的老化は含まず、外来侵襲が最小の条件下で形成された老年者の呼吸器系の変化を指す。形態学的には「老年者において肺胞壁の破壊を伴わない末梢気腔・終末細気管支の拡大」を"老人肺"（senile lung、aging lung）と呼ぶ[11)-13)]。この概念は、本来、原澤、福地らによって定義されたものであるが、その後、外国の学者 Thurlbeck WM や Verbeken EK らによっても同様の定義がなされている[14)-16)]。

2. 生理的老化と病的老化

老化は、生理的老化と病的老化に大別される。生理的老化は、加齢によって避けられない機能低下であり、病的老化は、これを上回って生ずる機能低下である。多くの疾病は病的老化の原因でも結果でもある（図1）。図1に気流閉塞を例として生理的老化と病的老化の概念を示した。

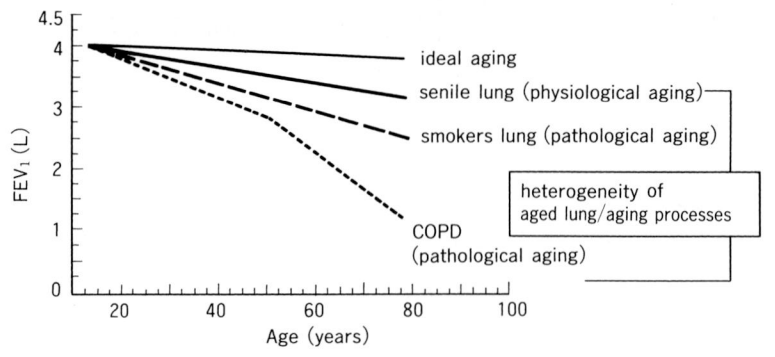

図1. 気流閉塞を指標とする生理的老化と病的老化

3. 老人肺の動物モデル

　ヒトの寿命が延長し、老人肺の取り扱う範囲も広くなってきた。同時に60歳以降に生ずる老人肺を臨床的に研究することは老人肺を生ずるまでの生理的な環境を一定に維持する必要があり、大変困難である。そこで、外来侵襲を管理して肺や呼吸器系への影響を検討する手段として動物モデルによる検討が有用である。小動物は、肺容積が2 ml から10 ml と小さく5 l にも及ぶヒトの肺を正確に予測することは困難であるが、寿命が2～3年と短く実験を行うには都合がよい。

　現在のところ、老人肺のモデルとして老化促進マウス(senescence-accelerated mouse (SAM))、Fawn-Hooded rat(FHR)、*klotho* mouse、などが検討されている[13]。

　SAMは京都大学の武田教授、細川教授によってアメリカのジャクソン研究所より移入したAKR/J mouseを兄妹交配しているなか開発された[17]。AKR/J mouseと同様の「いわゆる」正常老化を示す老化抵抗系(senescence-resistant(SAMR)strains と白内障、アミロイドーシス、骨粗鬆症などの老年病を早期に発症する老化促進系(senescence-prone (SAMP)strains)からなる[13]。われわれは、SAMP strainsの中のSAMP 2 strainついて検討し、老化抵抗系SAMR 1 strainに比べ気腔の拡大を早期から認めることを見い出した(図2)。またこの気腔の拡大に伴い生理学的に静肺圧—量曲線(P-V曲線)が左上方へ偏位することがわかった(図3)[18]。同様の成績はSAMP 1 strainについても報告されている[19]。さらに、SAMP系では、加齢とともに肺内の酸化—抗酸化バランスが変化していくことがわかった(表1)[20]。喫煙負荷を行うと、気腔の拡大は一層大きくなり肺の弾性収縮力も低下するため、喫煙によって肺気腫性変化を生じ、生理的老化のみならず、病的老化のモデル動物としても有望である(図4)[21]。

　Fawn-Hooded rat(FHR)[22]は低酸素負荷などによって肺高血圧を生じやすいラットであり、加齢とともに比較的早期から気腔の拡大を認める。Le Crasら[23]は成長過程での肺胞

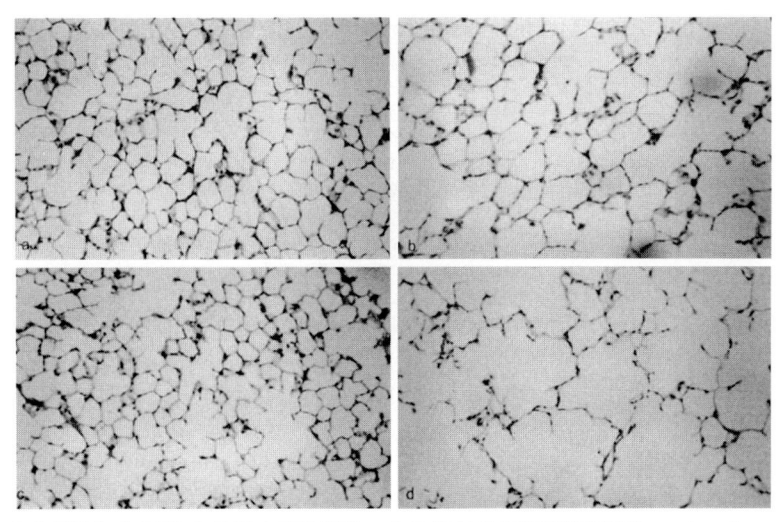

図 2. 3 カ月齢および 18 カ月齢の老化促進マウス(SAM)の肺組織所見(hematoxylin-eosin 染色、eriginal magnification×100)
　a：SAM-R/I 系、3 カ月齢、b：SAM-R/I 系、18 カ月齢、c：SAM-P/2 系、3 カ月齢、d：SAM-P/2 系、18 カ月齢

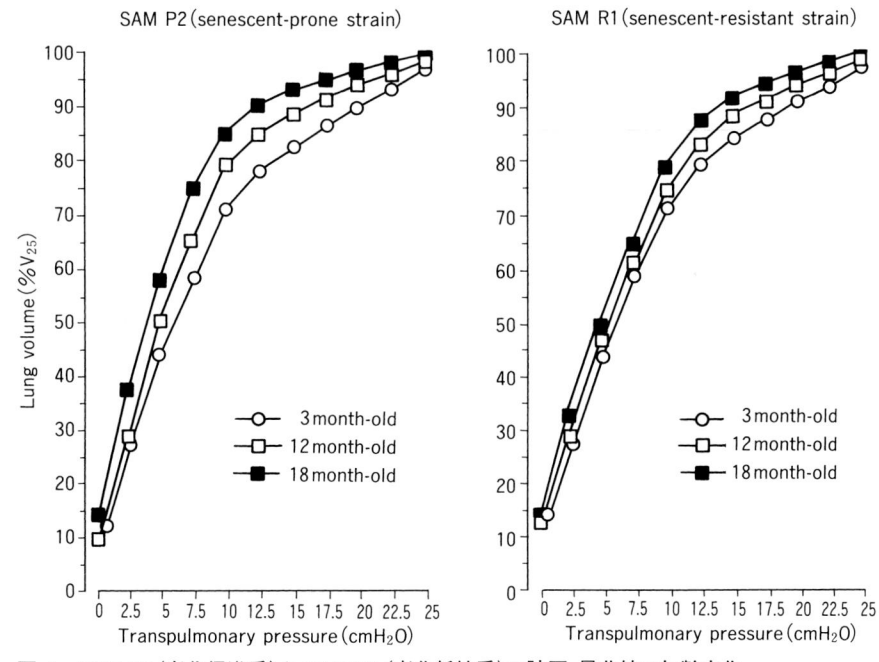

図 3. SAM P2(老化促進系)と SAM R1(老化低抗系)の肺圧-量曲線の加齢変化

表 1. SAM に認められる老化諸病態

SAM-R 系 （老化抵抗系）	SAM-R/1	高齢における非胸腺性リンパ腫
	SAM-R/2	
	SAM-R/4	高齢における学習・記憶障害
SAM-P 系 （老化促進系）	SAM-P/1	老化アミロイド症
	SAM-P/2	老化アミロイド症、続発性アミロイド症
	SAM-P/3	顎関節の変形性関節症
	SAM-P/6	骨粗鬆症
	SAM-P/7	老化アミロイド症、胸腺腫
	SAM-P/8	学習・記憶障害
	SAM-P/9	白内障
	SAM-P/10	脳萎縮を伴う学習・記憶障害

（竹田俊男：日病会誌 79：1990 より引用）

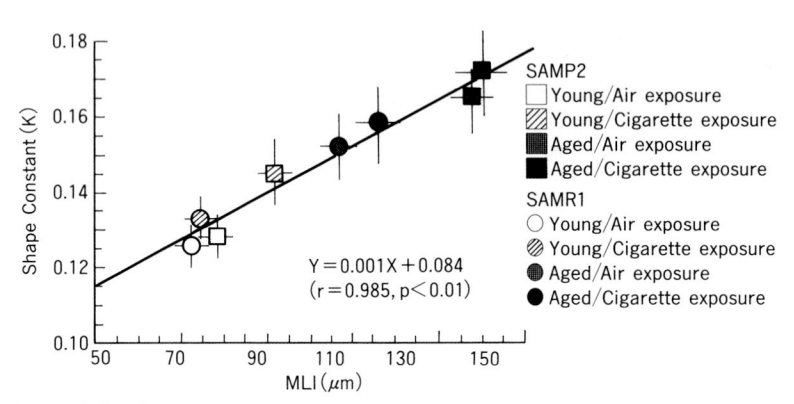

図 4. 老若の老化促進マウスに喫煙負荷後の平均肺胞間距離（Shape Constant）との相関関係

形成が少ないことが気腔の拡大（肺気腫様変化）につながると報告している。守尾らは、肺の加齢変化を機能的、形態学的に検討し、気腔の拡大と P-V 曲線の左方移動をみられることを示し、ラットしては初めての老人肺の動物モデルとしての可能性を指摘している[24]。

klotho 遺伝子は今最も注目される老化遺伝子で、klotho 遺伝子(-/-)マウスでは、動脈硬化、肺気腫、骨粗鬆症などを生ずると報告され、klotho 遺伝子を再び導入することでこの変化はみられなくなる[25]。最近、須賀らによって肺の加齢変化の成績が報告され、生後比較的早期から気腔の拡大を認めることが報告された[26]。このように早期から気腔の拡大を示すことが肺気腫のモデルとなるかについては、Am J Respir Cell Mol Biol 2000 年 1 月号の editorial（by Shapiro）でも議論があるが[27]、老人肺の動物モデルとして興味深い。現在、喫煙負荷のデータも進行中であり、成果が待たれる。

4. 脊柱後弯の呼吸器系への影響

老年者では加齢とともに胸郭前後径の増加が生ずることが多く、さらに骨粗鬆症に伴っ

てしばしば背柱後弯を認めることが多い[28]-[30]。すでに、側弯症などによる胸郭運動制限が呼吸機能に重大な影響を与えることは広く知られており[31]、老年者に生じやすい背柱後弯についても呼吸機能を悪化させることが比較的少数例を対象とした北米の研究で報告されている[32][33]。しかし老年者や結核患者にみられる亀背をはじめとする胸郭の変形が呼吸機能に及ぼす影響については十分に注意が払われていないことが多い。呼吸機能の正常値は、

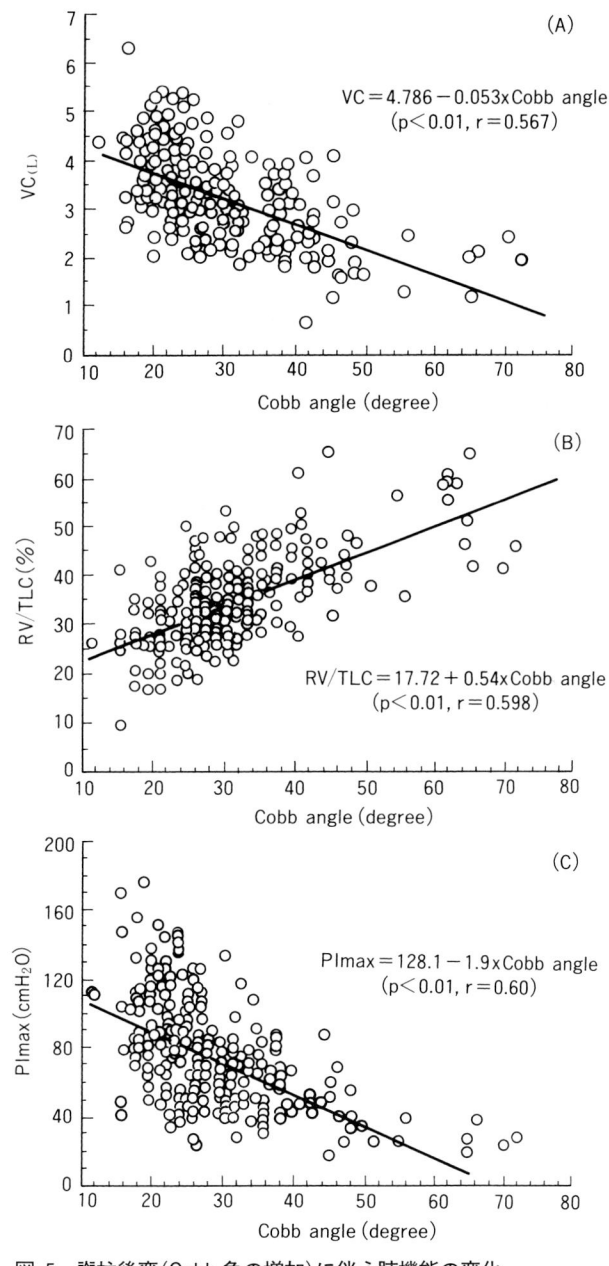

図 5. 脊柱後弯(Cobb角の増加)に伴う肺機能の変化

表 2. 老化促進マウス(SAM)の肺胞洗浄液の特徴

系 統	SAM-R/1 air	SAM-R/1 smoke	SAM-R/2 air	SAM-R/2 smoke
全細胞数	→	→	→	↑↑
白血球数	→	→	→	↑↑
活性酸素産生能	→	→	→	↑↑
albumine	→	↑	→	↑
glutathione (GSH)	→	↓	→	↓↓
エラスターゼ様活性	→	↑	↑	↑↑
エラスターゼ抑制活性	→	→	↓	↓
α1-PI の酸化	→	→	↑	↑↑

smoke：5週間の慢性喫煙後，air：空気吸入対照群
α1-PI：α1-protease inhibitor
(Uejima Y, et al. Eur Respir J 3：1990, Uejima Y, et al. Mech Ageing Dev 61：1991 より引用，改変)

身長と年齢による予測値に対する百分率であるため、低身長となる亀背症例では実際より良好と判断する危険がある。そこで、肺活量の基準値として身長だけでなく arm span を併用すべきである[34]。しかし、脊柱後弯によって肺機能がどの程度悪化するのかについては、詳しい報告はなかった。われわれの最近の検討では[35)36)]、背柱後弯の程度(Cobb 角)は加齢とともに増加し全肺気量(TLC)、肺活量(VC)、一秒量($FEV_{1.0}$)、最大吸気圧(PI_{max})、最大呼気圧(PE_{max})と有意の負の相関を認め、残気量(RV)、残気率(RV/TLC)と正の相関を示した(図5)。さらに多変量解析を行うと Cobb 角は、PI_{max}、RV/TLC、VC について年齢とは独立した予測変数であった(表2)。したがって、背柱後弯が進行し、亀背が生ずると残気率が増加し、肺活量を制限し、吸気筋力を低下させることが判明した。その理由として背柱後弯は背柱の自由度を制限し、胸郭の拡張運動を障害し、機能的残気量位の横隔膜の形状に影響を与えて呼吸機能に悪影響を与えるものと考えられる。また、背柱後弯の進行は、胸郭の半径(r)を小さくし、Laplace 則(発生圧(T)＝食道内圧×(r)/2)に基づいて吸気筋力低下を招いた可能性も考えられる。Leech らは、背柱後弯の目立つ老年女性について椎体骨折1つあたり VC の予測値を約9％減少すべきと提案している[32)]。

したがって、背柱後弯(亀背)は身長の低下をきたすだけでなく、呼吸予備能を制限し、息切れを悪化させ、同程度の肺炎でも呼吸不全に陥りやすくすると考えられる。

5. 気道防御反射の加齢変化

誤嚥の防御などに重要な気道反射も加齢によって影響を受ける。Pontoppidan らは、10歳代から80歳代までの年齢でアンモニア吸入による刺激効果(咳反射)を検討したが、刺激効果が年齢とともに低下することを明らかにした[37)]。誤嚥性肺炎患者では、この反射が著しく低下している[38)]。嚥下反射についても、加齢変化はあるが、健常老年者では明らかな低下はみられない[39)]。しかし、誤嚥性肺炎患者では、咳反射と同様に嚥下反射も低下してい

る[40)-42)]。

したがって、加齢に伴い気道反射は低下するが、それは生理的老化よりも病的老化の影響が大きいと考えられる。つまり、健常な老年者では肺炎などの疾病を生ずるほどには気道反射は低下していないと考えられる。

6. 老人肺の制御と健康増進

最後に、これらの知見から得られる老人肺の予防戦略と健康増進について述べる。

川上ら[43)]の研究が示すごとく、BALB/cNNia mouseでは粉塵を通さない空気フィルターの下で飼育すると形態学的に老人肺のような気腔の拡大を示さない。したがって老人肺の形成のうえに粉塵をはじめとする空気中の粒子の存在が重要である。このことは、ほかの多くのヒトでの臨床研究からも支持される。したがって、環境を整えること、粉塵を減らすこと、有毒ガスを減らすことが、国家レベル、地球レベルでの最善の予防対策である。最近のディーゼルの破棄ガスの影響の研究はこのことを一層支持している。

次に、呼吸器科医は、禁煙を啓蒙すべきである。今のところ、あらゆる薬物療法にまさって禁煙が有効なことはEBMのうえからも明白であり、すぐに実行できる方法である。特に、肺がそもそも、設計上過大にできていることを説明し20～30年後から発生する肺障害はその後急速に悪化することをよく説明し、少しでも減らすこと、数カ月でも禁煙することに意味があることを説明し、あきらめさせないことである。ニコチンガム、ニコチンパッチも利用して、何度も試みるべきである。

抗酸化剤は、老化予防に有効である可能性がある。この場合の「老化」は、曖昧な概念であるため断定できないが、肺についても有効な可能性がある。N-acetylcysteine（NAC）を筆頭にいわゆる去痰薬の中に抗酸化作用を有する薬剤も多く、吸入療法などの有用性について一層の検討が待たれる[44)-47)]。

肺炎は全死因の第4位、老年者では第1位である。その多くは、加齢に伴う上気道防御機構の機能低下や脳卒中後の嚥下障害を背景に生ずる誤嚥性肺炎（aspiration pneumonia）である。われわれの検討を含め、嚥下リハビリテーションとともに意識レベルを保つことが誤嚥性肺炎予防に極めて大切である[48)]。嚥下筋と発声の筋群は、よく一致するため、声を出して話すことも大変重要である。そのうえで、高血圧合併患者では降圧薬としてsubstance Pを増加させて嚥下機能を改善する可能性のあるACE阻害剤などを選択することも重要と考えられる[49)50)]。

（寺本信嗣）

文献 1) Turner JM, Mead J, Wohl ME：Elasticity of human lungs in relation to age. J Appl Physiol 25：664-671, 1968.
2) Knudson RJ, Clark DF, Knudson DE：Effect of aging alone on mechanical properties of the normal adult human

lung. J Appl Physiol 43 : 1054-1062, 1977.
3) Mittman C, Edelman NH, Shock NW, et al : Relationship between chest wall and pulmonary compliance and age. J Appl Physiol 20 : 1211-1216, 1965.
4) Frank NR, Mead J, Ferris BG : The mechanical behavior of the lungs in healthy elderly persons. J Clin Invest 36 : 1680-1687, 1957.
5) Enright PL, Knormal RA, Manolio TA, Schenker MB, Hyatt RE for the Cardiovascular Health Study Research Group : Respiratory muscle strength in the elderly : correlates and reference values. Am J Respir Crit Care Med 149 : 430-438, 1994.
6) Black LF, Hyatt RE : Maximal static respiratory pressures : normal values and relationship to age and sex. Am Rev Respir Dis 99 : 696-702, 1969.
7) Tolep K, Higgins N, Muza S, et al : Comparison of diaphragm strength between healthy adult elderly and young men. Am J Respir Crit Care Med 152 : 677-682, 1995.
8) Janssens JP, Pache JC, Nicod LP : Physiological changes in respiratory function associated with ageing. Eur Respir J 13 : 197-205, 1999.
9) Chan ED, Welsh CH : Geriatric respiratory medicine. Chest 114 : 1704-1733, 1998.
10) Teramoto S, Matsuse T, Ouchi Y : Physiological changes in respiratory function associated with ageing[letter]. Eur Respir J 14 : 1454-1455, 1999.
11) 原澤道義：老人肺の臨床．日本内科学会雑誌 73：1571-1581, 1984.
12) 福地義之助：3.5.1 呼吸器系の加齢変化と高齢者における呼吸器疾患の特徴．新老年学 pp 777-779, 1999.
13) Teramoto S, Ouchi Y : Aging lung and possible animal models[letter]. Chest 116 : 1145-1146, 1999.
14) Thurlbeck WM : Chronic airflow obstruction. In : Pathology of the lung. Edited by Thurlbeck WM and Churg AM. New York : Thieme Medical Publishers, Inc. ; p 780-825, 1995.
15) Verbeken EK, Cauberghs M, Mertens I, Clement J, Lauweryns JM, Van de Woestijne KP : The senile lung : comparison with normal and emphysematous lungs : 1. structural aspects. Chest 101 : 793-799, 1992.
16) Verbeken EK, Cauberghs M, Mertens I, Clement J, Lauweryns JM, Van de Woestijne KP : The senile lung : comparison with normal and emphysematous lungs : 2 functional aspects. Chest 101 : 800-809, 1992.
17) Takeda T, Hosokawa M, Higuchi K. Senescence-accelerated mouse(SAM) : A novel murine model of accelerated senescence. J Am Geriatr Soc 39 : 911-919, 1991.
18) Teramoto S, Fukuchi Y, Uejima Y, Teramoto K, Oka T, Orimo H : A novel model of senile lung : senescence-accelerated mouse(SAM). Am J Respir Crit Care Med 150 : 234-244, 1994.
19) Teramoto S, Fukuchi Y : Age-dependent changes in lung structure and function in the senescence-accelerated mouse(SAM) : SAM-P/1 as a new model of senile hyperinflation of lung. Am J Respir Crit Care Med 156 : 1361, 1997.
20) Teramoto S, Fukuchi Y, Uejima Y, Teramoto K, Orimo H : Biochemical characteristics of senescence-accelerated mouse(SAM). Eur Respir J 8 : 450-456, 1995.
21) Teramoto S, Uejima Y, Oka T, et al : Effects of chronic cigarette smoke inhalation on the development of senile lung in senescence-accelerated mouse. Res Exp Med 197 : 1-11, 1997.
22) Setelzner TJ, O'Brien RF, Yanagisawa M, et al : Increased lung endothelin-1 production in rats with idiopathic pulmonary hypertension. Am J Physiol 265 : L 614-620, 1992.
23) Le Cras TD, Kim DH, Gebb S, et al : Abnormal lung growth and the development of pulmonary hypertension in the Fawn-Hooded rat. Am J Physiol 277 : L 709-718, 1999.
24) Morio Y, Muramatsu M, Teramoto S, et al : A new model of senile lung : fawn-hooded rat(FHR). Respirology 3 : A 89, 1998.
25) Kuroo M, Matsumura Y, Aizawa H, et al : Mutation of the mouse klotho gene leads to a syndrome resembling ageing. Nature 390 : 45-51, 1997.
26) Suga T, Kurabayashi M, Sando Y, et al : Disruption of the *klotho* gene causes pulmonary emphysema in mice. Defect in maintenance of pulmonary integrity during postnatal life. Am J Respir Cell Mol Biol 22 : 26-33, 2000.
27) Shapiro SD : Animal model for chronic obstructive pulmonary disease. Age of klotho and Mralboro mice. Am

J Respir Cell Mol Biol 22：4-7, 2000.
28) Gail DB, Lenfant C：The ageing respiratory system. In：. Edited by and. New York：Thieme Medical Publishers, Inc.；p 337-348, 1995.
29) 木田厚瑞，朝戸裕子：脊椎後弯症；高齢者の場合. 呼吸 7：1339-1344, 1988.
30) Gold DT：The clinical impact of vertebral fractures：quality of life in women with osteoporosis. Bone 18(Suppl. 3)：185 S-189 S, 1996.
31) Johnson BE, Westgate HD：Methods of predicting vital capacity in patients with thoracic scoliosis. J Bone Surg 52 A：1433-1439, 1970.
32) Leech JA, Dulberg C, Kellie S, Pattee L, Gay J：Relationship of lung function to severity of osteoporosis in women. Am Rev Respir Dis 141：68-71, 1990.
33) Culham EG, Jimenez HA, King CE：Thoracic kyphosis, rib mobility, and lung volumes in normal women and women with osteoporosis. Spine 19：1250-1255, 1994.
34) Teramoto S, Matsuse T, Ouchi Y：Substitution of arm span for standing height is important for the assessment of predicted value of lung volumes in elderly people with osteoporosis. Chest 116：1837-1838, 1999.
35) 寺本信嗣, 鈴木正史, 松瀬 健, ほか：脊柱後弯が呼吸機能の加齢変化におよぼす影響. 日老医誌 35：23-27, 1998.
36) 寺本信嗣, 松瀬 健：亀背(脊柱後弯)の呼吸機能への影響. 日本醫事新報 3952：103-104, 2000.
37) Pontopiddan H, Beecher HK：Progressive loss of protective reflexes in the airway with the advancing age. JAMA 174：2209-2213, 1960.
38) Sekizawa K, Ujiie Y, Itabashi S, Sasaki H, Takishima T：Lack of cough reflex in patients with aspiration pneumonia. [letter]. Lancet 335：1228, 1997.
39) Kobayashi H, Sekizawa K, Sasaki H. Ageing effects on swalloujng reflex. Chest 111：1466, 1997.
40) Teramoto S, Matsuse T, Fukuchi Y, Ouchi Y：Simple two-step swallowing provocation test for elderly patients with aspiration pneumonia. Lancet 353：1243, 1999.
41) Nakazawa H, Sekizawa K, Ujiie Y, et al：Risk of aspiraiton pneumonia in the elderly. Chest 103：1636-1637, 1993.
42) Teramoto S, Fukuchi Y：Detection of aspiration and swallowing disorder in older stroke patients：simple swallowing provocation test versus water swallowing test. Arch Phys Med Rehabil 81：1517-1519, 2000.
43) Kawakami M, Paul JL, Thurlbeck WM：The effect of age on lung structure in male BALB/cNNia inbred mice. Am J Anat 170：1-21, 1984
44) Nowak D, Antczak A, Krol M, Bialasiewicz P, Pietras T：Antioxidant properties of Amboxol. Free Radic Biol Med 16：517-522, 1994.
45) Felix K, Pairet M, Zimmermann R：The antioxidative activity of the mucoregulatory agents；ambroxol, bromhexine and N-acethyl-L-cysteine. A pulse radiolysis study. Life Sci 59：1141-1147, 1996.
46) Gllissen A, Nowak D：Characterization of N-acethylcysteine and ambroxol in antioxidant therapy. Respir Med 82：609-623, 1998.
47) Teramoto S, Suzuki M, Ohga E, Ishii T, Matsusi H, Matsuse T, Ouchi Y. Effects of ambroxol on spontaneous or stimulated reactive oxygen species by bronchoalveolar lavage cells in patients with chronic obstructive pulmonary diseases. Pharmacology 59：135-141, 1999.
48) Teramoto S, Matsuse T, Oka T, Ito H, Fukuchi Y, Ouchi Y：Investigation of effects of anesthesia and age on aspiration in mice using LacZ gene transfer by recombinant E 1-deleted adenovirus vectors. Am J Respir Crit Care Med 158：1914-1919, 1998.
49) Sekizawa K, Matsui T, Nakagawa T, Nakayama K, Sasaki H：ACE inhibitors and pneumonia. Lancet 352：1937-1938, 1998.
50) Teramoto S, Ouchi Y：ACE inhibitors and prevention of aspiration pneumonia in elderly hypertensives[letter]. Lancet 353：843, 1999.

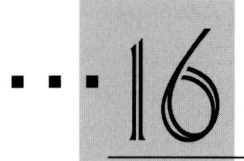

16 呼吸器疾患と遺伝的背景
(COPDを中心に 早期発見の戦略としてpolymorphismなど)

はじめに

あらゆる疾患に関しその病態生理について鑑みるに、遺伝および環境という二大側面より考えることが基本であり、呼吸器疾患もその例に漏れない。近年のbiotechnologyの飛躍的進歩により日米欧の共同作業であるGenome Projectは着々と進行するも、民間の会社による解析の速さも目覚しいものがあり、いずれの手によるとしてもGenomeの全シークエンスが解明されるのは時間の問題と考えられる[1]。このような動きと並行するような形で各個人におけるシークエンスの違い、その代表的なものであるsingle nucleotide polymophism(SNP)が最終生成物である蛋白質の構造や転写パターンなどに影響を及ぼし病気の発症率や薬剤の効能に影響を及ぼすことが報告されつつあり、発症の予測・遺伝子工学的な薬剤の設計に役立つのではないかとの考えが急速に強まりつつある[2]。

呼吸器疾患領域においてもSNPを含む遺伝子多型と発症との関連の研究がなされており、特に気管支喘息・慢性閉塞性肺疾患(COPD)・サルコイドーシスなどの領域にて報告数は多くなっている。今回、特に2020年には世界で5番目のburdenとなると推測され[3]、かつ高齢罹患者の多いCOPDを中心とし、上記疾患を含む複数の疾患に関して、遺伝子多型を介した病態生理解明のための研究の進行状況について記載したいと考える。

1. COPDに関する遺伝子多型による病態解析

1 呼吸機能およびCOPDの病態に関する遺伝的背景

COPDはほかの多くの慢性疾患と同様に、病態について環境・遺伝の両因子がかかわっていると考えられている[4]。COPDの遺伝性因子に言及するにあたり、呼吸機能の値は同疾患において最も重要なphenotypeを決定することから、この値に遺伝的要因がかかわるかどうかが議論される必要がある。また、重度喫煙者の10～20%程度にのみ発症することから、呼吸機能に対する喫煙の影響に対する遺伝的要素の有無についても分けて議論する必要があると考えられる。

呼吸機能検査の値に関して遺伝性因子が存するか否かについては1970年代より議論がなされており、遺伝性因子がかかわっているということ自体に関しては論を待たないと考えられる[5]。一秒量(forced expiratory volume in one second；FEV 1)についても、親子間および兄弟間での相関が複数の報告にて指摘されている。呼吸機能の障害に関する喫煙の影響についても、一卵性双生児による研究がWebsterらの報告を含め2つなされて

おり、FEV1を含め喫煙の影響に関しても遺伝的要素が示唆されている[6]。COPDそれ自体に関する遺伝的要素についてもその存在を示唆する報告がなされており、特に早期発症型のCOPDについて α1-antitrypsin（α1-AT）以外の遺伝的要素の関連を示唆する報告も1998年Silvermanらによりなされている[7]。

2 COPDの関連遺伝子について多型による解析

　COPDの遺伝的要素として十分な因果関係が証明されてきたものとしてはα1-ATのみである。欧米においてはα1-AT欠損症が3,000～6,000人に1人の割合で認められるが、本邦においてはわずか12家系18例が報告されているに過ぎない。

　前述のごとくCOPDは重度喫煙者の10～20%程度にのみ発症し、かつ遺伝的要素の存在が示唆されてきたことから、1980年前後より複数の遺伝子に関してCOPDの発症との関連が議論されてきた[8]。候補遺伝子としては、肺気腫の病態に関する二大仮説であるprotease-antiprotease仮説およびoxidant-antioxidant仮説にかかわるものと、COPDが慢性炎症性疾患であることからcytokine、また近年においては喫煙負荷の処理能力がCOPDの発症とかかわるとの観点からxenobiotic enzymeをcodeしているものが特に選出され研究されている。二大仮説について図1に、またxenobiotic enzymeについて図2にそれぞれ示す。Human leukocyto antigen（HLA）との関連についても少ないが報告されている。

　Protease-antiprotease仮説に関連するものとしては、前述のα1-ATがその代表として挙げられる。好中球エラスターゼのinhibitorであり、肺気腫との関連の報告よりこのprotease-antiprotease仮説自体が提唱された元である。特にそのzzのgenotypeのodds ratio（OR）は30以上[9]になるとの報告もある。これ以外のものとして、α1-anti-chymotrypsin（α1-ACT）が挙げられる。α1-ACTは好中球のカテプシンG、肥満細胞のchymase、chymotrypsinを抑制する働きを持つ。Pollerらはα1-ACTの欠損症がCOPDにてみられ対照群ではみられなかった、またα1-ACTのシグナルペプチドにおける多型についてCOPDとの関連を調べ見い出されたとする報告をしているが[10]、追試によりα1-ACT欠損症は少なくとも肺気腫の多くの部分については関連がないと考えられている。またα2-macroglobulinは炎症の急性期に肝細胞や肺胞マクロファージによって産生され、やはり好中球のカテプシンG、肥満細胞のchymase、chymotrypsinを抑制する働きを持つ。このためCOPDとの関連が推察されたが、欠損症はわずかに1例報告されているのみであり、COPDの病態に大きな役割を果たしているとは考えにくい状況にある。

　Oxidant-antioxidant仮説については、近日中話題となっているxenobiotic enzymeがoxidant-antioxidant balanceにも同時に寄与していることから、この双方に関連の因子について説明したいと考える。Xenobiotic enzymeにはphase Iとされるcytochrome P450を介した代謝系とphase IIとされる抱合系酵素、いわゆるglutathione S-transfer-

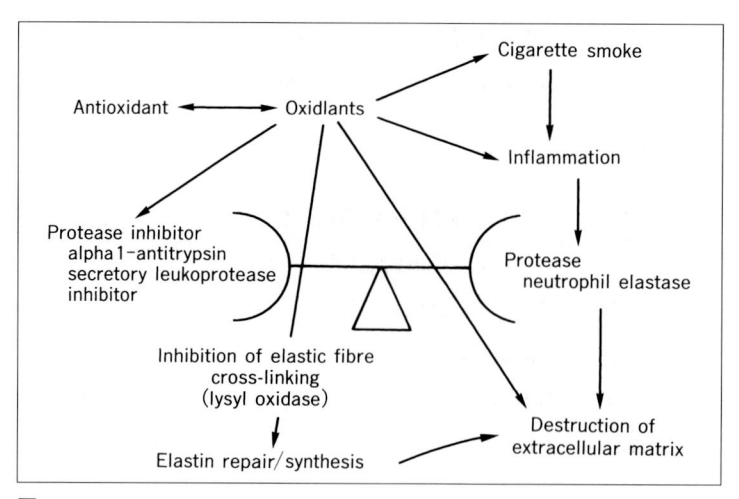

図 1. protease-antiprotease バランスと oxidant-antioxidant バランス
（文献 9 より引用）

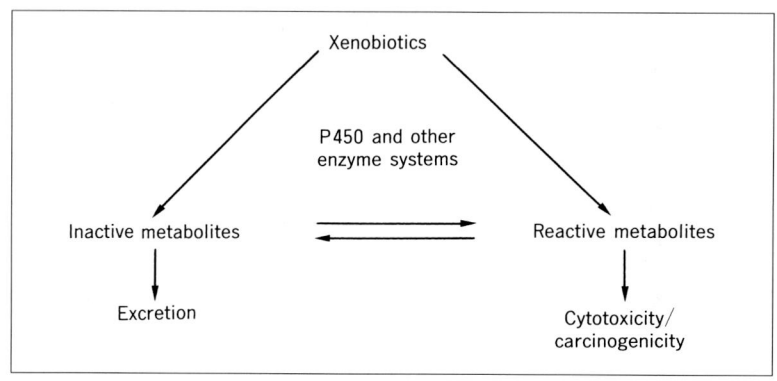

図 2. Xenobiotic metabolism（文献 9 より引用）

ase を中心とした代謝系に分けられ、それぞれに関し COPD との関連が議論されている。大抵の場合、toxicant は phase I の酵素によりまず代謝されるもこの産物は cytotoxic、mutagenic であることが多く、この後さらに phase II の酵素により代謝されてから腎臓などを介し排出される、という経路を経る。両経路とも後述する肺気腫との関連よりもむしろ肺を含めた癌の発症との関連にて報告が多くなされている。Cytochrome p 450 の isoform を code している CYP 1 A と肺気腫および肺癌との関連の報告がなされている[11]。1997 年に Smith CAD らにより phase II enzyme である microsomal epoxide hydrolase(mEPHX)の遺伝子多型(genotype により酵素による代謝の速度が異なる)と肺気腫との関連が Lancet 誌上にて報告され注目されるにいたった[12]（本邦については COPD の罹患との関連には否定的な報告がなされている[13]）。また、われわれのグループにおいても phase II enzyme の 1 つであり末梢肺における発現の確認されている glutathione S-transferase P1（GSTP1）とCOPDとの関連を報告しており[14]、つい最近このlocusと気管支喘息との関連を指摘する報告もみられた[15]。GSTP1は基質により活性が大きく異なり、またgenotypeによりある基質に関する活性が高く逆に別の基質についての活性は低い、などという現象がみられるため、COPDおよび気管支喘息における原因物質の追求に役立つ可能性もあると考えられる。またglutathione S-transferase M（GSTM）についてもそのGSTM1の欠損がCOPDにて多くみられるとする報告がある[16]。しかし、われわれの研究を含めこれらの研究においてはsample sizeに問題があることは否めず、mEPHX、GSTP1、CYP1A1を含めCOPDと関連があるとされる遺伝子について再度大きな母集団における確認の作業が重要になると考えられる。

COPDが慢性炎症性疾患であることから、サイトカイン・HLAや好中球の機能に関連する蛋白質についての遺伝子多型との関係も研究されている。Tumor Necrosis Factor α（TNF-α）に関してはpromotor領域-308番目の塩基に多型があり転写能にかかわることが知られておりchronic bronchitisとの関連も報告されたが慢性閉塞性肺疾患とのかかわりに関しては否定的との報告が2000年になりHighamらによりなされ[17]、われわれのグループでも同様の結果が得られている。HLAについては、HLA-Bw16にて一秒量の低下する症例が少なくHLA-B7にて多い、との報告がなされている[18]。また、Vitamin D binding proteinあるいはGroup specific component（Gc）globulinと呼ばれる蛋白質は好中球による炎症の増強に関わるとされ、主な3種類のgenotypeと好中球遊走能との関わりが指摘されておりこの多型とCOPDとの関連について複数の報告があるも、各報告にて結論が異なり、さらなる追試が待たれる状態にある[19]。

3 今後の方向性

COPDの病態形成に複数の遺伝子がかかわっていることについては、確信できる状態に近づきつつあると思われる。前述のように多数の遺伝子の影響を受けている確率が高いことから、個々の遺伝子の影響は比較的弱い可能性があり、やはり大きな母集団での各遺伝子の寄与に関する再確認を行う必要があると考えられる。

また、COPDは末梢気道炎症、間質組織破壊を含む複数の側面を持ち合わせた疾患であり、多くの遺伝子多型が関連候補となりうるはずであるが、実際に研究されている多型の種類は少ない状態にある。技術的な面においてもgene chipなどの発達により、より少ない時間でより多くの検体の遺伝子多形検索を推し進めることが可能となるはずであり、Genome projectも進行していることから、より多くの遺伝子（既知の遺伝子のみでなく未知のものについてdifferential displayなどによる探究も含め）との関連について精度の高い研究が増えることが期待される。また喫煙負荷による呼吸機能に対する影響という観点から母集団を分離比較する研究も行われる必要があると考えられる。

今回は病態形成との関連にて述べたが、治療に対する反応性と遺伝子多型との関連も研

究されるべき課題であり、将来これらの成果がCOPDの発症予測のみでなく予防および治療に役立つことが望まれる。

2. その他の主な呼吸器疾患領域での遺伝的解析

1 気管支喘息

　気管支喘息については前述のCOPDよりも以前より遺伝因子についての研究がなされており、特にこの20年間の報告数は対数的増加を示している[20]。COPDの研究との大きな相違は、association studyだけでなくlinkage analysisにより遺伝子のどのlocusが気管支喘息と関連をもっているか、という面からの研究も進んでおり、しかも大規模な研究がなされているという点である。

　Linkage analysisについてはgenome screenを含め複数の報告があり、その結果を表1に示す。この表にも示されているように、どのphenotypeを採用するかにより関連する遺伝子座位が異なることになる。しかし同時にある程度consensusが得られてきていることはみてのとおりであり、特にinterleukin-4(IL-4)やβ2-adrenergic receptor(βADR)などの多くの候補遺伝子のある5q、major histocompatibility complex(MHC)のcodeされている6p21、high affinity IgE receptorのβ鎖のcodeされている11q13などは注目されている。しかし同時に、候補遺伝子の知られていない第13染色体長腕などもアトピーとのリンクが示されており、既知遺伝子のみでなく未知遺伝子の探究も求められることとなると考えられる。

　次に候補遺伝子について、関連するphenotype、既知の遺伝子多型とともに表2に示す。この中で主だったものに関して以下に記載する。βADRは染色体5qにあり、Arg 16 → GlyとGln 27 → Gluの多型は頻度が高くかつアゴニストへの反応性を変化させることが知られ、喘息の重症度、気道過敏性との関連が複数のグループから報告されている。IL-4も染色体5qにcodeされ、IgEの血中濃度を上昇させることが知られている。この-590の塩基のC → Tの多型は転写因子の結合部位にあたり遺伝子発現に影響を及ぼすことが知られている。この多型についても複数のassociation studyの報告がある。CD 14の遺伝子も同様に染色体5qにcodeされており、その遺伝子多型はIgEの濃度の上昇と関連があり、その過程においてhelper T cellのphenotypeをmodulateすることが知られている。染色体11q13においてはhigh-affinity IgE receptor(FcεRIβ)がcodeされており、その変異はIgEへのアレルゲンの結合後のsignal transductionの増強に寄与することが知られており、そのような変異としてLeu 181が報告されている。またGlu 237 Glyの多型はFcεRIβの細胞質内の端を変化させ、小児喘息やツ反と関連が報告されている。IL-4 receptor α(IL-4 Rα)は染色体16qにcodeされ、Gln 576 Argの多型はIgEの濃度と関

表 1. 気管支喘息の linkage analysis の進行状況

Chromosoms	Phenotypes	Oxford	CSGA	Other	Candidates
4	IgE、BHR	+			
5	IgE、BHR	+	+	+	IL-4、5、9、13、β_2AR
6	Eoa	+			MHC、TNFa
7	BHR	+	+		
11	Atopy、asthma	+	+	+	FcεR I β、CC 16
12	Asthma			+	IFN-γ
13	Atopy	+			
14	Atopy	+		+	TCR-α
16	Atopy、IgE、asthma	+		+	IL-4 Ra

(文献 21 より引用,一部改変)

注:Eos;好酸球数 Oxford;Oxford group による西オーストラリアでの研究
CSGA;Collaborative Study on the Genetics of Asthma による報告
(各グループおよびその他の研究グループの報告内容の詳細については、文献 21 参照)

表 2. 気管支喘息の候補遺伝子、多型と関連する phenotype

Chromosoms	Candidats gene	Association	Known polymorphisms
5	IL-4	IgE	-590 C-T
	IL-9	IgE	M 99 T
	β_2AR	IgE、BHR、treatment response、nocturnal asthma	Codon 16、27
6	HLA	Specific IgE	DR alleles
	TNFα	Asthma	-308
10	5-LO	Asthma	Promoter alleles 1-5
11	CC 16	Asthma	?
	FcεR I β	Atopy、IgE、BHR	Codon 181、183、237
14	TCRα	Specific IgE	?
16	IL-4 α	Atopy	576 R

(文献 21 より引用,一部改変)

連が指摘されており、また本邦においても Ile 50 Val の多型がアトピーおよび喘息と関連があるとされている。この Ile 50 allele は B 細胞において IL-4 に対する反応としての IgE の遺伝子発現を増加させ細胞増殖も促すことが in vitro の系でも明らかにされている。この遺伝子は多型の部分が多く含まれており、どの多型が真に機能に関連するのかが問題となると思われる。先述した TNF-α の-308 番目の塩基の多型についても喘息との関連につき複数の報告がみられるが結論が一致せず、より大きな母集団による再検が必要と考えられる。α1-AT との気管支喘息との関連を指摘する研究もみられるが、逆にその locus のある 14 q 32 は linkage analysis にて関連を指摘された報告がなく今のところ関連は否定的と思われる。

このような病態形成との関連と同時に、薬剤感受性に関しても研究が進められている。例えば、前述の βADR の Arg 16 → Gly と Gln 27 → Glu の多型は、気管支拡張剤への反応性を変化させることも報告されている[22]。

この研究に関しても多くの問題が残されている。気管支喘息の phenotype として IgE の量、アトピーであるか否か、好酸球数、気道過敏性それぞれに関してどれを重要視する

かに関しては議論のあるところである。association study における母集団のサイズの問題はこの疾患についてもやはり存在しており、候補遺伝子に関するコンセンサスが得られてきたところでさらなる大規模な study が必要と考えられる。また、上記のような気管支喘息一般の原因の遺伝子探索も重要であるが、同時に原因の明らかなものについての機序の違いの存在について、具体例を挙げれば Aspirin-induced Asthma のようなものの場合 LTC 4 synthase の遺伝子多型との関連が指摘されており[23]、より細かい疾患単位での原因遺伝子探索もこれからは必要になると思われる。

2 サルコイドーシス

サルコイドーシスは原因不明の慢性肉芽腫性疾患である。遺伝因子に関しては human leukocyte antigen(HLA)との関連が複数報告されているものの、関連する allele について報告間に統一性がみられず、HLA の locus に近傍の何らかの遺伝子が関連していると推察される。1999 年になり、Foley PJ らにより HLA class II region に位置する transporter associated with antigen processing(TAP)の遺伝子多型との関連が英国およびポーランドの母集団を用いて報告されており、同報告にて以前報告されていた HLA-DPB1 allele との関連を否定している[24]。この研究は異なる民族間にて同時に比較している点でも興味深く、母集団を大きくすることと同時に多民族間での比較を行うことで、共通した原因遺伝子について直接関連を見い出せる可能性、あるいは近傍に存在する未知の原因遺伝子へと類推できる可能性が高まると考えられる。

3 結核、嚢胞性線維症など

以上の疾患以外にも、遺伝性因子の病態形成との関連を推察させる疾患は複数存在する。感染性の疾患に罹患しやすいか否か、は宿主側の問題であり、遺伝性因子の存在を推測させるものである。結核については、一卵性双生児と二卵性双生児の罹患率の比較により遺伝性因子の存在が伺われ、主に HLA との関連で報告がなされてきたが情報が蓄積されるにつれその関連が否定的となり、炎症性サイトカイン・好中球機能関連蛋白などを候補に再度 association study を進める必要があると考えられる[25]。cystic fibrosis は欧米においては 2,500 人の出生に一人は罹患し平均余命が 28 年であることから重要な疾患であり、cystic fibrosis transmembrane conductance regulator(CFTR)の変異がその原因であることがわかっている。原因遺伝子がすでにわかっていること、遺伝子治療の試みがすでに開始されていること、病態の概要よりも先に原因遺伝子が見い出されたという点でほかの疾患と異なり画期的であるといえる。しかし現状において原因遺伝子のクローニングより 10 年を経ているにもかかわらず、肺に対する易感染性の原因についても議論は進行過程にありその他の病態に関してもいまだ完全な説明にいたっているとはいえないこと、また遺伝子治療についても暗中模索の感があり[26]、遺伝因子の他疾患の病態解析・治療への応

用への道程の遥かさを示唆すると考えられる。

おわりに

以上、COPDの病態形成にかかわると考えられる遺伝性因子を中心に述べた。Linkage analysis, association study の二者の双方を用いて原因遺伝子に近づく必要があり、また原因遺伝子が既知とは限らないということから考えても道のりは遠いが、Genome project の順調な展開、シークエンスや gene chip を含めた多型解析の技術の進歩より鑑み、原因遺伝子の解明は着実に進行すると考えられる。前述のような cystic fibrosis を中心とした遺伝子治療の技術も現実的効果を生むべくさらなる進歩を遂げれば、ほかの慢性呼吸器疾患の根本的な治療について考えうる日も近くなると考えられる。

(石井健男)

文献

1) 服部 正平:ヒトゲノム全塩基配列決定の現状と展望. 実験医学 17;2526-2530, 1999.
2) 菅野 純夫:ポストシークエンス時代の医学研究. 実験医学 17;2520-2525, 1999.
3) Murray CJL, Lopez AD:Evidence-Based Health Policy-Lessons from the Global Burden of Disease Study. Science 274:740-743, 1996.
4) Snider GL:Chronic obstructive pulmonary disease;risk factors, pathophysiology, and pathogenesis. Annu Rev Med 40:411-429, 1989.
5) Chen Y:Genetics and pulmonary medicine 10. Genetic epidemiology of pulmonary function. Thorax 54:818-824, 1999.
6) Webster PM, Lorimer EG, Man SFP, et al:Pulmonary function in identical twins:Comparison of non smokers and smokers. Am Rev Respir Dis 119:223-228, 1979.
7) Silverman EK, Chapman HA, Drazen JM, et al:Genetic epidemiology of severe, early-onset chronic obstructive pulmonary disease. Risk to relatives for airflow obstruction and chronic bronchitis. Am J Respir Crit Care Med 157:1770-1778, 1998.
8) Barnes PJ:Genetics and pulmonary medicine 9. Molecular genetics of chronic obstructive pulmonary disease. Thorax 54:245-252, 1999.
9) Koyama H, Geddes DM:Genes, oxidative stress, and the risk of chronic obstructive pulmonary disease. Thorax 53:S10-S14, 1998.
10) Poller W, Faber J-P, Scholz S, et al:Mis-sense mutation of α1-antichymotrypsin gene associated with chronic lung disease. Lancet 339:1538, 1992.
11) Cantlay AM, Lamb D, Gillooly M, et al:Association between the CYP1A1 gene polymorphism and susceptibility to emphysema and lung cancer. J Clin Mol Pathol 48:M210-M214, 1995.
12) Smith CAD, Harrison DJ:Association between polymorphism in gene for microsomal epoxide hydrolase and susceptibility to emphysema. Lancet 350:630-633, 1997.
13) Yoshikawa M, Hiyama K, Ishioka S, et al:Microsomal epoxide hydrolase genotypes and chronic obstructive pulmonary disease in Japanese. Int J Mol Med 5:49-53, 2000.
14) Ishii T, Matsuse T, Teramoto S, et al:Glutathione S-transferase P1(GSTP1) polymorphism in the patients with chronic obstructive pulmonary disease(COPD). Thorax 54:693-696, 1999.
15) Fryer AA, Bianco A, Hepple M, et al:Polymorphism at the Glutathione S-transferase GSTP1 Locus. A new marker for bronchial hyperresponsiveness and asthma. Am J Respir Crit Care Med. 161:1437-1442, 2000.
16) Harrison DJ, Cantlay AM, Rae F, et al:Frequency of glutathione S-transferase M1 deletion in smokers with emphysema and lung cancer. Human Exp Toxicol 17:356-360, 1997.
17) Higham MA, Pride NB, Alikhan A, et al:Tumor necrosis factor-alpha gene promoter polymorphism in chronic

obstructive pulmonary disease. Eur Respir J 15 : 281-284, 2000.
18) Kauffmann F, Kleisbauer JP, Cambon-De-Mouzon A, et al : Genetic markers in chronic airflow limitation. A genetic epidemiologic study. Am Rev Respir Dis 127 : 263-269, 1983.
19) Schellenberg D, Pare PD, Weir TD, et al : Vitamin D binding protein variants and the risk of COPD. Am J Respir Crit Care Med 157 : 957-961, 1998.
20) Sandford AJ and Pare PD : The genetics of asthma. The important questions. Am J Respir Crit Care Med 161 : S 202-S 206, 2000.
21) Hall IP : Genetics and pulmonary medicine 8. Genetics and pulmonary medicine : asthma. Thorax 54 : 65-69, 1999.
22) Tan S, Hall IP, Dewar J, et al : Association between β 2-adrenoceptor polymorphism and susceptibility to bronchodilator desensitization in moderately severe stable asthmatics. Lancet 350 : 995-999, 1997.
23) Szczeklik A and Sanak M : Genetic mechanisms in aspirin-induced asthma. Am J Respir Crit Care Med 161 : S 142-S 146, 2000.
24) Foley PJ, Lympany PA, Puscinska E, et al : Analysis of MHC encoded antigen-processing genes TAP 1 and TAP 2 polymorphisms in sarcoidosis. Am J Respir crit Care Med 160 : 1009-1014, 1999.
25) Bellamy R : Genetics and pulmonary medicine 3. Genetic susceptibility to tuberculosis in human population. Thorax 53 : 588-593, 1998.
26) Boucher RC : Status of gene therapy for cystic fibrosis lung disease. J Clin Invest 103 : 441-445, 1999.

各論

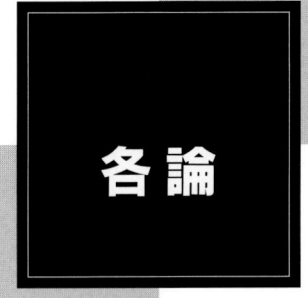

誤嚥性肺疾患

1 誤嚥性肺炎(Aspiration Pneumonia)

はじめに

本邦の死因別死亡率の第4位は肺炎であり、その92%が65歳以上の老年者である。抗菌薬の進歩にもかかわらず肺炎のうちでも特に誤嚥性肺炎の予後は悪く老年者の生命を脅かす重大な疾患であり、その早期発見、診断、治療および予防は老年者の呼吸器疾患診療上極めて重要である。

1. 頻度

老年者にみられる誤嚥性肺炎の正確な頻度の報告は少ない。臨床例では65歳以上の肺炎90例中42%が誤嚥性肺炎であり、そのうち65～79歳までは31%、80歳以上では56%の高い発生率を示している[1]。また10年間の肺炎入院患者237例中49例(21%)が誤嚥性肺炎であり、そのうち60歳以上の症例は39%が誤嚥性肺炎であったという[2]。特殊な例として胃全剔手術後の患者に8.6%の頻度で再発性の誤嚥性肺炎が発症したという報告がある[3]。高齢化の進んでいる現在、80歳以上の肺炎罹患々者のうち50%あまりが誤嚥性肺炎であるということは日常診療上留意しなければならない。

2. 発生機序

人が食物を摂取することは生命維持に欠かせない重要な機能であり、功妙な嚥下運動により遂行される。嚥下は通常髄意運動の口腔期、不髄意運動の咽頭期および食道期に分けられる。口腔期では食物を咀しゃくすることで食塊をつくり舌筋群により咽頭へ送り込む。ここまでは大脳皮質に支配された髄意運動である。続く咽頭期では咽頭に送り込まれてきた食塊は食道入口部に移動されるが、これは不髄意に行われる。咽頭出口から食道入口部に存在する輪状咽頭筋は常に弱い収縮状態にあるが、食塊が咽頭に入ってくると咽頭粘膜の知覚神経が刺激され、延髄に伝達され舌咽神経、舌下神経、迷走神経を介し嚥下反射が起こる。輪状咽頭筋は弛緩し、軟口蓋挙上筋群および上咽頭収縮筋が働き鼻咽頭を閉鎖し、内咽頭筋群が喉頭を挙上、喉頭閉鎖、声帯閉鎖し反射的に呼吸運動は停止し、咽頭筋群が収縮し食塊を食道内へと送り出す。食道内に入った食塊は食道の蠕動運動により下降して胃に送り込まれる。このように緻密にプログラムされ遂行されている嚥下運動の過程のいずれかの部分に障害が起こると誤嚥は発生し、感染が加わることで誤嚥性肺炎が発症する。口腔期の障害の原因として脳血管障害が最も多く、皮質嚥下領域から皮質延髄路

の障害、特に大脳基底核に梗塞などの障害があると誤嚥性肺炎の頻度がより高いという[4]。口腔期が十分行われず咽頭への送り込みが遅れた場合は一旦嚥下反射が起こるが食塊の移動の時間的ずれが生じ、全部が食道へ送り込まれず、残存した食塊は喉頭へ流入してしまう。咽頭期の障害の原因疾患としては延髄の脳血管障害、変性性神経疾患などが多い。食道期の障害には腫瘍、憩室、アカラジア、逆流性食道炎などがある。誤嚥性肺炎の原因疾患として大脳基底核部の脳血管障害が注目されている[4]。

　従来加齢とともに咳反射、嚥下反射は低下するため老年者に誤嚥性肺炎が多く発生すると考えられてきたが、実際に健康である人を対象に咳反射、嚥下反射を調べると20代から80代後半までの間に加齢による両反射の低下は認められなかったが、肺炎の既往のある老年者には両反射の低下がみられたという[5)-7)]。

　また、大脳基底核に脳梗塞のある患者に非脳梗塞患者に比べてより高い頻度で肺炎が発生し、日中の嚥下反射はもとより夜間に著しい嚥下反射の低下が認められたという（図1）[8]。

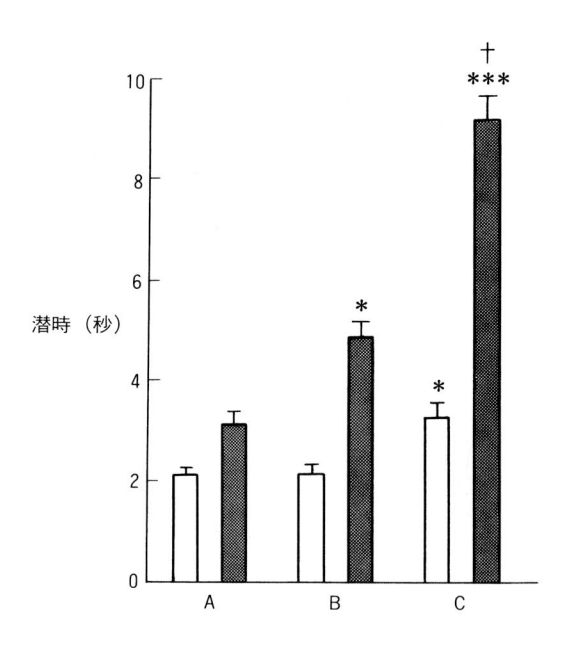

図 1. 嚥下反射と大脳基底核梗塞
白バーは昼間の嚥下反射、黒バーは夜間の嚥下反射を示す。Aはコントロール群、Bは一側の大脳基底核梗塞群、Cは両側大脳基底核梗塞群患者である。＊は対応するA群との有意差を示す（＊：$p<0.05$、＊＊＊：$p<0.001$）。†は対応するB群との有意差を示す（†：$p<0.05$）。一側基底核梗塞患者では夜間の嚥下反射の低下を認めるが、両側基底核梗塞患者となると昼間・夜間ともに嚥下反射の低下を認め、夜間における潜時の延長は著明である。
（文献8より引用）

表 1. 誤嚥性肺炎発症に関係する主な背景危険因子

I.	意識障害 脳血管障害、ほかの重症疾患（敗血症、肝硬変、糖尿病など）による意識障害、薬物中毒、アルコール中毒、痴呆
II.	神経疾患 多発性硬化症、筋萎縮性側索硬化症、Parkinson 病、Guillain-Barré 症候群、重症筋無力症
III.	胃・食道逆流
IV.	胃・腸の疾患 胃全摘手術後、イレウス
V.	舌、咽喉部、食道および、その周囲の炎症、変性、腫瘍、奇形、外傷 舌癌、咽喉部腫瘍、食道腫瘍、アカラジア、食道裂孔ヘルニア、食道気管瘻、進行性全身性硬化症
VI.	医療による医原性因子 全身麻酔、気管内挿管、気管切開、経鼻胃チューブ留置

これらは誤嚥性肺炎を予防するにあたり重要な知見である。

3. 誤嚥発生に関与する危険因子

最も重要な危険因子は諸々の原因による意識障害であり、続いて神経疾患、食道胃逆流、舌から食道に至る炎症、変性、腫瘍、医原性因子がある（**表1**）。

老年者はすでに基礎疾患を有していることが若年者に比し圧倒的に多い。これは**表1**に示す危険因子の背景になっていることが多いのである。いかなる原因によっても意識低下は誤嚥の重大な危険因子となる。脳血管障害患者の28%に誤嚥が透視下で認められたという[9]。また、胃チューブが留置されていた患者に32%と高率に誤嚥を認め、胃チューブが留置されていない患者では5%と低率であったという報告がある[10]。必要である胃チューブ留置も誤嚥という点からは重大なリスクファクターとなり得る。

4. 臨床症状

高齢化が進んでいる現在、誤嚥性肺炎は院内よりもむしろ在宅で発生することが多い傾向を呈している。

初期症状は大量の誤嚥の場合は強度の呼吸困難、チアノーゼ、頻呼吸および強大な喘鳴が認められ明らかであるが、少量のいわゆる不顕性誤嚥の場合は症状に乏しいが、老年者が食後しばらくして喘鳴、呼吸困難を呈した時は喘息よりも誤嚥を考慮しなければならない。肺炎を発症すると食欲不振、日常生活動作（ADL）の低下、意識障害（さまざまな程度）を主訴として訪医することが多い。発熱は37℃代のことが多いが、しばしば高齢であるが39〜40℃の高熱をきたすことがある。咳嗽反射は弱く、喀痰の喀出は困難である。喉頭部のゴロゴロした湿性音、時に喘鳴、頻脈、頻呼吸、湿性ラ音、血圧は低いことが多く、時としてショックレベルであること、脱水症状が顕著であることなどが初期の症状として観

察される。

　胃食道逆流が原因である不顕性誤嚥が繰り返されている場合は以下のような症状を注意深く聴き取る必要がある。胸やけ、"すっぱい水があがってくる(酸味の逆流)"、説明できないような非定型胸痛、食事の際の咳嗽、息苦しさ、ゴロゴロというGuiglingの音、夜間の咳嗽、喘鳴、早朝の嗄声などの自覚症、他覚的に観察した場合に咽頭のpooling、口腔のdrooling、嚥下後に口腔内に食物残りがある、会話の際のごろごろ音(Guigling)、呼吸の際の喉頭のごろごろいう音(ratting)、食事摂取中の咳嗽や息苦しさを目撃するなどが重要なポイントであるという[11]。

5. 検査所見

　a　血液・血液ガス所見：10,000/μl以上の白血球増多を認めることが多く、増多がない場合でも好中球増多(左方移動)は認められる。CRP値は高齢にかかわらず10 mg以上の高値を示す例が殆んどである[12]。

　全例が低酸素血症を示すが、その程度は、肺炎の広がり、肺うっ血の有無、基存肺疾患によりさまざまである。若年者に比べPaO_2低下程度が強いことが観察されている[12]。

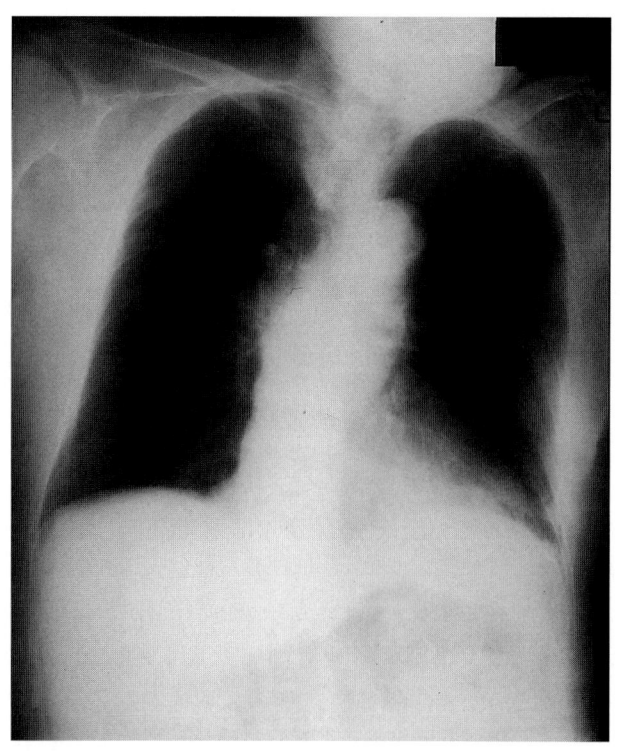

図 2-1. 症例　84歳、男性
食後2時間に呼吸困難を訴え来院。両側に肺炎像を認める。

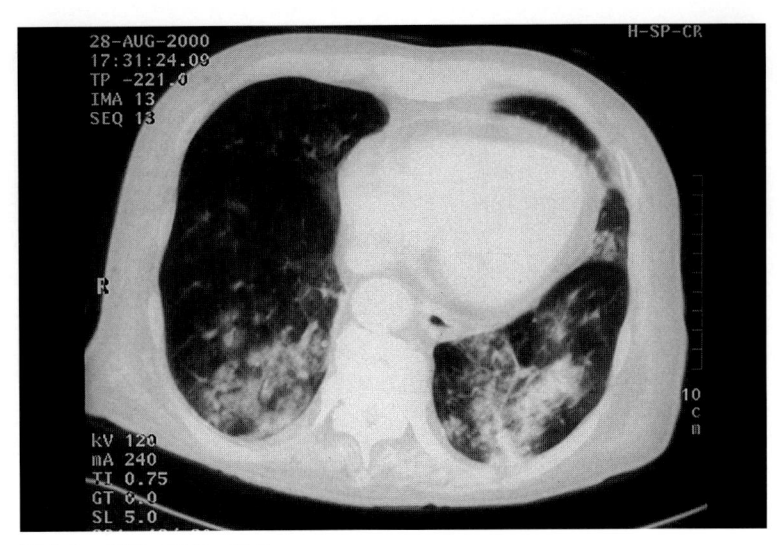

図 2-2. 症例　84歳，男性
胸部 CT。両下葉左舌区に気管支肺炎像が認められる。

　b　**胸部画像所見**：胸部 X 線では下葉憂位に気管支肺炎型の浸潤影として多発，時として両側性みられることが多く，胸部 CT では多発性肺胞性陰影がより多く認められ，特に心陰影の後方，左下葉部分の陰影は CT でより明らかに観察される(図2)。

　c　**嚥下機能検査**：飲水試験，嚥下誘発試験，(swallowing provocation test：SPT)、video-fluorography を用いた食道造影，核医学的方法などがあるが，高齢患者には飲水試験，SPT が非侵襲的でベッドサイドで施行でき，簡便で有用な方法である。

　飲水試験は嚥下しにくい体位(45°ベッドアップ位)とし，コップか湯呑み茶碗で 10 ml の水を飲水させる。(量は諸家によって異なる)きちんと飲み込むことができるか，二度飲みをするか，飲み込めず咽頭部でゴロゴロ音をたてているか，飲めずにむせてしまうかを観察する。この結果によって摂食開始時期を決定する。

6. 起炎菌

　誤嚥性肺炎の起炎菌は口腔内咽頭部の細菌および胃内の細菌が主である。

　老年者の口腔内細菌叢は従来グラム陰性桿菌が多いといわれており，また口腔内には大量の嫌気性菌が常在する。実際に検出されるのは Enterobactor、Klebsiella、Sta. aureus、Seratia などであるが，喀出痰では実際の起炎菌を決定しがたい。老年者患者では痰の喀出困難例が多い。確実に起炎菌を決定するには，経皮的肺穿刺によることが理想的であるが老年者が対象ではやや侵襲が強く，施行症例の報告も少ない。気管支鏡下無菌的擦過培養法(Protected Specimen Brush PSB 培養法)は比較的口腔内常在菌の汚染が少ない。気

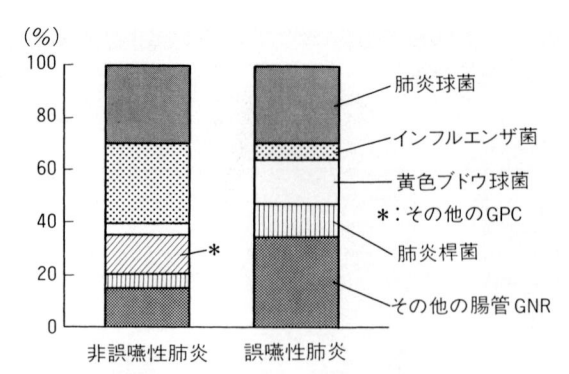

図 3. PSB による誤嚥性および非誤嚥性肺炎における肺炎起炎菌の同定

気管支鏡下無菌的擦過培養(PSB)検体により非誤嚥性肺炎 42 例から 19 菌種、誤嚥性肺炎 22 例から 14 菌種を検出同定した。非誤嚥性肺炎では肺炎球菌、インフルエンザ菌、黄色ブドウ球菌以外のグラム陽性球菌(GPC)が、誤嚥性肺炎では黄色ブドウ球菌および肺炎桿菌を含むグラム陰性桿菌(GNR)が多く検出された。
(文献 14 より引用)

管支鏡は侵襲的に思われてきたが、PSB 検体を採取するだけであれば、ベッドサイドでも施行でき、短時間でかつ、合併症も少なく遂行されることが確立されつつある[13)14)]。PSB 検体による報告では誤嚥性肺炎では黄色ブドウ状球菌と肺炎桿菌を含むグラム陰性桿菌が高い頻度で検出された(図 3)。

誤嚥性肺炎の場合、嫌気性菌の混合感染を考慮しなければならない[15)]。混合感染が起こった場合、すでに存在する病原菌の病原性を高めたり、嫌気性菌の産生物質が好中球の細胞内殺菌能を減弱するという報告がある[16)17)]。

誤嚥性肺炎は複数感染のことが多く、重症化する危険性が高い。起炎菌検索に際し、咽頭粘液の培養、胃液の培養も併せ行うことは欠かせない。

7. 診断

誤嚥性肺炎は外因性の食物や内因性の口腔咽頭分泌物、胃液を含む胃内容物および十二指腸液を吸引して起こる肺炎であり、日常的に診療にあたる機会が多いにもかかわらず、明らかな診断基準が定められていなかった。診断基準としては平成 8 年度に厚生省長寿科学研究、嚥下障害研究班会議により設定された診断基準が現在最も適切と考える(表 2)[18)]。

この基準によれば明らかに誤嚥を認め、それに引き続き肺炎を発症した症例および肺炎症例で気道より誤嚥内容の存在が確認された例は「確実例」と診断される。肺炎の診断には①胸部 X 線または CT 上で肺胞性陰影(浸潤影)を認める、②37.5℃以上の発熱、CRP の異常高値、末梢白血球数 9,000/μl 以上の増加、喀痰咳嗽などの気道症状のいずれか 2 つ以上存在する場合とされている。飲食の際にむせなどの嚥下障害を反復して認め肺炎の診断を

表 2. 誤嚥性肺疾患（誤嚥性肺炎）の臨床診断基準

Ⅰ．確実例
　Ⅰ-A　明らかな誤嚥が直接確認され、それに引き続き肺炎を発症した例。
　Ⅰ-B　肺炎例で気道より誤嚥内容が吸引などで確認された症例。
　肺炎の診断は、次の①②を満たす症例とする。
　　①胸部 X 線または胸部 CT 上で肺胞性陰影（浸潤影）を認める。
　　②37.5℃以上の発熱、CRP の異常高価、末梢血白血球数 9,000/μl 以上の増加、喀痰咳嗽などの気道症状のいずれか 2 つ以上存在する場合。
Ⅱ．ほぼ確実例
　Ⅱ-A　臨床的に飲食に伴ってむせなどの嚥下障害を反復して認め、上記①および②の肺炎の診断基準を満たす症例。
　Ⅱ-B　Ⅰ-A または Ⅰ-B に該当する症例で肺炎の診断基準のいずれか一方のみを満たす症例。
Ⅲ．疑い症例
　Ⅲ-A　臨床的に誤嚥や嚥下機能障害の可能性をもつ以下の基礎病態ないし疾患を有し、肺炎の診断基準①または②を満たす症例。
　　a．陳旧性ないし急性の脳血管障害
　　b．嚥下障害をきたし得る急性性神経疾患または神経筋疾患
　　c．意識障害や高度の痴呆
　　d．嘔吐や逆流性食道炎をきたし得る消化器疾患（胃切除後も含む）
　　e．口腔咽頭、縦隔腫瘍およびその術後、気管食道瘻
　　f．気管切開
　　g．経鼻管による経管栄養
　　h．その他の嚥下障害をきたす基礎疾患

Gariatric Medlcine Vol. 35 No. 7 1997-7
（平成 8 年度厚生省長寿科学研究，嚥下障害研究班による）

満たす症例、および確実症例のうち肺炎の診断基準の①あるいは②のいずれか 1 つを満たす症例は「ほぼ確実例」とする。脳血管障害、変性性神経疾患、意識障害、嘔吐や逆流性食道炎、その他誤嚥や嚥下障害の可能性をもつ基礎病態が存在し肺炎の診断の①または②を満たす症例は「疑い症例」と診断する。臨床的には「疑い症例」はたいへん頻度が高い。

8. 治療

大きく全身管理と抗菌薬投与に分けられる。

　a　**全身管理**：老年者誤嚥性肺炎患者のほとんどは低栄養、脱水状態である。輸液と食事の管理が重要である。食事は当初は禁食であるが、なるべく早期に摂食開始をした方がよい。飲水テストを施行、嚥下機能を調べる。家人からと患者から、在宅での食事に関する状況を問診して聴きとることも重要である。
　すなわち、1 人で介助なしで摂取できるか、一部介助が必要か、全面的に介助が必要か、また自力座位保持が何時間可能であるか、歯みがきは自力でできるかなどが重要なポイントである。次に 45°ヘッドアップ位で飲水試験を施行し、これをクリアした場合は、嚥下しやすい食事（ゼリー食、ペースト状食事）を開始する[19]。老年者にとってもできるだけ早期に経口摂取を開始することが最も全身状態回復および嚥下機能回復に有効である。
　b　**輸液**：水分と電解質異常の補正、禁食中の栄養補給を目的として行われるが、水分

が、3,000 ml 欠乏すると口腔内乾燥、乏尿、精神症状があらわれるといわれている[20]。

肺炎急性期にはより hyperdinamic な循環動態が必要となり老年者では右心不全の合併が憂慮されるため、水分はゆっくり、利尿薬を併用し、やや少な目に行う必要がある[21]。必要に応じて、中心静脈カテーテルを挿入し、栄養が不足な時は早期に中心静脈栄養を開始する。

  c 抗菌薬投与：起炎菌が不明な当初は経験的施行せざるを得ない。誤嚥が原因の場合には、市中肺炎と異なり、グラム陰性桿菌と嫌気性菌の合併感染を考慮し、第2、3世代セフェムとマクロライドを併用することが推しようされるが、老年者は臓器機能低下を伴うため、特に腎機能の低下に留意する。年齢とこれら機能低下の程度により使用量は通常の成人使用量の70％量にとどめ、成人常用量を最高量と考え投与の際、注意する必要があるといわれている[22]。起炎菌が判明した時にはその感受性に合った抗菌薬を採用する。より少ない量の抗菌薬でなるべく短期間で治療することが重要なポイントである。本症では治療にもかかわらず重症化する傾向は大きく、しばしば呼吸不全に陥り、人工呼吸を余儀なくされる場合が多い。重症肺炎に G-CSF 投与の試みもある[23]。

  d 酸素投与：呼吸器的にみて一般に老年者は1回換気量が減少しており、閉塞性肺疾患を合併している患者も多いため、使用酸素量は PCO_2 をモニターしながら十分量を投与する。通常は鼻カニューラでよいが、口呼吸の強い患者にはマスクが適切である。呼吸不全時は人工呼吸を採用するが早期離脱を心がける。

9. 予後および予防

老年者肺炎の中で最も予後不良であるのが誤嚥性肺炎であり、その死亡率は60歳以上では25％である[2]。誤嚥性肺炎はむしろ予防に努力すべき疾患である。

  (1) 日常生活の注意による誤嚥予防策[19]
- 座位保持可能な患者は食後2時間は座位保持をさせる。
- 食前に必ず会話をし喉頭の運動のウォーミングアップをする。
- 飲水試験を必ず施行して嚥下能力を評価してから適切な食餌をすすめる。
- 常に Semi-Fowler 位で臥床させる。
- 歯みがき、うがいを励行し、口腔内を清潔に保つ。

  (2) 薬物療法

嚥下障害を回復する薬剤としてサブスタンスPの分泌を促進するドーパミン（レボドーパ）、サブスタンスP分解を阻害するACE阻害剤、サブスタンスPを増やすカプサイシン（唐辛子）などの試みがなされ、その効果が期待されている[24]−[28]。

（本間請子）

文献
1) 本間請子，丸茂一義，福地義之助：前期老人及び後期老人における肺炎の臨床像の比較．日老医誌 28：Supp, 69, 1991.
2) Homma S, Marumo K, Fukuchi Y：Clinical Characteristics of Aspiration Pneumonia in the Elderly. The 17 th Eastern Regional Conference on Tuberculosis and Respiratory Disease；The International Union Against Tuberculosis and Lung Disease Novem, 2 nd 1993. BANGKOK, THAILAND.
3) Marumo K, Homma S, Fukuchi Y：Postgastrectomy Aspiration Pneumonia. Chest 107：453-456, 1995.
4) Nakagawa T, Sekizawa K, et al：High Incidence of Pneumonia in Elderly Patients with Basal Ganglia Infanction. Arch Intern Med 157：321-324, 1997.
5) Kobayashi T, Sekizawa K, Sasaki H：Aging Effect on Swallowing Reflex. Chest 111：1466, 1997.
6) Katsumata U, Sekizawa K, Ebihara T, Sasaki H：Aging Effect on Cough Reflex. Chest 107：290, 1995.
7) Serizawa K, Ujiie Y, Itabashi S, Sasaki H, Takishima T：Lack of Cough Reflex in Aspiration Pneumonia. Lancet 335, 1228, 1990.
8) 板橋　繁，佐々木英忠：高齢者の肺炎；特に誤嚥性肺炎の機序と治療．呼吸 19(4)：363, 2000.
9) Horner J, Massey EW, Riski JE, et al：Aspiration following strake：Clinical Correlation and outcome. Neurology 38：1359-1362, 1988.
10) Olivares L, Segovia A, Revuelta R：Tube feeding and lethal aspiration in neurological Patients：A Review of 720 autopsy cases. Strobe 5：654-659, 1974.
11) William J, DePaso：Aspiration Pneumonia. Clinics in Chest Medicine 12(2)：269-284, 1991.
12) 本間請子，丸茂一義，福地義之助：加齢に伴う肺炎の臨床像の多面的検討．日胸疾患会誌 29, 増刊, 22：1991.
13) 手塚知子，丸茂一義，本間請子，福地義之助：肺炎の起炎菌検出における経気管支鏡的無菌検体採取法の有効性について．日呼吸会誌 38, 増刊, 225, 2000.
14) 丸茂一義，手塚知子，本間請子，福地義之助：嚥下性肺疾患；生理的評価と臨床対応．日呼管理会誌 9(3), 276-281, 2000.
15) 新里　敏，斉藤　厚：急性肺炎における口腔内常在菌の重要性．医学のあゆみ 165(8)：478, 1993.
16) Shinzato T, Saito A：A Mechanism of Pathogenecity of "Streptococcus Milleri Group" in Pulmonary Infection：Synergy with an Anaerobe. J Med Microbiol 40：118-123, 1994.
17) 當山真人，草野展周，斉藤　厚：Prevotella intermedia の培養濾液中成分および短鎖脂肪酸の好中球に及ぼす影響．日感症会誌 69：1348-1355, 1995.
18) 長寿科学総合研究嚥下障害研究班：誤嚥性肺疾患(誤嚥性肺炎)の臨床診断基準．Geriah Med 135(7)：826, 1997.
19) Homma S, Marumo K, Tezuka T, Fukuchi Y：Prospective study on Prevention of Aspiration Pneumonia in the Eldery Suffering from Fractures of the Lowen Extremites. Respirology 3, Supp. A 12, 1998.
20) 鳥羽研二：老年者水，電解質．新老年学．折茂　肇編，東京大学出版会 771, 1992.
21) Homma S, Inoue K, Marumo K, Fukuchi Y：A Hemodynamic study of pneumonia in the acute phase. Amer Review Res Dis 141(4)：suppl. part 2, A 666, 1990.
22) 鈴木幹三，山腰雅宏：山本俊信，ほか：ベッドサイドでの抗菌薬の使い方と注意点．高齢者での抗菌薬の使い方．内科 74：1087-1091, 1994.
23) 北村　諭，押川克久，石井芳樹，小林淳：肺炎の治療に G-CSF は有用か．Practitioners 12：(3), 1993.
24) 関沢清久：医学と医療の最前線．高齢者肺炎と神経伝達物質．日内会誌 88(12)：168-171, 1999.
25) Kobayashi H, Nakagawa T, Serizawa K, Arai H, Sasaki H：Levodopa and swallowing reflex, Lancet 348：1320-1321, 1996.
26) Sekizawa K, Matsui H, Nakagawa T, Nakayama T, Sasaki H：ACE inhibitors and pneumonia, Lancet 352：1069, 1998.
27) 板橋　繁，座安　清，関沢清久，佐々木英忠，ほか：アンギオテンシン変換酵素阻害薬による老人性肺炎予防，呼吸 17(12)：1342-1344, 1998.
28) Ebihara T, Sekizawa K, Nakazawa K, Sasaki H：Capsaicin and swallowing reflex. Lancet 341：432, 1993.

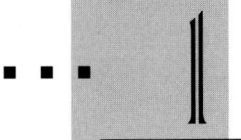

誤嚥性肺疾患
2 メンデルソン症候群

1. Mendelson症候群の定義

　産婦人科医Mendelsonが陣痛や出産の麻酔に際し、44,016症例の中から胃内容物を誤嚥した女性66症例の臨床記録を記載し、胃内容物の酸により肺障害が生ずることを報告して以来、胃内容物を大量に誤嚥して胃酸による急性肺障害を生ずる誤嚥性肺炎をMendelson症候群と呼ぶ[1]。

2. Mendelson症候群の頻度と予後

　Mendelsonの報告はマスク下全身麻酔による経腟的分娩時のものであるが、この場合、誤嚥性肺炎の頻度は0.15%、死亡率は誤嚥症例の3%と報告されている。その後の報告例でも、1970年代までは30～62%と高い死亡率が報告されてきた[2,3]。しかし、1986年のOlssonらの報告では[4]、全身麻酔中の誤嚥の頻度は2,131例中1例(0.05%)と極めて少ない。また、その後の報告[5]でも、誤嚥の頻度は全麻酔症例中3,216例に1例(0.003%)の割合でしかみられていない。ただし、緊急麻酔の場合は895例中1例(0.11%)で、わずかに増加した。したがって、誤嚥のリスクの理解や麻酔方法の進歩によって麻酔事故としての大量誤嚥はほとんどみられないところまで減少している。しかし、いわゆる大量誤嚥による肺炎は、手術中以外にもみられ、消化管からの大量の出血時の嘔吐、full stomachの時の気管支鏡検査などでも生ずる。誤嚥の程度によって、Mendelson症候群は現在でも救命できない場合もあり、一度発症すると予後は必ずしも良好ではない。

3. Mendelson症候群の病態

　Mendelson症候群の病態は、強酸の肺への吸引による肺障害である。Mendelson自身が、ウサギの肺へ胃内容物を注入し、同じ量の0.1 N HCLを注入した場合と区別できないような肺障害であることを示した[1]。
　胃内容を誤嚥すると急性呼吸促拍症候群acute respiratory distress syndrome (ARDS)と同様の症状を呈する。チアノーゼと努力様呼吸、呼吸困難、低酸素血症、気管支攣縮、頻脈が数分から数時間以内に生じ、ターミナルステージでは気道よりピンクの泡沫状の痰を喀出する。胸部X線では、不規則な柔らかいまだらな陰影を呈する。

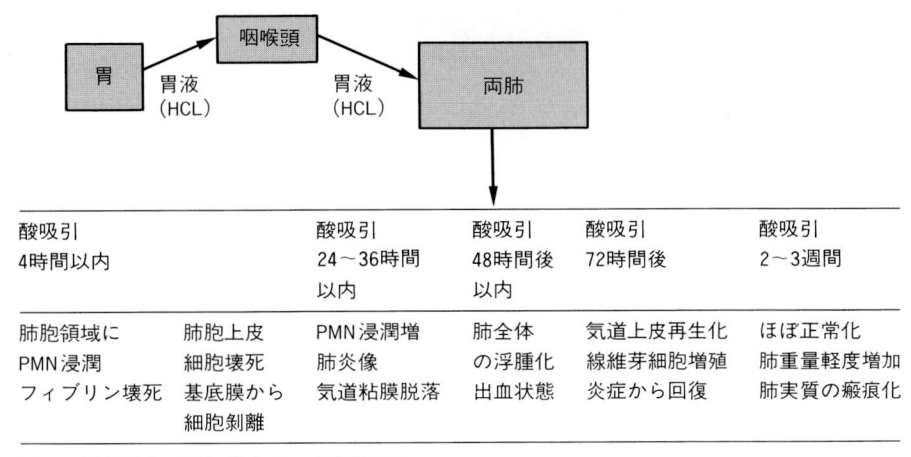

| 胃 →胃液(HCL)→ 咽喉頭 →胃液(HCL)→ 両肺 |

酸吸引 4時間以内		酸吸引 24～36時間以内	酸吸引 48時間後以内	酸吸引 72時間後	酸吸引 2～3週間
肺胞領域に PMN浸潤 フィブリン壊死	肺胞上皮細胞壊死 基底膜から細胞剥離	PMN浸潤増 肺炎像 気道粘膜脱落	肺全体の浮腫化 出血状態	気道上皮再生化 線維芽細胞増殖 炎症から回復	ほぼ正常化 肺重量軽度増加 肺実質の瘢痕化

図 1. 酸吸引後の肺組織病理の時間的推移

　動物実験の成績では、ラットでは pH 1.7、ウサギでは pH 2.1-2.4 で重篤な肺障害がみられる[6)7)]。これらに相当する酸度は、ヒトでは臨床的データから pH 2.5 と推定されている[8)]。そこで胃液の pH 2.5 以上、胃液量 0.4 ml/kg 以下の誤嚥では肺障害が軽度であると、記載されることが多い。しかし、この基準では成人の 16～60％、小児の 76％以上は胃液の pH 2.5 以下、胃液量 0.4 ml/kg 以上であり、誤嚥性肺炎のリスクをもつことになる[9)]。実際に問題になるのは、胃内に存在する胃液量ではなく、気管内に流入する胃液量が 0.4 ml/kg を上回る場合であり、これだけの誤嚥を起こすためには、胃内にはこの 20 倍の胃液が必要とされる[10)]。

　動物実験の成績から、肺内へ強酸が吸引された後の肺障害は詳細に検討されている。酸吸引直後から、気道上皮障害、肺水腫、肺出血が見られる。吸引 4 時間以内に肺胞領域に多核白血球浸潤とフィブリン壊死がみられ、それに引き続いて肺胞上皮細胞の壊死、基底膜からの上皮剥離がみられる。24 時間以降、著明な多核白血球浸潤を伴う肺炎像と気道粘膜の脱落起こり、48 時間以降は、肺全体の浮腫、出血がみられる[11)12)]。72 時間後からは気道上皮再生や線維芽細胞増殖がみられ、炎症からの修復が始まり、胃酸吸引後約 2 週間では肺は実質の瘢痕を残して、ほぼ正常化する[13)]（図 1）。機能的には、酸吸引によって血漿の気道内滲出（permeability edema）が起こり、肺コンプライアンスの低下、肺水腫がみられる。酸吸引数分後から低酸素血症がみられる[12)]。血管内水分の喪失による低血圧もみられる[12)14)]。肺動脈圧は、一過性に上昇するが、血管内容量の減少に伴い心拍出量が減少し、肺動脈圧も正常化する[15)]。しかし、低酸素性血管攣縮や肺局所の閉塞などによって肺血管抵抗は上昇する[16)]（図 2）。

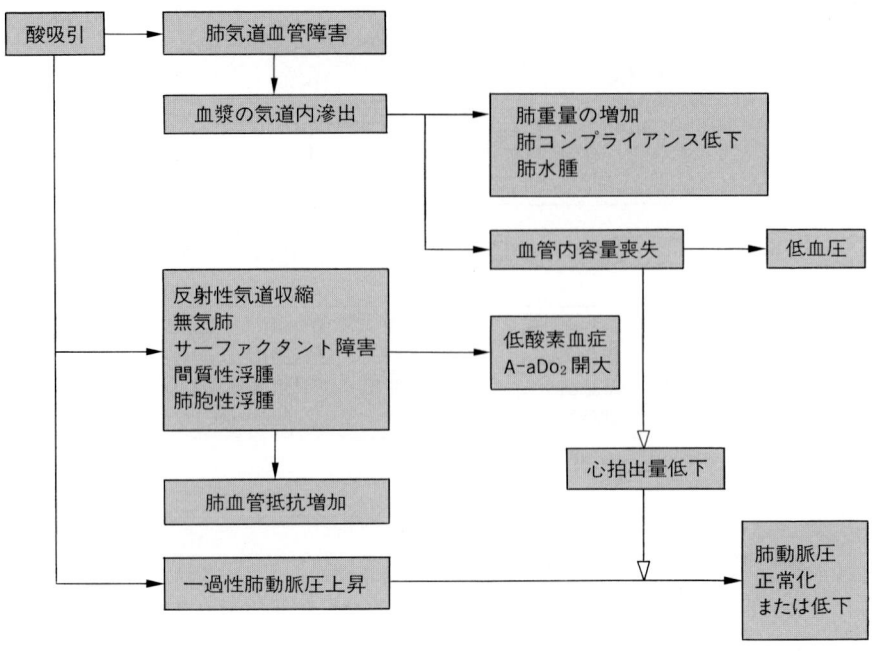

図 2. 酸吸引後の肺機能変化

4. Mendelson 症候群の病的意義

　Mendelson 症候群は、最初産科(麻酔)領域で報告された疾患群であったが、その肺障害の病態から呼吸器科、蘇生科、麻酔科、集中治療科などが治療や研究に関わっている[17]。

　しかし、本病態は、嚥下性肺炎の見地から重要である。近年、嚥下性肺炎の病態における不顕性誤嚥の重要性が認識されてきたが、誤嚥内容は必ずしも咽頭口腔内容物ばかりとは限らない。本疾患群は、消化器—呼吸器の誤嚥の連関を示すモデルとして重要である(図3)。

　誤嚥誘発の要因はさまざまであるが、大きく分ければ以下の3つの要因に分類できる(表1)[18]。第1に、咳反射や嚥下反射などの気道反射は、全身麻酔薬や鎮静薬で抑制され、誤嚥の重要な誘因となる。夜間の誤嚥が多い理由として睡眠時の気道反射の低下が挙げられる[19]。また、脳梗塞後などの血管障害患者も重要なリスクである[20)-22]。第2に、生理的な要因として胃食道逆流防止機構の機能障害、胃全摘手術などが挙げられる[23]。また、麻酔前投薬や気管支鏡検査で分泌抑制に使用されるアトロピンやスコポラミンなどの抗コリン作動薬は下部食道括約筋の緊張を低下させ胃食道逆流を起こしやすくする[24]。第3に、機械的要因として胃管や体位が挙げられる。経鼻胃管は、太さに関係なく胃と咽頭をバイパス

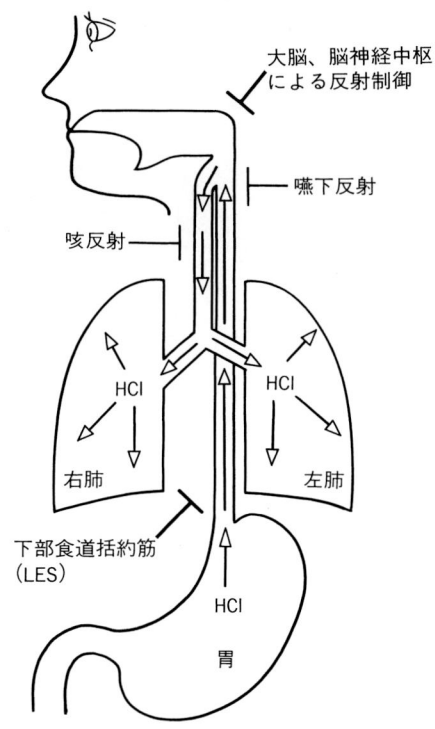

図 3. 胃液（塩酸）の胃食道逆流、および肺吸引の模式図

表 1. 誤嚥誘発の要因

1) 気道反射の抑制
   a) 鎮静薬、麻薬などの中枢抑制薬
   b) 全身麻酔
   c) 睡眠時、意識レベル低下(昏睡)
   d) 加齢(高齢者)
   e) 神経疾患(パーキンソン病)
2) 生理学的要因
   a) 胃内容貯留、停滞
   b) 胃内圧上昇
   c) 気道内陰圧上昇
   d) 下部食道括約筋収縮抑制
   e) 下部食道括約筋機能不全、胃全摘手術後
3) 機械的要因
   a) 経鼻胃管の存在
   b) 気管切開
   c) 気管内チューブの存在
   d) 体位(頭部低位)

(西野 卓. 気道反射と誤嚥. 呼吸と循環 46：223-229, 1998 より引用改変)

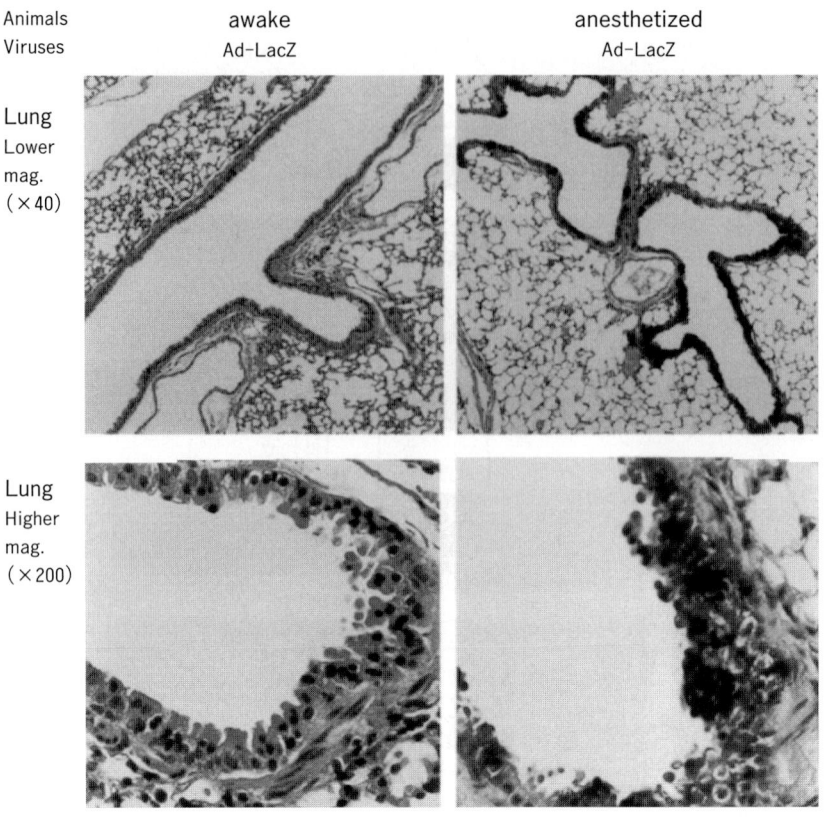

Animals Viruses	awake Ad-LacZ	anesthetized Ad-LacZ
Lung Lower mag. (×40)		
Lung Higher mag. (×200)		

図4. LacZ遺伝子を含むアデノウイルスベクターを経鼻投与すると麻酔下では肺内に青色染色(LacZ発現)(矢印)がみられウイルスが肺内で達したことがわかる

することによって誤嚥のリスクとなることが示されている[25]。

特に、これらは麻酔下で生じ、覚醒状態では起こりにくい。つまり麻酔による上気道反射の抑制と意識レベルの低下が誤嚥のリスクを高めると考えられる。動物実験では、麻酔下では鼻腔に水滴を置くとそのまま気道へ吸引され容易に誤嚥を生じ(図4)、lipopolysaccharide(LPS)などを肺に投与する実験の際に経鼻的な肺への物質投与のルートとしても使用される。この反応は、老動物で容易に観察される。つまり、誤嚥の予防に意識レベルを保つことが老年者では極めて大切であることを示唆している[26]。

5. Mendelson症候群と急性呼吸促拍症候群 acute respiratory distress syndrome(ARDS)

ARDSは、従来「成人」呼吸呼吸促拍症候群 adult respiratory distress syndromeの略語として使用されてきたが、近年は、成人発症に限らないことから見直され、「急性」呼吸促拍症候群 acute respiratory distress syndromeを意味するようになった。ARDSは、「肺への直接的・間接的侵襲によって引き起こされた急性の肺損傷の重篤なものであり、炎

症や肺毛細管の透過性亢進を基調とし、左房圧や肺毛細管圧上昇で説明できない一連の症候群」を指し、Mendelson 症候群と同義ではない。しかし、直接的侵襲の原因として誤嚥、重症肺炎、溺水、刺激性ガス吸入、肺挫傷があり、Mendelson 症候群も基本的には ARDS に含まれる。間接的侵襲には、敗血症、火傷、過剰輸液、脂肪塞栓、急性膵炎などがある。急性発症なので、慢性肺疾患は除外されるが、老年者の慢性肺疾患例は誤嚥の程度が高度でなくとも Mendelson 症候群を発症することがあり、背景因子として重要である。診断は、①急性の呼吸困難、呼吸促拍の持続、②低酸素血症が酸素療法のみで改善しないこと、③びまん性両側性の肺胞陰影の出現、④ PEEP(positive end-expiratry prssure、呼気終末陽圧)のレベルにかかわらず、$PaO_2/FIO_2 < 200$ mmHg、の 4 項目によって ARDS と診断する。

6. Mendelson 症候群の予防

　古典的な Mendelson 症候群の治療は、本来、誤嚥を防ぐことと、万一誤嚥した場合に備えて胃酸を抑えることである。胃液の pH 2.5 以上、胃液量 0.4 ml/kg 以下の誤嚥では肺障害が軽度であると予測される。制酸薬 0.4 M クエン酸ナトリウム 30 ml 投与により胃液 pH を 2.5 以上に上げることができる。しかし、作用時間が短いため、頻回に投与する必要がある。H_2ブロッカーは、胃液酸度を低下させる、麻酔前投薬(筋肉内投与)の適応が得られている。しかし、緊急時には、血中濃度を上げるまで時間を要するため、静脈内投与の方がよい。実際の、麻酔時の胃内容物の逆流と誤嚥は、麻酔導入から気管チューブが挿管されるまでの間に生ずる。これを防ぐには、十分な酸素化ののち、挿管チューブが挿管される直前まで輪状軟骨を圧迫する、いわゆる急速導入(crush induction)が必要である。

7. Mendelson 症候群および ARDS の治療

　誤嚥後、胃酸が急速に肺全体に広がり、直ちに肺障害が引き起こされる。Mendelson 症候群を含む ARDS 治療の基本は、酸素化と心拍出量の維持である。
　適切な換気方法は過剰な気道内圧による医原性障害をさけて肺胞を十分に拡げるのに有効である。positive endexpiratory pressure(PEEP)は換気されていない肺胞を再開通させる主要な方法である。最適な PEEP をみつけるため、従量式人工呼吸器をつかって 0〜20 cmH_2O まで PEEP を 5 cmH_2O ごとに増やしていく。
　通常、血液、唾液、アルコールなどの誤嚥は、二次感染を防げば重症化しないが、細菌感染を併発すると重症化しやすい。そこで、喀痰、胸水の塗抹・培養、経気管吸引、経皮針肺吸引、膿瘍穿刺、血液培養など、行える起因菌検査を早期に行って、敗血症や肺炎に対して迅速に抗菌療法を行う。

ステロイドについては、重症例で有用性についてevidenceは確立していない。

将来的な治療法として動物実験の成績からいくつかの可能性が示されている。Mendelson症候群のような塩酸の肺障害では多核白血球浸潤の関与が大きいため、気道炎症の最も強力なmediatorの1つであるinterleukin-8(IL-8)の中和抗体を前投与することで低酸素血症、白血球浸潤、肺水腫のいずれもが抑制される[27]。また、接着分子intercellular adhesion molecuile-1(ICAM-1)の中和抗体によっても白血球浸潤、肺水腫が抑制される[28]。したがって、ヒトでの投与が可能となれば将来的にはこれらの中和抗体が新しい治療法となる可能性がある。

8. Mendelson症候群の動物モデル

先に述べたように、Mendelson症候群は、強酸の吸引による肺障害が病態であり、種々の動物モデルが検討されてきた。

動物実験では、胃酸のかわりに塩酸を気管内へ投与する方法がとられる。この場合、肺内へ吸引される溶液のpHが2.5で以下になると肺障害の程度がひどくなるが[6,7]、pHが1.5以下になってもそれ以上の変化は起きない[6,29]。また、吸引された酸性溶液の量が多く、肺全体に散布された場合死亡率が最大になる[12]。さらに、細菌に汚染された胃液を肺内へ注入した場合も死亡率が高い[11]。

ヒトで同様の実験は不可能だが、培養分化ヒト気道上皮を用いて、胃液が気道の粘膜に与える影響は検討されている。ヒト気道上皮は、胃液のpHに依存して電気的コンダクタ

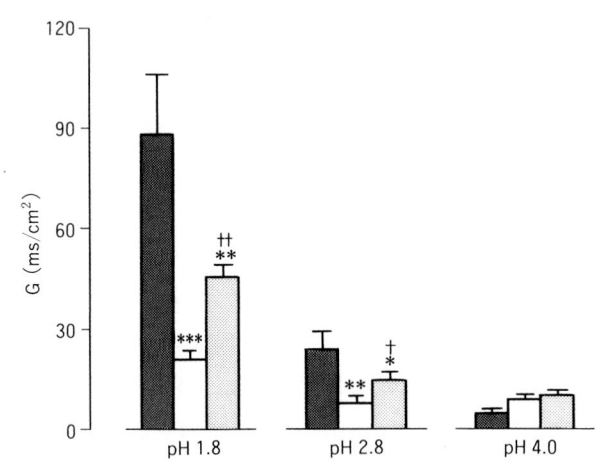

図5. 培養ヒト気管上皮細胞に、種々のpHの胃酸を投与したときの電気コンダクタンス(G)の変化
■：胃液、□：クレブス液、▨：クレブス液＋ペプシン、＊：p＜0.05、＊＊：p＜0.01、＊＊＊：p＜0.001、†：p＜0.5、††：p＜0.01
(Ohrui T, et al：Chest 111：1997より引用)

ンス、アルブミン透過性が亢進する。さらにペプシンと低浸透圧がpH低下による透過性亢進を増大することが示されている。したがって、ヒト気道に胃液が吸引された場合、消化酵素や浸透圧が肺障害を一層悪化させる可能性が考えられる（図5）[30]。

（寺本信嗣）

文献

1) Mendelson CL：The aspiration of stomach contents into the lungs during obstetric anaesthesia. Am J Obstet Gynecol 52：191-205, 1946.
2) Awe WC, Fletcher WS, Jacib SW：The pathophysiology of aspiration pneumonitis. Surgery 60：232-239, 1966.
3) LeFrock JL, Clark TS, Davis B, et al：Aspiration pneumonitis：A ten year review. Am Surg 45：305-314, 1979.
4) Olsson GL, Hallen B, Hambraeus-Jonzon K：Aspiration during anesthesia；a computer-aided study of 185, 358 anesthetics. Acta Anaesthsiol Scand 30：84-92, 1986.
5) Warner MA, Warner ME, WEber JG：Clinical significance of pulmonary aspiration during the perioperative period. Anesthesiology 78：56-62, 1993.
6) Teabeaut JR：Aspiration of gastric contents. An experimental study. Am J Pathol 28：51-67, 1952.
7) Taylor G, Pryse-Davies J：Evaluation of endotracheal steroid therapy in acid pulmonary aspiration syndrome (Mendelson's syndrome). Anesthesiology 29：17-21, 1968.
8) Vandam LD：Aspiration of gastric contents in the operative period. N Engl J Med 273：1206-1208, 1965.
9) Hardy JF, Lepage Y, Bonneville-Chouinard N：Occurrence of gastroesophageal reflux on induction of anaesthesia does not correlate with the volume of gastric contents. Can J Anaesth 37：502-508, 1990.
10) Plourde G, Hardy JF：Aspiration pneumonia：assessing the risk of regurgitation in the cat. Can Anaesth Soc J 33：345-348, 1986.
11) Hamelberg W, Bosomworth PP：Aspiration pneumonitis：experimental studies and clinical observations. Anaesth Analg 43：669-677, 1964.
12) Greenfield LJ, Singleton RP, McCaffree DR, Coalson JJ：Pulmonary effects of experimental graded aspiration of hydrochloric acid. Ann Surg 170：74-86, 1969.
13) Downs JB, Chapman RL, modell JH, Hood Cl：An evaluation of steroid therapy in aspiration pneumonitis. Anesthesiology 40：129-135, 1974.
14) Davidson JT, Rubin S, Eyal Z, Polliack A：A comparison of the pulmonary response to the endotracheal instillation of 0.1 N hydrochloric acid and Hartmann's solution in the rabbit. Br J Anaesth 46：127-132, 1974.
15) Chapman RJ, Downs JB, Modell JH, Hood Cl：The ineffectiveness of steroid therapy in treating aspiration of hydrochloric acid. Arch Surg 108：858-861, 1974.
16) Fisk RL, Symes JF, Aldridge LL, Couves CM：The pathophysiology and experimental therapy of acid pneumonitis in ex vivo lung. Chest 57：364-370, 1970.
17) 青木　正：産科麻酔に伴う合併症とその対策．周産期医学 30：463-467, 2000.
18) 西野　卓：気道反射と誤嚥．呼吸と循環 46：223-229, 1998.
19) Glesson K, Eggli DF, Maxwell SL：Quantitative aspiration during sleep in normal subjects. Chest 111：1266-72, 1997.
20) Horner J, Massey E：Silent aspiration following stroke. Neurology 38：317-319, 1988.
21) Daniels SK, Brailey K, Priestly DH, et al：Aspiration in patients with acute stroke. Arch Phys Med Rehabil 79：14-19, 1998.
22) Teramoto S, Matsuse T, Fukuchi Y, Ouchi Y：Simple two-step swallowing provocation test for elderly patients with aspiration pneumonia. Lancet 353：1243, 1999.
23) Marumo K, Homma S, Fukuchi Y：Postgastrectomy aspiration pneumonia. Chest 107：453-456, 1995.
24) Brock-Utne JG, Rubin J, McAravery R, et al：The effect of hyoscine and atropine on the lower oesophageal sphincter. Anesth Intensive Care 5：223-225, 1977.
25) Ferrer M, Bauer TT, Torres A, et al：Effect of nasogastric tube size on gastroesophageal reflux and microaspiration in intubated patients. Ann Intern Med 130：991-994, 1999.

26) Teramoto S, Matsuse T, Oka T, Ito H, Fukuchi Y, Ouchi Y : Investigation of effects of anesthesia and age on aspiration in mice using LacZ gene transfer by recombinant E 1-deleted adenovirus vectors. Am J Respir Crit Care Med 158 : 1914-1919, 1998.
27) Folkesson HG, Matthay MA, Hebbert CA, Broaddus VC : Acid aspiration induced lung injury in rabbits is mediated by interleukin-8-dependent mechanisms. J Clin Invest 96 : 504-510, 1996.
28) Nagase T, Ohga E, Sudo E, Katayama H, Uejima Y, Matsuses T, Fukuchi Y : Intercellular adhesion molecule-1 mediates acid aspiration induced lung injury. Am J Respir Crit Care Med 154 : 504-510, 1996.
29) 関沢清久：嚥下肺炎モデル．呼吸 16：616-619, 1997.
30) Ohrui T, Yamaya M, Suzuki T, Sekizawa K, Funayama T, Sekine H, Sasaki H : Mechanism of gastric juice-induced hyperpermeability of the cultured human tracheal epithelium. Chest 111 : 454-459, 1997.

誤嚥性肺疾患
3 びまん性嚥下性細気管支炎

1. 老年者における診療上のポイント

　びまん性嚥下性細気管支炎（diffuse aspiration bronchiolitis、以下DAB）は比較的新しい疾患概念であり誤嚥要素のある老年者において、いわゆるびまん性汎細気管支炎（diffuse panbronchiolitis、以下DPB）によく似た画像、病理所見を示す疾患である[1)-6)]。臨床像は高年発症の気管支喘息によく似ており、発作性の喘鳴、咳嗽、呼吸困難を主徴とし気管支拡張剤やステロイドの投与にあまり反応しない点も老年者喘息と共通している。しかし喘息とは異なり慢性の誤嚥に基づく細気管支炎が疾患の本体であり、誤嚥や感染に伴って症状が発現したり、あるいは画像上細気管支炎に合致する所見を示すことなどが特徴として挙げられる。病理学的には終末細気管支〜呼吸細気管支領域における肉芽腫性細気管支炎であり肉眼所見とも併せ、DPBに酷似するが病巣内に異物を認めることが多く、基本的には嚥下性肺疾患の一型と考えられている[7)]。誤嚥を起こしやすい症例に発生することや、症状が湿性咳嗽ではなく急性の喘鳴、呼吸困難発作が主体であること、また画像上の病変分布もDPBのようにびまん性ではなく比較的限局していること[2)]、あるいは気管支拡張症の所見を欠き high resolution CT（以下HRCT）を用いないと病変を見い出しにくいことなどの相違点も持つ。さらに発生機序からして肺炎（肺胞性陰影）を併発することもまれではなく、多様な画像所見により細気管支炎の所見自体が見逃されていることも少なくない。

　このように誤嚥を起こしてもおかしくないような老年者において喘鳴発作が繰り返して発生し、喘息治療にあまり反応しなかった場合、そして胸部X-Pが何となく汚かったらこの疾患を想起してCTを撮影するとよいであろう。

2. 成因

　細気管支領域における異物ないし異物型巨細胞の存在から異物の慢性（不顕性）誤嚥が成因として重要であると予想されている。原因となる誤嚥内容については定説はないが、塩酸の微量反復注入で細気管支炎が起こるとされたり[8)]、また微粒子物質がそれ自体肉芽腫性細気管支炎や肺線維症を起こすとも知られており[9)-13)]、成因としては考慮に値する。終末細気管支から呼吸細気管支に至る部分は気流の停滞が起こりやすく粘液線毛クリアランスも発揮されにくい部分であることや壁が薄く炎症が全層に及びやすいことなどが同部にお

ける炎症が発生、進展しやすい原因として重要であるという[14)-16)]。また細気管支～肺胞レベルに微粒子物質が侵入した場合はマクロファージ系細胞による貪食、消化が主なクリアランス機構であるが、このマクロファージは異物を処理しきれなかった場合、T細胞の助けを借りて肉芽腫を形成し異物を局所に閉じこめると考えられており[17)]、DABの成因をよく説明すると思われる。

剖検における頻度は0.64%[6)]〜1.3%[18)]といわれているが、実際には潜在例が多いともいう[16)]。

3. 病態

DABそのものは急性反応ではなく慢性に成立する疾患であるが、慢性炎症により狭窄している細気道に誘因が加わることにより急性発作性の気道狭窄症状が発現する。誘因が除去されれば症状も軽減し、全体としてみれば可逆性の閉塞性病態を示すが、喘息の併発がない限りアレルギー的な機序を介した症状増悪はないと考えた方がよいであろう。基本的に慢性誤嚥を繰り返す症例に多くみられる疾患であることを考慮すれば急性発作の誘因として誤嚥に伴う化学刺激あるいは感染症などが重要であると考えられる。無論炎症に伴う気道過敏性亢進があることを否定するものではないが、少なくとも証明はなされていない。

4. 診断

身体所見では老年者における喘鳴、咳嗽の出現が重要であるが、**表1**のような鑑別診断を挙げなければならない。

画像上は殊に肺HRCTにて判読できる小葉中心性の粒状影(胸膜から2、3mm離れて存在する、いわゆるmmパターン)ないし樹枝状影が細気管支炎の所見として重要かつ特徴的である(図1)。分布はDPBと異なり比較的限局していることが注意すべき点であり、

表 1. 老年者における喘鳴の鑑別診断

慢性閉塞性肺疾患
高年発症気管支喘息
左心不全
肺梗塞
びまん性汎細気管支炎(DPB)
胃食道逆流に伴う呼吸器症状
PIE症候群
癌性リンパ管症
サルコイドーシス
気管支結核
その他(喉頭疾患、気管～気管支狭窄をきたす疾患、異物など)

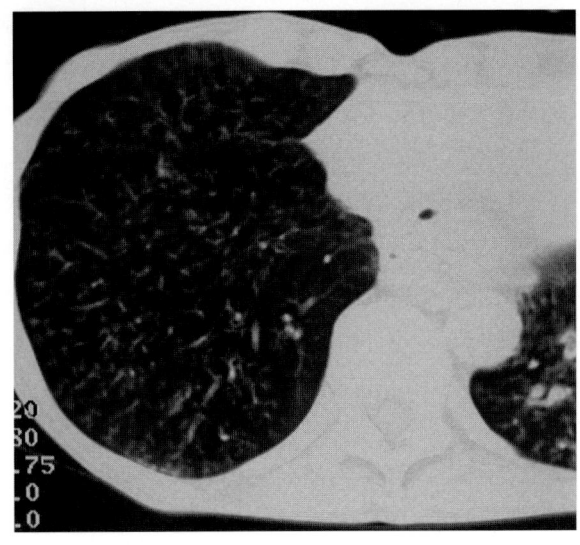

図 1. 食道癌症例にみられた DAB
右肺下葉内に比較的広汎な小葉中心性の粒状影が認められる。

表 2. びまん性嚥下性細気管支炎（DAB）の臨床病理学的診断指針案

A．DAB 確実症例
　　肉眼所見で DPB に類似し、びまん性の小結節が細気管支領域に該当した部位にみられる。さらにミクロの所見としてびまん性の細気管支炎がみられる。なお肺炎所見は無いかあっても主たる病変ではなく軽微である。以上の所見に加え、細気管支領域に異物ないし異物巨細胞を認める症例とする。

B．DAB ほぼ確実例
　　肉眼所見で DPB に類似し、びまん性の小結節が細気管支領域に該当した部位にみられる。ミクロの所見としてびまん性の細気管支炎がみられる。なお肺炎所見はないかあっても主たる病変ではなく軽微である。以上の病理学的所見に臨床的に誤嚥（食事中のむせも含む）を認めるか、誤嚥や嚥下障害の可能性をもつ基礎病態を有する症例（下記の注Ⅱ．参照）。

C．DAB 疑い症例
　　臨床的に誤嚥（食事中のむせも含む）を認めるか、誤嚥や嚥下機能障害の可能性を基礎病態にもつ症例で（下記の注Ⅱ．参照）、気道症状、呼吸困難、発熱、炎症症状などのいずれかを伴い、嚥下性肺疾患が疑われた症例で、画像上、胸部 CT 所見で、びまん性に小粒状影が細気管支領域に一致して認められる。なお原則として胸部 X 線像で肺炎の所見を認めない。

注Ⅰ．A．B．C．ともに除外疾患として以下の症例は除く。
1．明らかに嚥下性肺炎と考えられる症例
2．びまん性汎細気管支炎（DPB）
注Ⅱ．誤嚥ないし嚥下障害の存在（下記の 1．または 2．による）。
1．嚥下障害（誤嚥、食事中のむせなど）が認められる。
2．臨床的に誤嚥や嚥下障害の可能性をもつ以下の基礎病態ないし疾患を有する。
　　（ア）陳旧性ないし急性期の脳血管障害
　　（イ）嚥下機能障害を示しうる変性性神経疾患または神経筋疾患
　　（ウ）意識障害や高度の痴呆症
　　（エ）嘔吐、逆流性食道炎をきたす消化器疾患（または嘔吐の既往）
　　（オ）咽頭、縦隔腫瘍およびその術後状態。気管食道瘻
　　（カ）気管切開
　　（キ）経鼻管による経管栄養
　　（ク）その他

（長寿科学総合研究事業嚥下障害研究班）

部位として特徴的なものはないが下葉に多いともいう。誤嚥に基づく疾患として考えれば、その他に肺胞性陰影(肺炎像)を伴うことがあってもよいと考えられる。

確診には経気管支肺生検(TBLB)や胸腔鏡下手術(いわゆるVATS)などの侵襲的手技により組織学的に<u>細気管支領域の異物性細気管支炎の所見</u>を証明することが必要であるが、検査そのものが困難な症例も少なくないであろう。したがって誤嚥や嚥下障害の可能性をもつ基礎病態ないし疾患があって上記の臨床および画像所見があれば充分に本症を疑ってよい(表2)。むせや誤嚥の既往は必ずしも明確である必要はなく、基礎疾患の存在と細気管支炎の所見が得られればほぼaspiration bronchiolitis は診断してよいと考えられる。この細気管支炎の所見が主体かつ比較的広汎に得られたものをDABと診断するのが妥当と考える。

喘息との鑑別では画像所見の有無が決め手であるが、誤嚥性肺炎との鑑別は肺炎像の有無と範囲、急性か慢性か、湿性咳嗽と喘鳴の相違、発熱や膿性痰の有無などを参考とする。

1 治療

感染症のように発熱や膿性痰を伴わず、また発作性に症状を繰り返すので喘息と間違われやすいが気管支拡張剤やステロイド使用の効果は限られるとされている。しかしながら誘因としての感染症が成立していれば、疾患の成立予防や根本治療には役立たなくても、抗生剤は投与すべきであるし、また限られた効果であっても補助的に気管支拡張剤を投与することも意味があるであろう。しかし、何といっても一番重要なことはADLの確保や誤嚥予防のための食事や体位保持などによる微量誤嚥の予防であり、悪化誘因を除去する方法としても有用である。

5. 予後

不明であり、検討中である。

(丸茂一義)

文献
1) 山中晃, 斉藤茂樹, 岡本賢三：呼吸細気管支領域の特殊性とその病変の成立ち. 日本臨床 36：2427, 1978.
2) 福地義之助, 松瀬健, 木田厚瑞：びまん性嚥下性細気管支炎の臨床. 日胸疾会誌 27(5)：571-577, 1989.
3) 福地義之助, 木田厚瑞：シンポジウム, 末梢気道・肺胞系の病態. 日胸疾会誌, 増刊号 25：10, 1987.
4) 松瀬健, 福地義之助, 石田喜義, ほか：誤嚥性細気管支炎の病理学的検討. 日胸疾会誌, 増刊号 25：244, 1987.
5) 福地義之助：老年者の嚥下性肺炎とびまん性嚥下性細気管支炎, 臨床と研究 65(4)：1092-1095, 1988.
6) Matsuse T, Oka T, Kida K, et al：Importance of diffuse aspiration bronchiolitis caused by chronic occult aspiration in the elderly. Chest 110：1289-1293, 1996.
7) 山中晃, 斉藤茂樹, 岡本賢三：呼吸細気管支領域の特殊性とその病変の成立ち. 日本臨床 36：2427, 1978.

8) 須藤英一, 福地義之助, 石田 潔, ほか:塩酸微量反復注入動物モデルによるびまん性嚥下性細気管支炎に関する実験的検討. 日本老年医学会雑誌 31(6):435-440, 1994.
9) Mays EE, Dubois JJ, Hamilton GB:Pulmonary fibrosis associated with tracheobronchial aspiration:A study of the frequency of hiatal hernia and gastroesophageal reflux in interstitial pulmonary fibrosis of obscure etiology. Chest 69:512-515, 1976.
10) Coriat P, Labrrousse J, Vilde F, et al:Diffuse interstitial pneumonitis due to aspiration of gastric contents. Anaesthesia 39:703-705, 1984.
11) Knoblich R:Pulmonary granulomatosis cause by vegetable particles. Am Rev Respir Dis 99:380-388, 1969.
12) Bond VK, Stoelting RK, Gupta CD:Pulmonary aspiration syndrome after inhalation of gastric fluid containing antacids. Anesthesiology 51:452-453, 1979.
13) Gibbs CP, Schwartz DJ, Wynne JW, et al:Antacid pulmonary aspiration in the dog. Anesthesiology 51:380-385, 1979.
14) 臨床内科学大系, 東京, 中山書店.
15) 山中 晃:呼吸器病学(本間日臣編), 第3版, 医学書院, 東京, 1-26, 1990.
16) 岡 輝明:肺病理の見方;細気管支病変. 病理と臨床 18(3):253-260, 2000.
17) 管 守隆:肉芽腫性肺疾患;肉芽腫形成機序. 呼吸 18(8):798-806, 1999.
18) 福地義之助, 松瀬 健:びまん性嚥下性細気管支炎. 呼吸 9(3):263-267, 1990.

誤嚥性肺疾患

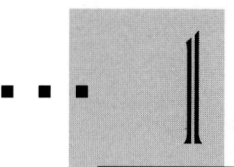

4 胃食道逆流性肺疾患

1. 老年者における診療上のポイント

　胃食道逆流(gastroesophageal reflux、以下 GER)は日常起こっている事柄であり、食物や唾液の場合と同じく、主に誤嚥を通じてさまざまな呼吸器症状を起こしうる[1]。大量に逆流するものは嘔吐であり、窒息や Mendelson 症候群などの原因となるが本節が対象とするのは微量の逆流による肺疾患である。GER は微量であってもその内容物は障害性が強いためさまざまな症状を引き起こすことが予想され、唾液や口腔咽頭残存物の微量誤嚥と併せていわゆる不顕性誤嚥の基礎病態として注目しなければならない。微量の GER で起こる呼吸器症状として慢性咳嗽[2-7]や喘息発作[8-12]などが有名であるが、これらはむしろ喉頭炎や[7,13]、食道刺激による気道過敏性亢進、迷走神経刺激による気道収縮などの非誤嚥性機序の関与の可能性も指摘されている。そのほかに喉頭痙攣、無呼吸[14]、呼吸困難[15,7]、血痰[16,2,7]あるいは疾患として気管支拡張症、肺炎、肺膿瘍、肺線維症などが考えられているが、無論老年者における誤嚥性肺疾患の発生にも重要な役割を果たす可能性がある[17]。本節では GER が誤嚥性肺炎および各種呼吸器症状の発生にどのように関与するか、その機序について解説する。

2. 成因

　老年者において GER と肺疾患とは関連することが多く、その理由として以下の点を挙げることができる。すなわち
- 老年者では GER を起こす頻度が高く、また持続時間も長くなりやすい
- 食道内への逆流物が咽頭にまで達しやすい
- 咽頭への逆流物に対して防御反射あるいは嚥下運動が障害されやすい
- 老年者でも逆流物は化学的障害性を持っている

3. 病態

1 GER への影響

　GER は下部食道括約筋(lower esophageal sphincter、以下 LES)圧の低下が主な原因

で発生するが、その結果として発症する逆流性食道炎をとってみても、欧米で胃内視鏡を施行した患者の19〜23%[18]、本邦で16%[19]という高率で観察されるという。その主因とされる一過性のLES圧低下(transient LES relaxation、以下TLESR)に基づくGERについてはほとんどの人で起こっていると考えてよく[20]、症状の発現はその頻度と持続時間に依存する。健常老年者においては特にGERの頻度が高いというわけではないが[21)22)]、老年者では基礎疾患を持っていたり服薬中の者が多いことから表1に示すようなLES圧低下を通じてGERを起こす頻度が高くなると考えられる。

　GERの持続時間については主に食道の蠕動運動によって決定されるが、老年者では食道の運動障害を示す例が多く、一般に逆流物のクリアランスは低下して老年者食道炎発生の最も重要な原因になっているという[23)−25)]。さらに老年者では唾液の分泌障害をきたす条件(全身疾患や薬剤の内服)をもつことも多く[26)]、唾液による食道内容物の洗浄、中和能力を低下させる大きな原因となる。唾液の減少はまた食塊形成や口腔咽頭粘膜の免疫学的防御機構をも障害し、嚥下障害や局所感染症の原因として誤嚥性肺炎の発症に重要な要因となる。

2 睡眠の影響

　通常TLESRは覚醒時、ことに食後や臥位をとった時に多くに発生するが、睡眠中の発生頻度は低いという[21)22)]。しかし疾患例においては睡眠中にTLESRが発生していることが観察されており[22)]、疾患の発生にはこの睡眠中のGERも重要であると考えられる。また食道内へ逆流した内容物は通常、上部食道括約筋(upper esophageal sphincter、以下UES)と呼ばれる咽頭食道接合部の高圧帯により咽頭まで逆流しないよう常時ブロックされているが、加齢および睡眠によってこの圧は低下することが知られている[27)28)]。したがって睡眠中の老年者においては胃食道逆流物が食道内だけでなく咽頭にまで到達し、口腔や咽喉頭をも障害する可能性がある。さらに食道内逆流が発生した場合、それが嘔吐によるものでも自然の逆流であっても食道の機械的伸展刺激により声帯は反射的に閉鎖するが(食道喉頭閉鎖反射)、この迷走神経を介する反射は70歳以上では約半数にしか起こらず、老年者誤嚥の危険性を高めている[29)]。

表1. LES圧の低下因子(重要なものに下線)

脂肪食、胃内圧低下、胃内酸度上昇(肥満、ストレス、外傷、麻酔、胃十二指腸潰瘍)、妊娠、セクレチン、コレチストキニン、グルカゴン、プロスタグランディンE_2、β-アドレナリン作動薬、抗コリン作動薬、神経節遮断薬、ニコチン(喫煙)、エチルアルコール、カフェイン、迷走神経切除、テオフィリン、カルシウム拮抗薬、プロゲステロン、α-アドレナリン拮抗薬、ドーパミン、ジアゼパム、メペリジン、モルヒネ、抗ヒスタミン剤、抗パーキンソン剤、major tranquilizer、亜硝酸剤、三環系抗うつ剤、NSAID、食道の構造的な疾患(裂孔ヘルニア、アカラジア、食道癌や食道潰瘍等に起因する食道狭窄病変、ウェブ、Zenker's憩室、気管食道瘻、多発性硬化症、食道静脈瘤など)、機械的要素(バルーンタンポナーデ、経鼻、経皮胃管)

3 嚥下運動

　胃食道逆流物や唾液が咽頭へ貯溜した場合に起こる嚥下運動は二次嚥下と呼ばれ[30]、摂食に伴って視覚期あるいは口腔期から始まる一連の嚥下運動の一部として起こる嚥下運動とは異なり、咽頭における反射で開始されるタイプの咽頭期以降の嚥下運動である。この二次嚥下運動の発生閾値は老年者では上昇しており、これが老年者の誤嚥頻発の主因になるという[27)29)31)32)29]。また刺激を受けてから嚥下運動が発現するまでの時間（潜時）もGER症例では延長しており[33]、二次嚥下に伴って起こる喉頭閉鎖反射も障害され、その結果としてさらに気道への誤嚥が起こりやすくなっている[30]。嚥下運動が起こらなければ唾液は食道内へ流入せず、胃食道逆流物のクリアランスは低下し障害がより発生しやすくなる。

4 逆流物の障害性

　老年者では胃酸は減少しているといわれるが、Hurwitz などによれば老年者でも 90％は胃酸は減少しておらず、逆流を起こした場合には少量でも食道や喉頭粘膜の化学的障害を引き起こす[34)35]。また繰り返して誤嚥すれば気道炎症を起こし[36)-39]、線毛運動は障害され易感染性が成立する[40)41]。またアルカリ逆流と呼ばれる腸液の逆流も同様に粘膜を化学的に障害することがわかっており、胃全摘後症例や低酸症例でも炎症は発生する[42)-45]。

　胃酸が減少していない場合胃内容は無菌であるが[46]、胃酸が減少している場合には胃内はグラム陰性桿菌を中心とした細菌の増殖がみられ[47)48]、その逆流物は細菌による感染性障害を引き起こす[49)-52]。また気道内のみならず口腔内を障害した場合にも、粘液（唾液）は障害され咽頭、口腔粘膜にグラム陰性桿菌が定着しやすくなるという[53)54]。化学性障害と併せた場合に感染はより起こりやすくなるといわれている[40)55)-57]。

　これらの理由により障害を受けやすくなった気道は逆流物中あるいは唾液、摂食物に混じている感染性物質に感受性が高まり、その結果いわゆる不顕性誤嚥に基づく誤嚥性肺炎の病態をとるようになると考えられる。

4. 診断

　GER 症例では喉頭の刺激症状が前面にでることも少なくないので咽頭の"イガイガ"感や詰まった感じ、慢性の咳払いや咳嗽などの訴えは GER を疑うよい指標となる。胸やけなどの食道症状を訴える症例、耳鼻科的検索で喉頭炎などを認める症例はむしろ少ないという。時として原因不明の発熱を示す症例などにも GER の誤嚥による肺炎が含まれていることもある。そのほかには前述の LES を発生しやすい条件を持っているものや、身体運動能力の低下しているもの（脳血管障害後など麻痺性障害例に限らず廃用性筋萎縮例や関節拘縮例でもよい）が床上に平らに寝かされている場合には高率に GER が起こっていると

考えるべきで、確定診断を下すことができなくても予防法あるいは治療法を考慮した方がよい。経鼻胃管を留置された患者などでは GER は必発である。

実際に胃食道逆流を証明するには長時間食道内 pH モニタリング、食道内圧測定、食道内ビリルビン測定[58]、核医学的手法、上部消化管造影、内視鏡的検査、喉頭粘膜生検などが考えられているが感度や特異性の面で、あるいは患者の状況により実施そのものが困難なことも少なくない。胃酸のあると予想される患者では慎重な病歴聴取の上プロトンポンプ阻害剤を投与してその治療効果により GER の関与を診断することも試みられている。

5. 治療

まず日常生活の指導として睡眠時の上半身単上位(Fowler 位)[59]や食事内容(消化しにくいもの、液体[60]、大量摂取[61]を避ける)、食事時間(睡眠前 3〜4 時間を避ける)、嚥下のリハビリ、口腔内補清(イソジンによる含嗽、ブラッシング)、減量、禁煙[62]などを指導すべきである[63]。また、LES 圧が低下していなくても腸管の通過障害は GER を伴うので注意が必要である。これらのうち特に食後や睡眠時の上半身単上位〜半座位は重要で、以前からよく指摘されていたが[59)64)65]、現在でも同様の報告が多く[66)67]、これは取りも直さず二次嚥下や胃食道逆流およびそれに引き続く肺炎の予防に体位が重要な役割を果たしていることを示している。仰臥位をとらせないことのメリットは、重力による GER の軽減だけでなく逆流防止機構の構成要素である横隔膜脚の強化、また腹筋をはじめとする躯幹筋(呼出筋)の増強、横隔膜位置の変化による呼出効率の改善、頸部体位の改善(嚥下しやすい位置)、能動的食物摂取への援助、下顎や舌位置の変化などと考えられる。

実際の臨床現場でよくみられる間違いは、誤嚥を心配するあまり急性期を過ぎても無用に絶飲食を維持している場合である。経口摂取しなければ容易に嚥下機能は低下し唾液の減少や食道機能不全も招来してしまう。嚥下運動は非常に複雑な運動ゆえ摂食動作をさせておかないと容易に廃用性失調〜萎縮、拘縮してしまい、回復は非常に困難となる。上記のように誤嚥しにくい、あるいは誤嚥しても大丈夫な方策を立てて摂食させる方がよい。消極的な誤嚥予防は結果的には効果のあがらないことが多く、早期より積極的なアプローチが必要であると考えたい。

薬剤治療としてはプロトンポンプ阻害剤[68]、H_2 ブロッカー[69)-72]、シサプリド(現在はモサプリド)[73]、メシル酸カモスタット[74]やメシル酸セピモスタット[75]などの蛋白分解酵素阻害剤も GER からの発症予防に有効であるが、挿管例などの逆流〜誤嚥必発例では胃酸の低下は図らない方がよいとされており塩酸ピレンゼピンの投与が多く奨められている。

誤嚥性肺炎を発症した場合、従来グラム陰性桿菌や嫌気性菌が多く検出されることからセフェム系抗生剤の投与が望ましいととされているが、諸家の報告をみても実際には肺炎球菌や黄色ブドウ球菌が検出される確率も高く、また嫌気性菌も fragilis 以外の Bacteroides や Streptococcus milleri group など口腔内常在菌のことも多いことから、抗生剤の選択としてペニシリンが適当な場合も少なくない。無論、グラム陰性桿菌が高頻度に検出されるのでセフェム系薬剤も使用対象になるが安易な投与は副作用だけでなく MRSA のような耐性菌を作り出すことになるのできちんとした起炎菌検索を行うことが望ましい。

6. 予後

基本的に加齢や廃用による機能低下が病因となっていることが多く、長期予後は期待できないが、日常生活への積極的な介入により悪化傾向を防ぐことは可能である。

(丸茂一義)

文献
1) 丸茂一義, 本間請子, 福地義之助：胃食道逆流と呼吸器疾患. 呼吸 15(2)：120-131, 1996.
2) Smyrnios NA, Irwin RS：Wheeze and cough in the elderly. Mahler DA, ed. Pulmonary Disease in the Elderly Patients, New York, Marcel Dekker, Inc, 113-157, 1993.
3) Kennedy JH："Silent" gastroesophageal reflux：An important but little known cause of pulmonary complications. Dis Chest 42：42-45, 1962.
4) Irwin RS, Curley FJ, French CL：Chronic cough：The spectrum and frequency of causes, key components of the diagnostic evaluation, and outcome of specific therapy. Am Rev Respir Dis 141：640-647, 1990.
5) Pelligrini CA, DeMeester TR, Johnson LF, et al：Gastroesophageal reflux and pulmonary aspiration：Incidence, functional abnormality and results of surgical therapy. Surgery 86：110-119, 1979.
6) Plummer HS, Vinson PP：Cardiospasm：A report of 301 cases. Med Clin North Am 5：355-358, 1921.
7) Urschel HC, Paulson DL：GE reflux and hiatal hernia：Complications and therapy. J Thorac Cardiovasc Surg 53：21-32, 1967.
8) Boyle JT, Tuchman DN, Altshulter SM, et al：Mechanism for the association of gastroesophageal reflux and bronchospasm. Am Rev Respir Dis 121(suppl)：S 16-S 20, 1985.
9) Colebatch HJH, Halmagyi DFJ：Reflex airway reaction to fluid aspiration. J Appl Physiol 17：787-794, 1962.
10) DeMeester TR, Bonavina L, Lascone C, et al：Chronic respiratory symptoms and occult gastroesophageal reflux：A prospective clinical study and results of surgical therapy. Ann Surg 211：337-345, 1990.
11) Dudley WR, Marshall BE：Steroid treatment for acid-aspiration pneumonitis. Anesthesiology 40：136-141, 1974.
12) Mansfield LE, Stein MR：Gastroesophageal reflux and asthma：A possible reflex mechanism. Ann Allergy 41：224-226, 1978.
13) Wiener GJ, Koufman JA, Wu WC, et al：Chronic hoarseness secondary to gastroesophageal reflux disease：Documentation with 24 hour ambulatory pH monitoring. Am J Gastroenterol 84：1503-1508, 1989.
14) Bortolotti M：Laryngospasm and reflex central apnea caused by aspiration of refluxed gastric contents in adults. Gut 30：233-238, 1989.
15) Pratter MR, Curlry FJ, Dubois J, et al：Cause and evaluation of chronic dyspnea in a pulmonary disease clinic. Arch Intern Med 149：2277-2282, 1989.
16) Belsey R：The pulmonary complications of oesophageal disease. Br J Dis Chest 54：342-348, 1960.
17) 丸茂一義, 本間請子, ほか：嚥下障害と呼吸器疾患. 藤島一郎監修, よくわかる嚥下障害, 永井書店, 東京, 2001.
18) Heading RC：Epidemiology of esophageal reflux diseases. Scand J Gastroentero 168：33-37, 1989.
19) 岩切龍一, 岡本多代, 古川徳昭, 藤本一眞：胃食道逆流症の頻度. 消化器科 28：315-320, 1999.
20) 金子操, 黒澤進：GERD の疫学. Modern Physician 19(12)：1477-1481, 1999.

21) Freidin N, Fisher MJ, Taylor W, Boyd D, Surratt P, McCallum RW, Mittal RK : Sleep and nocturnal acid reflux in normal subjects and patients with reflux oesophagitis. Gut, 1991 Nov, 32 : 11, 1275-1279.
22) Tardif C, Pasquis P, Samson Dollfus D, Denis P, Verdure Poussin A : Gastro-esophageal reflux and nocturnal sleep in the adult : method and results obtained in healthy subjects. Rev Electroencephalogr Neurophysiol Clin. Mar 16(1) : 49-54, 1986.
23) Ferriolli E, Oliveira RB, Matsuda NM, Braga FJ, Dantas RO : Aging, esophageal motility, and gastroesophageal reflux, J Am Geriatr Soc 46(12) : 1534-1537, 1998.
24) Grishaw EK, Ott DJ, Frederick MG, Gelfand DW, Chen MY : Functional abnormalities of the esophagus : a prospective analysis of radiographic findings relative to age and symptoms. AJR Am J Roentgenol 167(3) : 719-723, 1996.
25) Grande L, Lacima G, Ros E, Pera M, Ascaso C, Visa J, Pera C : Deterioration of esophageal motility with age : a manometric study of 79 healthy subjects. Am J Gastroenterol 94(7) : 1795-1801, 1999.
26) 山田好秋：よくわかる摂食・嚥下障害のしくみ．医師薬出版，東京，P 65-72, 1999.
27) Kahrilas PJ, Dodds WJ, Dent J, Haeberle B, Hogan WJ, Arndorfer RC : Effect of sleep, spontaneous gastroesophageal reflux, and a meal on upper esophageal sphincter pressure in normal human volunteers. Gastroenterology, Feb, 92 : 2, 466-71, 1987.
28) Shaker R, Ren J, Podvrsan B, dodds WJ, Hogan WJ, Kern M, Hoffman R, Hintz J : Effect of aging and bolus variables on pharyngeal and upper esophageal sphincter motor function. Am J Physiol 264 (Gastrointest Liver Physiol 27) : g 427-g 432, 1993.
29) Shaker R, Lang IM : Reflex mediated airway protective mechanisms against retrograde aspiration. Am J Med 103(5 A) : 64 s-73 s, 1997.
30) Stein MR : Odds and Ends and the State of the Art in Gastroesophageal Reflux Disease and Airway Disease : Lung Biology in Health and Sisease vol. 129, Marcel Dekker, Inc New York, 1999.
31) Shaker R, Ren J, Sarna A, Liu J, Sui Z : Effect of aging, position, and temperature on the threshold volume triggering pharyngeal swallows. Gastroenterology 107 : 396-402, 1994.
32) Shaker R : Airway protective mechanisms : current concepts. Dysphagia 10, 216-227, 1995.
33) 丸茂一義，手塚知子，本間請子，福地義之助：嚥下性肺疾患；生理的評価と臨床対応．呼吸器管理学会誌 9(3)：276-281, 2000.
34) Teabout JR II : Aspiration of gastric contents : An experimental stydy. Am J Pathol 28 : 51-60, 1952.
35) Wynne JW, Ramphal R, Hood CI : Tracheal mucosal damage after aspiration. Am Rev Respir Dis 124 : 728-732, 1981.
36) Goldman GR, et al : Tumor necrosis factor-α mediates acid aspiration-induced systemic organ injury. Ann Surg 212 : 513-520, 1990.
37) Folkesson HG, et al : Acid aspiration induced lung injury in rabbits is mediated by interleukin-8-dependent mechanisms. J Clin Invest 96 : 107-116, 1995.
38) Goldman GR, et al : Neutrophil adhesion receptor CD 18 mediates remote but not localized acid aspiration injury. Surgery 117 : 83-89, 1995.
39) Nagase T, et al : Intercellular adhesion molecule-1 mediates acid aspiration-induced lung injury. Am J Respir Crit Care Med 154 : 504-510(1996).
40) Doerschuk CM, et al : CD 18-dependent and-independent mechanisms of neutrophil emigration in the pulmonary and systemic microcirculation of rabbits. J Immunol 144 : 2327-2333, 1990.
41) Rampahl R, Pye M : Adherence of mucoid and nonmucoid Pseudomonas aeruginosa to acid-injured tracheal epithelium. Infect Immun 41 : 345-351, 1983.
42) Marumo K, Homma S, Fukuchi Y. Postgastrectomy aspiration pneumonia. Chest 107 : 453-456, 1995.
43) Exarhos ND, Logan WD, Abbott OA, Hatcher CR : The importance of pH and Volume in tracheobronchial aspiration. Dis Chest 47(2) : 167-169, 1965.
44) Safaie-Shirazi S, DenBesten L, Zike WL : Effect of bile salts on the ionic permeability of the esophageal mucosa and their role in the production of esophagitis. Gastroenterology 68 : 728-733, 1975.
45) Gillison EW, Castro VAM, Nyhus LM, Kusakari K : The significance of bile in reflux esophagitis. Surg Gynecol

Obstet 134 : 419-424, 1972.
46) Giannella RA, Broitman SA, Zancheck N : Gastric acid, barrier to ingested microorganisms in man. Gut 13 : 251-256, 1972.
47) Holtsclaw-Berk SA, Berk SL, Thomas CT, Morse JMD, Willis MJ, Thomas E : Castric microbial flora in patients with gastrointestinal disease. South Med J 77(10) ; 1231-1233, 1984.
48) Finegold SM, Wexler HM : Minireview : Therapeutic implications of bacteriologic findings in mixed aerobic-anaerobic infections. Antimicrob Agents Chemother 32 : 611-616, 1988.
49) Atherton ST, White DJ : Stomach as source of bacteria colonizing respiratory tract during artificial ventilation. Lancet 2 : 968-969, 1978.
50) du Moulin GC, Hedley WJ : The Stomach as a bacterial reservoir : clinical significance. Int Med Subspecialist 3 : 47-56, 1982.
51) Wilson R, Robert D, Cole P : Effect of bacterial products on human ciliary function in vitro. Thorax 40 : 125-131, 1985.
52) Reynolds HY : The Lung, scientific foundations, vol. 2(ed. By Crystal RG, et al). pp. 1899-1911, 1991.
53) Woods DE : Role of fibronectin in the pathogenesis of gram-negative bacillary pneumonia : Rev Infect Dis, 9 Suppl 4 : S 386-390, 1987.
54) Woods DE, Straus DC, Johanson WG Jr, Bass JA : Role of salivary protease activity in adherence of gram-negative bacilli to mammalian buccal epithelial cells in vivo. J Clin Invest 68(6) : 1435-1440, 1981.
55) Johanson WG Jr, Jay SJ, Pierce AK : Bacterial growth in vivo : An important determinant of the pulmonary clearance of Diplococcus pneumoniae in rats. J Clin Invest 53 : 1320-1325, 1974.
56) Bynum LJ, Pierce AK : Pulmonary aspiration of gastric contents. Am Rev Respir Dis 114 : 1129-1136, 1976.
57) Murray HW : Antimicrobial therapy in pulmonary aspiration. Am J Med 66 : 188-190, 1979.
58) Wilmer A, Tack J, Frans E, et al : Duodenogastroesophageal reflux and esophageal mucosal injury in mechanically ventilated patients. Gastroenterology 116 : 1293-1299, 1999.
59) Harvey RF, Gordon PC, Hadley N, Long DE, Gill TR, Macpherson RI, Beats BC, Tottle AJ : Effects of sleeping with the bed-head raised and of ranitidine in patients with severe peptic oesophagitis. Lancet 21 : 1200-1203, 1987.
60) Orenstein SR, Whitington PF : Positioning for prevention of infant GER. J Pediatr 103 : 534-537, 1983.
61) Dees SC : The role of GER in nocturnal asthma in children. NC Med J 35 : 230-233, 1974.
62) Kadakia SC, Kikendall JW, Maydonovitch C, et al : Effect of cigarette smoking on gastroesophageal reflux measured by 24-h ambulatory esophageal pH monitoring. Am J Gastroenterol 90 : 1785-1790, 1995.
63) Richter JE, Castell DO : Drugs, foods, and other substances in the cause and treatment of reflux esophagitis. Med Clin North Am 65 : 1223-1234, 1981.
64) Danus O, Casar C, Larrain A, Pope CE. Esophageal reflux : An unrecognized cause of recurrent obstructive bronchitis in children. J Pediatrtou 89 : 220-224, 1976.
65) Orenstein SR, Orenstein DM, Whitington PF. Gastroesophageal reflux causing stridor. Chest 84 : 301-302, 1983.
66) Orozco-LM, Torres A, Ferrer M, Piera C, el-Ebiary M, de la Bellacasa JP, Rodriguez-Roisin R : Semirecumbent position protects from pulmonary aspiration but not completely from gastroesophageal reflux in mechanically ventilated patients. Am J Respir Crit Care Med 152(4 Pt 1) : 1387-1390, 1995.
67) Mitra B Drakulovic, Antoni Torres, Torsten T Bauer, Jose M Nicolas, Santiago Nogue : Miquel Ferrer Supine body position as a risk factor for nosocomial pneumonia in mechanically ventilated patients : a randomized trial. The Lancet, vol 354, Number 9193, November 27, 1999.
68) Harding SM, Schan CA, Guzzo MR, Alexander RW, Richter JE : Asthma and gastroesophageal reflux disease : Acid suppression with omeprazole improves asthma in selected patients. Gastroenterology 104 Suppl : A 95 abstract, 1993.
69) Goodall RJ, Earis JE, Cooper DN, Bernstein A, Temple JG : Relationship between asthma and gastroesophageal reflux. Thorax 36(2) : 116-121, 1981.
70) Pope CE II. Respiratory complications of gastro-oesophageal reflux. Scand J Gastroenterol Suppl 168 : 67-72,

1989.
71) Hetzel DJ, Dent J, Reed WD, Narielvala FM, Mackinnon M, McCarthy JH, Mitchell B, Beveridge BR, Laurence BH, Gibson GG, et al:Healing and relapse of severe peptic esophagitis after treatment with omeprazole. Gastroenterology 95:903-912, 1988.
72) Tytgat GNJ, Nio CY, Schotborgh RH:Reflux esophagitis. Scand J Gastroenterol Suppl 175:1-12, 1990.
73) Bardhan KD, Morris P, Thompson M, Dhande DS, Hinchliffe RF, Jones RB, Daly MJ, Carroll NJ:Omeprazole in the treatment of erosive oesophagitis refractory to high dose cimetidine and ranitidine. Gut 31(7):745-749, 1990.
74) Sasaki I, Suzuki Y, Naito H, et al:Effect of Camostat in the treatment of reflux esophagitis after gastrectomy:an experimental study in rats and a pilot clinical study. Biomedical Research 10(Suppl):167-173, 1989.
75) 阿部令彦, 吉野肇一, 木村幸三郎, 鈴木博孝, 青木照明, 比企能樹, 三富利夫, 幕内博康:逆流性食道炎に対するFUT-187(メシル酸セピモスタット)の初期臨床第III相試験成績;主に胃切除後の逆流性食道炎を対症として. 癌と化学療法21:845-852, 1994.

2 老人性肺炎

1. 老人性肺炎

　わが国における肺炎、気管支炎による死亡は死因別死亡率で第4位、男性に限ってみると第3位を占める。肺炎による死亡者を年齢別にみると、65歳以上の老年者が約92%であり、肺炎による死亡のほとんどが老年者であることが示されている。さらに横軸に年齢を、縦軸に死亡率をとると、72-73歳ぐらいから死亡率が急上昇する。昨今の平均寿命の延長は、必然的に老年者人口の増加を伴い、2020年には人口の約25%、実に4人に1人が老年者で占められると予測されている。したがって、肺炎が老年者にとり死に至る病である限り、肺炎による死亡が今後さらに増加すると考えられる。老年者肺炎は繰り返し起こる、最初から抗生剤に抵抗性の起炎菌により発症するなど、若年者にみられる肺炎とは異なる特徴を有する。

1 老年者肺炎発症機序

　若年者肺炎は主に起炎菌の感染力の強さによるが、老年者の場合には、自身の内部に問題があって肺炎を発症することが多い。その際、4点が問題となる(図1)。以下に、各点と老年者肺炎発症の関係を述べる。

(1) 口腔―咽頭部および胃内細菌叢

　老年者肺炎発症の第一段階として、口腔―咽頭部、胃内細菌叢の変化が重要である。健常人の口腔内には通常嫌気性菌が存在し、病原性細菌の繁殖を抑制している。しかし、加齢に伴う唾液分泌量の低下、ADLの低下、意識障害、心不全、肝不全、腎不全、慢性閉塞性肺疾患、糖尿病などの基礎疾患の存在、喫煙、アルコール過多、抗生剤服用などにより、口腔内細菌叢がグラム陰性桿菌など抗生剤抵抗性の細菌種に変化する[1]。同様に、制酸剤、H_2ブロッカー、経管栄養などによる胃液のpHの上昇や抗生剤の使用により胃内嫌気性細菌叢が失われ、グラム陰性桿菌が繁殖する[2,3]。以上述べた事項は老年者ほど起こりやすく、結果として体内に病原性細菌が準備される。

　これら細菌叢の変化は市井肺炎、院内肺炎の起炎菌とも関連する。市井肺炎では、肺炎球菌、インフルエンザ菌、ブランハメラカタラーリスなどが主要起炎菌となるが、老年者肺炎の多くは院内肺炎の型をとり、緑膿菌などを含むグラム陰性桿菌、メチシリン耐性黄色ブドウ球菌などが起炎菌となる頻度が増加する。

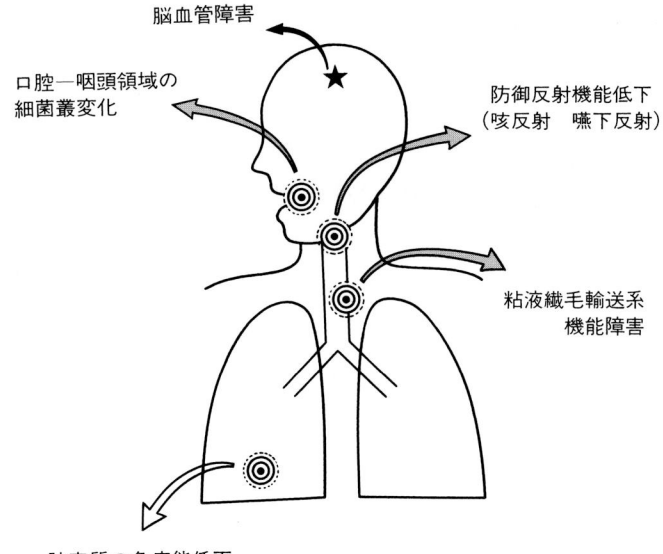

図 1. 老年者肺炎発症機序

(2) 不顕性誤嚥

誤嚥は老年者肺炎発症の最も重要な原因の1つと考えられている[4]。誤嚥とは、水分、食物などの外来性のものや口腔—咽頭分泌物、胃液など内因性のものが間違って喉頭下部気道に侵入することと定義される。しかし、誤嚥は現在2つの意味に用いられている。すなわち、メンデルソン症候群に代表される急速かつ多量の胃内容様物の誤嚥と、気づかないうちに少量の口腔—咽頭分泌物や胃液を繰り返して気道内へ吸引する不顕性誤嚥である。前者は、意識レベルの低下や嚥下障害に伴う食事と関連した誤嚥で重篤な肺炎を起こす。しかし、通常、老年者肺炎発症に関わる重要な因子は後者の不顕性誤嚥の存在と考えられている[4]。

不顕性誤嚥により肺内へ入る分泌物などは少量のため、健常人では分泌物とともに肺内へ入った細菌は容易に処理され、肺炎は発症しない[5]。しかし、10 μl の唾液でも十分量の細菌を含んでおり、老年者の口腔—咽頭部には病原性の強い細菌種が存在するため、それらの細菌を含む分泌物を繰り返し誤嚥することにより、やがて肺における細菌処理能力を超えて肺炎が発症する[6]。

胃液の不顕性誤嚥に関しては、人工呼吸器による呼吸管理下にある患者に発症する肺炎がよいモデルとなる。1日以上人工呼吸下にある277人の患者の15.5%に肺炎が発症したが、最大の原因が治療開始24時間以内に仰臥位の体位をとったことであった[7]。仰臥位は胃液の誤嚥を生じやすく、また経管栄養チューブの存在は下部食道括約筋の機能を阻害して、さらに誤嚥を生じやすくする。これらは、ADLの低下した老年者、ことに寝たきり患者にみられる状態と似ている。また、老年者では食道裂孔ヘルニアや降圧剤の使用による

下部食道括約筋の弛緩など、胃液の逆流が起こりやすい状態にあることが多い。

(3) 不顕性誤嚥の発生機序

加齢とともに気道防御機構である咳、嚥下反射の低下が起き、そのために老年者が肺炎に罹患しやすいと長い間考えられてきた[8]。しかし、ADLの高い人のみを対象に20〜80歳後半までの各年代で咳反射と嚥下反射を調べてみると、防御反射の加齢による変化は認められない[9)10]。一方、肺炎既往のある老年者では、咳、嚥下反射ともに低下していた[11)-13]。したがって、防御反射の低下には加齢以外の病的因子の関与が強く疑われる。

では、防御反射の低下、不顕性誤嚥、肺炎発症の間に因果関係はあるのであろうか。老人病院で276人の老年者を2年間観察して肺炎の発生率をみると、基底核領域の慢性期脳梗塞患者では脳梗塞のない患者に比べて2.0〜3.6倍、肺炎の発生率が高かった[6]。基底核脳梗塞患者では日中も嚥下反射が低下しているが、夜間就寝中(午前一時)に嚥下反射テスト($1\,\mathrm{m}l$の蒸留水を経鼻チューブを通して咽頭に注入し、嚥下開始までの潜時を測定する)を行うと嚥下反射の著しい低下がみられた。さらに、就寝前に放射性同位元素のインジウムクロライドを歯に付着させ、翌朝、夜間口腔内に溶け出したインジウムクロライドの肺内取り込みをみると、基底核脳梗塞患者で60〜90%の陽性率を示した。また、眠りは咳の発生を強く抑制し[14]、脳梗塞患者では咳反射も就寝中に著しく低下する[15]。老年者でも寝ている間に唾液が毎時6〜18 mℓ産生されるが、無意識の内に嚥下されている[16]。脳梗塞患者にみられる夜間の防御反射の低下は、唾液の口腔一咽頭部への貯留をきたし、同時に存在する咳反射の低下は、貯留した病原性細菌を含む唾液や分泌物の気道内侵入を容易にする。その結果、繰り返す不顕性誤嚥によりやがて肺炎が発症する。

(4) 免疫能

防御反射が最も低下している寝たきり患者の免疫能を調べてみると、ツベルクリン皮内反応が同年代の対照群に比べて低下していた。さらに、末梢血CD4陽性リンパ球数の低下とそのsubsetであるTh1リンパ球数の減少がみられた[17]。したがって、寝たきり患者では感染に関与が深いTh1反応が低下しており、免疫能からみても肺炎に罹患しやすい。事実、寝たきり患者でツベルクリン皮内反応陰性者は陽性者に比べて肺炎罹患率が高い。

2 高齢者肺炎発症機序に基づく治療

(1) ワクチン

多価肺炎球菌ワクチンは、若年者で免疫能が正常な人において肺炎球菌による肺炎発症を予防する[18]。しかし、最近の報告によると、老年者では肺炎の発症率、死亡率を変えない[19]。インフルエンザワクチンは、老年者でも約75%の人に有効性があると報告されている[20]。一方、免疫能の低下している寝たきり患者ではインフルエンザワクチンを接種しても抗体が産生されず、接種に要する費用が無駄になるという考えもあるが、3種類のインフルエンザワクチンのいずれに対しても寝たきり患者で若年健康者と同等の抗体価の上昇がみ

られた[21]。さらに、インフルエンザワクチンが接種された寝たきり患者群ではインフルエンザが流行する冬季に有熱期間の短縮、呼吸器症状の減少がみられた[22]。したがって、インフルエンザワクチンは老人ホームなどにおけるインフルエンザの蔓延予防に効果的であると考えられる。また、老年者肺炎の起炎菌としてグラム陰性桿菌が重要であることより、クレブシエラや緑膿菌に対するワクチンの早期開発が望まれる。

（2）感染予防

手洗いの励行や吸引チューブ、吸入器の浄化を保つことは、施設内での細菌の伝播を防ぐ意味で重要と考えられる。また、歯磨きの励行は老年者で呼吸器感染による発熱日数を減らし[23]、肺炎の発症率を低下させる[24]。

（3）薬物療法

嚥下反射や咳反射の障害を回復し、老年者肺炎を予防する確立された方法は現時点ではない。嚥下障害の主原因が脳血管性障害、ことに脳梗塞であるので、脳梗塞を予防することが老年者肺炎の発生を予防すると考えられ、高血圧症などのコントロールも広い意味で予防法の1つといえる。

動物実験で咽頭―喉頭部のサブスタンスPが枯渇すると、嚥下、咳反射が低下する[25,26]。多発性脳梗塞患者で肺炎の既往のある患者では、喀痰中のサブスタンスP量が減少している[27]。かかる患者で、逆にサブスタンスP遊離作用のある低濃度カプサイシンを咽頭内に注入すると、嚥下反射に改善がみられた[28]。したがって、咽頭―喉頭領域のサブスタンスP量を増加する薬剤が防御反射機能を回復すると考えられる。実際、嚥下障害のある老年者にサブスタンスPの分解阻害作用のあるアンギオテンシン変換酵素（ACE）阻害剤を2週間内服させたところ、嚥下反射に改善がみられた[29]。

また、中枢神経系ではドーパミンがサブスタンスPの合成を促進することが知られているが[30]、動物実験では咽頭―喉頭部のサブスタンスP量もドーパミンからの信号による制御を受けている[31]。基底核脳梗塞患者では基底核領域のドーパミン代謝が低下する[32]。さらに、パーキンソン病患者では中枢神経系のみならず、末梢神経においてもドーパミンの減少が起こり[33]、このような患者には嚥下障害や便秘がみられる。したがって、ドーパミンも治療薬の候補として挙げられる。事実、レボドーパを静脈内投与すると嚥下反射に改善がみられた[34]。

次に、防御反射機能を改善する薬剤が実際に老年者で肺炎発症を予防できるかが問題となる。2年間の観察期間で、脳梗塞の既往のある外来通院可能な高血圧患者でACE阻害剤を投与された群はほかのCa拮抗剤やβ遮断剤を投与された群に比べ有意に肺炎の発症率が減少した[35]。同様に、3年間の観察期間で脳梗塞の既往があり外来通院可能な患者にドーパミン作動性神経からドーパミンを遊離する作用のあるアマンタジン（100 mg/日）を投与すると肺炎発症率が低下した[36]。ADLが比較的保たれている患者にこれらの薬剤は効果があると思われる。以上述べた老年者肺炎予防戦略をまとめて（図2）に示す。

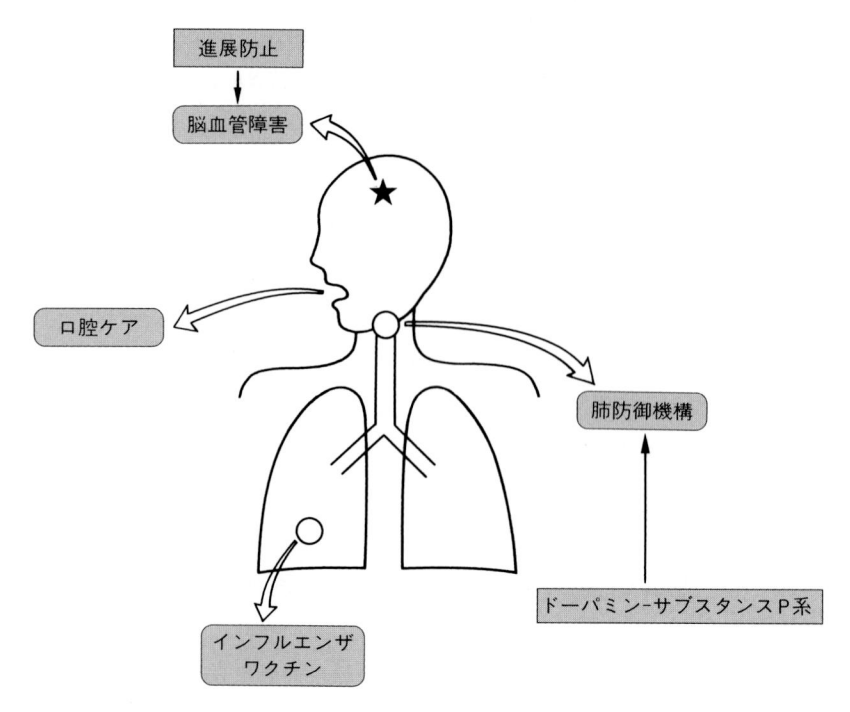

図 2. 老年者肺炎予防戦略

2. 人工呼吸器関連肺炎

　老人性肺炎の項でも少しふれたが、主な原因が誤嚥であることより人工呼吸器関連肺炎と老人性肺炎の発症機序は類似している。

　人工呼吸器関連肺炎発症には細菌の繁殖と誤嚥が重要と考えられている。細菌繁殖の場としては、鼻腔(特に経鼻挿管で)、口腔─咽頭部、胃、挿管チューブのカフ上部、人口呼吸器の回路が肺炎発症と関連することが示されている[37)38)]。誤嚥は挿管チューブのカフにより防ぐことはできない。人工呼吸器関連肺炎には人工呼吸器装着後2〜3日で起きる挿管に関連する誤嚥によるものと、さらに時間を経て繰り返す誤嚥により発症するものがある。前者の場合は抗生剤に感受性が高い菌種が起炎菌となるが、後者では抗生剤抵抗性菌種が起炎菌となることが多く、臨床上問題となるのは人工呼吸器装着後遅い時期に発症する肺炎である。人工呼吸中の経鼻チューブの存在は胃液の誤嚥を助長し、胃液のpHを高める薬剤の投与は胃内に病原性の高い細菌種の繁殖を容易にする。このように人工呼吸器装着により患者は誤嚥性肺炎を起こしやすい状況下におかれる。

　人工呼吸回路の交換頻度は肺炎の発症とあまり関係がないとされる。これは細菌の繁殖スピードが早いためと思われる。しかし、水滴の溜りには細菌が繁殖しやすいことより適当な回路交換は必要であろう。患者に接するヒトの手洗いは有効とされる。また、胃部

膨満は胃液の逆流をきたすので防ぐべきである。体位の交換は肺内分泌物の除去に有効である。しかし、肺炎が発症した場合にはまず広域の抗生剤を投与し、起炎菌が同定されるのを待って狭いスペクトラムの抗生剤に変えた方がよいとされる[37)38)]。

おわりに

老年者肺炎および人工呼吸器関連肺炎は今後も臨床上問題とされることが予測され、高齢者のQOLに重要な問題となる。いずれも誤嚥が最も重要な病因と考えられることより、誤嚥に対する幅広い対策が望まれる。

(関沢清久)

文献

1) Johanson WG, Pierce AK, Sanford JP：Nosocomial respiratory infections with gram negative bacilli. Ann Intern Med 77：701-706, 1972.
2) Barza M, Giuliano M, Jacobus NV, et al：Effect of broad-spectrum parenteralAntibiotics on "colonizationresistance" of intestinal microfloraof humans. Antimicrob AgentsChemother 31：723-727, 1987.
3) Pingleton SK, Hinthorn DR, Liu C：Enteral nutrition in patients receiving mechanical ventilation. Am J Med 80：827-832, 1986.
4) Bartlett JG：Pneumonia. Principles of Geriatric Medicine and Gerontology(eds. by Hazzard WR, Andrew R, Bierman EL, Blass JP), McGraw-Hill, New York, pp 88-126.
5) Toews GB, Hansen EJ, Strieter RM：Pulmonary host defenses and oropharyngeal pathogens. Am J Med 88：20 S-24 S, 1990.
6) Nakagawa T, Sekizawa K, Arai H, et al：High incidence of pneumonia in elderlypatients with basal gangliainfarction. Arch Intern Med 157：321-324, 1997.
7) Kollef MH：Ventilator-associated pneumonia：A multivariate analysis. JAMA 270：1965-1970, 1993.
8) Pontoppidan H, Beecher HK：Progressiveloss of protective reflexes in theairway with the advance of age. JAMA 174：2209-2213, 1960.
9) Katsumata U, Sekizawa K, Ebihara T, et al：Aging effects on cough reflex. Chest 107：290-291, 1995.
10) Kobayashi H, Sekizawa K, Sasaki H：Aging effects on swallowing reflex. Chest 111：1466, 1997.
11) Sekizawa K, Ujiie U, Itabashi S, et al：Lack of cough reflex in aspiration pneumonia. Lancet 335：1228-1229, 1990.
12) Nakazawa H, Sekizawa K, Ujiie U, et al：Risk of aspiration pneumonia in the elderly. Chest 103：1636-1637, 1993.
13) Pinto A, Yanai M, Nakagawa T, et al：Swallowing reflex in the night. Lancet 344：820-821, 1994.
14) Zheng S, Yanai M, Matsui T, et al：Nocturnal cough in patients with sputum production. Lancet 350：864-865, 1997.
15) Wang HD, Nakagawa T, Sekizawa K, et al：Cough reflex in the night. Chest 114：1496-1497, 1998.
16) Miller AJ：Deglutition. Physiol Rev 62：129-184, 1982.
17) Fukushima T, Nakayama K, Monma M, et al：Depression of helper-1 and tuberculin responses in older bedbound patients. J Am Geriatr Soc 47：259-260, 1999.
18) Sims RV, Steinmann WC, McConville JH, et al：The clinical effectiveness of pneumococcal vaccine in the elderly. Ann Intern Med 108：653-657, 1988.
19) Ortqvist A, Hedlund J, Burman LA, et al：Randomised trial of 23-valentpneumococcal capsular polysaccharidevaccine in prevention of pneumonia inmiddle-aged and elderly people. Lancet 351：399-403, 1998.
20) Wright PW, Wallace RJ, Shepherd JR：A descriptive study of 42 cases of Branhamella catarrhalis pneumonia. Am J Med 88：2 S-8 S, 1990.

21) Fukushima T, Nakayama K, Monma M, et al：Influenza vaccination in bedriddenpatients. Arch Intern Med 159：316-317, 1999.
22) Fukushima T, Nakayama K, Monma M, et al：Beneficial role of influenza vaccination in bedridden patients. Arch Intern Med 159：1258, 1999.
23) Yoneyama T, Hashimoto K, Fukuda H, et al：Oral hygiene reduces respiratory infection in elderly bed-bound nursing home patients. Arch Gerontol Geriatr 22：11-19, 1996.
24) Yoneyama T, Yoshida M, Matsui T, et al：Oral care and pneumonia. Lancet 354：515, 1999.
25) Ujiie Y, Sekizawa K, Aikawa T, et al：Evidence for substance P as an endogenous substance causing cough inguinea pigs. Am Rev Respir Dis 148：1628-1632, 1993.
26) Jin Y, Sekizawa K, Ohrui T, et al：Capsaicin desensitization inhibits swallowing reflex in guinea pigs. Am J Respir Crit Care Med 149：261-263, 1994.
27) Nakagawa T, Ohrui T, Sekizawa K, et al：Sputum substance P in aspirationpneumonia. Lancet 345：1447, 1995.
28) Ebihara T, Sekizawa K, Nakazawa H, et al：Capsaicin and swallowingreflex. Lancet 341：432, 1993.
29) Nakayama K, Sekizawa K, Sasaki H：ACE inhibitor and swallowing reflex. Chest 113：1425, 1998.
30) Graybiel AM：Neurotransmitters and neuromodulators in the basal ganglia. Trends Neurosci 13：244-254, 1990.
31) Jia YX, Sekizawa K, Ohrui T, et al：Dopamine D_1 receptor antagonist inhibits swallowing reflex in guinea pigs. Am J Physiol 274：R 76-R 80, 1998.
32) Itoh M, Meguro K, Fujiwara T, et al：Assessment of dopamine metabolism in brain of patients with dementia by means of ^{18}F-fluorodopa and PET. Ann Nucl Med 8：245-251, 1994.
33) Singaram C, Ashraf W, Gaumnitz EA, et al：Dopaminergic defect of enteric nervous system in Parkinson's diseasepatients with chronic constipation. Lancet 346：861-864, 1995.
34) Kobayashi H, Nakagawa T, Sekizawa K, et al：Levodopa and swallowing reflex. Lancet 348：1320-1321, 1996.
35) Sekizawa K, Matsui T, Nakagawa T, et al：ACE inhibitors and pneumonia. Lancet 352：1069, 1998.
36) Nakagawa T, Wada H, Sekizawa K, et al：Amantadine and pneumonia. Lancet 353：1157, 1999.
37) Cool D, De Jonghe B, Brochard L, et al：Influence of airway management on ventilator-associated pneumonia. Evidence from randomized trials. JAMA 279：781-787, 1998.
38) Kollef MH：The prevention ofventilator-associated pneumonia. N Engl J Med 340：627-634, 1999.

3 老年者のインフルエンザとかぜ症候群

はじめに

近年、わが国における高齢化はますます進んでおり、内科領域においても老年者を診察する比率は増加している。また、ここ数年はインフルエンザによる老年者の肺炎合併による死亡例の報告が相次ぎ社会的問題にまでなっている。以下には老年者のかぜ症候群を、特に問題となるインフルエンザを中心に解説する。

1. 老年者における診療上のポイント

かぜ症候群は極めてポピュラーな疾患であり、一般には良好な経過をとるが、その代表的疾患ともいえるインフルエンザでは合併症の頻度も高く、老年者に与える影響は大きく、致命的な結果となることもしばしばである。表1に老年者におけるかぜ症候群の臨床上の特異点を示す。老年者ではしばしば高血圧や糖尿病などの慢性疾患を有することが多く、一旦かぜ症候群に罹患するとそれらの基礎疾患の増悪をきたすことも多い。また臨床症状も典型的な症状を示さないことも多く、さらに症状が乏しい場合もしばしばであり、特に寝たきりの患者などの場合には重症化するまで周囲が気がつかないことも多い。一方、個人差も大きく、その症状や経過は年齢だけには比例しないことが多い。

さらに治療を行ううえで老年者では肝腎機能低下などが存在し、薬物代謝に影響を及ぼすことが多いのも特徴である。その他諸臓器の予備能力も低く、発熱などにより容易に脱水をきたしやすく水・電解質バランスの破綻をきたすことも多い。さらに呼吸器の感染防御機能の低下や免疫能の低下も加わり、合併症としての肺炎などが重症化することもしばしば経験するところである。

2. 病因

かぜ症候群は発熱とともにくしゃみや鼻汁、咽頭痛、咳嗽、痰などの呼吸器症状を呈す

表 1. 老年者のかぜ症候群における臨床的特徴

- 高血圧、糖尿病、慢性気管支炎などの慢性疾患を有することが多い。
- 臨床症状が非典型的であったり、乏しいことがある。
- 個人差が大きく一概に年齢で症状、経過を判断できない。
- 薬物の代謝動態も個体差でばらつきがみられる。
- 表面に出ない各臓器の予備能力が乏しいことが多い。
- 呼吸器の加齢現象や免疫能低下によりしばしば重症化する。

表 2. かぜ症候群の病原体

ウイルス	インフルエンザウイルス 　A（H1N1[*1]、H2N2、H3N2） 　B、C パラインフルエンザウイルス 1〜4 型 RS ウイルス アデノウイルス 41 型 ライノウイルス 100 型以上 コクサッキーウイルス 　A 群（1〜24 型）[*2] 　B 群（1〜6 型） エコーウイルス[*3] 1〜34 型 コロナウイルス 3 型 レオウイルス 3 型
	マイコプラズマ　クラミジア　各種細菌など

[*1]：1971 年 WHO 分類の Hsw1、H0、H1 は 1980 年 WHO の提案により H1 にまとめられた。
[*2]：A 23 型を除く。A 23 型はエコーウイルス 9 型と同じ。
[*3]：エコー8 型（エコー1 型と同じ）、10 型（レオウイルス 1 型に分類）および 28 型（ライノウイルス 1A に分類）を除く。エンテロウイルスとしては、その後 68〜72 型が発見されている。

（文献 10 より引用）

る急性呼吸器感染症の総称であり、普通およそ1週間の経過で治癒する予後良好の疾患群であるがその病因は多岐にわたる。かぜ症候群の病原体については（**表2**）に示すが、そのほとんどは種々のウイルスである。ウイルス以外の病因としてはマイコプラズマや細菌などもあげられている。

　この中でもインフルエンザは冬季に、一方、アデノウイルス、エコーウイルス、コクサッキーウイルスの感染は夏に目立つといったように季節的な消長を示すことも多い。

　しかし特に老年者で最も問題となるのは症状が激しいインフルエンザである。

3. 診断

1 臨床診断

　鼻閉、鼻汁、咽頭痛といった上気道症状から咳・痰などの下気道に及ぶ症状が出現する。下気道症状が強ければ気管支炎や肺炎の合併を疑う必要が出てくる。この場合前述したが老年者ではしばしば気管支炎や肺炎としての典型的症状が出現しないこともある。すなわち発熱も軽度であったり、症状も軽度の咳や喀痰のみで呼吸困難などを伴うことが少ないこともしばしば認められるので注意を要する。

　老年者におけるインフルエンザでは症状および他覚所見で小児や成人と比べてみると多少とも異なっている。**表3**、**表4**に示すように老年者では小児や成人に比べ咽頭痛、鼻汁、

表 3. インフルエンザの自覚症状出現率(%)

症状＼年齢層	小児	成人	老年者
悪寒	41	57	44
全身倦怠	61	49	44(脱力感)
頭痛	74	88	82
腰痛	7	53	46
四肢痛	13	20	17(四肢筋肉痛)
関節痛	10	14	—
胸痛	26	0	5
咽頭痛	61	61	28
咳	81	69	90
痰	45	35	79
鼻汁	58	41	23
鼻閉	61	33	
嗄声	41	16	6
食欲不振	65	37	86
悪心	16	10	14
嘔吐	16	6	3
下痢	3	16	4

(文献5より引用)

表 4. インフルエンザの他覚症状出現率(%)

所見＼年齢層	小児	成人	老年者	
発熱	98	94	96	
顔面紅潮	28	20	—	
結膜充血	61	49	—	
咽頭発赤	60	59	23	
扁桃腫脹・発赤	—	16	6	
咽頭後壁リンパ濾胞腫脹	45	14	—	
頸部リンパ節腫大	37	4	—	
胸部異常所見	2	2	呼吸音変化	22
			乾性ラ音	33
			湿性ラ音	27
			濁音	6

(文献5より引用)

鼻閉、嗄声の出現頻度が低い反面、咳、痰といった下気道症状、全身症状としての食欲不振の出現頻度が高い。他覚的には、咽頭発赤、扁桃腫大などの上気道にみられる所見は少なく、胸部の異常所見が多く認められる。すなわち老年者では病変が下気道におよぶ傾向が強いことがわかる。このことは老年者で肺炎合併症が多いことの裏づけともいえよう。また、下気道病変が強いほど経過も遷延しやすく治療も遅れる傾向がみられる。

2 臨床検査

ウイルスによるかぜ症候群では白血球数はやや増加を示すことがあるが、多くは正常もしくは軽度の減少に止まる。血沈は正常範囲あるいは軽度促進のことが多い。CRPは陽性を示すが、軽度で異常高値を示すことは少ない。もしCRPが異常高値を示す時にはウイルス以外の病原によるものや、細菌による二次性の気管支炎や肺炎の合併を疑うべきである。

一般にかぜ症候群では合併症を起こさない限り肝腎機能などの臨床検査ではさほど著明な異常所見を示さないのが普通であるが、老年者では発症時は検査値が正常でも2～3日の経過で急激に変化することもあるので注意して観察する必要がある。

3 病原診断

かぜ症候群でインフルエンザウイルス以外のウイルスの分離を試みることは研究上の目的は別として臨床現場で行われることは実際上あまりない。

インフルエンザではウイルス分離材料として咽頭ぬぐい液やうがい液などを用いる。採取は急性期(発病3日以内)に行う必要がある。

ウイルスの分離はMDCK細胞(Madin-Darby line of canine kidney)を用いる組織培養あるいは孵化鶏卵培養(10日卵の羊膜腔内接種)による。

新しく登場した簡便な診断法としてEIA(enzyme immunoassay)法を用いた方法があり、A型インフルエンザ迅速診断キット(Directigen Flu A, Becton Dickinson)が用いられるようになっている。本検査法の原理はELISA(Enzyme-linked immunosorbent assay)で、インフルエンザA型ウイルスの核蛋白(NP)を抗原としたモノクローナル抗体を使用する診断法である。咽頭ぬぐい液あるいは鼻咽頭吸引液を用い、約10分程度の短時間でいわばベットサイドで診断きる方法である。また、インフルエンザウイルス感染の迅速診断(A型あるいはB型の型識別はできない)が可能なOptical Immuno Assay法を用いたインフルエンザOIA(BioStar Inc.)も使用できるようになり臨床現場での有力な診断法となることが期待されている。さらに現在、A型とB型インフルエンザを識別できる迅速診断法も使用できるように準備が進んでいる。

4 血清学的診断

血清学的診断もインフルエンザ以外では通常行われることは少ない。

インフルエンザでは赤血球凝集抑制試験(hemagglutination inhibition test;HI test)および補体結合反応(complement fixation test;CF test)が用いられる。

これらの試験には急性期および回復期のペア血清が必要である。インフルエンザは極めて普遍的な疾患であるため、過去の感染や過去のワクチン接種によって、多少とも抗体を保有していることが多い。そのため単一血清の検査ではたとえ抗体の存在が証明できてもそれが直接に現在罹患している疾患がインフルエンザウイルスによるものであるとの診断には結びつけることはできない。急性期および回復期のペア血清を用いて、急性期に比べて回復期に抗体が有意(HI価、CF価それぞれ4倍以上)に上昇していることを証明して始めて診断が可能となる。

表 5. インフルエンザと普通感冒との鑑別

項　目	インフルエンザ	普通感冒
発　熱	急激	緩徐
悪　寒	強い	軽い
優勢症状	全身症状	上気道症状
発　熱	高い、しばしば39〜40℃	ないか、あっても37℃台
全身の疼痛（腰痛・関節痛・筋痛など）	強い	なし
重病感	ある	なし
脈　拍	わずかに増加または相対的徐脈	熱相当
眼所見	結膜充血	なし
鼻・咽頭炎	全身症状に後続する	先行する。顕著
白血球数	正常あるいは減少	正常
経　過	一般に短い	わりに長い
合併症	気管支炎・肺炎	少ない。中耳炎・副鼻腔炎
発生状況	流行性	散発生

（文献10より引用）

5 鑑別疾患

　かぜ症候群の中で臨床上最も問題となるのは、普通感冒とインフルエンザとの鑑別である。普通感冒では症状が上気道に限局し、全身症状は軽く、これに反してインフルエンザでは全身症状が主体となる点が大きく異なる（表5）。

　かぜ症候群の中でインフルエンザの臨床的な特徴は突然の発病、1〜2病日のうちに最高38〜39℃あるいはそれ以上に達する発熱、同時に訴える頭痛、腰痛、筋肉痛、関節痛、全身倦怠感などの強い全身症状が著明で、それと同時にあるいはやや遅れて種々の呼吸器症状を呈する点である。しかし、こうした典型的な症状、経過を示さない場合には、ほかの呼吸器ウイルスによるかぜ疾患群との鑑別は最終的には病原診断によることになる。

　また、インフルエンザ流行中にあっては典型的なインフルエンザ症例の診断は容易であるといえるが、一般にインフルエンザ様の病像を呈する他疾患との鑑別には病原診断が必要となる。最近では迅速診断キットが臨床現場で使用可能となりインフルエンザの有効な診断手段となっている。RSウイルスについても迅速診断キットがあるが、老年者ではあまり検査は行われない。しかし他の病原においてはいまだその迅速診断法はなく、特に臨床現場での即時的なインフルエンザ以外の病原診断は困難である。

　特に注意すべきはかぜ症候群と、一見かぜ症状を呈する他疾患との鑑別診断である。

　鑑別診断の対象としては発熱をきたす疾患および発熱とともに呼吸器症状を呈する多くの疾患が挙げられるが、その主なものは頻度の点も考えると、細菌性咽頭炎、急性ウイルス性肝炎、伝染性単核球症、腎盂腎炎などが挙げられる。しかし老年者であれば肺癌や結核なども鑑別すべき対象疾患となることを忘れてはならない。

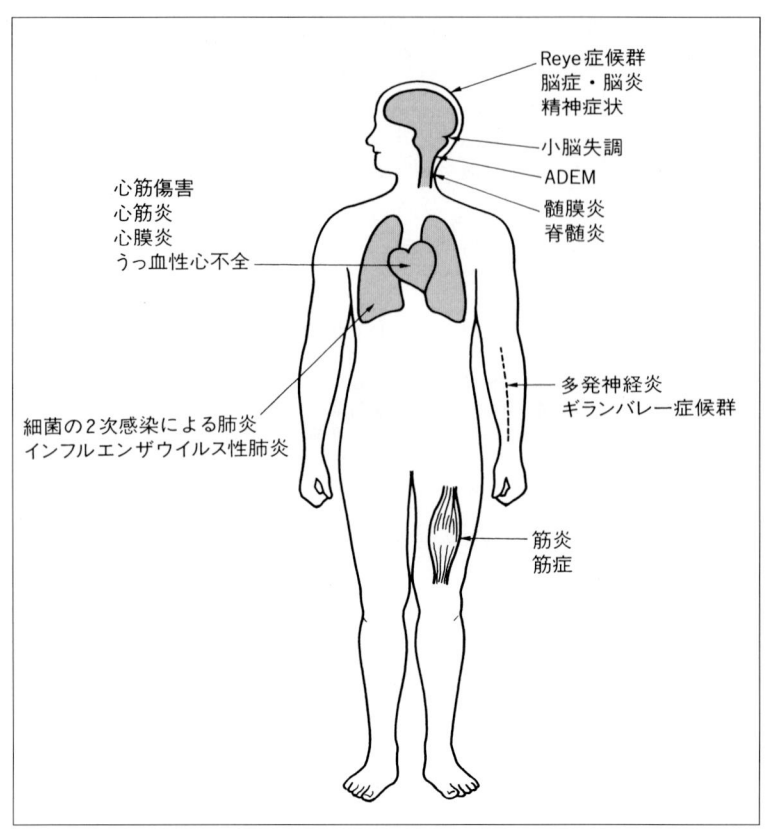

図 1. かぜ症候群、特にインフルエンザの合併症

4. かぜ症候群の合併症

　かぜ症候群の中で特にインフルエンザは多彩な合併症を起こす(図1)。
　肺炎：インフルエンザで最も多い合併症であり、これにはウイルス自体による肺炎と二次的に細菌感染が加わって起こる肺炎とがある。このうち最も頻度が高く重要なのが細菌(ブドウ球菌、インフルエンザ菌、肺炎球菌、連鎖球菌など)の二次感染によって起こる肺炎合併症である。これらの細菌以外に最近はグラム陰性菌も注目されるようになってきた。これらは早期に適切な処置を行わないと重症化することも多い。特に老年者では致命的なケースとなることも多く、早期診断および早期治療が不可欠である。症例を図2に示す。本症例は肺炎で死亡した症例であるが、比較的急速に病状が進行し抗菌剤の投与なども行ったにもかかわらず不幸な転帰をとった。
　その他の合併症としては筋肉痛などを起こす筋炎や老年者では比較的まれであるが免疫学的な機序でおこるギランバレー症候群、ADEM(acute disseminated ence-

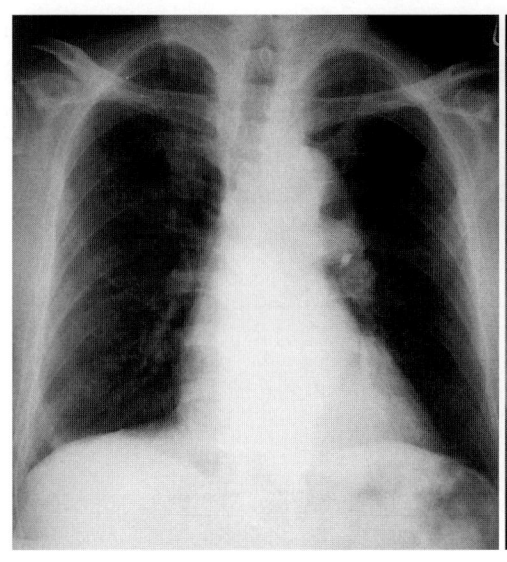

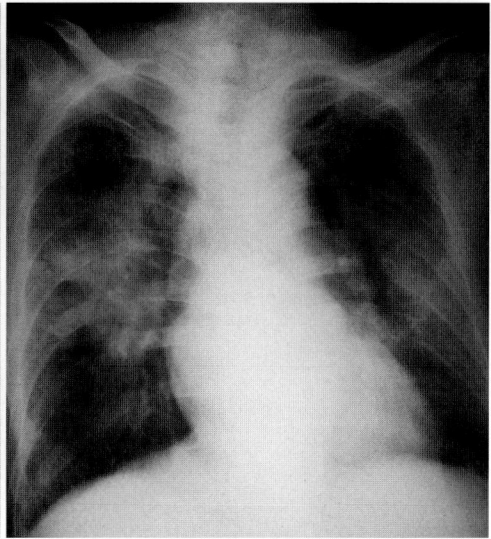

発症前　　　　　　　　　　　　　死亡直前

図2. インフルエンザ後の二次性細菌性肺炎症例
67歳　男性　基礎疾患　高血圧、脳梗塞後遺症
1999年1月12日　A型インフルエンザ罹患　その後二次性細菌性肺炎合併。抗菌薬投与されるも同年2月3日死亡。

phalomyelitis)などが報告されている。また、無症候性でも心筋障害や重篤な心筋炎を起こすことがある。

ほかのかぜ症候群でもこのような合併症が起こりうるが、中耳炎や副鼻腔炎など比較的軽症のものが多い。

5. 治療

基本的には身体の安静および保温、室内の加湿・加温などの一般療法や発熱などに対する対症療法が重要であることはいうまでもない。インフルエンザを含むかぜ症候群への対症療法は鼻汁、咳、発熱などの症状を緩和する目的に行われる。これには一般感冒薬として、PL® 顆粒3.0～4.0 g 3 X、ダンリッチ® 2 Cap 2 X(鼻汁が多いとき)、葛根湯7.5 g 3 X 食間などを使用する。また、咽頭痛や関節痛などの症状には消炎鎮痛剤を使用する。ポンタール®(250 mg)3 Cap 3 X(解熱作用あり)、スルガム®(100 mg)3 T 3 X(最大1日600 mgまで投与可)など。喀痰を伴う咳の場合はすぐに鎮咳剤を投与せず、喀痰の排出を図るのが普通であるが、咳が激しく安静が保てない時などは鎮咳剤としてメジコン®(15 mg)6 T 3 X、リン酸コデイン®(20 mg)3 T 3 X(非麻薬性鎮咳剤が無効な場合)など使用する。この他イソジンガーグル® 2～4 ml を水60 ml に希釈し1日数回うがいを行う(ヨウ素過敏者には禁忌)のも効果的である。

一方、細菌・マイコプラズマが病因と疑われる症例はもちろん抗菌薬の投与を行うが、インフルエンザ罹患時の老年者では肺炎の合併が多く、合併症の予防対策とて抗菌剤の投与を考慮することが少なくない。このような場合にも、漫然とした抗菌薬の長期投与は避けるべきである。使用例としてはセフゾン®（100 mg）3 T 3 X、クラビット®（100 mg）3 T 3 X、クラリス®（200 mg）2 T 2 X(特にマイコプラズマ感染時など)である。

(1) 抗ウイルス薬

　本邦では最近までインフルエンザウイルスに直接対応できる原因療法はなかったが、1998 年に抗インフルエンザ薬としてまずアマンタジン(シンメトレル®)が認可され、次いで欧米ですでに用いられはじめられているノイラミニダーゼ阻害薬も 2001 年 2 月より使用できるようになった。これにより近年インフルエンザの治療面で大きな変化がみられつつある。

(2) アマンタジン

　もともと米国で抗インフルエンザ薬として開発された薬であるが、本邦では従来パーキンソン病や一部の脳梗塞に対して使用されていた。1998 年にようやく A 型インフルエンザに対しての使用が認められるようになった。

　作用機序としてはインフルエンザウイルスが感受性細胞に吸着した後その細胞に侵入する段階または侵入直後のごく早期に、インフルエンザウイルスの M（M 2）蛋白に作用し、ウイルスの脱殻を阻害し抗ウイルス作用を発揮するとされている。

　本剤は経口で投与、体内で代謝を受けずに 90%以上が腎より排出される。

　インフルエンザの治療にアマンタジンを使用する場合には症状出現後 48 時間以内（これを過ぎると効果は期待でない）に内服を開始する。投与期間は 7 日間以内、できれば症状消失後(48 時間まで)速やかに中止するのが望ましい。これは耐性ウイルス出現の可能性を考慮してのことである。内服量については正常成人で 100 mg/日を 2 回に分け朝・昼で投与することが望ましい(米国では 1 日 200 mg 投与を推めている)。これは本剤が不眠をきたす可能性があるためである。また、排泄が腎より行われるため、腎機能障害患者また腎機能の低下を伴うことが多い老年者では減量して投与する。老年者での投与量は 100 mg/日以下の減量投与が望ましく、また発熱により脱水状態をきたしていたりやせた女性などでは 75 mg/以下が望ましい。ちなみに経験上、老年者では男性で 150 mg/日、女性で 100 mg/日以上で副作用の発現頻度が高くなる傾向がみられている。

　効果としては発熱期間の短縮、症状の軽減などで有効性が認められている。

　副作用としては中枢神経系で幻覚・せん妄・不安・神経過敏・集中力障害・睡眠障害、悪性症候群。消化器系では悪心・嘔吐・食欲不振などが認められることがある。その他眼症状・自律神経症状・循環器系症状・肝機能障害があるので注意を要する。

(3) ノイラミニダーゼ阻害薬[ザナミビル(リレンザ®)、オセルタミビル(タミフル®)]

本剤はA型およびB型インフルエンザに有効である。作用機序はインフルエンザウイルスのノイラミニダーゼ(感染細胞より増殖したウイルスを遊離させる)の作用を阻害することにより治療効果を発揮する。投与法はザナミビルは吸入方式、オセルタミビルは内服である。

ザナミビルの使用法は専用の吸入器を使用して、1日2回(1回10 mg)吸入を行う。投与は発症後早期(48時間以内)に使用することが必要である。また、投与期間は5日間が推奨されている。しかし、剤型が粉末であるため吸入により気道粘膜を刺激する可能性から、喘息患者などでは使用をさける必要がある。

オセルタミビルは1回1カプセル1日2回5日間投与。1カプセルは75 mgである。投与時期は発症36時間以内に開始するのが好ましい。

いずれもできるだけ発症早期(少なくとも48時間以内)から投与を開始することが望ましい。使用期間はいずれも5日間である。併用薬剤では利尿剤との併用で相互作用が認められる。インフルエンザの諸症状、特に発熱を改善するとされる。オセルタミビルでは肺炎などの合併症頻度も低下させる可能性も報告されている。安全性に関しては両薬剤とも重篤な副作用は報告されていないが、オセルタミビルでは消化器症状(吐気、嘔吐)がプラセーボよりやや多いと報告されている。また、低頻度ながら糖尿病が悪化した症例や心血管系の副作用の報告もある。耐性ウイルスについては両剤とも報告があるが、オセルタミビルで約3%と報告されている(小児でやや頻度が高い)。ザナミビルでは現在、1例報告されているのみである。いずれにしても新しく登場した抗インフルエンザ薬であるので今後、注意して使用する必要がある。

6. 予防

インフルエンザの予防の第1はワクチンである。現行のワクチンはインフルエンザウイルスのAソ連型、A香港型およびB型の3型を含む不活化HAワクチンである。

ワクチン接種は通常1回に0.5 mlを上腕外側の皮下に接種する。接種回数については1

表 6. アマンタジン予防投与対象

老年者の収容施設、共同生活の老年者、ハイリスクグループ
上記の医療、介護従事者
上記の対象者を持つ家庭の家族
Late vaccination で抗体産生までの期間 　(この場合は接種後7〜10日間の内服にとどめる)
予防接種禁忌例(鶏卵アレルギー)
免疫不全状態でワクチン接種により十分な抗体産生が期待できない例など

回ないし2回(その間隔は1週から4週間)とされているが、最近は老年者で過去の感染の既往による抗体の存在やメモリーによって抗体の上昇が良好なこともあり、1回のみの接種でも感染予防を期待できるレベルまでの抗体上昇が可能であるとの意見が多い。また副作用については老年者で特に多いということはない。

　予防の第2はアマンタジンである。これはワクチン接種にとって変わるものではなく、いろいろな理由からワクチンが間に合わない場合、あるいは鶏卵アレルギー(ワクチンは孵化鶏卵にて培養したウイルスで作られる)など、何らかの理由でワクチン接種ができない場合にワクチンの補完的使用として実施することになるが、実際上は次のような場合考慮することになろう(ただしB型インフルエンザには無効)(表6)。

　この場合投与量については米国では1日200 mgとされているが、本邦では1日量は100 mgである。これを1日2回(朝昼)に分け内服する。予防の場合でも老年者では治療に準じて減量投与を行う。

　投与開始は、その地域でのA型インフルエンザの流行確認後、または施設内でのインフルエンザ患者発生後(Directigen Flu Aなどの迅速診断キットにより確認できる)なるべく早くからということになる。

　投与期間は2〜4週間(地域での流行終息まで)または施設内での最終患者発生後2週間後までとする。投与中および投与中止後1週間程度までは副作用の出現を毎日チェックすることが大切である。

　ノイラミニダーゼ阻害薬のオセルタミビルについても予防投与(これはA型およびB型インフルエンザに対して)が検討されている。

(加地正英)

参考文献
1) 加地正英, 大泉耕太郎: 呼吸器感染症;病態の変化と至適治療　かぜ症候群. 内科 84: 813-6, 1996.
2) 加地正英: 感染症治療ガイド　インフルエンザ. 治療 82: 333-337, 2000.
3) 加地正英: 感染症治療ガイド　抗インフルエンザ薬. 治療 82: 618-619, 2000.
4) Hayden FG, Osterhaus A, Treanor JJ, et al: Efficacy and safety of the neuramindase inhibitor zanamivir in the treatment of influenza virus infection. N Engl J Med 337, 874-880, 1997.
5) 加地正英, 大泉耕太郎:「呼吸器感染症の診断とその対応」ウイルス性　かぜ症候群;特にインフルエンザウイルスを中心として. 臨床と微生物 25: 411-415, 1998.
6) 加地正英, 衛藤弘寿, 猿渡直子, 久能治子, 佐藤能啓, 大泉耕太郎: A型インフルエンザウイルス迅速診断キット(Directigen Flu A)の臨床的有用性の検討. 臨床と研究 77: 189-192, 2000.
7) 加地正郎編集: インフルエンザの臨床第3版　インフルエンザとかぜ症候群. 南山堂, 東京, 2000.
8) MMWR recommendation and report, Neuraminidase inhibitors for treatment of influenza A and B infection. December 17, vol 48, RR-14. 1999.
9) 加地正英, 加地由美, 末安禎子, 大泉耕太郎, 加地正郎, 後藤修郎, 岡　徹也, 酒匂光郎: インフルエンザワクチンの高齢者における有効性と安全性. 臨床と研究 73: 110-112, 1996.
10) 加地正英, 大泉耕太郎: かぜ症候群とくにインフルエンザの基礎知識. 薬局 48: 1944-1949, 1997.
11) 加地正郎, 加地正英: 高齢者とインフルエンザ　特にインフルエンザ肺炎について. 公衆衛生研究 48: 302-7, 1999.

4 慢性閉塞性肺疾患

1. COPDの概念と定義

慢性閉塞性肺疾患(Chronic Obstructive Pulmonary Disease：COPD)は咳嗽、喀痰、労作時呼吸困難などの症状とともに、可逆性の乏しい気流閉塞(airflow limitation)あるいは閉塞性換気障害を呼吸機能検査で認める疾患群である[1]。気流閉塞を示す疾患としては、肺気腫、慢性気管支炎、気管支喘息、びまん性汎細気管支炎、細気管支炎などが含まれるが、一般的にはCOPDとして含めるのは肺気腫と慢性気管支炎である。

肺気腫は、終末細気管支より末梢の気腔が異常に拡大し、肺胞壁の破壊を伴うが、明かな線維化は認められない病態と定義され、病理学的定義に基づいた疾患名である。一方、慢性気管支炎は、慢性または反復性に喀出される気道分泌物の増加状態で、このような状態が少なくとも2年以上連続し、1年のうち少なくとも3カ月以上、大部分の日に認められる病態で、ほかの肺疾患や心疾患に起因するものは除外すると定義され、臨床的観察に基づく定義である。実際には、慢性気道炎症と末梢肺実質の慢性炎症とがさまざまに組み合わされて生じるのがCOPDで、病態に占める慢性気管支炎と肺気腫の割合は各個人により異なる。図1にCOPDの概念[2]を模式的に示す。

2. 疫学

中高年男性の喫煙者に多い疾患であるが、COPDの罹患率に関する十分な疫学調査はなされていないのが実状である。厚生省の人口動態統計によれば、1996年のCOPDによる死亡者は11,795人であり、死亡率は人口10万対9.5人である。性別では男性8,481人(10万対13.9人)、女性3,314人(10万対5.2人)である。米国においては1991年のCOPDの死亡率10万対18.6人で、主要死因の第4位であった。罹病率は白人男性の4〜6％、白人成人女性の1〜3％と推測されている。世界的な視野でみるとCOPDは死因として1990年の第6位から2020年には第3位になり、身体的苦痛をもたらす慢性疾患の頻度として1990年の第12位から2020年には第5位となると予測されている。開発途上国では1人あたりのタバコ消費量が爆発的に増加していることから、公衆衛生上の重大な脅威となることが予想される。人口の高齢化や社会環境の変化により、COPDは増加傾向にある。

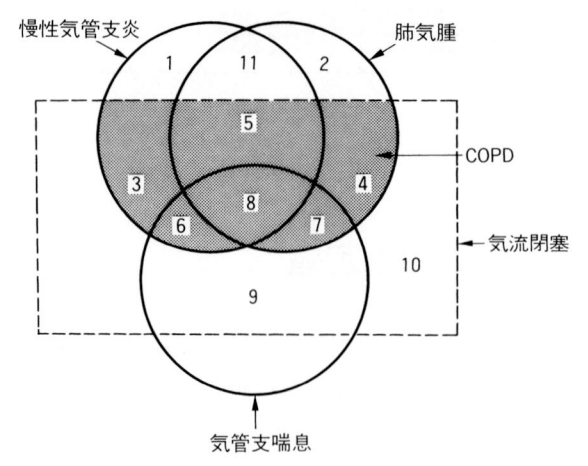

図 1. 慢性閉塞性肺疾患 COPD の概念を示す模式図

気流閉塞をきたす疾患である慢性気管支炎、肺気腫、および気管支喘息と COPD の関係を模式的に示してある。異なる区画は各疾患サブグループを示すが、各区画の大きさはサブグループ毎の疾患頻度や患者数の割合を表しているわけではないことに注意してほしい。COPD に該当するサブグループは網がけにより示してある。気管支喘息は定義上、可逆的な気流閉塞を示すもので、COPD には含まれない（サブグループ 9）。しかし、気流閉塞の可逆性が不完全な喘息の場合には、気流閉塞の部分的な可逆性を示す慢性気管支炎や肺気腫と現実的には鑑別困難であり、COPD として分類される（サブグループ 6、7、8）。慢性気管支炎と肺気腫は通常合併して気流閉塞を示すことが多く（サブグループ 5）、これら 2 疾患に喘息を合併している場合もある（サブグループ 8）。喘息症例が喫煙などの慢性気道刺激物に暴露して気道分泌が亢進すれば、慢性気管支炎の特徴を伴うこととなる（サブグループ 6）。気流制限の明かではない慢性気管支炎、肺気腫、および両者の合併した病態（サブグループ 1、2、11）や、嚢胞性線維症、閉塞性細気管支炎、び漫性汎細気管支炎などのように特定の病因や病理像が明かにされている病態では、気流制限が明かであっても COPD には含めない。

（文献 2 より引用）

3. 病因

喫煙を代表とする慢性気道炎症刺激と、それにより引き起こされるさまざまな生体反応の個体差、すなわち感受性により規定されると考えられる。以下に発症のリスクファクターを述べる。

(1) 喫煙

COPD 発症リスクの 80〜90% を占めるとされ、喫煙指数、喫煙開始年齢、現在の喫煙状況などが発症のリスクと関係する。紙巻きタバコが最もリスクが高く、葉巻やパイプタバコはやや低い。喫煙者の約 15% に臨床的に明かな COPD が発症するので、何らかの感受性遺伝子の存在が推測されている。

(2) α_1-アンチトリプシン欠損症（α_1AT 欠損症）

COPD 感受性遺伝子として唯一知られるもので、欧米では約 3,000 人に 1 人の割合で認められる常染色体劣性遺伝性疾患である。しかし、欧米においても α_1AT 欠損症による COPD は全体の約 1% 程度である。正常人の血中 α_1AT 濃度は 150〜350 mg/dl（20〜48

μM)で、好中球エラスターゼを阻害し末梢肺胞腔を破壊から防御している。血中濃度が最低 80 mg/dl (11 μM、正常値の約 35%) あれば肺気腫発生に対し防御的であるが、これ以下、特に 50 mg/dl 以下では喫煙により若年性肺気腫を発生する。日本では稀で、現在までに 16 家系の報告があるにすぎないが、Pi Siiyama という欠損型亜型が集積しているのが特徴である[3]。α_1AT 欠損症患者でも非喫煙者では肺気腫が生じたとしても軽度で、自覚症状のない場合が多い。

(3) その他

性別では喫煙の影響を除外しても男性で呼吸器症状の頻度が高い。大気汚染は慢性気管支炎との関連が示唆されるが、喫煙の影響を完全に除外しきれないため、危険因子としての役割は明確ではない。

4. 病理学的変化

COPD においても慢性的な気道炎症が重要な役割を担っていると考えられ、気管支腺の肥大と導管の拡張、杯細胞の増加、扁平上皮化生、気道平滑筋細胞の増生などがみられる。特に呼吸細気管支壁には主に単核球細胞浸潤による炎症があり、径 2 mm 以下の膜性細気管支では、内腔への種々の程度の分泌液貯溜、杯細胞化生、平滑筋細胞の増生、線維化などがみられる。これらの気道炎症と肺胞破壊による気道牽引力の減少により細気管支内腔の断面積は減少し狭くなる。

肺気腫は病理形態学的に以下に示す 3 種類に分類される[4] (図 2)。

(1) 小葉中心型肺気腫 centrilobular emphysema

呼吸細気管支領域を中心に肺胞破壊と気腔拡張がみられ、その周囲には正常肺胞が多く存在する。主として上肺野に多く、喫煙との関連が強い。

(2) 汎小葉型肺気腫 panlobular emphysema

各肺胞が均一に破壊を受け、小葉全体に破壊と気腔拡張が及ぶ。主に下肺野に多く α_1AT

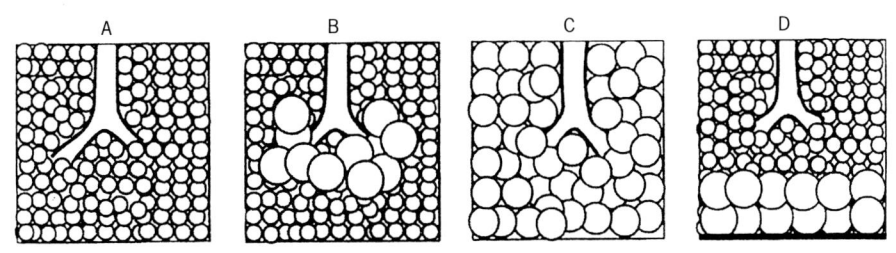

図 2. 肺気腫の病理形態学的分類の模式図
A 正常肺：正常の終末細気管支とそれより末梢の細葉
B 小葉中心型肺気腫
C 汎小葉型肺気腫
D 傍隔壁型肺気腫：下の太い線は胸膜を表し、胸膜直下に多いことを示している
(文献 4 より引用)

欠損症の肺気腫でよくみられる。

(3) 傍隔型肺気腫 paraseptal emphysema

小葉隔壁周辺に肺胞破壊と気腔拡張がみられ、主に肺胞道や肺胞嚢が障害を受ける。肺尖部に多く機能障害は一般に軽度で、肺尖部のブラや巨大嚢胞 giant bulla はこのタイプである。

5. 病態生理

1 生化学的視点からみた病態生理

COPD の病態の中心は、末梢気道と肺実質組織における慢性炎症である[5](図3)。末梢気道にみられる炎症細胞は CD 8+細胞、マクロファージ、好中球が主体で、急性増悪時を除いては気管支喘息と異なり好酸球は目立たない[6,7]。COPD では喀痰中のロイコトリエン

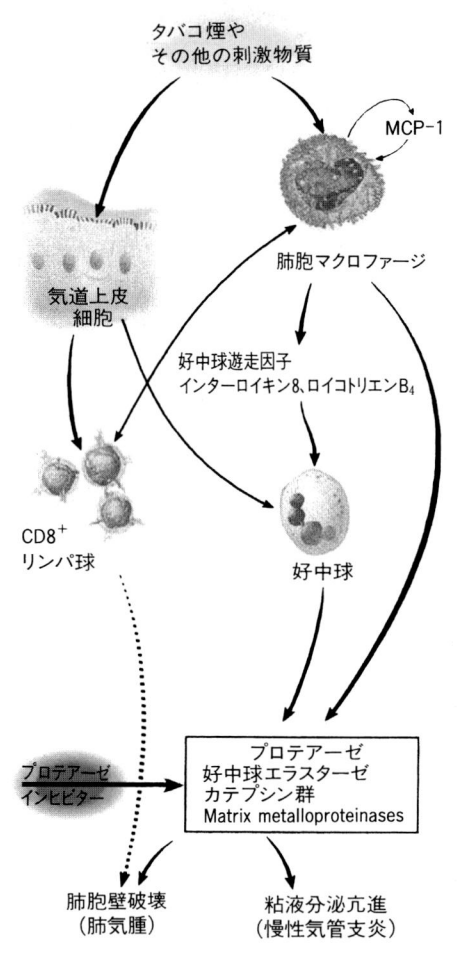

図 3. COPD における気道および肺実質での炎症のメカニズム
気道の上皮細胞やマクロファージはタバコ煙などの刺激物質により活性化され、IL-8 やロイコトリエン B₄ などの好中球遊走因子を産生する。好中球やマクロファージはプロテアーゼを放出し、末梢肺組織の細胞外基質を分解し肺気腫を引き起こしたり、粘液分泌を亢進させる。CD 8+ リンパ球もこれらの炎症過程に関与する。MCP-1(monocyte chemotactic protein 1)はマクロファージから産生され、自身を活性化する。
(文献5より引用)

```
好中球エラスターゼ
プロテアーゼ3
カテプシン群
Matrix metalloproteinases（1、2、9、12）
その他

                              増加

↑
減少

                    α₁-アンチトリプシン
                    SLPI
                    エラフィン
                    TIMP
```

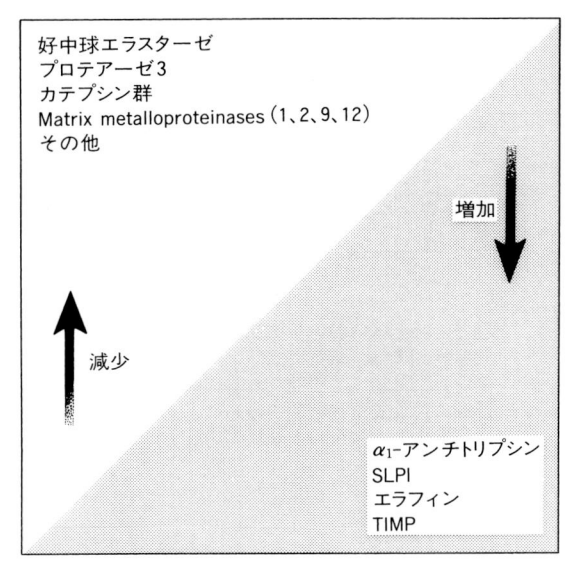

図4．COPDにおけるプロテアーゼーアンチプロテアーゼ不均衡
COPDではバランスはプロテアーゼ優位になっていると考えられている。
（文献3より引用）

B₄、IL-8、TNFαなどのサイトカインが増加している。これらのサイトカインにより遊走してきた炎症細胞は局所で活性化され、好中球エラスターゼ、プロテアーゼ3、カテプシンなどのセリンプロテアーゼ、Matrix Metalloproteinases(MMP-1、MMP-2、MMP-9など)を放出し、細胞外基質蛋白質のエラスチンやコラーゲンが破壊され肺気腫が生じる。セリンプロテアーゼは粘液分泌を刺激するため、慢性気管支炎の過分泌状態において重要な役割を演じている。生体内には、このようなプロテアーゼ(蛋白分解酵素)を不活化するアンチプロテアーゼ(蛋白分解酵素阻害物質)が存在する。主要なセリンプロテアーゼ阻害物質はα_1ATとSLPI(secretory leukoprotease inhibitor)である。α_1ATは主として肝臓とマクロファージにより産生される分泌蛋白質であり、肺組織中の抗エラスターゼ活性の90%以上を担っている。SLPIは気道上皮細胞より産生される。TIMP(tissue inhibitors of metalloproteinase)は間質細胞から産生されMMPを阻害する。正常者では過剰量のアンチプロテアーゼが存在するため肺組織中のプロテアーゼーアンチプロテアーゼのバランスは肺組織障害に対して防御的に保たれているが、若年でCOPDを発症する危険性の高いα_1AT欠損症では主たるアンチプロテアーゼを欠いているためバランスはプロテアーゼ優位に保たれ、肺組織障害が生じやすい環境となっている(プロテアーゼーアンチプロテアーゼバランス説、図4)。一方、タバコ煙や大気中に含まれるオキシダントや炎症細胞により発生する過酸化物などの酸化ストレスも慢性炎症に係わる重要な因子である。これらは転写調節因子のNF-κBを活性化してIL-8、TNFαなどの炎症性サイトカインの産生

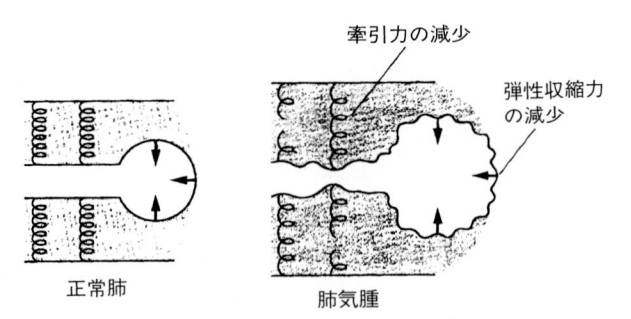

図 5. 肺気腫における気流閉塞のメカニズム
正常状態では、細気管支壁は周囲の肺胞の弾性収縮力により牽引され、気道内腔が保たれる。肺気腫では肺胞破壊により気道周囲に付着する肺胞数の減少により牽引力が低下する。また、呼気時の気流減少により気道内圧を保てないため虚脱が助長される。

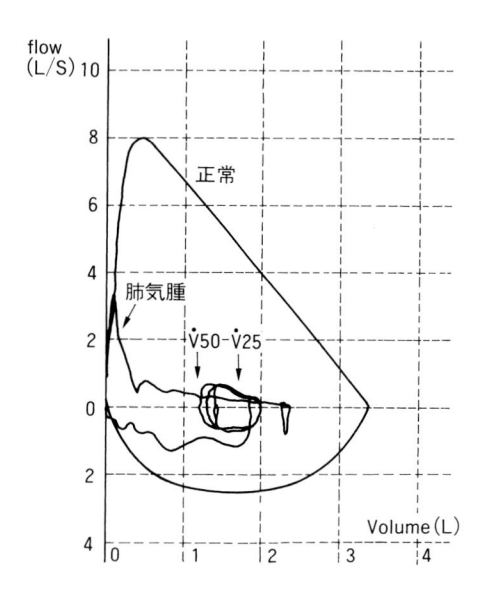

図 6. 最重症肺気腫症例のフローボリューム曲線
$FEV_{1.0}$ 0.82 L（%$FEV_{1.0}$ 32.3%）、$FEV_{1.0}$/FVC 34.2%の最重症肺気腫症例のフローボリューム曲線で、最大呼気流速の低下（予測値の 42.2%）と、直後の呼気流速が急激に下降し、その後の勾配が極めて緩やかにダラダラと続く典型的なパターン。$\dot{V}50$ および $\dot{V}25$ は著減している。

を亢進したり、α_1AT や SLPI などのアンチプロテアーゼを不活化しプロテアーゼ優位の環境をつくる。

2 生理学的視点からみた病態生理

（1）気流閉塞のメカニズム

　細気管支より末梢側の気道では支持組織としての軟骨を欠くため、気道の開存性は気道周囲に付着する肺胞組織の弾性収縮力に依存している。肺気腫では気道周囲の肺胞付着数が減少するため、気道を外方へ牽引する力が減少し、気道は虚脱しやすい。呼気時には肺胞自身の弾性収縮力の低下により気道内圧を高く保つことができず、胸腔内圧の上昇と

あいまって、気道虚脱を助長する(図5)。気道炎症による気道粘膜の浮腫、分泌物、気管支腺の肥大などは気道閉塞を助長する。このため強制呼気時にはピークフローの低下と呼出早期での機能的気道閉塞 dynamic airway compression による呼気流速の急激な低下が生じ、特徴的なフローボリューム曲線となる(図6)。口すぼめ呼吸(pursed-lip breathing)により呼気時気道内圧を上昇することは、気道閉塞を防止する点で役立つ。

(2) ガス交換障害のメカニズム

低酸素血症は気流閉塞の程度と直接的には関係なく、換気・血流ミスマッチによる。COPDでは気道炎症や肺胞破壊により、気道抵抗やコンプライアンスなどのメカニックスの不均一なコンパートメントが生じる。このため呼吸に伴う肺内ガスの流れが slow-in and slow-out であるコンパートメントが生じ、不均等換気となる。換気の不均等性は呼吸数が増加するとより顕著となる。一方、肺実質破壊に伴う肺毛細血管床の減少、低換気コンパートメントでの低酸素性肺血管収縮などにより血流の不均等分布が加わり、換気・血流ミスマッチが生じる。

6. 診断

診断に際しては、病歴や自覚症状、身体所見により COPD を疑い、胸部画像所見を参考として、呼吸機能検査所見を満たす場合に COPD と診断する[1](表1)。

1 病歴や自覚症状、身体所見

中年以降の喫煙歴のある男性が、労作時呼吸困難を訴えて受診することが多い。呼吸困難の程度を表す方法としては Fletcher-Hugh-Jones 分類が用いられ、坂道や階段昇降時に呼吸困難を感じるようになって来院する。労作時呼吸困難は、ゆっくりと進行することが多い。安静時にも息切れが存在する場合には、気管支喘息、左心不全などのほかの病態を鑑別する必要がある。咳嗽や喀痰を伴うことも多い。喘鳴を伴う場合や発作性に喘息様症状を呈することもある。進行すると、右心不全の悪化や気道感染の合併により呼吸困難や低酸素血症が増強する急性増悪を示す。高炭酸ガス血症を伴う場合には、朝方の頭痛を訴える。

身体所見としては、胸郭の前後径が増大しビア樽状を呈する。しばしば口すぼめ呼吸(pursed-lip breathing)を行い、補助呼吸筋の使用が目立つ。重症例ではるいそうが進行し、肋間は陥没し、吸気時に腹壁が陥凹する奇異性呼吸や、胸郭下部肋骨が内方に偏位する Hoover 徴候を認める。打診では鼓音を呈し心濁音は不明瞭化する。聴診では呼吸音が減弱し、呼気が延長し、時に喘鳴を聴取する。

表 1. COPDの診断基準

1．病歴	
	1）持続的な労作時呼吸困難
	2）慢性の咳嗽、喀痰
	3）時に喘鳴
	4）喫煙者であることが多い
2．身体所見	
	1）視診：胸郭前後径の増大、呼吸補助筋（胸鎖乳突筋・斜角筋など）の活動性の亢進、口すぼめ呼吸 　　　　重症例では、吸気時の鎖骨上窩・肋間腔の陥凹、チアノーゼ、浮腫
	2）打診：鼓音（反響音）、肺下界の低下
	3）聴診：呼吸音の減弱、呼気延長、時に乾性ラ音（連続性ラ音）
3．胸部画像所見	
	1）胸部X線所見： 　　　肺野透過性の亢進（心臓後腔および胸骨後腔の拡大） 　　　末梢血管影の狭小化・減少、肺門陰影の増強 　　　過膨張所見（胸郭前後径の増大、肋間腔の拡大、横隔膜の平低化）
	2）胸部CT所見（HRCTの使用が望ましい）： 　　　肺野の広範な低吸収領域 　　　肺血管影の減少・消失・破壊・変形・細小化
4．呼吸機能スクリーニング検査所見	
	1）スパイロメトリー[注]： 　　　1秒率（$FEV_{1.0}/FVC$）の低下；55％以下をCOPD高度疑い症例とし、70％以下（55〜70％）COPD疑い症例とする、1秒量の低下、%1秒量の低下
	2）特徴的なフローボリューム曲線： 　　　努力呼出時、最大流速（ピークフロー）の直後の下降脚が下に凸の曲線を描く、すなわち、急激に下降し、その後の勾配が極めて緩やかで平坦なパターンを呈する（$\dot{V}50$および$\dot{V}25$の著しい減少）
	3）気管支拡張剤による気流閉塞の可逆性： 　　　気管支拡張剤（β_2刺激剤 MDI 2パフ）吸入による改善は1秒量にして300 mL以下（改善率で20％以下）
5．呼吸機能精密検査所見	
	1）肺拡散能力の低下：%D_{LCO} 60％以下（気管支喘息との鑑別に有用な可能性がある）
	2）残気率の増加：50％以上
	3）静肺コンプライアンスの上昇：0.30 L/cmH$_2$O以上
	4）動脈血ガス分析：呼吸機能の低下に伴い、動脈血O$_2$分圧の低下、動脈血CO$_2$分圧の上昇、肺胞気動脈血酸素分圧較差（AaD_{O_2}）の開大を来す。

（文献1より引用）

（注）日本呼吸器学会肺生理専門委員会の日本人臨床肺機能検査指標基準値
エレクトロスパイロメータ使用（立位、喫煙の有無によらず）の日本人の1秒率（$FEV_{1.0}/FVC$）の基準値は$FEV_{1.0}$％＝94.44−0.274×年齢（標準偏差＝7.431−0.0173×年齢）（70歳で75.3％、標準偏差6.2％）であり、加齢により低下が認められる。したがって、1秒率の評価には年齢の影響を考慮する必要がある。

2 画像診断

　慢性気管支炎は症状に基づく診断なので、胸部X線から本症を診断することは不可能である。気道炎症や気道分泌過剰状態を反映する所見として、気管支壁肥厚所見 tram line や肺紋理増強があげられる。一方、肺気腫では、閉塞性換気障害により肺野の透過性は亢進し、肺紋理は枯れ枝状に狭小化する。過膨張により横隔膜が低位、平坦化し、胸骨後腔や心臓後腔が拡大し、心臓が滴状心となる（図7）。胸部CTでは、肺組織の破壊を示す低吸収域 low attenuation area（LAA）が肺気腫の病理像を反映する。LAAを感度よく検出するためには高分解能CT（High resolution CT：HRCT）が望ましい[1]。汎小葉型肺気腫はあ

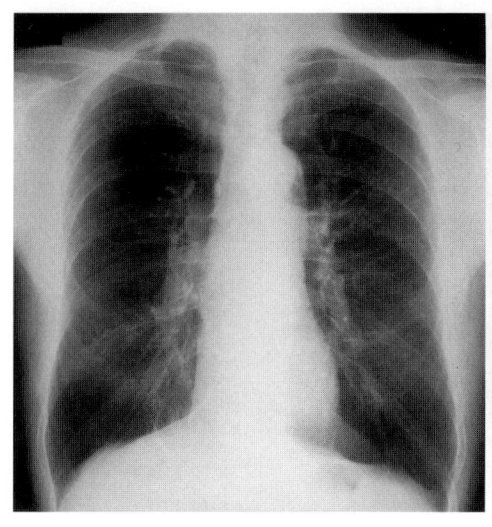

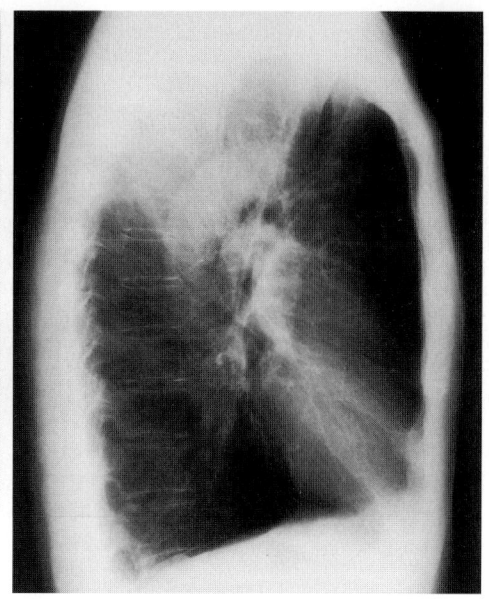

図 7. 肺気腫症例の典型的胸部 X 線写真
枯れ枝状の肺紋理、肺野の透過性亢進、横隔膜の低位・平坦化、胸骨後腔や心臓後腔の拡大、心臓が滴状心、などの所見を示す。

る程度の広がりを持った領域が一様に低 CT 値を示し、α_1AT 欠損症に特徴的である（図8）。小葉中心型肺気腫は α_1AT 欠損のない一般肺気腫によくみられ、喫煙などの炎症刺激物吸入により呼吸細気管支を中心として破壊が起こるタイプで、直径 10 mm 以下の被膜を持たない LAA が正常肺野に散在し、早期では上肺野に多い（図9）。LAA 内または LAA に接して肺動脈がみられる。進行すると LAA が密集するようになり、互いに融合し、高度進行例では汎小葉型 panlobular type との鑑別が困難となる。

3 呼吸機能検査

特徴としては、閉塞性換気障害（1秒率 $FEV_{1.0}$/FVC および %1秒量 %$FEV_{1.0}$ の減少）、肺気量分画異常と肺弾性収縮力異常、ガス交換障害（拡散能力の低下、換気の不均等、換気・血流比の不均等分布）が挙げられる。

1秒率 $FEV_{1.0}$/FVC＜70％は閉塞性換気障害、あるいは気流閉塞と定義されるが、この呼出障害は不可逆性で、気管支拡張薬による改善は1秒量にして 300 ml 以下、改善率で 20％以下である。フローボリューム曲線の形は特徴的で、呼気流速が最大になった直後から dynamic airway compression のために流速が急激に低下し、$\dot{V}$ 50、$\dot{V}$ 25 が著しく減少する（図6）。

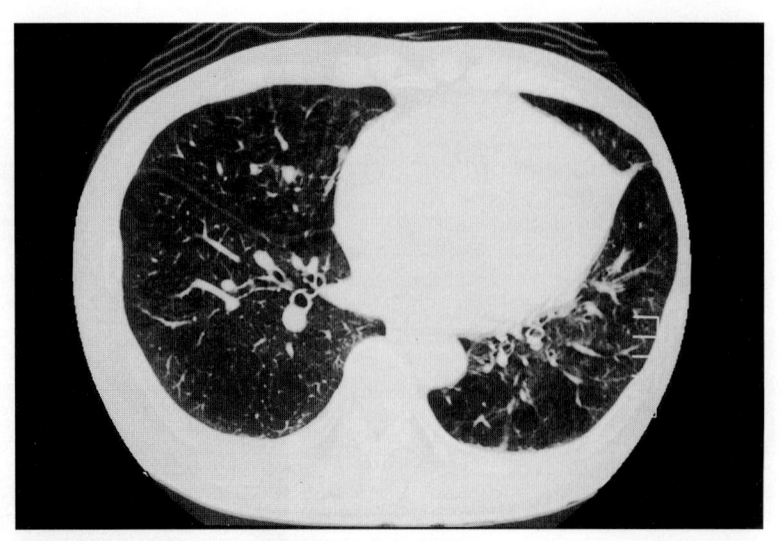

図 8. α1AT 欠損症例の高分解能 CT 像（HRCT）
Pi Siiyama のホモ接合症例の肺底部レベルの画像で、比較的広範囲にわたって均一に肺野濃度の低下した領域が広がっている。

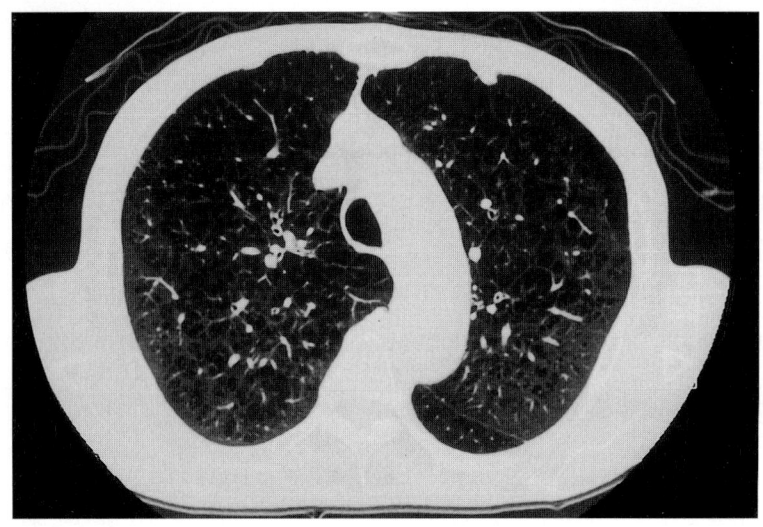

図 9. 肺気腫の高分解能 CT 像（HRCT）
大動脈弓レベルの画像で、低吸収領域(LAA)がまだら状に正常肺野内にみられ、正常肺野画像は背側に残存している。小葉中心型肺気腫と考えられる。

4 動脈血ガス分析

呼吸機能低下とともに、PaO_2低下、$PaCO_2$上昇、$AaDO_2$増大を認める。急性増悪時には肺胞低換気が進行し、$PaCO_2$上昇、呼吸性アシドーシスも加わる。

7. 治療

　治療法の選択は病期や臨床症状により異なるが、単に薬物療法のみならず、患者教育、禁煙指導、理学療法、栄養指導、ワクチン接種をはじめとした感染予防教育、社会的サポートなどの多方面にわたる包括的な取り組みが重要である。包括的な治療プログラムは、選任のメディカルコーディネーター(医師)、コーディネーター(看護婦)、呼吸理学療法士、薬剤師、栄養士、医療福祉相談室、臨床検査技師(呼吸機能検査室や臨床工学室)、HOT プロバイダーなどの種々の専門家が参加した学際的な医療チームにより展開されるもので、コーディネーター(医師、看護婦)を中心として情報が共有化されていることが必要である。

1 禁煙指導

　最近では喫煙の本質はニコチンに対する薬物依存症の1つとして捉えられるようになった。習慣性の嗜好品と薬物依存症の2つの特徴をもつ喫煙習慣から脱却するためには行動科学に基づいたアプローチとニコチン代替え療法のアプローチが必要である。禁煙は治療上最も大切な点で、1秒量の年次低下を抑制する上で最も大きな効果が期待できる。禁煙の効果は機能障害が軽いほど大きく、軽症の段階から強力に指導する。

2 慢性安定期薬物療法

　JRS のガイドラインにおける慢性安定期の治療内容を表2に示す[1]。気流制限の可逆性は乏しいのが一般的であるが、抗コリン剤吸入、β_2刺激薬吸入、長時間作用型キサンチン製剤内服の順に症状に応じて段階的に併用して使用される。安定期の COPD に対するステロイド剤の役割は今だ確立していない。経口ステロイド薬により約10〜30%の症例に1秒量の改善がみられ、重症例では副作用に注意しながら一度は投与を試みる必要がある。高用量の吸入ステロイドは経年的な1秒量の低下を軽減することはなく、COPD の自然歴を変えるものではないことが示されている。しかし、患者の QOL は向上し急性増悪の回数も減少するので、経口ステロイド剤有効例での吸入ステロイドは臨床的効果の点で期待できる。

3 急性増悪時の内科的治療

　気道感染症、心不全により呼吸不全状態が急速に悪化する場合がある。原因にそくした治療(抗生物質投与、去痰剤の吸入や内服、利尿剤投与など)と、呼吸不全に対する治療が必要である。JRS ガイドラインでは β_2刺激薬の1〜数時間ごとの反復投与を第一選択とし、抗コリン薬の吸入やアミノフィリン点滴持続静注は効果を示す可能性のある治療としている。ステロイドの全身投与、例えば、入院直後より125 mg ソルメドロール6時間ごと

表 2. COPD の慢性安定期の薬物療法

ステップ 1(病期 1 期の症例)
・無症状の場合 　　経過観察 ・労作性呼吸困難などの臨床症状がある場合 　　抗コリン剤の吸入*(1～2 パフ×3～4 回/日)を実施 ・十分な効果が得られない場合 　　β₂刺激剤の吸入*(頓用または 3～4 パフ/日の定時吸入)
ステップ 2(病期 2 期の症例)
・抗コリン剤の吸入(2 パフ×4 回/日)とβ₂刺激剤の定時吸入(3～4 パフ/日)の併用 　または ・抗コリン剤の吸入(2 パフ×4 回/日)と長時間作用型テオフィリン製剤(経口)**の併用 　または ・β₂刺激剤の定時吸入(3～4 パフ/日)と長時間作用型テオフィリン製剤(経口)の併用 上記の組み合わせで効果が不十分な場合 ・抗コリン剤の吸入(2 パフ×4 回/日)、β₂刺激剤の定時吸入(3～4 パフ/日)と長時間作用型テオフィリン製剤(経口)の併用
ステップ 3(病期 3 期の症例)
・抗コリン剤の吸入(2 パフ×4 回/日)、β₂刺激剤の定時吸入(3～4 パフ/日)と長時間作用型テオフィリン製剤(経口)の併用に加えてステロイド治療を試みる。 ・経口ステロイドは、プレドニン換算で 0.5 mg/kg/日を 2 週間続け、投与前後での 1 秒量の変化、6 分間歩行試験など客観的な効果を評価し、効果がない場合は 2 週間で中止する。客観的効果(例えば 1 秒量で 15％以上かつ 200 m*l* の改善)が認められた場合は、その効果を維持できる最小量まで漸減する。経口ステロイドの維持療法から、吸入ステロイド療法(ベクロメタゾン 800～1,000 μg/日)への切り替えも考慮する。
その他
・喀痰の多い場合や喀出困難がある場合は去痰剤の経口投与、吸入などを併用する。 ・肺性心、右心不全を合併している患者では利尿剤などの投与を考慮する。

(文献 1 より引用)

参考
* 吸入療法には吸入補助具(スペーサー)を用いることが望ましい。抗コリン剤、またはβ₂刺激剤の吸入の効果判定は原則として 2～4 週間をめどにして行う。
** テオフィリン製剤の投与量は薬剤の血中濃度をモニターしながら決定するのが望ましい。テオフィリン血中濃度 10 μg/m*l* を達成する投与量を標準用量とする。

に点滴静注を 3 日間＋その後経口 predonisone 60 mg/日を 4 日間＋40 mg/日を 4 日間＋20 mg/日を 4 日間の治療(計 2 週間の治療)[8]や経口 predonisolone 30 mg/日を 2 週間[9]、は臨床像を改善し入院期間の短縮をもたらすことが報告されている。低酸素血症には経鼻 O_2 投与を行うが、CO_2 ナルコーシスの合併に注意なければならない。人口呼吸管理を必要とする場合には、非侵襲的陽圧換気療法(NIPPV：non-invasive positive pressure ventilation)を試みるが、気道分泌物の多い症例、循環動態の不安定な症例、意識障害例では挿管下に人工呼吸管理をする必要がある。

4 酸素療法

呼吸不全(厚生省特定疾患「呼吸不全」調査研究班、昭和 56 年度研究報告)が存在すれば、酸素投与を行う。慢性呼吸不全には在宅酸素療法が保険適応され、疾患の内訳としてはCOPD が最も多い。PaO_2 55 torr 以下、あるいは PaO_2 60 torr 以下で睡眠時または運動負荷時に著しい低酸素血症を示す症例が対象である。在宅酸素療法は慢性呼吸不全患者の肺

高血圧や二次性多血症進展の抑制、呼吸困難の改善、QOL を改善し、予後を改善する。

5 呼吸リハビリテーション（呼吸理学療法・運動療法）[10]

呼吸器症状の軽減と QOL の改善を目的に行われる。①呼吸時の姿勢や呼吸運動パターンの改善（リラクセーション、脊椎・胸郭可動域訓練）、②呼吸訓練（腹式呼吸、歩行時呼吸訓練など）、③呼吸筋訓練、④体幹・四肢の筋力増強訓練、⑤ ADL 訓練、⑥歩行訓練、⑦排痰訓練（体位ドレナージなど）、等々により構成される。

6 外科療法

COPD の外科療法としては肺容量減少術（LVRS：lung volume reduction surgery）、肺移植がある。絶対的な条件として、肺気腫の確定診断が得られており、十分な内科治療によっても依然として呼吸困難が持続し、Fletcher-Hugh-Jones 分類Ⅲ度以上、胸部 CT ならびに換気・血流シンチで気腫性変化が不均一であることが挙げられている。LVRS はアメリカで先進的に展開されているが、現在、包括的内科治療との有用性を比較検討する National Emphysema Treatment Trial（NETT）が行われている。国際心肺移植学会の示す COPD 患者の肺移植適応ガイドラインでは、%1 秒量＜25％、高 CO_2 血症（＞55 torr）、肺高血圧の合併、長時間の酸素療法を必要とし高 CO_2 血症（＞55 torr）を合併する症例は特によい適応、としている。日本では α_1AT 欠損症による若年性肺気腫が非常に少ないため、肺移植の適応患者数は限られていると予想される。

8. 病期分類と予後

JRS ガイドラインでの病期分類[1]を表 3 に示す。年齢・体格・性別による影響を避けるため予測値に対する 1 秒量のパーセント値を用いている。また、厚生省特定疾患「呼吸不全」調査研究班は、喫煙者では 50 歳以下、非喫煙者では 60 歳以下で発症した肺気腫を若年性肺気腫と定義している。

明かな臨床症状を有する中等度以上の COPD の 5 年生存率は約 50％である。また、在宅酸素療法施行症例では約 40％である。予後に影響する因子としては、1 秒量、PaO_2、年齢、性差（女性で予後がよい）、高 CO_2 血症の有無、混合静脈酸素分圧（35 torr 以下は不良）、喫煙の有無、肺高血圧や肺性心の合併の有無、栄養状態などが知られている。

9. GOLD について

COPD の国際的なガイドラインとして、WHO と NHLBI（米国心肺血液研究所）は共同で COPD の国際指針（Global initiative for chronic obstructive lung disease；GOLD）

表 3. COPDの病期分類

1期	軽度～中等症	($50 \leq FEV_{1.0}\%predicted$)
2期	重症	($35 \leq FEV_{1.0}\%predicted < 50$)
3期	最重症	($FEV_{1.0}\%predicted < 35$)

$FEV_{1.0}\%predicted$：$FEV_{1.0}$予測値に対するパーセント値
(%$FEV_{1.0}$と表記する場合もある)
(文献1より引用)

表 4. GOLDの病期分類

病期	症状	1秒率($FEV_{1.0}\%$)	1秒量の対予測値%(%$FEV_{1.0}$)
0 : At risk	咳、痰	正常	
I : Mild	(咳、痰)	<70%	80%≤
II : Moderate	(咳、痰、呼吸困難)	70%	30%≤、<80%
III : Severe		<70%	<30% または <50%で呼吸不全 or 右心不全の徴候

を作成を支援し、2001年には正式に発表される。GOLDの目的は、世界的な公衆衛生上の脅威としてのCOPDの重要性を喚起すること、すべての国に適応しうるCOPDの管理・予防のガイドラインを作成し、より早期における診断と有効な治療介入を目指すことである。これにより、上昇しつつあるCOPDの罹患率と死亡率の抑制を目指している。GOLDの病期分類(表4)をみると、呼吸機能が正常であっても咳や痰があれば「At risk」として予防的治療の対象としており、早期発見・早期介入の姿勢が現れている。

(瀬山邦明、福地義之助)

文献

1) 日本呼吸器学会COPDガイドライン作成委員会編集，日本呼吸器学会COPDガイドライン　COPD(慢性閉塞性肺疾患)診断と治療のためのガイドライン．メディカルビュー社，東京，1999．
2) American Thoracic Society. Standards for the diagnosis and care of patients with chronic obstructive pulmonary disease. Am J Respir Crit Care Med 152：S 77-S 121, 1995.
3) Seyama K, Nukiwa T, Souma S, et al：Alpha 1-antitrypsin-deficient variant Siiyama(Ser 53[TCC]to Phe 53[TTC])is prevalent in Japan. Status of alpha 1-antitrypsin deficiency in Japan. Am J Respir Crit Care Med 152：2119-2126, 1995.
4) Lamb D：Spencer's Pathology of the Lung, 5 th ed, Edited by Philip S. Hasleton p 602, 1996.
5) Barnes PJ：Chronic obstructive pulmonary disease. N Engl J Med 343：269-280, 2000.
6) Saetta M, Di Stefano A, Turati G, et al：CD 8+ T-lymphocytes in peripheral airways of smokers with chronic obstructive pulmonary disease. Am J Respir Crit Care Med 157：822-826, 1998.
7) Saetta M, Baraldo S, Corbino L, et al：CD 8 positive cells in the lungs of smokers with chronic obstructive pulmonary disease. Am J Respir Crit Care Med 160：711-717, 1999.
8) Niewoehner DE, Erbland ML, Deupree RH, et al：Effect of systemic glucocorticoids on exacerbations of chronic obstructive pulmonary disease. N Engl J Med 340：1941-1947, 1999.
9) Davies L, Angus RM, Calverley PM：Oral corticosteroids in patients admitted to hospital with exacerbations of chronic obstructive pulmonary disease：a prospective randomised controlled trial. Lancet 354：456-60, 1999.
10) 日本呼吸管理学会監訳，呼吸リハビリテーション・プログラムのガイドライン(第2版)．ライフサイエンス出版，東京，1999．

5 結核・非結核抗酸菌症

1. 肺結核

1 老年者の結核

　わが国の結核症は明治維新以降、急速に増加し、1918年、本邦の結核死亡率は過去最高となり（人口10万人対257.1人）、その後も1950年ごろまで結核死亡率は低下せず、多くの若い男女が結核のために命を落とした。

　1944年にストレプトマイシン（SM）が発見され、次いで1950年台になってパラアミノサリチル酸（PAS）やイソニアジド（ヒドラジド INH）が開発され使用されるようになり、内科的治療にも希望がもてるようになった。一方、全身麻酔の導入もあり1955年から1965年ころまでの間は、肺結核に対する外科的治療が最も華々しく行われた時代でもあった。1965年ごろよりリファンピシン（RFP）が使用されるようになり、肺結核治療の主体は外科治療から内科治療に移行したのである。

　そして、結核死亡率や結核罹患率は、1950年ごろより急速に減少し始めた（図1）。国民の栄養状態の改善、BCGや集団検診の広まりなどとともに結核予防法の改訂（1951年）により排菌患者の早期隔離と抗結核薬による治療が行われるようになったことの効果と思われる。

　しかし、順調であった本邦での結核罹患率の減少は、1980年ごろより徐々に鈍化してきた。そして、1996年人口10万対33.7であった全結核罹患率は1997年33.9、1998年34.8とついに増加に転じた。

　老年者の結核症を考えるうえで、このような時代の流れを理解することは大切なことと思われる。現在の老年者は、その若い時期を結核蔓延の時代の中で過ごしてきた。表1に示すように、現在の老年者の半数以上は結核既感染者と推定されている[2]。

　そして、今日の結核罹患率の増加の原因には、かつてない高齢化社会に伴う高齢者肺結核患者の増加の関与が大きい。図2に示すように、本邦の塗抹陽性肺結核患者のうち70歳代以上の老年者の占める割合は年々増加している。加齢や他疾患による免疫力の低下のために二次性結核症を発症しているケースが増えているのである。

　老年者の肺結核症の臨床所見や検査所見についてほかの年齢層との比較検討が多くなされてきた。すべてに一致した見解が得られているわけではないが、発熱や寝汗、喀血は老年者では少なく、呼吸困難は老年者に多いとする報告が多い[4]。胸部X線所見の比較では、

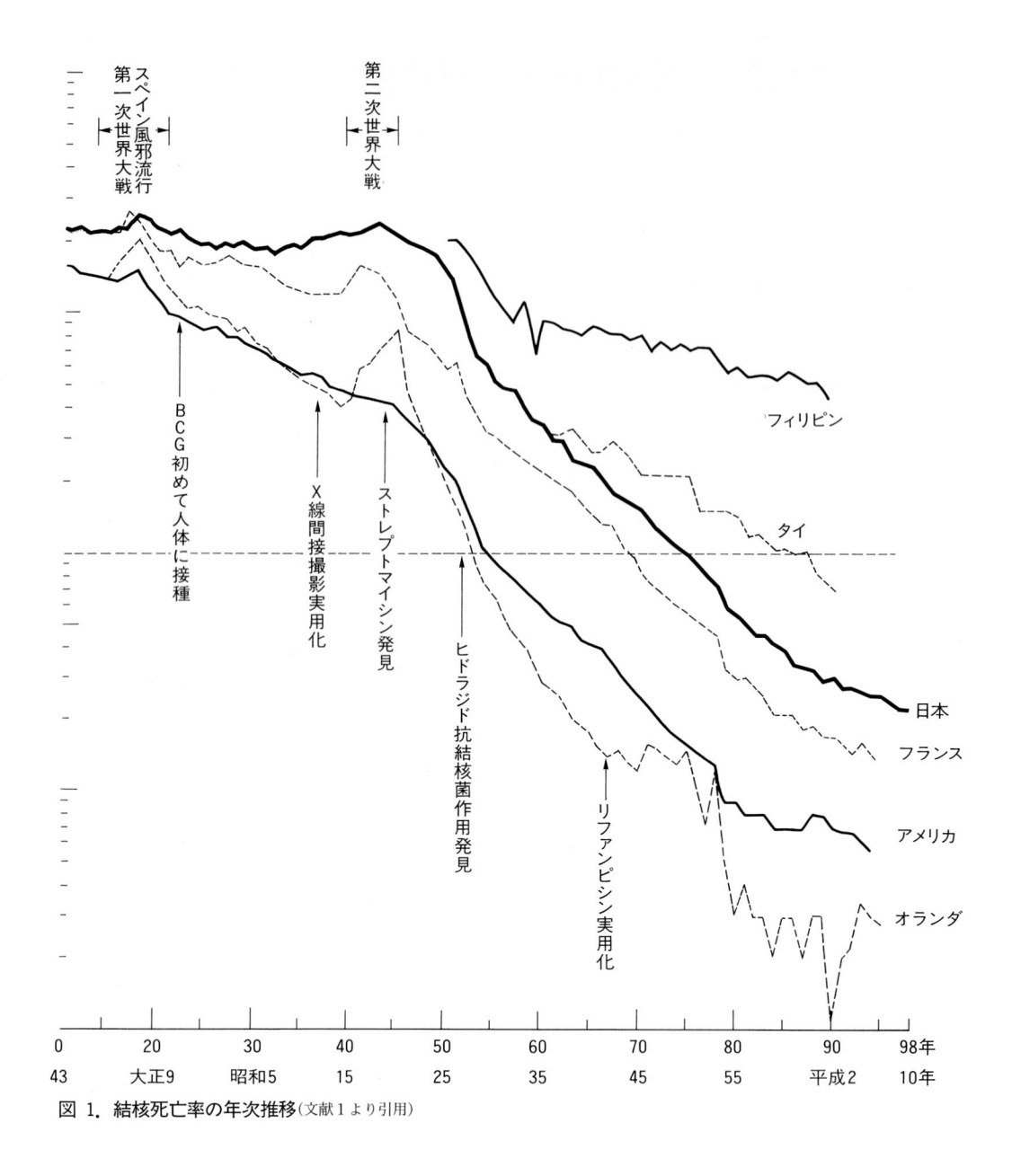

図 1. 結核死亡率の年次推移（文献1より引用）

空洞性病変が老年者に少ないとされている[4]。また、下肺野の病変が老年者に多いとする報告も目立ち、老年者の肺結核が非典型的といわれる所以である。そのほか、ツベルクリン反応も老年者で減弱する。特に老年者では症状や画像診断のみに頼らず、喀痰などによる抗酸菌検査を積極的に施行するべきである。

　このような診断上の問題に加えて、老年者の肺結核患者では治療上の問題も多い。老年者でも、肺結核治療の原則はほかの年齢層と同じであり、初回治療であれば多剤併用による標準治療にしたがう。しかし、老年者では薬物代謝能が低下しており抗結核薬による副

表 1. いくつかの年次の年齢別結核既感染率（日本　森推定）

年次	1950年	1980年	1990年	2000年	2030年
1歳	2.9	0.10	0.06	0.04	0.02
5歳	16.8	0.7	0.4	0.2	0.2
10歳	31.9	1.8	0.8	0.5	0.4
15歳	44.2	3.9	1.4	0.9	0.6
20歳	54.3	7.3	2.6	1.3	0.7
30歳	69.4	22.1	8.0	3.1	0.8
40歳	79.5	46.9	22.7	8.5	1.3
50歳	86.2	64.4	47.5	23.1	2.1
60歳	90.8	76.2	64.8	48.2	3.9
70歳	93.8	84.0	76.4	65.3	9.1
80歳	95.9	89.3	84.2	76.7	23.2
全年齢	57	32	26	19	4

注）1981年以降の年間感染危険率の低下速度を3.5%/年と仮定．
1歳の既感染率はその年の感染危険率にほぼ等しい．「全年齢」は全人口の既感染率（年齢階級別人口加重平均）
（文献2より引用）

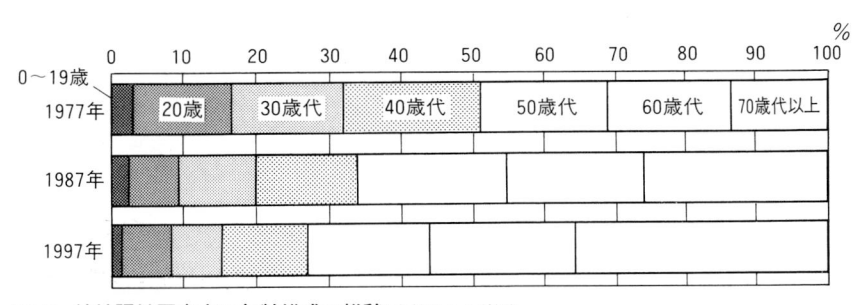

図 2. 塗抹陽性罹患率の年齢構成の推移（文献3より引用）

作用が出現しやすいといわれている。患者に合わせて減量した方がよいことも多い。ピラジナミド（PZA）の肝障害は老年者で頻度が高く劇症肝炎に至ることもあるので、老年者での投与は慎重にしたい。また、老年者では初回治療と思われる症例でも、よく問診すると若いころにSMやINHの投与を受けていることがある。このような再治療例では耐性結核の可能性を考慮して投薬内容を選択しなければならない。

また、老年者の結核患者の診療をさらに難しくしているのは、その合併症である。老年者の結核治療では、通常の結核治療に加えて細かな全身管理が必要になることが多い。

2 肺結核の病態

(1) 一次結核症と二次結核症

結核症の病態を考えるときには、感染と発症を分けて考えなければならない。

結核菌の感染様式について述べると、患者の咳などにより飛散したしぶき中の結核菌は、まわりの水分が蒸発した裸の状態で空気中をしばらく浮遊している。一方、床に落ちた菌

の感染性は低い。

　浮遊する結核菌を吸入した時、一部の結核菌は胸膜直下の肺胞や呼吸細気管支に定着し滲出性病変を形成し、感染が成立する。肺胞マクロファージに貪食された結核菌の一部は細胞内で殺菌されずリンパ行性に肺門リンパ節や縦隔リンパ節に運ばれ、ここにも病巣をつくる。これらの病変を総称して初期変化群と呼ぶ。約4週間後に細胞性免疫が成立し、ツベルクリン反応も陽転する。そして、多くの場合、これらの病巣は被包化、石灰化して自然に治癒する。

　しかし、一部の感染者では、初感染に連続してこれらの病変が進行性に拡大し発病する。これが一次結核症である。肺門リンパ節結核や結核性胸膜炎の大部分がその例である。

　一方、このようなリンパ行性転移に加えて、結核菌は血行性あるいは管内性に全身に散布し、肺尖部や骨など全身のどの臓器にも定着しうる。初期変化群の病巣は自然に治癒しても、これらの散布した結核菌が肉芽腫病変の中で生き続けることがある。そして、年余の時間を経て、このような残存菌(persister)が、個体の抵抗力の低下に伴って活動化し、進行性の病変を形成することがある。これが二次結核症である。

　結核菌に感染した場合、発病する割合は5〜10％といわれている。図2に示すように現在の老年者の半分以上は既感染者と考えられており、老年者の結核の多くは、若い時期の結核蔓延期に感染を受けた後、老年になって発症した二次結核症と考えられている。

(2) 結核の再感染発病

　これまで外来性再感染による結核発病はまれとする考えが通説であった。すなわち、一度結核菌に感染し結核免疫の成立した人が、結核菌に再び感染して発病することはほとんどないとされてきた。もっとも、HIV患者のように病的に免疫能の低下した患者では外来性再感染による発病のあることはよく知られている。

　個々の症例について、肺結核の再発か再感染による発病かを鑑別することは難しく未解決の問題であるが、1995年の特別養護老人ホームでの結核集団発生の事例では、RFLP検査で17株が同一パターンであった。この事例の何割が既感染者であるかは不明であるが、老年者の外来性再感染による発病を示唆する事例として注目されている[5]。また、南アフリカの調査では、根治的治療にも関わらず再発した16人中12人の結核菌は初回発症時と異なるRFLPパターンを示し、外来性再感染であったと報告されている[6]。

　現在の本邦の老年者は若年時に十分な化学療法を受けていることは少なく、やはり老年者の肺結核の多くは内因性再燃による二次結核症であろう。また、現在の本邦での結核罹患率は南アフリカに比べて低率であることも考慮しなければならない。しかし、外来性再感染の頻度は高齢者の結核予防の対応にも関わる重要な問題であり、今後も気をつける必要がある。

3 診断

　肺結核の確定診断は結核菌の証明による。臨床症状と画像所見から肺結核を疑い、喀痰や胃液中の結核菌を証明し、治療を開始する。結核の治療は長期におよび、初期悪化のため一過性に病状の悪化することや思わぬ副作用が出現することもある。それだけに、最初の診断を確実にすることが非常に大切である。また、薬剤感受性も確認しておかなければならない。病状の許す限り治療前に十分な検体を採取することが大切である。

(1) 臨床症状

　比較的初期よりみられる症状として、咳嗽が重要である。そのほか、発熱も頻度の高い症状である。持続する咳や発熱を訴える患者では肺結核を積極的に疑い、胸部X線写真の撮影と喀痰検査を施行するべきである。最も、無症状の例も多いし、非典型的な症状の症例も多い。特に老年者ではその傾向が強く、既存の肺疾患の影響もあってむしろ息切れなどを主訴とすることもある。

(2) 画像所見

　一次結核症では区域性ときに大葉性の浸潤影を呈する。縦隔リンパ節腫大や胸水を伴うこともあり、下肺野に病巣を認めることも少なくない。

　二次結核症では、肺結核の病巣はS1、S2、S1+2やS6に多い。また、気道系を介して広がるため、主病巣の周囲にはしばしば小葉中心性の散布巣を認める。病巣が大きくなると乾酪壊死巣から壊死物質が排出され、空洞を形成する。時間経過とともに新旧の病変が混在して線維化収縮傾向がみられるようになる(図3)。

　しかし、画像所見からは結核を疑いにくいケースも当然ある。病変の主体が下肺野で一般細菌性肺炎として治療されるケースや周囲に散布巣もなく腫瘍との鑑別が困難なことも多い(図4)。前述したように老年者ではこのような非典型的な所見を呈することが多いという報告が多い[4,7]。難治性の肺炎や診断のつかない結節性病変などでは、次に述べる抗酸菌検査を併用して常に肺結核を鑑別に考えておくべきである。

　また、逆に肺結核に特徴的な空洞性病変においても肺真菌症、非定型抗酸菌症、肺癌などの他疾患を鑑別する必要がある(図5)。

　なお、学会分類は結核予防法の申請の際にも用いられるので、要旨を表2に示しておく。

(3) 抗酸菌検査

　抗酸菌検査は結核症の確定診断に最も重要な検査であり、塗抹検査、分離培養検査、遺伝子検査に大別される。

　臨床所見や画像所見から肺結核が疑われた場合、喀痰の塗抹検査を施行する。喀痰が採取できないときには、胃液を採取したり3%食塩水のネブライザーによる誘発痰の採取を試みる。気管支鏡検査も抗酸菌を証明するうえで有効である。

　a　塗抹検査：わが国でよく用いられる染色法にチール・ニールゼン染色と蛍光染色が

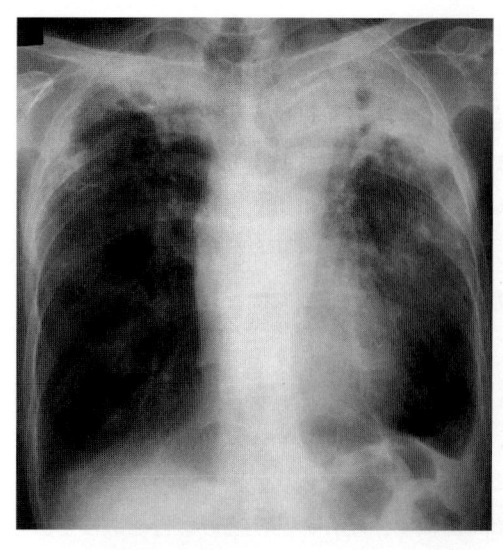

図 3. 88 歳、男性
33 歳時右結核性胸膜炎、34 歳時左結核性胸膜炎、37 歳時に左肋骨カリエスの既往があるが、化学療法は受けていない。咳と体重減少あり、喀痰にガフキー6 号認め、結核菌と同定された。両側肺尖部に空洞性陰影を認める。また、上肺野から中肺野にかけて粒状影の散布も確認できる。病変は線維化収縮傾向を示し、両側の肺門も挙上している。
同患者の胸 CT 縦隔条件では、浸潤影の中に石灰化も認められ、陳旧性の結核病巣からの再燃と思われる。

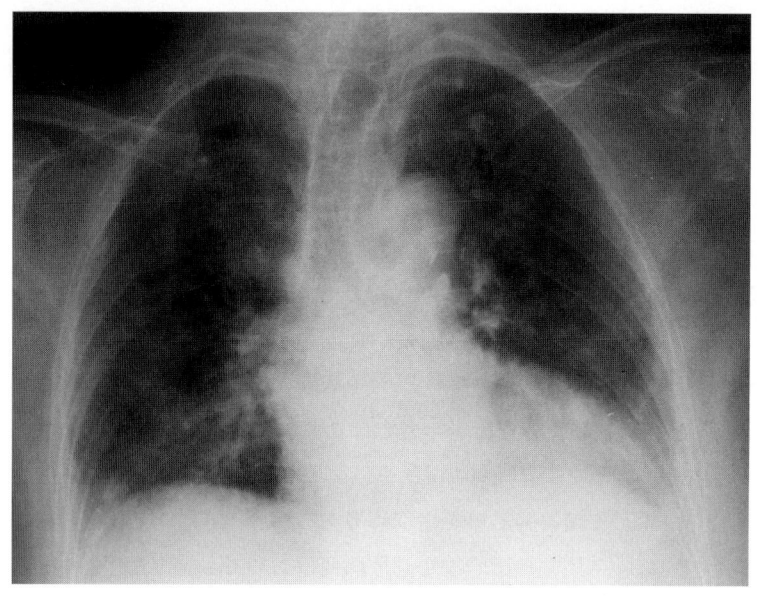

図 4. 96 歳、女性
咳と 38 度の発熱のため他院入院。一般抗生剤の投与を受けるも軽快せず、喀痰検査にてガフキー1 号を認め、当院へ転院となる。
右下肺野に浸潤影を認め、一部 air bronchogram も認める。一見、一般細菌性肺炎様だが、よくみると、右肺門部には空洞性病変も確認できる。

ある。なお、菌量は従来ガフキー号数で表されてきたが、これは現在わが国に独自のものであり、今後はより簡略な記載法が用いられることになろう。
　塗抹検査が陽性であった場合、非結核性抗酸菌との鑑別をしなければならない。この鑑別には PCR 法が迅速で有効である。

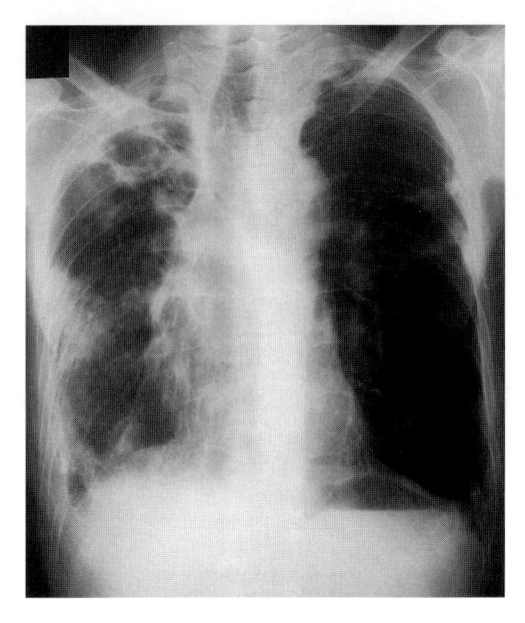

図 5. 77歳、男性
37歳時に肺結核のため人工気胸の治療を受けている。慢性関節リウマチのため67歳時よりプレドニゾロン 2.5 mg の内服を続けている。労作時息切れのために当院受診し、喀痰検査にてガフキー7号であったが、PCR法および培養後の同定検査にて M. intracellulare と同定された。
右上肺野には結核との鑑別の難しい空洞性病変を認めるが、結核病巣に比べると薄壁である。そのほか、右中肺野、下肺野にも不整な浸潤影を認める。古い結核病巣に合併した、いわゆる二次型のMAC症に相当する。

表 2. 結核病学会病型分類(8)

病巣の性状	以上のほかに次の3種の病変があるときは特殊型として次の符号を用いて記載する
0型　病変がまったく認められないもの	
I型　広汎空洞型　空洞面積の合計がI(後記)を超え、肺病変の拡がりの合計が一側肺に達するもの	H　肺門リンパ節腫脹 Pl　滲出性胸膜炎 Op　手術のあと
II型　非広汎空洞型　空洞を伴う病変があって、上記I型に相当しないもの	*病巣の拡がり 1　第2肋骨前端上縁を通る水平線以上の肺野の面積を超えない範囲
III型　不安定非空洞型　空洞は認められないが、不安定な肺病変があるもの	2　1と3の中間 3　一側肺野面積を超えるもの
IV型　安定非空洞型　安定していると考えられる肺病変のみがあるもの	*病側 r　右側のみに病変のあるもの
V型　治癒型　治癒所見のあるもの	l　左側のみに病変のあるもの b　両側に病変のあるもの

なお、塗抹検査は死菌と生菌を鑑別できない。したがって、治療効果をモニターする際には、培養法を重視すべきである。

b　**分離培養法**：分離培養法の長所は、塗抹法に比べて感度が高い点と引き続き抗酸菌の同定や薬剤感受性検査が施行できる点である。しかし、結果が判明するまでに4週から8週を要する点が分離培養法の短所である。

近年、MGIT(Mycobacterium Growth Indicator Tube)と呼ばれる液体培地での培養が普及し、従来の小川培地におきかわりつつある。MGIT法は小川法より感度がよく、ま

表 3. ツベルクリン反応の判定

判　定	略符号	反応の状態
陰　性	−	発赤の長径の 9 mm 以下のもの
弱陽性	＋	発赤の長径の 10 mm 以上で硬結を触れず二重発赤のないもの
中等度陽性	＋＋	発赤の長径の 10 mm 以上で硬結を触れ、あるいは計測できるもの
強陽性	＋＋＋	発赤の長径の 10 mm 以上で硬結を触れるほか、二重発赤、水疱あるいは壊死などを伴うもの

(文献 10 より引用)

(記載法)
　厳密な記載法は、発赤、硬結、二重発赤を計測し、次のように記載する方法が従来から行われている。
$$\frac{b_1 \times b_2}{a_1 \times a_2}(c_1 \times c_2)\text{(副反応あれば記入)}$$
　(a は発赤、b は硬結、c は二重発赤、1 は縦径、2 は横径)
　現行の結核予防法では、次のように発赤長径(二重発赤があれば外発赤の長径をとる)の大きさおよび硬結、二重発赤、その他の副反応の有無を記載することになっている。
　　(＿＿＿mm)(硬結・二重発赤・水疱・壊死)

た結核菌検出までの期間も短い。阿部らの報告によると、結核菌検出までに要する日数は MGIT 法では 12.9 日、小川法では 21.6 日であったという[9]。

　分離培養後の抗酸菌の同定も非結核性抗酸菌との鑑別のために必要である。塗抹検査だけでは非結核性抗酸菌を鑑別できない。薬剤感受性検査の結果がでるのは約 2 カ月後になるが、この結果を確認し、耐性の薬剤があれば治療薬を変更しなければならない。

　c　遺伝子診断：PCR 法(Polymerase Chain Reaction)や MTD 法(Mycobacterium Tuberculosis Direct Test)などの結核菌の遺伝子診断は、迅速かつ感度もよく、非結核抗酸菌を鑑別できるため結核診断には不可欠な検査となった。塗抹検査陽性の場合、培養後の同定検査を待たなくても、M. tuberculosis、M. avium、M. intracellurale のそれぞれに特異的な DNA プローブを利用することで PCR 法により鑑別できる。ただし、鋭敏なだけに contamination には注意しなければならない。また、死菌でも陽性になるので治療効果のモニターには利用できない。

　d　ツベルクリン反応：ツベルクリン反応は、ツベルクリン液(PPD 液)0.1 ml を前腕屈側面に皮内注射し、2 日目に計測する。ツベルクリン反応の判定法と記載法を表 3 に示す。画像所見や抗酸菌検査は発病の診断には有用であるが、結核感染の診断はツベルクリン反応によるしかない。しかし、本邦では、初感染の有無が問題になる若年者の多くが BCG 接種をすでに受けており、ツベルクリン反応の解釈は難しい。

　逆に、老年者では加齢による細胞性免疫の低下のためツベルクリン反応も減弱するため、陰性でも肺結核を否定できない。60 歳以上の活動性肺結核症例では、27％ がツベルクリン反応陰性であったとの報告もある[11]。

4 治療

(1) 化学療法の内容

現在の肺結核治療の目標は病巣内の結核菌をせん滅することである。結核菌の耐性化を防ぐために多剤を併用し、一定期間確実に投与することが大切である。

現在の抗結核薬には、イソニアジド(イスコチン酸ヒドラジド；INH、イスコチン®)、リファンピシン(RFP、リマクタン®)、エタンブトール(EB、エサンブトール®)、ストレプトマイシン(SM)、カナマイシン(KM)、ピラジナミド(PZA、ピラマイド®)、エチオナミド(TH、ツベルミン®)、パラアミノサリチル酸(PAS、パスカルシウム®)、サイクロセリン(CS、シクロセリン®)、エンビオマイシン(EVM、ツベラクチン®)がある。また、ニューキノロン剤も、特に難治性肺結核の治療に有効とされており、汎用されている。

肺結核症の初回治療に推奨されている標準治療を次に示す。

①2 HRZS(または E)/4 HR(または E)

最初の2カ月間は INH、RFP、PZA、SM または EB の4剤で治療を開始し、その後の4カ月間は INH、RFP の2剤、または EB を加えた3剤で治療する。

②6 HRS(または E)/3-6 HR

最初の6カ月間は INH、RFP、SM または EB の3剤併用で治療を開始し、その後の3〜6カ月間は INH、RFP の2剤で治療する。

③6〜9 HR

喀痰塗抹陰性の場合は、6〜9カ月間 INH、RFP の2剤で治療する。

喀痰塗抹陽性の場合には上記の①または②で行う。ただし、喀痰塗抹陰性の場合でも、③の方法は空洞を伴わない小病変に限るべきであろう。

投与量については、INH 300〜400 mg、RFP 450 mg、EB 750 mg、SM 0.75 g 週3回、PZA 1.2 g を投与することが多い。老年者では PZA による重症の肝障害の頻度が高くなるので標準治療②を使うことも多い。投与量についても、体格などを考慮して、INH 300 mg、RFP 300 mg、EB 500 mg、SM 0.5 g 週3回くらいに減量することもある。

また、重症例や結核菌培養陽性が続く症例(4カ月以上)、および糖尿病患者、塵肺症患者、長期ステロイド使用患者では治療期間を適宜延長する必要がある。菌陰性化後1年くらいは投与することが多い。

再治療例については、上記のような標準治療は定められていない。RFP 登場前に INH や SM、PAS などによる内服治療を受けたことのある老年者も多く、この場合、耐性化している可能性を考慮して使用薬剤を決定しなければならない。

耐性菌と判明した場合には、ニューキノロン薬も含めて感受性のある薬剤から選択し組み合わせて3〜5剤の併用を行う。薬剤耐性がある時に、感受性のある薬剤を一剤ずつ新たに追加すると結核菌が次々と耐性化する。追加すべき薬剤はすべて同時に開始しなければ

表 4. 主要抗結核薬の主な副作用

	主な副作用	摘　要
INH	末梢神経炎 肝障害 アレルギー反応(発熱・発疹)	
RFP	インフルエンザ様症候(発熱) 血小板減少 肝障害 胃腸障害	インフルエンザ様症候は大量間欠療法のときに多い。一過性で軽度の肝障害はしばしばみられるが、RFP を中止して経過をみ、回復すれば再び使用してみる。
SM	平衡障害 聴力障害 アレルギー反応	めまいは比較的多い。 聴力障害は回復しないので注意が必要。
EB	視力障害 末梢神経障害	視力障害を中止後も進行するが、その後徐々に回復することが多い。ただし、回復しないこともあるので注意する。
KM	腎障害 聴力障害	
TH	胃腸障害 肝障害	胃腸障害は極めて多い。肝障害も高率なので、定期的な肝機能検査は不可欠。
EVM	聴力障害 平衡障害	
PZA	肝障害 関節痛 胃腸障害	副作用はやや高率にみられる。肝機能と尿酸測定の定期検査が必要。
PAS	胃腸障害 アレルギー	
CS	精神障害 けいれん	

(文献 10 より引用，一部改変)

ならない。INH、RFP に耐性の菌では外科的治療も検討する。

(2) 副作用の管理

老年者の場合には副作用について特に留意する必要がある(表 4)。

PZA のほか TH による肝障害も劇症肝炎の恐れがあり、起こるとしばしば致死的である。もちろん RFP や INH も肝障害をきたしやすいので、治療中は定期的な血液検査を必ず施行する。また、EB による視力障害や SM、KM による聴力障害は不可逆的なこともあり、注意を要する。

皮疹もしばしばみられる副作用である。軽い皮疹や搔痒感だけであれば抗ヒスタミン薬のみで対処すればよいが、発熱を伴うような場合には一旦投薬を中止せざるを得ない。

RFP や PZA などにより胃部不快を訴えることも多い。この場合、肝障害のないことをまず確認しなければならない。軽度の不快感であれば胃薬などで対症的に対応すればよいが、強いときには食後服用にしたり分服にしたりしてみる。やむを得ず、一旦投薬を中止することもある。

特に老年者では多彩な訴えと副作用との判断に迷うことも多い。重篤な副作用を避けるように注意する一方で、INH、RFP はぜひ使用したい薬なので安易には中止できない。皮

表 5. 年次別、年齢階級別結核死亡率　　　　　　　　　　　　　　　　　　　　　　　　（人口10万対）

	昭和10年	25年	30年	40年	45年	50年	55年	60年	平成2年	5年	7年	8年	9年	10年
総　数	190.8	146.4	52.3	22.8	15.4	9.5	5.5	3.9	3.0	2.6	2.5	2.3	2.2	2.2
0～4歳	55.1	63.2	15.8	1.4	0.7	0.2	0.1	0.0	—	0.0	0.0	0.0	0.0	0.0
5～9	46.3	31.1	5.9	0.4	0.2	0.0	—	—	0.0	—	—	—	—	—
10～14	99.4	27.8	6.3	0.6	0.2	0.0	—	—	—	—	—	—	—	—
15～19	378.3	114.0	18.2	1.1	0.5	0.2	0.0	—	0.0	—	0.0	—	—	—
20～24	467.8	254.3	43.4	3.6	1.2	0.4	0.2	—	0.0	0.1	0.1	0.0	0.0	0.0
25～29	361.0	293.0	71.6	8.0	2.3	0.7	0.3	0.2	0.1	0.2	0.0	0.1	0.0	0.1
30～34	251.2	246.2	81.3	14.5	5.2	1.5	0.5	0.2	0.2	0.1	0.2	0.2	0.2	0.1
35～39	189.3	219.5	77.7	22.8	9.6	3.4	1.2	0.4	0.4	0.2	0.2	0.2	0.1	0.1
40～44	162.7	197.0	77.9	29.8	14.5	6.2	2.4	1.1	0.6	0.6	0.5	0.5	0.4	0.4
45～49	160.7	184.8	86.9	33.1	19.1	9.9	4.3	2.1	1.2	1.2	0.8	0.8	0.7	0.8
50～54	151.7	188.6	97.5	42.1	25.3	13.3	7.3	3.7	2.2	1.4	1.5	1.4	1.3	1.2
55～59	140.2	197.5	110.7	56.1	33.6	19.1	9.9	6.0	3.2	2.6	2.3	1.9	1.7	1.7
60～64	128.0	192.7	133.7	77.4	49.2	26.3	13.9	9.0	5.5	4.3	3.8	3.1	2.5	2.9
65～69	114.5	170.6	146.6	103.9	80.1	42.9	23.9	14.1	9.3	7.2	6.0	5.5	4.8	4.6
70～74	} 71.3	122.5	141.8	138.9	108.3	66.7	34.6	20.4	13.9	10.7	10.2	9.2	7.7	7.5
75～79		86.5	109.6	165.5	129.1	94.2	52.6	35.6	21.2	17.9	15.6	12.4	12.5	12.1
80歳～		33.9	53.6	62.1	132.9	127.0	103.0	57.8	43.3	33.0	26.8	25.2	23.4	23.2	22.6

（人口動態統計）（文献1より引用）

疹や発熱、軽い肝障害で中止した場合には症状軽快後に減感作療法を試みる。

　また、特に老年者では併用薬剤も多いので、相互作用に注意する。RFPには肝代謝酵素誘導作用が有り、多くの薬物の代謝が亢進する。そのため、RFP使用時には、ステロイドや経口糖尿病薬、アゾール系抗真菌薬、クマリン系抗凝固薬など多くの薬剤の血中濃度が低下する。

（3）治療効果の管理

　治療効果のモニタリングには、抗酸菌の培養検査を最も重視する。死菌でも陽性になる塗抹法や遺伝子検査と異なり、喀痰培養後のコロニー数は治療効果をよく反映し、培養陰性化をもって菌の陰性化とする。そのほか、画像所見や血沈値が参考になる。

（4）初期悪化

　肺結核治療の開始後も、画像所見の改善は菌陰性化より遅れる。また、治療開始から3カ月くらいの間は、排菌は順調に減少しているにもかかわらず、画像上、病変の拡大や新たな病変の出現、胸水の出現、肺門リンパ節腫大などが現れることがある。これを初期悪化という。この場合、抗酸菌検査や薬剤の感受性検査を確認し真の悪化を除外し、また一般細菌性肺炎の合併なども除外する必要がある。初期悪化であれば抗結核薬の投与を継続すれば自然に軽快する。

5 予後

　高齢者であっても、多剤耐性菌でなければ有効な抗結核薬の投与により、菌は確実に陰性化する。

　しかし、表5に示すように、75歳以上の高齢者で結核死亡率は際立って高い。肺結核死

亡症例では、呼吸不全や喀血よる死亡以上に、衰弱死ともいえる例が多い[12]。このような症例は、老年者の症例に多く、診断時には食事も十分摂取できず栄養状態不良で、適切な抗結核薬の投与にもかかわらず救命できないことがしばしばある。老年者肺結核診療上の課題の1つといえる。

2. 結核性胸膜炎

結核性胸膜炎には、初感染に引き続いて発症するいわゆる特発性胸膜炎と二次結核症に伴って発症する随伴性胸膜炎がある。前者は、初感染巣である胸膜直下の乾酪巣が胸腔内に穿破し、それに対して細胞性免疫が働き発症すると考えられている。

結核性胸膜炎の年齢分布をみると、20歳代に小さなピークがあり、30歳以後は年齢とともに増加している。この20歳代の小さなピークには、特発性胸膜炎が多く含まれる。

本症は発熱、胸痛、咳で始まることが多く、このような症状があれば胸膜炎を疑い胸部X線写真を撮影しなければならない。一方で、慢性に経過し健診で初めて発見される例や、胸水がほとんど一側胸腔を占拠し呼吸困難をきたして発見される例もある。

確定診断は、胸水や胸膜生検標本での結核菌の確認による。しかし、胸水培養で結核菌が陽性になる率は10～35％の報告が多い[13]。胸膜生検も有効な方法で、乾酪壊死を伴う肉芽腫巣がみられれば診断的価値は高い。しかし、実際には、他疾患を除外するとともに胸水ADA値高値、胸水リンパ球数高値を参考に診断することが多い。

結核性胸膜炎の治療も肺結核の標準治療に従う。大量胸水の場合には胸腔ドレナージにより症状の改善を図る。

3. 粟粒結核

粟粒結核とは結核菌が血行性に播種して少なくとも2臓器以上に活動性病巣を認める病態である。肺野にはびまん性の粟粒大あるいはそれに近い大きさの粒状影を認める。

粟粒結核にも、初感染に引き続いて全身に散布した結核病巣がそのまま進行し発症する早期蔓延型と、二次結核症の病巣から血行性に全身に散布して発症する晩期蔓延型がある。もっとも、各症例について両者を明確に区別することは困難であるし、診断や治療にかわりはない。

肺の粟粒結節は、血行性に散布した結核菌により形成された小結節である。したがって、その分布は気道とは無関係に全肺野に均一に散布し、胸膜直下まで病変を認める。肺結核の画像所見で述べた経気道性散布による粒状影との鑑別にはこの均一な分布のパターンが重要である。しかし、初期には異常影を確認できないこともあるので注意を要する。

粟粒結核の場合にも、診断の確定には抗酸菌検査が重要であり、喀痰、尿、骨髄穿刺液

などから結核菌の検出を試みる。ただし、塗抹陽性率はあまり高くない。一方で、肺生検や肝生検により乾酪壊死を伴う肉芽腫巣を認めることが多く、これらは有用な検査法である。なお、本症の約30％に結核性髄膜炎を合併するので注意を要する。

治療は初回標準治療にしたがえばよい。特に粟粒結核の場合には、進行するとARDSをきたすこともあるので、通常の肺結核以上に早期の治療が重要である。

永井らの報告では解熱に要する期間は平均2.7カ月であった[14]。この報告によると治療後の画像所見の変化もさまざまであるが、1カ月以内に粟粒影の縮小、減少する症例が多く、粒状影は平均6カ月で完全に消失している。また、予後調査では、85.1％が治癒しており、早期に診断し治療を開始すれば十分治癒しうる疾患である。

4. 非結核性抗酸菌症

非結核性抗酸菌とは、抗酸菌のうち結核菌を除いた多くの抗酸菌種の総称である。本菌は結核菌と違い、環境中の土壌、塵埃、水、食品などにみられる。

このように自然界にあまねく存在する非結核性抗酸菌がなぜ特定の人にだけ病気を起こすのかはまったくわかっていない。感染経路についても結核のような人から人への感染はまれとされている。

また、肺結核のように、まず初期変化群が形成され、その後二次結核症が成立するという病態も明確ではない。

非結核抗酸菌の中でも、菌種ごとに臨床像は微妙に異なっている。M. avium-intracellulareのように結核と異なった病像を呈することの多い菌とM. kansasiiのように比較的結核菌と類似した病像を呈する菌とに大別できる。

M. avium-intracellulareの病像は多彩であり、小結節気管支拡張型、結核類似型、全身播種型に分類することもある。また、肺の基礎疾患の有無により、一次感染型と二次感染型に分けて議論されることも多い[15)16)]。

小結節気管支拡張型は、5 mm未満の小結節の集簇を伴う気管支拡張を特徴とし中年以降の女性に多い。空洞を有する割合は結核より少なく、空洞も結核の空洞に比べて、薄壁で散布巣も少ない傾向にある。症状としては血痰を訴えることが多い。

結核類似型は、肺結核後遺症、肺気腫、気管支拡張症などの既存病変に寄生して発症する例が多い。この病型は発生部位も上葉に多く、結核と区別できないことも多い（図5）。

おおよそ、小結節気管支拡張型が一次感染型に属し、結核類似型が二次感染型に属する。しかし、中高年齢層の女性に多い小結節気管支拡張型が、本当に一次型なのか、気管支拡張が先行しているのか議論の多いところでもある。

一方で、田中は、いずれの病型においても、M. avium-intracellulareの進展は一次型に共通するところが多いと指摘しており興味深い（図6）。

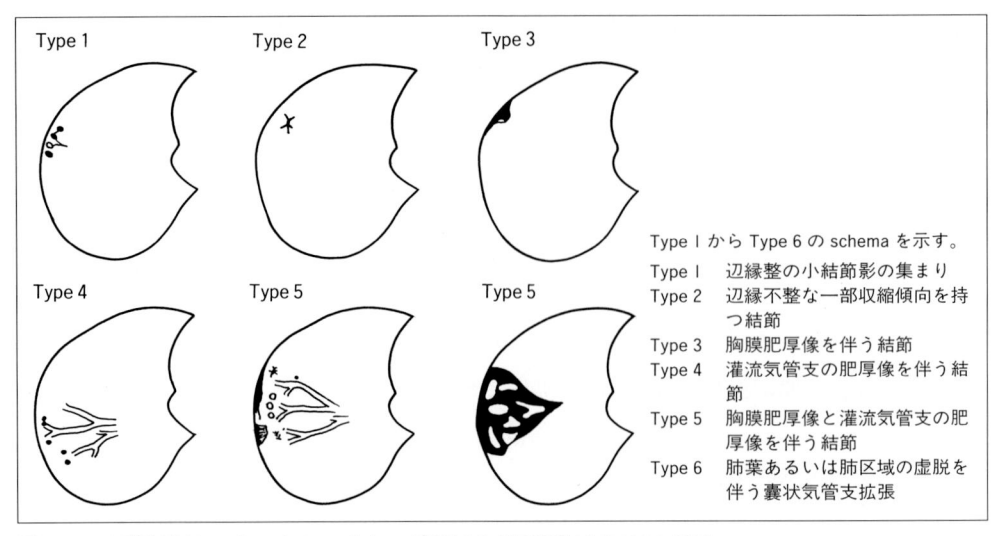

図 6. 一次感染型 M. avium-intracellulare 感染症の CT 所見（文献 16 より引用）

Type 1 から Type 6 の schema を示す。
Type 1　辺縁整の小結節影の集まり
Type 2　辺縁不整な一部収縮傾向を持つ結節
Type 3　胸膜肥厚像を伴う結節
Type 4　灌流気管支の肥厚像を伴う結節
Type 5　胸膜肥厚像と灌流気管支の肥厚像を伴う結節
Type 6　肺葉あるいは肺区域の虚脱を伴う囊状気管支拡張

　全身播種型は AIDS 患者など免疫能の低下した患者にみられ稀な病型である。
　M. kansasii 症は肺結核症に近い病像を呈する疾患である。男女比は 10：1 と圧倒的に男性に多く、平均年齢は 50 歳前後である。結核症と同様に肺尖部に空洞性病変を形成するが、結核症より空洞壁が薄く、周囲への浸潤影も乏しいことが多い。
　非結核抗酸菌症の診断も病変からの菌の証明による。上記のような病変を認めた場合に喀痰検査を施行する。塗抹陽性の場合には PCR 法により結核菌と鑑別する。M. avium や M. intracllurale の場合には PCR 法で同定できるが、M. kansassi のようなほかの非結核性抗酸菌の場合には、分離培養後の同定検査の結果をまたなければならない。
　このような方法で、非結核性抗酸菌が陽性になった場合にも、果たして病因となっているかどうかを判断することは難しい。なぜなら非結核性抗酸菌は自然界に常在しているので contamination も起こり得るからである。本邦で広く用いられている国立療養所非定型抗酸菌症共同研究班の診断基準を表6に示す。
　M. kansasii は抗結核薬に対して比較的感受性があり、ATS では 1 日量 INH 300 mg、RFP 600 mg、EB（最初の 2 カ月は 25 mg/kg、以後は 15 mg/kg）の 18 カ月投与を推奨している[17]。本邦では、この量はやや過量であり、INH 300 mg、RFP 450 mg、EB 750 mg を菌陰性化後 12 カ月の投与が妥当と思われる。この場合、薬剤感受性検査により RFP の感受性を調べておいた方がよい。M. kansasii 症は多くの場合、このような化学療法で治癒する。
　一方、M. avium-intracellurale の治療は難しい。クラリスロマイシン（CAM、クラリス®）のような新マクロライド系薬の有効性が確かめられ、ATS のガイドラインでは、クラリスロマイシンあるいはアジスロマイシンとリファマイシン系薬とエタンブトールの併

表 6. 非定型抗酸菌症(肺感染症)の診断基準

1. X線像で新たに病巣が出現した場合
   a) 1カ月以内に同一菌種病原性抗酸菌を2回以上、または
   b) 月1回の検査で3カ月以内に2回以上証明した場合感染症と考える
2. すでに硬化空洞、気管支拡張のある場合
   6カ月以内に月1回の検査で3回以上同一菌種病原性抗酸菌を証明し、1回以上は100コロニー以上であり、これらが臨床症状の変化(発熱、血痰、喀痰増加、X線変化)と関連する場合感染症と考える

(国立療養所非定型抗酸菌症共同研究班　班長　束村道雄)

用を推奨している。広い病変の場合には2〜3カ月のストレプトマイシンの併用も考慮するとしている。最適な治療期間についても確立していないが、ATSでは菌陰性1年を推奨している[17]。マクロライドを含む4剤による米国での報告では92%が菌陰性化し、菌陰性化までの平均月数は4.7カ月であったと報告している[18]。結核に比べればはるかに反応は悪く再発も多い。本邦でも、反応の良好な例では数カ月で菌陰性化するものの、反応の悪い約1/3の症例では化学療法にもかかわらず排菌が持続したと報告されている[19]。満足できる成績はないが、本邦でも、RFP 450 mg、EB 750 mg、CAM 600〜800 mgにSMないしKMを0.5〜0.75 g 3回/週併用する4剤投与が最も適当と考えている。単剤の投与は結核の場合と同様に耐性化の原因となるのですすめられない。そのほか、手術にたえられる若年者で病変が限局している者では外科的治療も検討する必要がある。

　一方、老年者の場合、化学療法の適応についての判断は難しいところである。非結核性抗酸菌症の進展は予想が難しく、何年もあまり変化しないこともあれば、比較的急速に進行することもある。特に老年者の場合、非結核性抗酸菌症の進展のスピードと個々の患者の予後全体を考慮して治療法を選ぶ必要がある。

(四元秀毅、山口泰弘)

文献
1) 厚生省保健医療局結核感染症課監修：結核の統計1999．結核予防会，東京，2000．
2) 森　亨：結核流行の変遷と問題点：日内会誌 89(5)834-840, 2000．
3) 厚生省保健医療局結核感染症課監修：結核の統計1998．結核予防会，東京，1999．
4) Carlos PG, Mario HV, Alfred TC. et al：Does Aging Modify Pumonary Tuberculosis? A Meta-Analytical Review. Chest 116(4)：961-967, 1999.
5) 森　亨：老人施設での結核予防．複十字 264：2-5 1998．
6) Annelies VR, Robin W, Madeleine R：Exogenous Reinfection as a cause of recurrent tuberculosis after curative treatment. N Engl J Med 341(16)1174-1179, 1999.
7) 豊田丈夫：結核症の変貌に関する研究．結核 65(10)：619-630, 1990．
8) 日本結核病学会病型分類委員会：日本結核病学会の肺結核症X線分類．結核 34：885-888, 1959．
9) 阿部千代治：酸素反応性蛍光センサーを用いた新しい抗酸菌迅速培養システムの検討．結核 70(4)：360-365, 1996．
10) 青木正和：ヴィジュアルノート結核；基礎知識．結核予防会，東京，2000．

11) 宮崎信義, 大串修, 樋口和行, ほか：老人結核の臨床病理学的並びに臨床免疫学的検討. 結核 58(8)：427-433, 1983.
12) 大瀬寛高, 斉藤武文, 渡辺定友：診断後1年以内に死亡した肺結核症例の臨床的検討. 結核 72(8)：499-504, 1997.
13) J Ferrer：Pleural tuberculosis. Eur Respir J 10：942-947, 1997.
14) 永井英明, 倉島篤行, 赤川志のぶ, ほか：粟粒結核症の臨床的検討. 結核 73：611-617, 1998.
15) 上田英之助：M. avium Complex 症の臨床(1)"一次感染型"を中心として. 結核 68(1)：51-56.
16) 田中栄作, 網谷良一, 久世文幸：M. avium Complex 症の臨床(2)"二次感染型"を中心として. 結核 68(1)：57-61.
17) American Thoracic Society：Diagnosis and treatment of disease caused by nontuberculous mycobacteria. Am Respi Crit Care Med 156：S 1-S 25, 1997.
18) Wallace RJ, Jr, BA Brown, DE Griffith, et al：Clarithromycin regimens for pulmonary Mycibacterium avium complex：the first 50 patients. Am J Respir Crit Care Med 153：1766-1772, 1996.
19) 倉澤卓也, 池田宣昭, 佐藤敦夫, ほか：肺の非定型抗酸菌症の臨床的検討. 結核 70(11)621-628.

6 老年者の気管支喘息

はじめに

　老年者気管支喘息は、近年の高齢化社会の進行やアレルギー疾患の増加に伴い増加している。老年者喘息は診断が困難であり見逃されていることをしばしば認め、その理由の1つとして、臓器としての肺は強制換気により外気と常に接触するため、外界の影響を最も受けやすく、近年の大気汚染による環境中の吸入刺激物質や長期間にわたる喫煙などで肺に器質的傷害が生じ、気管支喘息や肺気腫、慢性気管支炎などの閉塞性肺疾患が合併したり、心臓疾患など他疾患の合併により喘息の症状や呼吸機能が修飾され診断が困難なことが挙げられる。2つめは、加齢に伴い生理学的機能低下が現れるがその低下の程度は個体によって大きく差が認められ、正常値の範囲が通常より拡大しており統計学的困難があることが挙げられる。また1991年の報告では本邦における喘息死の65.9%は60歳以上であり、平均年齢は61.7歳と老年者において喘息死の危険性が高く、またそのうちの過半数の症例はsudden death というべき症例であったとしている[1]。このように、臨床的にも老年者気管支喘息は重要な位置を占めており、それらの診断、病態、治療に関して解説する。

1. 定義

　気管支喘息の定義はまだ確立されていない。1959年のCiba Guest Symposium[2]での気管支喘息の定義がなされたのをはじめ、近年では1992年の米国NIH喘息診断・管理ガイドライン[3]、1993年　日本アレルギー学会・喘息管理ガイドライン[4]、1995年　NIH、NHLBI　喘息管理国際ガイドライン　Global Intiative for Asthma(GINA)[5]、1998年厚生省免疫・アレルギー研究班　喘息予防・管理ガイドライン[6]が提起された(表1)。しかし気道の慢性炎症に伴う気道狭窄で気道過敏性を伴うという点では一致している。老年者の気管支喘息の定義は成人同様であるが、老年者の年齢的規定については、現年齢が70歳以上としたり発症が40歳以上としたり報告によりさまざまであり、今後の統一した見解が必要となろう。

2. 疫学

　老年者気管支喘息の疫学的調査は1969年にfordによって行われ11000人中45〜59歳は15%、60歳以上は3%未満と報告したのが最初である[7]。本邦での成人気管支喘息の発症頻度は今まで1〜1.5%、小児で2〜3%といわれてきたが近年は増加傾向があるという報告

表 1. 気管支喘息発症年齢

1959	Ciba Guest Symposium	
	Asthma was defined as "the condition of subjects with widespread narrowing of the bronchial airways, which changes its severity over short periods of time, either spontaneously or under treatment, and is not due to cardiovascular disease".	
1992	米国 NIH 喘息診断・管理ガイドライン	
1997	Asthma is a chronic inflammatory disorder of the airways in which many cells play a role, including mast cells and eosinophils. In susceptible individuals this inflammation causes symptoms that are usually associated with widespread but variable airflow obstruction that is often reversible either spontaneously or with treatment, and causes an associated increase in airway responsiveness to a variety of stimuli.	
1993	日本アレルギー学会・喘息管理ガイドライン	
	気管支喘息は広汎かつ種々の程度の気道閉塞と気道の炎症により特徴づけられる。気道閉塞は軽度のものから致死的な高度のものまで存在し、自然にまた治療により可逆的である。気道炎症はリンパ球、肥満細胞、好酸球など多くの炎症性細胞が関与し、気道粘膜上皮の損傷を示し、種々の刺激に対する気道の反応性亢進を伴う。	
1995	NIH, NHLBI 喘息管理国際ガイドライン Global Intiative for Asthma (GINA)	
	Asthma is chronic inflammation disorder of the airway in which many cells play a role, in particular mast cells, eosinopils, and T lymphocytes. In susceptible individuals this inflammation causes recurrent episodes of wheezing, breathlessness, chest tightness, and cough particularly at night and/or in the early morning. These symptoms are usually associated with widespread but variable airflow limitation that is at least partly reversible either spontaneously or with treatment. The inflammation also causes an associated increase in airway responsiveness to a variety of stimuli.	
1998	厚生省免疫・アレルギー研究班 喘息予防・管理ガイドライン	
	喘息は気道の炎症と種々の程度の気流制限により特徴づけられ、発作性の咳、喘鳴、および呼吸困難を示す。気流制限は軽度のものから致死的なものまで高度に存在し、自然に、また治療により少なくとも部分的には可逆性である。気道炎症には好酸球、T細胞(Th2)、肥満細胞など多くの炎症性細胞の浸潤が関与し、気道粘膜上皮の損傷がみられる。長期罹患成人患者などでは気流制限の可逆性の低下が見られる傾向があり、しばしば気道上皮下基底膜肥厚などのリモデリングを示す。反応性のある患者では、気道炎症気道のリモデリングは気道過敏性を伴う。	

が多く、成人で3～5%、小児で3～7%という報告もある。厚生省の報告による喘息受診率は1981年の人口10万対75から1990年の10万対127と10年間で約1.7倍増加しており、また高齢になるほど受診率が高くなり、55歳以上では人口10万対100を超え、特に70歳以上では200を超えている。また、本邦での喘息死亡率は以前は人口10万人中約20人であったが、吸入ステロイドの導入にも伴って減少し、近年では5.5人とほぼ横ばいである。しかしながら年齢的内訳では60歳以上が約80%、40歳以上が90%と中年期以上に死亡率が高くなっている。海外でも同様にBroderらのミシガン州Tecumsehでの疫学調査では小児は8%前後、成人では5.5%で、70歳以上の高齢者では再度8%前後に上昇するとの報告されている[8]。Evansらの報告によると1976～1980年の米国の喘息患者では65～74歳が12.4%を占め、老年者の喘息死は1979年以降増加している[9]。多くの疫学調査では気管支発症年齢のピークは二峰性であり、幼少期に第1のピークを認め、中高年で第2のピークがある。図1に発症年齢の分布を示すが、0～9歳と40～49歳に2つのピークを認める。発症年齢が70歳を越える症例も認め、高齢発症気管支喘息も比較的多く認められる。また性差は小児喘息では男児が多く、成人喘息では男女ほぼ同数で年齢と共に若干女性が多く

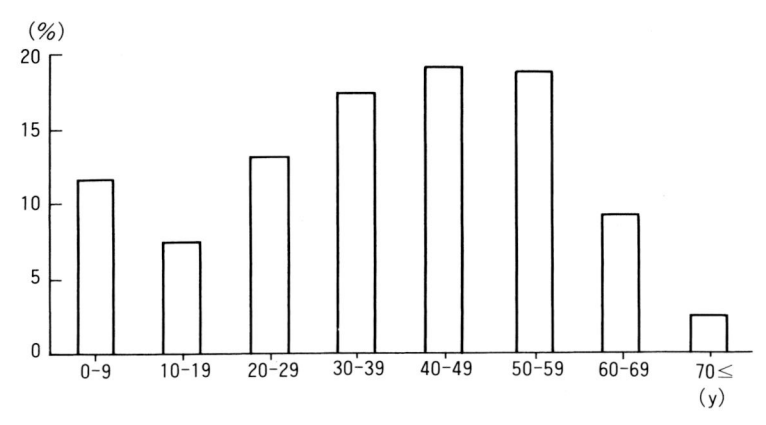

図 1. 気管支喘息発症年齢

なり老年者発症例は男女ほぼ同数である。一般に老年者の気管支喘息はCOPD(慢性閉塞性肺疾患)との鑑別が困難なことがあり、統計上は発症数が低くとらえられている可能性があるが、実際、COPDのなかには気道過敏性を有し、気管支喘息を合併している症例は多数認め、その潜在的症例数は少なくないと思われる。

3. 病態

　気管支喘息は慢性の気道炎症による可逆性の気流制限によって特徴づけられる。気道粘膜において炎症の中心として働く好酸球、マスト細胞、T細胞などが増加し、気道上皮の剥離が認められるのに加えて、慢性化に伴い気管支平滑筋の肥厚、上皮化生、上皮化線維増生、粘膜下腺の増殖などのリモデリングが生じる。それらにより気管支平滑筋の収縮、気道粘膜の浮腫、気道分泌亢進や排泄遅延による粘液貯留などが生じ可逆性の気道閉塞を生じる。このような炎症にはinterleukin(IL)-3、IL-4、IL-5、IL-13やgranulocyte-macrophage colony-stimulating factor(GM-CSF)、transforming growth factor(TGF)-β、platelet derived growth factor(PDGF)等のサイトカインや増殖因子のほかに、leukotrieneC 4(LTC 4)、LTD 4、LTE 4、prostaglandinD 2(PGD 2)、PGF 2、thromboxaneA 2(TXA 2)、platelet activating factor(PAF)、histamineなどのケミカルメディエーターが直接的または間接的に関与している(図2)。また、その反応にはIgE依存性のアレルギー反応とIgE非依存性のアレルギー反応がある。IgE依存性反応には抗原曝露直後から生じる即時型反応(immediate asthmatic responce：IAR)、抗原曝露から約3時間後から生じる遅発型反応(late asthmatic responce：LAR)、そしてIAR、LARに引き続き炎症性細胞の浸潤によって生じる後遅発型反応(post-late asthmatic responce：PLAR)がある。またIgE非依存性反応にはウイルス感染、運動誘発、薬剤誘発、迷走神経反射、精神ストレスなどがある。

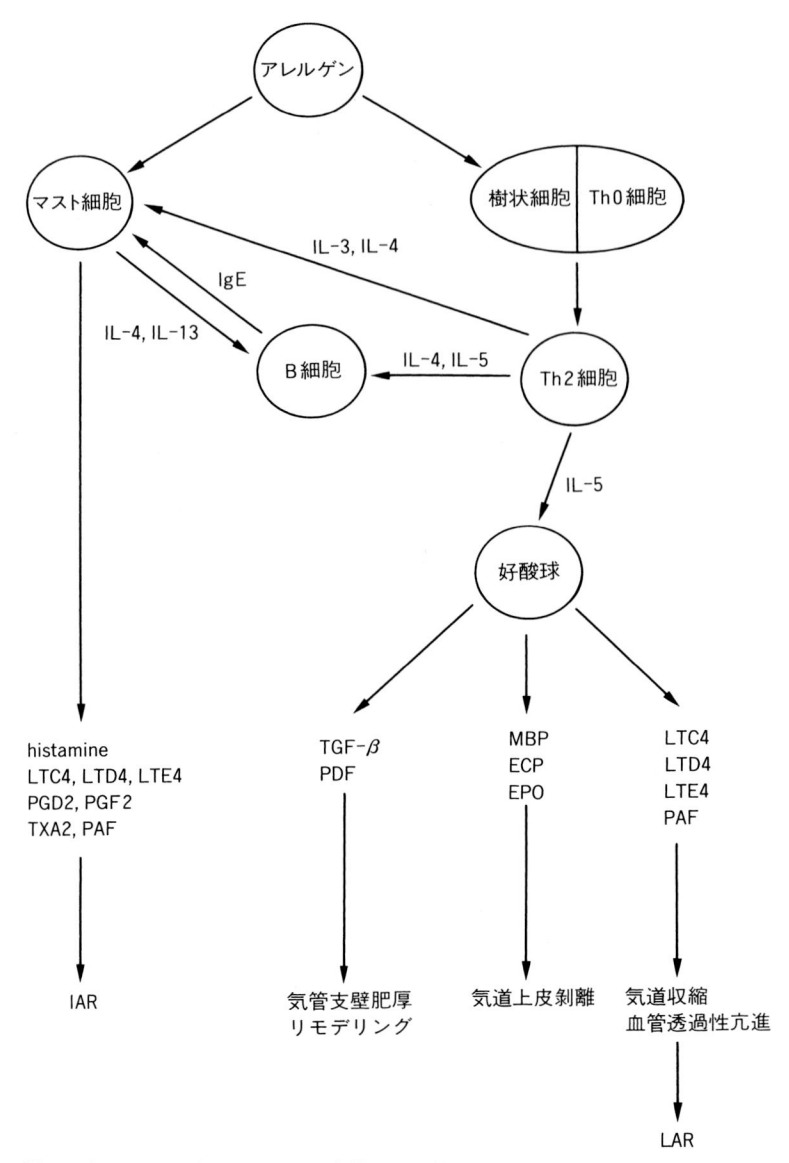

図 2. ケミカルメディエーターの直接的・間接的関係

4. 病理

　組織学的には高齢発症気管支喘息も若年型とほぼ同様の所見で、病理学的所見は慢性的な粘液栓形成、Ⅲ型、Ⅳ型コラーゲンとフィブロネクチン沈着を伴う気管支粘膜上皮下の基底膜下肥厚、気管支平滑筋の肥大、収縮による気管支粘膜のひだ状隆起（気管支痙縮像）、血管の新生および拡張、上皮杯細胞増殖、粘膜および粘膜下の浮腫、好酸球、好中球、マスト細胞、およびT細胞の浸潤などであり、重症化とともに平滑筋、基底膜の肥厚がみら

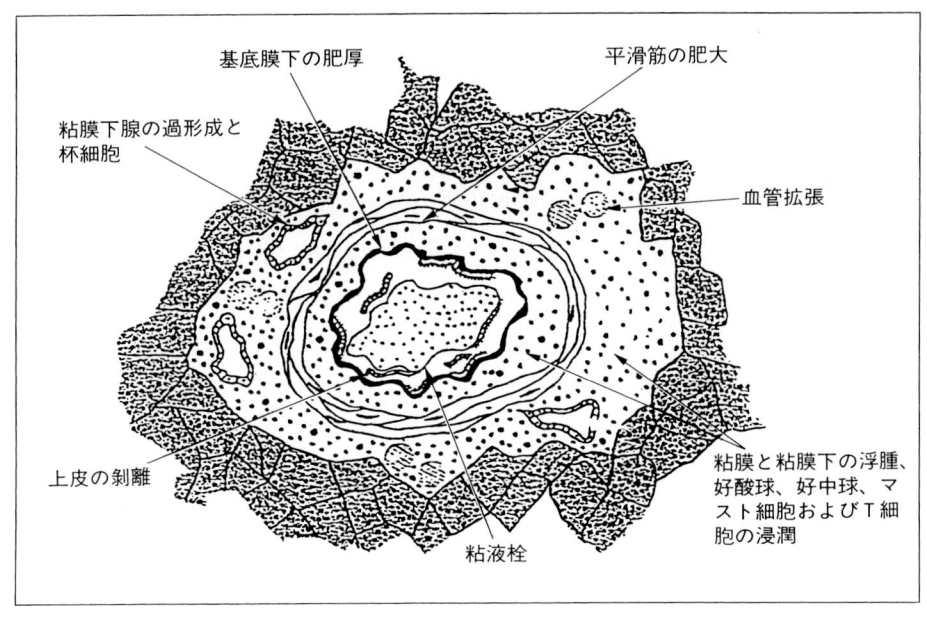

図 3. 喘息死の病理所見
（Global Strategy for Asthma Management and Prevention NHLBI/WHO より一部改変）

れるが、病理形態学的には区域気管支に最も病変が認めやすいとされている（図3）。老年者の場合はほかの呼吸器系疾患と合併していることが多く鑑別が困難になることがあり、例えば慢性気管支炎やびまん性汎細気管支炎でも気管支平滑筋や基底膜の肥厚、上皮杯細胞の増殖を認められることがある。また繰り返す気道感染や加齢による変化などから気管支喘息特有の所見が明確でなくなる可能性がある。重症化とともに平滑筋、基底膜の肥厚が顕著になる。非アトピー型が多いとされる老年者喘息においても気道への好酸球浸潤は著明であり好酸球中心の気道炎症と考えられる。気管支粘膜上皮下の基底膜下肥厚、気管支平滑筋の肥大、上皮杯細胞増殖などは気道上皮の傷害、脱落により生じたと考えられている。このようなリモデリングの惹起物質として IL-1α、TNF-α、TGFα、TGFβ、PDGF などのサイトカインや増殖因子の他に PAF、LTC 4、LTD 4、TXA 2、ET-1、ヒスタミンなどのケミカルメディエーターが存在する。

5. 肺機能検査

気管支喘息は気道の慢性炎症により気道過敏性を惹起し、反復性の可逆性気道収縮を生じる。これらはスパイロメトリーやピークフローメーターなどを用い確認し、自覚症状に頼らない客観的評価が必要となる。気道過敏性はアセチルコリンやヒスタミンを負荷し1秒量の低下または気道抵抗の上昇をもって診断される。

高齢発症気管支喘息は、若年性発症例に比べ主に細気管支レベルが閉塞するとされ、

$\dot{V}$50 や MMF(Maximal Midexpiratory Flow)などが低下するのが特徴的である。また、若年発症例に比べ FEV$_{1.0}$(1 second Forced Expiratory Volume)などの呼吸機能の低下速度が速い。

　老年者の気管支喘息における気道過敏性の加齢変化はさまざまな検討がなされているが、筆者は Ach を用いた吸入試験標準化研究会による方法(いわゆる標準法)で検討を行った。高齢発症気管支喘息においては 5000～10000 μg/ml の濃度で気道収縮をみとめ、気道過敏性は有するが成人気管支喘息患者全体に比べその閾値が亢進していた。また部分閉鎖法を用いた検討でも、呼吸抵抗が 50% 上昇した濃度を閾値とした場合、老年者では若齢者に比べ閾値が高くなっている。モルモットを用いた検討でもメサコリンに対する気道過敏性反応は若齢群に比べ高齢群での低下が示されている。加齢に伴い弾性収縮力が低下し気道収縮が起りやすくなるが、気道収縮物質に対する反応の低下、気管支平滑筋の収縮力低下などの他の primary な変化が原因となり気道過敏性の閾値が亢進している可能性が考えられるが現在のところ明らかになっていない。

6. アレルギー反応

　従来、若年者の気管支喘息はアトピー型が多いとされ、老年者の気管支喘息は非アトピー型が多いとされた。しかしながら小児喘息同様に 50 歳代の一般に老年者の気管支喘息ではアレルギー反応陽性例は減少するが、中には IgE 抗体高値、IgG1 抗体高値例も認められる。また老年者発症気管支喘息においては、総 IgE 値、特異 IgE 値、皮内テストのいずれかが陽性のアトピー型が多いという報告もある[10]。従来より、血清 IgE 値は年齢とともに低下し、老年者ではアトピー型は減少するとされていたが、Burrows らは血清 IgE 値が高い老年者では気管支喘息の罹病率が高いことを指摘している[11]。

7. 病型分類

　今まで気管支喘息の病型分類は、Swineford のアトピー性、混合性、感染性の 3 型分型[12]と Rackemann の外因型、内因型の 2 型分類[13]がよく知られていた。本邦での分類はアトピー型、非アトピー型の 2 型に分類されアトピー型は外因型、IgE 抗体依存型が該当し、非アトピー型は内因型、IgE 抗体非依存型が該当する。老年者の気管支喘息は一般に非アトピー型が多いとされるが、高齢発症例ではアトピー型が多いとする報告もある[10]。また秋山らは成人気管支喘息を小児発症、成人発症、成人再発喘息の 3 群に分類し、小児発症 11.6%、成人発症 77.3%、その他 11.6% としている。

8. 臨床的特徴

気管支喘息の診断の臨床的特徴は、

①発作性の呼吸困難感や喘鳴、咳嗽の出現

発作性の呼吸困難感や喘鳴、咳嗽の出現が早朝や夜間に出現することが多い。また運動時、労作時に生じることもある。これらの症状は気道の狭窄、浮腫などによって出現するが、その内容は多様である。

②可逆性気流制限

発作時に生じる気流制限は多くが可逆性であり自然および治療により改善する。

これはβ2刺激薬の吸入により$FEV_{1.0}$の変化量が20％以上認めたり、$FEV_{1.0}$の増加量が200 ml以上で可逆性ありと診断する。また、PEFの日内変動やβ2刺激薬の吸入で20％以上の変動を認めるときも可逆性ありと診断する。

③気道過敏性

「吸入試験標準化に関する研究」班の標準法[14]と連続吸入測定法（アストグラフ法）[15]で診断する。標準法ではアセチルコリン、ヒスタミンを吸入し気道収縮が生じ1秒量が20％以上低下するアセチルコリン、ヒスタミンの閾値（respiratory threshold of acetylcholine/histamine：RT-acetylcholine/histamine）を測定し、RT-acetylcholineが10000 mcg/ml以下で過敏性ありと診断する。アストグラフ法ではメサコリンを用い、呼吸抵抗が増加し始めた吸入量をDmin（dose minimum）として測定する。

④アトピー素因

環境アレルゲンに対するIgE抗体の存在を特定アレルゲンに対する即時型皮内反応、IgE RASTなどで検討する。

⑤鑑別疾患の除外

喘息様症状を生じる器質的心肺疾患を除外する必要がある。老年者の場合は種々の疾患にかかっている場合がある。

⑥気道炎症の存在

喀痰中の好酸球比率増加、ECP高値、creola body、Charcot-Lyden crystal、Crushman's spiralなどの存在、末梢血中の好酸球比率増加、ECP高値は気道の炎症を示唆する。

一方、老年者においても気管支喘息の基本的臨床症状は若年者と同じである。夜間から早朝にかけての発作性の呼吸困難、喘鳴、胸苦しさ、咳嗽などが出現し、これらが無症状期をはさんで反復するのが一般的特徴である。老年者気管支喘息での比較的多い特徴としては、

①非発作時でも症状や肺機能の改善が不完全なことが多く重症化しやすい。

表 2. 喘息以外に考えられる疾患

喘鳴	呼吸困難	咳嗽
慢性閉塞性肺疾患	慢性閉塞性肺疾患	慢性閉塞性肺疾患
うっ血性心不全	うっ血性心不全	誤嚥性肺炎
気管内腫瘍	肺梗塞	気管支拡張症
異物誤飲	誤嚥性肺炎	気管軟化症
気管内肉芽腫	肺癌	
肺梗塞	肺高血圧症	
声帯機能不全	薬剤誘発性	
カルチノイド症候群		
薬剤誘発性		

②ステロイド依存例が多く認める。
③慢性閉塞性肺疾患との合併が多い。
④併発疾患が多く、種々の薬剤が投与されていることが多い。
などがある。

9. 鑑別診断

気管支喘息は全疾患の6〜8％と一般的な疾患[16]であるが老年者では見落とされがちである。喘鳴によって生じる呼吸困難は気管支喘息としてとらえられることが多いが、老年者では咳嗽、喘鳴、呼吸困難は喘息以外に慢性気管支炎、肺気腫、うっ血性心不全、気管内腫瘍、声帯機能不全などの疾患も念頭に置く必要がある（表2）。老年者では心疾患と慢性閉塞性肺疾患（COPD）の発生率が高く、気管支喘息の診断が特に重要である。COPDの多くの患者は、可逆性と不可逆性のコンポーネントを持ち、気管支喘息の「可逆性の気道閉塞」のそのpathophysiologicalな特質に基づかなければならない。例えば、不完全な可逆性を示すCOPDと治療により可逆性を抑えた気管支喘息との鑑別は困難である。しかしながら、気管支喘息の気道可逆性はCOPDに比べ概して強く、鑑別診断において非常に重要である。また、閉塞性肺疾患を持つ老年者の少なくとも40％が可逆性のコンポーネントを持つ[17]との報告もある。

10. 治療

老年者は生理学的機能低下に伴い、薬剤の吸収・代謝能力の変化により血漿内の薬物濃度に変化がみられたり、薬物に対する反応が変化し、薬物感受性が増大することがある。また、それらの反応も個体差により大きく現れ、副作用が出現しやすい。老年者の病像の特徴としての多疾患の合併により多剤が併用されることが多く、薬物の重複投与や薬物間相互作用による副作用の発現する危険が高い。自覚症状に乏しく症状が非典型なことがあり、疾患が重篤化したり副作用の診断が困難になることがある。これらの点より老年者に

対しては薬剤の選択から投与量、投与方法に至るまでその有用性、安全性を十分に考慮する必要がある。老年者の気管支喘息に対しては成人気管支喘息同様に気管支拡張剤、副腎皮質ステロイド、抗アレルギー薬等が用いられる。

　気管支拡張剤としてキサンチン製剤、交感神経刺激薬、抗コリン薬があり、キサンチン製剤はPDE(phospho diesterase)阻害作用を有し気管支平滑筋細胞内のcyclic AMP濃度を上昇させ、気管支平滑筋が弛緩するとされている。近年ではキサンチン製剤の抗炎症作用が注目されており、好酸球・T細胞の組織浸潤抑制[18]、好酸球のアポトーシス誘導、T細胞や好酸球からのサイトカイン産生抑制や各種メディエーター遊離抑制作用が認められている。キサンチン製剤は主として肝臓で代謝されるが老年者ではそのクリアレンスが減少し、血中濃度が上昇しやすい。また合併症としての肝硬変などの重度肝障害、うっ血性心不全、COPDなどもクリアレンスを減少させ、シメチジンや一部のエリスロマイシン系抗生物質ではテオフィリンの分解を阻害し血中濃度を上昇させる。一方、喫煙やフェノバルビタール使用で肝臓内酵素が活性化されテオフィリンの分解が促進し血中濃度が減少する。テオフィリンの一般的には血中濃度は5〜15μg/ml、老年者では5〜10μg/mlを目標に投与量を調節する必要がある。血中濃度を一定に保つため、間欠投与より継続投与が望ましく、徐放剤が使われるようになってきた。血中濃度が高くなると悪心・嘔吐などの消化器症状、心悸亢進、頭痛などが出現し、さらに高濃度となると頻脈などの不整脈、痙攣などが出現し死亡する場合もある。老年者の場合、種々の基礎疾患の合併や治療薬を用いられていることがあり血中濃度に変化をきたすことが多く注意を要す。またβ2刺激薬との併用により、より高い効果が得られる。

　交感神経刺激薬(β刺激薬)は気管支平滑筋を弛緩させ、気道の気流制限を解消させる。薬剤の形状としては現在、吸入、経口、注射、貼付の4種類がある。腎髄質で分泌されるホルモンの一種であるエピネフリンは交感神経刺激作用により気管支拡張、血圧上昇、血管拡張、子宮収縮などの反応を生じる。β2刺激薬は気管支平滑筋に働く強力な気管支拡張剤の1つであり気管支喘息急性増悪時に最初に用いられることが多い薬剤である。また、喘息以外のCOPDでも抗コリン薬とともに用いられているが各国のガイドラインにより若干異なる。本邦のガイドラインでは抗コリン薬が第1選択であるが、ATSとBTSではβ2刺激剤が第1選択となる。β2刺激剤は作用機序の異なる他の気管支拡張剤との併用は効果を高めるとされ、併用して用いられることが多い。老年者における注意点は、各国のガイドラインにも述べられているが、本邦でのCOPDおよび喘息のガイドラインでは第1選択薬として抗コリン薬を挙げており、その原因として加齢によるβ2刺激剤に対する反応性の低下を述べている。ATSやBTSではCOPDに対してもβ2刺激剤を第1選択としているがATSでは老年者における振戦や焦燥感、循環器系に対する副作用の点に注意を喚起しており、BTSでは本邦と同様に加齢によるβ2刺激剤に対する反応性の低下の可能性が記載されている。老年者が種々の肺疾患を発症した際、その呼吸予備能力の低下の

ため呼吸不全に陥りやすく薬剤によるコントロールが必要になることが多いが、他疾患を合併していることがあり、薬剤同士の相互作用による副作用に注意を有する。またβ2刺激剤は甲状腺機能亢進症、高血圧症、心疾患、糖尿病を有する症例に対しては慎重投与もしくは禁忌とされ、合併症を有する可能性が高い老年者では基礎疾患の有無に注意が必要である。一般に老年者は呼吸器疾患による症状出現が非典型的で症状自体も出現しにくく、また副作用に関しても同様に症状が出現しにくい。そのため副作用の出現の発見が遅れることがあり十分な観察が必要であろう。β2刺激剤の主たる副作用としては心悸亢進、頻脈、振戦、神経過敏、低カリウム血症などがある。心臓にはβ1受容体が存在しβ2選択性が低いと動悸などの副作用が出現しやすく、また骨格筋線維にはβ2受容体作用するためβ2選択性が高いと手指振戦などの副作用が出現しやすくなる。この場合、世代を変更することにより副作用の軽減を認めることが多い。またβ2受容体刺激による筋細胞膜 Na^+/K^+-ATPase活性増加に伴う細胞外 K^+ の細胞内への取り込みが亢進することにより低カリウム血症が出現する。一方、老年者ではβ2受容体の減少することが知られており、過量投与に注意し、その使用量にも十分な配慮が必要である。また気管支喘息に対するβ2刺激剤の長期頻回投与は、作用機序は明らかでないものの老年者同様にβ2受容体数の減少を招き、その結果薬剤使用量が増大し、さらにβ2受容体数の減少しβ2刺激剤に対する耐容現象が生じるとされている。しかし、リモデリングが進行した重症気管支喘息の場合、吸入ステロイドのみでは不十分でβ2刺激剤が用いられることが多く、今後の課題である。

　副腎皮質ステロイドは強力な抗炎症剤として用いられ、吸入、経口、注射により投与される。吸入ステロイドは現在気管支喘息の治療薬としては中心的な薬剤である。老年者気管支喘息でも治療の中心として用いるが、老年者ではスペーサーを使用しても理解力不足から上手に吸入できないことがある。吸入困難例や重症例では経口ステロイドを使用することが多いが骨粗鬆症、糖尿病、消化管潰瘍、感染症や副腎抑制などの副作用が出現しやすいといった問題点もある。

　また他疾患を合併している場合があり、気管支喘息の担当医が知らないところで他剤が処方されている場合があるので注意を要する。狭心症、高血圧、緑内障に対するβ-blocker内服、点眼により気管支喘息が増悪する可能性がある。また加齢による薬物代謝の遅延に加え、マクロライド系、ニューキノロン系の抗生物質の一部、H2-blockerのシメチジン、抗痙攣薬の一部などの薬剤や、心不全、肝硬変などの疾患は血中キサンチン濃度を変化させるので、キサンチン製剤の投与時には注意が必要である。

　このように老年者の慢性気管支喘息では薬剤の副作用、他剤との相互作用が出現しやすい。また、自覚症状に乏しい例が多く、若齢者と比べ病状や重症度に関する認識が低下し、外来受診などが遅れてしまい重症化することがあり、老年者の気管支喘息はその診断、治療には細心の注意が必要であろう。

（熱田　了、秋山一男）

文献

1) 秋山一男, ほか：我が国における成人気管支喘息の実態. 日胸疾会誌 29：984, 1991.
2) Fletcher CM, et al：Terminology, definitions and classification of chronic pulmonary emphysema and related conditions. A report of the conclusion of Ciba guest symposium. Thorax 14：286-299, 1959.
3) International consensus report on diagnosis and management of asthma. U. S. Department of Health and Human Services, Public Health Service National Institute of Health, 1992.
4) 牧野荘平(監修)：アレルギー疾患治療ガイドライン. ライフサイエンス・メディカ 4-37, 1993.
5) Global Initiative for Asthma. Global Strategy for Asthma Management and Prevention NHLBI/WHO Workshop Report. National Institutes of Health, National Heart, Lung, and Blood Institute, 1995.
6) 牧野荘平, 古庄巻史, 宮本昭正監修：喘息予防・管理ガイドライン. 協和企画通信. 3-9, 1998.
7) Ford RM：Aetiology of asthma；Review of 11,511 cases (1958 to 1968). Med J Aust. 1：628-631, 1969.
8) Broder I, et al：Epidemiology of asthma and allergic rhinitis in a total community, Tecumseh, Michigan. IV. Natural history. J Allergy Clin Immunol 54(2)：100-10, 1974.
9) Evans R, et al：National trends in the morbidity and mortarity of asthma in the US. Chest 91：65, 1987.
10) R. Atsuta, et al：Atopic Asthma is Dominant in the Elderly-Onset Asthmatics：Possibility for an Alterration of Mast Cell Function by Aging through Fc Receptor Expression. Int Archives of Allergy and Immunol 120：76-81, 1999.
11) Barrows B, et al：Association of asthma with serum IgE levels and skin-test reactivity to allergens. N Engl J Med 320：271, 1989.
12) Swineford O Jr, et al：Asthma：classification of causes. J Allegy 25：151, 1954.
13) Reckemann FM：A working classification of asthma. Am J Med 3：60, 1947.
14) 牧野荘平, ほか：気管支喘息および過敏性肺臓炎における吸入試験の標準法. アレルギー 31：1074-1076, 1982.
15) Takishima T, et al：Directwriting recorder of the dose-response curves of airway to methacholine. Chest 80：600-606, 1981.
16) Speizer FE：Epidemiology and mortality patterns in asthma. In：Weiss EB, ed. Status asthmaticus. Baltimore：University Park Press, 13-18, 1978.
17) Banerjee DK, et al：Under-diagnosis of asthma in the elderly. Br J Dis Chest 81：23-29, 1987.
18) Suyllivan P, et al：Anti-inflammatory effects of low-dose oral theophylline in atopic asthma. Lancet 343：1006-1008, 1994.

7 間質性肺炎

はじめに

　肺の間質とはⅠ型、Ⅱ型肺胞上皮の基底膜と肺胞毛細血管内皮細胞に挟まれた肺胞隔壁である(狭義間質)。間質性肺炎はこの肺胞隔壁に何らかの原因で炎症、免疫反応が起こる疾患の総称であり、原因の明らかなウイルスなどによって起こるウイルス性肺炎から原因不明の特発性間質性肺炎(idiopathic interstitial pneumonia；IIP)まで数多くの疾患が存在する。さらに小葉間隔壁や気管支、細気管支、血管やその周囲結合組織(気管支、血管束)を含めて広義間質といわれ、この部に起こる炎症、免疫反応も一部は間質性肺炎に含め、広くは間質性肺疾患、びまん性肺疾患と呼ばれる(表1)。

　間質性肺炎は、臨床的にはさまざまな原因により発症し、その発症様式も急性発症から慢性発症、さらには慢性の急性増悪までさまざまな時間的経過をとり、その過程においては病理学的にもさまざまな病態を示し、またこの病態によって治療反応性や予後もさまざまである。このように多様性に富む疾患である間質性肺炎のうち、老年者に多く重要な疾患は、原因が不明の①IIP(急性型＝急性間質性肺炎(acute interstitial pneumonia；AIP))(慢性型＝特発性肺線維症(idiopathic pulmonary fibrosis；IPF))、②bronchiolitis obliterans organizing pneumonia(BOOP)(特発性BOOP)、③0 interstitial pneumonia/fibrosis(NSIP)(特発性NSIP)である。

　わが国では原因不明の間質性肺炎をIIPと称し、さらに臨床経過から、急性型と慢性型に分類される。前者はHamman and Rich[1]が1944年に報告したものにほぼ一致し、現在ではAIP、後者は欧米でIPFといわれるものにほぼ相当する。今日、原因不明の間質性肺炎については、病理組織学的な分類が行われ、それが経過、予後、治療反応性とよく対応することも明らかとなっている(表2)[2]。

　原因不明の間質性肺炎以外にも表1に示すような重要な疾患が挙げられるが、老年者という年齢を加味してほかの疾患は原因不明の間質性肺炎の鑑別診断の中で述べるにとどめ、本稿では原因不明の間質性肺炎を中心にその①概念・定義、②疫学、③臨床症状と検

表 1. 主要な間質性疾患

・急性間質性肺炎(AIP)	・薬剤性肺炎
・特発性間質性肺炎(IIP)	・好酸球性肉芽腫症
・NSIP(特発性)	・リンパ脈管筋腫症
・BOOP(特発性)	・塵肺
・膠原病性間質性肺炎	・非細菌性肺感染症
・サルコイドーシス	・癌性リンパ管症
・過敏性肺炎	

表 2. 原因不明の間質性肺炎の病理学的分類と臨床経過

臨床診断名	IIP(急性型)/AIP	IIP(慢性型)/IPF	DIP	特発性 BOOP	RB-ILD	特発性 NSIP
病理診断名	DAD	UIP	DIP	BOOP	RB-ILD	NSIP
臨床経過	急性	慢性(急性増悪あり)	慢性	急性〜亜急性	亜急性〜慢性	亜急性〜慢性
ステロイドの反応性	不良	不良	良好	良好	良好	良好
予後・経過	不良・ごく稀に生存例あり	極めて不良・慢性進行性	良好・完全回復例あり	良好・完全回復例あり	良好・完全回復例あり	比較的良好・不良群もあり
時相の均一性	均一	不均一	均一	均一	均一	均一
間質の炎症	さまざま	少ない	少ない	少ない	少ない	強い
コラーゲンの沈着	軽度	強いが場所による	さまざま	さまざま	さまざま	さまざま
線維芽細胞集簇巣 (fibroblat foci)	強い、びまん性	著明	少ない	なし	なし	さまざま、時に局在
蜂巣肺形成	なし	著明	なし	なし	なし	時にあり
肺胞腔内 Mφ の集族	なし	時にあり・巣状	あり・びまん性	あり・泡沫状細胞巣	あり・斑状	時にあり・散在
硝子膜形成	あり	なし	なし	なし	なし	なし
基本構造の改変	なし〜あり	著明	あり	なし	なし〜あり	時にあり
線維化病変の程度	疎	蜜	疎	疎	疎	疎
BOOP 病変	なし〜あり	なし	なし	著明	なし	時にあり

AIP：acute interstitial pneumonia, DAD：diffuse alveolar damage, UIP：usual IP, DIP：desquamative IP, BOOP：bronchiolitis obliterans organizing pneumonia, RB-ILD：respiratory bronchiolitis interstitial lung disease, NSIP：nonspecific IP

表 3. 老年者間質性肺疾患診断のためのチェック項目

1. 現　　病　　歴；H-J 分類、膠原病関係症状有無の聴取
2. 職　　　　　歴；粉塵暴露、有機溶媒使用歴
3. 喫　　煙　　歴；過去、現在
4. 薬 物 治 療 歴；過去、現在を含めてすべての薬剤
5. 既　　往　　歴；副鼻腔炎の有無、結核他呼吸器疾患
6. 検　　　　　査
    (1) ヘ モ グ ラ ム；
    (2) 一 般 生 化 学；肝腎機能を含む
    (3) 免疫・炎症反応；血沈、CRP、IgG、A、M、E、補体
    (4) 膠 原 病 因 子；抗核抗体、抗 DNA 抗体、RA 因子
    (5) そ　　の　　他；KL-6、SP-A、D、ACE、感染に伴う抗体価(サイトメガロウイルス、インフルエンザウイルス、クラミジア、HTLV-I 抗体)、腫瘍マーカー
    (6) 胸　部　X　線；肺容積の増減、陰影の分布、性状
    (7) 胸部 CT（HRCT）；表 2 参照
    (8) Ga シンチグラム；
    (9) 心　　機　　能；心電図、心エコー
    (10) 肺　　機　　能；DLCO を含む
    (11) 動脈血ガス分析；
    (12) 喀　　痰　　検　　査；細胞診、一般菌および抗酸菌塗抹培養
    (13) 気管支肺胞洗浄液；細胞分画、リンパ球サブセット
    (14) 肺　　生　　検；VATS または開胸

表 4. HRCT における小葉病変パターンと間質性肺疾患

陰影の分布と特徴	主な間質性肺疾患
小葉中心性分布 　小結節影病像が胸膜や肺静脈から 2～3 mm の距離を有し肺動脈像に連続して存在する	びまん性汎細気管支炎、過敏性肺炎、好酸球性肺肉芽腫症、硅肺、気道散布性肺結核など
汎小葉性分布 　境界が明瞭な濃度上昇領域で小葉大(1 cm)の広がりを示す	BOOP、過敏性肺炎、肺胞蛋白症など
小葉辺縁性分布 　胸膜や肺静脈の凹凸やそれに一致する結節性病像を示す	特発性間質性肺炎、膠原病性肺炎など UIP を示す疾患
気管支血管周囲性分布 　肺血管像や気管支壁の凹凸や腫大所見を示す	サルコイドーシス、癌性リンパ管症など

表 5. 原因不明の間質性肺炎の HRCT 所見

AIP
・両側肺野に斑状またはびまん性の分布 ・スリガラス状の濃度上昇領域(濃厚な均等影を伴う) ・濃度上昇領域内部の牽引性気管支拡張像(細気管支拡張像) ・気管支血管影や葉間線の偏位(強い収縮傾向) ・典型的な蜂巣肺形成はない
UIP/IPF
・下葉背側胸膜下に優位な分布 ・壁厚の小嚢胞の集簇(蜂巣肺) ・スリガラス状の濃度上昇領域(網状影を伴う場合が多い) ・濃度上昇領域内部の牽引性気管支拡張像 ・気管支血管影や葉間線の偏位(肺の容積減少) ・気管支血管影や胸膜面の不整像(小葉辺縁部優位の線維化) ・不均一な所見の分布(蜂巣肺に隣接した正常肺野の存在など)
BOOP
・胸膜直下あるいは気管支血管影に沿って分布 ・濃厚な均等影 ・スリガラス状の濃度上昇領域 ・結節影(気管支血管影に連なる) ・蜂巣肺形成はない
NSIP
・中下肺野優位の分布 ・スリガラス状の濃度上昇領域 ・濃厚な均等影 ・気管支血管影の腫大像 ・索状影や線状影 ・濃度上昇領域内部の牽引性気管支拡張像(fibrotic NSIP)

査所見、④診断、⑤鑑別診断、⑥治療、⑦予後と診療上のポイント(表 3)と診断に最も重要な HRCT 所見(表 4、5)について述べる。

1. 急性間質性肺炎(acute interstitial pneumonia ; AIP)

1 概念・定義

　AIP の概念は前述した Hamman and Rich[1])が acute interstitial fibrosis of the lungs として報告した、原因が不明で6カ月以内に死亡する間質性肺炎、いわゆる Hamman-Rich 症候群にさかのぼり、現在では病理組織学的病名であるびまん性肺胞傷害(diffuse alveolar damage ; DAD)の所見を有する原因不明の疾患、または臨床病名である急性呼吸促拍症候群(acute respiratory distress syndrome ; ARDS)のうち原因不明の疾患を AIP と呼んでいる。

2 疫学

　AIP の発症頻度など信頼できる疫学調査の結果はない。中年から老年者まで発症するが、その頻度は次項の IIP 慢性型や IIP 慢性型の急性増悪に比べて少ないと考えられている。

3 臨床症状と検査所見

　AIP の臨床症状は極めて急速に進行する呼吸困難である。しばしば、風邪症状などの上気道感染症状に続いて発症することが多い。身体所見としては聴診にて吸気終末に捻髪音(fine crackles)が聴取される。胸部 X 線写真では、両側びまん性に拡がるスリガラス状陰影である。HRCT では臨床病期に即した特徴ある所見を呈する(表5)。急速に進行するため肺機能検査はほとんど行われないか、初期に行えても診断的価値、経過観察の役には立たない。動脈血ガス分圧では低酸素血症(PaO_2の低下、$AaDo_2$の開大)を認める。血液・免疫検査では KL-6、SP-A、D、LDH の上昇を認め、これらの血清マーカーが治療反応性や病勢に一部相関する。

4 診断

　原因不明の間質性肺炎の診断は表3に示す情報が不可欠であるが、AIP においては、呼吸困難、乾性咳嗽などの主要症候の進行が急で、既往歴や薬剤服用歴などの聴取が困難な場合が多く、さらに原因に迫る検査結果を待つ時間的余裕のないまま、限られた時間で鑑別診断を行い、治療を開始せねばならない。したがって、診断はしばしば一時的な仮のものにならざるを得ない。臨床上、病理学的な所見を得られないことが圧倒的に多く、臨床的に診断して、治療を開始せざるを得ないが、この時最も診断的価値があるのが HRCT 所見である(図1-a、表4、5)。病理学的にびまん性肺胞傷害 diffuse alveolar damage(DAD)

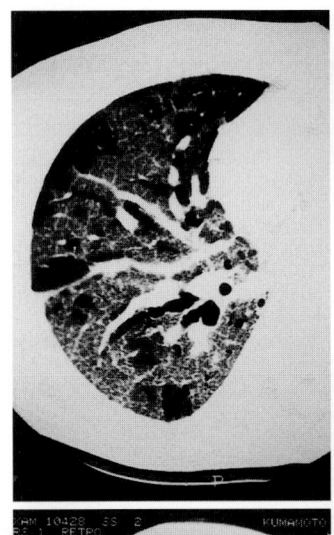

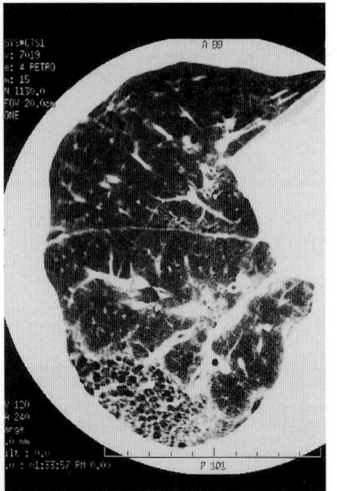

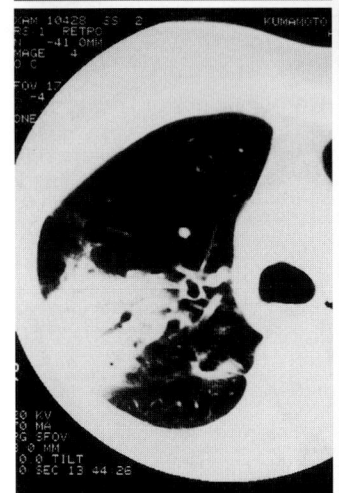

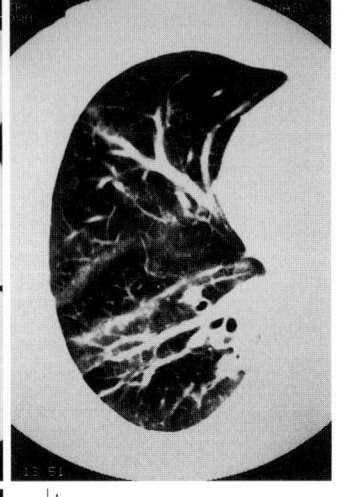

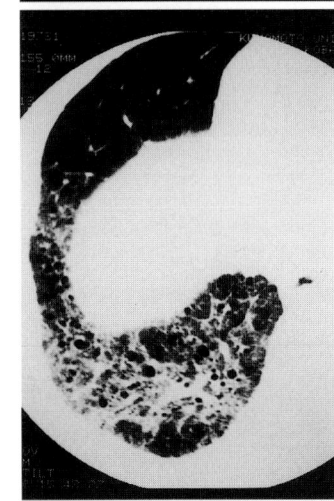

a	b
c	d
e	

図 1-a．AIP（右中葉およびS6レベル）のHRCT 所見
スリガラス状の濃度上昇域（比較的正常な領域と小葉単位で直線的に境界される）。内部には不整な壁を呈する牽引性気管支拡張像と牽引性細気管支拡張像。

図 1-b．UIP/IPF（右中葉および下葉レベル）のHRCT 所見
下葉背側胸膜下に壁厚の小囊胞の集簇像（蜂巣肺）。蜂巣肺のすぐ近傍に一見正常な肺野の存在。気管支血管影の不整な腫大。

図 1-c．BOOP（右肺大動脈弓レベル）のHRCT 所見
気管支血管影に沿って広がる濃厚な均等影。内部には気管支透亮像（不整な壁を呈していない点が重要）。

図 1-d．NSIP (cellular type)（右中葉および下葉レベル）のHRCT 所見
胸膜に直交するような線状影、索状影。周囲にはスリガラス状の濃度上昇域。

図 1-e．NSIP (fibrotic type)（右下葉肺底部レベル）のHRCT 所見
気管支血管影に沿うようにスリガラス状の濃度上昇域（容積減少を伴う）。濃度上昇域内部には牽引性気管支拡張像。

の増殖期から線維化期を示すHRCT所見[2,3]は、両側肺野に斑状またはびまん性の分布するスリガラス状の濃度上昇域と病期の進行に伴って出現する牽引性気管支拡張像(細気管支拡張像)、気管支血管影や葉間線の偏位である(図1-a、表5)。

5 鑑別診断

鑑別上、特に注意すべきものは、両側びまん性陰影を呈する肺感染症(特にウイルス、マイコプラズマ、レジオネラ、カリニ肺炎)、薬剤性肺炎、膠原病によるもの、急性好酸球性肺炎、急性型の過敏性肺炎、各種要因によるARDSなどである。また、原因不明のBOOP、NSIPの一部と臨床上鑑別を要することがある。

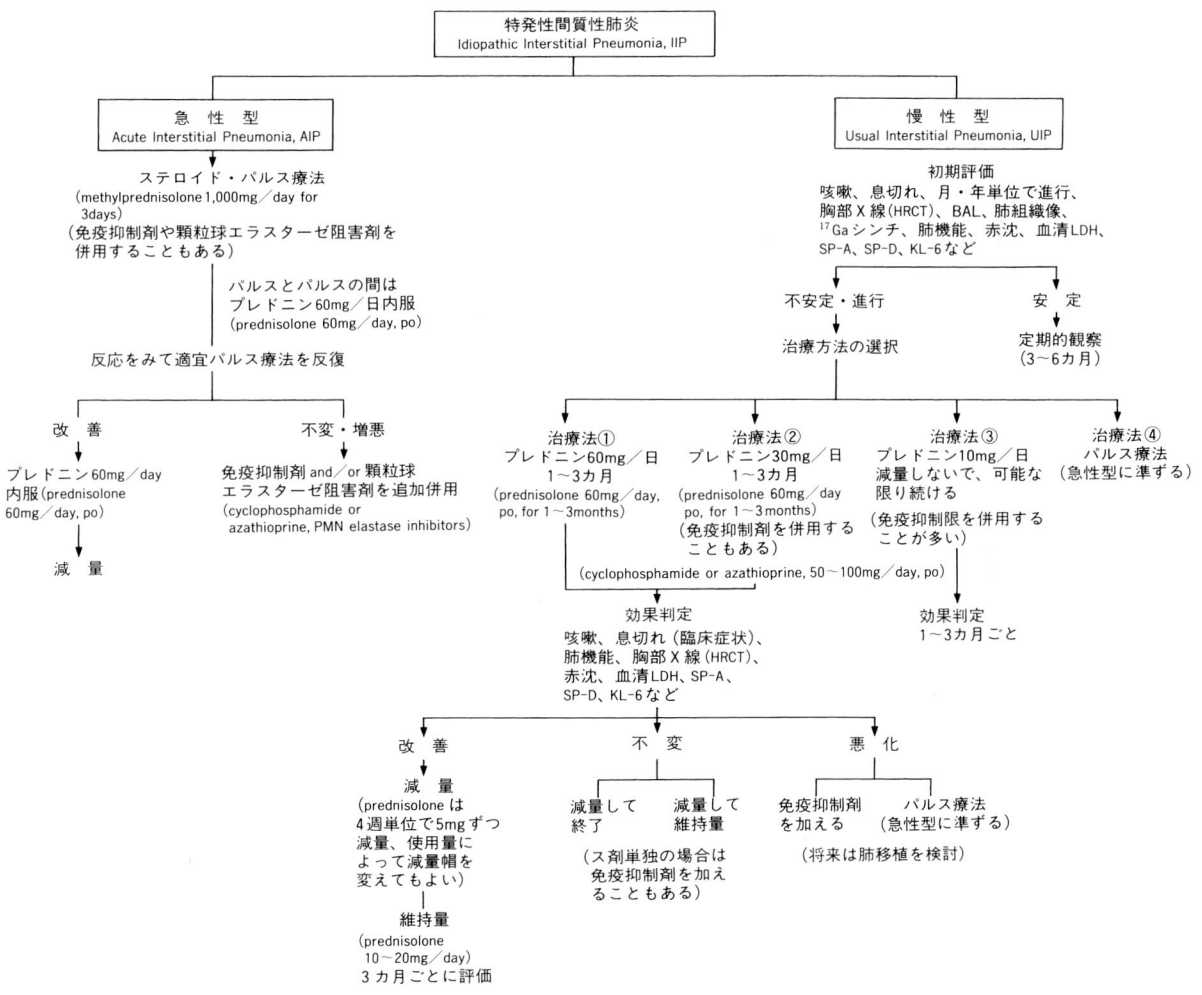

図2. 特発性間質性肺炎(IIP)の治療指針
(1995年改訂試案)

6 治療

一般に治療反応性は不良であるので、早期から強力な抗炎症的治療が選択される。図2に厚生省研究班の1995年改訂試案[4]を示す。

ⅰ）ステロイドパルス療法

なるべく早期に、メチルプレドニゾロン1g/日3日連続を1～2週おいて数コースを行う。

ⅱ）プレドニゾロン

パルス療法後はプレドニゾロンの内服が行われる。パルスとパルスの間、1.0 mg/kg/日（または60 mg/日）投与し、漸減する。

最近、ステロイドの投与量、投与期間、投与時期の見直しによってARDS/DADの死亡率を有意に改善することが報告されている[5]。

ⅲ）シクロフォスマミド

初回から、または1回目の反応性をみて不十分と思われ症例にはシクロフォスマミド500 mgのパルス療法や50～100 mgの投与が行われる。

7 予後

DADを呈するARDSの死亡率は50％を越え、特に敗血症では60％を越えるが、原因不明のAIPも同等もしくはそれ以上の死亡率で極めて不良である。

2. 特発性間質性肺炎(IIP)慢性型

1 概念・定義

本症は原因不明の間質性肺炎である。病理学的には、炎症は主として肺胞隔壁に起こり、肺胞隔壁の肥厚、結合織の増加とともに蜂巣肺をきたし、肺構築の改変と縮小をきたす。臨床的には、慢性型が多く、息切れと乾性咳嗽を認め、聴診上捻髪音(fine crackle)を聴取する。胸部X線上、小粒状・網状より次第に輪状(蜂巣肺)に変化し、多くは肺野の縮小を呈する。呼吸機能上、低酸素血症を伴う拘束性換気障害、拡散障害を認め、次第に呼吸不全にいたる。多くは緩徐に進行するが、急性増悪をきたすことがある。死の転帰をとることが多い。

2 疫学

有病率は人口10万対3～5である。平成12年のわが国の推定人口は12,680万人であるので、患者数は全国で約4,000人程度と推定される。罹患率はおおよそ0.3であるので、

年間430人程度の発生があるものと推定される。男女比は1.5：1と男性にやや多く、年齢分布は60歳代が最も多い。

3 臨床症状と検査所見

自覚症状としては息切れと乾性咳嗽が特徴的であるが、進行すると喀痰も認めるようになる。身体所見としては聴診にて吸気終末に捻髪音が聴取される。そのほかばち指やチアノーゼがみられる。

胸部X線写真では、両側びまん性に粒状、網状、小輪状さらには粗大輪状(すなわち蜂巣肺)の陰影がみられ、肺野(特に下肺野)の縮小がみられる。HRCTでは、下葉背側胸膜下に分布する蜂巣肺、網状影、牽引性気管支拡張像、肺の容積減少、小葉辺縁部優位の線維化と不均一な所見の分布(蜂巣肺に隣接した正常肺野の存在など)などの特徴を示す(**図1-b、表5**)。

肺機能検査では拘束性換気機能障害が認められ肺気量(%VC、%TLC)が低下し、肺拡散能力(%DLco、DLco/VA)の低下がみられる。動脈血ガス分圧では低酸素血症(PaO_2の低下、$AaDo_2$の開大)を認める。

気管支肺胞洗浄液(BALF)所見ではほぼ正常者と変わりがないが、時に好中球の増加を認める症例があり、BALF中の好中球増加症例は予後不良因子の1つである。

血液・免疫検査ではKL-6、SP-A、D、LDHの上昇を認め、これらの血清マーカーが治療反応性や病勢に一部相関する。

4 診断

臨床症状としての息切れ・乾性咳嗽、胸部X線所見としてのびまん性の間質性陰影、HRCT所見による胸膜直下の蜂窩肺(**図1-b、表5**)、呼吸機能としての拘束性換気障害・拡散障害・低酸素血症ならびに病理学的検査所見が重視され、IIP以外のほかの間質性肺疾患を除外したうえで診断される。

診断には厚生省特定疾患びまん性肺疾患調査研究班による臨床的診断基準(第三次改定案)を参照されたい。なお、平成12年9月現在、特発性間質性肺炎の診断基準ならびに原因不明の日本における分類が改訂中である。いずれにしろ、現在では診断にはHRCT所見が最も有用である。

5 鑑別診断

慢性型では膠原病による間質性肺炎、慢性過敏性肺炎、HTLV-1関連肺疾患、サルコイドーシス、塵肺などが挙がる。

6 治療

　根治療法が存在せず、対症療法が中心となる。慢性に緩徐に進行する場合には特に治療は行わないが、急性増悪時にはステロイド療法が行われ、時に免疫抑制剤の併用を行う場合もある。進行すると低酸素血症が必発であるので、患者のQOLを高めるために、酸素療法(在宅酸素療法を含む)が必要となる。同時に、心不全に対する治療も必要となる。また、高頻度に合併する肺癌を早期に発見し治療することが必要である。そのほか、急性増悪を予防するために日常生活管理指導が重要である。将来的には、肺移植による根治治療が期待されている。

　新しい治療の試みもなされているがいまだ確実に肺の線維化を食い止める薬剤はない[6]。

7 予後

　発症5年目の生存率は36.6%、10年目は22%であり、予後のよくない疾患である。死因は呼吸不全(54.5%)、肺性心(15.2%)、肺癌(9.1%)が主なものである。

3. 特発性BOOP(bronchiolitis obliterans organizing pneumonia)

1 概念・定義

　BOOPの名称は1985年にEpler、Colbyらによって提唱された以下の病理組織所見を有する症例に対する臨床病理学的概念である[7]。①閉塞性細気管支炎・器質化肺炎の所見が斑状に分布する　②種々の程度の単核細胞浸潤が間質にみられる　③肺胞腔に泡沫細胞がみられる　④肺の既存構造は保たれ、蜂巣肺形成・広範な間質性線維化は認められない。

2 疫学

　年齢は40〜70歳に多く(20〜80歳)、男女ほぼ同数で性差はない。喫煙歴には関連性ない。

3 臨床症状と検査所見

　臨床症状は、急性または亜急性に発熱、咳、呼吸困難で発症することが多い。そのほか、食思不振、体重減少、倦怠感などを訴えることがある。理学所見は、捻髪音(crackle)を聴取することが多いが、まったく所見を認めない症例が25%ある。

　胸部X線所見は、air space consolidationを伴う斑状影で、肺葉に一致せず、しばしば両側性で、上、中、下肺野に一定の傾向はない。粒状、結節状陰影は1.5〜10mmの円形

の陰影で、下肺野に多く、UIP に比し 3〜10 mm のものが多い。これらの陰影はしばしば移動する。胸部 CT 所見は、胸膜直下あるいは気管支血管影に沿って分布する濃度上昇（ground glass appearance, air space consolidation）が認められること、CT 上、蜂巣肺を示唆する囊胞性変化（cystic changes）には乏しいことが特徴である（図 1-c、表 5）。

BALF 細胞所見はリンパ球増加と CD 4$^+$/CD 8$^+$ 低下に加え、ときに好中球や好酸球の増加が認められる。これらの所見は慢性型の間質性肺炎、特に IIP（IPF/UIP）の可能性を否定できる有用な所見である。

肺機能検査所見は、拘束性障害、拡散障害を認める。

4 診断

確定診断は開胸肺生検や VATS による組織診断による。TBLB では診断が困難である。上述の CT 所見や BALF 細胞所見を呈する疾患あるいは病態は、極めて多様である[8]。感染症、移植後の反応、薬剤性、放射線照射後、Wegener 肉芽腫症、膠原病、過敏性肺炎、慢性好酸球性肺炎などにおいても類似の所見が認められ、原因不明の場合のみ特発性 BOOP と呼ばれることになる。

5 鑑別診断

好酸球性肺炎（PIE 症候群）、IIP、肺梗塞、さまざまな原因で起こる（真菌、細菌および嚥下性）肺炎が重要である。本疾患は老年者における繰り返す肺炎像の鑑別に重要な位置を占める。

6 治療

ステロイドが有効である。病変の拡がり、臨床症状に応じて 60〜30 mg を 1〜3 カ月投与し、漸減して約 1 年使用する。早期に中止すると再発する症例がある。

7 予後

良好であるが、数％は繰り返しがあり、稀に原疾患の悪化で死亡することがある。

4. Nonspecific Interstitial Pneumonia/Fibrosis（NSIP）（特発性 NSIP）

1 概念・定義

Katzenstein、A. L. A. が 1994 年に病理学的にこれまでの間質性肺炎のカテゴリーに分類不能な間質性肺炎 64 例を報告したことに始まる。病理所見として間質の炎症、線維化がさまざまな割合でみられ、時相の均一性を特徴とする臨床病理学的概念である。しかし、

NSIPは病理学的にも臨床的にもBOOP類似疾患からUIP類似疾患まで幅広い疾患群を含んでいると考えられる。すなわち、細胞浸潤が強くほとんど線維化病巣のないcellular typeと、線維化病巣の強いfibrotic typeまでその病態は多様で、その病態に応じて治療反応性や臨床経過も著しく異なることがわかってきた。病因としては膠原病、有機塵埃他の暴露因子、急性肺傷害の既往など多彩であるが、そのうち原因の不明なものに対して、現時点ではNSIPという病理学的概念を便宜上臨床診断名に置き換えて特発性NSIPと呼んでいる。

2 疫学

40歳以上、女性にやや多いが、詳細な疫学は明らかでない。

3 臨床症状と検査所見

臨床症状は亜急性の経過をとって数カ月続く呼吸困難、乾性咳嗽、時に発熱を認める。理学所見はfine cracklesを認め、検査所見ではCRP、LDHの上昇認める。

胸部X線所見ではスリガラス陰影から網状粒状影、輪状影まで多様である。fibrotic typeでは肺の萎縮を認める。HRCT所見は、中下肺野優位に分布するスリガラス状の濃度上昇域（図1-d）や濃厚な均等影を認め、気管支血管影の腫大像や索状影や線状影があり、時にfibrotic NSIPでは濃度上昇域内部の牽引性気管支拡張像が認められる（図1-e）。

肺機能検査所見では拘束性障害、拡散障害、血液ガス分析ではPaO_2の低下をを認める。BALF細胞所見はリンパ球増加とCD4^+/CD8^+低下が認められる。

4 診断

確定診断は開胸肺生検やVATSによる組織診断による。TBLBでは診断が困難である。上述のCT所見やBALF細胞所見を呈する疾患あるいは病態は、BOOP同様極めて多様である。病理学的にも臨床症候学的にも除外診断となる。感染症、移植後の反応、薬剤性、膠原病、過敏性肺炎、慢性好酸球性肺炎などにおいても類似の所見が認められ、原因不明の場合のみ特発性NSIPと呼ばれることになる。

5 鑑別診断

BOOP、特発性間質性肺炎、膠原病肺が重要である。

6 治療

ステロイドが有効である。60〜30 mgを1〜3カ月投与し、漸減して約1年使用する。時にはステロイドパルス療法が必要な症例を認める。

最近の治療反応性についての研究では、NSIPは83%の患者が治療に反応したことから

予後の面でUIPと厳格に鑑別すべきであると述べられている[9]。また、わが国では全国から集められた31例のNSIPのうち19例にステロイド薬を含む治療がなされていたが、全体で23/31(74%)に改善が認められている[10]。一方、NSIPの予後に関してBjorakerは後ろ向き研究ながらUIPに比べてNSIPは有意に生存率が高いことを報告した[11]。

7 予後

上述の治療反応性にみるように、予後は比較的良好である。しかし、その後の症例の集積によりfibrotic typeは不良な群があることがわかり、いわゆるcellular typeとfibrotic typeはまったく別の疾患群をみている可能性も指摘されている。

(菅　守隆)

文献

1) Hamman L, Rich AR：Acute diffuse interstitial fibrosis of the lung. Bill. Johns Hopkins Hosp 74：177-212, 1944.
2) Ichikado K, et al：Acute interstitial pneumonia：high-resolution CT findings correlated with pathology. Am Roentogenol 168：333-338, 1997.
3) Ichikado K, Suga M, Gushima Y, et al：Hyperoxia-induced diffuse alveolar damage in pig：correlation between thin-section computed tomographic and pathologic findings. Radiology 261：531-538, 2000.
4) 近藤有好, 佐藤篤彦, 安藤正幸：特発性間質性肺炎の新しい治療指針；アンケート調査より in 間質性肺炎の病態と治療　厚生省特定疾患調査研究班の成果と最近の動向．安藤正幸監修, 診療新社, p101-119, 1996.
5) Meduri GU, et al：Effect of prolonged methylpredonisolone therapy in unresolving acute respiratory distress syndrome. JAMA 280：159-165, 1998.
6) 菅　守隆：特発性間質性肺炎の治療．呼吸と循環 47：933-937, 1999.
7) Epler GR, et al：Bronchiolitis obliterans organizing pneumonia. N Engl J Med 312：152-158, 1985.
8) Epler G IL：Heterogeneity of bronchiolitis obliterans organizing pneumonia. Curr Opin Pulm Med 4：93-97, 1998.
9) Cottin V, Donsbeck AV, Revel D, et al：Nonspecific interstitial pneumonia. Individualization of a clinicopathologic entity in a series of 12 patients. Am J Respir Crit Care Med 158：1286-1293, 1998.
10) Nagai S, Kitaichi M, Itoh H, et al：Idiopathic nonspecific interstitial pneumonia/fibrosis：comparison with idiopathic pulmonary fibrosis and BOOP. Eur Respir J 12：1010-1019, 1998.
11) Bjoraker JA, Ryu JH, Edwin MK, et al：Prognostic significance of histopathologic subsets in idiopathic pulmonary fibrosis. Am J Respir Crit Care Med 157：199-203, 1998.

8 肺血栓塞栓症

1. 老年者における診療上のポイント

　肺血栓塞栓症(Pulmonary thromboembolism；PTE)は、その多くが下肢および骨盤腔などの深部静脈で形成された血栓(深部静脈血栓症：Deep venous thrombosis；DVT)が遊離し、これが肺動脈に塞栓を起こして急性および慢性の肺循環障害を招く病態である。従来わが国においては、PTEの発生頻度は欧米の約1/10程度と考えられてきたが、人口の高齢化や生活様式・食事の欧米化に伴い年々増加傾向にある。また本症は、基礎疾患として心肺疾患や悪性腫瘍を有する患者にしばしばみられるうえ、長期臥床、肥満、骨折および外傷、手術などが素因ないしは誘因となることも多く、老年者での発症リスクは極めて高いものといえる。

　1997年に、肺塞栓症研究会が会員施設を対象に行ったPTEの第一次全国調査成績でも、急性肺血栓塞栓症の発症年齢のピークは60～70歳代の老年者にみられている(図1)。したがって、老年者が突然の呼吸困難や胸痛、ショックなどで発症し、その原因が不明な場合には、本症の可能性も疑い、心電図や心エコーなどをすぐに行い異常所見を拾いあげることが最も重要なポイントといえる。また以前は、このPTEとDVTは異なる疾患単位と考えられていたが、最近では両疾患をまとめて静脈血栓塞栓症として扱い、この中で軽症なものはDVTのみで経過し、PTEはより重症なものと捉える傾向にある[1]。したがって、PTEの診断においてDVTの有無について精査することも臨床的に重要なポイントとい

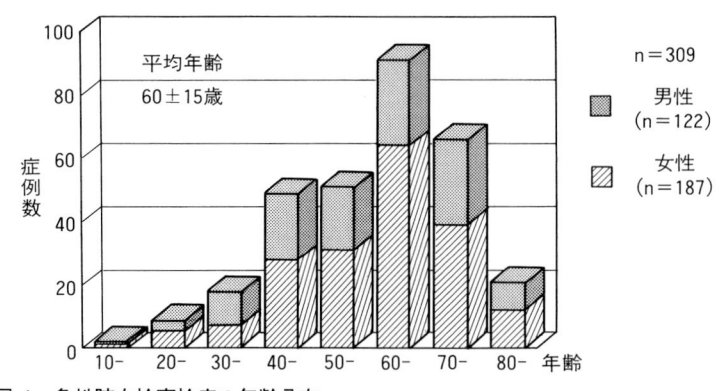

図1. 急性肺血栓塞栓症の年齢分布
肺塞栓症研究会が会員施設を対象に行った第一次全国調査(平成9年)により、急性肺血栓塞栓症309例(男性122例、女性187例)が収集された。全体の平均年齢は60±15歳であり、60～70歳代の老年者に発症のピークが認められた。

える。また、寝たきりの老年者では呼吸困難や胸痛を訴えず、遷延する心不全症状として経過することもしばしばみられ[1]、頻呼吸やSpO₂低下の有無に注意するとともに、DVTの臨床所見として下肢の発赤や腫脹に加え、圧痛の有無などについてもチェックし、疑わしい場合には下肢エコーなどの非侵襲的検査を積極的に行ってみる姿勢が大切といえる。

突然の呼吸困難や胸痛にて発症する急性型のPTEのほか、徐々に呼吸困難が進行してくる慢性型のPTEもあり、特にわが国においては慢性型の相対的頻度が高いことが知られている。慢性のPTEで肺高血圧を伴う場合、慢性血栓塞栓性肺高血圧症(Chronic thromboembolic pulmonary hypertension；CTEPH)と呼ばれるが、老年者では原因不明の右心不全や肺高血圧として放置される場合も多い。本症は外科的な肺血栓内膜摘除術により肺高血圧の軽減、臨床症状の改善が得られることから[2)-4)]、一般検査にて肺高血圧の存在が示唆されるときには、本症の可能性も念頭に置き肺血流スキャンや胸部造影CTなどの精査を行っておくことが重要である。

2. 成因

急性型のPTEでは、そのほとんどが下肢を中心としたDVTに起因したものであり、DVTの成因がPTEの成因ともいえる。一般に、血栓の形成機序としては、①血液のうっ滞、②血管内皮障害、③血液凝固異常の3要素が知られている。長期臥床や術後の安静では下肢に血液のうっ滞が生じ、カテーテル検査や骨盤腔内の手術は血管内皮の障害を惹き起こすことから、いずれもDVTないしはPTEの成因となり得る。また、血液凝固異常としては、先天性アンチトロンビンIII欠損症や抗リン脂質抗体症候群などが知られているが、老年者で特に多くみられるわけではない。

一方、肺高血圧を伴うCTEPHの成因は未だ不明であるが、欧米を中心に急性のPTE

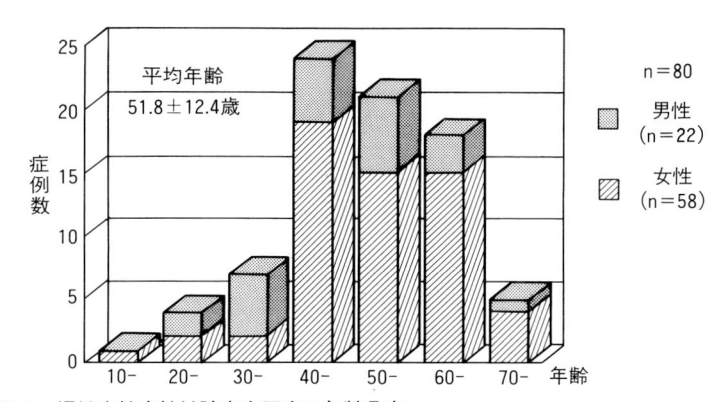

図2. 慢性血栓塞栓性肺高血圧症の年齢分布
千葉大学呼吸器内科における自験例80例の男女別年齢分布では、その発症が40～50歳代の中年女性に多い傾向がみられた。また、全例の平均年齢は51.8±12.4歳であり、急性肺血栓塞栓症より若くなっていた。

からの移行とする説が有力視されてきた[2)4)]。しかしながら、1回の急性PTEから慢性型へ移行するという確かな証拠は得られてないうえ、DVTの合併頻度も高くないことなどから、CTEPHの成因としては二次的な肺動脈内の血栓形成（In situ thrombosis）を伴った肺血管病変が主体であるとする説もみられ[5)]、いまだ明確な結論は得られていない。また、わが国においては中年の女性に発症頻度が高いこと（図2）、急性型に比し好発年齢が若年であること、急性エピソードのはっきりしない潜伏型の症例が多くみられることなどから、高安病などとの関連性も示唆されている[6)]。

3．病態

病態の重症度は、血管閉塞の範囲や各種液性因子の遊離など多くの因子によって規定されるが、まったく症状のないものから体血圧が著明に低下しショックを起こすものや突然死に至るものなどさまざまである。循環動態としては、急激な肺動脈圧の上昇がみられ、これは塞栓子による機械的な肺血管床の閉塞に加え、神経性および体液性因子が関与しているものと理解されている[7)]。一般に、正常な右室心筋は左室に比べ薄く、その駆出圧には限界があるため、急性の変化のみでは肺動脈平均圧は40 mmHg以上には成り得ないと考えられている。したがって、この限界を超えるような肺動脈閉塞が生じると、急性右室不全に陥りショック状態となる。一方、発症直後の肺動脈平均圧が40 mmHg以上を示せば、血栓塞栓の反復による右室肥大の合併など、慢性的な要素も十分考慮する必要がある。体血圧の低下は、急激な肺動脈圧の上昇に伴う肺減圧反射に加え、肺血流量減少による左室心拍出量の低下などが関与している。

呼吸器系の変化としては、頻呼吸のほか、気管支収縮、生理学的死腔の増加、肺胞表面活性物質の減少などが観察される。一般に、血流のない肺葉部分では、局所レベルでの炭酸ガス分圧の低下により気管支の収縮が生じ、その部分の換気量を減らすことにより、血流良好な部分の換気が増加する。この気管支収縮には、血栓または血管内皮から遊離すると考えられるヒスタミン、セロトニンなどの液性因子の関与も示唆されている。肺動脈の閉塞が長時間続くと、その領域の肺胞表面活性物質が減少し肺胞は虚脱する。肺塞栓症に特徴的にみられる低酸素血症は、肺動脈の閉塞に伴う換気血流比の不均等や、心拍出量減少による混合静脈血酸素分圧の低下に加え、二次的な無気肺形成などが関与しているものと理解されている[7)]。

血栓塞栓を反復するような慢性例では、器質化血栓の残存により肺血管床は著しく減少し、肺動脈に中膜肥厚や内膜の増殖といった肺高血圧性変化が生じるとともに、右室肥大・拡大も認められるようになる。

4. 診断

　PTEの診断手順としては、図3に示すように、臨床症状や理学所見、一般的検査から本症である可能性をまず疑い、侵襲性の少ない検査から診断へのアプローチを進め、最終的には血栓による直接所見を見い出すことである。

　PTEの臨床症状の多くは非特異的であるが、大きく3つのタイプに分けることができる[1]。1つは呼吸困難を主訴とするタイプで、胸膜痛や血痰を伴うこともあり、もう1つは循環不全や失神を起こすタイプであり、これは閉塞した肺血管床が広い広範型の症例で多くみられる。3つ目のタイプは、遷延性の肺炎や心不全に類似した臨床症状・所見を示すものであり、老年者ではこのタイプが多くみられるため注意が必要である。一般に急性のPTEは、カテーテル検査後、術後、長期臥床後の体動時、特に排尿・排便などのトイレに関連した発症が多いことも特徴とされ[8]、こうした状況下で突然の呼吸困難や胸痛がみられた場合、本症をまず疑うことが重要といえる。一方、慢性例では徐々に進行する労作時の息切れや易疲労感に加え、著明な肺高血圧により嗄声や咳嗽、血痰などもみられる。また、低心拍出量状態から失神を起こすこともあり、原発性肺高血圧症や脳血管障害などとの鑑別が必要となる。

　身体所見としては、頻呼吸や頻脈が多くみられ、発熱やチアノーゼをきたすこともある。胸部聴診上では、約半数に湿性または乾性ラ音が聴かれ、肺高血圧が著明であるとII音肺動脈成分の亢進が認められる。肺高血圧を伴う慢性型のPTEでは、中枢の肺動脈狭窄部に一致して血管性雑音が聴かれることがあり、鑑別診断に有用とされる[2]。

　血液検査所見でも特徴的所見に乏しく、かつてPTEの特徴といわれたLDHおよび血清ビリルビン値上昇、GOT正常のTriasの認められる頻度はそれほど高くなく、このほか白血球増加やCPR陽性なども認められる[8]。凝固線溶系検査では、FDPの上昇およびD-

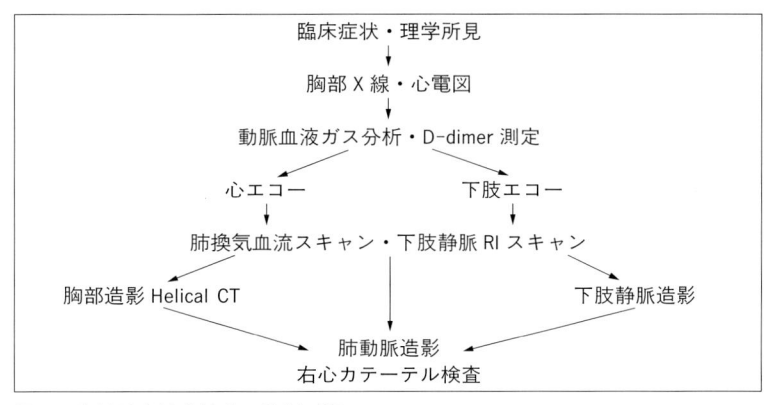

図3. 急性肺血栓塞栓症の診断手順

臨床症状・理学所見
↓
胸部X線・心電図
↓
動脈血液ガス分析・D-dimer測定
↓
心エコー　　　下肢エコー
↓
肺換気血流スキャン・下肢静脈RIスキャン
↓
胸部造影Helical CT　　　下肢静脈造影
↓
肺動脈造影
右心カテーテル検査

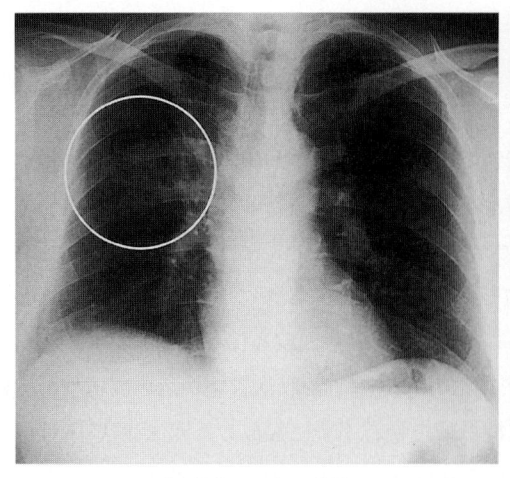

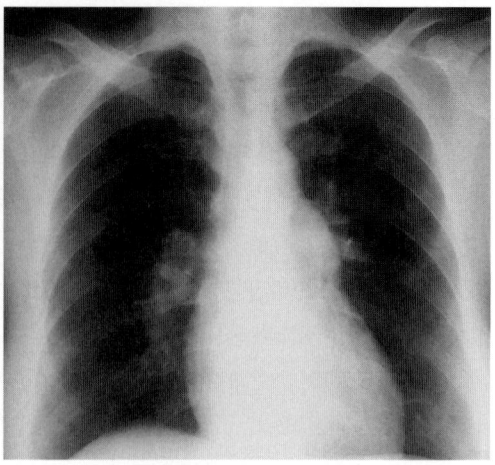

急性型　44歳、男性　　　　　　　　　　　　慢性型　47歳、女性

図4．肺血栓塞栓症の胸部レントゲン写真（正面像）
左に示す急性例(44歳、男性)は、右背部痛および血痰にて発症。発症後の胸部レントゲン写真にて丸印で示す右中肺野に肺炎様浸潤影を認めた。本例では臨床経過より、同部の陰影は肺梗塞によるものと診断した。肺動脈平均圧(PAm)＝9 mmHg、肺血管抵抗(PVR)＝84 dyn sec/cm^5。
右の慢性例(47歳、女性)は、労作時の息切れが徐々に進行。胸部レントゲン写真では左第II弓の突出、右肺動脈下行枝の拡大に加え、右上中肺野での血管陰影が乏しくなっていることがわかる。PAm＝50 mmHg、PVR＝918 dyn sec/cm^5、PaO$_2$＝62 Torr、PaCO$_2$＝32.7 Torr。

dimerの増加がみられるが、特にFDPがFibrinogenの分解産物であったのに対して、D-dimerはFibrin血栓の分解過程で産生されるため、その信頼性は高いものとされる。しかしながら、心筋梗塞、肺炎、心不全、悪性腫瘍、術後の症例でもしばしばD-dimer値は高値を示すため[7]、逆にELISA法にて測定されたD-dimerが0.5 μg/ml以下であればPTEは否定的と解釈される[9]。動脈血液ガスでは、低炭酸ガス血症を伴う低酸素血症が特徴的であり、これらの値から計算されるAaDO$_2$は大きく開大する。

心電図では右心負荷所見がみられるが、典型的なSⅠQⅢTⅢパターンの出現頻度は少なく、胸部誘導V1からV3にかけての陰性T波の出現や一過性の右脚ブロックなどがみられる。肺高血圧を伴う慢性例では、右軸偏位に加え、V1でのR/S>1、V5でのR/S<1といった右室肥大の所見が認められる。また、心エコーでは、多くの例で右室および右房の拡大などの右心負荷所見が認められるほか、心腔内の遊離血栓残存や、肺動脈主幹部の血栓像を描出することも可能とされる。さらに、右室内腔の拡大に伴う三尖弁逆流が著明であれば、ドプラー法を用いることで右室収縮期圧の推定も可能であり、循環動態の非観血的評価に有用といえる。

胸部X線所見では、心拡大や肺門部肺動脈陰影の拡大などがみられるが(図4右)、まったく正常な場合もある。このほか肺炎様浸潤影(図4左)、胸水貯留、横隔膜挙上などが認められることがある。肺炎様浸潤影は肺梗塞を表すことが多いが、肺門方法に頂点を有する典型的な楔状影は少ない。肺野では、閉塞による所属領域の透過性亢進(Westermark

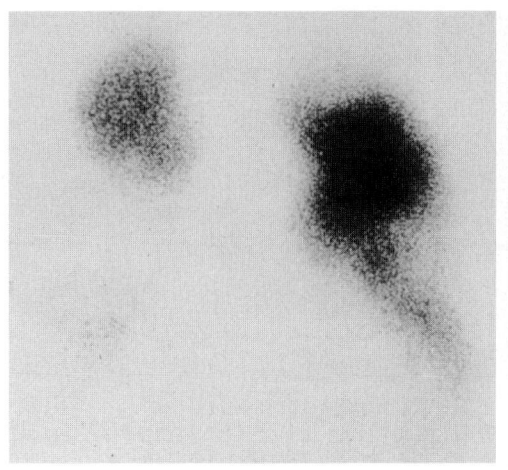

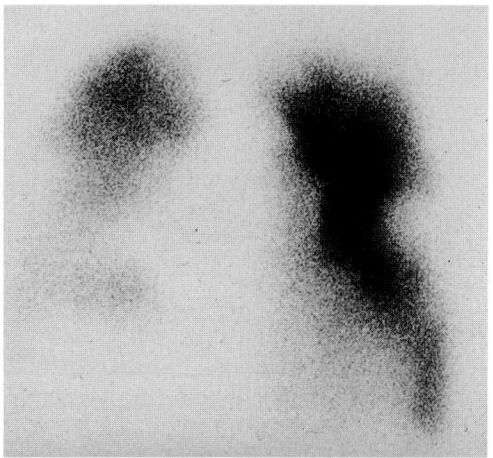

図 5. 肺血栓塞栓症の肺血流スキャン(正面像)

左に示す急性例(71歳、女性)は、早朝トイレ歩行時に突然の呼吸困難を自覚。発症後3日目の肺血流スキャンでは、右肺は上葉および下葉の一部にわずかに血流を認めるのみであり、また左肺にも区域性の血流欠損像がみられた。PAm＝29 mmHg、PVR＝455 dyn sec/cm⁵、PaO$_2$＝51 Torr、PaCO$_2$＝30.2 Torr。
右の慢性例(48歳、女性)でも多発性の血流欠損像を認め、左の急性例によく似た所見を示していた。肺血流スキャンから急性型と慢性型を鑑別することは困難といえる。PAm＝42 mmHg、PVR＝668 dyn sec/cm⁵、PaO$_2$＝58 Torr、PaCO$_2$＝36.9 Torr。

（急性型 71歳、女性／慢性型 48歳、女性）

sign)や反対側の肺血管陰影の増強といった、肺血管陰影の局所的な差が認められる[7]。

　肺換気血流スキャンでは、肺換気分布に異常を認めないか、胸部X線写真で異常影を認めない領域に、肺血流スキャンでの血流欠損像(正常の血流に比べ、75％以上の血流低下が認められるもの)が肺動脈区域枝レベルで2本以上認められることが重要なポイントとされる[10]。血栓による閉塞領域が広い場合には(図5)診断は容易であるが、確定にまで至らない判定保留例も多い。こうした判定保留例では、治療により血流欠損像の改善が認められれば、急性型のPTEの診断を強く支持するものといえる。本検査は侵襲も少なく、繰り返しての検査が可能であり、早期診断および治療効果の判定に有用であるが、肺動脈主幹部の内壁に付着したような血栓や、血栓により閉塞していた血管に一部再疎通が生じると、血流スキャンでは欠損像として検出できず、過少評価をきたす可能性があるため注意が必要である。

　胸部造影CTでは、肺動脈内の造影欠損像として観察されるが、これは血栓の直接所見でありその診断的価値は高い。また、近年のCT機器の進歩に伴い、空間分解能の改善および撮像時間の大幅な短縮が得られ、末梢の肺血管病変の検出も可能となってきている[11]。特に造影 Helical CT(または電子ビームCT)の血栓検出能は、後述する肺動脈造影(Pulmonary angiography；PAG)にひけをとらない成績となっており[9]、PAGがすぐに行えない施設においては、PAGに代わる検査として診断的価値の高いものといえる(図6左)。このCT検査では同時に肺野病変の評価も可能であり、合併する肺出血や肺梗塞の診断も

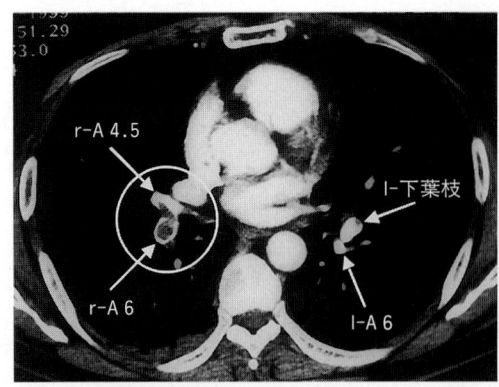

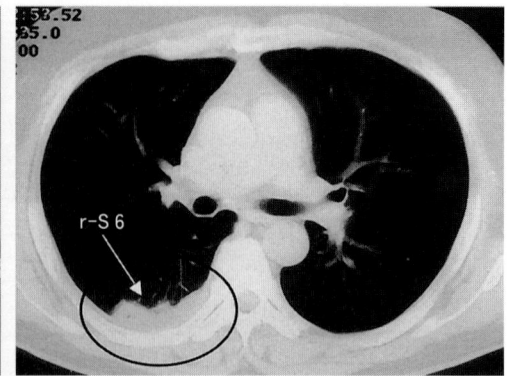

図6. 急性肺血栓塞栓症(44歳、男性、図4左と同一症例)の胸部造影 Helical CT 像
左に示す縦隔条件の写真にて、右肺動脈A6に造影欠損像を認め、血栓の存在が確認された。右の肺野条件では、右S6に胸膜を底辺とする内部陰影濃厚な浸潤影がみられ、肺梗塞による変化と考えられた。

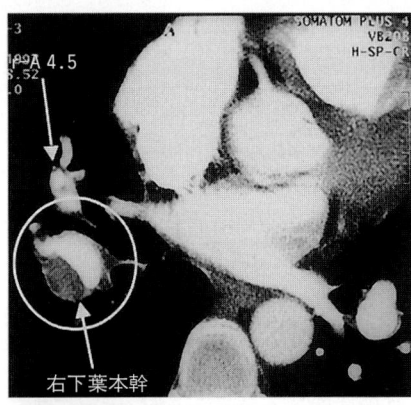

慢性型
45歳、女性

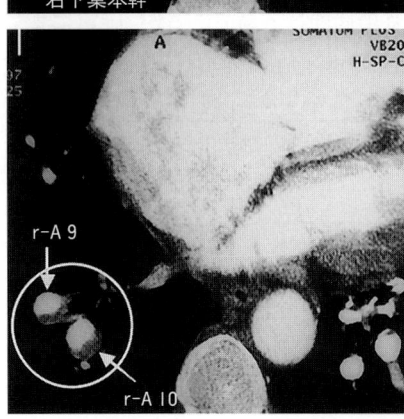

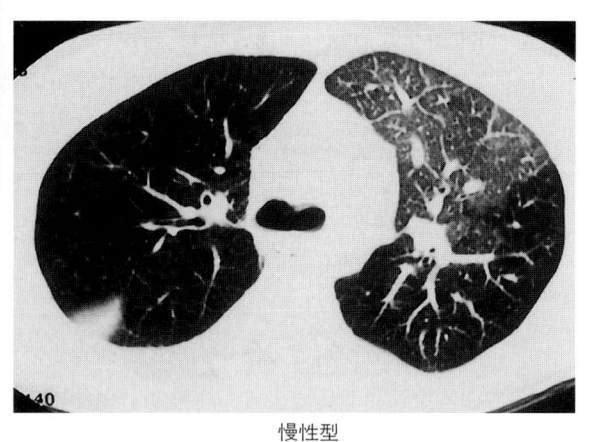

慢性型
26歳、女性

図7. 慢性血栓塞栓性肺高血圧症における胸部造影 Helical CT 像
左の症例(45歳、女性)では、右肺動脈下葉本幹から右A9、A10の区域枝にかけて血栓の付着による造影欠損像が連続して認められた。Helical CT では、肺動脈区域枝までの血栓の有無が評価可能といえる。PAm＝52 mmHg、PVR＝1023 dyn sec/cm^5、PaO$_2$＝68 Torr、PaCO$_2$＝32.8 Torr。
右の症例(26歳、女性)では、血栓による血流の途絶により左上葉に血流を認めるのみであり、肺内の血流分布異常を反映してモザイクパターンを示している。PAm＝60 mmHg、PVR＝1418 dyn sec/cm^5、PaO$_2$＝46 Torr、PaCO$_2$＝27.9 Torr。

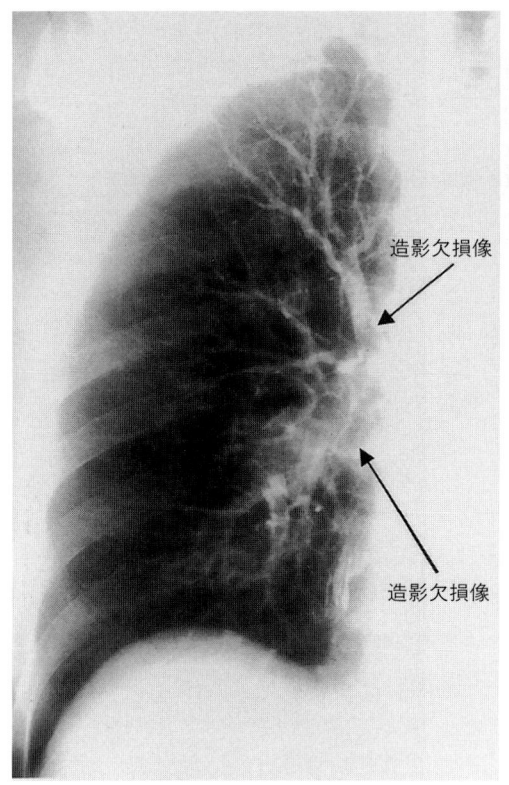

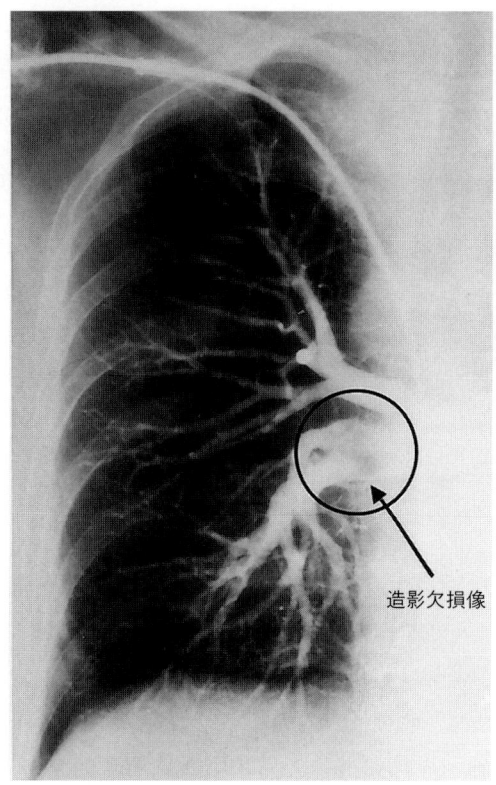

急性型　71歳、女性　　　　　　　　　　　　　急性型　59歳、女性
図 8．急性肺血栓塞栓症の肺動脈造影所見
左の症例(71歳、女性、図5左と同一症例)では、右肺動脈中間枝幹に大きな血流欠損像を認めた。また、右上葉本幹にも小さな造影欠損像が認められた。本例では発症後6日目に肺動脈造影が行われており、血栓の直接所見が明らかといえる。PAm＝29 mmHg、PVR＝455 dyn sec/cm^5、PaO$_2$＝59 Torr、PaCO$_2$＝33.5 Torr。右の症例(59歳、女性)は、腹部の術後10日目にトイレ歩行後、呼吸困難および低酸素血症出現。肺血栓塞栓症の診断および治療が遅れたため、発症後約2カ月目の肺動脈造影にても右肺動脈下葉枝に造影欠損像が認められた。造影剤は、この血栓のわきを抜けて末梢肺動脈まで達していた。PAm＝13 mmHg、PVR＝87 dyn sec/cm^5、PaO$_2$＝75 Torr、PaCO$_2$＝39.3 Torr。

可能である(図6右)。また慢性型のPTEでは、肺動脈内の造影欠損像が肺動脈区域枝まで明瞭に描出可能であり(図7左)、肺野条件でのCT像では血流分布異常を反映したモザイクパターン(図7右)も認められ診断に有用といえる。ただし、造影Helical CTでの検査は、20～25秒程度の息止めが必要であり、呼吸困難が強く頻呼吸となっている症例では鮮明な画像が得られないこともある。

　肺動脈造影(PAG)は、急性および慢性のPTEの診断には最も信頼のおけるGold standardな検査法といえる。従来のカットフィルムを用いた撮影法に加え、最近ではX線撮影装置の進歩もありDSA(digital subtraction angiography)による評価も行われている。急性型PTEでは、血栓の直接所見ともいうべき造影欠損像(filling defect)または血流途絶像(cut-off sign)が得られれば診断は確実といえる(図8)。しかしながら、血栓は時間とともに自然溶解を起こし、発症後時間がたったものでは、肺動脈の血流の減少・遅延、区

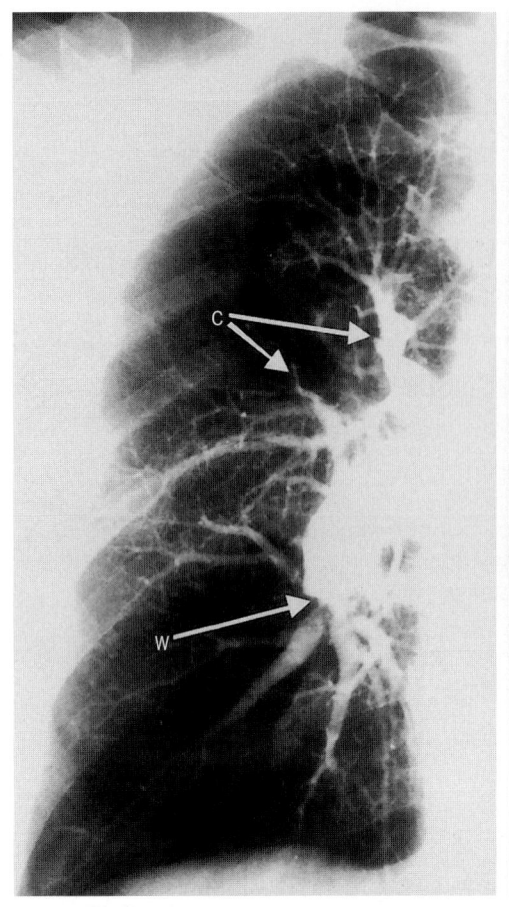

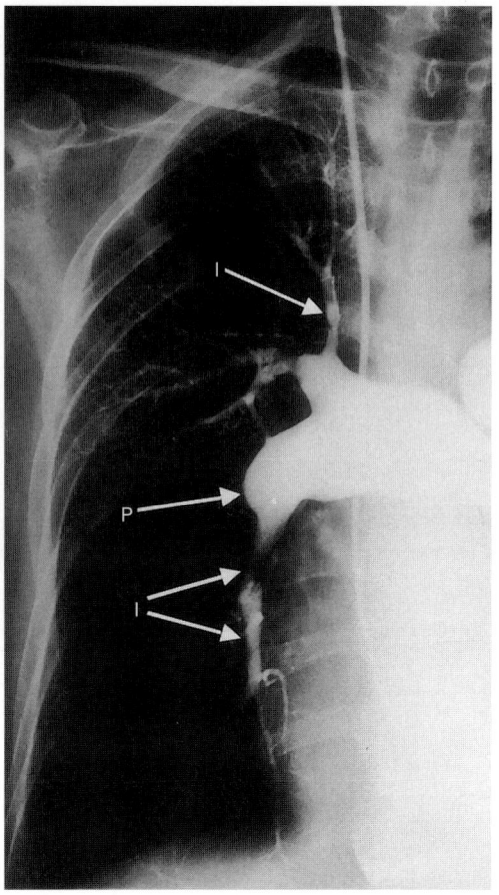

60 歳、女性　　　　　　　　　　　　　　　　62 歳、女性
図 9. 慢性血栓塞栓性肺高血圧症の肺動脈造影所見
慢性型は、急性型とは明らかに異なった肺動脈造影所見を示すため鑑別診断に有用である。
P：pouch defects、W：webs and bands、I：intimal irregularities、C：complete obstruction

域肺動脈の蛇行、肺動脈内径の狭小化といった間接所見しか得られない場合も多いため[8]、本症を強く疑った場合には速やかに PAG を行うことが望ましい。一方、慢性型 PTE の PAG では[12]、①pouch defects(中枢肺動脈が慢性血栓による閉塞のため小袋状に膨れて描出されるもので、一部の遠位肺動脈に再開通がみられることもある)、②webs and bands(慢性血栓による比較的狭い範囲での閉塞であり、閉塞部より近位側の拡張と遠位側の post-stenotic dilatation を特徴とする)、③intimal irregularities(造影により描出される血管内面の不整像)、④abrupt narrowing(肺動脈陰影の急激な細まり)、⑤complete obstruction(肺動脈の途絶像)といった、急性型とはまったく異なった造影所見を呈するため(図9)、急性型との鑑別診断をするうえでも、また手術の適応を決定するうえでも必要不可欠な検査といえる。また、この PAG と同時に、右心カテーテル検査による肺循環諸量の測定を行えば、循環病態の正確な把握および重症度の判定が可能である。

5. 治療

PTE の治療は、急性型と慢性型で大きく異なるため、両者を分けて解説する。

1 急性肺血栓塞栓症

　急性型 PTE の治療は、急性期の治療と再発予防の 2 つに大きく分けられる。急性期の治療としては、右心不全やショック、低酸素血症などに対する治療を含めた呼吸循環動態の改善と、抗凝固療法および血栓溶解療法が主体をなすが、こうした内科的療法にても十分な改善のみられない場合や、緊急を要する場合には肺動脈血栓摘除術や、カテーテルによる血栓の吸引などの治療も必要となってくる。不完全な治療による血栓の残存や血栓塞栓の反復により、肺高血圧を伴う慢性型 PTE へ移行する可能性も否定できないため、DVT の治療も含めた再発予防が重要といえる。

　PTE およびその原因となる DVT の予防ならびに再発防止のため、脳出血急性期や出血性消化性潰瘍などの禁忌症例以外は直ちに抗凝固療法を開始する。急性期にはまずヘパリンを用い、1～3 日後よりワーファリンの経口投与を併用するのが一般的とされる。ヘパリンを用いずにワーファリンから投与開始すると、プロテイン C やプロテイン S などの抗凝固因子が先に減少してしまうため、却って凝固能が亢進し静脈血栓の再発をきたす可能性もあり好ましいものとはいえない。ヘパリンには、肺塞栓周囲への二次血栓の防止および静脈血栓の進展阻止のほか、血栓から遊離される気管支および血管収縮物質の分泌抑制作用もあるため、急性期には第一選択の薬剤とされる。一般的な投与法としては、6000～10000 単位を 6 時間ごとに静注する間欠的投与法と、1000～1400 単位/時間で点滴静注する持続的投与法の 2 つがあり、いずれの投与法でも APTT をコントロールの 1.5～2.5 倍に維持する[13]。発症後 24 時間以内に APTT が 1.5 倍以上に延長された症例では、DVT の再発率が 1.6% と極めて低いことが報告されており[14]、発症後すみやかに治療域まで到達させることが肝要といえる。

　近年、従来の未分画ヘパリンに加え、低分子ヘパリンも臨床応用されるようになってきた。PTE および DVT の治療に対する低分子ヘパリンの成績としては、通常の未分画ヘパリンと比べ再発率、死亡率、副作用としての大出血の頻度などに有意差を認めず、同等の安全性ならびに有効性を有することが明らかとなっている[15,16]。わが国においては、PTE および DVT とも低分子ヘパリンの保険適応は認められていないが、この低分子ヘパリンは半減期が長く、1 日 1～2 回の投与でコントロールが可能であるうえ、抗凝固作用が確実であるため APTT などによる投与量のモニターを必要としないことなどの利点も有していることから、今後 PTE および DVT への臨床使用が期待される[17]。

　長期投与時のワーファリン投与量は、トロンボテストの INR 比を 2.0～2.5 倍となるよ

う調節する。投与期間に関しては、血栓形成の活動性亢進が初回発症より6カ月程度続くことが示唆されていることから[18]、ヘパリン治療に引き続くワーファリンを中心とした経口薬による抗凝固療法は最低6カ月間は続けるべきとする意見が多い。しかしながら、基礎疾患として静脈血栓症の素因を有する症例などでは、このワーファリンの投与期間を適宜延長することも必要である。

一方、血栓溶解療法は、広範な肺血栓塞栓症で循環動態の不安定な症例、基礎疾患として重篤な心肺疾患がある症例などがよい適応と考えられている[19]。アメリカで行われた臨床試験(UPET)にて、血栓溶解療法による死亡率での改善は認められなかったものの、投与24時間後の肺動脈造影所見では有意差がみられ、血行動態の改善が速やかであることが報告されている。また、長期的評価としても、肺拡散能および肺毛細血管容量の改善なども認められており[20]、急性期の十分な血栓溶解により慢性型への移行が阻止される可能性も示唆されている。血栓溶解薬としては、ウロキナーゼや組織プラスミノーゲン活性化因子(t-PA)などが一般的に用いられているが、その投与量および投与方法に関しては定まったものはない[13]。また、わが国においては、急性型PTEに対してウロキナーゼやt-PAなどの血栓溶解療法は保険適応となっていないため、その使用に少なからず障壁となっている。

このほか、肺塞栓症の反復予防のため、下大静脈にフィルターを挿入する方法もとられる。一般的適応としては、①抗凝固薬禁忌症例、②抗凝固薬投与にて大出血をみた症例、③抗凝固薬投与中にも肺塞栓を反復する症例などが挙げられている[17]。中枢型のDVTに対する恒久型フィルターの有用性を多数例より検討した報告によれば[21]、フィルター留置群では初発から12日までの急性期のPTEの発症は有意に低下し、PTEによる死亡も減少することが明らかとなった。しかしながら、2年間の長期観察では死亡率や大出血の頻度に非留置群との間で有意差はみられず、逆にフィルター留置群ではDVTの再発率が高くなることも指摘されている。最近では、従来の恒久型フィルターに加え、一時留置型の下大静脈フィルターも臨床応用可能となり、明らかなDVTを有する症例では一時留置型フィルターを挿入した後に血栓溶解療法が試みられることが多い。

外科的治療法としては、ショックや循環不全で発症するような広範な肺塞栓で、血栓溶解療法が禁忌あるいは無効な症例、心停止を繰り返す症例などが緊急肺動脈塞栓摘除術の適応となるが、この手術は危険性が高いため熟練した医師のいる施設での実施が好ましいものといえる。

2 慢性肺血栓塞栓症

慢性型のPTEでは、その血栓の多くは器質化したものであるため、一般に血栓溶解療法などの内科的治療には限界があり無効な場合が多い。しかしながら、血栓による反復を繰り返している症例で、比較的最近の反復例においては血栓溶解療法が有効なことも経験さ

れる。このほか内科的治療法としては、ワーファリンによる抗凝固療法を生涯継続することに加え、低酸素血症または肺高血圧の認められる症例では在宅酸素療法が併用される。根本的治療法として、外科的に器質化した血栓を内膜とともに鋳型状に剥離摘出する肺血栓内膜摘除術が試みられ有効な症例も多い[2)-4)]。外科的治療の適応としては、①Hugh-Jones分類でⅢ度以上(もしくはNYHA心機能分類でⅢ度以上)の労作時呼吸困難があり、②肺動脈平均圧で30 mmHg以上の肺高血圧を呈し、③血栓が肺動脈区域枝より中枢側の外科的摘除可能な部位に存在することなどが挙げられる。この手術により肺循環動態のみならず、自覚症状の著明な改善も認められているが、手術自体の危険性も高いため、熟練した外科医および施設のもとでの実施が好ましいものといえる[22)]。

6. 予後

アメリカでの統計によれば、急性型PTEの約11%は発症後1時間以内に死亡するとされている[23)]。また、診断的アプローチがなされ診断が確定したものでは、その死亡率が6-8%であるのに対して、診断がつかず適切な治療が行われないと死亡率は約30%と高いことも指摘されている。また、診断後1年未満までの死亡原因を調べた報告によれば[24)]、基礎疾患である悪性腫瘍や心肺疾患によるものが多く、肺塞栓症自体によるものはそれほど高くはなかったとしている。しかしながら、この報告の中での肺塞栓症の再発率は8.3%と低いものの、再発による死亡率は高いことから、特に発症後早期の再発予防が予後改善という意味においては重要といえる。

一般に肺高血圧を合併する慢性型PTEの予後は、肺高血圧の程度とよく相関するとされており、肺動脈平均圧が30 mmHg以下の症例の予後は比較的良好であるのに対し、肺動脈平均圧が30 mmHgを超える症例の5年生存率は約30%、50 mmHgを超えると約10%と報告されていた[25)]。しかしながら、抗凝固療法および在宅酸素療法などの内科的治療法の普及に伴い、生命予後の改善もみられ、最近の報告では肺動脈平均圧が30 mmHg未満の症例の5年生存率は100%であり、30-50 mmHgの症例で63.3%、50 mmHg以上の症例では53.6%であったとしている[26)]。また、予後を推定する因子としては、肺動脈平均圧よりも肺血管抵抗値が有用であるとも報告されている。本症は外科的治療法が可能であることから、こうした慢性型PTEの正確な自然歴は不明であるが、低酸素血症ならびに右心不全の進行から不幸な転帰をきたすことも多く、鑑別診断および外科的治療法を含めた適切な治療指針が重要といえる。

(岡田　修、栗山喬之)

文献　1) Hyers TM : Venous thromboembolism. Am J Respir Crit Care Med 159 : 1-14, 1999.
2) Moser KM, Auger WR, Fedullo PF, et al : Chronic thromboembolic pulmonary hypertension : clinical picture and

surgical treatment. Eur Respir J 5: 334-342, 1992.
3) Tanabe N, Okada O, Nakagawa Y, et al: The efficacy of pulmonary thromboendarterectomy on long-term gas exchange. Eur Respir J 10: 2066-2072, 1997.
4) Jamieson SW, Auger WR, Fedullo PF, et al: Experience and results with 150 pulmonary thromboendarterectomy operations over a 29-month period. J Thorac Cardiovasc Surg 106: 116-127, 1993.
5) Egermayer P, Peacock AJ: Is pulmonary embolism a common cause of chronic pulmonary hypertension? Limitations of the embolic hypothesis. Eur Respir J 15: 440-448, 2000.
6) 岡田 修, 田辺信宏, 安田順一, ほか: 慢性血栓塞栓性肺高血圧症における遺伝学的素因に関する検討. 厚生省特定疾患呼吸不全調査研究班, 平成9年度研究報告書, 140-145, 1998.
7) Goldhaber SZ: Pulmonary embolism N Engl J Med 339: 93-104, 1998.
8) 藤岡博文, 平岡直人, 中野 赳: 急性肺塞栓症. 呼吸 9: 1050-1057, 1990.
9) ACCP consensus committee on pulmonary embolism: Opinions regarding the diagnosis and management of venous thromboembolic disease. Chest 113: 499-504, 1998.
10) The PIOPED Investigators: Value of the ventilation/perfusion scan in acute pulmonary embolism. Results of the prospective investigation of pulmonary embolism diagnosis (PIOPED). JAMA 263: 2753-2759, 1990.
11) 岡田 修: 肺血管のCT, 特に肺塞栓の検出 [増田善昭編]. 目でみる循環器病シリーズ, 画像診断; 胸部X線・CT・MRI. メジカルビュー社, 東京, P 70-85, 1999.
12) Auger WR, Fedullo PE, Moser KM, et al: Chronic major-vessel thromboembolic pulmonary artery obstruction: appearance at angiography. Radiology 182: 393-398. 1992.
13) 岡田 修, 栗山喬之: 肺循環 2. 肺塞栓症 [杉本恒明, 篠山重威編, 安田寿一監修] 循環器疾患, 最新の治療'96-'97 南江堂, 東京, P 425-429, 1996.
14) Hull RD, Raskob GE, Hirsh J, et al: Continuous intravenous heparin compared with intermittent subcutaneous heparin in the initial treatment of proximal-vein thrombosis. N Engl J Med 315: 1109-1114, 1986.
15) Simonneau G, Sors H, Charbonnier B, et al: A comparison of low molecular-weight heparin with unfractionated heparin for acute pulmonary embolism. N Engl J Med 337: 663-669, 1997.
16) The Columbus Investigators: Low-molecular-weight heparin in the treatment of patients with venous thromboembolism. N Engl J Med 337: 657-662, 1997.
17) 岡田 修: 肺塞栓症の治療; 抗凝固療法と下大静脈フィルターを中心に. 呼と循 47: 715-720, 1999.
18) Schulman S, Rhedin A-S, Lindmarker P, et al: A comparison of six weeks with six months of oral anticoagulant therapy after a first episode of venous thromboembolism. N Engl J Med 332: 1661-1665, 1995.
19) Goldhaber SZ: Contemporary pulmonary embolism thrombosis. Chest 107: 45 S-51 S, 1995.
20) Sharma GVRK, Burleson VA, Sasahara AA: Effect of thrombolytic therapy on pulmonary-capillary blood volume in patients with pulmonary embolism. N Engl J Med 303: 842-845, 1980.
21) Decousus H, Leizorovicz A, Parent F, et al: A clinical trial of vena caval filters in the prevention of pulmonary embolism in patients with proximal deep-vein thrombosis. N Engl J Med 338: 409-415, 1998.
22) Hartz RS, Byrne JG, Levitsky S, et al: Predictors of mortality in pulmonary thromboendarterectomy. Ann Thorac Surg 62: 1255-1260, 1996.
23) Dalen JE, Alpert JS: Natural history of pulmonary embolism. Prog Cardiovasc Dis 17: 259-269, 1975.
24) Carson JL, Kelley MA, Duff A, et al: The clinical course of pulmonary embolism. N Engl J Med 326: 1240-1245, 1992.
25) Riedel M, Stanek V, Widimsky J, et al: Long-term follow-up of patients with pulmonary thromboembolism. Late prognosis and evaluation of hemodynamic and respiratory data. Chest 81: 151-158, 1982.
26) 中西宣文, 京谷晋吾, 佐藤 徹, ほか: 慢性肺血栓塞栓症の肺血行動態と長期予後に関する検討. 日胸疾会誌 35: 589-595, 1997.

9 肺腫瘍

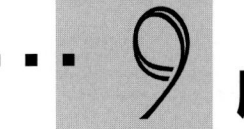

高齢者における診察上のポイント

1．一般的に70歳以上の肺癌を高齢者肺癌としている。
2．診断のための検査はなるべく非侵襲的なものを優先する。
3．高齢者では、肺癌を多発する例や他臓器にも癌を認める多重癌の率が高い。
4．治療方針は平均余命、心肺を含めた諸臓器機能、合併症の有無などを総合的に判断して選択する。
5．患者の人生観や家族の希望を尊重し、単なる延命よりも患者のQOLを考慮した治療を選択する。将来、在宅での終末期医療の増加が予測される。
6．高齢者の肺癌が若年者の肺癌に比べて悪性度が低いとする根拠はない。

はじめに

わが国の3大死因は悪性新生物、心疾患、脳血管疾患である。1997年の総死亡者数は913,402人で、悪性新生物275,413人、心疾患140,174人、脳血管疾患138,697人となっている[1]。同年の年齢階級別死因順位をみると、悪性新生物が35歳から84歳までの死因の第1位を占めている。悪性新生物のうち、男性では肺癌が1993年に胃癌を追い越して以来

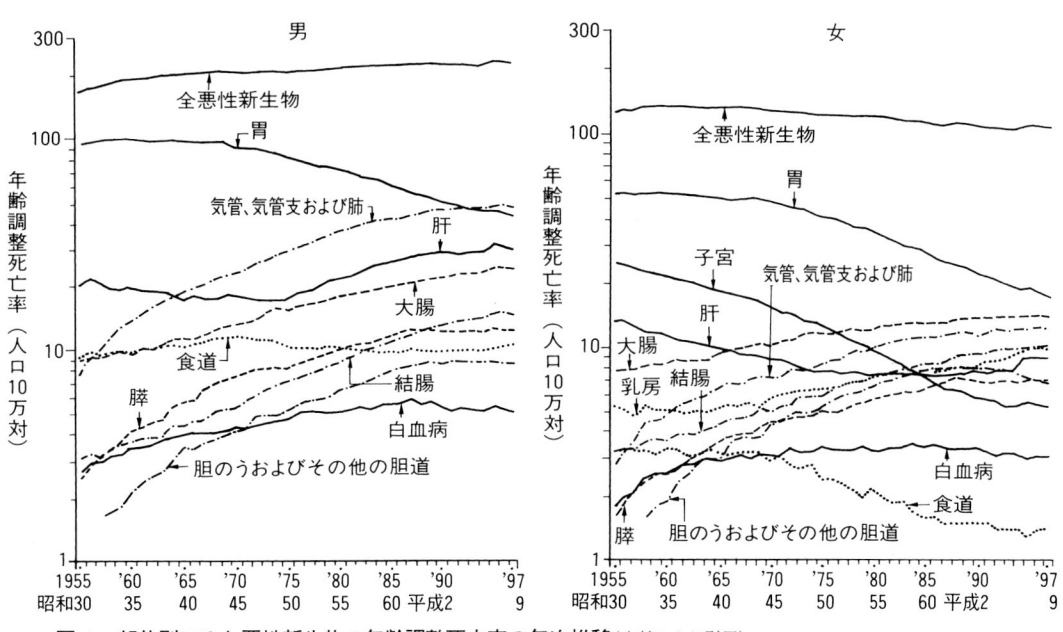

図1．部位別にみた悪性新生物の年齢調整死亡率の年次推移(文献1より引用)

トップを占め、女性でも胃癌、大腸癌に次いで肺癌が上位を占めている(図1)。1997年の肺癌死亡者数は約49,000人で、罹患率、死亡率とも増加傾向にある。特に、高齢者肺癌の増加が注目されている。肺癌患者は、男性では60～79歳、女性では50～69歳に多く、男女比は3～4:1と男性に多い。なお、年齢による病期の分布には有意な差は認められない。

本稿では、主に肺の悪性腫瘍(原発性肺癌)について記述し、まれである肺の良性腫腫瘍については簡単な記載に留めた。

1. 原発性肺癌

1 病因

肺癌は気管支上皮細胞に複数の遺伝子異常が生じることにより発生する。肺癌に高頻度に異常のみられる遺伝子として、*Ras*(点突然変異)、*myc*(遺伝子増幅)などの癌遺伝子、*p53*、*Rb*、*p16*、*3p*(点突然変異、欠失、メチル化)などの癌抑制遺伝子がある[2]。これらの遺伝子異常を起こす原因として、現在、喫煙、排気ガスなどに含まれる突然変異原性物質が強く疑われている。また職業性肺癌の原因としては、アスベスト、クロム、ニッケル、ヒ素、放射線などが知られている。なお最近、特発性間質性肺炎に肺癌が高率に合併することが注目されている[3]。

2 肺癌の組織分類(表1)

日本肺癌学会分類とWHO分類とでいくつか異なる点があるが、ここでは日本肺癌学会分類を示す[4]。扁平上皮癌(squamous cell carcinoma)、腺癌(adenocarcinoma)、小細胞癌(small cell carcinoma)、大細胞癌(large cell carcinoma)が主な組織型であるが(全体の95%以上)、そのほかに腺扁平上皮癌(adenosquamous carcinoma)、カルチノイド腫瘍(carcinoid tumor)、気管支腺腺癌(bronchial gland carcinoma)などがある。

3 病期

(1) TNM分類(表2)

潜伏癌(occult cancer)は、喀痰細胞診のみが陽性でほかの検査では異常を見い出せないもの(TX)、0期は上皮内癌のもの(Tis)、Ⅰ-Ⅳ期はT-tumor、N-lymphnode、M-metastasisの3因子を組み合わせて分類される。なお小細胞肺癌の場合、「limited」と「extensive」という分類も用いられている。limited diseaseは、放射線の照射可能な症例という意味で、病巣が一側胸郭内に限局する、同側肺門リンパ節(N1)、両側縦隔リンパ節(N2、3)、両側鎖骨上窩リンパ節(N3)、同側胸水(T4)の群を含んでいる。extensive diseaseはLD以外のものを指す。

表 1. 肺癌の基本的な組織型(日本肺癌学会分類)

扁平上皮癌	(類表皮癌)*Squamous cell carcinoma (Epidermoid carcinoma)
	高分化 well differentiated
	高分化 moderately differentiated
	低分化 poorly differentiated
小細胞癌	Small cell carcinoma
	燕麦細胞型(リンパ球様型) oat cell type (lymphocyte-like type)
	中間細胞型 intermediate cell type
	管腔形成を伴う……、〜with tubules
	角化を伴う……、〜with keratinization
腺癌*	Adenocarcinoma
	高分化 well differentiated
	中分化 moderateqy differentiated
	低分化 poorly differentiated
	腺管型 tubular type
	乳頭型 papillary type
	細気管支肺胞型 bronchiolo-alveolar type
	粘液結節性 muconodular、粘液細胞性 mucocellular
大細胞癌	Large cell carcinoma
	粘液形成型 with mucin
	粘液非形成型 without mucin
	巨細胞型 giant cell type
腺扁平上皮癌	(腺表皮癌)
	Adenosquamous carcinoma (Combined squamous and adenocarcinoma)
	高分化 well differentiated
	中分化 moderately differentiated
	低分化 poorly differentiated
カルチノイド	Carcinoid
	(定型的)カルチノイド (typical) carcinoid
	非定型的カルチノイド atypical carcinoid
腺様囊胞癌	Adenoid cystic carcinoma
粘表皮癌	Mucoepidermoid carcinoma
癌肉腫	Carcinosarcoma
その他の癌	Others
分類不能癌	Unclassified carcinoma

*髄様 medullary、硬癌性 scirrhous

(2) 病期を決めるための検査

ⅰ) T因子

・胸部単純写真や胸部CTにて、腫瘍の部位、大きさ、広がりを評価する。

ⅱ) N因子(図2)

・胸部CTにて肺門および縦隔リンパ節の腫大を評価する。縦隔鏡検査を施行すべきとの意見はあるが、わが国では一般的となっていない。

ⅲ) M因子

・肺癌が転移する臓器としては、肺、骨、脳、肝臓、副腎などが多い。
・Gaシンチグラム：転移の有無を全身的にスクリーニングするために行う。
・Tc骨シンチグラム：高齢者では肋骨骨折の既往や骨粗鬆症による腰椎圧迫骨折を有する者が多く、転移と紛らわしいので注意を要する。

表 2. 肺癌の病期分類(日本肺癌学会分類)

病期分類

潜伏癌	TX	N0	M0
0 期	Tis	N0	M0
ⅠA期	T1	N0	M0
ⅠB期	T2	N0	M0
ⅡA期	T1	N1	M0
ⅡB期	T2	N1	M0
	T3	N0	M0
ⅢA期	T1	N2	M0
	T2	N2	M0
	T3	N1、N2	M0
ⅢB期	Tは関係なし	N3	M0
	T4	Nは関係なし	M0
Ⅳ 期	Tは関係なし	Nは関係なし	M1

要約

	肺
TX	細胞診のみ陽性
T1	腫瘍の最大径≦3cm
T2	腫瘍の最大径>3cm、主気管支への進展が気管分岐部から≧2cm、臓側胸膜への浸潤、部分的な無気肺
T3	胸壁・横隔膜・心膜・縦隔胸膜への浸潤、主気管支への進展が気管分岐部から<2cm、一側全肺の無気肺
T4	縦隔・心臓・大血管・気管分岐部・気管・食道・椎骨への浸潤、同一肺葉内に存在する腫瘍結節、悪性胸水
N1	同側気管支周囲、同側肺門
N2	同側縦隔、気管分岐部
N3	対側縦隔または対側肺門、斜角筋前または鎖骨上窩
M1	遠隔転移、複数の肺葉の腫瘍結節

- 脳MRI：脳転移の検出にはMRIの方がCTより優れている。転移性脳腫瘍は肺癌からのものが最も多い。
- 腹部CT：副腎への転移の検出には腹部CTの方が腹部超音波検査より優れている。
- 骨髄穿刺：小細胞癌の場合は骨髄への転移が多い。

4 症状

(1) 一般的な症状

- 咳嗽、血痰、胸背部痛、呼吸困難、発熱、体重減少、倦怠感。

(2) 特殊な症状

a　上大静脈症候群(supeior vena cava synd)：右肺門部近くに生じた肺癌により上大静脈が圧迫され、顔面、頸部、上肢の浮腫、頸静脈の怒張を生じる。

9. 肺腫瘍

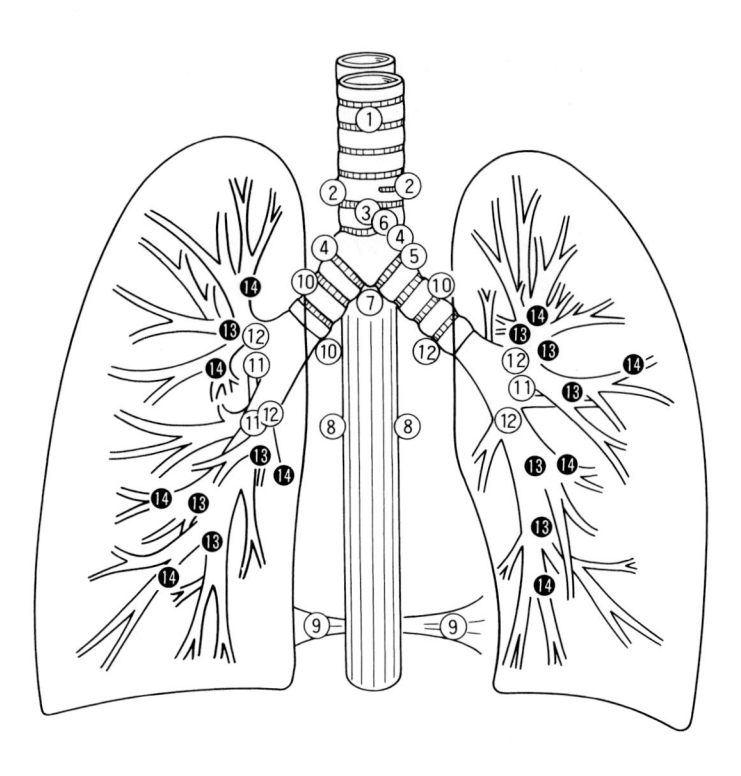

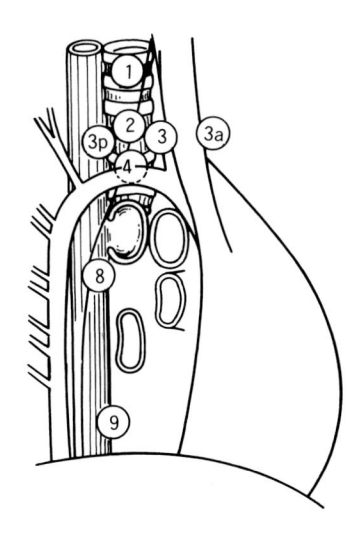

# 1	Superior mediastinal or highest mediastinal
# 2	Paratracheal
# 3	Pretracheal, retrotracheal or posterior mediastinal (#3p), and anterior mediastinal (#3a)
# 4	Tracheobronchial
# 5	Subaortic or Botallo's.
# 6	Paraaortic (ascending aorta)
# 7	Subcarinal
# 8	Paraesophageal (below carina)
# 9	Pulmonary ligament
#10	Hilar (main bronchus)
#11	Interlobar
#12	Lobar……upper lobe, middle lobe and lower lobe
#13	Segmental
#14	Subsegmental

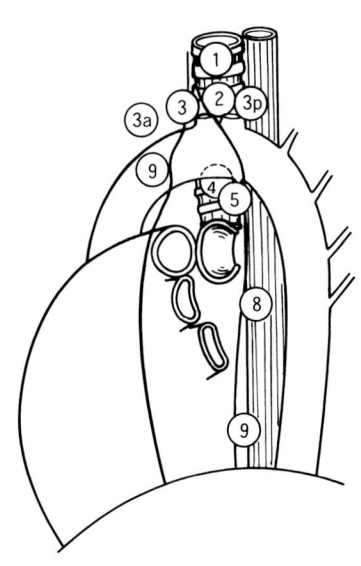

図 2. リンパ節の部位と命名(文献4より引用)

  b 嗄声：左反回神経麻痺による。#5、#6の縦隔リンパ節転移が疑われる。

  c Horner 症候群：肺尖部に生じた肺癌が頚部交感神経節に侵潤し、患側の眼球陥凹、縮瞳、眼瞼下垂をきたす。また、患側の発汗減少も伴う。このような肺癌を Pancoast 型肺癌という。

  d 腫瘍随伴症状（paraneoplastic synd）：肺癌が存在することにより、腫瘍部位から離れた場所に多彩な症状が出現する。手術などで腫瘍が除かれれば症状は消失する。

 a）バチ状指：肺気腫を伴わない場合は肺癌を疑う。原因は不明。

 b）内分泌異常
- Cushing syndrome：ACTH、小細胞肺癌に多い。
- SIADH（低 Na 血症）：ADH、小細胞肺癌に多い。
- 女性化乳房：hCG、小細胞肺癌に多い。
- 高 Ca 血症：PTH-rP、扁平上皮癌に多い。

 c）肥大性肺性骨関節症（hypertrophic pulmonary osteoarthropathy）
- 上下肢末端部位の発赤、腫脹、疼痛。
- X 線写真で上下肢の長管骨遠位部の骨膜肥厚を認め、骨シンチグラムで骨膜肥厚部

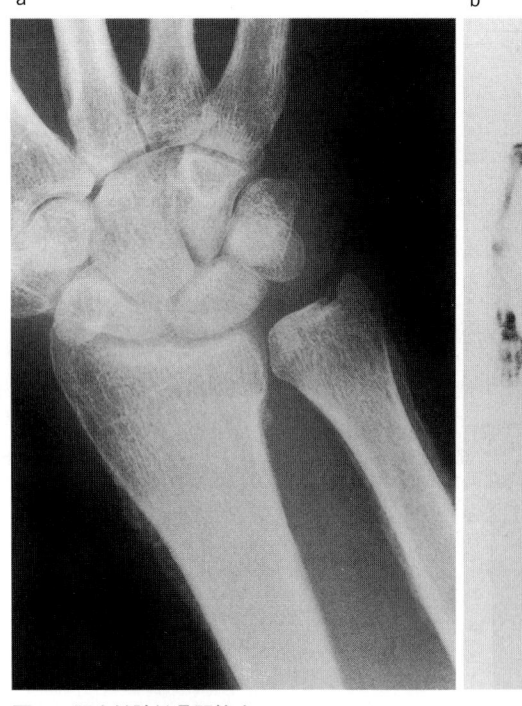

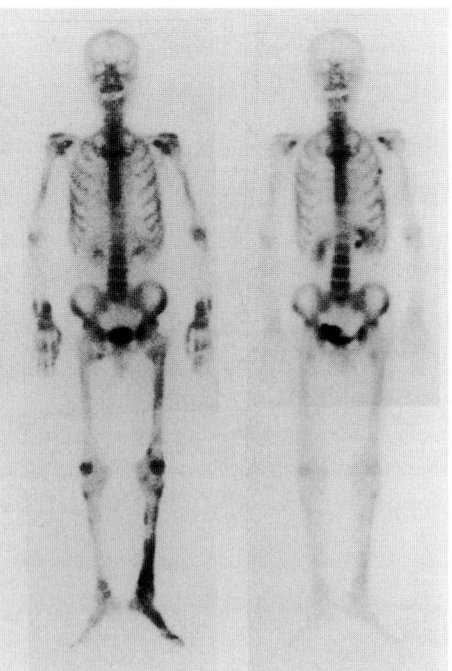

図 3．肥大性肺性骨関節症
(a) 橈骨・尺骨の遠位端に骨膜肥厚が認められる。
(b) 骨シンチグラムでは、骨膜肥厚部位に一致した異常集積を認め（左）、肺癌切除後速やかに消退した（右）。
（厚生連高岡病院，斉藤　裕氏より借用）

に一致した異常集積を認める（図3）。
- バチ状指を伴うことも多い。

d）Eaton-Lambert syndrome
- 四肢筋の脱力、易疲労。
- 筋電図では、高頻度連続刺激で電位振幅の異常な高値（waxing）を示す。
- 原因は、神経筋接合部の神経終末にある電位依存性 Ca^{++} チャンネルに対する自己抗体により、依存性 Ach の放出が障害されることによる。自己抗体として抗 P/Q 型 VGCC（voltage-gated Ca channel）抗体が 80〜90％に認められる。
- 小細胞肺癌に多い。

e）亜急性小脳変性症
- 起立、平衡、歩行などの小脳性運動失調を呈する。
- 経過は緩徐であるが進行性である。
- 小細胞肺癌に多い。

5 診断

（1）画像診断

過去の胸部X線写真が入手できる場合は必ず比較読影をする。過去の写真と比べ陰影に変化（増大）があれば、活動性のある病変と考え肺癌を念頭に検査を進める。

ⅰ）肺癌を示唆する所見
- 癌放射（spicular radiation）：辺縁が不明瞭で棘状突起がみられる。
- 切痕形成（notch sign）：結節性陰影の辺縁に切れ込みがみられ、八つ頭状腫瘤を呈する。
- 胸膜陥入像（pleural indentation）：末梢の肺腺癌では胸膜を引き込む像がみられる（図4）。肺結核でもみられることがある。
- 厚壁空洞：肺結核に比べ空洞の壁が厚く不整（図5）。石灰化を含むことはまれ。

（2）病理学的診断

a　細胞診断：喀痰や経気管支的に採取した検体から癌細胞を検出する。スライドグラスに検体を塗抹固定し（95％エタノール）、パパニコロウ染色を施して検鏡する。日常検査では、陰性、疑陽性、陽性の3区分で判定される。集団検診における喀痰細胞診の判定はA〜Eの5区分でなされ、D・Eが「直ちに精密検査」の指導となる。陽性の場合、細胞形態から組織型の推定は90％以上の正診率である。

b　病理組織診断：気管支鏡下で生検鉗子により採取した組織片、あるいは手術的に得られた組織をホルマリン固定し、病理組織標本を作成して検鏡する。病理組織診断が最も信頼性の高い診断法である。

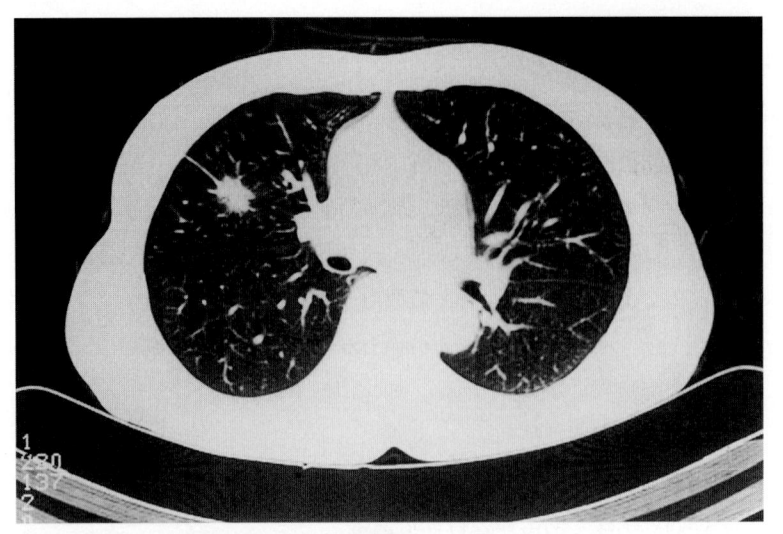

図 4. 癌放射と胸膜陥入像を認める(腺癌)

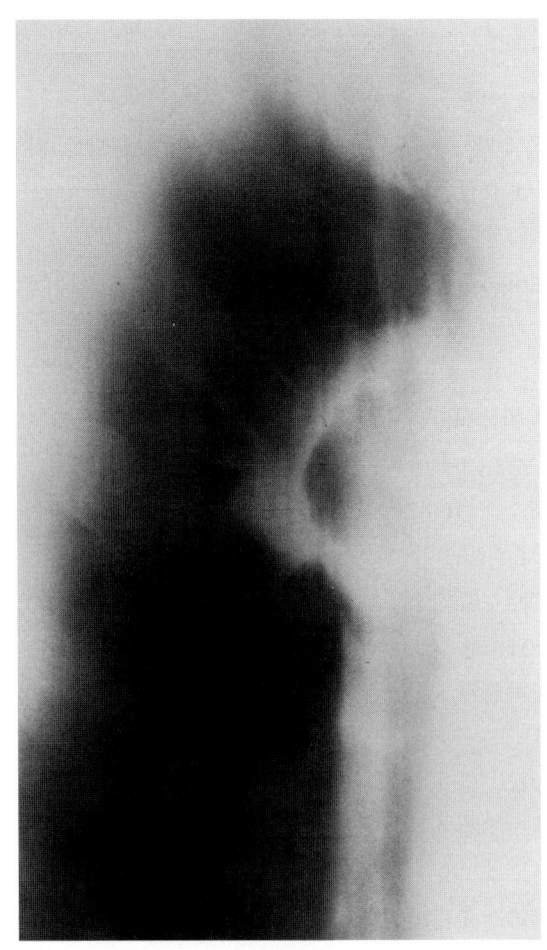

図 5. 癌放射を伴う厚壁空洞(腺癌)

（3）血清学的補助診断

a　腫瘍マーカー：腺癌＝CEA、CA 19-9、SLX；扁平上皮癌＝SCC、CYFRA；小細胞癌＝NSE、pro-GRP；その他＝TPA

b　異所性産生ホルモン：ACTH、ADH、HCG、PTH-rP、calcitonin、etc.

c　その他：アミラーゼ(S型)、G-CSF

（4）転移性肺癌との鑑別

ⅰ）以下の場合は転移性肺癌を疑って検索を進める。

- 癌の既往のある者。
- 多発結節性陰影：腎癌、大腸癌
- 粟粒型：甲状腺癌
- 癌性リンパ管症型：乳癌、胃癌

#肺から肺への転移と同時多発肺癌とは組織型が同じだと鑑別は困難である。

ⅱ）転移性肺癌の場合、結節影の約半数は境界明瞭な像を呈するので、良性疾患との鑑別も重要である。

（5）肺癌診断における最近の進歩

ⅰ）高分解能CT、ヘリカルCT。

- 高分解能CTにて孤立性肺結節の良悪性の鑑別診断が容易になった。またヘリカルCTは1回の息止めで全肺野のスキャンが可能なため、集団検診への導入が普及しつつある[5]。

ⅱ）気管支鏡検査[6]

a）蛍光気管支鏡

- laser imaging fluorescence endoscope(LIFE)とsystem of autofluorescence endoscopy(SAFE)がある。
- 癌、高度異型上皮、扁平上皮化生を検出できる。
- 早期肺癌では不可視侵潤範囲を把握できる。
- 胸部X線写真陰性、喀痰細胞診陽性症例の局在診断に有用。

b）経気管支超音波検査(endobronchial ultrasonography)

- 癌の深達度の診断に用いられ、光線力学的治療や気管支腔内照射の選択や治療効果の判定に有用。

c）細径(マイクロ)ファイバースコープ

- 挿入部径3mm以下の細径(マイクロ)気管支ファイバースコープは、亜区域気管支より末梢の気管支を観察するのに有用。

ⅲ）PET(positron emission tomography)

- FDG-PETは肺腫瘤の良悪性の鑑別や肺癌の転移巣の検出に有用。

表 3. 肺癌の手術成績(国立がんセンター)

ⅠA：T1N0M0	79.0
ⅠB：T2N0M0	62.5
ⅡA：T1N1M0	50.1
ⅡB：T2N1M0	46.1
T3N0M0	44.2
ⅢA：T3N1M0	36.7
T1N2M0	33.9
T2N2M0	19.5
T3N2M0	23.5
ⅢB：T4N0M0	23.1
T4N1M0	9.0
T4N2M0	18.9
anyT N3 M0	7.3

(1980-'89、1296名)
(文献7より引用)

6 治療

(1) 高齢者肺癌の治療方針

高齢者肺癌の治療方針は病期に基づくが、高齢者では余命、肺を含めた諸臓器機能、合併症の有無も参考にして選択する。本人およびその家族の希望を尊重し、単なる延命よりも患者のQOLを重視する方針をとる。

ⅰ) 観血的療法
- 早期肺癌(Ⅰ、Ⅱ期)の場合は外科的切除を第1選択とする(表3)。
- 術式は肺葉切除術＋リンパ節郭清を原則とし、高齢者とて縮小切除術(区域切除、部分切除)の適応には慎重であらねばならない。
- 片肺全摘術、特に右肺全摘術は高齢者には推奨できない。

ⅱ) 非観血的療法
- 小細胞肺癌の場合は早期肺癌でも化学療法(CT)を第1選択としてもよい。
- 切除不能進行肺癌(Ⅲ-Ⅳ期)の場合は、化学療法(CT)と放射線療法(RT)を副作用に注意しながら行う。場合によっては、best supportive care(BSC)を選択する。
- 高齢者に対する化学療法、放射線療法に関する標準的治療法は確立しておらず、臨床研究の段階である。
- 高齢者に対する化学療法は、一般的には成人に対する化学療法を参考に成人投与量の80-100%を各種支持療法を併用して投与している。
- 現在の化学療法における key drug は CDDP であるが、高齢者では CBDCA の方が推奨される。
- 局所制御には、非小細胞肺癌に対しては50 Gy(＋10 Gy追加照射)、小細胞肺癌に対しては45 Gy(＋10 Gy追加照射)を要する。

(2) 小細胞肺癌の治療
ⅰ) 治療方針
- Ⅰ(-Ⅱ)期のLD：手術→術後化学療法(CT)
- Ⅰ(-Ⅱ)期以外のLD：CTと放射線療法(RT)の同時併用
- ED(ⅢB、Ⅳ期)：CT/BSC

ⅱ) 化学療法(参考例)
- PE療法：CBDCA*d 1、VP-16 80-100 mg/m² d 1,2,3、4週ごと**、2コース以上
- CAV療法：CY 600-800 mg/m² d 1、ADM***40-50 mg/m² d 1、VCR 1.0-1.4 mg/m² d 1、4週ごと、2コース以上

  *CBDCAの投与量(mg/body)＝4.5 x(GFR＋25)

  **成人では3週ごとであるが、高齢者では4週ごとが望ましい。

  ***心電図異常を認める者にはADMを注意して用いる。

ⅲ) 放射線照射との併用療法(参考例)
- PE療法4週ごと2コース以上と胸部照射の同時併用。

```
CBDCA d 1                    CBDCA d 1
VP-16 80-100 mg/m² d 1,2,3   VP-16 80-100 mg/m² d 1,2,3
     ↓                            ↓
--1,2,3------------------------29,30,31---------------
      ←     TRT     →
      1.5 Gy×2/day×15＝45 Gy
```

※高齢者の場合、放射線照射の併用により逆に生存期間の短縮をきたす場合も報告されている(副作用のため)。

ⅳ) 予後
- 成人例を含めてLDの治療成績はわずかながら向上しているが、EDの治療成績はほとんど向上していない(表4)。

(3) 非小細胞肺癌の治療
ⅰ) 治療方針
- Ⅰ、Ⅱ期：手術
- ⅢA期：T3N1(T1N2)は手術、それ以外はCT/RT
- ⅢB期：CT/RT
- Ⅳ期：CT/BSC

ⅱ) 化学療法(参考例)
- VP療法：VDS 2.4-3.0 mg/m² d 1,8,15、CBDCA d 1、4週ごと、2クール以上。

表 4. 小細胞肺癌の治療成績の推移

	1981 MST	1981 3-Y	present MST	present 3-Y
LD	15 M	12〜20%	15〜25 M	20〜40%
ED	7 M	0%	9〜12 M	0%

- CBDCA d 1、Paclitaxel 135-200 mg/m² d 1、4週ごと、2クール以上。

※ CDDP および MMC は高齢者治療には推奨できない。

iii) 放射線照射との併用療法（参考例）

- VP療法4週ごと、2コース以上と胸部照射の同時併用。

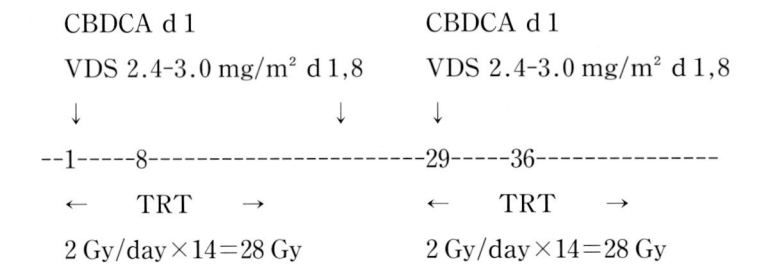

```
CBDCA d 1              CBDCA d 1
VDS 2.4-3.0 mg/m² d 1,8   VDS 2.4-3.0 mg/m² d 1,8
   ↓         ↓              ↓         ↓
--1-----8----------------------29-----36----------------
   ←    TRT    →              ←    TRT    →
   2 Gy/day×14＝28 Gy           2 Gy/day×14＝28 Gy
```

iv) 高齢者肺癌治療の実態

　高齢者肺癌では、外科療法が選択される率は若い年齢層の肺癌に比べて低く、逆に BSC が選択される率が高い[8]。早期非小細胞肺癌（Ⅰ＋Ⅱ）で外科療法が選択される率は、≤ 49 歳群で100%、50〜69歳群で約70%であるのに対し、≥ 70歳群で約50%と低い。Ⅲ期症例で外科療法が選択される率も、≤ 49歳群、50〜69歳群で50〜55%であるのに対し、≥ 70歳群で約10%と低い。

v) 予後

　全年齢の切除症例の5年生存率は、Ⅰ期：60〜80%、Ⅱ期：40〜60%、ⅢA期：10〜40%、ⅢB期：＜5%、Ⅳ期：0%となっている。最近の20年間で全体として約10%向上している。しかし、これは早期の肺癌症例の占める割合が増えたためと推察され、切除不能症例の治療成績はほとんど向上していない。

（4）肺癌治療の最近の進歩

i) 支持療法の進歩

　a) 制吐剤

- 1990年代にセロトニン受容体拮抗剤が登場：granisetoron（カイトリル）、ondansetron（ゾフラン）、azasetron（セロトーン）、ramosetron（ナゼア）、tropisetron（ナボバン）。
- 5-HT3受容体拮抗剤とステロイドの併用が広く普及している。

＜例＞
　　　　day 1：ゾフラン1A＋デカドロン16 mg/生食100 m*l*

　　　　day 2：ゾフラン1A＋デカドロン8 mg/生食100 m*l*

　　　　day 3：ゾフラン1A＋デカドロン4 mg/生食100 m*l*

　　　　day 4：ゾフラン1A/生食100 ml、以後必要に応じて投与する。

　　b）顆粒球増多因子(G-CSF)：filgrastim(グラン)、lenograstim(ノイトロジン)、nartograstim(ノイアップ)

　　　・好中球減少による感染症の発生頻度を下げる。

　　　・dose-intensity を高められる。

　　c）高 Ca 血症治療薬：pamidronate(アレデイア)、incadronate(ビスフォナール)

　　d）癌性疼痛に対する薬物療法：塩酸モルヒネ(アンペック)、硫酸モルヒネ(MS コンチン)

ii）臓器機能温存、侵襲性を考慮した肺癌治療

　高齢者では、術後合併症および術後心肺機能の面を考慮することが大切である。また寿命が延びるにしたがい異時性に再度肺癌を発症する例が増えてきており、これに対処する必要もある。

　　a）VATS(Video-assisted thoracic surgery)[9]

　　　ⅰ　利点

　　　　・手術侵襲が少ない(手術創が小さい)。

　　　　・術後の疼痛が少ない。

　　　　・術後の回復が速く、在院日数が短縮される。

　　　ⅱ　欠点

　　　　・縦隔リンパ節郭清が不十分。

　　　　・VATS から通常の開胸に変更しなければならない症例が出てくる。

　　　ⅲ　適応

　　　　・高齢者および低肺機能者。

　　　　・Ⅰ期(T1N0M0)、末梢型の非小細胞肺癌。

　　　　・強度の胸膜癒着のない者。

　　b）気管支腔内照射(Endobronchial brachytherapy)

　　　・^{192}iridium を用いた小線源気管支腔内照射で、外部照射(2 Gy × 20 fr/4 wks＝40 Gy)と内部照射(5 Gy × 6 fr/2 wks＝30 Gy)を併用する。中心型早期肺癌症例が適応。

　　c）光線力学的治療(Photodynamic therapy＝PDT)[10]

　腫瘍選択的光感受性物質(photofrin)を静注した48時間後にレーザー装置(励起光源630 nm)を用いて治療する方法。

　　　ⅰ　適応

表5. 内視鏡的早期肺癌に対するPDTの成績

腫瘍長径	病巣	CR	PR
≤1.0 cm	74	70(94.6%)	4
1-2	12	9(75.0%)	3
2.0≤	18	8(44.4%)	10
	104	87(83.7%)	17

(1980-1996、83例、104病巣、多施設共同研究)
(文献10より引用)

- 病巣の末梢が内視鏡的に確認可能である。
- 病巣がレーザー光が容易にまた十分に照射可能な位置にある。
- 病巣が表層性で長径2 cm未満(リンパ節転移の頻度は低い)。
- 扁平上皮癌でリンパ節転移、遠隔転移がない。

ⅱ) 治療成績
- 多施設共同研究では、腫瘍長径が2 cm未満の例では86病巣中79病巣(92%)にCRが得られている(表5)。また、癌死のみの5年生存率は95%以上との成績が得られている。将来的課題は、腫瘍集積性の高い、日光過敏性の少ない、長波長励起の光感受性物質の開発である。

d) ステント治療

ⅰ) 気道内ステント：切除不能な気道狭窄に対して、Nd-YAGレーザーによる焼灼のほかステント(Dumon stent, Expandable metallic stent, Freitag stent, Ultraflex stent)留置が行われる。

ⅱ) 静脈内ステント：上大静脈症候群に対して、Gianturco Z stentやWallstentが用いられる。上大静脈や腕頭静脈の狭窄が高度になる前に挿入することが必要である。

iii) 肺癌の遺伝子治療

現在、遺伝子治療は臨床試験の段階であり、治療効果については評価を下す段階に至っていない[11]。

a) p53遺伝子導入療法
- 正常の癌抑制遺伝子p53を、p53遺伝子異常を持つ肺癌細胞にレトロウィルスベクター(ITRp 53 A)やアデノウィルスベクター(Ad 5 CMVp 53)を用いて導入する治療法。ウィルスベクターの投与経路としては、気管支鏡下あるいはCTガイド下に腫瘍内に直接注入する方法がとられている。わが国では1999年アデノウィルスベクターを用いたp53遺伝子治療が、岡山大学で初めて実施されている[12]。

b) 免疫遺伝子療法
- 免疫賦活作用を持つIL-2やGM-CSF遺伝子を、アデノウィルスベクターを用いてTリンパ球、自家癌細胞、自家線維芽細胞に導入し抗腫瘍免疫応答を高める治療法。

表 6. 高齢者肺癌の組織型による鑑別

	扁平上皮癌	腺癌	小細胞癌	大細胞癌
頻度* 男性	40〜60%	20〜25%	15〜25%	<5%
女性	5〜10%	75〜80%	5〜10%	<5%
好発部位	肺門	肺野	肺門	肺野
タバコとの関連性	有	明らかでない	有	明らかでない
胸部 X-P	閉塞性肺炎像 空洞形成	pleural indentation spicula、胸水貯留	腫瘤陰の変化が大	notch sign (八つ頭陰影)
腫瘍マーカー	SCC, CYFRA	CEA, CA 19-9	NSE, pro-GRP	
増殖速度	(++)	(+)	(++++)	(+++)
放射線・化学療法への感受性	(++)	(+)	(++++)	(+)
転移	(+)	(+++)	(++++)	(++)
特徴的な症候	PTH-rP		ACTH, ADH, hCG Eaton-Lambert synd.	hCG
予後	最もよい	3番目に不良	最も不良	2番目に不良

*男性では高齢になるにつれて扁平上皮癌の占める割合が高くなるが、女性では年齢に関わらず腺癌が一定して高い。

7 肺癌の組織型による特徴

肺癌の組織型により特徴がみられる（表6）。

8 肺癌の予防

(1) 一次予防（肺癌にならないための対策）

- 禁煙（受動喫煙も含めて）する。禁煙補助剤としてニコチンパッチが用いられる。
- 禁煙できない者はフィルター付低タールタバコにする。
- 大気汚染地域から遠ざかる。
- 緑黄色野菜を豊富にとる。

高齢になってからの一次予防の効果は明らかではない。若い時期からの生活習慣が大切である。

(2) 二次予防（肺癌になっても、肺癌で死なないための対策）

- 定期検診による早期発見、早期治療。特にヘリカルCTによる検診では、早期の肺野型肺癌（腺癌）の検出率が高く、検診発見群の予後は自覚症状発見群より有意によい。
- Brinkmann index（本数/日 X 年数）が600以上の重喫煙者は、特に二次予防に努めるべきである。

2. 肺の良性腫瘍

1 分類

　肺の良性腫瘍は比較的稀な腫瘍である（表7）。過誤腫が大部分を占め、硬化性血管腫が稀れにみられる。

2 診断と治療

- 過去の胸部 X 線写真と比較して腫瘍の増大がみられない場合は、良性腫瘍の可能性が高い。
- 末梢型腫瘍の場合で、2度の肺生検にて命中しているにもかかわらず悪性細胞が検出されない場合は、良性腫瘍の可能性が高い。
- 腫瘍の増大がみられず症状もなければ経過観察でもよい。

※近年、胸腔鏡手術が普及したため、診断と治療を兼ねて手術にて確定診断される場合が増えてきている。

3 比較的頻度の高い良性腫瘍

（1）過誤腫 Hamartoma

- 肺良性腫瘍の中で最も頻度が高い。
- 上皮性および間葉性組織によって構築されており、内部に石灰化を伴うことが多い。
- 肺の末梢に孤立性の腫瘤として発見され、無症状の場合が多い。
- 治療は症状がなければ放置してよい。

表 7. 肺の良性腫瘍（日本肺癌学会分類）

```
Ⅰ．上皮性腫瘍
    1．Papilloma（乳頭腫）
    2．Adenoma（腺腫）
Ⅱ．非上皮性腫瘍
    1．Hamartoma（過誤腫）
    2．Soft tissue tumor（軟部腫瘍）
Ⅲ．腫瘍様病変
    1．Inflammatory pseudotumor（炎症性偽腫瘍）
    2．Eosinophilic granuloma（好酸球性肉芽腫）
    3．so-called Sclerosing hemangioma（硬化性血管腫）
    4．Tumorlet
    5．Alveolar epithelial hyperplasia or adenomatous hyperplasia（肺胞上皮細
       胞過形成）
    6．Pulmonary lymphoid hyperplasia（肺のリンパ組織増殖）
    7．Miscellaneous（その他）
```

（文献4より引用）

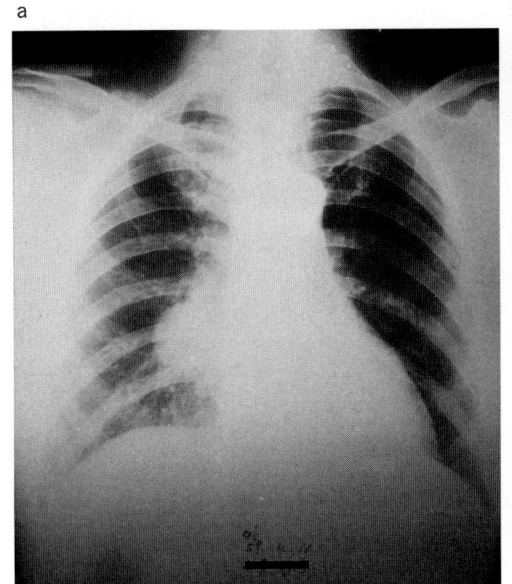

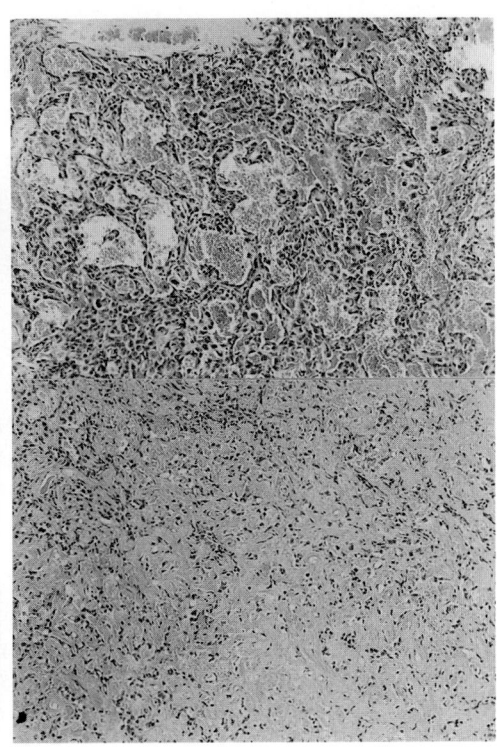

図 6. 硬化性血管腫の胸部 X 線像と病理像
(a)右中下肺野に辺縁明瞭な円形腫瘤を認める。(b)血管腔様構造(上)と器質化した硬化像(下)を認める。
(厚生連高岡病院, 斉藤　裕氏より借用)

(2) 硬化性血管腫 Sclerosing hemangioma

- 中年の女性に多く、血痰を主訴とすることが多い。
- 胸部 X 線写真で肺野の孤立性腫瘤影として発見される。
- 気管支動脈造影でメロンの網目状分布を呈する。
- 組織学的には血管腔様の部分と器質化した硬化部分からなる(図6)。
- 確定診断は腫瘤切除後につくことが多い。

おわりに

　肺癌診断法については成人も老年者も大差はない。治療法については年齢を考慮せざるを得ないが、暦年齢よりも生物学的年齢に重きをおいて判断すべきである。肺癌患者の70％近くが診断時すでに進行癌であり手術不能な状態である。よって非観血的治療の重要性が認識されるべきであるが、高齢者肺癌に対する治療法についてほとんど検討されてこなかった。これまでの肺癌治療の研究は、70歳以下あるいは75歳以下を対象に行われてきたのである。よって高齢者肺癌に対する治療法はこれからの検討課題であり、治療に関する記載は参考例として挙げた。

「タバコは百害あって一利なし」といわれているが、高齢になってからの禁煙にどれほどの発癌予防効果があるかは不明である．一次予防に関しては、若い時期からの生活習慣が大切である．よって、老年者には二次予防にこそ重点が置かれるべきであろう．肺野型腺癌の検出率は向上してきているが、喫煙男性に多い肺門型扁平上皮癌はヘリカルCTをもってしても早期発見は困難である．多分野の専門医の叡知を結集して対処していく必要がある．

(水島　豊)

文献
1) 厚生統計協会編：国民衛生の動向．厚生統計協会発行，東京，1999．
2) 佐藤裕恵，石岡伸一，山木戸道郎：肺癌；最近のトピックス　肺癌の遺伝子診断．THE LUNG perspectives, 7：267-271, 1999.
3) Mizushima Y, Kobayashi M：Clinical characteristics of synchronous multiple lung cancer associated with idiopathic pulmonary fibrosis, a review of Japanese cases. Chest, 108：1272-1277, 1995.
4) 日本肺癌学会編：肺癌取扱い規約．金原出版，東京，1999．
5) 中山富雄，楠　洋子，鈴木隆一朗，ほか：高速らせんCT検診車による肺癌検診一次精検．胸部CT検診，4：53-56, 1997.
6) 河手典彦，土田敬明，垣花昌俊，ほか：肺癌―気管支鏡検査．日本臨床，58：1057-1064, 2000.
7) 近藤晴彦，中山治彦，浅村尚生，ほか：新TNM分類の妥当性と問題点．肺癌，38：424, 1998.
8) 水島　豊，菓子井達彦，李　慧，ほか：内科入院肺癌患者の臨床的検討．癌の臨床，42：173-179, 1996.
9) 近藤晴彦：肺癌に対する胸空口腔鏡下手術の適応と限界．日本胸部臨床，57：1-6, 1998.
10) 古川欣也，奥仲哲弥，土田敬明，ほか：最新の癌治療；光線力学的治療．化学療法の領域，14 S-1：199-206, 1998.
11) 谷憲三朗：最新の癌治療；癌に対する遺伝子治療．化学療法の領域，14 S-1：107-116, 1998.
12) 藤原俊義，田中紀章：21世紀肺癌診療の展望；p53遺伝子導入による癌治療の理念と実際．第12回肺癌学会ワークショップ記録集，p 86-93，東北大学出版会，仙台，1998．

10 縦隔腫瘍

はじめに

　縦隔腫瘍とは縦隔に発生した腫瘍の総称であるが、胸腺、甲状腺、結合組織、脂肪組織、神経組織、リンパ組織に原発した新生物のみでなく、先天性嚢胞性疾患も含めるのが一般的である(primary tumors and cysts of the mediastinum：Shields, TW[1])。縦隔を境する構造である骨、壁側胸膜、横隔膜などに由来する腫瘍や心大血管、食道、気管の病変、悪性腫瘍のリンパ節転移や縦隔への浸潤などの病変は縦隔腫瘍には含めない。わが国では組織診の確定した手術症例にて、胸腺腫瘍、奇形腫、神経原性腫瘍の頻度が高く、全体の2/3を占めている[2]。

　一般的に縦隔腫瘍は小児期〜成人期に発症する例が多く、その生物学的活性に特異的な性格を有する例が多く老年者に特異的なものは必ずしも多くはないが、老年者によくみられる縦隔腫瘍として胸腺腫、奇形腫、リンパ節腫瘍、甲状腺腫などが挙げられる。本稿では、老年者に比較的よくみられる縦隔腫瘍を中心に成因、分類、病態、診断、治療、予後について総説的に述べてみるが、最近の診断学の進歩、特に画像診断におけるCT、MRIの役割と使い分けについても述べてみたい。

1. 縦隔腫瘍の一般的特徴

1 分類

　発生母地を主とする分類が一般的であるが、縦隔病変ではその占拠部位や進展様式をみることにより、鑑別すべき疾患をある程度絞ることが可能であり、胸部単純X線像(特に側面画像)を用いた縦隔区分が重要である。解剖学的区分[3](図1)、Felsonによる区分[4](図2)が一般的に用いられるが、CTが導入されて以来Heithmanによる区分[5](図3)、Sone(曽根)らによる区分[6](図4)が用いられるようになり、単純X線像では得られない小病変、占拠部位、内部構造などが正確に診断されるようになってきた。さらに、CTは周囲臓器と腫瘍との関係を分析でき、質的診断のみならず手術に必要な情報を提供してくれる。MRIはCTで得られる横断像以外に冠状断、矢状断など任意方向の断層像が得られ、腫瘍と周囲臓器との関係が把握しやすく、特に胸部入口部や傍脊椎領域では有用性が高いといわれている。軟部組織に対するコントラスト分解能はCTより優れており、腫瘍内部の性状をより詳しく描写できる利点を有している。

　以上の如き画像診断を駆使することにより、各種縦隔腫瘍分類と部位が設定できる(図5)。

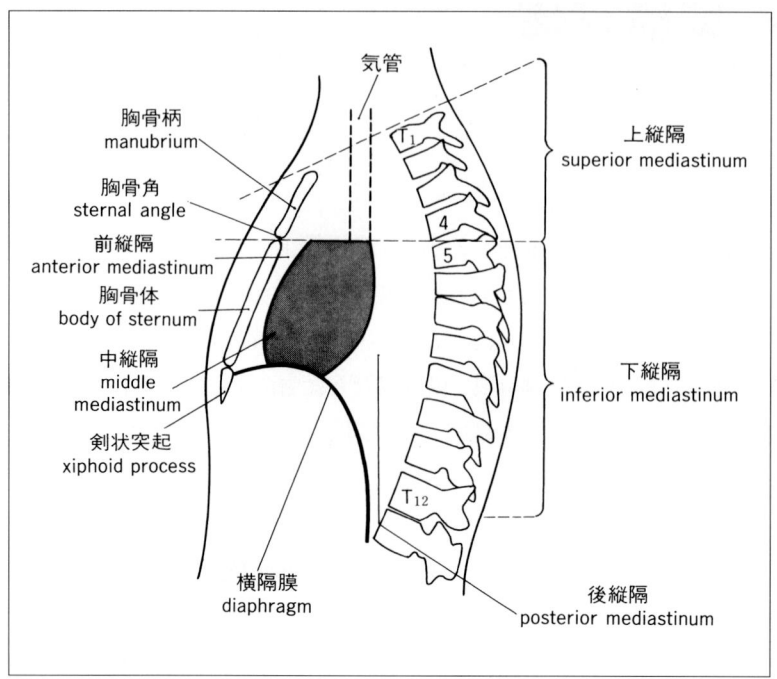

図 1. 解剖学的縦隔区分 (文献3より引用)

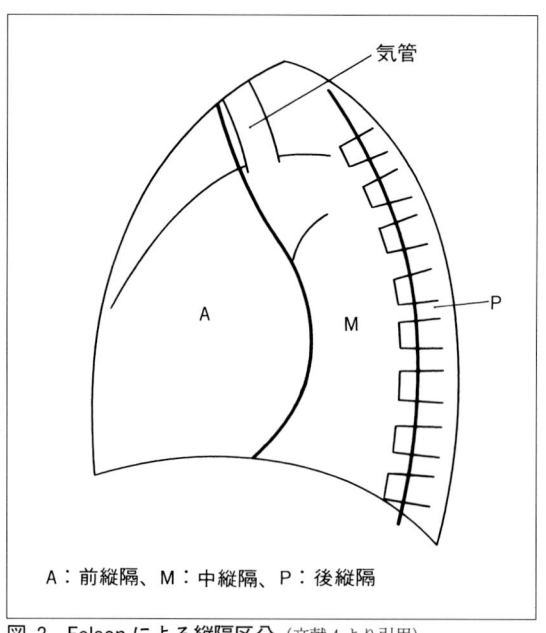

A：前縦隔、M：中縦隔、P：後縦隔

図 2. Felson による縦隔区分 (文献4より引用)

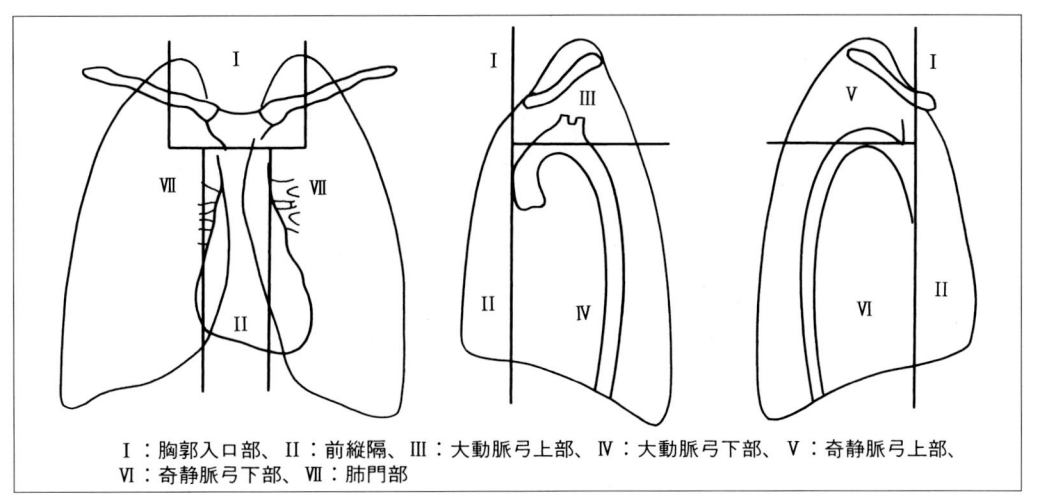

Ⅰ：胸郭入口部、Ⅱ：前縦隔、Ⅲ：大動脈弓上部、Ⅳ：大動脈弓下部、Ⅴ：奇静脈弓上部、Ⅵ：奇静脈弓下部、Ⅶ：肺門部

図 3. Heitzman による縦隔区分（文献 5 より引用）

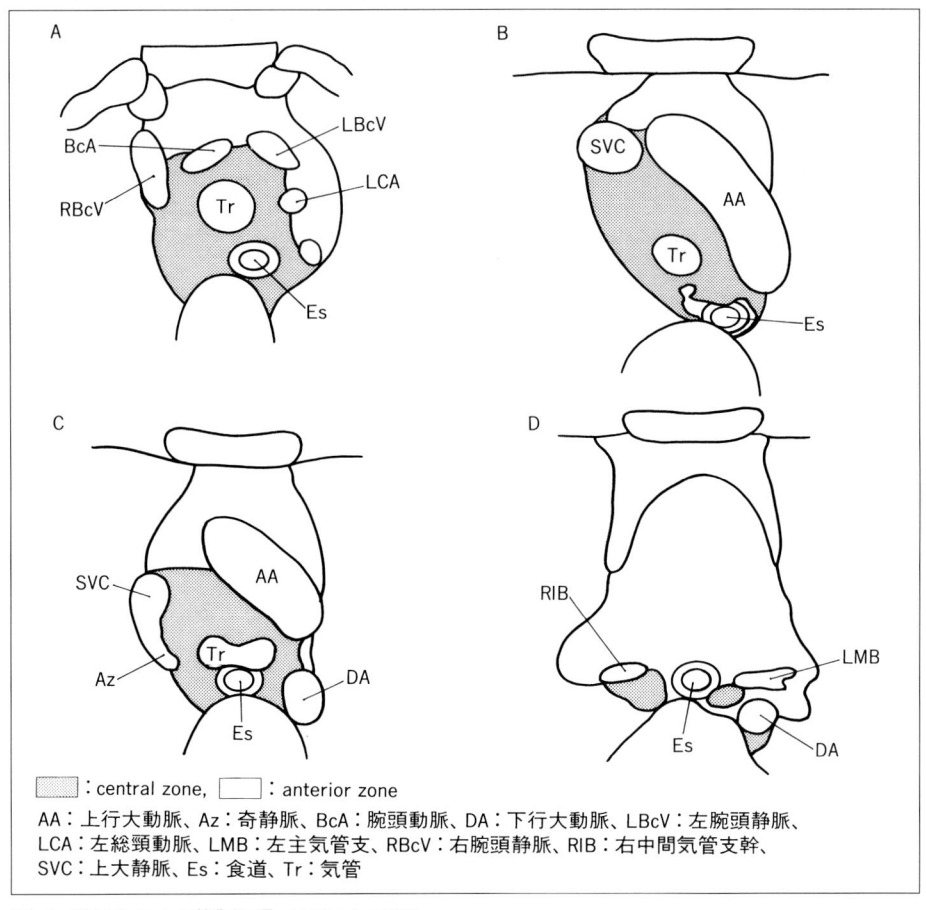

▨：central zone, □：anterior zone
AA：上行大動脈、Az：奇静脈、BcA：腕頭動脈、DA：下行大動脈、LBcV：左腕頭静脈、LCA：左総頸動脈、LMB：左主気管支、RBcV：右腕頭静脈、RIB：右中間気管支幹、SVC：上大静脈、Es：食道、Tr：気管

図 4. 曽根らによる縦隔区分（文献 6 より引用）

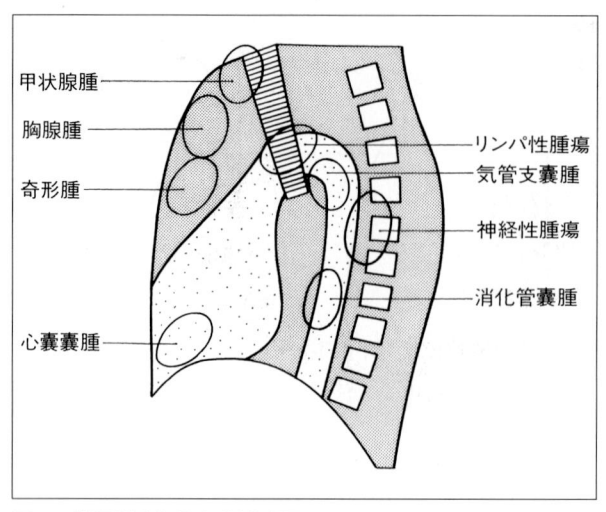

図 5. 縦隔腫瘍好発部位模式図

2 頻度

　欧米例では各報告者により多少の差はあるものの、神経原性腫瘍、胸腺腫、リンパ腫、胚細胞腫の頻度が高いとされているが、本邦集計では胸腺腫、リンパ系腫瘍、奇形腫、神経原性腫瘍、先天性嚢腫、甲状腺腫の順となっている[2]。最近では胸腺腫の頻度が高くなっている(表1)。当院での症例(手術にて組織診確定、1987〜2000) 57例でも図6の如く胸腺腫、神経鞘腫、気管支性嚢胞、奇形腫、悪性リンパ腫、胸腺嚢腫の順であり胸腺腫の頻度が最も高かった。まれな症例として86歳男性の胸管嚢腫を経験している[7]。

3 年齢、性別

　縦隔腫瘍は一般的に若年者に多く、小児期縦隔腫瘍の特徴として交感神経節由来の腫瘍が多く、悪性のものが多いことが指摘されている。悪性の頻度として25〜30%といわれている。奇形腫は各年齢層にみられるが、女性にやや多い傾向にある。悪性奇形腫は若年者男性に多いとされている。胸腺腫は40〜60歳代の中高年層に多く、若年者例はまれである。当院でも胸腺腫17例中15歳以下の若年者は認められず、65歳以上の高齢者は4例に認められた(平均年齢53.4歳)。そのほか高齢者に認められたものとして、胸腺嚢腫、縦隔甲状腺腫、気管支性嚢腫、悪性リンパ腫、神経鞘腫、胸管嚢腫などが経験された。

4 好発部位

　縦隔腫瘍は、その発生部位によって組織型が推定できることが特徴的である(図5)。奇形腫・胸腺腫は胸腺由来であることより前縦隔に、神経原性腫瘍は肋間神経や交感神経幹から発生することより後縦隔に、リンパ性腫瘍はリンパ節の多い傍気管節や前縦隔に、甲状

表 1．縦隔腫瘍手術症例の内訳

胸腺腫	123	胸腔内甲状腺腫	20
胸腺嚢腫	15	リンパ腫	14
胸腺脂肪腫	2	気管支性嚢腫	18
成熟奇形腫	55	食道嚢腫	5
奇形癌	4	心膜嚢腫	20
胎児性癌	1	リンパ嚢腫	6
卵黄嚢腫瘍	1	リンパ管腫	4
精上皮腫	7	血管腫	2
胸腺癌	18	脂肪腫	3
カルチノイド	5	脂肪肉腫	5
神経原性腫瘍	108	その他	8
		計	444

（東北大学加齢研，1965．1～1994．12）

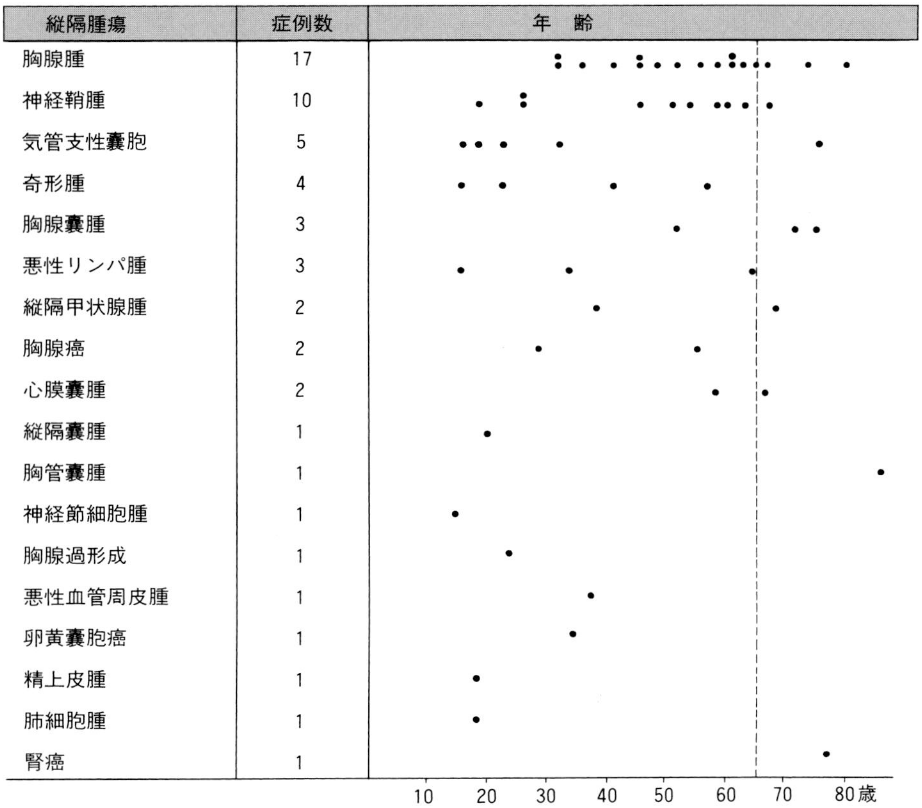
縦隔腫瘍
症例数
年　齢
胸腺腫 17
神経鞘腫 10
気管支性嚢胞 5
奇形腫 4
胸腺嚢腫 3
悪性リンパ腫 3
縦隔甲状腺腫 2
胸腺癌 2
心膜嚢腫 2
縦隔嚢腫 1
胸管嚢腫 1
神経節細胞腫 1
胸腺過形成 1
悪性血管周皮腫 1
卵黄嚢胞癌 1
精上皮腫 1
肺細胞腫 1
腎癌 1
10 20 30 40 50 60 70 80歳
図 6．縦隔腫瘍手術例年齢分布（1987～2000 E. C. H）

腺腫は上縦隔気管周囲に、気管支嚢腫は気管・気管支周囲に、心臓嚢胞は心嚢の周囲に発生する。ただし、間葉系腫瘍はその発生母地が縦隔内に広く存在しているため、リンパ腫や胸膜脂肪腫を除くと好発部位に特徴を示すものは少ない。甲状腺腫はまれに完全分離型の縦隔内甲状腺腫もみられる。

5 臨床症状

　腫瘍の存在部位、大きさ、悪性度、進展速度などに関連した種々の圧迫症状のほか、腫瘍の生物学的特性に基づく全身症状を呈する場合がある。初期のもの、良性の場合は無症状で経過することが多く検診で胸部X線の異常陰影として発見される場合が多い。以下主な圧迫症状、腫瘍随伴症状について列記する。

（1）圧迫症状

　a　神経系：胸部圧迫感、胸背部痛、上腕部痛、肋間神経痛様疼痛などの刺激症状と脊髄圧迫のための下肢麻痺、知覚障害、反回神経麻痺による嗄声、交感神経麻痺によるHorner症候群、横隔膜神経麻痺などがみられる。

　b　循環系：左右腕頭動脈ないし上大静脈の圧迫・閉塞による上大静脈症候群（SVC症候群）が発生する。SVC症候群は肺癌とともに最も多くみられる症状である。大動脈への腫瘍の圧迫、浸潤は比較的まれであるが、奇形腫や悪性腫瘍の心膜腔への浸潤や穿孔による心タンポナーゼをきたすことがある。肺門部で胸腔内に大きく発育した場合には肺血管への圧迫も認められ、心疾患とまぎらわしい場合もある。

　c　呼吸系：気道系の圧迫・狭窄や感染に基づく症状が現われる。呼吸困難・咳・痰などの一般的症状以外に胸水、肺炎、無気肺の合併も時に認められ、奇形腫の場合まれに気道系への穿孔によって毛髪などを喀出する例がある。

　d　消化器系：食道圧迫による症状。

（2）随伴症状

　腫瘍の存在、大きさなどに関係なく腫瘍の生物学的活性による特異的な症状（随伴症状）をきたすことがある。いわゆるfunctioning tumorに属するものもある。以下主なものを挙げてみる。

　a　重症筋無力症：胸腺腫にみられ、合併頻度は約20%で抗アセチルコリン抗体が活動性の指標として重視されている。

　b　再性不良性貧血：胸腺腫に合併することがある。

　c　Cushing症候群、低γ-グロブリン血症、多発性筋炎：胸腺腫に合併することがある

　d　女性乳房、睾丸萎縮、AFP・HCG陽性：性ホルモン分泌と関連する奇形腫に随伴。

　e　甲状腺機能亢進症

　f　副甲状腺機能亢進症

　g　高血圧、アドレナリン分泌

　h　カルチノイド症候群

　i　下痢、低血糖、皮下結節、色素沈着

6 診断と検査法

　本症の診断は胸部単純 X 線像、特に側面画像が重要で縦隔区別の目安をたてることから始まる。次いで胸部 CT にて発生部位を正確に診断する。縦隔腫瘍の約 80％が良性であることより、単純 X 線像、CT にてほぼ診断可能であるが、腫瘍と周囲臓器との関連を把握する場合は MRI の有用性を考慮すべきである。

　縦隔腫瘍と鑑別すべき疾患として、胸腺過形成、リンパ節腫大、血管性病変、心臓・心膜病変、肺・胸部病変(いわゆる縦隔型肺癌、肺分画症、限局性胸膜中皮腫など)、食道病変、骨病変、横隔膜ヘルニア、髄外造血、膵偽嚢胞、側方髄膜瘤、硬化性縦隔炎、縦隔血腫・膿瘍などが挙げられるが、CT、MRI、血管造影、RI などを利用することにより鑑別可能となる。CT、MRI の役割と使いわけについて池添ら[8]は次のように述べている。「現時点では、腫瘍の存在診断、質的診断ともに CT と MRI はほぼ同等とされているが、おのおのの長所、短所があり、その特色を考慮して使用する必要がある。CT は MRI に比して空間分解能が高く、CT 値に基づいて嚢胞性・実質性病変の鑑別や石灰化、脂肪の検出が可能であるが、血管に関する検討が必要な際は、造影剤投与が必要である。MRI は CT で得られる横断像以外に任意方向の断層像が得られ、腫瘍と周囲臓器との関係が把握しやすい。軟部組織に対するコントラスト分解能も CT より優れており腫瘍内部の性状をより詳しく描写でき、血管の同定は造影剤なしでも可能であるが、空間分解能や石灰化の検出が CT に比して劣ること、心臓や大動脈に近い部位では拍動の影響があるため良質な画像を得るのがやや困難である。しかし最近、種々の高速撮影法が開発されてきており、今後の展望が期待される」。CT、MRI の導入によって画像上ほぼ診断は確定されるが、病理診断のために内視鏡検査、リンパ節生検、経皮的穿刺生検、縦隔鏡検査などが必要であるが、最近では胸腔鏡下手術(VATS)の応用も試みられるようになってきた。随伴症状が認められる場合には、個々の腫瘍の生物学的活性に基づいた血清抗体価、ホルモン、腫瘍マーカーなども有用である。また、ある種の腫瘍では RI 検査が有効な場合があり、試みるべき1方法かと思われる。

7 治療方針

　良性の頻度が 70～80％であり、その予後は比較的良好であるが、良性例でも腫瘍の増大とともに周囲臓器、組織の圧迫症状が出現し、随伴症状も認められることより摘出が原則である。悪性例の摘出に関しては問題が多いが、可能な場合は完全摘出およびリンパ節郭清を行い、場合によっては術前ないし術後照射を併用することがある。しかし、切除不能例では放射線療法が第 1 選択となることが多く、化学療法との併用も試みられる。放射線に感受性の高いものとして胚細胞性腫瘍、胸腺癌を含む胸腺腫、悪性リンパ腫、神経芽細胞腫などが挙げられ、当院でも若年者(19 歳)AFP 産生 germ cell carcinoma 例で放射線

療法、化学療法、手術にて寛解を得ている症例を経験している。化学療法として VCR、CPM、ADM、VP-16、ETP、CDDP、BLM などが腫瘍の特性に応じて選択される。

2. 老年者縦隔腫瘍の特徴

　胸腺腫瘍は最も頻度が高く、全縦隔腫瘍の約30％を占めている。胸腺は縦隔における主な腫瘍発生母体であり、性腺外生殖細胞との関連もみられ、胸腺関連腫瘍と呼称されており表2の如く分類されている。胸腺腫はその中でも最も頻度が高く約90％といわれており、当院のデータでも縦隔腫瘍57例中17例、29.8％であった。一般的に好発年齢は30〜50歳で、小児では極めてまれで、特に性差はなく、自己免疫疾患の合併頻度が高い。中でも重症筋無力症の合併頻度は胸腺腫の20〜50％といわれている。良性・悪性の鑑別は組織学的に困難であり、全体を悪性とし病期分類(正岡による[9])を行い非浸潤性/浸潤性に分類することが一般的である。胸膜播種をきたしうることがあるが、リンパ節転移や遠隔転移はまれである。胸腺腫は胸腺上皮細胞由来の腫瘍で、潜在的悪性腫瘍と考えられているが、細胞異型性の著明な腫瘍が存在することがあり、胸腺癌と命名される症例がまれにある。自験例でも2例の胸腺癌を経験している。

　次いで頻度の高い奇形腫は全縦隔腫瘍の16〜24％といわれているが若年者に多く、老年者ではまれである。中でも未熟型奇形腫、悪性胚細胞性腫瘍(malignant germ cell tumor)は若年者男性に多く、腫瘍マーカー(AFP、HCGなど)が高値を呈する特徴を有し注目されている。

表 2. 胸腺腫瘍の分類

```
Ⅰ．胸腺上皮性細胞由来の腫瘍
    (tumors of the thymic epithelium)
    1．胸腺腫
        (thymoma)
    2．胸腺カルチノイド(神経内分泌細胞由来)
        (thymic carcinoid(neuroendocrine cell origin))
    3．胸腺癌
        (thymic carcinoma)
Ⅱ．胚細胞性腫瘍
    (tumors of germ cell origin)
Ⅲ．リンパ系由来の腫瘍
    (tumors of lymphoid origin)
    1．悪性リンパ腫
        (malignant lymphoma)
    2．リンパ管腫
        (lymphangioma of the thymus)
Ⅳ．脂肪組織由来の腫瘍
    (tumors of adipose tissue)
    1．胸腺脂肪腫
        (thymolipoma)
```

次いで頻度の高いとされている神経原性腫瘍は 15～25% といわれ、後縦隔に発生することが多い。末梢神経由来のもの 50%、傍神経節組織由来のもの 10%、交感神経節由来のもの 40% といわれている。末梢神経節、傍神経節組織由来のものは成人に多く、交感神経節由来のものは小児～若年者に多い。1 歳以下では神経芽細胞腫、神経節芽細胞腫が多い。自験例でも神経鞘腫 10 例中 6 例は 50 歳以上の発症例であった。

　以上の 3 腫瘍が主な縦隔腫瘍であるが、成人～高齢期発症例として胸腺嚢腫、縦隔内甲状腺腫、気管支性嚢胞腫、悪性リンパ腫なども自験例より経験されており、鑑別上留意すべき疾患である。

おわりに

　老年者の縦隔腫瘍は比較的まれではあるが、胸腺腫を中心に経験されることがあり、発生部位、生物学的活性、随伴症状などに留意し最近の診断学の進歩（CT、MRI など）を駆使することにより診断は比較的容易となってきた。適切な診断のもと、原則的に摘出術を試み、場合によっては放射線療法、化学療法を併用することにより予後の期待できる腫瘍である。

（上田暢男、母里正敏）

文献
1) Shields TW：Primary tumors and cysts of the mediastinum. General thoracic surgery. 1096-1124, LEA & FEBIGER/Philadelphia, 1989.
2) 藤村重文：縦隔腫瘍．臨床呼吸器外科，医学書院，東京，1995．
3) Wiliam PL de：Gray's anatomy：the anatomical basis of medicine and surgery (38 th ed). Churcill Livingstone, New York, 1995.
4) Felson B：The mediastinum. In Chest Roentogenology. WB saunders, Philadelphia, 1973.
5) Heizman E：An anatomic classification of the mediastinum. In The mediastinum (4 th ed), Springer-Verlag, New york, 1994.
6) Sone S, higashihara T, morimoto S, et al：Potential space of the mediastinum：CT pneumomediastinography. AJR 138；1051-1057, 1982.
7) Mori M, Kidokawa H, Isoshima K, et al：Thoracic duct cyst in the mediastinum. Thorax 47；325-329, 1992.
8) 池添潤平，村田喜代史：胸部の CT．メヂカルサイエンスインターナショナル，東京，1999．
9) Masaoka A, et al：Follow-up study of thmomas with special reference to their clinical stages. Cancer 48；2485-2492, 1981.

11 老年者の睡眠呼吸障害

はじめに

　定年退職、配偶者の死亡、慢性疾患などによる長期臥床、運動不足、睡眠に影響する各種薬剤の服用、加齢に伴う睡眠の変化など、老年者にみられるさまざまなできごとは、個々人の肉体や精神に少なからず影響することが知られている。特に"加齢に伴う睡眠の変化"は長い間生理現象として捉えられてきたが、現在ではその多くが病的状態として位置づけられるようになった。

　例えば、老年者にしばしば観察される昼寝の習慣や日中の眠気、高血圧や不整脈など、加齢とともに合併頻度が増加する病的な睡眠などは、特に睡眠呼吸障害(sleep disordered breathing；SDB)や睡眠時無呼吸症候群(sleep apnea syndrome；SAS)と呼ばれる病態に由来することが明らかになってきた。

　本稿では、加齢に伴う生理的な睡眠変化、昼間の眠気、睡眠呼吸障害の特徴、痴呆やさまざまな薬剤の服用と睡眠呼吸障害との関連につき述べる。

1. 加齢に伴う睡眠の変化

　間接的ではあるが、睡眠に少なからず影響するさまざまな因子は、年齢とともに変化することが知られている。この主因は、加齢とともに概日周期(circadian rhythm)を調整する前下垂体の上交叉核(suprachiasmatic nucleus；SCN)の変調であり、これがひいては体温やホルモン分泌の日内変動パターンに作用するからである。体温の日内変動を観察すると、加齢とともに体温の日内変動幅が減少する(図1[1])のもこのためである。また、体温の位相解析を行うと、体温の最低値は若年者に比し老年者で1時間未満ではあるが前進している。このことは、加齢とともに日内周期のメリハリが低下するとともに、日内周期が前進していることを意味している。いい換えれば、老年者に観察できる睡眠/覚醒の不明瞭化や、早朝からの覚醒などといった、老年者における睡眠の特徴的な所見とも一致する。

　加齢に伴う夜間の睡眠時間の減少は、老年者で習慣化する昼寝が少なくとも関係している。また、老年者では睡眠潜時(sleep latency：就寝から入眠までの時間)は不変だが、夜間の中途覚醒の増加、睡眠効率(総睡眠時間：total sleep time〔TST〕/総睡眠エピソード：time sleep episode)の低下が観察される。睡眠効率をみると、健常若年者ではおおよそ90％だが、老年者では80〜85％へと減少する。一方、睡眠中の覚醒頻度、すなわち覚醒指数(1時間あたりの平均覚醒回数、arousal index；ArI)は、健常若年者で約10回/時間、老年者で23回へと増加する[1]。

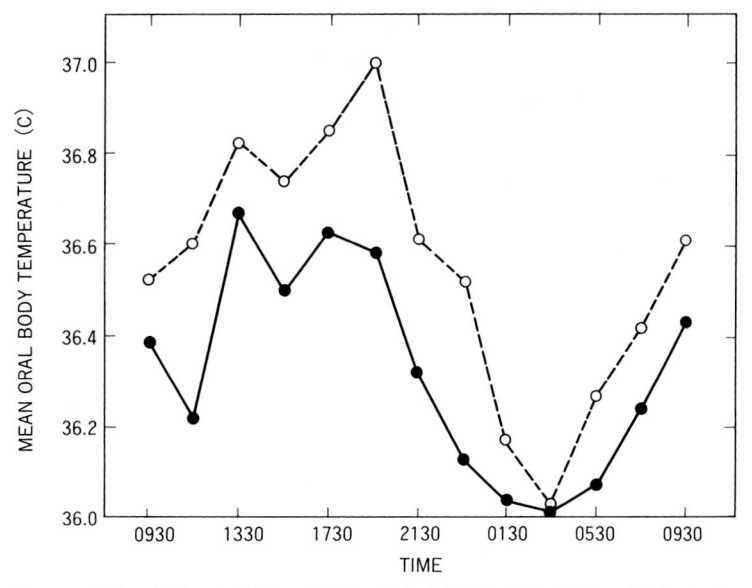

図 1. 口腔内で測定した体温の変動を、若年者(○)と高齢者(●)で比較したもの
若年者に比し高齢者で、体温の日内変動の触れ幅が小さいことが観察できる。
(文献1より引用)

　睡眠のパターンも加齢に伴い大きく変化すると考えられてきた。全睡眠(total sleep time：TST)に対する rapid eye movement(REM)睡眠の比率は年齢と無関係に不変だが、non-REM 睡眠中の深い眠り、すなわち徐波睡眠(slow wave sleep；SWS、stage Ⅲ＋Ⅳをいう)と TST との比率は20歳前後は約15％だが、60歳以上の老年者は5～10％と、加齢とともに減少すると考えられてきた。Rechtschaffen と Kales[3]の定義によれば、SWS に不可欠なδ波の振幅は 75μV 以上と定めている。しかし、加齢に伴いδ波の振幅自体低下することも明らかにされている(図2[1])。このような背景から、老年者についてδ波の定義を見直すと、"SWS の出現率"は結果として若年者と同様18～20％になると報告するものもある[1]。老年者での脳波(EEG)上の特徴をまとめると、加齢に伴い周波数は不変だが振幅は低下するといえよう。この機序は、加齢とともに EEG の伝播に対する皮膚や皮下組織などの抵抗が増加するからであり、EEG の出力自体は不変とする考えもある。いずれにせよ、これら加齢に伴う EEG 上の変化は不明だが、全睡眠時間に対する SWS の比率は年齢とともに減少すると考えられている。
　加齢に伴い睡眠障害の発生率も増加する。この原因にはいくつかの病態が寄与していると思われる(表1)。例えば、定年退職などによる社会からの刺激(外的刺激)の減少は、老年者の生活様式をも変化させ、結果として昼寝の機会を増加させる結果、睡眠障害を一層悪化させることになる。一方、加齢とともに増加する内科的疾患との合併も睡眠障害の原因となる。特に、老年者で高率に合併する循環器疾患(高血圧や虚血性心疾患など)、慢性閉

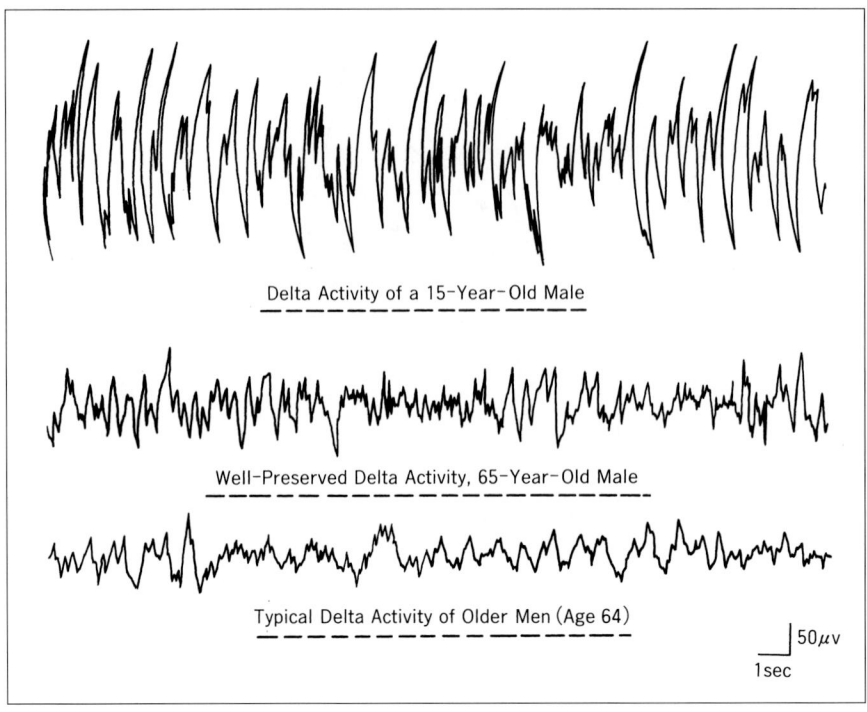

図 2. 加齢に伴う"δ波"の変化
上から、典型的なδ波の形状を示す 15 歳男性の脳波（上段）、δ波の形状は比較的維持されているものの、振幅が明らかに減少している 65 歳男性の脳波（中段）、老年者の特徴である、75 μV 以下の"δ波"が目立つ 64 歳男性の脳波（下段）。
（文献 2 より引用）

表 1. 老年者における睡眠障害の原因

病態	例
生理的変化	頻回の覚醒
睡眠環境の変化	過度の昼寝、活動性の減少など
精神疾患	うつ状態の合併
内科的疾患	関節炎、慢性肺疾患など
睡眠障害	睡眠時無呼吸症候群、むずむず足症候群など

塞性肺疾患(Chronic Obstructive Pulmonary Disease；COPD)、それに慢性疼痛を伴うさまざまな関節炎では、睡眠時無呼吸の惹起や増悪、夜間の覚醒頻度の増大を引き起こすため、睡眠障害の増悪を促すことになる。また、老健施設など集団生活を強いられる老年者では、夜間の灯りや騒音、昼間でも周囲にベッド上安静しているものが少なくないことなど、睡眠障害の誘因となる環境が少なからず存在している。

　老年者の睡眠障害の原因として、周期性四肢運動(periodic limb movement；PLM)の合併や、睡眠薬/鎮静薬の常用も無視できない重要な要因である。

PLMは加齢とともにやはり増加、不眠の主因であることが明らかになっている。例えば不眠を訴える老年者を対象にPLMの合併率を調べると、睡眠1時間あたりの出現頻度が5回以上86%、平均出現回数が34.5回[4]と、PLMの合併率が極めて高いことがわかる。この機序は不明だが、いくつかの病態が関与すると考えられている。その第一は大脳基底核の障害説である。PLMは大脳基底核障害に由来するParkinson病に高率に合併するうえ、dopamine作働薬が治療として有効なことから、PLMもParkinson病と同様、大脳基底核の障害に基づくと考える説である。このほか、加齢とともに合併率が増加する脊椎障害や鉄代謝障害なども、老年者のPLMの原因と考えられる。いずれにせよ、PLMが覚醒を誘発するとの証拠はない[5]ものの、不眠以外の日中の眠気など、さまざまな睡眠障害の原因として考慮する必要がある。

　睡眠障害の発症や増悪には、睡眠薬/鎮静薬の常用も大きく影響する。特にSASでは睡眠薬/鎮静薬の常用が無呼吸の発生頻度の増加や持続時間の延長を惹起することが知られている。これは睡眠薬/鎮静薬の大多数が、呼吸を抑制する機序を有するからである。

　睡眠薬/鎮静薬の処方量は40〜50歳代のものに比べ60歳以上の老年者では66%も多く[6]、老年者の10〜16%が睡眠薬/鎮静薬を常用している。つまり、睡眠薬/鎮静薬を常用するものの割合は、加齢とともに著しく増加している。睡眠障害が老年者に合併する場合、睡眠薬/鎮静薬の服用の有無を確かめるとともに、既に常用するものに対しては中止するよう促す必要がある。

　このように、睡眠環境は加齢とともに生理的にも社会的にも悪化するため、老年者では日中覚醒や夜間睡眠の継続が一層困難になる。いい換えれば、若年者に比べ老年者では睡眠障害に陥りやすいうえ、いったん睡眠障害になると悪循環に陥りやすくなるといえよう。

2. 老年者の睡眠呼吸障害

　睡眠呼吸障害(SDB)とは、"睡眠中に完全に呼吸が止まってしまう無呼吸(apnea)、または1回換気量が著しく低下する低換気(hypopnea)が発生するため、低酸素血症を伴う病態"である。SDBの原因であるこのような無呼吸や低換気は、その発生病態から閉塞型(obstructive)と呼ぶ咽頭周囲の狭窄/閉塞に基づくものと、中枢型(central)と呼ぶ呼吸中枢からの呼吸命令が一時的に途絶えてしまうものの、大きく2つに分類できる。中でも、睡眠時無呼吸症候群(SAS)に注目すると、閉塞型SAS(obstructive SAS；OSA)と中枢型SAS(central SAS；CSA)の発生率は、一般的には10：1[7]と考えられており、圧倒的にOSAが多い。しかし、この発生率は年齢とともに変化するか否かは明らかでない。

　加齢とともにSASを含めたSDBの罹患率も増加するが、その発生病態は一般的に年齢を問わず同一であろうか？　それは現在のところ不明である。しかし、SASに言及すると、肥満など、若年患者に特徴的な因子(age-related)に基づく一方、老年者では年齢と

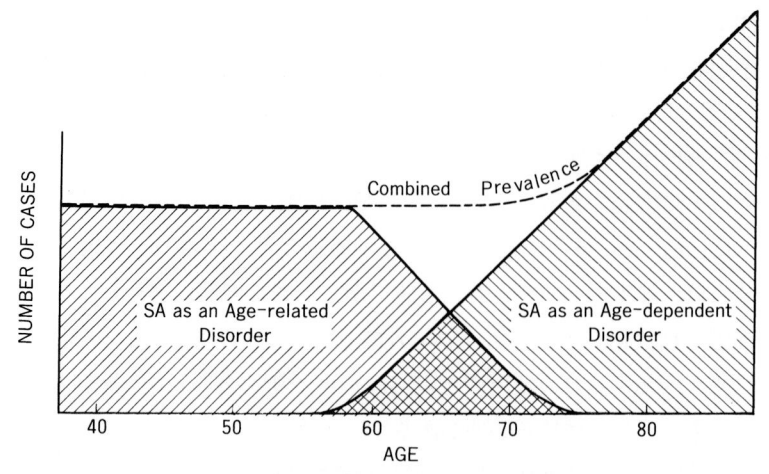

図 3. SAS の発生に年齢に関連した因子（age-related、肥満など）と、加齢に基づく因子（age-dependent、換気の化学調節能の低下など）の2つが関わるとする仮説の図示
横軸に年齢、縦軸に SAS 患者数を表す。60〜70歳の SAS 患者では2つの異なる要因が関わると考えられる。
（文献1より引用）

ともに低下する換気の化学感受性など、加齢に基づく因子（age-dependent）に起因するといったように、病態が発症年齢によって異なると考えられている（図3）。したがって、若年者と老年者ではたとえ同じ SAS であっても、診療方針を変えなければならない可能性もあることを、常に念頭におく必要がある。

1 閉塞型無呼吸（OSA）

ヒトの上気道には、直接的または間接的にさまざまな力が作用し[8]（図4）、そのディメンジョンが決定されている。さらに単純化するならば、上気道のディメンジョンは上気道壁に作用する相拮抗する2つの力のバランスによって決定されているといって過言でない。すなわち、咽頭周囲に位置する上気道構成筋の上気道拡張に働く力（D）と、吸気に伴う気流の流れに由来する上気道を狭小化しようとする力（S）のバランスによって、上気道のディメンジョンが決まるのである。覚醒時には上気道の解剖学的な狭窄をまったく認めないもの（D≫S）でも、睡眠へと移行するとこれら2つの力は変化し、新たな平衡状態に達することになる。特に、睡眠は上気道構成筋の活動性を著しく低下させる（D↓）ため、上気道壁に作用する2つの力のバランスも変わり（D＞S）、上気道は相対的に狭窄することになる。この現象は健常人や習慣性いびき症患者にも観察できるが、彼らの上気道は決して閉塞することはない。一方、OSA 患者では、2つの力のバランスは覚醒時とは逆転するため（D≦S）、ついには上気道が閉塞し、無呼吸を繰り返すようになる。このように、健常人であろうが、習慣性いびき症や OSA であろうが、上気道は同じ機序から狭窄、もしくは閉塞するものの、その程度のみが異なっているといえよう。

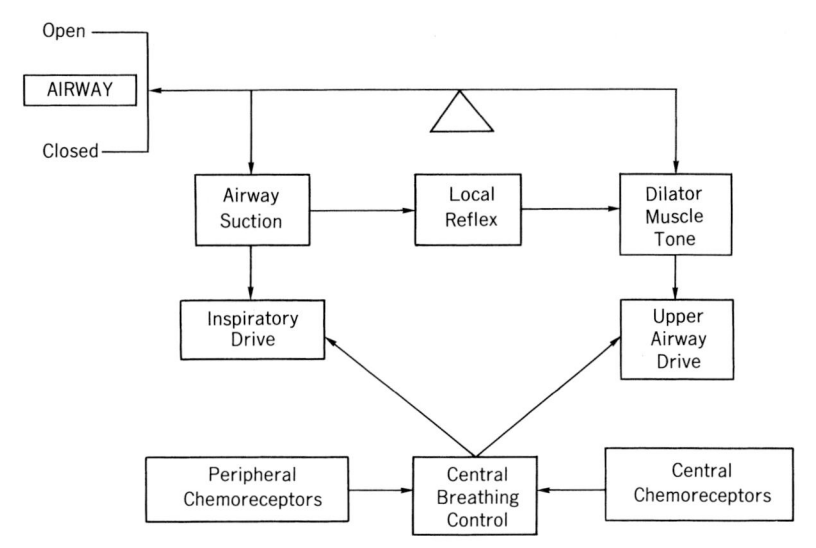

図 4. 上気道の開存性に影響するさまざまな要因の相互関係
(文献 8 より引用)

年齢によって OSA の病態が異なることはないが、無呼吸中の呼吸筋の換気運動は、一般に老年者よりも若年者で強力であることが知られている。

2 中枢型無呼吸（CSA）

上気道の閉塞を主病態とする OSA とは異なり、CSA の発生には呼吸調節系の安定性の低下が深く関わっている（詳しくはほかの総説[9]を参照のこと）。以下に列記するさまざまな病態が呼吸調節系の安定性を低下させることが知られている。すなわち、

①脳血管障害などの中枢神経障害でしばしば観察できる、動脈血中の炭酸ガス（CO_2）増加や低酸素血症の合併に対し、分時換気量（minute ventilation；$\dot{V}_E$）の増加率が著しく亢進した病態（化学感受性の亢進ともいう）や、これとは反対に、CO_2貯留を伴っているⅡ型呼吸不全や原発性肺胞低換気症候群などにみられる、化学感受性の著明に低下した病態。

②左心不全などに伴う、肺毛細血管から化学受容体まで、ガス交換を完了した血液の流れが著明に遅延した病態（血液循環時間の延長）。

③著しい肥満患者などでみられる、動脈血中の酸素分圧（PaO_2）や炭酸ガス分圧（$PaCO_2$）が、わずかな $\dot{V}_E$ の変化でも大きく変動する病態。

④健常人にも少なからずみられる、覚醒と睡眠を頻回に繰り返す病態。

⑤新生児などに観察できる、上気道壁の刺激が上喉頭神経などの上行性経路を介して呼吸中枢を抑制する病態。

などである。

さまざまな病態によって引き起こされる CSA を CO_2 貯留の有無により分類する方法は治療を行ううえで極めて有用である[7]。CO_2 貯留を伴う CSA としては化学感受性の低下し

た病態のみであり、残りはすべて$PaCO_2$が正常、もしくは低下している。CSAの病態が加齢とともに変化する可能性はあるのだろうか？　詳細は不明だが、換気の化学感受性は加齢とともに低下するので、CO_2貯留を伴うCSAの割合が増加するものと思われる。

3. 疫学

　SASを含めたSDBは中年層で最も重症化することが知られる一方、30～60歳の中年層を対象とした場合のSASの罹患率は男性で24％、女性で9％、また昼間の高度な眠気を伴うものに限定しても、男性4％、女性2％との報告がある[10]。SDBの罹患率や重症度は高齢に向かうほど悪化するとはいい切れないものの、老年者でのSAS罹患率は27～75％と、若年者より明らかに高率との報告がある。例えば、重症度判定に用いられる、睡眠1時間あたり10秒以上持続する無呼吸の平均出現率、無呼吸指数(apnea index；AI)、もしくは無呼吸＋低換気の出現率(apnea hypopnea index；AHI、または呼吸障害指数、respiratory disturbance index；RDIとも呼ぶ)を用い検討しても、加齢が進むほど重症化、罹患率も増加することがわかる。また、RDI≧5/時間をSASと定義した検討でも、60歳2.9％、70歳33.3％、80歳39.5％と、SASの罹患率は加齢とともに明らかに増加したとの報告がある[11]。さらに、SASをAI≧10/時間とし老年者の罹患率をみても、自活者10％、内科疾患入院患者21％、老健などの施設入所者26％であること[12]、また睡眠中の動脈血酸素飽和度(arterial oxygen saturation；SaO_2)の最低値(lowest desaturation)でみても、80歳ではSaO_2＜85％が37％との報告もある[12]。このようにSAS/SDBの合併率は老年者で極めて高い。この主因として、SASやSDBの原因ともなっている高血圧、虚血性心疾患、腎疾患などの内科的疾患の合併率が、老年者で明らかに増加することが挙げられよう。

4. 症状

　SASやSDB患者の訴える症状は、昼間の高度な眠気(excessive daytime somnolence；EDS)、全身倦怠感、情動不安、発汗など、漠然としたものが多い(表2)。しかし、いびき、EDS、周囲からの無呼吸の指摘の3つは、大多数で訴えるため、SASの診断は一般に容易である。

　一方、老年者に伴うSDBやSASでは、若年者と比較してEDSなどの自覚症状を訴えることが少ないため、診断に窮することも少なくない。また、老年者のSASでは認識能力の低下を伴うことが多いといった特徴がある[13]-[16]。したがって、問診を注意深く行えば、老年者における診断確定も難しくないものと思われる。

　老年者SASにおける認識能力の低下は、特に重要な所見である。それは、認識能力の低

表 2. SAS の症状

夜間	昼間
いびき	高度な眠気
無呼吸の指摘	全身倦怠感
窒息感	起床時の頭痛
呼吸困難	集中力欠如
情動不安	性欲減退やインポテンツ
夜間多尿	うつ状態
発汗	敏捷性の低下
食道逆流に伴う胸やけ	人格の変化

下が治療可能な SDB や SAS によるものか、もしくは加齢に伴って増加し、非常に治療困難な痴呆に基づくものかを、正確に判定しなければならないからである。したがって、老年者で認識能力の低下が確認できれば、ポリソムノグラフィー（polysomnography；PSG）を早急に行い診断を確定させる必要がある。

5. 診断

著者は、睡眠中に動脈血酸素飽和度が 90% 以下を一度でも示した場合、SDB と診断できると考えているが、SDB の診断基準に関するコンセンサスは現時点では得られていない。一方 SAS は、「10 秒以上持続する無呼吸が、睡眠 1 時間あたり平均 5 回以上観察され、かつ無呼吸の一部は non-REM 睡眠中にも認めるもの（AI≧5 回/時間）」とする、Guilleminault らの診断基準[17]が広く用いられている。しかし、この基準が乳幼児には不適当なことが既に明らかとなっている一方、老年者にも適応可能か否かとのコンセンサスは残念ながら得られていない現状にある。

AI≧20 回/時間といった中等症以上の SAS では、その多くが自覚症状を訴えるため、診断は比較的容易である。簡易式検査（呼吸、換気運動の有無や低酸素血症の程度のみを記録するが、脳波などは測定しない検査）が SAS のスクリーニングとして広く用いられ、特に中等症以上の SAS の判定には極めて有用なことが既に証明されている。しかし、AI は少ないが ArI が著明に増加した"上気道抵抗症候群"などの判定には、簡易式検査だけでは限界がある。いずれにせよ、SAS/SDB の確定診断には PSG と呼ばれる検査（図 5[18]）が年齢を問わず不可欠である。

6. 予後

SDB、特に中等症以上の SAS では、治療を怠れば死亡率を増大させてしまう。例えば、RDI＞10/時間の SAS の死亡率は 2.7 倍も増加との報告[19]や、AI≧20/時間の SAS では

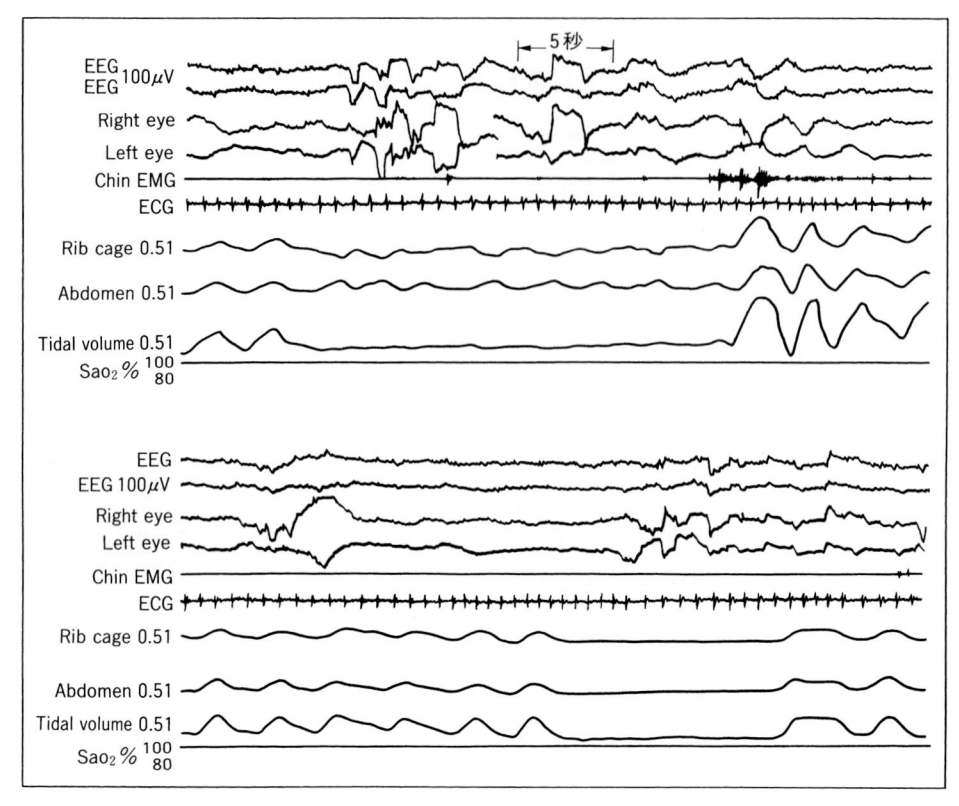

図 5. PSG の一部
上段が閉塞型無呼吸（OSA）、下段が中枢型無呼吸（CSA）
上段からそれぞれ、脳波（EEG）、眼電図（Right eye と Left eye）、頤筋筋電図（Chin EMG）、心電図（ECG）、胸郭運動（Rib cage）、腹部運動（Abdomen）、呼吸（Tidal volume）、動脈血酸素飽和度（SaO 2%）を示している。無呼吸中、OSA では胸郭と腹部の換気運動が持続する一方、CSA では消失している。
（文献 18 より引用）

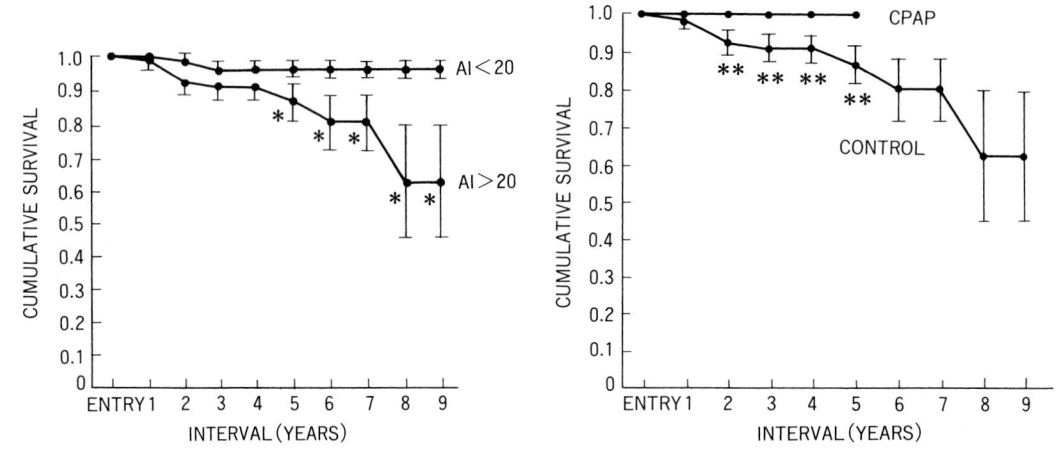

図 6. 左が AI＜20 と AI＞20 回/時間群、右が AI＞20 回/時間の OSA を CPAP 療法実施群と無治療群に分け、それぞれの生存率を示したもの
AI＜20 回/時間群に比べ、AI＞20 回/時間では生存率が有意に低下すること、また A 群 AI＞20 回/時間の OSA では治療を行わないと生存率が有意に下がることがわかる。
（文献 20 より引用）

AI<20/時間と比べ死亡率が有意に増加する(図6)との報告がある[20]。しかし、肥満率や年齢など、死亡率に少なからず影響すると思われるさまざまな因子の影響を十分に勘案する必要性があるため、死亡率に寄与するSAS単独の影響は今なお明らかではない。SDB/SASと年齢との関わりは老年者SASにとって特に重要で、加齢とともに増加する内科的疾患合併率、もしくは年齢自体の影響などの詳細な解析は不可欠である。これが可能であれば、老年者SASやSDBにも、年齢を加味したより適切な診療が可能となるのではなかろうか。

7. 治療

1 OSAの治療

中等症以上のOSAに対する適切な治療の必要性は既に明らかにされている。また、たとえ軽症のSDB/SASであっても、高血圧や虚血性心疾患などといった無視できない重大な疾患を合併していれば、OSAに対する治療はやはり必要と考えられている(図7[21])。しかし一方では、この基準がすべての老年者SDB/SASにも当てはまるか否かは、依然明らかでない。

(1) CPAP療法

治療が必要と判定されたOSAでは、原因疾患が明らかな場合はその疾患の治療、原因が不明な場合は持続陽圧呼吸(continuous positive airway pressure;CPAP)療法が、治療の基本である。すなわち、OSAの原因が、扁桃肥大と考えられれば扁桃摘出術、粘液水腫であれば甲状腺ホルモン薬の投与など、基礎疾患の治療をまずは行うべきだが、OSAが重症な場合には原因疾患の治療と同時に、当初はCPAP療法など、OSA自体に対する治療も併用すべきである。

CPAP療法では、鼻マスクを通して上気道に負荷した陽圧が上気道に対し"副木効果(pneumatic splint effect)"として作用することで無呼吸を防ぐ。CPAP療法は多くの場合、治療開始直後からEDSなどSASに伴う症状の改善もしくは消失が期待できること、無呼吸を理論上完全になくすことができるといった特長がある。しかし一方では、CPAP療法を試みた20〜50%[22]では長期間の治療継続が不可能である。この主因は、EDSなどの症状改善の自覚困難例や、CPAP療法に伴う鼻粘膜刺激症状(多くの場合血管収斂薬や副腎皮質ホルモン薬の点鼻にて改善)、マスク装着に伴う圧迫感やマスク周囲からの空気漏れ(締めつけたヘッドギアを適度に緩めるなどで改善)などである。したがって、きめ細かい診察と、症状発生時の迅速な対処さえ行えば、多くの場合問題を解決することが可能で、CPAP療法継続が可能となる。

老年者へのCPAP療法は若年者に比べ困難である。これは老年者の睡眠の特徴である頻

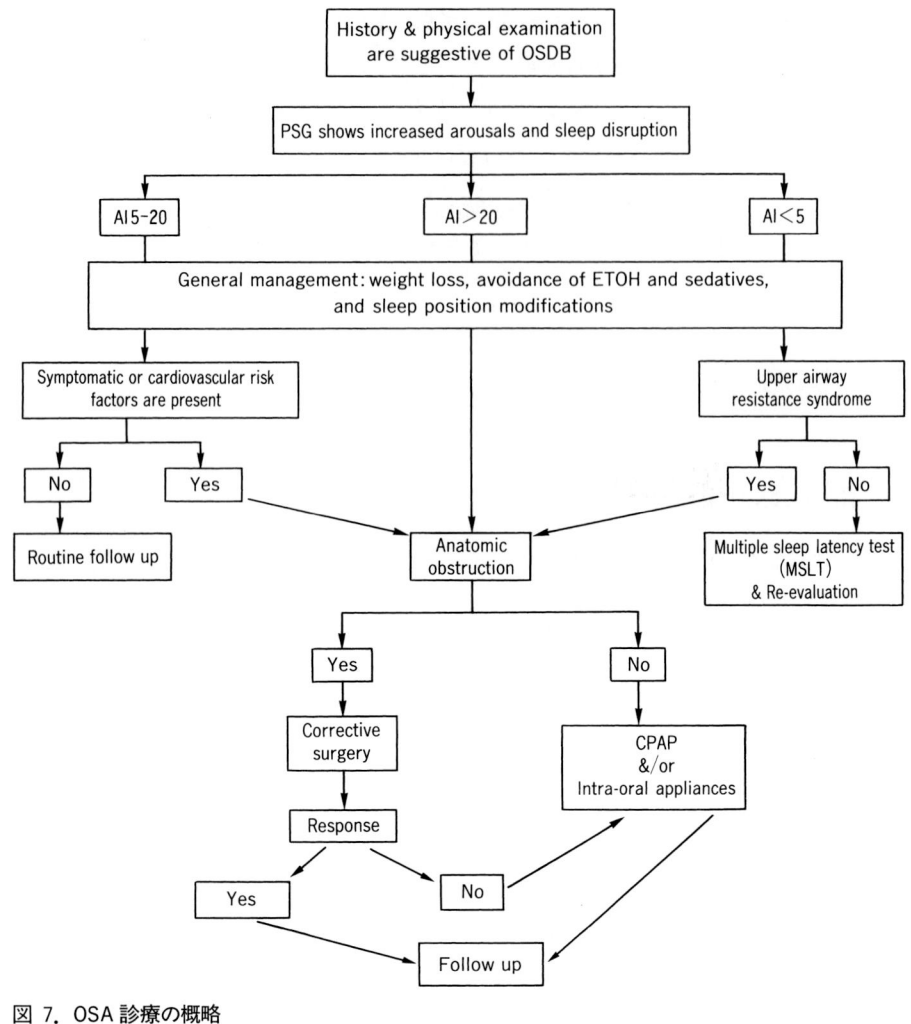

図 7. OSA 診療の概略
（文献 21 より引用）

回の覚醒や相対的に浅い睡眠などに由来する可能性が強い。また、老年者では、若年者以上に細心の注意を払って、マスクの選定やマスクフィッティングを行うべきである。

(2) 口腔内装具

口腔内装具(dental appliance；DA)による OSA 治療は、CPAP 療法に伴うさまざまな問題に適切に対処しても治療継続が困難な場合や、AI＜20 回/時間以下の軽症例などに適応となる[23]。DA を用いた治療は患者への侵襲が少ないこと、また経済的負担も軽いといった特長があるため、DA 治療を行う OSA 患者数も最近増加している。

DA 治療開始後、PSG などによる治療効果の観察は、中等症から重症の OSA では必要だが、習慣性いびき症や軽症 OSA では、症状の悪化や不変例には必要となるが、それ以外の場合には不要である。また、DA 療法の相対的な禁忌としては、入れ歯が多いものや顎関節

症を伴うもの、重篤な鼻閉を合併するもの、睡眠中の低酸素血症が著しいものなどである。

DA療法の問題点は、唾液分泌過剰や歯・顎関節周囲の違和感など、治療開始直後から表われること（これらは治療継続とともに一般に改善はするが……）、適切なDA作成が完了するまでに長期間を要することなどである。特に老年者では、入れ歯をしているものが多く、DAによる治療が困難なことも少なくない。

（3）手術療法

CPAP療法やDAによる治療が無効なOSAには、口蓋垂口蓋咽頭形成術（uvulopalato-pharyngoplasty；UPPP）などの手術療法を試みる。しかし、OSAへのUPPP療法は、有効性の評価が評価方法や手術手技などの違いから、施設間で大きくばらつき[24]があり、有効性に関するコンセンサスは得られていないのが現状である。また、UPPPによる治癒率は全症例のわずか20％程度と極めて低いこと、既にUPPPを行ったものにCPAP療法を導入しても、口からの空気漏れが起こりやすくなり、CPAP療法のコンプライアンスを一層低下させてしまうとの報告がある[25]。一方、閉塞部位が舌後方のhypopharynxに限局したOSAでは有効性が高いため、このような症例にはUPPPを積極的に試みるべきである。しかし、UPPP療法は一般に限界があること、そして最初から試みるべき治療法でないことを十分に知っておく必要がある。

2 CSAの治療

（1）CO$_2$貯留を伴うCSAの治療

長い間CO$_2$貯留を伴うCSAの治療としてO$_2$吸入療法、呼吸刺激作用のあるacetazolamideやmedroxyprogesteroneといった薬物療法が試みられてきた。しかし、最近では非侵襲的間歇的陽圧呼吸（non-invasive intermittent positive pressure ventilation：NIPPV）療法がCO$_2$の貯留したCSA治療の主流となっている[26]。NIPPV療法の基本的な考え方は、$\dot{V}_E$の最も低下する夜間睡眠中にだけ、非侵襲的な鼻マスクを介して補助呼吸を行い、覚醒中のPaCO$_2$の低下や日常労作の改善を図ることである。

NIPPVにおける補助呼吸には従圧式人工呼吸器を用いることが多い。多くの場合、あらかじめ吸気圧と呼気圧、それに補助呼吸の仕方（患者の吸気を感知するspontaneous mode、前もって決めた呼吸数とするtimed modeの何れかを選択）を設定しておき、睡眠中にのみ補助呼吸を行う。NIPPV療法を開始しても多くの場合、症状改善の自覚や鼻マスク装着の慣れまでには最低限1週間程度は必要なため、治療の目的や効果などを患者に十分に説明しておく必要のあることも忘れてはならない。

（2）CO$_2$貯留のないCSAの治療

まれではあるが著明な低酸素血症を伴っていれば、O$_2$吸入療法が適応となる。一方、特発性CSAと呼ばれる症例[7]の多くは放置しても問題はない。化学感受性の亢進に基づくCSAには、化学感受性の抑制効果を有する睡眠薬や鎮静薬の投与が有効なこともある。

このほか、acetazolamide がまれではあるが有効であったり、左心不全に伴う CSA (特に Cheyne—Stokes 呼吸と呼ばれるもの) の一部には CPAP 療法が著効を示す場合もある[27]。CSA の治療法がいまだ確立されていない現状では、少数ではあるが既に有効性が報告されている治療法を積極的に試みる価値がある。

(髙﨑雄司、伊藤栄喜)

文献

1) Bliwise DL：Normal aging. In Principles and Practice of Sleep Medicine, Kryger MH, Roth T & Dement WC (eds), Saunders, Philadelphia, pp 26, 1994.
2) Zepelin H：Normal age related change in sleep. In Sleep Disorders：Basic and Clinical Research, Chase MH & Weitzman ED (eds), Spectrum, New York, pp 431, 1983.
3) Rechtschaffen A, Kales A：A Manual of standardized technology, techniques and scoring system for sleep stages of human subjects. Los Angeles：Brain Information Service, Brain Research Institute, UCLA, 1968.
4) Youngstedt SD, Kripke DF, Klauber MR, et al：Periodic leg movements during slep and sleep disturbances in elderly. J Gerontol A boil Sci Med Sci 53：M 391, 1998.
5) Ancoli-Israel S, Kripke DF, Klauber MR, et al：Periodic limb movements in sleep in community-dwelling elderly. Sleep 14：496, 1991.
6) Ancoli-Israel S, Bliwise D, Mant A：Sleep and breathing in the elderly. In Sleep & Breathing, 2nd ed, (eds) Saunders NA. & Sullivan CE, Dekker, New York, pp 673, 1996.
7) Bradley TD, Phillipson EA：Central sleep apnea. Clin Chest Med 13：493, 1992.
8) Cistulli PA, Sullivan CE：Pathophysiology of sleep apnea. In Sleep & Breathing, 2nd ed, (eds) Saunders NA. & Sullivan CE, Dekker, New York, pp 405, 1996.
9) 髙﨑雄司：中枢型睡眠時無呼吸．Annual Review 呼吸器 1995．太田保世，諏訪邦夫，堀江孝至，吉村博邦編．中外医学社，東京．pp 1，1994.
10) Young T, Palta M, Dempsey J, et al：The occurrence of sleep-disordered breathing among middle-aged adults. N Engl J Med 328：1230, 1993.
11) Redline S, Bonekat W, Bottlieb D, et al：Sleep stage distributions in the sleep heart health study (SHHS) cohort. Sleep 21 (Suppl)：210, 1998.
12) Hoch C, Reynolds CF III, Monk TH, et al：Comparison of sleep disordered breathing among healthy elderly in the seventh, eighth, ninth decades of life. Sleep 13：502, 1990.
13) Ancoli-Israel S. Epidemiology of sleep disorders. Clin Geriatr Med 5：347, 1989.
14) Berry DTR, Webb WB, Block AJ, et al：Nocturnal hypoxemia and neuropsychological variables. J Clin Exp Neuropsychol 8：229, 1986.
15) Findley LJ, Barth JT, Power DC, et al：Cognitive impairment in patients with obstructive sleep apnea and hypoxemia. Chest 90：686, 1986.
16) Yesavage J, Bliwise D, Guilleminault C, et al：Preliminary communication：Intellectual deficit and sleep related disturbance in the elderly. Sleep 8：30, 1985.
17) Guilleminault C, van den Hoed J, Mitler MM：Clinical overview of the sleep apnea syndromes. In Sleep Apnea Syndromes. (eds) Guilleminault C & Dement WC. Alan R. Liss, New York, pp 1, 1978.
18) 髙﨑雄司，金子泰之，伊藤永喜：終夜睡眠ポリグラフィ検査(ポリソムノグラフィー)．日本医師会 120 (特別号 8 号)：S 68, 1998.
19) Bliwise DL, Bliwise NG, Partinen M, et al：Sleep apnea and mortality in an aged cohort. Am J Public Health 78：544, 1988.
20) He J, Kryger MH, Zorick FJ, et al：Mortality and apnea indes in obstructive sleep apnea. Chest 94：9, 1988.
21) Bahammam A, Kryger M：Decision making in obstructive sleep-disordered breathing：Putting it all together. Clin Chest Med 19：87, 1998.
22) 髙﨑雄司，太田保世，西村正治，ほか：わが国における睡眠時無呼吸症候群；全国 5 医療機関による SAS

の病態と nasal CPAP 効果の検討. 日本呼吸器学会 36：53, 1998.
23) American Sleep Disorders Association Standards of Practice Committee. Practice parameters for the treatment of snoring and obstructive sleep apnea with oral appliances. Sleep 18：511, 1995.
24) Kryger MH：Management of obstructive sleep apnea. Clin Chest Med 13：481-92, 1992.
25) Mortimore IL, Bradley PA, Murray AM：Uvulopalatopharyngoplasty may compromise nasal CPAP therapy in sleep apnea syndrome. Am J Respir Crit Care Med 154：1759-62, 1996.
26) 髙﨑雄司, 神尾和孝, 小野容明, ほか：非挿管下人工換気, 特に NIPPV による呼吸管理, 非観血的補助呼吸の効果発現病態；左心不全と II 型呼吸不全について. 日本呼吸器学会 35：132, 1997.
27) Takasaki Y, Orr D, Popkin J, et al：Effect of nasal continuous positive airway pressure on sleep apnea in congestive heart failure. Am Rev Respir Dis 140：1578-84, 1989.

12 老年者の気胸および縦隔気腫

1. 気胸

何らかの原因によって空気が胸腔内に侵入し、肺が虚脱した状態を気胸と定義するが、遠くHippocratesの時代から報告されている。気胸は一般的に外傷性気胸と自然気胸に大きく分類される。外傷性気胸はいわゆる胸部外傷に併発する狭義の外傷性気胸と侵襲的検査治療に伴う医原性気胸からなる。自然気胸はさらに健康若年者に好発し最も頻度の高い特発性自然気胸と、肺気腫、陳旧性肺結核、間質性肺炎などの肺の基礎疾患を有する老年者に生じる続発性自然気胸に分類される(図1)。若年者にみられる特発性自然気胸は他の成書に詳しいので、本稿では特発性自然気胸と対比して、主に老年者で問題となる続発性自然気胸、特に(慢性閉塞性肺疾患:COPD)に合併する気胸の臨床的特徴とその対応について概説する。

1 疫学、診断

続発性自然気胸の頻度は特発性自然気胸とほぼ同等といわれる。米国における検討では年間10万人あたり6.3人の発症と報告されている[1]。好発年齢は特発性自然気胸が20〜40歳にかけての若年者に多くみられるのに対して、続発性自然気胸はそのCOPDなどの基礎疾患の好発年齢に一致して老年者に多い。米国における続発性自然気胸の原疾患として最も多いものはCOPDとAIDS症例に合併するカリーニ肺炎である。本邦においてはカリーニ肺炎に伴うものは少なく、COPD、陳旧性肺結核、間質性肺炎、肺癌、肺囊胞、肺感染症や気管支喘息に伴うものが多く認められる(表1)。COPDの中では1秒量が1*l*以下の重症例に気胸の合併が多い。COPDに伴う続発性自然気胸は気腫性変化が強いため特発性気胸に比べて肺の収縮の程度は軽度であることが多いが、初発症状は特発性自然気胸に比べて重篤なものが多く、呼吸困難、胸痛、咳嗽の3主徴が高頻度で認められる。診断は

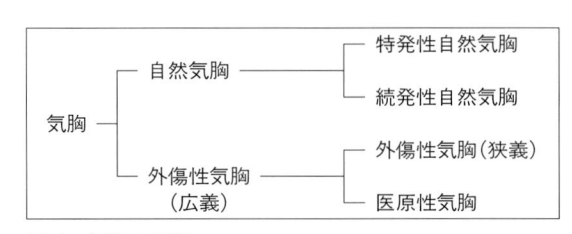

図1. 気胸の分類

表 1. 続発性自然気胸の基礎疾患

慢性閉塞性肺疾患(COPD)
間質性肺炎
悪性腫瘍(原発性、転移性)
肺囊胞
肺膿瘍、肺炎
肺結核
塵肺
カリーニ肺炎
肺真菌
サルコイドーシス
膠原病肺
寄生虫
気管支喘息
過誤腫性肺脈管筋腫症(LAM)
好酸球性肉芽腫症
cystic fibrosis

胸部 X 線写真で下されるが、特発性自然気胸に比べて、肺は COPD などの基礎疾患のため既に過膨張であるため聴打診などの理学的所見は診断上有効でないことが多い。COPD に合併する続発性自然気胸では、診断上、巨大肺囊胞を鑑別する必要がある。鑑別点は、透亮像の中に線状影を認める場合や、縦隔を中心に肺が凹にみられる場合は巨大肺囊胞であることが多い。しかし、実際には鑑別は容易でないことが多く、胸部 CT が有用であることが多い。

2 治療(図2)

(1) 保存的治療

続発性自然気胸の治療は基本的には特発性自然気胸と同様、胸腔のスペースをなくし、再発を防止することである。続発性自然気胸は重篤な肺の基礎疾患を有し肺予備力が低下しているため、特発性自然気胸に比較して呼吸不全に陥る危険性が高く、時には致命的となる。したがって、特発性自然気胸の初回治療で用いられる穿刺脱気療法は原則的に行うべきでなく、だだちに胸腔ドレナージを施行すべきである。ましてや患者が人工呼吸管理が必要な場合には、胸腔ドレナージの絶対的適応である(なぜなら、陽圧呼吸で気胸は増悪するため)。ただし、続発性自然気胸においては胸腔ドレナージを挿入しても肺が膨張するまでの期間が約5日間(特発性自然気胸では約3日間)と長く、約20%症例で肺は完全に膨張せず、一週間以上のリークの持続を認めるなど有効性はそれほど高くない。再膨張後は再虚脱を防止するためにテトラサイクリンやタルク末、フィブリンや OK-432 などを用いた胸膜癒着術(Pleurodesis あるいは Sclerosing therapy)が行われることが多い。Light らはテトラサクリンを用いた胸膜癒着術で再発率が47%から34%に減少したと報告した[2]。ただし、肺の基礎疾患に対して将来、肺移植を行う可能性のある症例については、胸膜癒着術は癒着による出血のリスクが高くなるために行うべきでなく、後に述べる開胸に

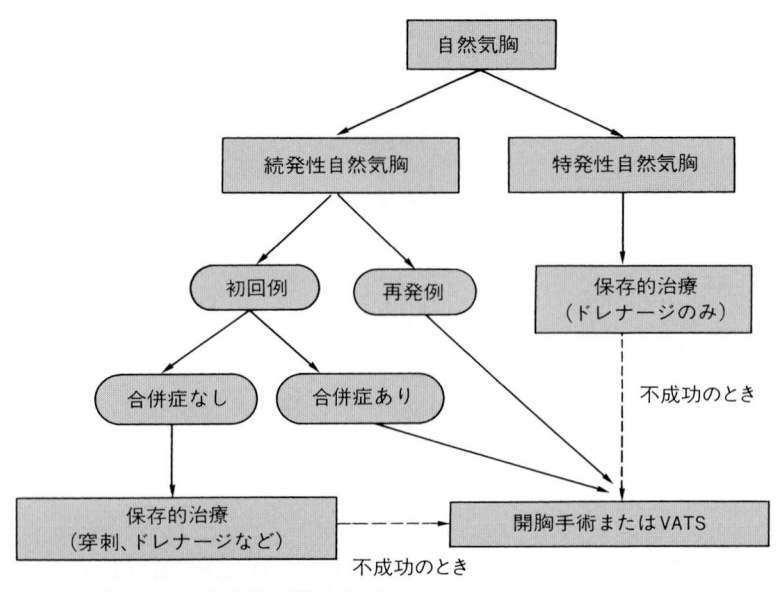

図 2. 気胸に対する治療法の選択の原則

よるブラ縫縮術を選択すべきである。

(2) 外科的治療

内科的治療で 72 時間以上再膨張が得られない、あるいは 5 日間以上リークが止まらない場合は外科的治療を考慮すべきである。気胸に対する外科的治療には開胸による方法とビデオ補助胸腔鏡下手術(VATS：video assisted thoracoscopic surgery)とがある。開胸手術は嚢胞の確実な切除が可能であることから、VATS に比較して再発率が低い(本邦での VATS の再発率は 8～10％といわれる[3])。一方、VATS は比較的侵襲が少なく最近多くの施設で行われるようになってきた。Waller らは 22 症例の続発性自然気胸に対する VATS の成績を報告している[4]。22 例のうち、20 例はブラ切除と肺尖壁側胸膜剥離術を、残り 2 例には肺尖壁側胸膜剥離術を施行した。平均手術時間は 57 分であり、術後退院するまでの期間はわずかに 9 日であり、術後再発例は認めなかった。この結果から彼等は続発性自然気胸で保存的治療で再膨張が得られない、あるいは 5 日以上のリークが持続する場合には VATS を施行すべきとしている。一方、Passlick は VATS は特発性自然気胸に対しては疼痛も少なく、また術後の在院日数も短縮できることから、有効な治療としているが、続発性自然気胸に対しては開胸手術と比較して差を認めなかったと、続発性自然気胸における VATS の有効性に関しては慎重に判断すべきとしている[5]。

3 予後

再発は若年者に多い特発性気胸より多く認められる。Videm らは COPD に合併した気胸の 44％は 5 年以内に再発したと報告した[6]。気胸発症後 5 年以内の死亡率も特発性自然

気胸に比べて高く、16〜43％といわれる[2)7)]。

2. 縦隔気腫

縦隔気腫は縦隔内に空気が貯留した状態をいい、一般的には外傷、手術、呼吸器疾患に続発して発症することが多い。一方、基礎疾患のない比較的健康な若年に発生したものを特発性縦隔気腫と呼んでいるが、極めてまれな疾患で本邦での報告は100例に満たない。

特発性縦隔気腫はHammanが提唱した疾患概念であり[8)]、Abolnikはその頻度を入院患者32,000人に1人と報告している[9)]。老年者においては特発性縦隔気腫は極めて少なく、喘息、間質性肺炎、陳旧性肺結核やCOPDなどの基礎疾患を有する症例に生じる続発性縦隔気腫がほとんどである。

1 臨床、病態

発症機序の1つは気道、肺胞内圧の上昇と考えられている。これはJoannides、Macklinらによる動物実験の結果証明されたものである[10)11)]。何らかの誘因により肺胞内圧が上昇し肺胞が破裂し、漏れ出た空気が肺血管鞘の被膜を剥離して肺血管に沿って肺門から縦隔、皮下へ達し縦隔気腫、皮下気腫を形成すると考えられている。さらに縦隔気腫が破裂したり、空気が気管支血管鞘を伝わって末梢側まで及び、臓側胸膜が破裂されると気胸が生じる。臨床的にも咳嗽、喘息発作、激しい運動など一過性に気道内圧の上昇をきたす病態でみられる。2番目の発症機序は肺胞壁の脆弱性による自然破裂といわれる。皮膚筋炎に合併した間質性肺炎症例に縦隔気腫が生じることはよく知られる。多くの症例ではステロイドが投与されていることから、ステロイド治療による肺組織の脆弱性は否定はできないが、間質性肺炎そのものによる肺胞組織の脆弱性が原因とも考えられている。第3の発症機序としては、気管支、肺血管鞘周囲のブレブの破裂によるものといわれる。実際、特発性縦隔気腫と特発性自然気胸の年齢分布および性比が近いことや、両者の合併が報告されていることから、何らかの共通の機序が存在するのではと考えられている。

2 診断

理学的には触診による皮下気腫や聴診によるHamman徴候(胸部聴診で胸骨周囲の心拍動に一致した捻髪音)を認める。胸部X線像で縦隔あるいは皮下に空気透亮像を確認できれば診断できるが、正面写真だけでは困難な場合があり側面像も併用するべきである。また、胸部CTは縦隔気腫、皮下気腫の診断に極めて有効であり、前者には肺野条件が、後者には縦隔条件が特に有用である。図3に高容量ステロイドで治療中の皮膚筋炎に合併した間質性肺炎に生じた縦隔気腫の胸部レントゲン写真正面像(a)、側面像(b)と胸部CT写真肺野条件(c)を提示する。

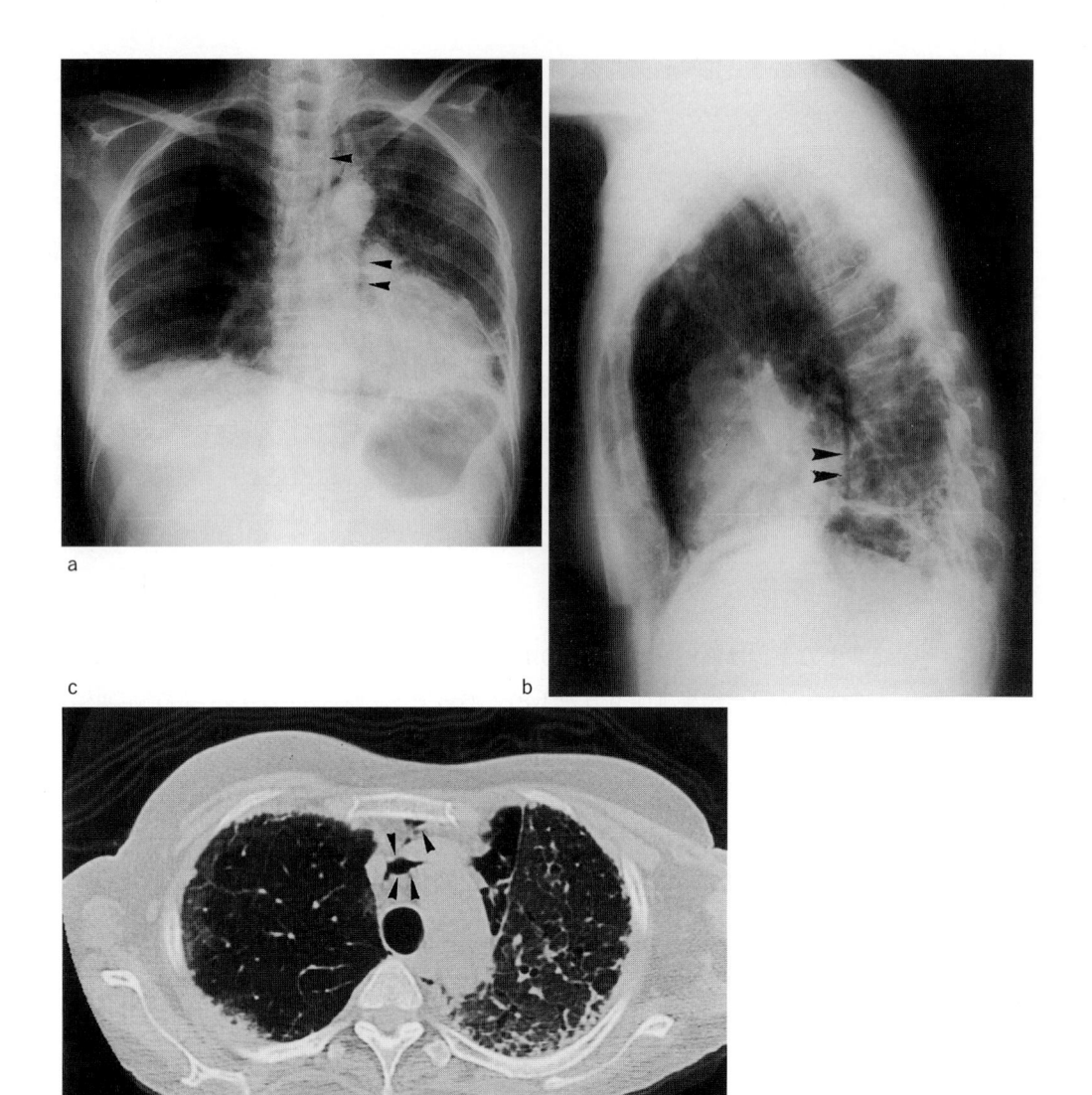

図 3. 皮膚筋炎に合併した間質性肺炎の治療中に発症した縦隔気腫の症例
矢印は縦隔気腫を示す。胸部レントゲン正面像(a)、側面像(b)、胸部CT肺野条件(c)。

3 治療

　一般的に縦隔気腫そのものは自然吸収されるため保存的療法(安静、鎮静、経過観察)が原則である。また、気管支喘息などの基礎疾患を有する続発性縦隔気腫では基礎疾患の治療も併せて行う。気腫の増大とともに縦隔内圧の上昇が持続する場合は、皮下切開や穿刺吸引による縦隔ドレナージを行うがその適応となることは少ない。

4 予後

　一般的に縦隔気腫の再発はまれであり、本邦での再発例は検索し得た範囲では5例以下である[12)-14)]。しかし、老年者のCOPDや間質性肺炎などの肺組織が脆弱している症例では人工陽圧呼吸管理中の縦隔気腫の再発の可能性は否定できず、最高気道内圧やPEEPを下げるなど再発予防が必要である。

（高橋和久）

文献

1) Melton LJ, Hepper NGG, et al：Incidence of spontaneous pneumothorax in Olmsted County, Minnesota：1950 to 1974. Am Rev Respir Dis 120：1379-1382, 1979.
2) Light RW, O'Hara VS, et al：Intrapleural tetracycline for the prevention of reccurent spontaneous pneumothorax. JAMA 264：2224-2230, 1990.
3) 渡辺洋宇：気胸，原発性，続発性．主要疾患；病態，診断，治療．医学のあゆみ別冊，呼吸器疾患 state of arts(ver. 3)462-465, 1993.
4) Waller DA, Forty J, et al：Videothoracoscopic operation for secondary spontaneous pneumothorax. Ann Thorac Surg 57：1612-1615, 1994.
5) Passlick B, et al：Efficacy of video-assisted thoracic surgery for primary and secondary spontaneous pneumothorax. Ann Thorac Surg 65：324-327, 1998.
6) Videm V, Pillgram-Larsen. J, et al：Spontaneous pneumotnorax in chronic obstructive pulmonary diesease：complications, treatment and reccurences. Eur J Respir Dis 71：365-371, 1987.
7) George RB, Herbert SJ, et al：Pneumothorax complicating pulmonary emphysema. JAMA 234：389-393, 1975.
8) Hamman L：Mediastinal emphysema, the Frank Billing's lecture. JAMA 128：1-6, 1945.
9) Abolink I, Lossos IS, et al：Spontaneous pneumomediastinum. Chest 100：93-95, 1991.
10) Joannides M, Tsoulos GD：The etiology of interstitial and mediastinal emphysema. Arch Surg 21：333-339, 1930.
11) Macklin CC：Transport of air along sheath of pulmonary blood vessels from alveoli to mediastinum. Arch Intern Med 64：913-926, 1939.
12) 廣瀬　敬，鹿間裕介，ほか：再発を来した1例を含む特発性縦隔気腫の3例．日胸疾会誌 33：1293-1296, 1995.
13) 岩崎昭憲，草野卓雄，ほか：特発性縦隔気腫2例の臨床的報告．日胸 52：548-551, 1993.
14) 久我むつみ，ほか：発声練習により生じた頸部および縦隔気腫例．耳鼻臨床 83：869-873, 1993.

13 胸郭形態異常に伴う疾患
Disease associated with deformity of thoracic cage

1. 胸郭 thoracic cage

　胸郭は胸壁 thoracic wall と横隔膜 diaphragm によって構成される。その機能は胸腔内臓器の保護および呼吸運動である。

　胸壁は12の胸椎、12対の肋骨、胸骨を骨格とし付随する軟骨、筋肉、軟部組織、皮膚などによって構成される。胸郭の形態異常によって胸郭内臓器の機能異常が起こる。気管支・肺など呼吸器系、心臓脈管など循環器系、食道など消化器系、神経系の機能異常が起こる。また胸郭の形態異常は呼吸運動の障害を引き起こし呼吸不全を発症する。外傷によって胸郭の変形、機能異常が起こるが、ここでは取り扱わない。胸郭への腫瘍骨転移はどの部位でも起こりうる。外傷、骨粗鬆症などと鑑別し、原発巣の検索が必要となる。

2. 肋骨の異常 abnormalities of the rib

◼ 肋骨切痕 rib notching

　肋骨の下面または上面に切痕が大動脈狭窄症で認めることが知られている。さらに鎖骨下動脈狭窄、先天性心疾患でも観察される。切痕自体は呼吸機能に影響ないが、原因疾患を検索する契機となりうる。老年者では特定の原因を認めない「特発性」のことも多い。

◼ 胸郭形成術後状態（図1）
post-operation state of thoracoplasty

　胸郭形成術は、かつて結核治療を目的として行われた。肋骨を切除することによって胸郭の縮小をはかり空洞を縮小閉鎖することで結核を治療した。空洞は上葉に多く認められることから、第1肋骨から第5肋骨前後の切除を行い、上部胸郭の縮小をはかった。若年時に胸郭形成術を受けたものが現在、高齢となっている。その中には呼吸不全を呈するものを多く認め、在宅酸素療法を受けるものも多数にのぼる[1]。現在では結核の治療目的では行われない。しかし慢性膿胸に対しては膿胸腔の縮小を目的として行われる。また、腫瘍、肺真菌症、非定型抗酸菌症の外科治療で病巣切除術に胸郭形成術が併用される[2,3]。

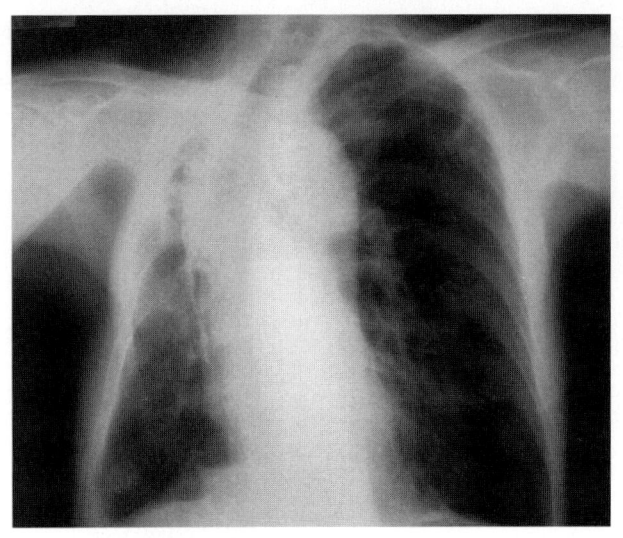

図 1. 胸郭形成術後状態（正面像）
右上部肋骨切除により右上葉は収縮して、胸郭は変形している。
縦隔は右方偏移している。

3 脊柱の異常 abnormalities of vertebral column

　脊柱の生理的な弯曲は矢状面では頸椎の前弯、胸椎の後弯、腰椎の前弯、仙椎の後弯があり、前額面では弯曲がない状態が正常である。弯曲異常としては後彎、前弯、側弯などがある。その原因としては機能的なものでは習慣性のもの、疼痛などによるものがあるが、臨床上は問題としない。
　麻痺性、外傷性、炎症性のものでは原因治療を含めた対応が必要となる。老年者ではさらに骨粗鬆症に伴った椎体の変形、圧迫骨折、椎体分離症、辷り症などによって脊柱の異常が引き起こされる。

4 後弯 kyphosis

　脊柱が高度に後方に突出した病態をいう。胸椎の軽い後弯は生理的なものである。これが異常に高度の後弯を認めるとき亀背と呼ぶ。椎体が外傷、炎症により破壊され異常な後弯を示すものを角状後弯と呼び、胸椎では亀背となる。また突背と呼ぶこともある。呼吸困難などの自覚症状を訴えないことが多い。高度の後弯では拘束性換気障害を呈する。

5 straight back syndrome

　胸椎の生理的彎曲が喪失した状態で、ときに心圧迫症状を示す。通常は治療不用で、予後は良好である。

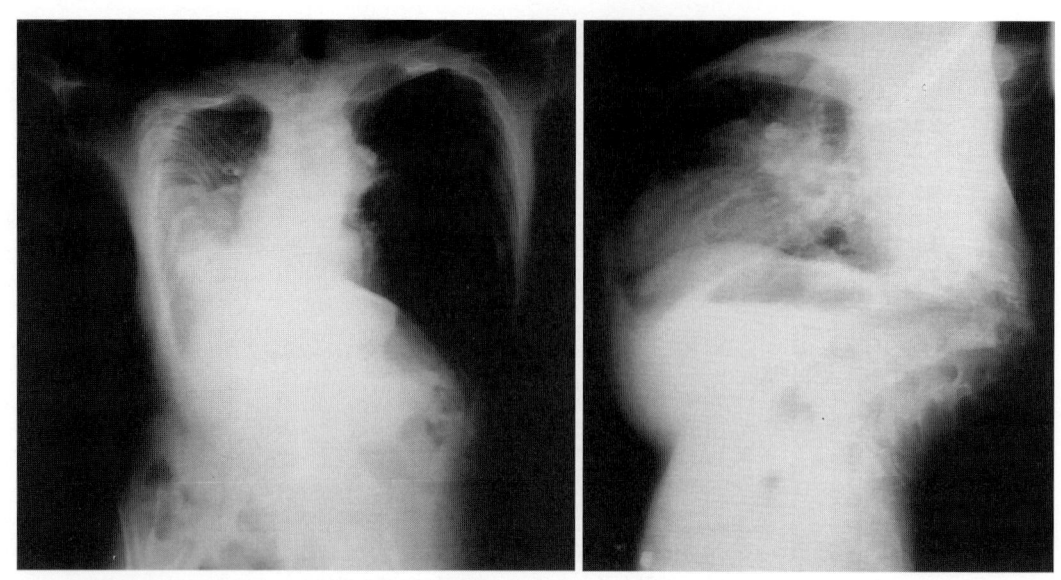

図 2．結核性脊椎炎（脊椎カリエス）（正面像、側面像）
小児期の脊椎炎により強度の後彎症を示している。呼吸不全を呈し在宅酸素療法を受けている。

6 炎症による脊柱の異常

リウマチ性脊椎炎：リウマチによる多発性関節炎の一部として関節の破壊を引き起こす。

結核性脊椎炎 tuberculous spondylitis、脊椎カリエス spinal caries（図2）：肺結核の二次感染として発症する。近年は減少しているが高齢者では依然認める。椎体部の破壊から激痛、変形、四肢麻痺を引き起こす。

7 強直性脊椎炎 ankylosing spondylitis

仙腸関節に始まり胸腰椎にいたる骨びらん、関節炎および椎体周囲の靱帯仮骨を引き起こす。10歳代から20歳代の若年者に発症する。老年者では炎症は消退し竹状脊椎（bamboo spine）として観察される。

3．胸骨の異常 abnormalities of the sternum

1 漏斗胸 funnel breast、pectus excavatum（図3）

胸骨下部およびその周辺の肋軟骨部の陥凹を認める奇形である。先天性であるが、後天性に循環器、呼吸器疾患に伴って起こることもある。Marphan症候群などの膠原病に関連して起こることがある。また靴加工などの職業的な因子によって変形の程度が増強すると

13. 胸郭形態異常に伴う疾患

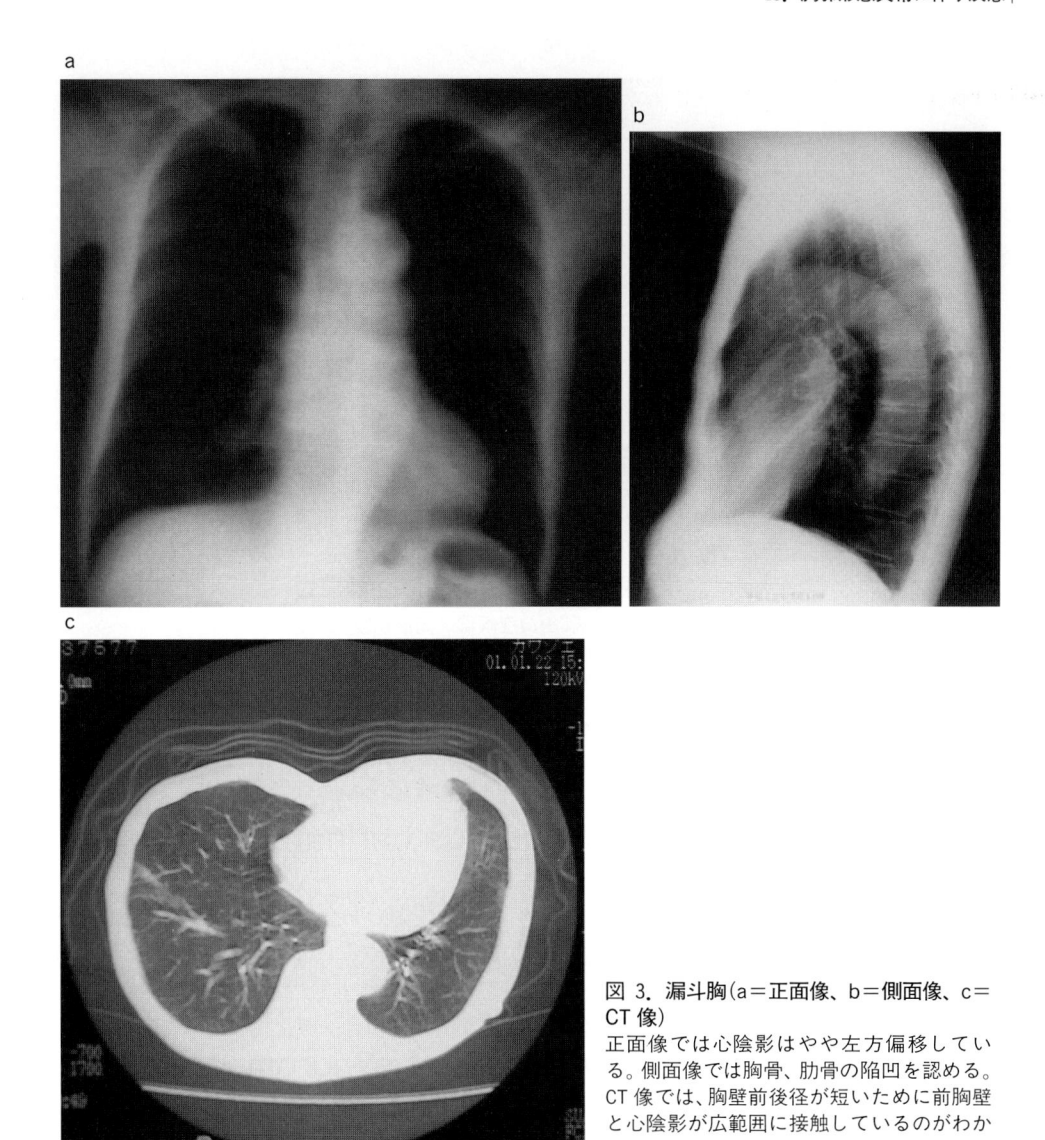

図 3. 漏斗胸（a＝正面像、b＝側面像、c＝CT 像）
正面像では心陰影はやや左方偏移している。側面像では胸骨、肋骨の陥凹を認める。CT 像では、胸壁前後径が短いために前胸壁と心陰影が広範囲に接触しているのがわかる。

いわれている。

　症状：軽症例では無症状のことが多い。重症例では心肺圧排症状がでる。動悸、労作時呼吸困難が出現し聴診では収縮期雑音を聴取することとなる。胸腔内への陥凹が強いと心臓の左方への圧排移動が起こったり、大動脈弓の中央寄りの移動が起こる。さらに横隔膜は低位となり、肺野の透過性は亢進するのが胸部 X 線写真で観察される。側面写真では胸骨下部の陥凹を認める。心電図所見は右軸偏移、肺性 P 波、陰性 T 波を認める。呼吸機能は正常か、症例によっては肺活量低下が観察される。

　肺動脈の圧迫により肺動脈狭窄症状が出る。

　治療：軽症例では特に治療しない。変形が高度で心肺機能障害を場合には、外科的な手術を行う。（胸骨翻転術）

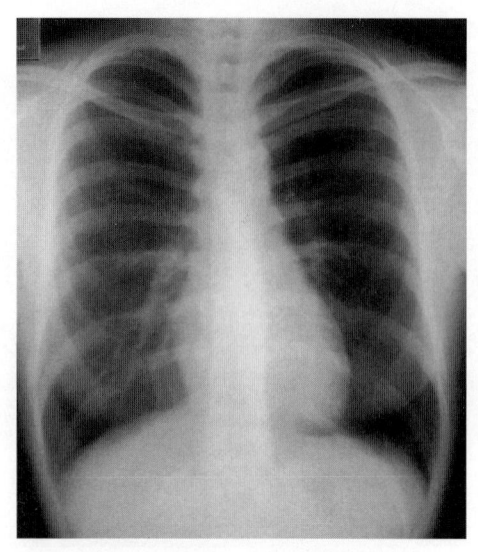

図 4. 胸郭出口症候群・術後状態（正面像）
胸郭出口症候群と診断され、両側第一肋骨切除術を受けた後は上肢しびれ感は消失した。肋骨前部をみると切除されたことがわかる。
（若年女性例）

2 鳩胸 pigeon breast、pectus carinatum

　胸骨角が異常に前方に突出し胸郭の前後径が増大した胸部異常。先天性であることが多いが後天的には先天性心疾患、重症喘息などに認める。くる病による側縦溝を伴った船底梁形の変形とは別の病態と考えられている。

3 胸郭出口症候群 thoracic outlet syndrome（図4）

　胸郭出口は第一肋骨、鎖骨、前斜角筋で構成される。上肢に分布する腕神経叢、鎖骨下動脈・静脈が、この胸郭出口を通過する際に圧迫されることにより症状を引き起こす。頸肋（第7頸椎の肋横突起の異常発達）、斜角筋、肋骨鎖骨、過外転のいずれかが関与している。症状は上肢のしびれ、疼痛、指の冷感、レイノー現症、脈拍減弱、上肢血圧の低下・左右差など神経圧迫症状や血管圧迫症状をきたす。痩せ型の女性に比較的多いといわれる。
　診断：上肢の過外転によって橈骨動脈脈拍の不触知を確認する（アドソンテスト）。X線、CT、血管造影。
　治療：頸肋があるときは、同部の切除を行う。通常は頸肋を認めないので第一肋骨の切除を行う。

4 線維胸郭―胸膜胼胝（胸膜炎後）（図5）

　胸膜炎ことに結核性胸膜炎で浸出液貯留の後で胸膜組織の増殖が起こり高度肥厚となっ

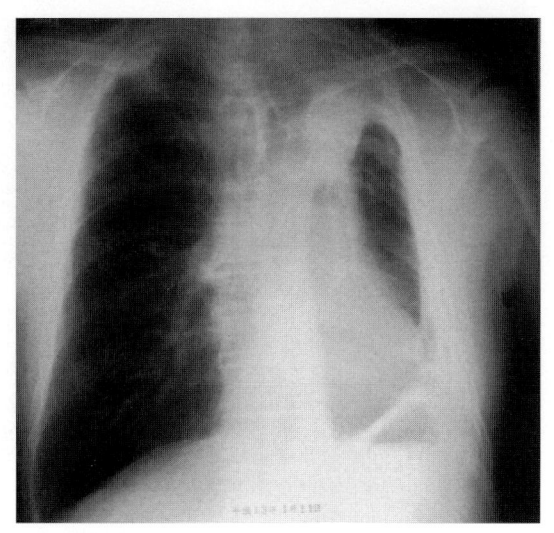

図 5. 線維胸郭（正面像）
結核性胸膜炎による胸膜の繊維化、石灰化と収縮のために胸郭左側は縮小変形している。

た状態を胸膜胼胝形成と呼んでいる。さらにここに石灰が沈着することがある。また肺内病巣に対応した胸膜に胼胝形成をみることもある。高度の線維性肥厚増殖は胸郭の変形をきたし呼吸不全の原因となる。

4. 横隔膜の異常 abnormalities of the diaphragm

横隔膜の主な機能は胸腔内臓器と腹腔内臓器を分離することと呼吸機能である。左右の横隔膜の位置関係をみると右横隔膜は1/2肋間分左横隔膜より高位にある。種々の疾患で横隔膜の運動制限（拘束性障害）が起こりうる。肺疾患、胸膜疾患、腹腔内疾患、横隔膜疾患など胸腔、腹腔双方の影響を受ける。肥満は胸郭の変形をきたさないことが多いが、高度の肥満は横隔膜を挙上し呼吸機能上は肺活量、機能的残気量の減少を認める。Pickwickian症候群ではさらに傾眠、睡眠時無呼吸、チアノーゼ、心肺機能の低下を引き起こす。

1 横隔膜ヘルニア diaphragmatic hernia（図6）

生理的に弱い部位はMorgagni孔、Bochdaleck孔、Larrey孔でありそれぞれにヘルニアを発症して腹腔内臓器が胸腔に浸入する。成人の発生頻度は低い。

2 食道裂孔ヘルニア hernia through the esophageal hiatus

老年者では食道裂孔ヘルニアが多い。滑脱型(sliding)、傍食道型(paraesophageal)、混合型(mixed)に分類される。滑脱型を高頻度に認める。逆流性食道炎を併発し、胸焼けなど

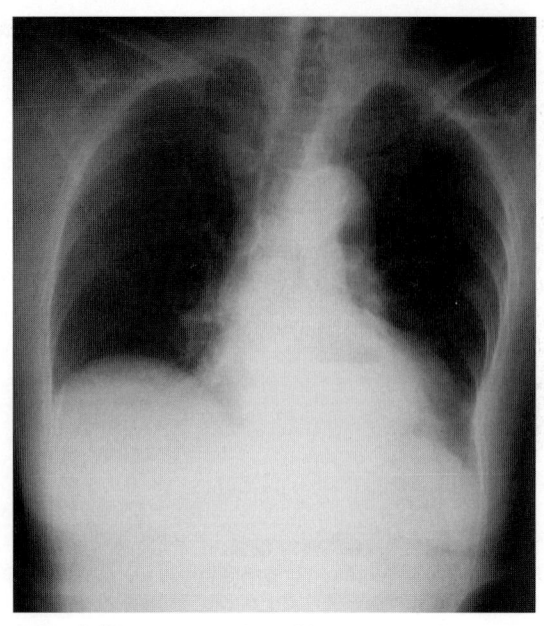

図 6. 食道裂孔ヘルニア（正面像）
横隔膜より上方で液面形成しているのが、心陰影に重なって観察されている。この患者ではほとんど自覚症状はない。

の症状を訴える。診断は消化管造影、内視鏡による。治療は軽症、無症状例では治療を要しない。症状を訴えるものには内科治療を行う。制酸剤、消化管蠕動促進剤を投与する。食道炎による胸焼け、胃部不快にはＨ２遮断剤が効果的である。重症例ではまれに外科治療もありうる。

3 横隔神経麻痺 paralysis of the diaphragm

　気管支腫瘍、縦隔腫瘍などによって横隔神経麻痺が起こることがあるので異常がないことを確認する必要があるが、老年者では原因が特定できない特発性のことが多い。ヘルペスなどのウイルスが関与しているかこともあるといわれている。

（山岡　実）

文献 1) 毛利昌史, 町田和子, ほか：肺結核後遺症による在宅酸素療法症例の検討. 結核(71), 11：597-601, 1996.
2) 小松彦太郎, 片山　透, ほか：非定型抗酸菌症の外科療法：結核 72(1)：49-52, 1997.
3) 沖津　宏, 野　貴, ほか：肺アスペルギルス症に対する外科治療例の検討. 日本呼吸器外科学雑誌 10(5)：552-556, 1996.

14 救急処置を要する病態
1 窒息

はじめに

窒息は英語でasphyxiaであるが、asphyxiaの語源はギリシャ語の欠性辞aと動悸を打つsphyzoからなっている。法医学上の窒息の定義は空気呼吸の機械的阻害に基づく肺呼吸障害(低換気、換気不全)である[1]が、臨床的には広義的に呼吸系の異常により動脈血酸素分圧(PaO_2)の低下、および動脈血炭酸ガス分圧($PaCO_2$)上昇により生体の組織機能の破綻をきたした状態と定義される。呼吸不全の定義と広義的には差がないが、血液ガス上の数値の規定はない。本稿では広義の窒息について述べるが、老年者では各組織の予備能も低下していることが多く、若年者に比較して窒息により組織の非可逆性変化をきたしやすいことに注意しなければならない。

1. 窒息の原因

低換気の最たる原因は気道閉塞と無呼吸である。気道閉塞は死亡に至る窒息の主たる原因である。昏睡では頸部の位置により容易に気道閉塞をきたし、また嘔吐物などによっても気道閉塞が招来される。上気道閉塞をきたすほかの原因としては外傷による軟部組織による閉塞・気管断裂(病態的に気道閉塞と同一と考えられる)・出血、気道の炎症性病変、異物、さらには正中位での固定性声帯麻痺などがある。一般に異物による気道閉塞では完全閉塞に至るものは少なく、むしろ刺激により喉頭ケイレンを起こし完全気道閉塞になると考えられる。溺水もこの範中に入れられよう。老年者での異物による窒息でよくみられるのは入れ歯、餅、コンニャクなど塊状で粘りのあるものが多い[2]。

一方、突然の無呼吸により窒息に陥る原因には電気ショック(感電、電撃)、筋弛緩剤の静注、脳圧亢進、麻酔薬や鎮静剤の投与が挙げられる。また、近年慢性閉塞性肺疾患などで夜間の睡眠時無呼吸が注目されているが、これには閉塞型、中枢型、そして混合型があり、その疾患の予後に与える影響や突然死の原因としても検討され重要な問題である。

以上は突発的に生じる窒息であるが、病態によっては徐々に窒息に至る場合がある。例として気管支喘息発作重積状態、食道・気管の腫瘍性病変による圧迫、狭窄などがある。これらの患者では気道が完全閉塞に至らなくとも気道狭窄のために換気を正常に維持するために呼吸中枢活動の亢進により呼吸運動の増大、その結果呼吸筋疲労に陥り無呼吸状態、そして心停止に至ると考えられる。したがって、呼吸筋疲労[3]も窒息の原因の1つとなりうる。

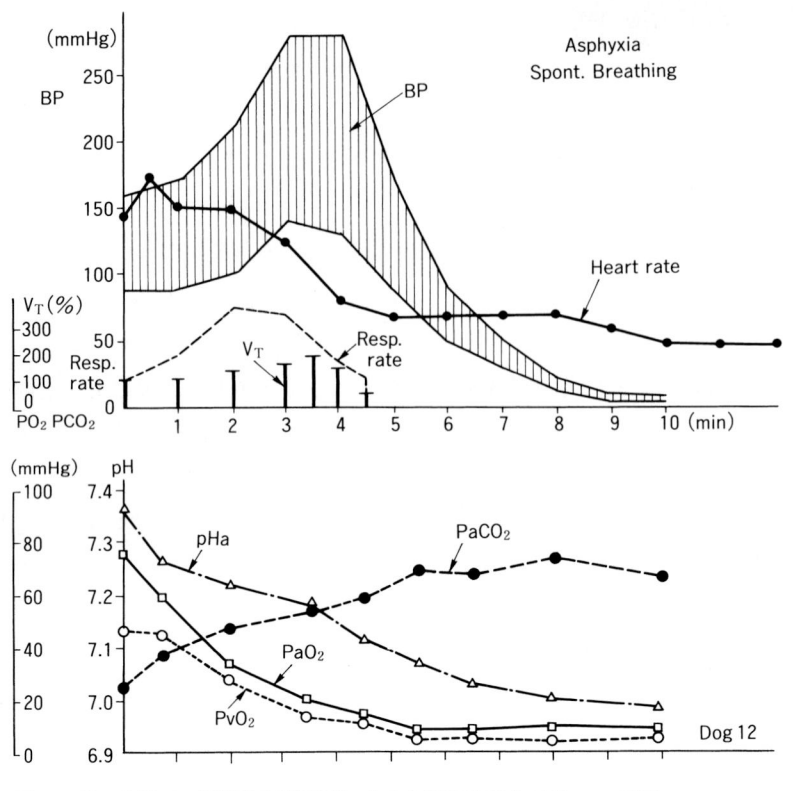

図 1. 犬の実験での機械的気道閉塞による生理学的変化(文献4より引用)

2. 窒息の病態生理

　図1に犬の実験での機械的気道閉塞による生理学的変化を示した[4]。気道閉塞によって呼吸運動の促進が認められ、これと同期してストレスに対するカテコールアミンの放出が起こる。そのために脈拍増加、血圧上昇がみられる。気道の完全閉塞後 PaO_2 が危機的レベルに陥るのは空気吸入下での FRC レベルでは約90秒後であり、$PaCO_2$ は 3-6 mmHg/分で上昇していく(apnoeic mass-movement oxygenation of diffusion respiration)。無呼吸後 2〜6 分後に心停止が生じる。循環不全の原因は低酸素血症とアシドーシスによるものである。収縮期血圧が 30 mmHg 以下で瞳孔散大、10 mmHg 以下で心停止に陥る。心電図上での変化としては結節リズム、心室性不整脈、巨大 T 波、さらには心静止、電気機械的解離が認められる。気道の完全閉塞が 6 分間持続すれば体組織と肺内に残存する酸素は完全に消費される。

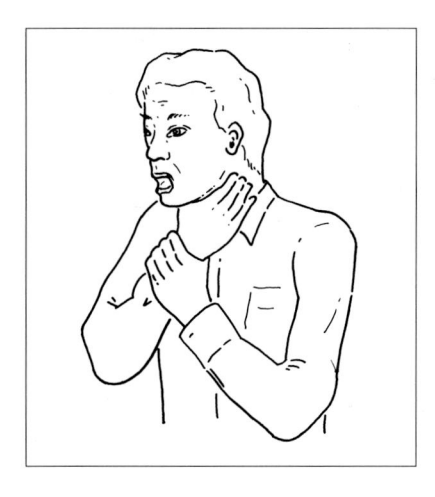

図 2. 異物による気道閉塞時の様子
人によりさまざまであり、共通のサインとなることが望ましい。
(文献6より引用)

3. 窒息の症状と診断

　気道の完全閉塞が突発的に生じれば病態生理で述べたように空気の出入りを伴わない著しい努力性呼吸運動、カテコールアミンの放出に伴う生理学的反応が症状として出現する。チアノーゼは必発である。努力性呼吸の徴候として補助呼吸筋の動員、陥凹呼吸、"tracheal tag"、顔面蒼白、冷汗などが挙げられる。引き続き意識消失、無呼吸、心停止に至る。

　異物により気道が完全閉塞した場合には患者は話したり、呼吸したり、咳をすることはまったくできず、多くの場合図2のようなしぐさ(ハイムリッヒ徴候)を呈する。完全窒息した瞬間には話すことはできないが、意志疎通は可能である。したがって、直ちに問診することが重要である。しかし、異物による気道の完全閉塞で意識消失で発見された場合には失神、心臓発作(Heart attack)、てんかん、薬物中毒などと鑑別しなければならない。なぜなら処置は必然的に異なるからである。いずれにせよ、異物による気道の完全閉塞のサインとして万国共通の表現様式が大切である。

　気道の不完全閉塞では直ちに致命的となることは少ないが、老年者や心疾患などの基礎疾患をもっている患者では不十分な換気のため低酸素状態に陥りやすいことに注意する。徴候として一般的に吸気の延長、その際に喘鳴が聴取される。さらに陥凹呼吸が特徴的である。不完全気道閉塞ではその病態により特徴的なフロー・ボリューム曲線が得られ、時間的余裕があれば診断上極めて有用である。その他の診断方法として不完全閉塞の場合には頸部・胸部X線撮影、気管支鏡検査、頸部CTなどは部位、病態、治療方針決定のうえで有用である。

　窒息時呼吸運動が認められれば特徴的呼吸パターン、呼吸音の異常から診断は比較的容易であるが、すでに呼吸停止に陥っている場合にはまず口腔内のチェック、発生時の状況、

基礎疾患の有無など極力情報の収集をしなければならない。1963年Hangenが提唱した"Cafe Coronary"[5]は窒息の重要性を述べているものであるが、言葉だけの理解では誤診の原因になるとも思われる。

4. 処置

1 気道確保

原因の如何にかかわらず窒息に対しての第1の処置は気道の確保と、酸素投与である。気道の確保にあたっては口腔内の状態をまず確認しなければならない。食物、異物、血液などが認められれば、顔面を左右のいずれかの横に向け吸引、あるいは昏睡状態であれば術者の手で取り除かなければならない。その上で頭部後屈法、おとがい部挙上法、下顎挙上法を行う。

異物による気道閉塞が明らかな場合にはハイムリッヒ法が最も有効な方法である[6]（図3、4）。この際に注意しなければならないのは両手の使い方、圧迫部位、そして圧迫方向である。術者の拳は窒息患者のへその上で、剣状突起の先端より十分下の腹部におき、上方に向けて急激に押し上げる。これに伴う合併症は適切にさえ行われていれば極めて少ない。また、妊娠の後期や著明に肥満した人で横隔膜下を圧迫するスペースがない場合には胸部圧迫法がすすめられる。患者に意識がある場合にはハイムリッヒ法は座位、または立位で施行し、意識がない場合には臥位で行う。完全な気道をうるために6回ぐらいは操作を繰り返す必要もある。臥位では患者の腰にまたがりひざまずく姿勢が望ましい。この際患者の顔面を横に向ける必要性はない。ハイムリッヒ法の生理学的検討では、このハイムリッヒ法を呼気中期で行うと呼気流速は正常の平均 52.5 l/m より 205 l/m と上昇、呼気初期にハイムリッヒ法を行うと呼気圧は 31 mmHg で、ハイムリッヒ法での異物を外に喀出させるにたる運動エネルギーを生み出すのは呼気流速であると考えられている[7]。

意識障害による気道閉塞の原因の多くは舌根の沈下であるので、用手的下顎挙上法、あるいは経口/経鼻エアウェイを挿入する。なお、経鼻エアウェイ挿入は意識下でも施行し得るが、頭蓋底骨折、出血傾向、抗凝固薬服用患者では禁忌である。合併症には鼻出血、喉頭痙攣、嘔吐がある。

2 マスク換気

気道閉塞が著しい場合には換気の改善が困難であるが、このような状況では術者の1人が確実にマスクを顔面に固定し、ほかの術者がバッグ換気に専念するとよい。ただし、頭蓋底骨折患者では著しい圧の付加により緊張性気脳症を生じる可能性があることに注意する。

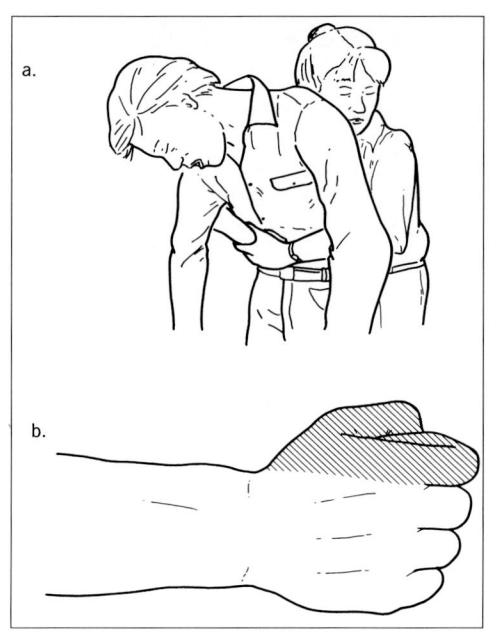

図 3. 立位でのハイムリッヒ法(a)。(b)は腹部に直接あてる手の様子を示す

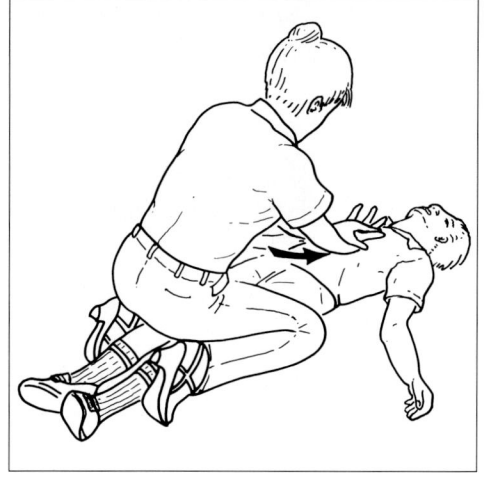

図 4. 臥位でのハイムリッヒ法
成人の場合は患者の横にひざまずき施行するとなっているが、すべて腰にまたがって施行した方がよいと思われる
(文献6より引用)

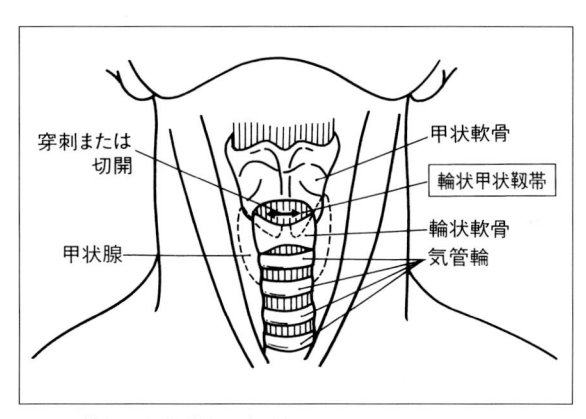

図 5. 輪状甲状靱帯付近解剖部

3 気管挿管

　気管挿管は熟練した術者であれば最も確実で迅速な気道確保となる。しかし、気管挿管が困難と判断される開口障害、著しい口腔内出血などにより直達喉頭鏡で咽喉頭が不可視、あるいは喉頭損傷が疑われる症例では気管挿管に代わる以下のアプローチを施行するべきである。気管挿管に伴う合併症には口唇、歯牙、歯肉、舌、咽喉頭損傷や、誤嚥がある。また、挿管時の低酸素血症、低換気による不整脈、心停止、ショックなど重篤なものがあ

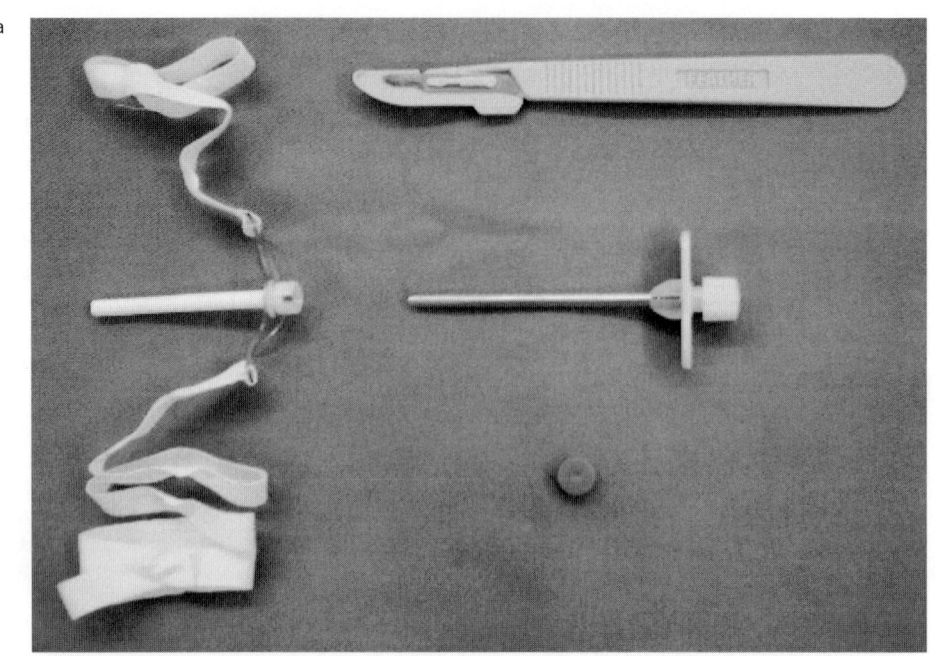

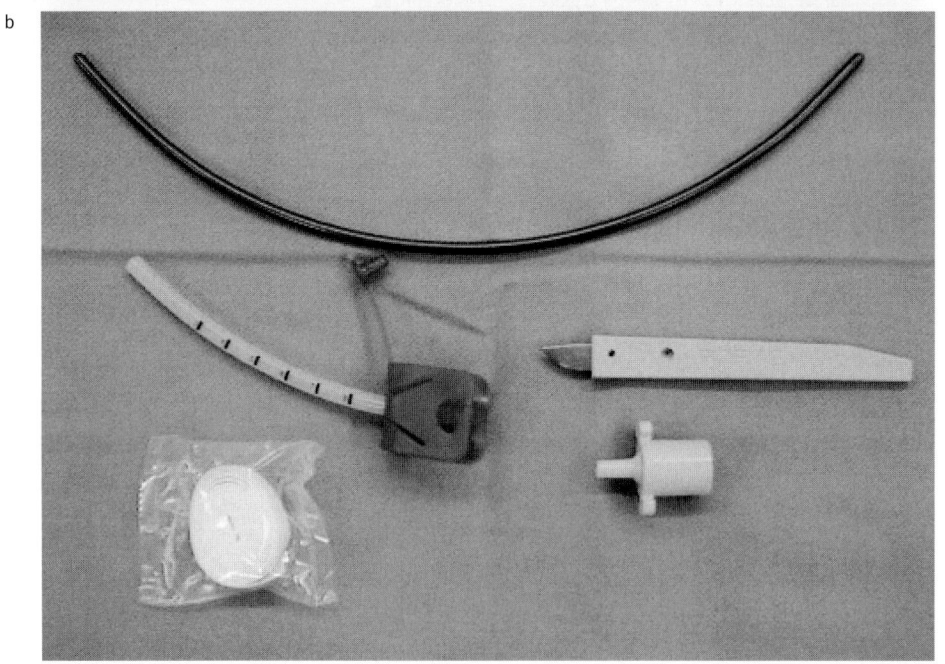

図 6. a：トラヘルパー® 　b：ミニトラックⅡ®

り、迅速かつ丁寧に施行しなければならない。
　自発呼吸があり時間的な余裕があれば気管支鏡をガイドにした気管挿管を施行し得るが、無呼吸の患者では禁忌とするべきであろう。

4 輪状甲状靱帯穿刺・切開

　気道の完全閉塞で気道の確保が以上の方法で不可能な場合には直ちに輪状甲状膜穿刺（図5）、これで明らかに空気の出入りが得られれば、緊急輪状甲状膜切開を施行する。汎用されるキットにトラヘルパー、ミニトラック2（図6）がある。緊急的な合併症には手技不慣れによる窒息、誤嚥、出血、不十分な換気による低酸素、高炭酸ガス血症がある。

5 緊急気管切開

　前頸部外傷例が適応となるが、熟練した術者による施行が条件である。
　窒息では気道の確保が最優先されるが、最終目的は原因検索とその治療であり、気管支鏡などによる診断を忘れてはならない。

おわりに

　窒息の処置は極端にいえば1分を争う必要性があり、特に老年者での窒息では1秒を争う処置をしなければその患者の予後は極めて不良である。そのためにもすべての医師は少なくとも窒息の症状、診断、気道の確保、ハイムリッヒ法そして人工呼吸法に精通しておかなければならない。

（相馬一亥）

文献
1) 沢口彰子：窒息；その病態生理．福村出版，東京，1987.
2) 寒川昌明：事故による窒息．救急プライマリケア・ハンドブック，pp593，克誠堂，東京，1980.
3) Roussos CS, Macklem PT：Diaphragmaticfatigue in man. J Appl Physiol 43：189-197, 1977.
4) Kristoffersen MB, Rattenborg CC, Moladay DA：Asphyxial death：the roles of acute anoxia, hypercarbia and acidisis. Anesthesiology 28：488-497, 1967.
5) Hangen, RK：The cafe coronary：sudden deaths in restraunts. JAMA 186：142-143, 1963.
6) Montogomery WH：Standards and guide-lines for cardiopulmonary resuscitation(CPR) and emergency cardiac care. JAMA 255：2922-2925, 1986.
7) Fink BR：Biomechanics of upper airway obstruction. Presented at National Research Council/Emergency Airway Management Conference, Washington, DC, June, 1976.

14 救急処置を要する病態
2 ガス中毒

はじめに

　ガス中毒による気道系の障害は刺激性、粒子の大きさ、親水性あるいは疎水性かによって左右される。一般的には大きい粒子、強い刺激性、親水性の物質ほど上気道障害をきたしやすい。親水性が極めて高い塩酸、二酸化硫黄、アンモニアなどは易刺激性であり、細胞障害が太い気道で出現するが、疎水性のホスゲン、窒素酸化物は刺激性も低く、このためにより末梢領域の障害を引き起こす[1]。刺激性の強い吸入物質では暴露とともに患者は分時換気量を低下させて障害を最低限にとどめる可能性があろう。火災などによる障害の重症度は主に煙の物理的、化学的組成、暴露時間、量、煙への接触面積、患者側では呼吸様式、分時換気量、受傷前の呼吸器障害の有無などによって規定される[2]。煙中の有毒成分は一義的には燃焼の素材によって左右され、また同一素材であっても燃焼の条件によって生成産物は変化する。煙中に多く存在する成分を表1に示した[3]。

　単純な窒息性のガスとしては窒素、炭酸ガス、メタン、ヘリウムなどがあり、物理的に酸素分圧を低下させるが、一酸化炭素(CO)、シアン、硫化水素は細胞性窒息と呼ばれ局所性障害はないが、全身的な重篤な障害を生じるのでこれらを中心に述べる。

1. 一酸化炭素中毒[4]

1 成因、病態

　一酸化炭素は炭化水素の不完全燃焼によって生じる無色、無臭のガスである。大気中では0.001%と極めてわずかであり、一酸化炭素ヘモグロビン濃度(CO-Hb)は非喫煙者では1〜3%、喫煙者で10%前後、時に15%以上の場合もある。CO濃度が0.5〜1.0%(5000〜10000 ppm)ではCO-Hb濃度は1〜2分の暴露で70〜80%に達する。CO-Hb濃度と臨床症状を表2に示した。患者が不幸にして死亡し、その際のCO-Hb濃度が50%以上であればCO中毒による死亡と断定される。一般に燃焼によりCO₂濃度が増加するが、このために患者は過換気となりCOが存在する場合にはCOが非刺激性であることからより

表 1. 煙中に存在する成分

二酸化炭素(CO_2)、一酸化炭素(CO)、シアン[$(CN)_2$]、アルデヒド、アンモニア(NH_3)、塩酸(HCl)、塩素(Cl_2)、二酸化硫黄(SO_2)、種々の炭化水素、ホスゲン($COCl_2$)、その他

表 2. 血中 CO-Hb 濃度と臨床症状

CO-Hb 濃度	臨床症状
～10%	なし
10～20%	前頭部頭重感、皮膚血管の拡張
20～30%	頭痛（拍動性）、倦怠感
30～40%	激しい頭痛、嘔気、嘔吐、脱力感、視力障害
40～50%	同上、呼吸促進、頻脈
50～60%	昏睡、痙攣、Cheyne-Stokes 呼吸、時に死亡
60～70%	同上、呼吸微弱
70%～	呼吸停止、循環虚脱、死亡

（岡田芳明：一酸化炭素中毒．救急医 3：1114-1122, 1979 より引用）

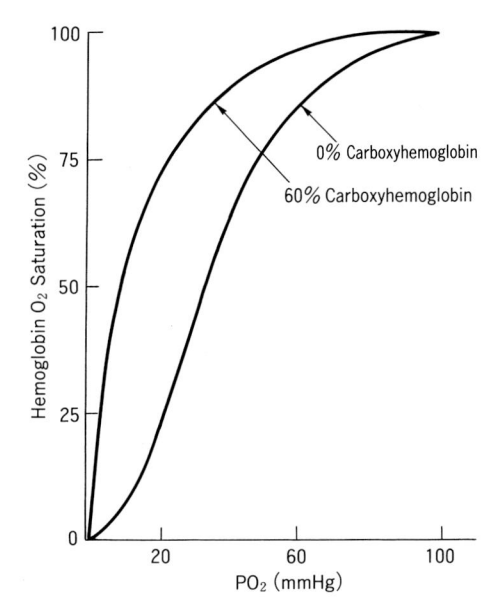

図 1. CO-Hb が酸素ヘモグロビン解離曲線に及ぼす影響
（Ernst A, et al：N Engl J Med 339, 1998 より引用）

重症化する。一酸化炭素中毒の発症機序は低酸素症と CO 自体の細胞レベルでの直接的障害の相方によると考えられている。周知のように CO は酸素と比較してヘモグロビンとの結合(CO-Hb)能は 200～250 倍であり、このために酸素ヘモグロビン解離曲線は図 1 のように左側にシフトし、組織への酸素供給は著減する結果となる。しかし、CO-Hb の増加による組織低酸素症がその病態生理のすべてを説明し得るものでなく、血漿中に少量溶存している遊離 CO が関与していると指摘されている。さらに治療での酸素投与による活性酸素の影響が中枢神経障害の原因であるとも指摘されている。胎児の奇形性に与える影響は一定していないが、胎児への障害の可能性は高い。

　画像診断の進歩により障害部位は淡蒼球、白質深部である。機序については脂質の酸化、一酸化窒素(NO)と CO との関連性もいわれる。

2 診断

　一酸化炭素中毒の診断はCO-Hb濃度の測定による。CO-Hb濃度の解釈にあたっては時間的推移、酸素吸入の有無を考慮しなければならない。CO-Hbの半減期は室内気で4～5時間、100％酸素吸入で40～80分、高気圧酸素治療では20分以下である。受傷現場での患者呼気中のCO濃度の測定、血中CO-Hbの測定は意義が高い。CO-Hb濃度の測定は静脈血でもよい。また、一般的な血液ガス自動分析器では酸素飽和度からの推定はできない。また、パルスオキシメーターでは測定原理からCO-Hbの存在は診断できず、むしろ誤診の可能性が高くなる。

　注意すべきはCO-Hb濃度が来院時正常の場合CO中毒の否定はできないことを銘記すべきであろう。呼吸機能検査は気道・肺障害の経過観察の指標として位置づけされよう。

　頭部CT、MRI検査は間接的な補助診断法である。しかし、先に述べたように中枢神経、精神障害は血漿中の溶存COの関与が重視されていることの認識が大切であろう。いずれにせよ、CO中毒の診断がなされれば、詳細な神経学的現症をとることが重要である。

3 治療

　一酸化炭素中毒では高濃度酸素吸入、搬送が可能なら高気圧酸素療法の可能な施設への転送も考慮するが、高気圧酸素療法が有効であるという明確な結論は得られていないことから搬送が危険な場合にはこの限りではない。一酸化炭素中毒に対する高気圧酸素療法の具体的処方については一定していないが、日本高気圧環境医学会による高気圧酸素治療の安全基準に定める基本的治療指針では2～3気圧とされる。

4 予後

　CO中毒では遅発性神経精神障害の発生が知られており、暴露から3～270日に出現する。受傷者の10～30％に認められるといわれ、見当識障害、人格変化、パーキンソン症候群、失禁、痴呆、精神疾患などがある。

2. シアンガス中毒

1 成因、病態

　シアン中毒の発現はミトコンドリアのチトクロームオキシダーゼを阻害し、終末酸化機構を障害する[5]。静脈血が鮮紅色を呈し、呼吸状態に比してチアノーゼが出現しにくく、徐脈が診断のポイントといわれる。アーモンド臭を呈し、中枢神経系との親和性が極めて高く、意識障害を主徴とする。140 ppmの60分、1500 ppmの3分間の暴露での死亡率は

50%である[6]。火災による受傷で意識障害があり、低CO-Hb濃度あるいは高濃度酸素吸入によっても改善が認められない症例ではシアン中毒を疑うことが大切である。

2 診断

シアン中毒の診断は動脈血と同時に静脈血ガス分析(可能なら混合静脈血)を行う。$P\bar{v}O_2 \geqq 45\,mmHg(S\bar{v}O_2 \geqq 75\%)$、説明のつかないアニオンギャップの開大を呈する代謝性アシドーシスの存在はシアン中毒を疑わなければならない。シアン中毒の中毒域は>1.0 mg/lである。シアン化合物の検出にはシェーンバイン・バーゲンシュテッヘル法やピリジン・ピラゾロン法が行われているが、救急医療の現場では困難である。簡易検出キットとして"パックテスト"は5～10分程度でシアン化合物の有無を判定できる[7]ので今後有用性が期待される。

3 治療

シアン中毒では原則的には亜硝酸アミン、チオ硫酸ナトリウム、および酸素投与を行う。しかし、本治療によりメトヘモグロビン血症の副作用があることから、CO中毒を合併している場合にはより重症化する危険性がある。純粋のシアン中毒では亜硝酸アミルの吸入、亜硝酸ナトリウムの静注、チオ硫酸ナトリウムの投与が原則であるが、近年ではビタミンB_{12}の大量療法が試みられている(ヨーロッパでは4 g)。亜硝酸アミルの吸入、亜硝酸ナトリウムの静注ではメトヘモグロビンのモニタを行い、40%以下とする。亜硝酸アミルの吸入は30秒、1分間隔で吸入させ(約5%のメトヘモグロビン上昇)、亜硝酸ナトリウムは0.9 mg/kg/gHb、最大量は300 mgである。血圧低下をきたすので2-5 ml/分で緩徐に投与する。チオ硫酸ナトリウムは12.5 g静注、体重25 kg以下の小児では50 mg/kgを投与する。さらに、dicobalt-EDTA、4-DMAPが有効とされているが確立されていない[8]。

4 予後

後遺症に人格変化、知的能力の低下、パーキンソン症候群などが報告されている。

3. 硫化水素

1 成因、病態

無色、親水性、腐った卵臭を呈し、刺激性であり、同時に細胞毒である。粘膜の局所症状とともに肺水腫を起こす[9]。シアンと同様にミトコンドリアのチトクロームオキシダーゼを阻害し、終末酸化機構を障害する[10]。低濃度の暴露では中枢神経系の抑制、中程度の暴露では中枢神経系および呼吸の刺激作用、高濃度では中枢神経系ならびに呼吸中枢の麻痺

をきたす。

2 診断

明かな暴露歴とチアノーゼ、代謝性アシドーシス、意識障害である。

3 治療

確立した特異的治療はなく、全身管理と酸素投与である。

4 予後

現場での高濃度暴露では生存は困難である。

4. 刺激性ガス[3]

1 成因、病態

先に述べたように大きく親水性、疎水性の2つに分類される。親水性であっても高濃度の暴露では肺障害を惹起する。刺激性ガスによる障害、刺激性ガスの一覧と親水性の程度を表3、4に示した。それぞれの詳細については割愛するが、フッ化水素ではCa、Mgのモニタが大切である。

2 診断

暴露歴が最も重要である。

表 3. 刺激性ガスによる障害

部位	病態
粘膜	結膜炎
	鼻炎
	紅斑
	浮腫
	潰瘍、出血
	熱傷
上気道	気道熱傷
	喉頭閉塞
下気道	気管気管支炎
	粘液線毛機能の低下
	気道分泌過多
	粘膜剥離
	気道攣縮
	浮腫
	無気肺
肺実質	肺水腫(ARDS)
	肺炎

表 4. 刺激性ガスの親水性

刺激性ガス	親水性
アルデハイド	高
アンモニア	高
クロリン	中
塩化水素	高
フッ化水素	高
窒素酸化物	低
オゾン	低
フォスゲン	低
二酸素硫黄	高

3 治療

治療の原則は気道の確保、酸素吸入、呼吸管理である。なお、窒素酸化物の二酸化窒素では副腎皮質ホルモン製剤が有効とされる。

おわりに

ガス中毒では暴露歴が重要であるが、火災では生成産物が多彩であることから、意識障害、代謝性アシドーシスの存在は重症として対応する。最優先される処置は呼吸管理につきる。

（相馬一亥）

文献
1) Hapnik EF：Clinical smoke inhalation injury; pulmonary effects. Occup Med 8; 430-468, 1993.
2) Weiss SM, Lakshminarayan S：Acute inha-lation injury. Clin Chest Med 15; 103-116, 1994.
3) Wald PH, Balmes JR：Respiratory effects of short-term, high-intensity toxic inha-lations; smoke, gases, and fumes. J Inten-sive Care Med 2; 260-278, 1987.
4) Ernst A, Zibrak JD：Carbon monoxide poisoning. New Engl J Med 339; 1603-1608, 1998.
5) Silverman SH, Perdue GF, Hunt JL, et al：Cyanide toxicity in burned patients. J Trauma 28; 171-176, 1988.
6) Lee-Chiong TL Jr., Matthay RA：Burns and smoke inhalation. Curr Opin Pulm Med 1; 96-101, 1995.
7) 奈女良 昭，内海兆朗，金森久幸，ほか：シアン化合物の簡易検出キット．中毒研究 11; 395-397, 1988.
8) 田伏久文，土肥直文，井上恵介：シアン中毒に対する拮抗薬．救急医学 17; 67-70, 1993.
9) Arnold IMF, Dufresne RM, Alleyene BC. et al：Health implications of occupational exposure to hydrogen sulfide. J Occup Med 27; 373-376, 1985.
10) Evans CL：The toxicity of hydrogen su-lfide and other sulfides. QJ Exp Physiol 52; 231-248, 1967.

14 救急処置を要する病態

3 薬物の大量摂取

はじめに

薬物の大量摂取は、意図せずに誤って行った場合(accidental poisoning)、自殺目的で故意に服用した場合(deliberate self-poisoning)、本人が気づかない間に服用させられている場合(犯罪が関与している可能性)がある。老年者で痴呆のある場合、予期しないものを口に入れてしまい、大量摂取につながることもみられる。いずれの場合も、本人または近親者、友人から正確な情報が得られない場合は、薬物の種類、摂取量の把握は困難である。薬の包装が残っている場合は、明らかな証拠がない限りは全量を内服したと想定して対処する。

薬物はいずれも治療の目的で投与されているものであるが、量が過剰になると治療目的の作用が過剰に発現したり、あるいは量が多いがために通常使用量では発現しない作用が表面化するために問題となる。老人では血漿蛋白量が低いために、血漿中遊離薬物濃度が高くなる傾向もこれを助長する。治療は、全身状態を保つための一般的なものと、個々の薬物に対する特異的な治療法があり、最初に一般的な対処法を述べ、後に個々の薬物に特異的なものを述べる。

1. 生命維持のための共通処置

薬物を大量内服した、あるいは可能性のある患者に対して最初に行うべきことは、循環、呼吸、意識レベルを評価し、循環、呼吸を至適レベルに維持することである。救急蘇生のABCは、この場合にも共通である。意識レベルが低下している場合は、誤嚥を防ぎ、換気を確実に行うために、気管内挿管を行う。換気が抑制されていなければ気道を確保するだけで、加湿した酸素を混じた空気を投与するだけで十分であるが、換気量が減少している場合は、躊躇せずに人工呼吸を開始する。また、薬物の量・種類によっては過換気が顕著の場合もあり、気道確保の上で、酸素投与を行う。

灌流圧を保ち、末梢循環を良好に保つことが必須である。細胞外液近似の輸液(乳酸リンゲル液など)投与にて循環を保ち、灌流圧が維持できないようであれば適切なinotropesの投与(ドーパミン、ノルエピネフリンなど)により灌流圧を保つ。薬物によっては不整脈が誘起されることがあり、個別に対処する。

中枢神経系の抑制度の評価は重要であり、Japan Coma Scale、Glasgow Coma Scaleにより、経時的に意識レベルの記録を行い、経過を記録する。痙攣がみられる場合には、早急な原因の検索と、対応が必要となる。呼吸は、中枢の抑制により低換気となる場合が

多いが、Cheyne-Stokes respiration、apneustic or ataxic respiration は、障害の局在を示すものである。薬物中毒の場合は、局在を示さない中枢神経系の抑制が原則的に起こり、局在を示す所見のみられた場合は、その原因の探究を早急に行う。瞳孔も、薬物の種類と抑制の程度により、両側瞳孔が等しく散瞳あるいは縮瞳を示す。体温の維持は重要であり、薬物によっては末梢血管の収縮能が障害され、また中枢神経系の抑制により体温が低下してもシバリングの反射が起こらず、高度の体温低下をみることがある。

緊急対応の手順は、気道の確保、酸素投与、静脈路の確保、痙攣のコントロール、心電図・観血的動脈圧・動脈血酸素飽和度モニターの開始、動脈血血液ガス・血糖値・電解質の測定、gastric tube の挿入、導尿カテーテルの挿入、標準12誘導心電図の記録、であり、以下に主要点を列挙する。

1 呼吸の維持

①気道の確保、気管内挿管、エアーウエイなど
②酸素投与
③人工呼吸(換気量低下の場合)

2 循環の維持

④心電図モニター
⑤静脈ラインの確保
⑥動脈穿刺、観血的動脈圧のモニタリング
⑦パルスオキシメトリー
⑧動脈圧の維持：多くの鎮痛・鎮静薬は末梢血管拡張的に働き、血管内容量が減少していることが多いため、急速輸液(細胞外液近似の乳酸化リンゲル液など)を行うと同時に、血管床収縮的に働くドーパミンの投与などを行う。

3 体温維持

⑨膀胱温持続測定
⑩体表面からの保温(循環式ブランケットあるいは温風)

4 緊急検査

⑪動脈血ガス分析
⑫血液電解質、血糖測定
⑬薬物濃度測定

2. 薬物吸収の抑制

　薬物は、通常速やかに消化管から吸収されるため（多くは4時間以内）、吸収を抑制して、あるいは消化管内の残存薬物を取り除くことによる吸収抑制の試みは、期待されるほどの効果のないことが多い。特に、胃洗浄による胃内の残存薬物の洗い出しは誤嚥の危険もあり、意識レベルの低下がみられる場合は気道の確保を行ったうえでの施行が必須である。吸収を抑制する目的での活性炭（activated charcoal）の経口投与は、残存薬物が存在している場合には有効であり、また、腸肝循環を行う薬物（三環系抗鬱薬、バルビタール系薬、テオフィリン、抗痙れん薬など）にあっては投与価値がある[1]。最初の投与量は1g/kg、追加量は1g/kg/4hrs程度である。下剤は多くの場合、効果がない。

3. 排泄の促進

　血液透析は、薬物の排泄を促進することに有効である。また、活性炭を使用した直接血液吸着（direct hemoperfusion）は、薬物濃度を低下させるのに有効である。これらの方法で除去できるのは、蛋白と結合していない血中の遊離体である。鎮静・睡眠薬（バルビタールなど）は、過量になれば中枢神経系の抑制により昏睡にまで至り、そのために呼吸が抑制され、また、交感神経系の抑制により循環圧も保てなくなり死亡する。一時期、脳障害の治療にバルビタールの深昏睡療法が行われたが、burst suppressionのレベルにまで中枢を抑制して数日間維持しても、呼吸、循環を適正レベルに保っておけば、薬物による障害はなんら認められないことが立証されている。薬物自体が臓器毒性をもっている場合は、活性炭の直接血液灌流による血中レベルの低下が有効であるが、循環管理に特に難渋する場合を除いては、自然の薬物濃度の低下をまっても支障のないことが多い。

4. 個々の薬物の大量内服

■1 催眠・鎮静薬、抗不安薬、抗精神病薬

　汎用されているものは、ベンゾジアゼピン誘導体（benzodiazepines）、バルビタール誘導体（barbiturates）、ブチロフェノン誘導体（butyrophenones、ハロペリドール®）、フェノチアジン誘導体（phenothiazines）、ブロムワレリル尿素（buromvalerylurea、ブロバリン®）などである。ベンゾジアゼピン誘導体は、トリアゾラム（triazolam、ハルシオン®）、ブロチゾラム（brotizolam、レンドルミン®）、フルニトラゼパム（flunitrazepam、サイレース®、ロヒピノール®）、エスタゾラム（estazolam、ユーロジン®）、ニトラゼパム（nitrazepam、ネルボン®、ベンザリン®)、エチゾラム(etizolam、デパス®)、クロチアゼパム(clotiazepam、リーゼ®)、ジアゼパム(diazepam、セルシン®、ホリゾン®)、クロルジアゼポキシド(chlordiazepoxide、コントール®、バランス®)など、バルビタール誘導体は作用時間により超短時間作用性から長時間作用性まであり、ペントバルビタール(pentobarbital、ラボナ®)、アモバルビタール(amobarbital、イソミタール®)など、フェノチアジン誘導体は、クロルプロマジン(chlorpromazine、ウィンタミン®、コントミン®)、レボメプロマジン(levomepromazine、ヒルナミン®、レボトミン®)などである。このほかに、これらの合剤が各種ある(例：ベゲタミンは塩酸クロルプロマジン、塩酸プロメタジン、フェノバルビタールの合剤)。これら薬剤は、いずれも相加的・相乗的に作用する。いずれも薬効としての中枢神経抑制作用が量依存的に強く発現すると同時に、通常使用量ではめだたない循環・呼吸抑制作用が顕著となる。気道確保して必要に応じて人工呼吸を行い、観血的動脈圧持続モニタリング下にドーパミン、ノルエピネフリンなどのカテコールアミン投与により循環の維持を図る。前述したように、循環動態の維持が難しい場合は、直接血液吸着による血中薬物濃度の低下を図ることが有効である。

2 抗痙れん薬

フェニトイン(phenytoin、アレビアチン®、ヒダントール®)、カルバマゼピン(carbamazepine、テグレトール®)、バルプロ酸ナトリウム(sodium valproate、デパケン®)などが代表的なものであり、これらが単独に、あるいはバルビタール誘導体などとの併用、あるいは合剤として用いられており、誤って、あるいは意図的に大量摂取される。中毒では、軽度で注視方向性眼振、小脳失調が出現し、さらに過量となると意識障害、低血圧などがみられる。一般的な生命維持処置を行うと同時に、活性炭の経口投与、直接血液吸着が有効である。

3 抗うつ薬

三環系抗うつ薬(tricyclic antidepressant)は、中枢神経系においてシナプス前ニューロンへのモノアミン再取り込み阻害、モノアミン酸化酵素阻害により作用を発揮し、過量で抗コリン作用として、不鮮明な視野、乾燥した口腔、瞳孔散大、尿閉、種々の消化器症状が出現し、中枢性効果としては、興奮・不安、行動過多、見当識失調、意識混濁、幻覚、行動異常、反射亢進、発熱がみられる。重篤な場合は、昏睡、痙攣、心機能抑制(低血圧、不整脈：心拍数＞120/分以上、QRS complex の 100 msec 以上の延長)がみられる。胃洗浄は服薬8時間以内の場合は、吸収が遅いので試みる価値があり、活性炭の投与も小腸での吸収を阻止するため有効である。興奮や痙攣がみられる場合は、benzodiazepine の静脈内投与にてコントロールする。静脈内重炭酸ナトリウムの投与によるアルカリ化は、症状を軽快するため、動脈血 pH を 7.45〜7.55 に保つように、8.4%重炭酸ナトリウム溶液(1

mEq/m*l* で計算しやすい)を点滴投与する(初回は 1 mEq/Kg にて投与、以後は血液ガス分析の結果をみながら投与量を調節)。適応は、アシドーシス、QRS complex＞160 msec、心室性不整脈、低血圧のみられる場合である[2]。使用されている薬剤は、塩酸イミプラミン(imipramine hydrochloride、トフラニール®)、塩酸アミトリプチリン(amitriptyline hydrochloride、トリプタノール®)、塩酸クロミプラミン(clomipramine hydrochloride、アナフラニール®)などがある。

4 解熱・鎮痛・抗炎症薬

　本邦では比較的まれであるが、海外ではアセトアミノフェン(acetaminophen、par-acetamol、ピリナジン® など、ほかに各種合剤の解熱・鎮痛薬の成分として含まれている)中毒の報告が多い。大部分が抱合型となるが、服用量が多いと一部が P 450 で有害な代謝産物となり、内服後 1～3 日経過してより、肝臓壊死、肝不全の危険がある。5 g 以上の服用では入院治療が必要であり、10～15 g の内服で肝不全を起こす確立が高い[1]。最初の症状は嘔気・嘔吐で、引き続いて右季肋部痛が起こり肝細胞壊死へと進展し、低血糖、出血傾向、肝性脳症をおこしてくる。腎不全を併発する場合もある。本薬による肝障害の予防には、N-acetylcysteine が有効であることが知られているが、本邦では製品化されていない(acetylcysteine 製剤としてムコフィリン® が粘液融解薬として吸入用に製品化されている)。肝不全にまで進展した場合は、血漿交換などの劇症肝炎に準じた治療を行う。

(今井孝祐)

文献
1) Chris Moulton, David Yates：Poisoning. In Lecture notes on emergency medicine edited by Moulton C, Yates D. second edition, Blackwell Science, Oxford, pp 213-236, 1999.
2) RF Raper, M McD Fisher：Poisoning and toxic exposure. In Critical Care edited by Civetta J, Taylor RW, Kirby RR. JB Lippincott company, Philadelphia, pp 701-718, 1988.

和文索引

あ

アーモンド臭 522
アシドーシス 51,514
アセスメント 203
アセトアミノフェン 530
アゾール系抗真菌薬 185
アデノウイルス 384
アニオンギャップ 523
アマンタジン 313,390
アミノ酸インバランス 223
アレルギー反応 428
アンジオテンシン変換酵素 314
亜急性肺性心 50
圧迫症状 482
圧-容量曲線 37
圧量曲線 26
安静時エネルギー消費量 220

い

イソニアジド 413
インフルエンザ 383
インフルエンザ菌 388
インフルエンザワクチン 378
胃液 355
胃酸 360
胃食道逆流 368
胃食道逆流症候群 93
胃洗浄 528
胃全摘手術 356
胃瘻 233
意識障害 90,197
遺伝子説 4
異物型巨細胞 363
異物性細気管支炎 366
一次結核症 409
一秒量 37
一過性のLES圧低下 369
一酸化炭素 520
一酸化炭素肺拡散能 37

一酸化窒素 42,49
一般的評価法 129
飲水テスト 118
咽頭におけるチューブの位置 236
咽頭反射 232
咽頭瘻 234
院内肺炎 376

う

ウィーニング 262
うつ病 127
右-左シャント 245
運動能 225

え

エア・ブロンコグラム 141
エコーウイルス 384
エタンブトール 413
エチオナミド 413
エンドセリン-1 49
エンビオマイシン 414
栄養管理 220
栄養治療 227
液状栄養食 234
液性免疫 70
液体酸素 304
炎症性サイトカイン 227
嚥下 309,378
嚥下・摂の5段階 209
嚥下圧測定 115
嚥下機能 112
嚥下訓練食 240
嚥下障害 209
嚥下障害食 240,241
嚥下食 241
嚥下性肺炎 295
嚥下造影 112
嚥下反射 57,310
嚥下補助食品 241
嚥下誘発試験 115

嚥下誘発潜時 116

お

オーラルコントロール 211
小川法 413
瘀血 194
横隔神経麻痺 512
横隔膜 162,506,511
横隔膜エコー 261
横隔膜の異常 511
横隔膜ヘルニア 511

か

かぜ症候群 383
ガイドライン 200
ガス交換障害 244
ガス交換率 41
ガスコンダクタンス 37
ガス中毒 520
カナマイシン 413
ガフキー 412
カプサイシン 314
カリウム・チャンネル 42
ガリウムシンチ 172
カルシウム・チャンネル 42
下肢エコー 447
下肢のトレーニング 202,206
下大静脈フィルター 456
下半身の障害 194
下部食道括約筋 368
化学調節 20
加齢現象 51
仮性球麻痺 215
過誤腫 474
解剖学的死腔 36
外来プログラム 202
咳嗽 91
咳反射 57,310,330
概日周期 486
拡散障害 41,244
学際的医療チーム 200

活性炭　528, 529
合併症　285, 386, 388
学会分類　411
肝血流依存型薬物　176
肝硬変　75
肝代謝依存型薬物　176
肝薬物処理率　179
陥凹呼吸　515
間欠的経管栄養　233
間欠的口腔―食道経管栄養　232
間質性肺炎　84
間質性肺疾患　84
間質マクロファージ　65
寒天　239
感染防御抗体価　320
漢方治療　197
換気・血流比（$\dot{V}_A/\dot{Q}$）　38
換気・血流ミスマッチ　399
換気応答　29
換気応答値　21
換気血流比の不均等　448
換気血流比不均等　244
換気障害型肺性心　55
換気シンチ　169
換気能低下　255
換気不均等　28
換気モニター　261
簡易嚥下誘発試験　117
簡易知能評価　107
含気性肺　159
癌放射　465

き

キサンチン製剤　431
気管支鏡下無菌的擦過培養法　349
気管支喘息　338, 423
気管切開　256
気管挿管　256, 517
気虚　189
気胸　503
気相内ガス拡散　32
気道確保　516, 526
気道過敏性　428

気道抵抗　24
気道内滲出　355
気道反射　356
気道分泌　93
気道閉塞　513
気道防御機構　378
基底核脳梗塞　61
基本的 ADL　127
器質化血栓　448
機能障害　121
機能的気道閉塞　399
機能的残気量　36
機能評価　103
喫煙　187, 394
吸気抵抗　23
吸気粘性抵抗　23
吸入ステロイド　432
急性間質性肺炎　434
「急性」呼吸促拍症候群　358
急性呼吸促拍症候群　437
急性呼吸不全　273
急性肺血栓塞栓症　446
急性肺性心　50
救急蘇生　526
球麻痺　215
虚血性心疾患　495
夾膜多糖類　322
胸郭　506
胸郭形成術　506
胸郭出口症候群　510
胸筋温存手術　283
胸腔関連疾患　85
胸腔鏡手術の役割　290
胸腔鏡補助下手術　295
胸腔ドレナージ　501
胸骨の異常　508
胸水　162, 296
胸腺関連腫瘍　484
胸腺腫　480
胸部造影 CT　451
胸部超音波検査　158
胸壁　162, 506
胸膜　159, 162
胸膜陥入像　465
胸膜生検　418
胸膜肘膿　510

胸膜癒着術　501
強直性脊椎炎　508
局所防御機構　64
筋萎縮性側索硬化症　218, 269
筋紡錘　19
禁煙指導　205, 403
緊急気管切開　519
緊張性気脳症　516

く

クラリスロマイシン　420
クリプトンとキセノン　172
クレアチニン・クレアランス　7
クロージングボリューム　28
区域切除　280, 287
口すぼめ呼吸　399
口の苦み・粘り　195

け

経管栄養の分類　230
経食道ドップラー心臓超音波　53
経腸栄養　295
経腸栄養剤　234
経鼻胃管　358
経鼻経管栄養　231
経鼻挿管　297
経皮的気管切開キット　297
経鼻的経管栄養　230
経皮的肺穿刺　349
蛍光染色　411
携帯用ボンベ　304
頸部　164
血液・ガス分配係数　40
血流途絶像　453
結核　340, 407
結核性胸膜炎　418
結核性髄膜炎　419
結核性脊椎炎　508
結核予防法　407
結晶性知能　5
血管作動性物質　49
血管性雑音　449
血虚　189

血栓溶解療法　455
血痰　91
血中黄体刺激ホルモン　7
嫌気性菌　376
嫌気性代謝閾値　126
原発性肺癌　82
原発性肺高血圧　55
原発性肺高血圧症　50
減感作療法　416

こ

コーディネーター　200
コクサッキーウイルス　384
コミュニケーション能力　108
コンプライアンス　45
呼吸器悪液質　220
呼吸機能検査　28
呼吸筋　22
呼吸筋からの反射　19
呼吸筋トレーニング　202,206
呼吸筋疲労　270
呼吸困難　22,122,191,202,449
呼吸数の増加　90
呼吸調節　17,491
呼吸抵抗負荷　24
呼吸同調型酸素供給調節器　304
呼吸ニューロン群　18
呼吸の行動調節　22
呼吸不全　243
呼吸理学療法　264
呼吸リズム　18
呼吸リハビリテーション　199,306
固形物　240
誤飲性肺炎　83
誤嚥　233,309,354
誤嚥性肺炎　60,210,308
口蓋垂口蓋咽頭形成術　497
口腔　210
口腔―胃経管栄養法　233
口腔ケア　214
口腔内装具　496
口腔ネラトン法　233
交感神経刺激薬　431

好酸球性肺炎　144
抗ウイルス薬　390
抗凝固療法　455
抗菌ペプチド　93
抗コリン薬　431
抗体応答の頭打ち　319
抗リン脂質抗体症候群　447
効果の評価　128
恒常状態　40
後毛細血管性肺高血圧　49
後弯　507
後縦隔　480
後側弯症　269
高 $\dot{V}_A/\dot{Q}$ 領域　43
高気圧酸素療法　522
高血圧　495
高サイトカイン血症　296
高炭酸ガス換気応答　21
高炭酸ガス血症　51
高二酸化炭素血症　313
高齢　285
高齢者肺炎　58
硬化性血管腫　475
喉頭からの反射　19
喉頭浮腫　297
好みの味　240
混合静脈血　40

さ

サイクロセリン　414
サイトカイン　337
サイトメガロ肺炎　144
サクセスフルエイジング　3
サブスタンスP　60,314,352,379
サルコイドーシス　340
左心不全　491
細菌培養　261
細小動脈　35
細胞性窒息　520
細胞性免疫　72,318
細葉　31
最大吸気筋力　226
最大酸素摂取量　52,126,225
最大全肺気量　36

在院死　289
在宅酸素療法　204,303,404,457
在宅人工呼吸　268
酸素運搬　250
酸素化能低下　254
酸素吸入　246
酸素吸入時間　305
酸素吸入方法　247
酸素摂取率　41
酸素中毒　249
酸素濃縮器　304
酸素ヘモグロビン解離曲線　521
残気量　36
残留率　40

し

シアン中毒　522
ジギタリス　251
シルエットサイン　141
シンチグラム検査　169
刺激性ガス　524
市井肺炎　376
至適薬物治療モニタリング　180
時間内歩行試験　122
疾患特異的評価法　129
社会的不利　121
弱毒菌感染　197
手術関連死亡　289
手術療法　287
手段的ADL　127
腫瘍シンチ　172
腫瘍随伴症状　464
樹状細胞　64
周期性四肢運動　488
終末細気管支　31
充実性腫瘍　165
従属人口指数　77
重炭酸ナトリウム　529
縦隔気腫　503
縦隔腫瘍　86,163,477
縦隔腫瘍と鑑別すべき疾患　483

縦隔ドレナージ 504
縮小手術 279
術後合併症 285
術後管理 285
術前合併症 282
初期悪化 417
初期変化群 410
除脂肪体重 222
小脳変性症 210, 217
小葉中心型肺気腫 395
上気道構成筋 490
上気道抵抗症候群 493
上肢のトレーニング 202, 206
上大静脈症候群 462
上半身単上位 371
上部食道括約筋 369
食細胞 73
食道癌 294
食道期 113
食道喉頭閉鎖反射 369
食道超音波内視鏡 167
食道裂孔ヘルニア 511, 512
食道瘻 234
心エコー 260
心原性肺水腫 274
心拍出量 52, 249
心理的障害 121
身体計測 220
身体諸臓器の変化 6
神経反射 18
侵襲的陽圧人工呼吸 267
深部静脈血栓症 446
新マクロライド系薬 420
人格変化 5
人工換気 252
人工呼吸器関連肺炎 380
腎虚 189
腎糸球体濾過量 7
腎不全 74

す

ストレプトマイシン 413
睡眠効率 486
睡眠呼吸障害 133, 134, 486
睡眠時呼吸 29

睡眠時呼吸障害 268
睡眠時無呼吸症候群 486
睡眠潜時 486
睡眠薬 488
随伴症状 482
随伴性胸膜炎 418

せ

ゼラチンゼリー 238
生体内有効利用率 179
生理学的死腔 36
生理学的変化 9
生理機能減退説 4
生理的老化 325
生理的老化現象 3
性腺ホルモン 7
静肺コンプラインアス 36
咳 191, 378
脊柱の異常 507
脊椎カリエス 508
接種 321
摂食 209
舌筋群 345
線維胸郭 510
潜時 370
前縦隔 480
漸増運動負荷試験 125
喘息死 424

そ

挿管拒否 273
挿管率 271
総合的機能評価 103, 121
総肺血管抵抗 51
造影欠損像 453
造影剤貯留 114
増粘剤 239
臓器機能減退説 4
側副換気路 31
粟粒結核 153, 418
続発性自然気胸 500

た

多核白血球 360
多種不活性ガス洗い出し法 41
多臓器不全 243, 246
多発するラクナ 59
食べものの温度 240
食べやすい 238
唾液反復嚥下試験テスト 119
体位ドレナージ 264
体格指数 220
体成分分析法 222
体プレチスモグラフ 204
耐性菌 415
大脳基底核 310, 346
大脳基底核脳梗塞 312
代替栄養法 230
脱水 90
痰 191
弾性収縮力 398

ち

チームミーティング 201
チール・ニールゼン染色 411
チトクロームP450 176
チューブ(違和感) 237
チューブ(嚥下運動の妨げ) 231
チューブが喉頭蓋を圧迫 237
チューブ周囲の汚染 231
チューブ挿入のコツ 236
チューブの先端の位置 232
チューブの先端の確認方法 232
知的機能の評価 105
痴呆 127
窒息 513
中心静脈栄養 238
中枢化学受容体 43
中枢型 489
注入速度 233
注入場所 231
長期管理 233
長期酸素療法 246

長期予後　305
超音波　158
超音波ガイド下穿刺術　165
超音波断層法　158
調節換気の導入　256
調理してからの時間　240
腸瘻　233
直接血液吸着　528, 529
鎮静薬　488

つ

ツベルクリン反応　413

て

低 $\dot{V}_A/\dot{Q}$ 領域　42
低換気　29
低吸収域　400
低酸素換気抑制　21, 22
低酸素血症　450, 514
低酸素性肺血管収縮　48, 49
低酸素性肺血管攣縮　35
低侵襲　290
低分子ヘパリン　455
定常運動負荷試験　125
適応選択　285
滴状心　143
点滴　237

と

トリガー　258
トロミ　239
ドーパミン　313
塗抹検査　411
糖尿病　74
動肺コンプラインス　36
動脈血ガス分圧　17
動脈血酸素分圧　27, 40
動脈血酸素飽和度　492
動脈血炭酸ガス分圧　21
動脈硬化症　51
特発性 BOOP　434
特発性 NSIP　434
特発性間質性肺炎　434

特発性胸膜炎　418
特発性肺線維症　434

な

内咽頭筋群　345
内皮細胞障害　52
軟口蓋　213

に

ニューキノロン剤　414
ニューモシスチス・カリニ肺炎　144
ニューモバックス　322
二酸化炭素排泄率　41
二酸化炭素分圧　40
二次嚥下　370
二次結核症　409
肉芽腫性細気管支炎　363
日常生活機能　121
日常生活動作　347
入院プログラム　203
認知機能　127

ね

年少人口指数　77
捻髪音　440
粘度　238
粘膜線毛輸送能　66

の

ノイラミニダーゼ阻害薬　391
能力障害　121
脳血管障害　210, 215, 312, 491
脳梗塞　59, 378
嚢胞性線維症　93, 340

は

ハイムリッヒ徴候　515
ハイムリッヒ法　516
パーキンソン病　210, 216, 312, 313

パラアミノサリチル酸　414
バーセルインデックス　106
長谷川式簡易知能スケール　127
肺アスペルギルス症　145
肺移植　405
肺炎　73, 88
肺炎球菌　388
肺炎症反応　64
肺外シャント　41
肺拡散能　27
肺活量　36
肺癌　82
肺換気血流スキャン　451
肺癌胸膜浸潤の超音波診断基準　164
肺感染症の頻度　83
肺気腫　10, 84, 149, 393
肺吸虫症　154
肺結核後遺症　55, 269
肺血管型肺性心　55
肺血管抵抗　46, 52
肺血管内皮細胞　49
肺血管リモデリング　51
肺血栓塞栓症　85, 153, 446
肺血栓内膜摘除術　447
肺血流シンチ　169
肺高血圧　48, 50, 447
肺梗塞　450
肺サルコイドーシス　152
肺手術　285
肺腫瘍　459
肺循環　33
肺循環機能　52
肺伸展受容器からの反射　19
肺水腫　49
肺性心　50, 54
肺線維症　149
肺弾性収縮力　26
肺動脈圧　52
肺動脈カテーテル　260
肺動脈硬化症　52
肺動脈造影　451
肺内病変　163
肺扁平上皮癌　161
肺胞外血管　46

肺胞過換気　38
肺胞気　40
肺胞気式　41
肺胞気動脈血酸素分圧較差　40
肺胞死腔　43
肺胞蛋白症　144,153
肺胞中隔　32
肺胞低換気　38,245
肺胞の形成　9
肺胞表面積　32
肺胞膜　37
肺胞マクロファージ　65
肺毛細管ネットワーク　45
肺毛細血管　46
肺容量減少術　405
肺リンパ脈管筋腫症　152
排泄率　40
背側呼吸ニューロン群　18
鳩胸　510
鼻カニューラ　247
反回神経麻痺　297,298
汎小葉型肺気腫　395

ひ

びまん性嚥下性細気管支炎　363
びまん性肺胞傷害　437
びまん性汎細気管支炎　84,92,363
ヒポコンドリー　6
ビデオ補助胸腔鏡下手術　502
ビヤ樽胸郭　143
ピークフロー　37
ピラジナミド　413
皮質嚥下領域　345
皮膚筋炎　503
非結核性抗酸菌　419
非侵襲的間歇的陽圧呼吸　497
非侵襲的人工換気　253
非侵襲的陽圧人工呼吸　267
肥大性肺性骨関節症　464
被刺激受容器からの反射　19
疲労倦怠　193
脾(胃)虚　189
微量誤嚥　368

病的老化　325
病的老化現象　3
昼間の高度な眠気　492
貧血　250

ふ

フッ化水素　524
ブレブ　503
プロテアーゼ-アンチプロテアーゼバランス説　397
不安　127
不活性ガス　40
不顕性誤嚥　309,347,368,377
普通感冒　387
部分切除　280
副腎皮質ステロイド　432
分離培養検査　411

へ

ベンチュリマスク　248
平均寿命　77
平均肺胞気酸素分圧　41
閉塞型　489

ほ

ホメオスターシス　3
ポリソムノグラフィー　135,493
補助栄養法　230
補助換気　258
包括的栄養評価　220
蜂巣肺　440
傍隔型肺気腫　396

ま

マイコプラズマ肺炎　144
マクロライド系抗生物質　184
麻黄含有製剤　192
麻酔　354
末梢気道閉塞　36
慢性(不顕性)誤嚥　363
慢性気管支炎　393

慢性血栓塞栓性肺高血圧症　50,447
慢性肺気腫　55,220
慢性肺血栓塞栓症　55
慢性肺性心　50
慢性閉塞性肺疾患　22,55,81,199,220,393

み

ミニ気管切開　297
水飲み試験　108

む

無呼吸　29
無呼吸指数　492
無呼吸低換気指数　137

め

メトヘモグロビン血症　523
メンデルソン症候群　309
迷走神経無髄C線維からの反射　19
免疫機能　8
免疫グロブリン　70,318
免疫賦活効果　190
免疫力低下　197

も

モラール・スケール　127

や

夜間咳嗽　193
薬剤感受性検査　413
薬物依存症　403
薬物生体内動態　175
薬物相互作用　177,184

ゆ

遊離型薬物　180

よ

予後栄養指数　221
予防投与　392
用手的喀痰排泄法　265
抑うつ状態　127

ら

ライフスタイル　202

り

リウマチ性脊椎炎　508
リクルートメント現象　46
リファンピシン　413
リポイド肺炎　154
リモデリング　425
離脱時　272
硫化水素　523
流動性知能　5
輪状甲状靱帯穿刺　519

れ

レフレル症候群　144

ろ

ロイコトリエンB_4　396
老化4原則　3
老化現象　3
老化促進マウス　4
老化のメカニズム　4
老人肺　10,325
老年化指数　77
老年者　285
老年人口指数　77
漏斗胸　508,509
肋骨切痕　506
肋骨の異常　506

わ

ワクチン　391

欧文索引

%IBW　220
%標準体重　220
$α_1$-アンチトリプシン欠損症　394
$β_2$受容体刺激薬　187
$β$刺激薬　431
$γ$系反射　20
II型呼吸不全　246
0 interstitial pneumonia　434

A

aADN$_2$　41
AaDO$_2$　41
abnormalities of the rib　506
acetazolamide　498
ACEインヒビター　314
ACE阻害剤　314,331,379
acid-induced pneumonia　309
Activities of Daily Living　104,121
acute interstitial pneumonia　434
acute respiratory distress syndrome　358,437
ADL　121,347
aging lung　325

AIP　434
air density　161
airway closure　38
ALS　269
alveolar vessel　46
Amyotrophic Lateral Sclerosis　269
anaerobic threshold　126
ankylosing spondylitis　508
antipyrine　177
ARDS　437
aspiration　309
association study　338
AT　126
A型インフルエンザ迅速診断　386

B

BADL　104,127
BALT　64
Barthel Index　105
Baseline and Transitional Dyspnea Indexes　123
basic ADLあるいはBarthel ADL　127
BDI and TDI　123

beta-defesin　93
bilevel PAP　270
bilevel Positive Airway Pressure　270
bioelectrical impedance analysis(BIA)法　221
BMI　220
body mass index　220
bone density　161
BOOP　144,434
Borg scale　123
Broncheal C-fiber　19
bronchiolitis obliterans organizing pneumonia　434
bronchorreha　91
B細胞　70,72

C

Cafe Coronary　516
CF　93
CGA　110,121
Cheyne—Stokes呼吸　498
chronic obstructive pulmonary disease　220
Chronic Respiratory Disease Questionnaire　123,129

CO-Hb 濃度　522
CO_2 貯留　491
CO_2 ナルコーシス　248
Comprehensive Geriatric Assessment　110, 121
COPD　55, 108, 199, 220, 334, 393, 405, 500
cough receptor　310
crescent　145
CRQ　123, 129
CT　477
CT 値　148
cystic fibrosis　93

D

D-dimer　449
DAB　363
DAD　437
DBD scale　108
diaphragm　510
diaphragmatic hernia　511
diffuse alveolar damage　437
diffuse aspiration bronchiolitis　363
diffuse panbronchiolitis　92, 363
DIP　149
disability　121
DNA ワクチン　323
DPB　363
DRG　18
dual-energy X-ray absorptiometry (DXA) 法　221
duct ectasia　32
dynamic airway compression　399

E

Eaton-Lambert syndrome　465
EPAP　275
erythromycin　300
expiratory positive airway pressure　275

extra alveolar vessel　46

F

fat density　161
fine crackle　440
Fletcher-Hugh-Jones の呼吸困難度分類　123
Fletcher-Hugh-Jones 分類　399
flurazepam　175
FSH　7
functional impairment　121
funnel breast　508

G

G-CSF　352
gag reflex　232
gastroesophageal reflux　368
gastroesophageal reflux disease　93
GER　368
GERD　93

H

H_2 ブロッカー　359
Hamartoma　474
Hamman 徴候　503
handicap　121
HA ワクチン　321
HBDs　93
Hb 解離曲線　38
hernia through the esophageal hiatus　511
HI 抗体価　319, 320
HLA　337
home oxygen therapy　303
HOT　303
HOT の効果　305
HOT の適応基準と長期予後改善　305
HPV　42, 49
HRCT　436
HRQL　205

hypoxic pulmonary vasoconstriction　49
hypoxic ventilatory depression　22

I

IADL　104, 105, 127
ideal body weight　220
idiopathic interstitial pneumonia　434
idiopathic pulmonary fibrosis　434
IIP　434
IL-8　397
inspiratory positive airway pressure　275
Instrumental Activities of Daily Living　104
Instrumental ADL　127
interdisciplinary team　200
intravascular ultrasound　52
invasive positive pressure ventilation　267
IPAP　275
IPF　434
IPPV　267
irritant receptor　310

K

KL-6　437
Kohn 孔　31
kyphosis　507

L

LAA　400
LAA%　148
Lambert 路　31
Laplace 則　330
Latent time　116
LBM　222
lean body mass　222
LES　368
LH　7

索引

linkage analysis　338
LIP　151
load compensation reflex　22
low attenuation area　400
lower esophageal sphincter　368
lower inflection point　258
LT　116
lung volume reduction surgery　405
LVRS　405

M

M. avium-intracellulare　419
M. kansasii　419
Marphan 症候群　508
Martin 路　31
Medical Outcomes Study-Short Form-36　129
Mendelson 症候群　354
MET　125
Metabolic equivalents　125
methylpredonizolone　296
MGIT 法　413
microaspiration　309
Mini-Mental State Examination　127
MMSE　127
mm パターン　364
MRI　477
MRSA 肺炎　300
MTD 法　413

N

N-acetylcysteine　331, 530
NAC　331
NE 法　232
NG 法　231
non-REM　133
non-REM 睡眠　487
noninvasive positive pressure ventilation　267
NPPV　267
NSIP　434

O

O_2 吸入療法　497
OCD　123
OE 法　232
OG 法　233
ON-OFF 法　263
outcome measure　128
oxidant-antioxidant 仮説　335
Oxygen Cost Diagram　123
oxyhyperglycemia　235

P

Pancoast 型肺癌　464
paralysis of the diaphragm　512
Parkinson 病　489
pathologic aging　3
PCR 法　413
pectus carinatum　510
pectus excavatum　508
PEEP　359
PEG　233
Percussion　265
performance status (P.S.)　280
permeability edema　355
permissive hypercapnia　257
persister　410
physiologic aging　3
Pi Siiyama　395
pigeon breast　510
PI_{max}　226
plerural echo complex　162
pleural indentation　465
Pneumovax　322
PNI　221
polymorphism　334
polysomnography　138
pooling　114
positive endexpiratory pressure　359
prognostic nutritional index　221
protease-antiprotease 仮説　335
Protected Specimen Brush　349
PSB 培養法　349
PSG　138
psychological impairment　121
pulmonary C-fiber　19
pulmonary cachexia　220
pursed-lip breathing　399

Q

QOL　108, 121, 190, 191, 195
QOL スケール　131
QOL の構造　108
QOL 評価　109
Quality of Life　108, 121

R

rapid eye movement (REM) 睡眠　487
rapid turnover proteins　220
REE　220
REM 睡眠　133
resting energy expenditure　220
rib notching　506
rifampin　186
RS ウイルス　387

S

S-SPT　117
SAMP 2　5
SAMP 8　5
SAMR 1　5
Sclerosing hemangioma　475
Semi-Fowler 位　352
Senescence Accelerated Mouse　4
senile lung　325
SF-36　129

SGRQ 129
Sickness Impact Profile 129
silent aspiration 309
simple swallowing provocation test 117
single nucleotide polymorphism 334
sleep apnea 134
SNP 334
SP-AD 437
spicular radiation 465
spinal caries 508
SPT 115
Squeezing 265
St. George's Respiratory Questionnaire 129
sternum 508
straight back syndrome 507
substance P 331
successful aging 3

T

TDM システム 182
Th₂細胞 71
theophylline 178, 188

thoracic cage 506
thoracic outlet syndrome 510
thoracoplasty 506
TLESR 369
TNFα 397
torsades de point 185
tracheal tag 515
transfer coefficient 37
transient LES relaxation 369
trimethadione 177
tuberculous spondylitis 508
T 細胞 72

U

UES 369
UIP 149
upper esophageal sphincter 369

V

VAS 123
VATS 471, 502
VATS Lobectomy 283
verapamil 186

Vibration 265
Video-assisted thoracic surgery 471
video-fluorography 349
Videofluorography 112
Visual Analog Scale 123
Vitality Index 107
$\dot{V}$max 37
$\dot{V}$O₂max 126
VRG 18

W

water density 161
Westermark sign 450

X

xenobiotic enzyme 335

Z

zone 1 34, 47
zone 2 34, 47
zone 3 35, 47
zone 4 35

老年呼吸器病学
ISBN4-8159-1604-7 C3047

平成13年4月10日　第1版発行

編　者	福　地　義之助
発行者	永　井　忠　雄
印刷所	三　報　社　印　刷 株式会社
発行所	株式会社 永　井　書　店

〒553-0003 大阪市福島区福島8丁目21番15号
電話(06)6452-1881(代表)/Fax(06)6452-1882

東京店
〒101-0062 東京都千代田区神田駿河台2-4
(明治書房ビル)
電話(03)3291-9717(代表)/Fax(03)3291-9710

Printed in Japan　　　　　© HUKUCHI Yoshinosuke, 2001

本書の内容の一部あるいは全部を無断で，複写機器等いかなる方法によっても複写複製することは，著作権法上での例外を除き，著作者および出版者の権利の侵害になりますので，予め小社の許諾を求めて下さい。